麦特兰德四肢关节手法物理治疗

Maitland's Peripheral Manipulation

Management of Neuromusculoskeletal Disorders—Volume 2, 5E

（第5版）

编　著　〔荷〕艾莉·汗格威尔德（Elly Hengeveld）
　　　　〔英〕凯文·班克斯（Kevin Banks）
主　译　杨钦杰
译　者　杨钦杰　夏德曼　杨潇俊　张小波
　　　　刘　薇　米　睿　许志生　蓝倩雯

ELSEVIER  北京科学技术出版社

ELSEVIER

Elsevier (Singapore) Pte Ltd.
3 Killiney Road, #08-01 Winsland House I, Singapore 239519
Tel: (65) 6349-0200; Fax: (65) 6733-1817

Maitland's Peripheral Manipulation, 5/E
Copyright © 2014 Elsevier Ltd. All rights reserved.
First edition 1970
Second edition 1977
Third edition 1991
Fourth edition 2005
Fifth edition 2014
ISBN-13: 9780702040672

This Translation of Maitland's Peripheral Manipulation, 5/E by Elly Hengeveld and Kevin Banks was undertaken by Beijing Science & Technology Publishing Co. Ltd. and is published by arrangement with Elsevier (Singapore) Pte Ltd.
Maitland's Peripheral Manipulation, 5/E by Elly Hengeveld and Kevin Banks由北京科学技术出版社有限公司进行翻译，并根据北京科学技术出版社有限公司与爱思唯尔（新加坡）私人有限公司的协议约定出版。

麦特兰德四肢关节手法物理治疗（第5版）（杨钦杰主译）
ISBN 978-7-5714-0561-8
Copyright © 2019 by Elsevier (Singapore) Pte Ltd. and Beijing Science & Technology Publishing Co. Ltd.

注 意

本译本由北京科学技术出版社有限公司完成。相关从业及研究人员必须凭借其自身经验和知识对文中描述的信息数据、方法策略、搭配组合、实验操作进行评估和使用。由于医学科学发展迅速，临床诊断和给药剂量尤其需要经过独立验证。在法律允许的最大范围内，爱思唯尔、译文的原文作者、原文编辑及原文内容提供者均不对译文或因产品责任、疏忽或其他操作造成的人身及（或）财产伤害及（或）损失承担责任，亦不对由于使用文中提到的方法、产品、说明或思想而导致的人身及（或）财产伤害及（或）损失承担责任。

著作权合同登记号：图字 01-2016-7388 号

图书在版编目（CIP）数据

麦特兰德四肢关节手法物理治疗：第5版 /（荷）艾莉·汗格威尔德（Elly Hengeveld），（英）凯文·班克斯（Kevin Banks）编著；杨钦杰主译. — 北京：北京科学技术出版社，2021.10
书名原文：Maitland's Peripheral Manipulation：Management of Neuromusculoskeletal Disorders—Volume 2, 5E
ISBN 978-7-5714-0561-8

Ⅰ. ①麦… Ⅱ. ①艾… ②凯… ③杨… Ⅲ. ①四肢－关节疾病－物理疗法 Ⅳ. ①R684.05

中国版本图书馆CIP数据核字(2019)第242702号

责任编辑：于庆兰	网　　址：www.bkydw.cn
责任印制：吕　越	印　　刷：三河市华骏印务包装有限公司
图文制作：北京永诚天地艺术设计有限公司	开　　本：889 mm × 1194 mm　1/16
出 版 人：曾庆宇	字　　数：930千字
出版发行：北京科学技术出版社	印　　张：32.5
社　　址：北京西直门南大街16号	版　　次：2021年10月第1版
邮政编码：100035	印　　次：2021年10月第1次印刷
电　　话：0086-10-66135495（总编室）	
0086-10-66113227（发行部）	
ISBN 978-7-5714-0561-8	

定　　价：298.00元

編著者

Matthew Newton HPC Reg, MCSP, MMACP, MIMTA
Teacher, International Maitland Teachers' Association
Orthopaedic Physiotherapy Practitioner, Doncaster, UK

Phillip Ackerman MSc HPC Reg MCSP MMACP PGDip
(Inj Ther)
Orthopaedic Physiotherapy Practitioner, Doncaster, UK

Dianne Addison BPhty(Hons) PG Dip (Adv Manip Physio) SEVB1
OMTsvomp
Senior Teacher IMTA; Principal Muscle Balance Teacher,
Physiotherapie Hinterm Bahnhof, Affoltern, Switzerland

Kevin Banks BA MMACP MCSP SRP IMTA Member
Chartered Physiotherapist, Rotherham, UK

Gerti Bucher-Dollenz MAS (Physiotherapy and Educational Design) OMT
Senior Teacher IMTA, Orthopaedic Physiotherapy Practitioner,
Heiligkreuz, Switzerland

Toby Hall MSc PhD PGDip (Manip Ther) FACP
Adjunct Senior Teaching Fellow, Curtin Innovation Health
Research Institute, Curtin University of Technology; Senior
Teaching Fellow, The University of Western Australia, Perth, WA,
Australia

Elly Hengeveld MSc BPT OMTsvomp Clin Spec fisioswiss/MSK IMTA
Member

Senior Teacher IMTA, Oberentfelden, Switzerland

Pierre Jeangros MTsvomp DVMT MACP
Senior Teacher IMTA, Lutry, Switzerland

Jukka Kangas MSc (Rehab) PT
Specialist Manipulative Physiotherapist, IMTA Teacher(cand);
Fysioterapia-konsultit FTK Oy, Helsinki, Finland

John Langendoen MSc (Pain Management) OMT BPT
Member of the International Maitland Teachers' Association,
Interdisciplinary Forum for Cranio-Facial Syndromes, International
Kinematic Taping
Academy – IMTA, IFCFS, IKTA), Kempten, Germany

Matthew Newton Grad Assoc Phys MCSP MMACP PG Dip (Inj Ther) HPC
Reg IMTA Member
Orthopaedic Physiotherapy Practitioner, Doncaster, UK

Kim Robinson BAS (Physio), PG Dip (Man Ther) FACP
Fellow of the Australian College of Physiotherapists (FACP);
Member of the Mulligan Concept Teachers' Association; Adjunct
Senior Teaching Fellow, Curtin University; Senior Teaching
Fellow, The University of Western Australia, Perth, WA, Australia

谨以此书献给 Geoffrey 和 Anne，他们留下来的宝贵遗产需要我们去发扬光大。

Maitland 简介

杰里弗·道格拉斯·麦特兰德（Geoffrey Douglas Maitland），英帝国勋章获得者，澳大利亚阿德莱德大学副教授，澳大利亚物理治疗师学院会士（专著），澳大利亚物理治疗师学院会士（手法物理治疗师专家），应用科学硕士（物理治疗）

Maitland 最初在澳大利亚皇家阿德莱德医院和阿德莱德儿童医院工作，主要专注于骨科和神经系统疾病的治疗。后来，他开始兼职私人执业物理治疗师和南澳大学物理治疗学院的兼职临床导师。他不断地学习，每周都在阿德莱德大学医学院的著名图书馆——Barr-Smith 图书馆花上半天时间。

他很快表现出对神经肌肉骨骼疾病患者进行详细临床检查和评估的兴趣。在那个时期，人们很少在物理治疗临床实践中应用特定的被动运动来进行评估和治疗。Maitland 学习的技术主要来自整骨疗法师、整脊师和正骨师编写的书籍，也有来自像 Marlin、Jostes、James B Mennell、John McMillan Mennell、Alan Stoddard、Robert Maigne、Edgar Cyriax、James Cyriax 等许多其他人的医学著作。他与世界各地的许多专家保持着广泛的联系，如加拿大的 MacNab 和瑞典的 Alf Breig，他们一起首次发表了关于被动关节松动术、手法操作技术及相关主题的文章。

作为一名讲师，他强调临床检查和评估的重要性。他鼓励学生从一开始就书写治疗记录，因为他觉得"一个人需要在纸上记录自己，分析自己在做什么"。1954 年，他开始手法治疗的教学。

1961 年，他获得了一项特别研究基金的奖励，这使他和妻子 Anne 有机会出国留学。他们拜访了几年前就耳闻过或通过阅读文献而得知的以及

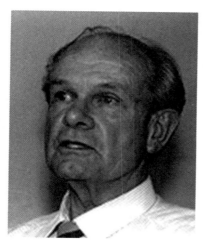

Geoffrey Douglas Maitland（1924—2010），出生于澳大利亚的阿德莱德，第二次世界大战期间在英国皇家空军服役，1946—1949 年接受了物理治疗师的培训

联系过的整骨疗法师、整脊师、临床医师和物理治疗师。在伦敦，他与 James Cyriax 及其工作人员进行了有趣的午餐临床会议和讨论。在这次访问中，他与来自英国的 Gregory P Grieve 建立了友谊。他们通过交流临床经验建立了广泛的联系，这种情况持续了很多年。

1962 年，Maitland 在澳大利亚物理治疗协会（Australian physiotherapy Association, APA）发表了一篇题为《教授脊柱手法治疗的问题》（*The Problems of Teaching Vertebral Manipulation*）的论文，提出了手法操作技术和关节松动术之间明确的区别。除了传统上用于增加活动范围的强有力的技

术外，他积极倡导在疼痛治疗中使用温和的被动运动。关于这一点，此处引用 James Cyriax 的话，他是整骨医学的创立者，并且对手法物理治疗的发展影响深远。

"……近来，Maitland，来自澳大利亚的著名物理治疗师，已经采用具有如下特点的手法操作技术，即较强的力量、较低的频率和重复的冲击。这种手法与被整骨疗法师误称为'关节技术'的关节松动术并不完全相同，也与整脊师所使用的按压手法不尽相同。Maitland 先生终生成就体现的最大美德就是舒缓节制。他并不致力于使其手法技术成为治疗师们崇拜的焦点，所以他既不用患者身体的自愈来抹杀医学治疗的效果，也不会把手法治疗吹捧为'灵丹妙药'。事实上，他坚持手法治疗达到临床效果的同时竭力避免理论上的争议，务实而不务虚。在治疗过程的间歇，为患者进行频繁的检查，这样治疗师就可以不断评估治疗效果。治疗中，Maitland 会根据病情的变化而决定继续治疗或者调整具体的治疗技术。可以明确的是，这些关节松动术使物理治疗成为整骨医学治疗的有益补充，更加有意义的是令医患双方能够加深认识。通过应用温和的手法操作技术，患者获得了充分的自信。此外，如果患者反应良好则不需要进一步寻求治疗。"

Cyriax J 1984. Textbook of Orthopaedic Medicine. Part Ⅱ-Treatment by Manipulation, Message and Injection, 11th edition. Ballière-Tindall, London. PP40-41.

Maitland 成为《澳大利亚物理治疗杂志》（*Australian Journal of Physiotherapy*）及多家医学和物理治疗杂志的重要贡献者。在英国特许物理治疗协会主席、英帝国勋章获得者 Monica Martin-Jones 的请求下，Maitland 出版了他的作品。1964 年第 1 版《脊柱手法治疗》（*Vertebral Manipulation*）出版，1968 年出版第 2 版。1970 年出版第 1 版《四肢关节手法治疗》（*Peripheral Manipulation*），其中引入了著名的"运动图示"，这是 Maitland 与

Jennifer Hickling 在 1965 年共同研发的。

在多年的讲学和著书期间，Maitland 一直在接诊，临床工作是他学习和改变观念的主要途径。Maitland 在他的私人诊所里进行了 40 多年的诊疗工作，尽管在 1988 年他关闭了诊所，但他仍然积极地治疗患者，直到 1995 年。

1965 年，Maitland 实现了一个愿望，在南澳大利亚理工学院物理治疗学院和澳大利亚物理治疗协会南澳大利亚分会主任 Elma Caseley 女士的帮助下，在阿德莱德首次举办为期 3 个月的脊柱手法治疗课程。1974 年，这门课程发展成为南澳大利亚理工学院的一项为期 1 年的研究生教育课程——手法物理治疗研究生文凭课程。现在是南澳大学的硕士学位课程。

Maitland 是 1974 年成立的国际骨科手法物理治疗师联盟（International Federation of Orthopaedic Manipulative Physical Therapy，IFOMPT）的联合创始人之一，IFOMPT 是世界物理治疗联合会（World Confederation of Physiotherapy，WCPT）的一个分支。

1978 年，当 Maitland 在瑞士的巴德拉加兹教授其在欧洲大陆的首次课程时，通过与巴德拉加兹医学临床和研究生学习中心主任 Zinn 博士讨论，他意识到，他的工作和想法具有特别的思想观念和行动方式，而不是简单应用手法技术。众所周知，手法物理治疗中的 Maitland 概念强调一种特定的思维方式，即不断检查和评估，推崇手法物理治疗的艺术（知道根据患者的个人情况何时、如何去执行哪一种技术）和对患者完全奉献的态度。

Maitland 长期参与不同的专业协会的工作。

- 他在 APA 的州分会任职不同职务 28 年，并且担任联邦委员会的州代表 11 年。1977 年，他与其他人负责修订了 APA 章程（1964—1965），他提出的关于手法物理治疗专业的意见被修订采纳。
- 担任澳大利亚物理治疗师学会首任会长 6

年，之后作为委员会成员任职 6 年。

- 任职南澳大利亚物理治疗注册委员会委员 22 年。
- 担任澳大利亚海外物理治疗师考试委员会（Australian Examining Council for Overseas Physiotherapists, AECOP）的物理治疗专家小组主席 11 年。
- 任职 IFOMPT 的澳大利亚代表 5 年，之后担任其学术标准委员会委员 5 年。

Maitland 在其职业生涯中，获得了多项殊荣。

- 1981 年，被授予爵士勋章。
- 1970 年，获得澳大利亚物理治疗师学会的论文奖学金，1984 年获得专项奖学金。
- 1986 年，获得南澳大学物理治疗应用科学硕士学位。
- 获得英国特许物理治疗协会荣誉会员称号。
- 获得南非物理治疗协会终生荣誉会员，包括手法物理治疗小组、澳大利亚手法物理治疗协会（MPAA）、瑞士手法物理治疗协会（SVOMP）、德国手法治疗协会（DVMT）、美国物理治疗师协会（APTA）和国际 Maitland 教师协会（International Maitland Teachers' Association，IMTA）。
- 获得 IFOMPT 的奖励，以表彰他在 IFOMPT 创立时提供的服务和有力领导。
- 1995 年，Maitland 获得了 WCPT 的 Mildred Elson 奖。

1992 年，在瑞士的扎尔扎克，IMTA 成立，Maitland 是该协会的创始成员和首任会长。

所有这些成就的取得，得益于他的妻子 Anne 的关爱和支持。他和 Anne 有两个孩子：John 和 Wendy。Anne 在 Maitland 的出版物中制作了大量的图示，并记录笔记、编辑手稿和拍摄许多课程视频。在工作中始终善于保持回应和沟通是 Maitland 的优势之一。自从第二次世界大战期间他们在英国相遇，他们几乎形影不离。Anne 是荷兰骨科手法物理治疗协会（Dutch Association of Orthopaedic Manipulative Therapy，NVOMT）的 Protectoress 获得者。

Maitland 的工作，尤其是他的思维方式和持续评估的理念，为当代物理治疗过程的定义和描述奠定了基础。2010 年他去世时的讣告中，他毕生的工作被众多学者认可：

"……Geoffrey 将会被无数的澳大利亚和海外的物理治疗师所铭记。一位真正伟大的临床医师、老师和引领者已离我们而去。"

P Trott, R Grant, 2010, Manual Therapy. 15:297.

"……Geoffrey Maitland 对物理治疗专业的贡献，尤其是对肌肉骨骼物理治疗的贡献是不可低估的。他的灵感和与我们英国先驱们的合作，促成了 MACP 的发展，并为扩展执业范围和我们今天的物理治疗研究生教育奠定了基础。"

MACP, 2010, Manual Therapy. 15:298–299.

"……Geoffrey 是一个伟大的倾听者和伟大的沟通者。他非常强调倾听的艺术和技巧（而不仅仅是听）。他会抓住患者说的每一个字，这样他就不会错过语言或语气的微妙暗示，这将有助于他深入了解个体所经历的一切。他会利用身体的各个方面来传达语言和非语言的信息。他会发现患者对治疗反应的细微差别。在一个满是学生的房间里，只有他意识到了患者用手指在沙发上轻敲这个动作所包含的重要意义。Geoffrey 是一位有远见和创新精神的人。在第 1 版《脊柱手法治疗》（1964）的序言中，他写道：'最为实用的手法是把患者的症状和体征与治疗联系起来，而不是诊断。'要知道，通常真正的病理变化也许并不可知……不同的个体椎间盘病变的症状与体征可能相差很大，需要不同的治疗。"

"他的远见卓识为我们提升技能提供了重要帮

助，包括以患者为中心的照护、用于疼痛缓解的关节松动术、对'人的性格'的认识及了解它对治疗的影响。他强调临床实践需要深入和广泛的理论知识提供支持和依据。他提倡对物理治疗师所做的一切进行评估，以证明物理治疗师的价值，这就产生了患者报告、具有导向的结果测试（主观和功能星号），以及对准确记录治疗及其效果的需求。Geoffrey也在物理治疗的科研中处于前沿，当时物理治疗师的作用是做物理治疗报告，并决定应该给患者采取什么样的物理疗法。总之，在Anne和家人及同事的支持下，Geoffrey确立了他在物理治疗行业历史上的地位。他是物理治疗师中的Donald Bradman——一位在职业测试比赛中平均击球得分为99.94分的澳大利亚人。许多人都渴望达到这样的高水准，但迄今为止，还没有一个人能接近这一水平。"

Chairman and members of the International Maitland Teachers' Association, IMTA, 2010, Manual Therapy. 15：300-301.

在这里，不妨引用澳大利亚珀斯科廷科技大学副校长兼物理治疗教授Lance Twomey的话来总结：

"……Maitland强调进行非常仔细和全面的检查，从而精确地应用运动疗法，然后再评估这种运动对患者的影响，这构成了现代临床方法的基础。在物理治疗的临床实践中，这可能是最接近科学的方法，并可作为该专业其他特殊领域的典范。"

Foreword in Refshauge K & Gass E, 1995, Musculoskeletal Physiotherapy. Butterworth-Heinemann, Oxford. p IX.

Kevin Banks, Elly Hengeveld

这个新版本的《麦特兰德四肢关节手法物理治疗》作者团队汇集了一批专家，他们在手法治疗/肌肉骨骼（musculoskeletal，MSK）物理治疗Maitland概念领域有着深刻而广泛的临床知识，Maitland概念是他们临床实践的基础。

MSK物理治疗概念的基本原则今天仍然适用，正如这种特殊的临床实践方法最初被开发时一样。在2010年1月，Geoffrey Maitland去世时的一份讣告表达了一种希望，这本书的编辑和作者希望继续这样做：

"……我特别回想起我第一次在墨尔本和他见面，以及1988年在英国剑桥的IFOMPT我第一次听他演讲的经历。大会上，在200人面前，Geoffrey为一名男性患者进行检查，这名患者是一位旅行者，是一个非常害羞的人，已经有相当一段时间的脊柱问题而倍感身体不适。面对200人的观众会令患者不安，演讲者为了让治疗师去了解真正的问题，并进行一个彻底的临床推理过程，显然需要一些时间。在这种情况下，仅仅因为时间限制和不辜负听众的期望，许多演讲者可能更倾向于关注听众的需求，而不是患者的需求。然而，Geoffrey却不一样，在他看来，毫无疑问，在礼堂里谁是最重要的人——是患者。Geoffrey背对着观众而坐，靠近患者。然而，我们可以听到正在进行的谈话和随后进行的认真而有意义的对话，并且我们看到随后进行的非常温和但有目的的检查。观众们惊呆了，一片寂静。在他早期的教科书中提倡倾听，他是以患者为中心的照护的典范，也是我们所有人的榜样。我对Geoffrey心存极大的尊重，对他的方法的了解极大地改变了我的实践，我相信这对全球成千上万的物理治疗师来说也是如此。Geoffrey在IFOMPT会议上的表现堪称典范，但却被低估了。

这是一件我将永远记住的事情，我认为这件事对我的临床实践、我的教学，甚至我的研究方法都有很大的影响。几年后，当我在墨尔本与Geoffrey会谈时，他同样表现出以人为中心的理念态度，谦逊而且真诚，让人感觉真正是一个你可以信任的人。在那次谈话中他的立场是明确的。他赞扬了肌肉骨骼疗法中的折中方法，他非常希望这门学科有新的和更长远的发展。"

A P Moore，2010. With sadness on the passing of Geoffrey Maitland 22.01.2010.Manual Therapy 15：211.

Maitland一直强调，没有"Maitland技术"这样的东西，只有针对患者身体问题而专门设计的被动关节松动术。

因此，这个版本中的章节并不是由技术驱动的。相反，每一章都反映了Maitland概念有效应用的专业知识和多样化的临床领域。每一章都是"大师班"。

第1章 "以Maitland概念为框架的神经肌肉骨骼疾病的临床实践"由Kevin Banks和Elly Hengeveld所写，将Maitland概念置于一个基于证据的实践领域。

第2章 "Maitland概念：以循证医学为基础的临床实践及运动科学"，Elly Hengeveld详细介绍了如物理治疗等专业在健康照护中的重心转移是如何成为趋势的。

第3章 由John Langendoen所写的"颅下颌障碍的管理"反映了物理治疗师在治疗颅下颌关节紊乱和损伤方面的新兴作用。

第4章 由Matthew Newton和Phillip Ackerman所写的"肩关节和肩带障碍的管理"展示了Maitland概念的原理是如何支撑范围扩大的实践的。

第 5 章　由 Toby Hall 和 Kim Robinson 所写"肘关节障碍的管理"揭示了物理治疗师如何利用文献中的知识和证据来形成他们的临床推理，并认识到在实践中将手法治疗、运动控制和神经动力学技术相结合是必不可少的。

第 6 章　由 Pierre Jeangros 所写的"手和腕关节障碍的管理"强调在实践中需要的不仅仅是手法治疗技巧，还需要对手功能受损的生物－心理－社会影响给予同样的认可。

第 7 章　由 Di Addison 所写的"髋关节障碍的管理"强调在运动微调的背景下，手法治疗的作用。

第 8 章　由 Gerti Bucher-Dollenz 和 Elly Hengeveld 所写的"膝关节障碍的管理"强调临床医师将注意力从生物医学诊断中转移到探索和治疗膝关节复合体运动障碍的功能能力和运动表现的恢复上。

第 9 章　由 Jukka Kangas 撰写的最后一章"足和踝关节障碍的管理"显示了临床推理与制订明确的实践框架之间的联系，以便对足部活动受限和控制障碍进行分类，从而进行治疗。

在所有情况下，Maitland 概念的原则和实践都明确地支撑了在实践中使用的各种综合和多样化的干预措施。虽然关节松动术仍然是治疗许多运动相关神经肌肉骨骼疾病的核心，但在某些情况下，它同样会支持和加强其他治疗策略，如恢复运动控制、恢复健康的神经动力学、恢复体能及支持患者了解其疼痛和机制。

抗伤害感受和功能改善是一系列物理治疗干预措施或关节松动术和关节手法技术所支持的明确结果。然而，从个人的角度来看，这些结果只能通过与患者（以患者为中心）的合作、采用用于决策的临床推理模型（具有标志性的渗透性砖墙）、开展全面详细的检查评估（检查和分析评估）及治疗反应评估（再评估）来实现。

作为共同作者，我们希望你喜欢阅读本书并访问相关网站（www.maitlandsresources.com），以支持你构建自己的知识体系和理解手法物理治疗及 Maitland 概念。我们希望借此为你提供大量深入学习的机会，以发展你自己的实践和实现个人学习目标。

Kevin Banks, Elly Hengeveld

2012

致谢

感谢 Elly 帮助我完成这一愿望。我和 Elly 都很感谢来自爱思唯尔的 Sheila Black 和 Rita Demetriou-Swanwick 的支持、建议和耐心。

感谢 Robbie Blake 和 Peter Wells 坚定不移的支持，感谢他们成为人们所希望的最好的榜样。非常感谢 Doncaster 和 Bassetlaw 英国国家医疗服务体系基金会的同事们对一些材料进行了严格审核。Stefan Karanec，谢谢你的贡献。还要感谢各章节的所有作者，感谢他们的融合精神，感谢他们与我们分享专业知识。

最后同样重要的是，感谢 Nancy，我最严厉的评论家，始终伴我左右。我永远感激不尽。

Kevin Banks

在此对 Kevin 表示感谢。Kevin 为这本书做了详尽的准备，他的耐心和持续的支持贯穿了整个写作过程。感谢本书的所有撰稿人，他们详细地表达了他们对实践 Maitland 概念的见解。在此向所有学生和同事表示衷心的感谢：他们在教学和临床实践中提出的问题有助于我们探寻许多临床和理论问题的答案。感谢 Matthew Newton 在完成本出版物的电子版方面给予的宝贵帮助。Charles，我生命中最伟大的朋友：语言无法描述我通过与你一起生活所学会和得到的一切。

Elly Hengeveld

悼念：Kevin Banks（1959—2012）

得知 Kevin Banks 去世，我们感到非常悲伤。Kevin 因病于 2012 年 11 月 14 日去世，享年 53 岁。

Kevin 是爱思唯尔的《麦特兰德四肢关节手法物理治疗》(*Maitland's Peripheral Manipulation*)、《麦特兰德脊柱手法物理治疗》(*Maitland's Vertebral Manipulation*) 和《麦特兰德临床指南》(*Maitland's Clinical Companion*) 三本书的共同作者。他在我们完成前两本书的新版手稿时去世了，很遗憾他无法看到最终版本。

Kevin 是 IMTA 的一名高级教师和创始成员，他的探究精神和批判性意见在 IMTA 作为一个教育机构的进一步发展中发挥了决定性的作用。

我们失去了一位致力于教授和进一步发展 Maitland 倡导的手法治疗或神经肌肉骨骼物理治疗原理的朋友和同事。Kevin 认为自己是一名执业临床医师和临床教育工作者。他认为，结构严密但可行的临床实践框架，以及详细的临床推理、沟通和明智的行动决策，是他教学的核心——"最佳实践"必不可少的。Kevin 真的是个有远见的人。他知道他的专业领域需要发展到哪里，以及如何实现这一目标，而许多人却不清楚这一点。他这样评论自己："我的动力是需要提升学习能力以及加强在物理治疗中应用广泛而深入开展的技能，以确保患者越来越好。"在他的职业生涯中，患者和患者的需求确实是他所做的和努力的核心。

我们知道 Kevin 是个温文尔雅的人。我们中的许多人都很喜欢他的幽默，最重要的是他的友好和善良。Kevin 在他生命的黄金时期突然从我们身边离开了。我们很自豪一直和他在一起，并且会想念他。我们向他的妻子 Nancy 和他的孩子 Richard、William 和 Helen 表示慰问。

Elly Hengeveld
Sheila Black, Rita Demetriou-Swanwick

第1章 以 Maitland 概念为框架的神经肌肉骨骼疾病的临床实践

评估（assessment）——包括在物理治疗师和患者之间接触时监测治疗过程中的所有评估程序。评估程序在首次会诊的第一次检查后不会停止，物理治疗师会对患者的运动障碍进行诊断，并与患者合作制订一个治疗计划；评估是一个持续的分析过程，贯穿于所有治疗过程中。

1. 分析性评估——首次会诊时的检查和计划。
2. 每个治疗阶段的评估——确定某一特定治疗阶段中技术的有效性和持续时间。
3. 最终分析评估——反映治疗结束后的最终治疗结果和预后。
4. 下次治疗前评估——考虑前一次治疗的效果。
5. 回顾性和渐进性评估——比较3~4次的治疗效果，特别是当进展停止或减慢时，对治疗进行回顾并再评估（Maitland 1987）。

自主执业（autonomous practice）——卫生专业人员能够在没有医疗转诊的情况下工作实践，与他们所受的教育相适应。

砖墙（brick wall）——象征性的可渗透的砖墙是 Maitland 概念中倡导的一种独特的思维方式，它涉及将思维分隔为理论与临床实践两部分，因此与患者疾病理论有关的想法可以指导但不应妨碍对临床信息细节的发现。

临床推理（clinical reasoning）——支撑临床实践的思维。临床推理是治疗师与患者及其他重要人员（如家庭和其他健康照护团队成员）在临床数据、患者选择、专业判断、知识和技能的基础上建立有意义、有目标且健康的管理策略的过程（Higgs & Jones 2000）。

循证实践（evidence-based practice）——应用知识和技能，为临床实践提供信息和支持，并使用研究和临床证据，以确保对患者个人和患者群体进行最佳的评估和治疗。

第2章 Maitland 概念：以循证医学为基础的临床实践及运动科学

生物-心理-社会观点（bio-psychosocial perspective）——许多因素可能促进疾病、疼痛、失能的发展和维持。疾病的经历总是存在文化基础，取决于社会认可的行为、个人生活及心理过程、价值认同和社会关系，因此，社会环境总是与感到不适的内在体验存在联系。这种体验的影响可能持续存在，并放大或减少痛苦与失能，包括影响其他人的行为，如亲属或临床医师的行为（Kleinmann 1988）。这一观点得到了 Pilowsky（1997）的支持，他认为临床医师需要意识到他们的行为对患者的行为具有影响。此外，有证据表明，物理治疗师的临床推理各不相同，这取决于他们的文化活动（Cruz et al. 2012），因此，有必要注意自己及患者的某些行为。

以循证医学为基础的临床实践（evidence-based practice）——认真、明确、明智地使用目前最好的证据来决定对患者的个体照护。以循证医学为基础的临床实践意味着将个人临床专业知识与系统研究的最佳的外部临床证据相结合（Sackett et al. 1998）。

个体疾病体验（individual illness experience）——身体新陈代谢过程中的个体疾病体验及社会和文化因素对这种体验的影响。参见生物-心理-社会观点。

实践模式（models of practice）——各种理论

模式，如病理生物学模式、生物－心理－社会模式、物理治疗－特异性模式、运动导向模式、神经生理学理论、以患者为中心的观点等，用于指导临床决策。

健康本源观点（salutogenesis）——致病性观点主要关注致病因素以及如何预防疾病和其他相关的障碍因素，而健康本源观点主要关注人们保持健康的原因（尽管存在健康风险因素），以及哪些因素可以帮助人们更好地理解健康并保持良好的健康感觉。正如 Antonovsky（1979）所说："有益健康的因素并不一定是致病因素的对立面"。他的结论是，"生活适应感"抵御生活压力。这种结构支持了健康感、使命感和幸福感的发展与维持。他假设健康不是一种固定的状态，而是在"不舒适与舒适"这两个极端之间的连续体内移动。在对患者的检查中，需要评估导致健康－疾病连续体倒退和前进的因素。健康本源观点在健康促进方案中发挥着核心作用。

神经生理疼痛机制（neurophysiological pain mechanisms）——个体的疼痛体验应该归因于许多改变的神经系统处理机制，而不是单一的神经生理疼痛机制（Cervero and Laird 1991）及神经可塑性或学习过程的要素（Loeser and Melzack 1999）。建议神经系统处理机制包括周围伤害感受处理、周围神经源性机制、中枢神经系统调节机制和自主神经系统机制。临床医师需要将活跃的伤害性表现和周围神经源性机制与可能的组织病理学（器官功能障碍）联系起来，这需要采取进一步的医疗行动，或作为物理治疗干预的一种特别注意事项或禁忌证。临床医师还应考虑到改变的神经系统处理对一个人疼痛体验和失能的影响，以及物理治疗应如何适应这些机制。

第 3 章　颅下颌障碍的管理

磨牙症（bruxism）——下意识地磨牙或牙关紧闭，通常发生在睡眠中。磨牙症与压力状态有关，常导致颞下颌关节的肌筋膜疼痛和相关疼痛。

正中关系（centric relation）——在下颌骨静息位置及最大牙尖吻合时下颌头的生理位置，定义为下颌头在下颌窝中最高、最前和中外侧中间的位置。

颅下颌复合体（craniomandibular complex）——不仅描述了颞下颌关节，还描述了颅骨、颈椎、胸腔、下颌骨、牙齿、舌、舌骨和喉部的功能相互关系。

引导，切牙和尖牙（guidance, incisal and canine）——下颌骨前突时切牙之间的生理性接触和下颌骨横向运动时尖牙之间的生理性接触。

错𬌗（malocclusion）——牙齿和下颌对线不良，或者更简单地说，是"不好的咬合"，如覆𬌗，即下颌垂直尺寸相对于颅骨尺寸的丧失。

咬合（occlusion）——牙齿咀嚼表面的接触。更精确地说，它是指当上颌（上）和下颌（下）牙齿接近彼此时（如在咀嚼或休息时）两者之间的关系。

静态咬合（static occlusion）——当下颌闭合和静止时，牙齿之间的接触；而动态咬合是指在下颌移动时所形成的咬合接触，如咀嚼。

副功能习惯（parafunctional habit）——以一种不常见的方式非自愿地使用身体的部分随意肌。它最常发生在牙科中，指的是不自觉地、习惯性地用嘴、舌和下颌。口腔的副功能习惯包括磨牙症（牙关紧闭或磨牙）、舌压、脸颊吸、唇抽搐、咬指甲，甚至用口呼吸，以及任何其他与咬、咀嚼（进食）、饮酒、吞咽或语言无关的口腔常规使用。

交互的咔嗒声（reciprocal clicking）——在下颌骨运动时从颞下颌关节内发出的咔嗒声。

夹板（splints）——放置在下牙或上牙的装置，用以治疗磨牙症，或用来减少颞下颌关节面和关节盘之间的负荷，或用来恢复正中关系。

牙关紧闭（trismus, lockjaw）——下颌肌肉持续收缩（"口噤"）。

第4章 肩关节和肩带障碍的管理

扩展执业范围的从业人员（extended scope practitioner, ESP）——英国特许物理治疗协会将其定义为"临床特许物理治疗师"，特许指的是执业范围的扩展，如可做X线检查、筛查、血液检查和神经传导检查等。传统上，这些工作由专业医学人员承担，但经过额外的培训，这些任务可能由具有更大职责范围的物理治疗师来完成。

诊断效用（diagnostic utility）——一个特定的测试对鉴别诊断具有的价值和能力。

基于损伤的治疗（impairment-based treatment）——识别损伤有助于治疗患者的功能受限和可能的失能，以最大限度地提高运动潜力和生活质量。这与生物医学的模式和思维方式形成了鲜明的对比，后者涉及先识别病理和诊断标志，然后再在检查和治疗方面做出决定。

医疗诊断（medical diagnosis）——通过综合使用体格检查、患者问诊、实验室检查、患者医疗记录回顾，以及通过对观察到的体征和症状原因的了解来确定患者的疾病或患病原因并鉴别诊断（Mosby's Medical Dictionary 2009）。

骨科特殊检查（orthopaedic special tests）——旨在检验是否存在特定骨科病理或医学诊断的医学体格检查。

物理治疗诊断（physiotherapy diagnosis）——对患者的疾病、损伤或障碍的后果进行分类，即损伤、功能限制和失能，以及对可能出现在病理生理过程之前的运动障碍的诊断（WCPT 2007, Zimny 2004, Jette 1989, Guccione 1991）。

筛查（screening）——根据患者的照护需要，对有特殊情况的患者进行分类的过程。

第5章 肘关节障碍的管理

肱骨外上髁疼痛（lateral epicondylalgia）——疼痛发生于肘关节肱骨外上髁或周围的综合征。这种疾病的特征是由于肱骨外上髁疼痛而难以进行或

丧失涉及抓握的功能活动。

动态关节松动术（mobilization with movement）——将附属关节滑动运动与主动运动或活动结合起来的治疗技术。

上肢神经动力学测试（upper limb neurodynamic tests）——用于评估上肢神经结构机械敏感度的检查，特别是对桡神经、尺神经和正中神经的评估。

第6章 手和腕关节障碍的管理

非抓握功能（nonprehensile function）——用手进行除握持以外的活动，如推、拉、承重和非言语交流。

康复（rehabilitation）——通过治疗性干预和训练恢复功能。

感觉和运动的大脑投射（sensory and motor representation）——在感觉和运动皮质中，手，特别是拇指，比许多其他身体区域有更大的代表区域。

神经-肌肉-骨骼疾病的分类

关节炎（arthritis）——关节和骨的疾病。

腕管综合征（carpal tunnel syndrome）——正中神经在腕关节腕管内的卡压。症状出现在正中神经支配的皮肤区域。夜间疼痛是一个关键特征。

复杂性区域疼痛综合征（complex regional pain syndrome, CRPS）——四肢（手足）反射性交感神经营养不良，通常由手部受伤引起。这种疾病的特点是具有严重的疼痛（触摸痛和痛觉过敏）、肿胀、营养改变和关节进行性僵硬。

桡骨茎突狭窄性腱鞘炎（de Quervain's disease）——拇长展肌腱鞘和拇短伸肌腱鞘的炎症。

腱鞘囊肿（ganglion）——起源于腕部的腱鞘囊肿，位于腕关节的解剖鼻烟窝内。可保守治疗，除非有严重疼痛和明显的功能丧失。

盖恩综合征（Guyon's canal syndrome）——

尺神经在手腕处的腕尺管内被卡压。症状出现在尺神经的皮节分布区，又称腕尺管综合征。

掌腱膜挛缩（Dupuytren's contracture）——手掌筋膜的遗传性疾病，其特点是渐进性的小指和环指屈曲挛缩。

肌腱病（tendinopathy）——过度使用或过度牵拉损伤，主要涉及手腕周围的伸肌腱（Ahe et al. 2004）。应转变思路：这个过程更多的是退化而不是炎症。

Wartenberg 病或感觉异常性手痛（Wartenberg's disease or cheiralgia paresthetica）——累及桡神经浅支的敏感性神经病变。

腕关节失稳或韧带扭伤（wrist instability or ligament sprains）——腕骨的静态或动态半脱位或错位倾向。

Volkmann 缺血性挛缩（Volkmann's ischaemic contracture）——前臂前间隔肌肉的缺血性收缩，导致前臂旋前、腕关节屈曲和钩状指屈（近节指骨伸展，中节和远节指骨屈曲）。

第 7 章　髋关节障碍的管理

屈曲 / 内收（flexion/adduction）——髋关节的功能性运动，可用于检查和治疗轻微或不明显的疼痛受限。

关节内疾病（intra-articular disorder）——起源于关节内结构的运动障碍和症状。在检查或治疗过程中通常需要压迫关节。

运动控制（motor control）——为了做到足够的运动控制，需要募集恰当的肌纤维类型。人类所有的肌肉都含有慢肌纤维和快肌纤维。对于低强度的活动（活动需要近 25% 的最大自主收缩），选择性地募集慢肌纤维对维持稳定很有必要。对于高强度的活动，需要最大限度地募集慢肌纤维和快肌纤维。

多成分运动障碍（multicomponent movement disorders）——虽然一些患者可能会被转介到生物

医学诊断中，明确某一区域存在某种疾病（如骨关节炎），但经常会有较多的运动成分导致这种疾病。髋部的许多问题都表现为髋关节与腰椎、骶髂关节、神经动力学结构和肌肉系统相结合的运动功能障碍。

第 8 章　膝关节障碍的管理

膝前痛 / 髌股疼痛综合征（anterior knee pain/patellofemoral pain syndrome）——膝关节前侧出现症状的情况，髌股关节的运动经常受累。治疗通常包括使用被动关节松动术和激活股内斜肌（vastus medialis oblique，VMO）及骨盆和足部的整个肌肉链以正常化髌骨通过股骨沟时的运动轨迹（McConnell 1996），诸如足部、髋部、骨盆和躯干对线。处理影响灵活性和稳定性功能障碍的因素也是必须的。

伸展 / 外展、伸展 / 内收、屈曲 / 外展、屈曲 / 内收（extension/abduction, extension/adduction, flexion/abduction, flexion/adduction）——关节的功能性运动（"功能性角"），可用于检查和治疗轻微或不太明显的疼痛受限。

关节稳定性（joint stability）——由韧带结构（被动稳定性）和周围肌肉（动态稳定性）提供。

稳定性训练（stabilization training）——使韧带等支撑组织复原，加强周围的肌肉，并重新建立运动控制和适当的膝关节运动模式，包括关节位置觉。

第 9 章　足和踝关节障碍的管理

疾病（disorder）——由假定的最初的组织病变导致的所有累积特征和异常。疾病涉及病理和功能影响，可能是生理的或心理的（Elvey & O'Sullivan 2004）。

管理（management）——患者在临床医师指导下或按其处方进行的特殊或一般性干预（Elvey & O'Sullivan 2004）。

足和踝关节的运动控制损伤（motor control

impairments of the foot and ankle）——缺乏运动控制导致疼痛并且造成足和踝关节的单一负荷模式和疼痛。足和踝关节的运动控制损伤以方向性方式呈现（Kangas et al. 2011）。

足和踝关节的运动损伤（movement impairments of the foot and ankle）——失去正常的生理运动，导致疼痛性疾病。在疼痛激惹出现的方向活动范围减小。足和踝关节的运动损伤以方向性方式呈现（Kangas et al. 2011）。

治疗（treatment）——由临床医师执行的特殊干预（Elvey & O'Sullivan 2004）。

（杨钦杰　译）

参考文献

Antonovsky A: Health, Stress, and Coping: New Perspectives on Mental and Physical Well-Being, San Francisco, 1979, Jossey-Bass.

Ashe M, McCauley T, Kahn K: 2004 Tendonopathies in the upper extremity: a paradigm shift, Journal of Hand Therapy 17(3):329–334, 2004.

Cervero F, Laird JMA: One pain or many pains? A new look at pain mechanisms, Neural Information Processing Systems (NIPS) 6:268–273, 1991.

Cruz EB, Moore A, Cross V: Clinical reasoning and patient-centred care in musculoskeletal physiotherapy in Portugal: a qualitative study, Manual Therapy 17:246–250, 2012.

Elvey RL, O'Sullivan PB: 2004 A contemporary approach to manual therapy. In Boyling JD, Jull GA, editors: Grieve's Modern Manual Therapy: The Vertebral Column, Edinburgh, 2004, Elsevier Churchill Livingstone, pp 471–493.

Guccione AA: Physical therapy diagnosis and the relationship between impairments and function, Physical Therapy 71(7):499–504, 1991.

Higgs J, Jones M: Clinical Reasoning for Health Professionals. Oxford, 2000, Butterworth-Heinemann.

Jette AM: Diagnosis and classification by physical therapists: a special communication, Physical Therapy 69:967–969, 1989.

Kangas J, Dankaerts W, Staes F: New approach to the diagnosis and classification of chronic foot and ankle disorders: identifying motor control and movement impairments, Manual Therapy 16:522–530, 2011.

Kleinmann A: The Illness Narratives: Suffering, Healing and the Human Condition, New York, 1988, Basic Books.

Loeser JD, Melzack R: Pain: an overview, The Lancet 353:1607–1609, 1999.

Maitland GD: The Maitland Concept: assessment, examination and treatment by passive movement. In Twomey L, Taylor J, editors: Physical Therapy of the Low Back. New York, 1987, Churchill Livingstone. vol 13, pp 135–155.

McConnell J: Management of patellofemoral problems, Manual Therapy 1:60–66, 1996.

Mosby's Medical Dictionary, ed 8, 2009, Mosby.

Pilowsky I: Abnormal Illness Behaviour, Chichester, 1997, John Wiley.

Sackett D, Richardson SW, Rosenberg W, et al: Evidence-based medicine: how to practice and teach EBM, Edinburgh, 1998, Churchill Livingstone.

WCPT (World Confederation for Physical Therapy): Position statement. Description of physical therapy. http://www.wcpt.org/sites/wcpt.org/files/files/WCPT_Description_of_Physical_Therapy-Sep07-Rev_2.pdf (accessed 31 March 2013), 2007.

Zimny N: Diagnostic classification and orthopaedic physical therapy practice: what can we learn from medicine? Journal of Orthopaedic and Sports Physical Therapy 34:105–115, 2004.

目录

第 1 章　以 Maitland 概念为框架的神经肌肉骨骼疾病的临床实践 / 1

第 2 章　Maitland 概念：以循证医学为基础的临床实践及运动科学 / 59

第 3 章　颅下颌障碍的管理 / 81

第 4 章　肩关节和肩带障碍的管理 / 127

第 5 章　肘关节障碍的管理 / 219

第 6 章　手和腕关节障碍的管理 / 273

第 7 章　髋关节障碍的管理 / 319

第 8 章　膝关节障碍的管理 / 385

第 9 章　足和踝关节障碍的管理 / 437

附录 1　自我管理策略：依从性和行为转变 / 477

附录 2　记录 / 485

索引 / 495

以 Maitland 概念为框架的神经肌肉骨骼疾病的临床实践

Kevin Banks, Elly Hengeveld

 关键词

框架；支柱；临床能力；生物–心理–社会医学模式；科学研究

理念更新——以 Maitland 概念为框架的临床实践

这里引用苏格兰著名建筑师与设计师 Charles Rennie Mackintosh（1868—1928）的名言来描述 Maitland 概念对手法治疗和运动疗法所起的作用：

"坦诚地面对错误仍然会留下希望的种子；

而机械的设计师无法在冰冷的完美中留下任何痕迹。"

——Mackintosh（1868—1928）

这一朴素的理念形象描述了 Maitland 概念如何成为推动手法物理治疗师不断进步的内在力量，它最终被定义为："适应、采纳和改良。" Maitland 概念通过这种定义传递出强烈的"拥抱改变和不断提升"的信息，鼓励手法物理治疗师基于临床，使用批判、评估及反思的实践方式，并坚持持续评估治疗的有效性，不断寻找新的创新治疗方式来帮助患者。撰写本书各章的作者将会引领读者亲身经历

"适应、采纳和改良"的历程。在引述的所有案例中，Maitland 概念的关键点在于，运用全面、整体并不断进化的临床实践框架来巩固手法物理治疗师的临床推理及实践能力。

本版书的作者希望历经多年而建立的以 Maitland 概念为框架的临床实践原则可以在未来的版本中引领更多的有益改变。

本章将以 Maitland 概念的原则和实践来介绍临床实践框架的具体细节，具体如下。

临床实践的五大支柱

以患者为中心的临床实践

以患者为中心的临床实践模式，要求临床人员承诺在患者整个治疗阶段，全面地理解患者的感受和体验。将患者置于一切事务的中心，给予患者对健康服务的选择权，令其能够参与临床决定的各个方面；真正地与患者合作，让其成为健康服务策略的参与者并承担相应的责任，最终提高其对健康服务本身的依从性。

临床推理

临床推理，即临床决定的过程。在这一过程中，临床人员可以安全有效地思考、计划、执行

并证明。有效的临床推理要求临床工作人员全面考虑与患者病情相关的理论知识与最新文献，并充分与临床检查及治疗效果评估相结合（Jones et al. 2006a, 2006b）。通过临床推理，临床工作人员可以更好地运用知识与技能，以便获得令人满意的临床结果，同时亦可以不断反思与分析治疗过程，以便进一步管理治疗过程或在未来优化这一过程。

患者检查

具体来讲，患者检查可以分为两部分，包括：患者主诉（complains of, C/O），从患者的主诉中收集临床信息；体格检查（physical examination, P/E），临床人员通过徒手检查来发现和确定患者的身体损伤。两种检查为临床工作人员提供了各种细节，以制订和实施临床计划并合理化患者管理策略。

临床干预

对于临床干预措施，诸如手法操作及运动治疗都必须与患者的具体问题或身体损伤直接关联。可供选择的有效且可靠的临床干预方式，都应当具有足够的深度和广度影响力。

评估

评估是临床决策的基石，是不断调整治疗方案促进患者康复的依据。良好及持续的评估才能确保最终获得良好的临床结果。评估在本质上是对临床数据的分析，也是对治疗效果或管理策略进行及时有效的评价。在每次治疗之前、期间、之后及整个治疗过程中每隔一段时间评估和分析患者功能表现（C/O 参数或"星号"）和运动能力（P/E 参数或"星号"）的变化，并在进展放缓或停止时回顾，支持临床医生的决策，并最终获得共享和成功的结果。

自主执业者需要职业素养与临床能力的支撑

IFOMT 通过其下属的教育标准委员会明确了手法治疗的国际标准。此国际标准从 10 个维度定义了从业者临床知识与临床技能相关的能力，并确定了具体的属性特征。这些能力确保了物理治疗师在手法操作及运动疗法领域可进行专业而高效的临床实践。此外，这些标准与质量的最终确定，可以提高社会对物理治疗专业的认可程度，使物理治疗师能够在与其他医疗职业及政府相关组织的协作中保持高度的自主性。

生物 – 心理 – 社会医学模式

现代医学界的普遍认知，也是物理治疗师的共识，即在生物–心理–社会医学模式下进行临床实践比传统的生物医学模式更为有效（Bazin & Robinson 2002）。两种医学模式的转化已经持续了 10~20 年，并促使多种新的医学职业的发生发展。基于患者临床症状与体征的病理学及诊断仍然十分重要，但是理解疾病与损伤会给患者的健康生活带来重大影响也有着深远的意义。国际功能、残疾和健康分类（International classification of Functioning Disability and Health，ICF）（WHO 2001）这一理想模型，有助于帮助理解患者及他们伴随的问题。通过这一模式，患者的体验在生物医学方面及潜在的社会心理方面都可以得到有效的评估。

物理治疗师可以诊断并治疗患者的躯体损伤，这些损伤通常会导致肌力减弱、关节僵硬及神经敏感。物理治疗师可以诊断并治疗因活动能力受限而引起的运动表现及能力问题，如日常生活活动、休闲娱乐、工作及体育运动等方方面面。ICF 这一模型，也可以帮助临床工作人员识别患者个人及其所处环境中的各种影响患者康复的媒介与因素，并能协助临床工作人员从更广泛的范围对患者进行评估及预测患者的预后。

而在这一模式转变的过程中，以物理治疗师为主的医疗服务模式起着重要的作用，因为在健康服务与健康生活这两个相互作用、互为因果的因素之间，物理治疗强调主动运动的理念无疑是增加人们生命广度与宽度的重要保障（Middleton 2008）。

以循证医学为准绳的 Maitland 概念、临床实践及研究

任何临床实践的框架都需要涵盖服务使用方（即患者）以及其他健康从业人员（同行）的具体要求，同时对具体的干预措施以及相应的临床能力提供循证医学证据。最新的研究进展以及不断丰富的临床知识都为临床实践注入了大量的信息。无论是定性还是定量的研究模式，对于相关专业知识体系的构建及本专业的发展来说都是极其重要的。所有的临床实践都需要有健全的知识、理论及研究来巩固及支持。换句话说，也就是所有的循证医学研究都应来自临床实践并反向支持临床实践。

作为临床实践框架的 Maitland 概念

图 1.1 展示了作为临床实践框架的 Maitland 概念的具体特点。

临床实践框架各组成因素的具体细节，将会在本书物理治疗手法实践的相关内容中详细分析。此框架也是理解本版书每一章节设计与描述的基础。例如，在肩关节障碍一章就强调了如何运用该框架建立物理治疗师职业发展的路径，而这一路径远不同于传统的路径。而在肘关节疾病这一章，则展示

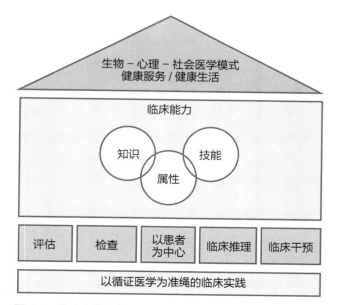

图 1.1　临床实践框架

了如何通过该框架加强多维度方法的临床实践。在髋关节障碍这一章则强调了如何将这一框架的原则运用于识别与诊断除自发性疾病的损伤。

临床实践的五大支柱

下面的内容将会详细介绍 Maitland 概念作为临床实践框架的关键特点。在手法与运动治疗的过程中，治疗师回顾和思考临床实践的五大支柱将有助于形成框架性的临床实施能力。这种临床实践框架的设计也有助于临床工作人员理解 Maitland 概念在生物 – 心理 – 社会医学模式中的位置，以及 Maitland 概念在循证医学实践中的重要作用。

以患者为中心的临床实践

在本书的每一章节，读者都会发现编者如何不遗余力地强调以患者为中心的临床实践，并最大化其在临床实践中做出决策所占的比例。强调与患者沟通中注意提问细节的重要性，提倡临床检查与手法物理治疗以及再评估的协调同步，都使得加强患者参与的构想得以完整显现。与患者紧密合作的重要性会帮助物理治疗师理解为何结合评估与治疗的临床决策一定会带来更有效的临床结果。考量有效的以患者为中心的临床实践，包括以下关键点。

- 患者与健康生活。
- 分析患者的体验。
- 患者如何参与临床决策。
- 以患者为中心的沟通交流。
- 理解身体给出的提示及适应的能力。
- 协作临床推理的重要作用。

患者与健康生活

以患者为中心的临床实践，归根结底就是要解

决患者的身心健康问题，使其能够在日常生活中顺利地完成各种基本功能和任务，且无任何功能缺陷（WHO 2001）（表1.1）。

物理治疗中手法治疗的终极目标是"为寿命平添有质量的生活"（Middleton 2008）。物理治疗在提高活动能力中具有的重要作用是促进健康生活、提高功能能力和体适能的关键所在（Charted Society of Physiotherapy 2008）（专栏1.1）。

分析患者的体验

Maitland概念对患者医疗服务的核心要求是，由患者自身对其主要问题进行评估，确定对治疗干预的期待以及最终的个人目标。因此，治疗的过程始终都应该是从问题1及问题2的提问开始的。

物理治疗师应当始终从询问问题1开始："当开始关注身体变化时，你认为主要问题是什么？"答案例如，我的肩膀又硬又痛。

接下来询问患者的问题是："对你来说，对物理治疗效果的最大期待是什么呢？"答案例如，我希望能够摆脱肩膀的僵硬和疼痛，重新开始打羽毛球。

问题1和问题2的答案，为物理治疗师提供了做出临床决策的广泛依据，包括以下内容。

- 患者的认知及体验（生物－心理－社会医学模式假说）。例如，我担心无法继续承担现有的工作职责。
- 疾病的种类（病理学假说）（Jones et al. 2006a）。例如，粘连性关节囊炎导致肩关节疼痛、僵硬及活动受限。
- 患者的症状（损伤假说）。例如，疼痛令我无法将手移至背部；关节强直令我无法在工作时将物品搬离货架。
- 疾病本身对患者生活范围及日常生活任务的影响（活动受限、参与受限）。例如，今天早上穿衣时，我感觉很艰难；我无法在右侧卧位时安然入睡；我不得不停止打羽毛球。
- 影响因素（疾病的根本原因）。例如，我不认为肩部的问题是由8年前车祸造成的颈部及脊柱僵硬引起的。
- 管理与治疗干预的计划。例如，肩关节疼痛调节、僵硬关节的松动、预防由于保护性及适应性姿势与活动引起的适应性短缩。解决颈部及脊柱的影响因素。
- 注意事项。例如，影响治疗效果的因素，如锻炼可提高心脏功能，药物（例如长效类固醇类）可影响组织活力。
- 关于预后的想法。例如，寻找支持患者自然病史的文献证据，形成具体的治疗延伸。例

表1.1 活动受限与参与受限

活动受限－日常生活任务	参与受限－生活场所
患者日常生活功能受限（日常生活任务），例如： - 身体前倾 - 行走 - 上下床 - 抬举箱子 - 伸手去够物 - 体力劳动 - 打高尔夫球	患者参与日常生活受限可能遇到的问题，例如： - 缺乏残障人士友好型交通工具 - 难以轻松地在商店购物和进入剧场等

（WHO 2001）

专栏1.1

健康生活的期待

"考终命，尽享天年，寿尽速亡。"

人们对生命质量，也就是没有功能限制的长寿生活，有了更多的期待。

寿命的增加不再简单是生命时间的延长，而应该有健康作为保障。

失能本身就是残酷的，再加上老人本能的恐惧，这无疑会增加其对他人的生活依赖性。更为严重的是，照护费用无疑是很大的负担。

因此，无失能预期寿命，应该是衡量人口老龄化程度更好的指标。

（House of Lords 2005）

如，了解到肩周炎具有 2 年或以上的自愈性自然病史，对于决定治疗方案及治疗目标有极大的帮助。

患者如何参与临床决策

正因为以患者为中心的理念对于运动与手法治疗的重要性，所以患者需要成为临床决策过程的参与者，根据不同的治疗参数，患者应在不同程度上参与并了解治疗过程。

Maitland 概念强调患者自我临床结局报告的评估方法，以及加强患者在临床决策中的参与度，在接下来的患者信息案例中会进行详细阐述。

- 患者报告的问题——问题 1/ 主要问题：早晨穿袜子的过程对于我来说是越来越困难了，我想主要是因为腹股沟的疼痛和髋关节的僵硬。
- 持续关注细节，尤其是了解患者正在经历什么以及疼痛部位在哪里：腹股沟深部间断性的疼痛，沿着大腿前部延伸至膝关节。
- 健康问题影响患者日常生活的具体程度（功能表现）：每天早晨穿袜子的时候，我使尽全力仅仅能够触及足跟；我的髋部感觉僵硬，腹股沟有烧灼感；我不得不停止五人制足球运动，因为我的动作会因不适而受限且运动会引起强烈的痛感。
- 患者对运动的接受程度（严重程度、敏感度）及耐受程度：当患者开始规避运动及娱乐互动时，说明较为严重。活动后症状消失较快说明敏感度较轻。
- 是什么在影响患者做出反应：恐惧由于失能而要进行的手术，因为无法胜任工作而引起的沮丧、气愤及抑郁（Ashby et al. 2009）。
- 患者主诉（C/O）和体格检查（P/E）星号标记：强调个体化、具体化及临床疗效的评估（专栏 1.2）。

- 其他健康及医疗问题与现有问题并存：2 型糖尿病引起周围血管疾病及神经系统疾病。
- 患者目前状况的病理学本质：髋关节骨关节炎。
- 患者身体状况及功能能力：髋关节屈曲 85°，强直 ++（1）5/10［视觉模拟评分法（visual analogue scale，VAS）］。
- 患者身体状况（损伤）与理想状态的比较：髋关节活动范围减少，髋部肌肉弱化。
- 患者状态的风险因素：较差的整体健康状况、较差的生活状态（社交剥夺），患者获得的支持及社会经济状态决定了患者的健康生活状态。
- 患者身体的提示能力（作为治疗方式及镇痛手段的运动疗法）：了解运动及锻炼对于健康整体状态及疼痛调节的益处，同时使个体运动能力得到提升，缺陷得到弥补。
- 患者对治疗的响应程度以及对具体改变的意愿：对手法治疗及运动疗法的响应者与无响应者。这主要由一些外在因素（个人因素及环境因素）及内在因素（疾病的病因及病理）来决定。
- 患者自身对治疗做出的评估：在疗程间歇中比较症状和体征的改变。

以临床科学研究及循证医学为背景的知识作为基础，以临床证据作为支撑，是开展以患者为中心的临床方式的驱动力。

例如，Sims（1999a）发现患有髋关节骨关节炎的患者 X 线片影像学检查通常会出现股骨头向下向内及向上向外的移位，这也从理论上充分支持了当对患者进行髋关节纵向近骶尾部的松动术时，患者的临床反应是髋关节的屈曲范围会增加（Sims 1999b）。

以患者为中心的临床实践强调关于患者活动受损及功能障碍的具体临床证据，确定了功能病理学的存在意义（Stuki & Grimby 2007），支持合理化临床治疗措施的应用（Darzi 2008），并使得患者关注的临床结果得以成功实现。例如，患者在行走时可以没有痛感，患者自觉症状在好转，可以做更多的日常生活活动。

以患者为中心的沟通交流

以患者为中心的提问需要对问题－答案的稳定性和可靠性予以足够的关注，因为这些答案对于指导临床实践甚至是确定治疗方案具有重要意义。

众所周知，临床医患沟通中的失误对临床实践中的每个决定有着显著的不良影响（Maitland et al. 2005）。

物理治疗师显然需要通过深思熟虑的沟通策略来延展医患沟通的范围，明确患者的疾病演进过程（Higgs & Jones 2000）。当然在这一过程中要充分考虑到手法治疗与运动疗法所扮演的重要角色。充分了解患者的感受与体验，恰当并有针对性地为患者制订个性化的临床治疗方案。

物理治疗师一定要重视患者貌似无关的非语言表达方式，因为这些表达方式更加真实且能不加掩饰地表达出患者对疼痛与失能的确切体验。然而，治疗师也需要了解到，主要信息的获得仍然是通过与患者直接的言语沟通。物理治疗师实施的治疗必须结合适当的交流策略，以确保尽可能多地获得稳定可靠的临床信息，因此在沟通中所涉及的问题应

简单明了。下面我们会详细罗列这些策略，并给出案例进行简单演示。

- **提出问题背后的临床推理**：完备的理论与临床知识。例如，患者主诉对肘关节的轻微接触就会引起疼痛。这种痛觉超敏的症状通常与神经损伤相关，而常见的神经卡压都源自颈椎，因此……

- **措辞的问题**：治疗师需要了解什么。例如，在探究患者的肘关节疼痛是否存在神经性因素的可能性时，治疗师的示范性提问应当是"你是否患有或曾经出现过颈部不适症状呢？"

- **倾听并理解患者回答中所使用的词汇**：持续思考患者的回答以确定其背后的真实含义。例如，患者告诉治疗师肘部的疼痛始于春季。这里的关键词汇是"春季"，治疗师需要找出春季与患者疼痛是否存在相关性。治疗师的下一个问题应当是，"您能告诉我是什么因素使你在春季开始出现肘关节疼痛的吗？"

- **正确解读患者的回答**：关键在于尽可能澄清患者关于自身症状的回答而不是形成治疗师自己的假设。例如，患者告知治疗师，每年春季他都会耕作分配给他的土地，但是之前从没感到疼痛。治疗师可能会考虑患者今年春季的劳作量比往年要高，但是需要仔细考虑提问的方式和质量来验证推断。"是不是今年的劳动强度相比往年有所不同呢？"患者告诉治疗师，相比往年今年需要多耕一块地，而且这块地比较硬且布满了岩石。他自己感觉疼痛不是因为劳作的量，而是撬动岩石引起的震动所引起的。

- **把患者的问题与答案联系起来**：问题是不是得到了完整全面的回答？例如，患者在回答"你是否患有颈部不适症状？"时，答案可能是"不，现在没有"。这说明治疗师需要进一步询问患者以得到更进一步的答案，比

如，患者是否有过颈部不适的既往史，且这些症状是否与现在的肘部疼痛有关联。

- **考虑下一个问题**：无论患者之前回答的准确程度如何，充分的理论和实践知识会帮助治疗师确定接下来向患者询问的问题。例如，想要了解颈部问题的重要性，接下来治疗师马上问的问题可能是，"您最近一次发生颈部不适是在什么时候？"

治疗师在重视提问本身以及患者回答问题质量的同时，应当确保患者做到以下内容。

- **倾听并理解每一个问题**：避免使用患者无法理解的专业术语，避免使用倾向性的问题以获取希望得到的答案。例如，治疗师应当使用患者使用的词汇，并竭力避免对答案有诱导性的提问。因此，治疗师不应这样提问，"你颈部的不适是不是由于耕种引起，并因此伴发了肘部的疼痛？"治疗师应当用下列提问方式来确保患者理解这个问题的真正含义，且不去诱导患者做出贴近治疗师假设的回答。例如，"你是否认为颈部的不适与肘部的疼痛有任何形式的关联性？"

- **让患者思考后回答**：患者思考问题的过程非常重要，因为患者对事实的记忆往往是不全面和不准确的，所以患者重新思考整个过程对于治疗师的提问至关重要。例如，治疗师应当确保所使用的提问没有双重含义以及模糊不明。另外，需要治疗师注意的是，使用关键词汇来促使患者回忆整个事件及体验，尽可能地还原事实。所以，治疗师不要这样提问，"你能指出具体是在哪个部位第一次感觉到疼痛吗？"患者听到这个提问，可能会思考治疗师是指颈部还是肘部，还是指第一次疼痛发作是在耕作时还是在家中。所以合适的提问应当是，"当你在耕作中撬动岩石并产生震动时，你能回忆当时有什么具体的感受吗？"

- **让患者组织合适的语言来回答问题**：应当留意，患者可能因为缺乏在医疗环境中交流的经验，所以可能会影响到他的回答。例如，治疗师应当想方设法给予患者各种机会来表达他对问题的感受及思考，而不是去思考治疗师希望得到什么样的答案。所以，治疗师不应当这样提问，"你之前的医师是如何评述你的问题所在的？"而应当这样提问，"当你在耕作中撬动岩石并产生震动时，你感觉到了什么？"

了解身体给出的提示及适应的能力

患者推动临床决策的特点是，了解身体给出的提示（身体对损伤、肌肉骨骼情况及疾病的体验）（专栏 1.3）及适应（创伤、症状及疾病对神经肌肉骨骼功能的影响）的能力。

如果身体的这些提示被解读，将引出大量的可能性。

- 能够理解患者的感受。
- 根据这些感受选择相关的治疗方式。

对患者身体给出的提示及适应能力的了解，应当在治疗师首次接触和观察患者时立即开始。下面举例描述，对患者身体给出的提示及适应能力的了解是如何帮助治疗师做出正确临床决策的。

- **患者的主要问题**：对所有体验的完全回顾与

专栏1.3

身体给出提示的能力

患者认为自己出现了问题
患者的体验及患者的感觉
患者的症状的区域
对工作与生活的影响（工作与娱乐）
对活动的反应
症状反复出现，并出现对比症状
治疗时出现的反应
治疗对症状体征的有效性
患者对治疗疗效的整体满意度

（Maitland et al. 2005）

思考。例如，膝关节内侧韧带扭伤对患者日常生活的影响。

- **对患者来说，什么才是最佳的临床结果？** 例如，患者期待膝关节完全无痛感及无不适感，并尽快重返球场进行足球运动。

- **身体图示：** 患者感觉表述的直观形式，能够展示症状演进的过程。例如，整个韧带普遍有痛感、接触痛及间歇性疼痛。

- **患者的症状与行为改变：** 患者因症状影响能做什么与不能做什么，是行为对身体提示的一种反应，也是患者基于自身认知以及过往经验的行为表现。例如，在扭动膝关节时产生的韧带锐痛，表示患者会竭力避免扭动，因为这种疼痛的程度让患者感到仿佛整个韧带都会撕裂。

- **症状史：** 如果某种外伤引起某种症状，身体会提示患者损伤了哪些部位以及损伤的程度，无论身体是否能够明确提示损伤与症状之间的关联性，这都是身体提示的一个重要特点。例如，患者知道身体哪些部位撕裂了并立即做出了反应和处理，如上周开始用身体的另一侧踢球。患者陈述这种疼痛像是韧带撕裂，而且当时就出现了肿胀。

- **医学筛查问题：** 通常情况下患者知道自己是否健康，因此关于一般健康的问题将有助于了解任何可能影响身体对物理治疗反应的个人调节因素（例如，患者自我感觉良好，只是对某人有点生气。他说他确实服用类固醇以增强肌肉）。

- **视诊：** 识别保护姿势是身体适应疼痛情况的能力的反应（例如，膝关节在站立时保持 10° 的屈曲）。

- **要求患者移动到刚开始疼痛的位置（the first onset of pain，P1）或可移动的活动范围的极限：** 这是身体告知是什么限制了运动的能力的反映（例如，由于疼痛和恐惧，膝关节伸展 –5°）。

- **请患者展示功能运动：** 可能会受到症状的影响（功能展示）。这是为患者提供一个使用身体提示的机会，即如何诱导症状出现及诱导症状出现的难易程度。也给治疗师提供了一次分析患者活动及相关治疗方案的机会（Banks & Hengeveld 2010）。例如，扭动膝关节会立即产生疼痛及恐惧感。

- **结构差异：** 即身体提示组织对运动的反应及该组织对治疗的反应。例如，在扭动膝关节时制动胫股关节，这可以有效解除疼痛及恐惧感。

- **被动测试：** 关节、肌肉长度以及神经的被动测试会帮助治疗师了解身体对被动运动的反应。例如，胫股关节前后附件 II 级松动术可以缓解疼痛；由于关节肌肉抑制引起的股四头肌滞后，即无法主动伸展膝关节；隐神经长度测试无痛感。

- **触诊：** 同样是身体对治疗师触摸组织的回应，它能否为采取哪些干预措施可能更有效的决策提供信息？（例如，膝关节内侧副韧带肿胀、增厚。）

- **评估策略：** 同样涉及身体提示，即在治疗期间及治疗后患者对治疗实施的反应。例如，由于施予关节松动术，患者在扭动膝关节时疼痛感减轻。

- **停止治疗的临床决定：** 通常取决于患者对治疗有效性的评价与反馈。这一点主要由身体提示来完成。例如，经过若干次治疗后，患者患侧膝关节可以进行跑跳运动；尽管仍然稍有痛感，但是患者认为已经痊愈并自觉需要运动来恢复健康状态。

协作临床推理的重要作用

协作临床推理的定义是，培养医患之间共同解读临床检查结果、共同设立治疗目标与治疗优先顺序及协作反馈治疗进展的协商一致的方式（Jones et al. 2006a）。

协作临床推理（Jones et al. 2006a）为治疗师合理利用身体提示提供了框架结构。这种半结构化访谈也为患者提供了一个将个体具体情况传递给治疗师的机会。

下面列举了可供治疗师参考的示范性半结构化访谈问题。

- 你目前主要是受什么问题困扰？
- 你的感觉如何，具体部位在哪里？
- 这种异常的感觉对你的日常生活有何影响？
- 你觉得是什么影响到了你所提及的那种感觉？
- 这种感觉第一次是如何产生的？
- 你还有什么其他健康问题吗？

为实现以患者为中心的目标，与患者合作的态度应当自始至终贯穿整个治疗过程，具体如下。

- 在主诉阶段收集各种信息。
- 规划体格检查，设立体格检查的具体目标。
- 决定做什么检查及怎么检查——明确症状产生的原因，以及这些原因的根源及具体影响因素。
- 选择治疗方式——期待什么样的治疗效果。
- 治疗进展及临床判断——明确治疗进展的评估标准，确定进展的程度。
- 患者关于治疗效果的反馈——患者在治疗过程中的考量。
- 临床结果对患者的意义——临床结果是否达到具体预期。

临床推理

在本版的编写过程中，各位作者着重强调了循证医学与临床研究的细节，以期待能够为物理治疗的临床实践注入专业的知识与技能，无愧专业人士

的称号。因此，临床推理技能至关重要。其实临床推理是一个完整的过程，在这一过程中治疗师与患者及其他重要个体（例如，其他家庭成员和医疗团队的其他成员）充分互动，根据临床数据、患者自身的选择以及专业的判断、知识和技巧来结构化治疗的意义、目标以及最终的健康管理策略（Higgs & Jones 2000）。

临床推理应当涉及以下内容。

- 砖墙概念。
- 以患者为中心的临床推理。
- 治疗的选择与治疗的进展。
- 专业的临床工作人员。
- 临床路径与最佳临床实践。
- 以 Maitland 概念为框架的临床实践。

临床推理与砖墙概念

专业的物理治疗师可清楚地意识到临床实践中存在着两组重要的连接关系，即所学的专业知识与如何运用这些知识，以及如何利用不断更新的临床研究结果进一步指导临床实践。象征性的砖墙渗透思考模式清晰地描绘了这一理解过程（Maitland et al. 2005）（表 1.2）。

手法治疗的主流评论家认为，临床推理评估与临床实践技能是联系患者、研究证据及成功的临床疗效之间至为重要的纽带（Moore & Jull 2009）。

临床推理的基础存在于这样一种认知——强

表1.2　象征性的砖墙渗透思考模式与临床推理

理论知识与研究证据（Beeton et al. 2008）	临床实践证据与技能
循证医学临床实践	临床推理技能
生物医学科学	评估与管理 NMS 疾病患者
临床科学	使评估与管理 NMS 疾病患者更为
行为科学	有效的沟通技能
基于神经肌肉骨骼	敏感性与特异性处理的实操技巧
（NMS）管理的理论	投入到 OMT 临床实践发展的承诺
临床研究的过程	

调临床实践与元认知的思想——思我所思（Jones 2012）以及结合临床科研与经验证据做出临床实践决定的能力。这是砖墙概念的核心内容。

临床推理同时要求物理治疗师有能力解读临床证据，并且能把最新的知识运用到评估与治疗中。

砖墙概念可以使得临床工作人员拥有做出安全有效治疗决定的能力，甚至是在证据支持不完备的情况下。治疗师通过诊断限制方案，使得首要临床证据及临床事实能够无障碍地应用，并能够实现根据患者的个体差异进行临床推理。

Cox（1999）通过下面的陈述很好地呼应了这一概念的重要性（Jones et al. 2006a）：

"科学研究只能一次关注一个研究对象，为了这个单一的研究对象可以研究数以百计的同质化个体，然后顺理成章地总结归纳出一个经得起推敲的'科学证据'。然而，临床工作人员在面对单一研究对象（患者）时，却要在同一时间处理数以百计的变量来满足患者的需求及愿望，从混杂在一起的、各种可能的临床结果中挑选出一个最优结局。"

因此，Maitland 概念通过象征性的砖墙渗透思考模式为治疗师提供了进行临床推理的框架性结构（图 1.2）。通过这一模式，在治疗师的脑中形成了一个渗透性的"墙"，临床知识和临床实践分别单独存在，但却可以进行良好的互动。这一模式可帮助治疗师做到以下内容。

- 治疗师的临床决定主要取决于患者的功能障碍而不是局限在文献所提供的证据及诊断依据——首要临床证据。
- 治疗师运用自身关于生物医学、行为学及临床科学的理论知识来支持临床实践证据，帮助理论与临床实践相适应、相对照。
- 向患者充分解释说明生物医学、生物力学、病理学及行为科学观点支持下的临床证据的重要意义，这一过程可以强化患者的知情同意并能够真正实现医患共同制订临床决策。
- 治疗师应当充分调整个人的知识、技能，并合理地将它们运用到手法和运动治疗中，换句话说就是整合运用治疗师所知道的一切知识及拥有的一切技能。

以患者为中心的临床推理

如果延展首要临床证据及以患者为中心的临床实践，那么可以清晰地看到砖墙右侧的临床实践获得了砖墙左侧理论知识与最新研究的充分支持，可以说两者是临床推理与临床决策的双引擎。

正因为物理治疗的临床过程已经转换为以患者

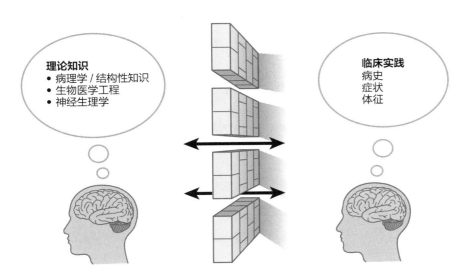

图1.2 象征性的砖墙渗透思考模式：理论与实践隔离而不孤立（已获得 Banks & Hengevld 2010 的授权）

为导向（Department of Health 2010），那么发展根据患者需求及他们所追求的临床效果而制订临床干预措施的条件也日趋成熟。例如，如果患者因骨关节炎导致的关节僵硬而无法正常下蹲的话，那么医患的主要关注点可能不是治疗骨关节炎而是如何帮助患者更容易地下蹲。

因此，治疗措施应该并能够直接通过临床推理来制订，这比以往任何时候都更应该关注临床疗效（Department of Health 2010）。事实上，物理治疗也不再是以疾病本身为焦点，而是聚焦于治疗过程的舒适程度以及是否获得患者期待与满意的临床疗效（Hengeveld & Banks 2005）。

临床推理与治疗的选择及治疗的进展

在具体的临床实践中临床推理的理论与实践（Jones et al. 2006a）要求，物理治疗的手段与方法在多角度与维度的层面上拥有更充分的广度与深度。这里根据临床推理的各种假设来举例说明更大的关节松动技术选择范围的重要意义。

- **症状的来源**——使用按压技术来影响由膝关节内关节组成部分引起的疼痛（Noel et al. 2000）。

- **症状产生的机制**——使用神经动力学滑动技术治疗患者因外上髁疼痛而导致的机械敏感性痛觉超敏症状。

- **影响因素**——患有肩关节外旋无力的患者，在使用 C5~C6 关节松动技术后得到有效缓解（Wang & Meadows 2010）。

- **功能演示（functional demonstration，FD）**——患者向前迈步时，因踝关节强直症状而进一步发展出现膝关节前侧痛。治疗师可以使用 FD 为治疗位置，在关节位置排列正确的前提下，指示患者向上抬腿时使用踝关节前后关节松动术（Collins et al. 2004）。图 1.3 详细展示了治疗过程。

- **差异化策略的效果，以及如何将评估与治疗融为一体**——若使患者股骨大转子向内侧滑

动，臀中肌放松，并在评估过程中检查过度收缩的股直肌的最大拉伸程度，会发现在仰卧位患者的髋关节屈曲范围会增加至 90°以上。很明显这一过程告诉我们这种同时进行的差异化评估过程也可以成为治疗选择，并能够获得减轻疼痛提高关节活动范围的临床疗效。

因此，在面对患者时，仅仅在临床推理中强调患者的具体损伤是远远不够的。治疗师应当同时了解患者的特质，也就是患者对疾病认识的认知基础框架来源。很明显这些认知可以在很大程度上影响治疗效果。所以治疗师需要充分理解并在治疗过程中全面考虑。

治疗师需要明确关节松动术以及手法治疗在支持患者功能恢复、最大化活动能力与活动参与度上的具体细节，以便充分认识这些方法在治疗中所起到的重要作用。被动关节松动术以及手法治疗可以帮助临床工作人员明确相关症状的起因、致病过程及影响因素等，从而明确有效改善症状、提高功能的策略。

治疗师在选择关节松动术作为治疗方法时，需要充分考虑下列因素：可靠的临床证据，患者的需求及期待，以及相关联的科学研究可以为我们提供什么可资利用的信息（Sackett et al. 1996）。毫无疑问，这种专注于细节的临床决策制订流程及相关技术的合理运用，可以支持治疗师和患者实现所期待的治疗效果。

临床推理与专业的临床工作人员

专业级别的临床工作人员在运用临床推理时，会整合并保留临床实践证据与理论知识的独立性，并借此来判断患者是否需要相关的治疗。

另外需要明确的是，临床技能是临床推理的基石。缺乏经验的人或者初学者在临床推理时倾向于程序化，因为他们缺乏临床知识与技能，会使得理论与实践相脱节，反之亦然。推理是一个假设演绎或归纳的过程，并且需要全方位验证所有的假设。

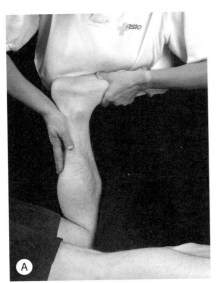
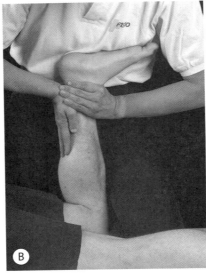
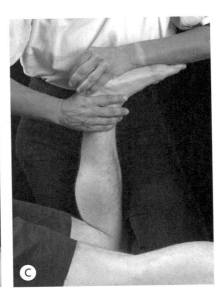
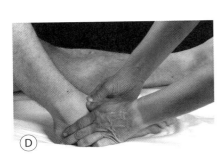
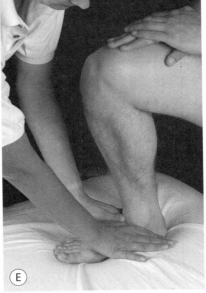

图 1.3 踝关节。A，前后向运动；B，偏重于距小腿关节；C，偏重于距下关节；D、E，集中于距小腿关节的治疗

临床专家会充分利用其丰富的临床知识和实践技能进行原因分析。但是，临床推理更加具有归纳性，其过程更倾向于模式识别。各种临床假设就是基于这种识别，也是一种更深层次的知识与技能的运用。这并不意味着临床专家永远都是正确的，但是不容置疑的是，他们可以拥有更多的方法达成治疗目标，并且其过程也更快。Maitland（1986）先生将这种过程比作下国际象棋或合约桥牌，这些游戏的共同特点是需要制订计划，根据证据分析变化，直到最终实现目标。

从初学者到专家的转变伴随推理模式的转变，即从策略性推理转变为分析性推理，这包括以下内容。

- 注意与患者的细节沟通。
- 了解患者具体的体验与感受，以及这些体验感受的认知框架。
- 充分了解患者的病例记录，包括对症状阐述的模式及识别，以及根据临床知识、行为学、生物医学科学及最新科研进展对症状进行解释。

- 根据可衡量的临床证据，例如躯体障碍、心智能力及具体表现来进行临床决策（主诉）。
- 体格检查与治疗方法的深度和广度是确认临床假设和明确功能改变的基础。
- 如果存在临床预测规则，为其选择相应的标准化筛查与治疗方式（Beattie & Nelson 2006），或者选择科学文献中支持其临床实践的相关证据（体格检查与治疗）。
- 对临床疗效测量评估的全面理解（主诉与体格检查）可以确保在治疗过程中进行持续评估（评估与再评估）。
- 强化对临床实践的分析、评价与反馈，且完全依据临床证据来支持上述过程。

临床推理、临床路径与最佳临床实践

通常，临床路径是具体临床问题相关的临床决策的指南。临床路径的中心路线，实质上是基于患者个性化需求的临床推理。在临床路径的指引下，应鼓励物理治疗师在患者病情管理上充分应用已有的知识和技巧来做出最佳的临床决策。

下面的例子是本章作者的同事对一位膝关节肌肉骨骼疾病（MSK）患者的治疗路径描述，在这里他充分强调了临床推理所起到的重要作用（Karanec 2010）（图 1.4）。

临床推理同样巩固了最佳临床实践框架，这一框架的开发是为了帮助治疗师进行有效的临床决策。这里我们举例说明，例如，CSP 指南在治疗肩峰下撞击综合征中的应用（Hanchard et al. 2004），从物理治疗的角度看，这一应用使理论知识和临床证据有效贴合并能够形成最佳临床实践。这些框架应当包括以下内容。

- 了解疾病的基本情况，包括流行病学、风险因素、诊断、损伤与功能紊乱的定义与机制。
- 通过主诉、问诊与体格检查发现疾病的临床表现。

- 有效的治疗与管理策略。
- 符合病情特征的临床疗效评估。
- 科研支持下的临床实践。

实际上，这一框架可帮助治疗师了解患者的陈述，使根据个体特点制订的治疗计划得以灵活地在临床实践中实现。

临床推理与以 Maitland 概念为框架的临床实践

以 Maitland 概念为框架的临床实践，其核心是临床推理与临床决策，其组成部分包括以下内容。

- 信息收集（主诉）。
- 规划合理的体格检查。
- 体格检查。
- 评估并选择合适的手法物理治疗或运动治疗方式。
- 在运动治疗过程中应用相应的临床技巧。
- 开展有意义的患者告知及患者教育。
- 运用全面的知识为患者解读治疗过程及其中的反应。

专栏 1.4 通过分析推理详细说明了这种实践框架的基础。

患者检查

首次诊疗过程中的分析性评估往往是基于检查中发现的细节。这一思路贯穿于手法和运动治疗的始终，也是融合 Maitland 概念各部分的关键要点（Maitland 1986）。

检查的主要特点如下。

- 主观检查过程中的交流沟通。
- 主观检查时的问诊策略。
- 徒手检查。
- 检查过程中的反复再次评估。
- 检查的顺序和结构。

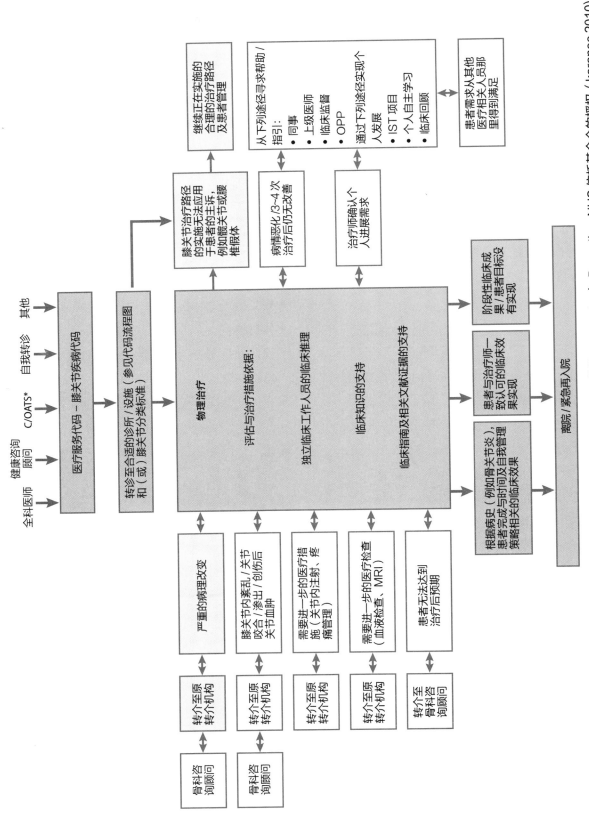

图1.4 来自本章作者同事关于一位膝关节肌肉骨骼病（MSK）患者的治疗路径的描述。已获得 Doncaster 与 Bassetlaw NHS 信托基金会的授权（karanec 2010）

*: C/OATS, 自体软骨移植术后咨询顾问

专栏1.4

一种支持患者管理的临床推理形式

如何规划治疗过程的不同阶段

尽管临床推理是一个持续不断的进程，很多临床决策无须多言且不言而喻，但是与下面我们要描述的过程一样，明确临床推理的关键要素是结构化和组织推理过程中必不可少的因素。结构化最佳思维过程一般出现在治疗过程中，被称为关键阶段的节点。

- 转介与转院。
- "欢迎"患者的阶段。
- 首次诊疗：在主观检查的过程中。
- 首次诊疗：规划体格检查的过程（探索性治疗）。
- 规划第二次及第三次诊疗。
- 规划整体治疗计划（最晚于第三次诊疗进行）。
- 规划回顾性评估。
- 规划治疗结果。

转介与转院过程

生物医学诊断可能已经为物理治疗诊断引出了可能的临床发现，这主要根据下列问题。

- 关于疾病本身，治疗师需要知道什么：病史，什么样的治疗目标是可行且必要的？＿＿＿＿＿＿

＿＿＿＿＿＿＿＿＿＿＿＿＿＿＿＿＿＿＿＿＿＿＿＿＿＿＿＿＿＿＿＿＿＿＿＿

- 预测可能的临床发现：治疗师可以期待在主观与客观体格检查中发现什么？＿＿＿＿＿

＿＿＿＿＿＿＿＿＿＿＿＿＿＿＿＿＿＿＿＿＿＿＿＿＿＿＿＿＿＿＿＿＿＿＿＿

- 这种疾病的治疗通常需要多长时间才会有效？＿＿＿＿＿＿＿＿＿＿＿＿＿＿＿＿

＿＿＿＿＿＿＿＿＿＿＿＿＿＿＿＿＿＿＿＿＿＿＿＿＿＿＿＿＿＿＿＿＿＿＿＿

- 患者在这次转诊之前有过什么临床体验？（例如，髋关节骨关节炎可能表现为腰椎、骶髂关节、髋关节及神经动力系统的活动障碍。）

＿＿＿＿＿＿＿＿＿＿＿＿＿＿＿＿＿＿＿＿＿＿＿＿＿＿＿＿＿＿＿＿＿＿＿＿

欢迎患者——信息及介绍阶段

该阶段会影响到首次诊疗过程，尤其是会加深患者对接下来治疗师可能施行的治疗步骤的理解。具体问题如下。

- 患者是否将物理治疗作为解决症状的选择之一？＿＿＿＿＿＿＿＿＿＿＿＿＿＿＿＿

＿＿＿＿＿＿＿＿＿＿＿＿＿＿＿＿＿＿＿＿＿＿＿＿＿＿＿＿＿＿＿＿＿＿＿＿

- 患者是否理解物理治疗师在运动相关疾病的临床诊断与治疗中所扮演的角色，即生物医学诊断的有效补充？＿＿＿＿

＿＿＿＿＿＿＿＿＿＿＿＿＿＿＿＿＿＿＿＿＿＿＿＿＿＿＿＿＿＿＿＿＿＿＿＿

- 是否有任何关于患者隐私、环境、治疗及治疗师本身相关的问题？＿＿＿＿＿＿＿＿

＿＿＿＿＿＿＿＿＿＿＿＿＿＿＿＿＿＿＿＿＿＿＿＿＿＿＿＿＿＿＿＿＿＿＿＿

在主观检查的过程中——规律地总结信息

同时进行下列步骤以确定主要问题。换句话说就是身体图示、24小时症状行为、病史问询及其他具体细节问题。这些无疑都有助于规律地总结患者所提供的信息。同时也可以帮助治疗师确认并深化理解患者的症状，另外可以加强治疗师与患者之间的协作。

- 主要问题。＿＿＿＿＿＿＿＿＿＿＿＿＿＿＿＿＿＿＿＿＿＿＿＿＿
- 身体图示。＿＿＿＿＿＿＿＿＿＿＿＿＿＿＿＿＿＿＿＿＿＿＿＿＿
- 症状行为。＿＿＿＿＿＿＿＿＿＿＿＿＿＿＿＿＿＿＿＿＿＿＿＿＿
- 症状病史。＿＿＿＿＿＿＿＿＿＿＿＿＿＿＿＿＿＿＿＿＿＿＿＿＿
- 医疗筛查问题。＿＿＿＿＿＿＿＿＿＿＿＿

完成主观检查后——准备体格检查

这是关键的回顾与准备阶段。

- 回顾主观检查的全过程。
  - 所获得的信息是否全面，尤其是关于预防方面。
  - 是否获得有用的参数来深度比较首次诊疗与第二次诊疗的临床疗效（再评估）？
  - 是否仍然缺失一部分相关信息？
  - 哪些信息在第二次诊疗过程中无须考虑？
- 假设——尽管在主观检查中已经设立了一系列的假设，可能仍然会有一部分假设需要在此规划阶段得以明确。
  - 疾病的根源（或许所有的运动相关部分都包括在内，也可能还包括相关的身体结构）。＿＿＿＿＿

专栏1.4（续）

- 影响因素（例如，肌肉平衡能力、体位，以及在疼痛感加剧时应用适应性/非适应性治疗）。_____
  _____
- 病理生物学过程。
  - » 组织病理学_____
    _____
  - » 治愈阶段：了解不同身体结构的治疗史（例如，半月板、肌肉、椎间盘及骨骼）_____
- 神经生理学疼痛机制。
  - » 伤害性疼痛机制_____
    _____
  - » 周围神经源性机制_____
    _____
  - » 中枢神经系统调节_____
    _____
  - » 自主输出机制_____
    _____
  - » 情感情绪（认知/情感机制）_____
    _____
- 检查与治疗步骤中的禁忌证——由下列问题决定检查与治疗步骤中需要预防的问题。
  - 患者症状是否很严重/易激惹，是或不是？
  - 是否那些关于"问题实质"的影响因素得到了足够的重视？_____
  - 病理学进程。_____
  - 伴发疾病。_____
  - 治疗的阶段。_____
  - 疾病的稳定性和阶段性。_____
  - 患者的特质：（缺乏）运动的信心。_____

规划体格检查的具体步骤

- 体格检查的预期和程度：
  - 你认为在实施体格检查时需要轻柔的力度还是中等强度的力度？
  - 你认为"类似的体征"是容易发现还是比较困难？请解释为什么？_____
  - 你认为哪些运动是可以进行比较的？
  - 哪些体位和运动你认为在体格检查的过程中需要进行特殊考虑（例如，俯卧位）？
  - 哪些症状在体格检查的过程中需要重现？
  - 哪些症状在体格检查的过程中无须重现（例如头晕、感觉异常）？
  - 测试从P1开始/谨慎地超过P1（"信任1"）/限制运动（L）。_____
    _____
  - 初始测试/标准化测试，避免过度施压的标准化测试/给予过度施压的标准化测试/"如果必要测试"。_____
    _____
- 体格检查、重新评估及试探性治疗。
  - 检查/观察。_____
    _____
  - 功能演示（和具体区别）。_____
  - 主动测试（包括过度施压）——可能需要"如果必要测试"。_____
    _____
  - 等长测试及肌肉活化测试。_____
    _____
  - 神经学检查（传导性）。_____
    _____
  - 被动测试及再评估：神经动力学测试；被动组件测试；其他测试（例如，不稳定测试）。_____

专栏1.4（续）

- 规划何时执行再评估程序。

在体格检查过程中

在体格检查步骤的具体实施过程中，特别是在功能演示测试（包括具体区别）后及主动测试后，通常有必要进行一个"简明扼要的评价"：是否应该继续计划中的体格检查步骤，还是需要进行一定程度的改变？＿＿＿＿＿＿＿＿＿＿＿＿＿＿＿

首次诊疗结束后——准备第二次诊疗

这是一个至关重要的回顾及规划阶段。

- 回顾/总结所有与主诉、体格检查、试验性治疗与再评估相关的信息。
- 假设——所有的临床假设在这一阶段都需要明确，包括重新考虑那些在主观检查后就已经被认为明确了的假设。
- 病理生物学过程，包括疼痛的神经生理学机制。＿＿＿
- 运动障碍及疼痛的病因，包括可能涉及的结构。＿＿＿＿＿＿＿＿＿＿＿＿＿＿＿＿＿＿＿＿＿＿＿＿＿＿＿＿＿＿＿＿＿＿＿＿＿＿＿
- 预防措施与禁忌证。＿＿＿＿＿＿＿＿＿＿＿＿＿＿＿＿＿＿＿＿＿＿＿＿＿＿＿＿＿＿＿＿＿＿＿＿
- 失能的级别（表达的相应词汇分别是损伤、活动受限、限制参与）。＿＿＿＿＿＿＿＿＿＿＿＿＿＿＿＿＿＿＿
- 影响因素（姿势、肌肉平衡能力、工作模式、健康状况水平等）。＿＿＿＿＿＿＿＿＿＿＿＿＿＿＿＿＿＿
- 个人患病体验（信念、态度、情感、行为、社会影响力、价值观、习惯、处事风格等），包括患者具体的需求。＿＿＿＿＿
- 管理：短期及长期目标，治疗措施（达到目标的不同治疗选择）。＿＿＿＿＿＿＿＿＿＿＿＿＿＿＿＿＿＿
- 预后。＿＿＿
- 是否确认了一种临床模式？＿＿＿＿＿＿＿＿＿＿＿＿＿＿＿＿＿＿＿＿＿＿＿＿＿＿＿＿＿＿＿＿＿＿
  - ✦ 病理学进程是否在运动疾病的背景下（例如，不稳定的椎间盘、腰椎管狭窄）？＿＿＿＿＿＿＿＿＿＿＿＿＿＿＿
  - ✦ 是只有一种运动疾病还是存在多种运动疾病（例如，肩部的疼痛合并了更多部位，如颈部、胸部、盂肱关节、运动控制及神经动力学系统）？＿＿
  - ✦ 多维度治疗是否有必要，包括考虑认知、情感及行为学因素？＿＿＿＿＿＿＿＿＿＿＿＿＿＿＿＿＿＿＿＿＿

第二次诊疗过程

- 哪些主观检查（主诉）在第二次诊疗过程中你认为需要重新评估？（从患者角度，了解症状改善的指征。）＿＿＿＿＿＿
- 第二次诊疗的主观检查应当如何完成？（主要问题、身体图示、24小时症状行为、病史、筛查问题。）＿＿＿＿＿＿
- 哪些体格检查需要重新评估？＿＿＿＿＿＿＿＿＿＿＿＿＿＿＿＿＿＿＿＿＿＿＿＿＿＿＿＿＿＿＿＿＿＿＿＿
- 哪些具体检查需要在第二次诊疗中完成，以完善体格检查？（思考具体需要观察的要素、主动测试、神经学检查、肌肉测试，以及本来希望在首次诊疗完成的检查但是因为某种原因没有实现。）＿＿＿＿＿＿＿＿＿＿＿＿＿＿＿＿＿＿＿＿＿＿＿
- 其他运动成分：哪一部分需要进一步进行检查？筛查测试——选择这些测试作为再次评估的一部分内容。＿＿＿＿＿＿＿
- 哪些治疗方式，包括XXX可以作为再次评估的组成部分？＿＿＿＿＿＿＿＿＿＿＿＿＿＿＿＿＿＿＿＿＿＿＿
- 哪些关键点和重要内容被认为是需要在第三次诊疗过程中观察和（或）治疗的？＿＿＿＿＿＿＿＿＿＿＿＿＿＿＿

专栏1.4（续）

- 下列情况下，治疗师会如何处理？
  - 患者情况好转。_____
  - 患者情况没有变化。_____
  - 患者情况转差。_____

重点考虑患者主诉与体格检查的发现，并寻找相关的应对策略。

规划并准备第三次诊疗

与第二次诊疗的过程相似，需要总结前两次诊疗的具体信息（各种发现和对治疗的反应等）。

- 重新考虑各种假设：它们是否有变化？（可能需要重新检查最初的检查记录表格并对照进行检查。）
- 计划第三次诊疗的具体步骤——可能需要加入更多的治疗选项，如果可行需要考虑实施自我管理策略。

规划并准备第四次诊疗及后续治疗

与第二次及第三次诊疗过程相似，需要考虑在固定的间歇期进行回顾性评估（例如，每四次诊疗作为一个间隙周期）。

第三次诊疗结束后——须定义全面的诊疗目标及规划整体治疗的优先顺序

在此治疗阶段，有必要考虑下列问题以制订全面的诊疗计划，包括短期及长期治疗目标，同时兼顾治疗的具体意义。

- 与患者自身疾病感受与体验相关。
  - 患者自觉何种身体损伤；何种活动受限；何种活动及要素可以作为评价治疗效果的标准？_____
    _____
  - 疾病的行为学：适应性/不适应性。_____
    _____
  - 患者感受到何种程度的沮丧感。_____
    _____
  - 哪些生物病理学进程需要得到充分重视。
- 关于运动功能的最佳健康状态：根据患者目前距离最佳运动功能状态的远近程度，考虑"治疗计划的终点"。
  - 尽可能使损伤正常化。_____
    _____
  - 引导患者再次体验使用身体的信心。_____
    _____
  - 预防性措施。_____
    _____
  - 自我管理策略，学习并实施管理症状的策略。_____
    _____
  - 最大化活动的层级、参与度以及健康状况。_____
    _____
  - 在即将结束治疗时——进行最后的评估。_____

回顾治疗的整个过程，包括患者在治疗中的自我学习陈述

- 回顾整个治疗过程：明确何种治疗手段是有效的？_____
  _____
- 回顾患者的学习过程：哪些非常重要的部分是需要患者掌握的？_____
  _____
- 预防措施与自我管理策略的有效性。_____
  _____
- 着眼未来：预估可能的困难，给出加强治疗、自我管理措施和锻炼的长期依从性建议。_____
  _____
- 加强依从性策略：何种自我管理策略更加有益？患者在未来可能在哪方面遇到困难？患者在进行何种运动和锻炼时症状可能会复发？_____
  _____
- 建议采取的任何医疗或其他措施。_____
  _____
- 身体损伤后遗留的功能障碍、活动受限和（或）参与受限的预后。_____
  _____

- 检查过程中的临床推理策略。
- 规划并执行体格检查。

主观检查过程中的交流沟通

专注于和患者沟通交流患病体验及感受细节（主诉），需要侧重以下几个方面。

- 患者的感受及具体位置（身体图示）。
- 这些感受如何影响他们的日常生活。
- 这些感受是在什么时候如何发生的。
- 这些问题是新近发生还是持续存在的，是否与其他问题伴随发生。
- 何种健康与医疗问题可能会对治疗措施产生影响。

主观检查时的问诊策略

在主观检查过程中，临床工作人员需要使用一系列的访谈策略，以确保患者能够无障碍地表达自己。大多数情况下，使用半结构化的临床访谈是非常合适的，这种基于访谈的相互合作，有利于患者对自己的病情娓娓道来，也利于治疗师大量收集对治疗有意义的信息。

当然，也有一些情况不适合使用结构化的访谈。经验告诉我们，有些患者在无限定的情况下，往往会失去自己的思路，忘记了主题，因此无法提供有用的信息。在这种情况下，交流应当不存在任何形式的结构限定，而是在医患双方达成一致的情况下讨论具体的行动。

有些时候，一个有针对性且结构化的访谈也是必需的。尽管这样做不是以患者为中心，也不是一种充分合作的模式，但是治疗师却可以因此获得在某一问题上非常具体的信息，尤其是针对某些有学习和沟通障碍的患者。

徒手检查

徒手检查，主要建立在完整功能应用的检查设

计之上，有助于提供临床测量结果及患者特征（P/E 星号标记），帮助建立或确定以下内容。

- 器质性损伤。
- 功能障碍（活动受限、参与受限）（WHO 2001）。
- 患者症状的根源。
- 影响因素。
- 症状产生的机制。
- 可能的治疗技术和干预策略（Jones et al. 2006a, 2006b）。

回顾检查的信息和结果，可以帮助制订手法治疗和运动疗法相关的计划以及临床决策。选择坚持连续一致的干预措施，完全是基于支持患者管理，或恢复运动损伤、受限制的日常活动和工作娱乐的愿望。

检查过程中的反复再次评估

基于患者功能状态及主要问题是否得到改善、治疗手段是否有效的再评估可以帮助改进或更改治疗方式（Hengeveld & Banks 2005）。其结果往往是达到众所期待的临床疗效或阶段性的部分临床疗效，也或者最终指出，患者的目前状况完全超出了手法治疗与运动疗法的范围，需要其他方式的医疗服务。

有一名患者（24 岁，跑步运动员），当其向前迈步时会出现腹股沟紧张。托马斯试验显示髂胫束紧张。进一步检查与再评估发现，腰大肌激活并不会改变髂胫束的长度，但是活化臀中肌可以增长髂胫束，并得到托马斯试验的证实。因此，治疗措施应当是活化虚弱的臀中肌。

可以看到检查和再评估的结果是，运动员的运动成绩得到了提高。这个病例传递的信息很明确，那就是，评估与再评估驱动着循证化的干预措施并能够获得合理的临床疗效。

检查的顺序和结构

格式化、有步骤且结构化的检查方式运用于神经肌肉骨骼疾病的患者，已经得到了广泛的认可。（专栏 1.5，1.6，1.7）（Hengeveld & Banks 2005）。

检查的主观部分主要是从患者的角度来确定检查的参数，也可以考虑医疗记录及筛查报告中获得的信息。患者如何陈述疾病本身将产生相关的临床假设，并最终进一步影响临床检查及治疗措施的选择（Jones et al. 2006a）。

规划体格检查，可以帮助物理治疗师确定优先顺序。体格检查的主要目的是识别并确定与症状相关的具体身体损伤。当主观检查与体格检查融合时，治疗与评估也随之融合。

下面的例子阐述了检查、规划、治疗及再评估的内在联系。

一位患有前膝痛的患者主诉疼痛已经影响到了他上楼梯的日常活动。

关节排列及姿势的问题已被确认，并可以发现明显的适应性改变。可以观察到股四头肌失去功能，以及踝关节等活动受限。对患者进行评估，无论是疼痛程度还是活动范围，以及和适应性变化出现明显的改变。评估不同结构的负重可以确认症状的来源。向内侧活动膝关节的干预措施可以明显减少疼痛感及增加向上抬步的力量，因此也可以考虑作为在功能位治疗的手段。

同时，重新评估向上抬步这种及时的干预措施是否可以改善功能障碍。患者后续就诊时，需要再评估在功能位的治疗效果，以确定纠正关节位置是否可以获得持续性的临床效果。

这种整合的方式同样可以用来观察踝关节强直是不是一个影响因素，是不是也会进一步影响到骨盆稳定性、腰椎的活动范围及稳定性，同时也可以用来分析功能运动的决定因素。

专栏 1.5~1.9 可以帮助了解如何结构化主观检查、如何规划体格检查以及如何在体格检查中获得

专栏1.5

总结：主观检查

有时候，主观检查被认为是一种"带有同情的询问"。它可以开启问题的深度，帮助治疗师全面了解患者对于疾病影响其个人生活的体验和感受。下面是主观检查的主要目标。

- 从患者的角度，确定患者的主要问题。
- 主观参数服务于再评估步骤。
- 确定在体格检查与治疗过程中的禁忌证与预防措施。
- 形成各种临床假设，并在体格检查及治疗干预时进行验证。

主观检查可以分为以下五部分。

- "疾病"的种类——确定主要问题或具体失能程度。
- 症状的部位——身体图示。
- 症状行为和失能程度。
- 病史（现病史、既往史）。
- 具体的问题。

对检查中所获得的信息进行系统的记录是一种非常有价值的学习过程，因其可以帮助确定进一步检查和治疗的要点。简单地在纸上记录检查所获得的信息和治疗师当时的想法是一种没有价值的工作，尤其是在临床推理已经不断完善的今天。在相同的部分不断更新信息记录，例如在身体图示上反复更新细节，可以强化自我监督技能并提示是否错过重要信息。在记录信息时使用星号是非常重要的。主要包括以下两个功能。

- 可以明确再评估过程中需要注意的要点。
- 亦可以作为教学的过程，捕捉到最富有信息的要点。

总之，这种方式可以加速检查进程并令其更加准确。因此，在记录信息时使用星号非常重要（"星号与你同行"），注意这并不是完成检查时简单的回顾性活动。它可以帮助治疗师在接下来的后期治疗过程中，立即跟踪注意相关信息。

"注意各个临床特征互相呼应"是Maitland概念的重要原则。

- 检查过程中需要评估病史的特点是否与症状的表现同区域相对应。如果严重的失能症状是由琐碎的事件引起，则需要特别谨慎地注意到：具体的临床特点可能无法——呼应，也无法通过患者的运动行为或其他结构改变来解释症状产生的原因（例如，骨关节炎改变）。在这种情况下，患者需要转介到专科医师处进行进一步诊治。
- 另外，Maitland概念还要求评估症状的表现是否与已经确认的综合征或病理改变相对应。这通常包括对生物医学病理学及运动障碍的诊断。
- 这些信息可以将检查的发现与对治疗干预的反应相连接，并帮助初级临床工作人员不断积累经验知识。

对于某些患者，经验丰富的治疗师往往会以叙事性推理的方式来更深入地了解患者的信念、思想、感觉及对症状和不同医疗人员为其诊治过程的早期体验。如果物理治疗师倾向于选择这种叙述性的检查方式而不是程序化的过程，那么需要特别注意通过主观检查来获得其他信息并对这些信息始终有总体的认识，因为患者通常在这种方式下更加专注于描述过往的病史以及目前已经接受的各种治疗方式。然而，很多患者在不被物理治疗师为获得诊断信息而进行的提问的干扰下，往往会陈述各种自己在治疗过程中所获取的经验。

（Kleinmann 1988, Greenhalgh & Hurwitz 1998, Thomson 1998.）

专栏1.6

体格检查准备程序单

A）对主观检查的回顾

（确定主观检查已经全部完成，并可以开始体格检查，同时开展对主观参数的再评估——使用星号——后续的治疗过程。）

1. 总结主观检查的主要信息：

_____

_____

2. 同意基于主观检查的治疗目标：

_____

_____

3. 哪些主观参数（星号）在接下来的诊治过程中可以作为再评估步骤中的组成部分。补充描述这些参数的细节：

_____

_____

4. 在充分考虑预防措施和禁忌证的前提下，是否有信心完整全面地陈述主观检查并发展为作为体格检查出发点的临床假设（检查问题1、身体图示、症状行为、病史、SQ）：

_____

_____

_____

B）临床假设

主要的神经生理学症状机制

列出主要的主观信息来支持各种神经生理学症状机制的临床假设：

- 输入机制——伤害性疼痛症状：_____

_____

- 输入机制——周围神经源性机制：_____

_____

- 处理——中枢神经系统机制和（或）认知/情感/社会文化影响：_____

_____

- 输出机制——运动及自主反应：_____

症状/损伤的根源

列出所有必须检查的患者症状的可能来源：

- 症状区域的关节：_____

- 与症状区域相关联的关节：_____

- 与症状及功能障碍相关的神经动力学因素：_____

- 症状区域的肌肉：_____

- 症状区域的软组织结构：_____

_____

- 其他：_____

_____

影响因素

哪些因素是问题及失能的根源/使问题和失能继续存在？

- 神经肌肉骨骼：_____

1. 使得关节、肌肉或其他结构产生症状的原因/症状复发的原因（例如，体位、肌肉平衡能力、肌肉协调能力、肥胖、强直、过度运动、不稳定性、邻近关节的形态学异常等）：_____

_____

专栏1.6（续）

2. 症状对关节稳定性的影响

- 医源性因素：_____
  _____

- 认知因素：_____
  _____

- 情感因素：_____
  _____

- 行为因素：_____

你希望什么时候将这些因素整合到体格检查的步骤中（立即进行/在稍后的治疗中）？具体化：_____
_____

检查步骤与治疗干预中的禁忌证及预防措施

- 症状是否非常严重或是易激惹？ 是/不是
  a. 从主观检查中找出具体的例子。详述答案：_____
  _____

  b. 是否中枢神经系统敏感或回避行为促使持续敏感性？详述答案：_____
  _____

- 是否问题本身已经揭示了病因？ 是/不是
  a. 组织病理学：_____

  b. 其他病理过程（例如，骨质疏松）：_____
  _____

  c. 组织愈合的阶段：_____

  d. 病史（Hx）（进展期、消退期、稳定期）：_____

  e. 容易引起疾病恶化或急性期症状（疾病的稳定性）：_____
  _____

  f. 运动的信心/监护患者的程度：_____
  _____

关于体格检查范围答案背后有什么样的意义？_____
_____

- 管理——目标/如果治疗局部的运动损伤——P或R
  a. 追求何种短期及长期的治疗目标？_____

  b. 如果被动关节松动术是治疗的选项，是否期待治疗疼痛，或有抵抗，但是尊重疼痛，或有抵抗或避免刺激产生疼痛？ __
  _____

  c. 是否需要注意可能出现的禁忌证及预防措施（"避免付出任何代价"）？_____
  _____

  d. 为患者提供什么样的建议或者采取什么样的措施来预防/减少复发的出现，为患者提供一种已然控制症状的感觉？_____
  _____

C）检查步骤

预估检查步骤的结果

你认为在检查的过程中应该给予轻柔的力度还是应该给予中等强度的力度？_____
_____

你认为相似的体征是较容易还是较难发现？［若较难发现，则需要预先计划"功能演示测试"和（或）"如有必要测试"，以节省宝贵的时间］解释为什么：_____
_____

专栏1.6（续）

具体有哪些活动需要进行"比较"？ _____

_____

在体格检查过程中，是否需要考虑一些具体的体位和运动（例如，平躺仰卧位）？ _____

_____

检查步骤的程度

哪些体位是在检查过程中需要避免的（例如，仰卧位）？ _____

_____

哪种症状需要在检查中再现？ _____

_____

是否有些症状不可以在检查中再现（例如，眩晕、感觉异常）？ _____

_____

在诱发症状的过程中具体要到何种程度？（列出每一个症状区域）。测试从P1开始/谨慎地超过P1——"信任1"/限制运动：____

计数并列出在检查中所要使用的测试： _____

_____

少量的初始测试（主动运动的下限）/避免过度施压的标准测试（运动的上限）/过度施压的标准测试（运动上限过度加压）/"如有必要"测试（仅当适用时使用）

- 哪些部分及哪些检查（包括再评估步骤）需要在首次诊疗中施行？ _____

_____

- 哪些部分及哪些检查需要在再次诊疗过程中检查？ _____

_____

- 哪些部分或影响因素及哪些检查需要在接下来的治疗中关注？ _____

_____

- 首次诊疗的测试顺序： _____

_____

  - 观察： _____

_____

  - 功能演示测试及鉴别： _____

_____

  - 主动运动测试（具体）： _____

_____

  - 等长测试（具体测试目的）： _____

_____

  - 列举具体测试： _____

_____

- 测试是否有哪些具体临床提示？ _____

_____

  - 神经学检查（传导性）： _____

_____

  - 其他（不稳定性测试）： _____

_____

- 神经动力学测试： _____

_____

- 触诊及被动运动测试： _____

_____

专栏1.6（续）

- 附属运动（具体关节位置）：_____

_____

- 生理运动：_____

_____

- 其他：_____

_____

在体格检查过程中何时实施再评估？（在上述检查步骤中使用双下划线来重点标记）

专栏1.7

体格检查步骤的总体概述

视诊

- 总体观察、局部观察
- 观察患者移动身体的意愿

评估疼痛

- 纠正保护性畸形

功能演示——功能测试，包括鉴别

简要评价

主动活动

- 步态分析，其他负重主动测试（坐位、站立位）
- 主动生理运动
  - 过度施压
  - "如有必要"测试/"仅在适用时使用"的测试
  - 快速运动、重复运动、持续运动的测试，从一端到另一端的变化
  - 联合运动
  - 挤压、分离牵引

等长测试

- 功能——力量、协调
- 症状再现

计划中其他部分的主动测试

- 可能涉及的关节
- 上下关节——活动质量是重要的因素吗

简要评价

具体测试（例如，神经病学检查、不稳定性测试、血管测试）

神经动力学测试（可以作为被动测试和组分分析的一部分）

被动运动（如组分分析，包括规律的再评估）

- 运动图示
- 附属运动（定义生理学范围内的位置）
- 生理运动（例如，髋关节屈曲/内收、肩关节活动范围）
- 肌肉长度测试

触诊

- 温度、肿胀、消瘦、感觉、结构的位置、结构相关疼痛
- 软组织检查（触发点、肌肉止点）
- 神经触诊

（触诊温度/肿胀，可以在观察或规律的体格检查时完成；软组织疼痛触诊，可以在被动测试前实施）

检查病例记录及影像学资料

用星号标注重点发现

计划再评估（何时，什么信息/什么测试）

警示、指示及建议

所需要的信息。在某些特定情况下，需要考虑进一步观察红旗征或黄旗征。

在这里需要强调的是，检查过程应该是合适的、相关的、全面的、符合逻辑及有条理性的。不应期待患者在检查过程中总是满足治疗师的预期。相反，检查的过程更加需要注重患者的自身需求。

检查过程中的临床推理策略

在具体疾病的诊治照护过程中，Edwards等（2004）在一个定型设计的研究中所建立的临床推理策略已经被物理治疗师广泛应用。这些临床推理策略所建立的模式极具灵活性，治疗师可以借此开发并形成其临床照护路径。

专栏1.8

红旗征

- 年龄小于20岁或大于55岁
- 暴力创伤
- 持续进展，非机制性疼痛（卧床休息无法缓解）
- 胸痛
- 恶性肿瘤既往史
- 长期使用糖皮质激素类药物
- 药物滥用、免疫抑制、HIV感染
- 系统性不适
- 不明原因的体重下降
- 广泛的神经学病变（例如，马尾神经综合征）
- 结构畸形
- 发热

（Moffet & McLearn 2006.）

专栏1.9

黄旗征

- 患者认为背部疼痛已经非常严重或者有潜在的导致严重失能的风险
- 恐惧躲避性行为（因为对可能产生疼痛的错误认知，所以故意避免某种运动或活动）及降低活动程度
- 有情绪低落及减少社交活动的倾向
- 更加期待被动治疗而不是积极主动地进行自身锻炼

（Moffet & McLearn 2006.）

专栏 1.10 列出了物理治疗师在临床实践中经常使用的临床推理策略（Edwards et al. 2004）。

规划并执行体格检查

体格检查的规划需要医患之间相互协作且遵循伦理原则。这意味着治疗师提供专家意见以及具体信息，患者决定自己的治疗计划并与治疗师分享他们的决定。所以在决定需要什么样的检查及治疗时，需要医患双方进行充分合作，在解读检查、干预措施的选择及疾病的治疗和管理方面高度融合。

通过规划，体格检查应当非常有逻辑性且贴合实际，最为重要的是可以减少风险并提高临床安全性。

体格检查的设计需要围绕患者的以下需求。

专栏1.10

临床推理策略

诊断推理

根据临床特点来引导形成与临床假设类目（损伤、病理学、疼痛机制及影响因素）相关的诊断。

叙事性推理

与患者信念、文化背景及疾病感受相关的评估与临床推理。

与程序相关的临床推理

临床推理是检查和治疗程序的基础，主要基于临床证据及理论知识和最新科学文献的支持。

交互式推理

临床推理是策略方法的基础，主要用于优化治疗关系。

合作性推理

医患双方通过协作参与、共同决定的方式来决定治疗目标、具体检查及管理。

与教学相关的推理

临床推理是教学策略选择和施行的基础。

预测推理

与预后相关的临床推理。

伦理推理

在临床实践中出现的伦理相关问题的推理。
专业的临床实践标准及照护职责渗入到个体健康需求的临床决策的制订当中。

- 运动或活动：再现症状并确定运动损伤；考虑运动耐受及接受程度（严重程度、易激惹程度、疾病的本质）；哪些运动可以持续再评估。确定这些运动或活动与患者日常生活息息相关是非常重要的。
- 鉴别策略可以帮助确认结构缺损及症状的产生机制（疼痛机制）。
- 结构化的简要评价是有贡献价值的，或被认为没有过错。
- 对易受损伤的部位进行风险评估，确保治疗

无害。

- 手法及运动疗法在治疗过程中应当是有效的，可以改善运动的性质与质量，或者有助于减轻症状。
- 设计运用何种治疗技术时需要考虑功能限制和（或）参与受限，或者至少与之相关。
- 设计运用何种治疗技术时应当充分考虑到患者对临床治疗效果的期待。

实际上，检查应当与患者的个体需求相贴合，且患者能充分耐受（以患者为中心）。应当确保临床安全性（合作设计并知情同意），并且确保在执业范围内的治疗有效。

与主观检查一样，物理治疗师在做体格检查时应当有足够的灵活性，以确保患者的陈述和病情的每个方面都能得到考量。这通常需要充分思考，而不是由患者告诉治疗师具体要做什么。

干预措施

这里需要阐述一个非常重要的概念，那就是没有也从未有过"Maitland 治疗技术"。具体的徒手治疗、关节松动术以及手法治疗都不应该附属于任何理念和概念。运用手法物理治疗的最重要特点就是达到了每位患者对治疗的期待。所以，下列内容显得至关重要。

- 对手法治疗及关节松动术的效果有整体的了解。
- 了解如何选择具体的治疗技术及相应的技术进展，并充分与自我管理策略相结合。

关节松动术及手法治疗的效果概述

技术的选择应该贴合患者的自身真实需求而不是仅仅针对症状本身采用某种治疗方式。

通常来说，手法物理治疗主要以活动为主，手法治疗的主要作用实际上是各种层级运动的延续

（见图 1.14）（Cott et al. 1995）。真正的效果并不仅仅是在组织层面上影响连续运动，而是通过机械效应、生理学效应及行为学效应来施加影响。

与运动损伤或缺陷相关的患者问题通常表现为运动疼痛，其实质是一种保护模式，通过限制运动来避免因过度运动和运动敏感而诱发进一步损伤。

治疗师应当充分考虑由此而带来的对运动的恐惧、焦虑以及信心丧失。

所以，在使用手法物理治疗时，应当紧紧围绕上述提到的患者的种种问题，利用关节松动术或者各种手法技术来减少运动相关疼痛、过度保护（例如，Ⅰ级和Ⅱ级附属运动或生理运动）及运动限制（例如，Ⅲ级或Ⅳ级生理拉伸或附属拉伸）。具体的技术也要考虑到治疗运动敏感问题（例如，神经松动术与张力技术），同时也要兼顾患者的认知及社会心理体验。任何时候，个性化的治疗干预措施都应当把获得患者更健康、更有生产力的生活作为临床治疗的最终目标。所以，将治疗技术与功能演示中发现的活动受限或者功能性的运动限制相结合，将会极大地延展治疗的可能性。

举一个例子来说，半月板碎片关节镜清理术后，在患者膝关节屈曲和伸展的过程中使用胫骨侧向滑动技术，可以有效减轻疼痛并增加活动范围（图 1.5）。

另一个例子，当患有肱骨外上髁炎的患者做抓握动作时，其肱骨外上髁周围有明显的痛感。当对患者施行桡骨头后前向滑动时，患者进行抓握时的肘部痛感明显得到改善（图 1.6）。

再举一个例子，患者有上肢神经卡压症状并后肩部紧张感，且行正中神经检查时伴有上肢神经动力学受限。当行肱骨头前后向滑动时，患者神经卡压症状得到缓解且上肢神经动力学范围得到改善（图 1.7）。

合理地选择手法及运动治疗干预方式的关键如下。

- 了解引起患者产生症状的动作是哪些。

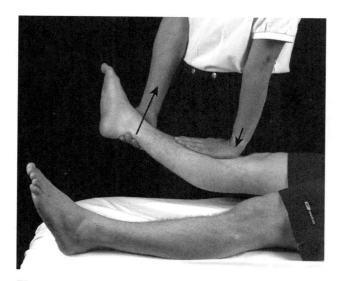

图 1.5　胫骨侧向滑动

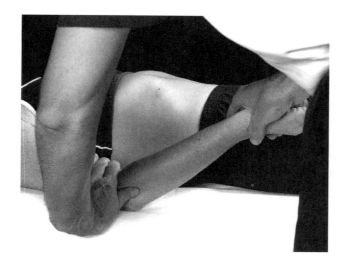

图 1.6　近端桡尺关节：后前向旋后运动

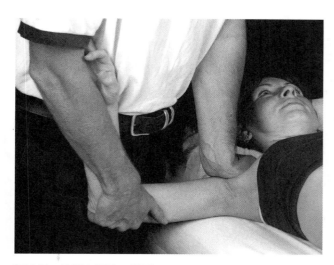

图 1.7　前后向滑动：外展

- 了解具体症状是什么（疼痛、强直、挛缩、无力感、虚弱等）。

- 了解手法治疗对于疼痛、强直、挛缩、虚弱等症状的具体效果是什么。

- 了解所有与运动损伤相关的技术与干预措施（附属运动及生理运动、功能角、神经松动术和张力技术、运动控制、激活与募集）。

- 了解如何处理影响患者对运动的体验与反应的问题（行为学问题：避免运动；认知问题：害怕活动）。

- 决定何种技术与治疗干预措施的应用可以达到期望的效果（缓解疼痛，减轻强直，减轻保护性挛缩，降低神经牵张敏感性，改善运动控制、激活与募集，减少运动回避及运动恐惧，改善功能状态及活动表现）。

- 调整技术参数以适应严重的及易激惹的症状，并适合目前的疾病阶段（起始体位、手法技术的定位与应用）。

- 实施治疗技术与干预措施，并立即评估其疗效。

- 针对仍然存在的其他不同症状，规划进一步需要应用及整合的相关治疗技术及干预措施（例如，在正中神经不断延展的位置使用颈椎侧向滑动技术；拉伸肩关节囊以便对肩袖肌肉进行再训练；对强直的足踝进行关节松动术以矫正关节排列并减轻前膝痛）。

- 共同努力分享成功的临床结果，改善及改变取决于治疗技术与管理策略的同时，也取决于患者的正向反馈和反应。

了解技术的选择、完善和相关自我管理策略

众所周知，现代手法治疗技术与运动疗法的延展与选择不再依附于完备的公式和模型。Maitland 概念（Maitland 1992）对于功效的评价顺序，或

者是临床实践的分组（Hengeveld & Banks 2005）（图1.8），都提供了非常宽松的选择标准。目前精心设计的研究方法可以帮助物理治疗师从更宽、更广的角度来选择干预措施，以达到更好的治疗效果（Maricar et al. 2009）。Moore 和 Jull（2010）在一篇文章中评论，联合的治疗方式越来越多地应用于绝大多数的治疗场景中。联合治疗方式应当包括主动/被动的干预方式（支持功能相关的锻炼）、患者教育以及建议。

选择手法治疗干预措施的关键策略越来越倚重临床推理，其主要基于扎实的手法治疗与运动疗法的理论基础知识及细腻敏感的实践处理经验。选择的关键驱动因素如下。

- 与患者充分合作，因此选择的治疗干预措施对患者来说更有意义也更便于解释。
- 早已完备且广为传播的治疗方式是安全和有效的。
- 得到科学研究证据的广泛支持。
- 患者及其神经肌肉骨骼组织对创伤、手术、疾病和功能障碍的具体反应已经得到了深入研究和充分理解。
- 治疗与功能缺陷之间的关系已经被充分考虑。
- 充分重视各种技术在运用时的细节，且这些细节是建立在对结构、功能和疼痛（症状）机制充分认识的基础上。
- 注意到认知和行为问题在患者对治疗的反应上起着很重要的作用，或者可以说影响到最终的临床疗效。

表1.3 给出了许多基于临床推理和假设类目的选择、完善和功能整合手法及运动疗法的例子（Jones et al. 2006a）。此案例是关于一位足踝扭伤（2个月前）的患者，主诉患侧关节疼痛和强直。下表描述了物理治疗师是如何选择、完善并整合功能治疗措施的。

评估

评估是指：

- 首诊时使用分析性评估（规划检查和治疗）。
- 治疗前评估（评估之前治疗的效果）。
- 每次治疗过程中的评估（评估治疗过程中每一个具体时期各种技术的有效性）。
- 进展评估（比较3~4次治疗后的疗效）。
- 回顾性评估（在进展停滞或变得越来越缓慢时，回顾整个治疗并重新评估）。
- 最终的分析性评估（评估治疗的最终临床效果）（Maitland 1987）。

评估及临床结果测量指标

对于治疗效果是否成功的评估，应该从确认什么是患者最关心的问题开始。

任何临床疗效都应当进行评估，无论是定性还是定量。

临床疗效应当基于扎实的临床推理和患者的个性化需求。临床结果的测量指标应当在检查和治疗的过程中完全循证，这样治疗方式会以一种充满意义和信息化的方式被评估。

Darzi（2008）主张治疗干预措施的临床结果应当以患者为中心（被充分告知后的选择）、安全（没有风险）及有效（达成预期的效果）。

评价及分析性评估是 Maitland 概念的基石。持续性评估形成了制订临床决策、继续治疗及临床

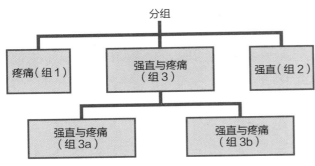

图1.8 患者分组的细分

表1.3　选择与完善治疗方式的案例

临床假设类目与循证依据	临床推理及选择
患者的认知和体验： 患者自觉踝关节有某种突出物，而且自觉踝关节因这种异物感而磨损。因为这些信念，所以患者不敢使踝关节负重并形成跛行，因为负重会有明显痛感 **症状的根源 / 具体损伤：** 患者主诉踝关节前部有横跨全关节的深部痛感、膝前痛，以及整个患侧下肢存在疲倦感并有伴随的背部肌肉疼痛	检查明确了患者在运动时会有踝关节的强直和疼痛，尤其是当对距小腿关节挤压并同时松动时，疼痛和强直会加重 选择：在治疗开始阶段告知和教育患者认识和理解疼痛是非常重要的。理解疼痛的机制可以帮助患者改变对疼痛和伤害的认知。利用 X 线检查来消除患者对疼痛的恐惧也会有用。在运动中逐级暴露的关节松动技术使用起来更有效。开始使用伴距骨分离牵引的 Ⅲ 级附属运动关节松动术去治疗关节疼痛和僵硬。当疼痛和僵硬减轻并且功能改善时，渐进到不伴距骨分离牵引的情况下使用同一技术，之后是伴挤压距骨和在功能负重位置下使用（Collins et al. 2004） 症状区提示踝关节僵硬（距小腿关节或远端胫腓关节）导致膝关节对线异常（髌股关节或胫股关节），并导致腰椎或胸椎的潜在姿势异常（Prior 1999） 选择：踝关节需要松动，对线异常需要处理，脊柱适应需要检查
功能障碍（活动受限、参与受限）： 持续行走一段时间（2 小时），患者出现症状。踝关节扭伤后的 2 年内患者持续感到关节强直，膝关节及背部的症状大致是过去 6 个月缓慢进展形成的，并导致了持续加重的行走不适感。因为严重影响了运动表现，目前无法再继续从事保龄球和板球运动 **疼痛机制：** 因为踝关节渐渐变得紧张并在行走时出现局部痛感，因此踝关节及膝关节的局部疼痛机制渐渐形成 腰痛很可能是由于肌肉自身的适应性活动引起的，而整条腿的疲劳可能与姿势适应导致胸椎对节后交感神经链刺激的自主神经系统反应不均衡有关。始终牢记，血管或神经源性跛行的腿部症状与疼痛是糖尿病或代谢缺陷等持续医疗状况的一部分	关节强直是一个关键问题，而且可能是造成膝前痛的原因。对症状的一种可能性解释是交感神经介导的患侧下肢疲劳感并伴有胸椎强直（Cleland & McRae 2002） 选择：关节松动术或动态关节松动术往往针对踝关节强直及疼痛机制（如 Ⅲ ～ Ⅳ 级的前后向距骨关节松动及主动背伸）。患者还仍能打板球，因此症状的严重性和激惹性不是太高，而且需要大量的步行才能使症状变得明显（Fryer et al. 2002） 膝关节过度负荷引起的局部疼痛应通过踝关节的治疗和矫正膝关节及脊柱的适应性变化来解决 如果这些症状是由节后交感神经链的机械刺激引起的，那么胸椎手法治疗可影响交感神经介导的症状（Cleland et al. 2002）
影响因素： 因为足踝的关节问题，膝关节及胸椎发生了适应性的位置排列自调整，因此需要予以纠正。这些问题进一步表现为围绕髋关节、骨盆和躯干的运动控制问题，或胸椎的移动性问题	选择：通过练习和胸椎关节松动术来实现运动控制及活动矫正。在使用这些技术缓解患者症状和体征时，不断地持续再评估显得非常重要
病理学： 随着踝关节的扭伤，踝关节外侧副韧带的纤维修复随即开始。可能会有膝关节软骨磨损的体征。因为胸椎发生了位置排列自调整，这会引起胸椎椎间关节的退行性改变，这也许可以解释患侧肢体的症状	选择：调整踝关节可动阈从 Ⅲ 度至 Ⅳ 度及关节松动技术。也可能使用膝关节活动范围关节松动术来缓解由关节表面激惹而形成的疼痛。如果胸椎疼痛及强直与肢体症状有关，则利用胸椎椎间关节附件活动范围及肋骨松动术
社会心理因素： 这些因素的表现形式往往是担忧因疼痛引起功能减退，并因此产生压力，持续担心到底会发生什么问题。持续的担心还表现为害怕因为疼痛而依赖药物并成瘾，害怕因为疾病的进展而手术等。足踝扭伤而引起的心理影响主要与患者对疼痛的认知和理解相关	选择：整合心理社会情感支持与手法和运动疗法
治疗： 有明显的证据表明，需要运用运动疗法及行为学治疗方法	选择：站立时背伸踝关节，并从前后向活动距骨 有效地纠正膝关节、躯干及骨盆的关节线性排列及运动控制 久坐会引起肋骨强直移位，并引起肢体的交感神经症状 将治疗改善的功能状态整合到日常生活（行走）与文娱活动（板球）中去
预后： 良好的临床效果主要基于医患共同合作形成的治疗目标，以确保患者可以在没有疼痛和不适感的情况下进行日常行为活动	选择：使组织尽可能逐渐充分恢复 对于损伤：完全恢复踝关节与胸椎的活动性，纠正关节线性排列及膝关节与脊柱的适应性改变 对于日常活动：从身体与认知上同时恢复，是日常活动恢复的基础，例如行走与完成保龄球运动 对于健康生活：重返功能状态，提升健康生活幸福感

进展至可以结束或离院的基础。

在临床过程的任何一个环节都可以应用个体临床结果测量及星号计量（再评估中最为重要的临床特征）。

主诉（C/O）参数如下。

- 在身体图示上记录的患者症状的位置区域以及根源。
- 影响日常活动、工作及娱乐活动的问题数量。
- 评估严重性及易激惹性。
- 一段时期内的复发次数。
- 有效缓解疼痛的药物剂量。

体格检查（P/E）参数如下。

- 肉眼可观察到的身体损害。
- 再现症状有关的功能性活动的能力。
- 主动运动（范围、疼痛、反应及运动质量）。
- 被动运动（力矩图）。
- 等长测试、肌肉力量或长度恢复。
- 神经传导及神经动力学机制。
- 对心理因素的影响。

对于个体临床结果的测量通常运用具体的评估工具（通常是问卷），这些问卷经过了校验，例如 SF-36（Braizer et al. 1992），用于巩固和支持治疗师对于治疗方式的选择，明确临床疗效进展及何时决定终止治疗。

在 Maitland 概念的框架下，分析性评估着眼于更大的范围，反思临床实践以便实施有效的治疗方式，是一种内省式的临床实践。

评估的实质是评价。每一个行动、治疗、训练及管理策略都应当被评价，以确保以患者为中心的预期和安全性可以正向影响患者的健康及福祉。

分析性评估

- 手法物理治疗概念的基本原则就是分析性评估。
- 分析性评估（评价）包括观察、判断及反思。

- 分析性评估中的执行步骤主要用来监控患者与治疗师的治疗步骤。这类评估也有助于在各次治疗中评估治疗措施的有效性。
- 治疗步骤与评估步骤直接相关，许多检查技术本身也可作为一种治疗措施（图1.9）。
- 在治疗过程中使用了各种形式的评估方式。
- 评估过程与流程实际上是计划和执行物理治疗的核心技能。
- 只有经过完整评估，并在治疗过程中持续监测治疗效果，治疗师才会决定是否继续实施治疗。
- 分析性评估包含在物理治疗的全过程，在这一过程中应用了多种多样的评估方式，并使用了大量的检查和治疗技术。图1.10描述了分析性评估的相对重要性。

在分析性评估的过程中，物理治疗师应当考虑下列问题与目标。

- 患者的症状是否适用于手法物理治疗，相关的问题如下。
  - 指征。
  - 预防措施。
  - 禁忌证。
  - 筛查生物医学疾病，包括考虑所有红旗征部分。

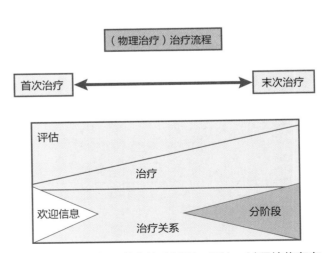

图1.9 评估服务于整个治疗过程，而这一过程始终存在于物理治疗师与患者之间

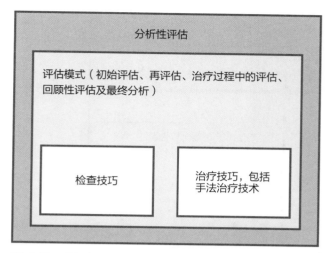

图 1.10　分析性评估

◆ 对于同一症状患者曾经接受过何种治疗。

● 如果患者的问题手法物理治疗无法适用，那么接下来的问题是患者的转诊方向是什么？因此治疗师应当建立完善的转诊途径网络。

● 如果患者的问题适合于继续进行物理治疗，那么接下来应当考虑采用什么样的治疗方式，以及如何监督治疗的过程？相关的问题如下。

　◆ 物理治疗诊断。

　◆ 定义短期与长期的治疗目标（在 ICF 中有详细的表述，ICF 是指国际功能、残疾和健康分类）。

　◆ 选择治疗的方法和技术路径。

　◆ 对于已经选择好的治疗措施进一步选择监督治疗有效性的参数。

　◆ 如果积极的治疗目标已经实现，如何在过程中更加谨慎并不断调整治疗方式。

　◆ 决定何时整合治疗的方式与技术。

　◆ 决定何时中断或终止治疗。

● 考虑在治疗过程中促使患者积极融入——发展下列方面的治疗关系。

　◆ 动机。

　◆ 信任与自信。

　◆ 治疗过程中规律性地记录相关信息。

◆ 教育与学习理论——从患者的认知水平整合信息策略。

◆ 监控信息，以确保了解患者对症状的了解是进一步加深还是使患者变得更加困惑。

◆ 认知 – 行为治疗：如何激励患者进行行为改变？这包括确认阶段性行为改变的动机，患者可能会不断地重复新的行为改变并最终使之成为日常功能活动中自然而然的一部分。

评估的形式

为了监控从首次治疗到末次治疗的全过程，手法与肌肉骨骼物理治疗的概念中描述了大量的评估表格与工具，这些可以统纳如下。

● 首次评估。

● 重新评估治疗过程。

● 实施治疗技术时的评估。

● 回顾性及远景评估。

● 最终分析性评估。

建议在治疗师认为的"关键阶段"运用这些评估工具及表格，因为其可以帮助反思治疗过程并帮助做出合理的临床决定（图 1.11）。

首次评估

首次评估的主要目的是收集各种相关信息，主要包括病因、影响因素、预防措施、禁忌证、治疗计划及治疗关系的建立等（图 1.12）。

首次评估的主要目标，包括面谈及测试步骤，可以总结如下。

● 从物理治疗师的角度来具体定义患者的问题：物理治疗诊断，通常会通过 ICF 的具体专业术语来描述，即某种运动功能障碍（WHO 2001）（例如，结构功能损害；活动受限及原因；参与受限及原因）。

● 临床假设的形成需要考虑以下因素。

　◆ 功能障碍的原因。

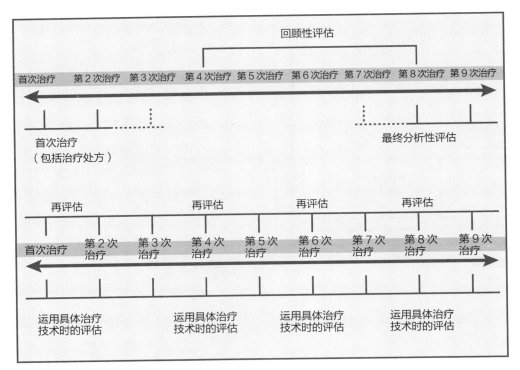

图 1.11 评估形式——在治疗过程中的不同阶段使用

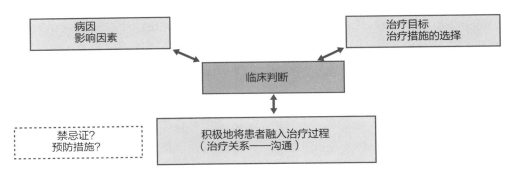

图 1.12 物理治疗首次治疗阶段的不同评估目标

- 运动的组成和结构。

- 病因和（或）症状延续的影响因素。

- 生物病理学改变过程（与病理改变相关的组织变化过程、治疗阶段；疼痛神经生理学机制：损伤感受、周围神经源性、中枢神经系统调整适应、自主神经系统输出机制）。

- 检查与治疗步骤中的禁忌证与预防措施。

- 个体疾病体验（关于期待、思想、感觉、对疾病症状的理解程度与态度、社会环境对疾病症状的影响、患者的特殊需求）。

- 管理：治疗目标、治疗措施的选择、治疗的进展。

- 预后（短期及长期预后）。

- 定义主观与功能参数（星号内容），以便监督治疗进展与临床结果。

- 治疗目标的定义及首次治疗措施的选择。

首次治疗

首次治疗的过程大致需要经历下列阶段（专栏1.11）。

1. 自我介绍阶段。

2. 主观检查阶段——与患者面谈。

3. 体格检查计划（专栏1.12）。

4. 体格检查（专栏1.13）。

5. 试验性治疗（首次治疗）。

6. 计划下一次治疗（专栏 1.14）。

对患者来说，理解跨学科医疗团队中的每一个

专栏1.11

首次检查与治疗

- 主诉（C/O）
- 名字、生日、职业、兴趣爱好、医学诊断、患者目标
- 主要问题，包括简明扼要的关于日常生活失能的描述
- 身体图示
- 症状行为学（每天24小时/每周7天）
- 病史（Hx）：现病史及既往史
- 医疗筛查问题

根据不同患者的病情，提问的顺序可能不同。

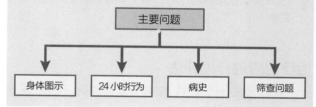

专栏1.12

体格检查计划

执行体格检查的关键一般包括三个阶段。

- 回顾主观检查阶段：在充分考虑检查与治疗具体步骤、禁忌证及预防措施的前提下，是否已经获得了所需掌握的全部信息
- 考虑一些具体的临床假设（此外，一些暗示性的假设更加明确）

症状的来源

影响因素

生物病理学过程

组织病理学

组织愈合的阶段

疼痛的主要神经病理学机制（损伤感受、周围神经源性、中枢神经系统调整、自主神经系统输出机制）。

物理治疗步骤的禁忌证

针对物理治疗步骤的预防措施——决定性因素包括症状的严重性、易激惹性及病因。

- 检查的程度
  - 需要重现哪种症状
  - 哪种症状需要避免重现
  - 检查的程度：直到疼痛第一次出现（P1）/最大限度的活动（尊重疼痛）
  - 首次测试/标准测试/超压标准测试/"如有必要"测试
- 检查步骤的顺序，包括首次探索式测试以及计划再评估的步骤

专栏1.13

体格检查（P/E），包括再评估

体格检查步骤包括不同的活动测试，这些具体的测试主要用于筛查不同的生物医学疾病、试验性的治疗流程，以及再评估。

- 观察
  - 总体观察体位及关节对位对线
  - 局部观察位置、消瘦程度、肿胀
  - 目前是否存在疼痛症状
  - 矫正身体可明显观察到的不对称性
- 功能演示——功能测试，如果可能包括差异化策略
- 简要评价（考虑检查计划——继续还是改变计划）
- 主动测试（定量观察、定性观察及症状反应）
  - 步态分析
  - 主动生理运动（主要的运动组成；计划中可能包括其他的运动组成；与检查区域相关的关节；症状区域之上和之下的关节）
- "如有必要"检查包括：
  - 超压
  - 快速执行测试动作、反复执行、持续执行，以及超患者负荷测试
  - 联合运动
  - 按压测试、分离测试及拍击测试
- 简要概述（考虑检查计划——继续还是改变计划）
- 具体测试（神经传导性——桡神经或周围神经分布；不稳定性测试、血管测试，以及其他作为筛查生物医学疾病的步骤）
- 神经动力学测试（可以作为被动测试和成分分析的一部分）
- 被动测试（与成分分析一样，包括规律的再评估）
  - 运动力矩图
  - 附属运动（定义生理活动范围：例如，在……做……）
  - 生理运动［髋关节屈曲/伸展、肩关节活动范围、被动椎间生理运动（PPIVMs）］
  - 肌肉长度测试
- 触诊
  - 温度、肿胀、消瘦、感觉、组织结构位置、组织结构柔软度
  - 软组织检查（例如，韧带、肌腹、肌腱）
  - 神经触诊

［应当在观察和（或）规律体格检查阶段对患者进行温度及肿胀触诊；对组织柔软度及位置的触诊应当在被动测试前就开展。］

- 检查病例报告和影像学资料
- 关于星号问诊内容要重点强调（以便后续治疗过程中可以随时参考）
- 计划再评估［实践、何种信息、何种测试（主要是主观检查和体格检查）］
- 试验性治疗，包括再评估过程
- 警示、指导及建议。（鼓励患者不仅要观察诊治过程，还要进行比较。）这些都应该体现在患者病历中

专栏1.14

制订后续治疗计划

需要认真制订后续治疗计划，以确保检查步骤合理的实施，同时重新定义和改善首次诊疗的治疗过程。

- 主观评估：寻找活动和症状的同步信息与比较信息
- 增加在首次诊疗中尚未完成的问诊
- 重新评估体格检查的具体参数，主要是令患者再现症状
- 额外的检查步骤，例如，神经传导测试、不稳定性测试，以及首次诊疗未完成的检查
- 根据再评估步骤，筛查包含的运动组分（主动测试、被动测试）
- 有关治疗的临床推理——如果之前治疗的临床结果趋向好转、恶化或无变化，需要进一步选择治疗方式
- 根据检查发现及有效的研究证据决定治疗技术
- 何种自我管理策略需要与治疗相结合——如何教会患者，如何进行再评估

体格检查

- 与患者讨论关键步骤，例如再评估流程。
- 获得身体接触的知情同意，尤其是那些因各种原因无法与治疗师会面的患者。
- 向患者解释主动测试中诱发症状的步骤主要是为了比较治疗后的具体情况，并最终验证治疗效果。所以嘱咐患者仔细记忆当症状发生时的具体感受以备比较。
- 当在脊柱利用附属运动疗法时，向患者解释这些运动可能会引起疼痛但是程度可控，且是一种治疗策略。
- 如果在再评估过程中患者对某项临床结果表示满意，则需要为患者充分总结这些内容。
- 治疗师应当特别注意自己在治疗过程中的言语，比如"我没发现任何问题"与"我认为你的反射、肌肉力量都在正常范围内"对于患者来说是非常不同的感觉。

角色的作用相对困难，尤其是每一个学科都需要遵从各自的职业准则（Kleinmann 1988）。因此物理治疗师应当向患者描述物理治疗对于运动功能障碍方面的具体意义，即对医学诊断的完整补充，着重于提高生存质量、恢复生命活力。这一过程应当在诊治的初期就完成，即在检查和治疗开始之前。

另外，关于检查和治疗的设计与步骤也要向患者充分地解释说明（包括面谈、体格检查及运动测试）。同时应向患者着重解释物理治疗中的检查对于针对患者的自身问题制订个性化治疗方案非常重要。

另外，非常有必要充分了解患者是否会把物理治疗作为解决其问题的一种选择（尤其是那些已经接触过各种治疗选择的患者，他们需要在众多选项中做出选择）。同时，向患者清晰地描述物理治疗包含多种治疗方式，而不仅仅是体操练习，比如手法接触治疗（被动关节松动术、手法治疗、软组织放松技术及其他物理因子治疗）。

在双方初始交流阶段，治疗师通过仔细地观察和倾听，可以了解到患者在不同程度上对物理治疗本身、治疗步骤和治疗师存在的担忧（Main & Spanswick 2000）。

治疗前后进行再评估

不同的检查和治疗措施可以通过再评估步骤来进行监督，并根据患者在不同阶段的实际情况调整治疗策略。

在任何一个治疗阶段都应当包含再评估流程。

- 首次体格检查阶段，在充分完成了一个动作的主动和被动测试后再开始继续下一个运动组分的检查。
- 在开始后续治疗前，需要通过治疗前评估来了解患者对上一次治疗的反应及临床疗效。
- 在治疗措施结束之后，需要立即评估按步骤实施的治疗措施的价值。这些治疗措施包括：被动关节松动术、主动运动、物理因子运用、患者教育策略等。
- 疗程结束阶段。

再评估步骤的目的如下。

- 帮助物理治疗师比较治疗前后的临床疗效，证明所选治疗措施的价值。
- 提供鉴别诊断：不仅是检查中的发现，还包括对治疗措施的反应，都可以为鉴别诊断病因、影响因素及功能障碍提供具体信息（治疗产生的差异和效果）。

- 促使治疗师反思治疗和诊断过程中的临床决定。通过再评估过程，关于病因、影响因素及管理策略会被再次确认、调整修改或完全放弃。通过再评估流程，治疗师可以进一步了解患者的临床表现并最终据此做出正确的临床决策。再评估步骤同样可以帮助治疗师进一步积累临床经验和知识，因此再评估在初级治疗师发展成为临床专家的过程中扮演着重要的角色。

- 促进患者在治疗过程中自我学习。从认知行为学的角度来看，再评估步骤在认识治疗收益的过程中扮演着重要角色，即使某些症状，例如疼痛，仍然存在。如果指引患者在运动测试中体验不同的感受（例如，活动的数量和质量，以及伴随的对症状的反应），他们有可能学会观察到不曾期待出现的变化。

- 再评估过程是治疗过程中非常重要的一部分。

变化的指征

指导患者了解症状和体征如何变化是非常重要的，以便使患者完整理解再评估过程，并能够感受到即使是微量的有益变化（专栏 1.15）。

总之，在初始阶段非常关键的一点就是要明确基础信息，例如是不是因为疼痛或其他原因而导致日常功能活动受限。如果这些信息不能够在首次诊疗过程中确定的话，就会导致在接下来的治疗过程中无法明确判断症状是否得到改善。这在给治疗师带来困扰的同时，也会令患者产生疑问——所接受的物理治疗是否达到了最初设定的治疗目标。无论是患者还是治疗师都无法观察到明确的信息以确定疾病或症状朝着设定的方向发生了何种变化。

再评估的"艺术"

- 根据再评估过程的具体流程，至为重要的一个环节是治疗师要想象出一幅图画，描绘出哪些治疗措施可以真正改善患者的症状。一些干预措施可能会影响一些活动参数，而另一些干预措施则会影响其他测试和活动。

在再评估过程中平衡主观检查与体格检查

注意：在再评估过程中，平衡主观检查与体格检查的参数是非常必要的。有些物理治疗师仅重视体格检查的过程，在检查过程中只沿着自己的既定路线和内在主观判断来实施具体步骤。然而，仍然存在争议的是，与上述描述相反的怀疑论治疗师是否应当保留自己对已经被高度证明的试验的怀疑，而且反之亦然：不要对相对较低信度的试验抱有足够的信任（Keating and Mayas 1998, Bruton et al. 2000）。通常，只有结合主观检查及运动测试参数才会为临床工作人员提供有效的再评估参考参数（Chesworth et al. 1998）。

治疗师不重视主观检查的参数会遗留潜在的巨大风险，会将物理治疗变成机械的流程，因为这样的方式不会给患者留下多少空间来描述对疾病的认知和感受，也就无法从其角度来与治疗互动。除此之外，观察更加潜移默化的行为学参数（例如，对受影响的一侧肢体缺乏保护）、面部表情的变化以及对症状描述中词汇的选择都会提示患者对疾病症状的体验发生着改变。

- 因此，有必要在再评估过程中考虑多因素的评估参数。

- 深刻的再评估：收集具体细节变化指征的过程应当一丝不苟，而不是在开始阶段就通过肤浅的提问来敷衍，如"最近怎么样啊？"

- 平衡整合再评估与治疗过程：如果患者目前的状况较易激惹，并且相对来说较难在治疗床上下移动，那么再评估应当主要是规律地进行主观检查，并在治疗床上进行操作。

- 认知目标：在治疗策略的患者教育阶段，应评测监督信息是否被完全理解并已经进行了实施。这种参与的程度应当表现在日常活动及锻炼指导的依从性上。临床工作人员应当再评估患者的认知以及是否有所改变，例如，患者目前是否认为任何疼痛都是有害的。

- 有些病例中，疼痛是患者对疾病体验的主要特征，而且持续存在，对于患者的这种体验进行形象描述可能是一种行之有效的方法（例如，疼痛就像大海中的海浪，有起就必

专栏1.15

变化指征

主观检查

- 疼痛：灵敏度方面，例如疼痛程度（可以考虑使用视觉模拟评分法）、症状的轻重、持续时间、部位区域及发作频率
- 情感/情绪
- 正常日常活动与参与水平
- 运用身体进行日常活动的自信心
- 自我激励/自我效能
- 减少药物使用
- 加强对疾病症状的理解
- 症状和不适感再次出现的时候，运用经过深思熟虑的应对策略

体格检查

- 检查参数（体位、排列、皮肤、辅助）
- 主动测试：活动范围、活动质量、症状反应
- 被动测试［如神经动力学测试、被动椎间附属运动（PAVIMs）、被动椎间生理运动、肌肉长度］：改变疼痛的行为学、对阻抗与运动反应的感受
- 肌肉测试：肌肉力量、肌肉收缩质量及症状反应的改变
- 触诊发现：对症状的反应及质量
- 神经传导测试：反应质量与数量的变化

治疗强度

- 在不引起不适症状的前提下，高强度的主动运动、被动关节松动术（程度、耐受程度、倾向程度、联合程度）、练习及软组织放松技术

行为学参数

- 如面部表情、非言语语言、眼神交流、使用关键词及姿势、肢体动作与日常生活活动的习惯性结合等

治疗过程中的评估

注意：在对患者进行被动运动、练习指导、患者教育及其他治疗措施时，物理治疗师需要继续寻找下列问题的答案。

- 治疗的目标是否已经完全实现？
- 治疗是否受到并不令人期待的副作用的影响？

尤其是在应用被动关节松动术的治疗过程中，疼痛行为学的任何微小改变以及组织抵抗的感觉都需要及时察觉、充分重视。如果疼痛和组织抵抗出现变化，则可以考虑及时改变或者调整治疗计划。同时，当经过一段时间的治疗后症状仍无任何改善，治疗师需要考虑进行再评估步骤以对主要的体格检查参数重新检查，认真评价治疗的直接效果。

因此，在治疗的过程中同时运用评估技术是决定治疗起止和持续时间的决定性因素。

此外，治疗师也需要考虑可能出现的任何副作用。

在许多病例中，在留意治疗措施可能为患者带来的良好临床效果的同时，也需要随时注意可能出现的副作用和因治疗引起的不良反应。

- 炎症体征（警惕红、肿、热、痛）。
- 疼痛增加（特别是急性期易激惹的病例、疼痛敏感体质及周围神经痛患者）。
- 神经传导性（监控反射、肌肉功能及感觉）。
- 受损伤的软组织及骨骼的治愈过程（与治愈过程的生理学分期有关）。
- 自主神经反射，如皮肤红肿、出汗、冰冷（例如，脊柱触诊时）。
- 全身紧张同时伴有肌肉保护增强及呼吸模式改变（尤其是部分患者缺乏放松或存在自主神经功能失衡时）。
- 自我效能信念/具体的内外控制倾向/发展被动应对策略（患者将影响物理治疗效果的主动权完全交给了治疗师，完全不实施治疗师提供的自我管理策略）。

然有伏）。而对于其他一些病例，如做网球发球动作或者是步行练习，都会让患者观察体会功能活动中的不同感受而不仅仅是疼痛这一种体验。

- 重要的是，治疗师在与患者进行充分合作的同时，对整个治疗过程仍然需要一定程度上的把控。鉴于时间和经验，充分的再评估过程并不漫长。

在治疗过程中同时进行评估

治疗师需要区别运用治疗技术时的评估流程和再评估流程，体会不同点和相似之处。

- 恐惧运动（例如，不断增强的恐惧回避行为）。
- 困惑（例如，在患者教育环节，给予患者很多信息，但是忽略了再评估过程及患者之前的认知水平、疾病知识结构和具体信念）。

回顾性评估

最为重要但是往往又是最容易被忽视的再评估过程中的一环就是回顾性评估，尤其是结合技巧性沟通的回顾性评估（Maitland 1986）。

在整体治疗过程中，应该在规律的间隔时间段进行回顾性评估，这样物理治疗师可以反思所有的临床决策及假设，患者也可以在较长的时间轴上去回顾治疗效果和具体的变化，而不是在治疗间隔片段化地回顾。参阅专栏 1.16 了解关于再评估的问题。

专栏1.16

回顾性评估

下面列出了需要被提问的问题。

- 在首次诊疗之后评估患者的整体健康状态并做出比较。
- 目前何种主观检查和体格检查参数（星号标记内容）得到了改善？哪些没有任何变化？
- 关于主诉和体格检查（星号标记内容）中参数改善的程度，以百分比（%）的形式描述，以及哪些得到了改善，哪些没有？
- 何种治疗对患者的帮助最大？
- 医患沟通后共同设定的治疗目标是否得到实现？
- 患者目前学到了什么？在学习的过程中，对患者来说哪些是至关重要的？
- 监测不同治疗措施的效果（同时回顾病例记录及患者的描述）。
- 在仍然存在的症状和体征中，患者认为哪些应该继续得到改善和治疗？
- 回顾性评估：（重新）确定下一阶段的治疗目标：是否需要调整治疗计划以便适应新的治疗目标？（*哪些方面需要医患共同努力寻找解决方案？*）有时候需要从治疗的终点来考虑问题，最大化"个体对健康状态的感觉和感受"需要考虑到日常活动的方方面面。
- 确定其他治疗方式或措施是否对患者有益。
- 治疗师是否应该考虑更多增强依从性相关的策略，以便支持患者遵从治疗师的意见建议以实现行为学改变。
- （重新）确定相关参数，以监督医患共同制定的治疗目标的实现过程（可能更多的是运动功能参数，如网球发球、屈体活动）。

当症状无法继续得到改善时

当治疗进展已经停滞或无法达到预期的治疗效果时，回顾性评估的应用就显得非常有意义。下面描述的内容需要认真反思。

- 作为治疗师是否对主观检查及体格检查（星号标记内容）进行了足量、规律的比较，且信息是否全面，是否充分考虑到细节？
- 作为治疗师是否确定患者能从上述所提到的参数的角度意识到病情的积极进展？
- 是否跟踪回顾了体格检查"星号标记内容"，这些内容反映了患者的主要问题及治疗措施的目标。
- 是否与患者合作共同完成了对治疗过程的回顾？
- 患者症状的真正病因是否得到了合适的治疗？
- 症状、体征潜在的影响因素是否得到了足够的重视（物理因素、心理因素、环境因素）？
- 是否充分追求并完善了自我管理策略？这些策略是否帮助患者完全控制了疼痛的症状并能够适应日常活动？
- 是否有必要采用任何其他治疗方式和措施？

最终分析性评估

最终分析性评估主要是指发生在患者与治疗师之间，对整个治疗过程的完整回顾（专栏 1.17）。具体应该包括：首次诊疗主观检查及体格检查所获得的信息，贯穿整个治疗过程中的症状行为学，对不同治疗措施的反应，治疗最终结束后患者状态是否好转，考虑主观及客观参数的变化（星号标记）。

预后

对临床工作人员来说，对治疗做出预后预测是最有挑战的临床技能。在对患者进行检查和治疗的过程中，临床工作人员需要不断地评估治疗效果的实现程度、需要多长时间以及如何获得切实的疗效。

最终分析性评估

最终分析性评估包括以下方面。

- 回顾治疗的全过程，包括患者对自我学习过程的陈述。
  - 对整个治疗过程的思考：具体治疗措施会带来何种临床结果？
  - 对整个学习过程的思考：对患者来说什么是重要的？已经学习到了什么？
  - 各种预防性措施及自我管理措施的有效性。
- 对未来的展望：预估对治疗师相关建议及自我管理措施和锻炼方式的患者依从性，以及可能出现的困难。
  - 加强患者依从性的策略：何种自我管理策略是最为有效的？患者对未来可能遇到的困难的自我预测？当症状复发时，患者考虑完成何种治疗性练习？
  - 建议患者可能需要开展何种医疗或其他类型的治疗方式。
- 仍然可能存在的功能性损伤的预后，及患者的活动水平和参与程度的预后。

[国际功能、残疾和健康分类（ICF），WHO 2001]

患者通常会积极寻求下列问题的合适答案，这些问题涉及预后的方方面面。

- 究竟是什么引发了症状？
- 对这些问题的具体应对措施是什么？
- 治疗具体需要多长时间？

更进一步，从具体的物理治疗的角度、商业医疗保险公司的角度，以及转诊医师的角度来看，回答这些问题是非常重要的。

当物理治疗师对患者做出预后预测时，具体的理论知识（如软组织愈合过程）及临床经验（基于实操的经验积累）会与患者陈述的症状完全贴合。因此，这一过程属于临床模式的认知，与识别治疗过程中的禁忌证相似。

预测的技巧与艺术可能与临床工作经验及年限相关，随着临床实践的积累而成长。尽管如此，物理治疗领域的新手可以试着学习如何做出预后推测，这主要是通过考虑相关问题，同时在整个物理治疗过程中对预后做出临床假设并规律地进行反思。因此，一旦治疗师治疗了一些相似临床表现的患者后（例如，治疗膝关节前交叉韧带术后的患者），他们就能够预测类似的患者需要什么样的治

疗，在治疗中患者会产生什么样的反应，以及如何在治疗过程中取得进展。这种内化形成的临床治疗模式可以通过规律的再评估、对治疗过程不断反思而得到加强。预后的不同阶段会在专栏1.18中进行详细讲解。

做出正确的预后评估时，需要牢记于心：

"预后评估是一种艺术或是技巧，而不仅是一门科学。预后关心的是可能性而不是确定性，它总是与个性相关而不是考虑共性……幸运的是，虽然我们每个人对损伤会做出不同的反应，但是在疾病的过程中却有模式可循，而且有可能对疾病的自然演进史进行预测。"

（Jeffreys 1991, cited by Maitland et al. 2005）

同样，考虑具体的临床假设分类也可以加强对预后的预测。

- 患者的症状是容易控制还是较难处置（例如，复杂的局部疼痛综合征）。
- 患者的自然人属性，包括态度、认知、感觉、价值观、期待（运动）、行为学等。
- 疾病的本质（关节内紊乱和关节周围紊乱；机械性骨关节炎/炎症性骨关节炎；急性损

预后的不同阶段

- 在治疗的初始阶段
  - 基于短期治疗我们可以期待什么：在最初的3~4次治疗中我们可以期待什么
  - 在长期的物理治疗过程中可以期待达到何种效果
  - 患者什么样的期待无法实现
- 在治疗过程中，尤其是每3~4次治疗后的回顾性评估，非常有必要反思已经建立的临床假设以及已经在治疗过程中被否定的临床假设；对预后的反思回顾可以有效地帮助临床工作人员从与患者的每一次交流中获取知识和信息，在记忆中形成和巩固自己的临床治疗模式
- 在最终的分析性评估中，治疗结束后进行预后分析时应当考虑以下内容：
  - 在生活方式中需要限制的因素
  - 疾病症状复发的可能性，可能的早期警示性症状是什么，患者需要尽可能地减轻复发时的严重程度，以及患者需要采取什么样的步骤
  - 需要后续继续坚持特定的训练和练习，持续性地维持治疗或随访评估

伤 / 慢性退行性病变；仅有疼痛症状 / 疼痛伴随周围神经或中枢神经敏化）。

- 身体传递信息及适应变化的能力。（患者"感受"疾病的能力通常与预后的其他方面息息相关。例如，"我患有膝关节疼痛已经 20 年了，我非常清楚这个问题是无法完全解决的。"）

- 影响因素及其他阻碍患者恢复的因素（结构畸形、系统性疾病、身体健康状况，例如糖尿病；人体工程学 / 社会经济环境，例如操作电脑的白领、重体力工作者、工作中总需要单侧肢体做周而复始的动作、无法控制的工作环境等）。

- 物理治疗师的专业素养，尤其是在沟通交流及问题处理能力方面。

- 国际功能、残疾和健康分类（ICF）的生物 – 心理 – 社会医学模式可以用作考虑预后各个方面的辅助工具（图 1.13）。如果仅仅是功能损害，如肩关节活动受限，但是患者一般状况良好，不伴有较大程度的活动受限、参与受限，不存在消极的背景因素，那么预后当然会比存在部分或全部上述因素的情况要好。物理治疗师需要对已经存在的预后模式的差异性进行评估。

在预测预后时，许多与短期目标或长期目标相关的因素需要考虑，如下。

- 总体健康状况。

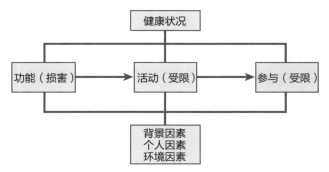

图 1.13　ICF 的生物 – 心理 – 社会医学模式（摘自 WHO 2001）

- 大体体能水平。

- 软组织损伤和治愈的分期。

- 疾病的机械性损伤与炎症性描述。

- 疾病的易激惹程度。

- 损伤、活动受限和参与受限之间的关系。

- 疾病的发生、持续的时间、疾病的稳定性、疾病的进展 / 轨迹（症状频繁发生，或已致失能）。

- 之前已经存在的疾病和功能障碍（例如，一位患者刚刚摔伤了肩部，但是过去几年一直有颈椎退行性变引起的疼痛症状）。

- 一元 / 多元的运动障碍（例如，仅有肘关节活动障碍，还是存在肘关节活动障碍更多的影响因素：肩关节、颈椎及胸椎神经动力学障碍）。

- 影响因素——症状的根源（例如，姿势、肌力不足或僵硬、关节复合体的运动差异，如脊柱、腕关节等）

- 认知、情感、社会文化方面、学习过程（患者的认知、早期的经验、期待、个性、生活方式、活动习惯）。

- 多维度的治疗方法（考虑到认知、情感、行为等维度在治疗中的应用）。

经过几年的临床工作实践和经验积累，物理治疗师会学会如何将相应的临床表现与合适的治疗方法相对应。表 1.4 列出了相关内容。

在第 3 次或第 4 次治疗以及最终分析性评估中，物理治疗师应当回答下列有关患者预后的问题。

- 疾病的最终医学诊断是什么，以及是何种病理学机制？（软组织机制——病理、治愈过程；神经生理学疼痛机制。）

- 引起患者症状的病因是什么？

- 患者症状的影响因素是什么？（病因的根由。）

- 症状对运动损伤、活动受限及参与受限有多大的影响？

表1.4　疾病的种类

容易处置的疾病	较难处置的疾病
容易确认 / 典型的症状和病理特征。患者的症状与运动障碍有很强的相关性	从患者的角度来看，症状与运动障碍之间的相关性不强。疾病模式、症状或病理特征都不典型
最初的临床假设居于主导地位，是基于组织的疼痛机制（伤害感受性、周围神经源性）	居于主导地位的是因中枢神经敏化而导致的痛觉过敏，而不是刺激－反应－相关的组织反应
患者模式：帮助性的思维及行为（"我不能够继续这样了""我已经找到了解决问题的途径"）	无法适应的思维及行为模式（"我不认为自己会好起来""我不敢移动自己，因为这会伤到我自己"），以及其他黄旗征
对于相似的症状，患者可以确认是基于软组织的问题（"这感觉像是淤青"）	症状无法类比，患者无法清晰描述感受
患者从慢性症状（黄旗征）康复的障碍不大或完全不存在障碍	多因素 / 多组成部分 / 复杂性区域疼痛综合征
症状严重程度、易激惹性及症状的本质与病史相对应 / 运动系统结构的损伤或扭伤	症状严重程度、易激惹性及症状的本质与病史不符或与疾病的分期不符
患者在之前的手法物理治疗过程中已经有了典型的良好体验	患者在之前的手法物理治疗过程中体验不好（"我丈夫之前肩关节不适时曾经体验过手法治疗，但是他说治疗后反而更加不适"）
损伤及活动受限的体征非常容易识别，并且与运动息息相关	有运动受损的证据，但是与活动受限不存在关联
患者对手法接触可耐受（感觉在手法接触、摩擦和按摩时症状缓解）	患者对手法接触不耐受（"我不喜欢对膝关节的任何接触"）
患者有自我控制的努力（"我需要知道如何帮助自己"）；患者关于健康与身体状态的控制努力是持续的	患者不进行自我控制而苛求外部帮助（"你是物理治疗师，你帮我解决问题"）；患者关于健康与身体状态的控制努力是不持续的
根据疾病的病史，患者对自身的康复有比较现实的期待	患者对康复的期待不现实（"我希望每天早晨醒来的时候，疼痛一扫而光"）
在康复的不同阶段，患者会继续合适的活动和练习	患者长期自述疼痛迁延不愈且症状没有任何改善

- 症状的严重性以及易激惹性对活动及运动限制有多大的影响？
- 根据疾病的病史、发生发展、病理学分期、是否稳定等，可以对患者的病情做出何种预测？（例如，腰椎间盘疾病的治疗分期。）
- 何种潜在因素会影响疾病的演进？（已经存在的病理改变、伴随疾病、薄弱环节、损伤的本质与程度、年龄相关性进程、整体健康状况、体格、职业、兴趣爱好、生活方式以及遗传性等。）
- 哪些因素对预后有利及哪些因素对预后不利？
- 症状史较易治疗还是较难治疗（根据检查结果和对治疗的反应）？
- 我们需要从哪些方面了解患者对疾病和损伤

本身的反应？（适应 / 不适应行为、认知、思想、态度、之前的经验及价值观等。）

总之，预后是根据患者身体、心理及功能恢复的可能性对疾病整体未来状态的一种预测。因此，需要考虑以下方面。

1. 具体疾病的自然病史。（对于某些学术研究的声明要谨慎，例如，网球肘和肩周炎经过2年左右的时间可以自愈；然而，我们是不是需要考虑，自愈后还会残存多大程度的功能损害？）

2. 对手法物理治疗的反应——治疗的进展是否可以接受？

3. 患者可以接受何种临床结果——最主要的问题是否已经解决？

4. 是否需要预防措施——是否需要完成自我管理项目或维持康复？患者是否能够完成计划并

能够保证质量和数量？是否仍然需要间歇性的补充治疗？

5. 在任何时候预后都应当是现实的。

当治疗进展停滞时，治疗师需要时刻在预后这一问题上保持自我批判的态度，在回顾性评估过程中不断地向自己提相同的问题。

- 治疗师是否规律地对主观和客观参数（星号标记内容）进行了充分的比较并足够重视细节？
- 在具体参数变量出现积极变化时，是否确保患者能够意识到？
- 治疗师是否跟踪了患者的体格检查内容（星号标记）（这些参数反映了患者的主要问题及治疗干预措施的目标）？
- 治疗师是否与患者共同合作，在系统性回顾的过程中回顾了整个治疗过程？
- 治疗措施是否对因治疗，而不仅仅是对症？
- 为患者制订的自我管理计划是否充足完备？此计划是否可以帮助控制疼痛及日常生活问题？治疗师在患者教育的过程中是否传递了足够的信息？
- 是否需要医疗干预或其他干预措施？

即使治疗师目前面对的患者可能预后不太理想，治疗师也仍然需要谨记预后是与各种可能性和临床假设相关的，所以仍然需要保有积极的治疗态度。以下关于神经康复的一段引用，很好地展示了这一原则：

"积极的治疗态度和方法，是一种正确的开始，而且可以在很大程度上促进治疗的成功。我发现这种态度和方法是非常行之有效的，在我初次为一位患者进行治疗时，为他描绘了这样一个场景：离院那天不需要任何人的搀扶，面带微笑和每个人挥手致意。即使当时患者的情况和预后的评估都不太理想。即使患者最终死于创伤或者因持续昏迷而无法恢复意识，积极的治疗仍然不会带来任何损失，只有收获。但是，我常常听到的信息却是，患者情况太糟糕了，不会再生存多久了。关于预后的统计学研究往往带来的是负面态度，因为统计数据无关乎个体，但是事实上，我们仍需要对治疗充满期待。已经经过物理治疗的先辈们验证的谏言指出：物理治疗师的态度是否积极，甚至可以在治疗停止后的 6 周仍然对患者产生影响。这里我们普遍认为，积极的信念为大家带来的是医患共同自我实现的前景。"

（Davies 1994）

职业能力框架与独立执业

物理治疗是以临床能力为基础的专业职业。为了确保最佳临床实践，需要不断地完善知识结构及具体技能，物理治疗临床能力框架的形成主要与下列内容相关。

- 骨科手法治疗（othopaedic manipulative physiotherapy，OMT）的标准主要由国际骨科手法物理治疗协会（IFOMPT）制定。
- 物理治疗师是独立执业的临床工作人员。

OMT 与 IFOMPT

关于 OMT 的定义，IFOMPT 在 2004 年 3 月南非开普敦的会议上表决后定义如下：

"骨科手法治疗是物理治疗的一个专业领域，主要适用于神经肌肉骨骼（newromusculoskeletal，NMS）问题的治疗及管理。基于临床推理，所使用的高度专业化的具体实操技术包括手法技术和治疗性运动练习。"

"骨科手法治疗同样包含并依靠最新的科学研究、临床证据及每位患者个体的生物－心理－社会框架。"

（Beeton et al. 2008）

IFOMPT 教育标准委员会，由 Alison Rushton 博士领导，旨在帮助每一个会员组织努力实现临床教育标准化。国际认可的标准从细节上描述和定义了手法物理治疗师独立执业的各个维度以及相关临床技能的要求。对此，IFOMPT 定义了 10 个主要维度并分别包含了 3 种主要的临床能力（知识、临床技能和自然人属性）。每一个维度都与其他维度相关联，而且每个维度中所列举的范例都是 OMT 日常临床实践中所用到的（专栏 1.19）。

每一个维度都从三种能力的角度来展示临床实践中的表现。换句话说，这三种能力需要在临床实践中充分地展示出来。这三种能力被定义如下。

知识：对理论概念达到专业级的认识和理解，熟练运用循证医学证据、原则和步骤流程。

临床技能：在既定的诊治过程中展开认知、运动心理和社交技术。

自然人属性：个人品质、性格特点及行为与环境之间的联系。

IFOMPT 教育标准委员会也提出了临床实践框架结构，这一框架结构在神经肌肉骨骼专业领域及运动治疗这一学科中可以确保健康服务质量，并使得治疗控制具有了可能性。

专栏1.19

IFOMPT 维度

维度1：能够展示基于循证的可评估的关键临床实践。

维度2：能够展示对于OMT专业领域全面的生物医学知识的运用。

维度3：能够展示对于OMT专业领域全面的临床知识的运用。

维度4：能够展示对于OMT专业领域全面的行为科学的运用。

维度5：能够展示对于OMT专业领域相关知识的运用。

维度6：能够展示对于高级临床推理技能的掌握，并能够熟练应用于神经肌肉骨骼患者的评估和管理，使之更为高效。

维度7：能够展示高水平的沟通技巧，并借此促进评估和管理神经肌肉骨骼患者的效率。

维度8：能够展示兼具特异性和敏感性的临床实践技能，并借此促进评估和管理神经肌肉骨骼患者的效率。

维度9：能够展示对科学研究实质和步骤的充分理解以及实际运用。

维度10：能够展示临床专业能力及职业素养，并致力于保持和持续发展OMT的临床实践。

（Beeton et al.2008）

在具体标准化的文件中同样强调了临床推理的重要性，即可以进一步巩固临床实践的质量。Banks 和 Hengeveld（2010）提出了一种临床实践框架，在这一框架内，临床实践以专业能力为基础，促进手法物理治疗师能够思考、计划并执行验证临床实践。

专栏 1.20 中所描述的反馈方法是本章作者在其临床实践中发展形成的。这些反馈内容设定的目的是促进临床实践本身与 IFOMPT 标准中具体维度与临床能力的描述相吻合。其中 20 个临床能力或表现评估方式已经被确认为支持标准。这些反馈内容对于确定临床实践的情况及聚焦治疗师个人学习需求并通过 CPD（专业继续发展教育项目）等途径来实现，是具有重要价值的。

物理治疗师的独立执业

美国物理治疗协会（2009）对物理治疗师的独立执业进行了定义："物理治疗师独立执业的特点是能够独立地进行具有自我决定属性的专业判断及临床实践活动。物理治疗师拥有足够的能力，也应该承担在其临床实践范围内进行专业判断的责任，同时赋予这些判断专业行为。"

Paris（2008）对独立执业的描述是："（临床工作人员）获得合适的临床教育，独立于其他临床工作人员进行临床实践工作。"

物理治疗协会（2008）对执业范围的描述如下：

"任何物理治疗师独立完成的执业活动都基于物理治疗临床实践的四大支柱，充分的教育、严格的实践培训、执行实践活动的临床能力及循证支持。"

McMeeken（2007）对澳大利亚的物理治疗教育进行了回顾，认识到物理治疗师是澳大利亚治疗师中率先自 1976 年独立执业的治疗师类别。

1977 年，英国健康与社会服务部（Department of Health and Social Services，DHSS）颁布了一系

专栏1.20

临床实践的评估标准

临床实践评估标准与IFOMPT维度1~8吻合。

临床实践应当按照如下标准，循证化、实践化。

主观检查

- 在临床实践过程中展示出以患者为中心的方法学（维度6）

在临床实践过程中，不断地为患者提供各种选择。

在临床实践过程中，患者从始至终都拥有临床决策的参与权。

在临床实践过程中，明确要求知情同意。

在临床实践过程中，治疗师能够认同身体有能力传递信息并引导临床决策。

在临床推理的过程中，是以患者为中心，临床决策明确基于来自患者的临床证据。

这种来自治疗师的关注，使得"治疗师"与患者感同身受。

- 在临床访谈的过程中展示合作的方法学（维度6、7）
  - 采用开放而不引起歧义的问题进行提问
  - 问题的焦点应当是患者对其主诉的切身体验
  - 治疗师注意倾听患者（例如，不要随意打断患者陈述，不要一刻不停不断地提问）
  - 能够提出导向化的问题，不是一种规则而是一种期待
  - 给患者陈述自身故事的机会
- 展示在收集临床信息时充分注意细节的能力（维度6与维度7）
  - 对患者的主要问题、身体图示（症状区域和属性）、症状行为（包括对运动耐受和接受程度的分析）、症状的现病史与既往史、相关的健康医疗问题与风险因素进行细节化的分析
- 展示能够进行经过深思熟虑和高效的沟通策略（维度7）
  - 能够注意非言语性的沟通细节，例如患者/治疗师在问诊时的体位、沟通障碍
  - 注意建立一种有效的医患治疗关系（包括患者在治疗过程中的舒适感）
  - 提问时能够注意每次只提问一个清晰的问题
  - 问题的意义是清晰的
  - 留意寻找真实的答案
  - 提问不要带有偏见
  - 治疗师应当注意关键词和短语的重要性
  - 能够识别需要立即回应的问题及反馈弧（"所以你是说……"）
- 展示高级临床推理技能（临床假设演绎、疾病模式识别）（维度6）
  - 考虑多个临床假设并进行分析（演绎推理）
  - 明确清晰地运用临床知识来支持对临床证据的分析
  - 有能力通过临床症状来识别疾病模式（归纳推理）
  - 能够为患者清晰地解释在问诊、检查和治疗中的临床发现，即这些发现意味着什么，医患可以共同期待什么（诊断推理、叙事推理、流程和预后推理）
- 能够展示专业级的鉴别诊断意识和风险/获益分析能力（维度2）
  - 识别患者现在的医疗和健康状况

- 了解患者的用药
- 了解医疗筛查的结果
- 具有专业的鉴别诊断意识（类似的症状）
- 注意观察是否有红旗征或黄旗征
- 能够展示联系患者感受与体格检查评估的能力（维度6）
  - 注意规划体格检查（包括对部分或全部裸露患者身体的知情同意及协议）
  - 了解需要进行何种测试及至何种程度
  - 识别潜在的和相关的致病因素
  - 是否需要一些特殊的检查
  - 可能的干预措施

体格检查

- 展示专业的观察能力（维度8）
  - 对于整体及局部观察的时间分配
  - 确认相关的问题
  - 确认哪些情况是理想的，以及哪些不是
  - 纠正引起症状的具体问题的效果
- 展示专业的运动功能演示分析能力（维度8）
  - 能够将功能演示与患者的主诉相联系
  - 能够识别明确的功能损害参数（活动受限/参与受限）
  - 功能活动的细节分析
- 展示专业的结构差异性的能力（维度8）
  - 与功能演示的分析直接相关
  - 掌握结构与功能差异性的具体细节与知识
  - 掌握为个体运动系统结构负载和卸载的技能（关节源性、肌源性、神经源性）
  - 反应速度与具体操作的再现性及稳定性
- 能够展示无论从深度还是广度都具备多重维度的临床操作技术并能够合理应用（维度8）
  - 采用范围广泛且细节化的临床实操技术 [主动运动、过压、接触治疗、联合运动、运动控制策略、神经动力学测试、肌肉长度与力量、关节活动（附属/生理、功能区块）、具体的诊断测试、特殊测试]
- 能够展示将临床检查发现与具体干预措施相关联的能力（维度6）
  - 懂得如何将临床检查与干预措施相融合
  - 将临床干预措施与主观数据及客观数据相关联
- 能够展示如何运用临床知识与科研数据来支持临床决策的制定
  - 能够将临床表现、临床干预措施与相关文献或知识结构、功能及病理相联系
  - 理解文献的深度与广度

治疗

- 掌握深度与广度兼具的临床技术并在运用时能够展示准确性与敏感性（维度8）

注意下列细节：

- 关节松动技术
- 神经动力学技术
- 运动控制策略

专栏1.20（续）

- ◆ 认知行为/教育策略
- ◆ 运动锻炼设计与运用
- ◆ 掌握电疗法与其他种类繁多的物理因子治疗仪器
- ◆ 自我管理
- ◆ 康复
- ◆ 活动能力及表现

再评估、文件记录与分析

- ● 展示能够将临床干预措施与合理的多维度临床结果衡量相结合的能力（维度6）
- ● 建立明确的以患者为本的临床结果

临床结果与以下因素相关：

- ◆ 损伤
- ◆ 活动受限
- ◆ 参与受限
- ◆ 了解环境与个人等影响因子的细节

- ● 展示能够运用再评估技术这一工具进行专业临床推理的能力（维度6）。

再评估包括以下内容：

- ◆ 治疗过程中
- ◆ 每次治疗结束后
- ◆ 每次治疗开始前

- ● 能够展示具有严格按照HPC及CSP标准（国外医疗法务标准）记录评估过程、检查及治疗过程的能力

记录需要符合专业和医疗法务标准。专业的记录应当满足以

下条件：

- ◆ 准确
- ◆ 全面
- ◆ 具有逻辑性
- ◆ 有条理
- ◆ 有意义

- ● 展示反思临床技巧与专业理论知识并能够运用最新科研文献、生物医学、临床实践、行为科学的证据来对这些思考提供支持的能力（维度2、3、4、5）
  - ◆ 反思临床实践的属性
  - ◆ 识别所运用的知识与技能
  - ◆ 识别并提出弥合知识与技能差距的方案
- ● 展示分析临床技巧与专业临床知识并能够运用最新科研文献、生物医学、临床实践、行为科学的证据来对这些分析提供支持的能力（维度2、3、4、5）
  - ◆ 分析临床实践的属性
  - ◆ 分析与个体患者相关的临床知识与实践的能力
  - ◆ 分析与科研相关的临床证据的能力，反之亦然
- ● 展示能够对临床技能和理论知识进行重要评价及运用最新科研文献、生物医学、临床实践、行为科学的证据来对这些评价提供支持的能力（维度2、3、4、5）
  - ◆ 对信息及临床实践进行关键评估的能力
  - ◆ 识别可靠的及不可靠的证据

根据IFOMPT Educational staudards，part A，competencies in OMT1.（Beeton et al. 2008）。

列临床实践代码。其中 HC（77）33 认可了许多临床工作人员的专业及其权利，其中包括物理治疗师，允许物理治疗师独立对临床干预、进展及患者离院、推荐及接受转诊进行决策。这一通知同样认可了物理治疗师有权拒绝进行可能会对患者造成伤害的物理治疗服务。

美国物理治疗协会（2009）概括了独立执业的物理治疗师所享有的权利。具体如下。

- 开办患者可以直接准入的没有任何其他限制的物理治疗服务。
- 当患者疾病的诊治已经超越了物理治疗的执业范围，物理治疗师可以将患者转诊至其他医疗和健康从业人员。
- 如果患者的诊断检查需求超过了物理治疗师的执业范围，治疗师有转介至合适机构的能力。

因此，独立执业要求治疗师在允许的执业范围

内执业，并形成与其他专业合作的跨学科团队合作文化。物理治疗师的自主执业通过临床框架结构来进行巩固加强，而这一框架的基础是临床实践的五大支柱，具体的维度与临床能力应当与 IFOMPT 教育标准符合，与所认可的执业范围符合，甚至满足进一步扩大的临床执业范围（详见第4章）。

生物－心理－社会健康照护模式

国际功能、残疾和健康分类（ICF）（WHO 2001）

在健康医疗服务行业专业人士中，一种思维模式的转变已经发生。整个行业已经从传统单一的生物医学模式转变到了一种整合了其他相关因素的模式，这些因素包括：心理学、社会学、个体及环境因素（即生物－心理－社会）。

基于循证的，或者这样表述更好，即循证指导下的临床实践，在广泛的健康相关领域形成了临床指南的基础及照护路径（Childs et al. 2008）。

Stucki 和 Grimby（2007）明确了康复医学及相关的科研应当成为明确的科学学科分支。他们同时还认为，人体功能学应当将其目标设置为"了解人体功能是如何实现的，并发展全面的治疗干预措施来尽一切可能减少人群中失能的情况"。

Lord Darzi，在其著名的《关于英国国民健康保险制度（NHS）下一阶段的回顾》中强调了这样一个概念"我们只能确保改善那些我们能够精确衡量的问题"（Darzi 2008）。

Bithel（2009）在物理治疗协会关于学习与发展方向的论文初次讨论的过程中，引导团体在"规划未来"这一问题上讨论是否需要将未来的课程进一步指向残疾的社会模式。在运用 ICF 作为衡量健康与残疾的国际标准时，Bithel 认为：ICF 不仅可以成为康复专业人员之间改善沟通的工具，也可以成为医师与患者之间改善沟通的工具。

世界卫生组织（WHO）/ ICF（WHO 2001）在健康照护实践与科研领域中，描述、区分和衡量了功能。Rundell、Davenport 和 Wagner（2009）认为 WHO/ICF 显然为治疗师提供了一个框架，在这一框架下治疗师通过更好地理解患者的体验来更准确地选择治疗措施及其优先顺序。

ICF 与下列内容相关联：临床评估工具（Xiong & Hartley 2008）；具体临床疾病，例如背部疼痛（Rundell et al. 2009）；颈部疼痛（Childs et al. 2008）；治疗干预措施的目标（Mittach et al. 2008）。

Skyes（2011）认为 ICF 的重要性在于，当治疗师试图解开多层次与多方向的人类运动的本质时，可以作为重要的框架。Skyes 进一步指出 ICF 的重要性在于不仅可以帮助确认功能损害，而且可以发现个人及环境因素在决定患者个体对于健康问题反应方面扮演着何种重要的角色。

物理治疗的运动连续理论

Banks & Hengeveld（2010）将 ICF 与生物－心理－社会医学模式通过 Cott et al.（1995）阐述的运动连续方法紧密结合起来。

下列因素互相联系的程度，影响着个人的运动，这些因素包括分子、细胞、组织、器官系统、身体图示、环境因素和社会因素。现在可以被确定的是外部因素、社会文化因素、内部因素、心理和生理因素在各个层级的运动连续性上影响着运动本身。连续运动的每一个层级都包含运动能力和运动潜力两个方面。理想状态下两者应当一致。在运动连续理论中，每一种不同的概念和物理治疗的方法都可以找到其各自的位置（图 1.14）。

被动关节松动术、手法操作及其他手法治疗的干预措施都可以在"身体部分"这一运动层级上找到自己的定位。这充分证明了被动运动是主动运动的推进器，在重新赋予多种运动功能障碍中独立作用并扮演着重要的角色。当然，当所有的功能都完全恢复后，是否还需要被动运动就需要有规律的再评估来确认，这也是 Maitland 概念下的手法物理治疗的一个核心概念。如果患者功能恢复的过程进展缓慢，手法物理治疗师也需要考虑其他运动疗法和相关治疗措施。

运动连续理论与 ICF

运动连续理论（Cott et al. 1995）可能已经成为这样一种理论模式，即巩固了临床实践并指引了相关的科学研究。然而，在日常的临床实践中，这一模式并不适合做出物理治疗诊断，因为例如微观层级对运动的描述并不容易在常规的临床检查中观察到。

因此，对于物理治疗的诊断应当使用运动功能障碍这样的术语，使用 ICF 中关于残疾程度的阐述（WHO 2001）（专栏 1.21，见图 1.13）。

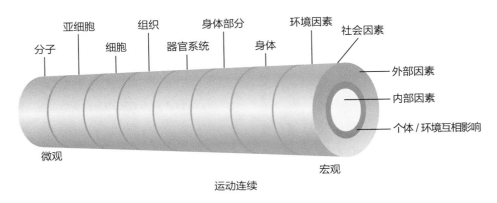

分子　亚细胞　细胞　组织　器官系统　身体部分　身体　环境因素　社会因素

外部因素
内部因素
个体/环境互相影响

微观　宏观

运动连续

图 1.14　运动连续理论：物理治疗人体知识的推荐模式。各个层级是相互联系的，一个层级的功能影响着另一个层级的运动能力。这一模式整合了物理治疗临床实践的所有概念［已获得 Cott et al.（1995）授权使用］

分析运动功能损害是手法物理治疗最初的领域，在这一过程中被动运动和手法操作起着非常关键的作用。图 1.15 描述了这样一种模式，物理治疗师可以将其特殊知识体系与临床实践整合入 ICF 模式（Hengeveld 1998, 1999）。

这一模式可以支持所有层级的残疾治疗目标，在这一过程中患者的疾病体验是治疗目标设置的优先考虑事项（Kleinmann 1988）。

在 ICF 模式下，医学相关专业的发展优势可以最大化。例如，社区物理治疗师和作业治疗师可以发展各种层次的活动和参与康复技术。手法物理治疗师可以运用其具体的康复技术满足 ICF 所有

范围及运动连续层级的各种需要，具体包括：肢体障碍（如肌肉虚弱）、活动受限（如行走），以及参与受限（如打网球）。另外，在 ICF 所描述的范围中，环境和个人背景因素（例如，信念、态度和就业情况）对健康的调节和影响都需要被考虑到（图 1.15）。

从单纯医学模式到生物－心理－社会模式

物理治疗以往的临床实践与科学研究深受生物医学模式的影响。从历史上回顾，19 世纪和 20 世纪创建物理治疗专业的先贤们接受了医疗主导的模式，并努力适应生物医学模式的观点，以便主流医学界支持他们的工作并获得执业许可（Parry 1997，Barclay 1994，Welti1997）。

在过去的几十年中，无论是在医学界还是在物理治疗领域，生物医学模式已经逐渐被生物－心理－社会医学模式所替代。Engel（1977）改变了生物医学模式，其原因主要是生物医学模式过度强调病理学改变而忽视了心理－社会因素对疾病的影响。

从生物－心理－社会医学模式的观点来看，有许多因素共同影响着疾病、疼痛和残疾的发生、发展与持续，具体如下。

专栏1.21

ICF 领域
- 功能是指身体系统生理和心理的功能活动
  - 身体结构是身体的解剖组成部分，如器官、肢体和其他组成部分
  - 损伤是功能或结构的问题，例如严重的移位或缺失
- 活动是由个体执行的一种任务或行动
  - 活动受限是指个体在执行任务或行动时出现了困难
- 参与是指融入一种生活场景中
  - 参与受限是指个体在试图融入某一生活场景时出现了问题
  - 环境和个人因素形成的生理、社会、态度环境，人们在其中生存并进行着他们的生活
- 健康状况：任何病理进程都会影响到功能的层级

（WHO 2001）

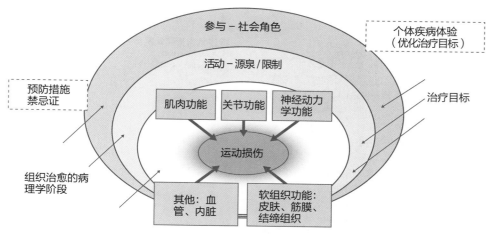

图 1.15　在 ICF 模式中，手法物理治疗师或神经肌肉骨骼物理治疗师对运动损害的分析以及具体分类可以得到相应的整合 [经许可改编自 Hengeveld（1999）]

- 生物学进程。
- 情感方面。
- 认知方面。
- 社会因素。
- 文化因素。
- 行为学因素。

生物医学模式之于手法物理治疗

　　尽管医学模式已经发生了重大的转变，但是生物医学模式（专栏 1.22）之于手法物理治疗的临床推理过程仍然起着非常重要的影响和作用，例如，在需要明确预防措施、禁忌证，以及临床实践的限制和范围时。

　　专栏 1.23 叙述了生物 – 心理 – 社会医学模式的重要意义。

专栏1.22

生物医学模式的意义
生物医学模式的价值在于：
- 可以明确一个医学或骨科诊断，作为物理治疗师最初诊治的参考
- 作为医学筛查来明确物理治疗检查和治疗过程中的禁忌证及预防措施
- 预后——预测治疗及恢复的自然过程

国际疾病分类，国际功能、残疾和健康分类（ICF），砖墙概念

　　通过在表 1.5 中就已经描述的象征性砖墙渗透分区理论与临床实践模式，也可以将 ICF 放在以 Maitland 概念为框架的临床实践中。与此同时，象征性的砖墙渗透模式也确保了物理治疗师可以将疾病与功能的事实与证据一一对应并彼此分开。砖墙模式要求对疾病的过程充分了解。这种理解应当独立于物理治疗师做出临床决策的能力，而不是这种能力的动力，一般来说物理治疗师的临床决策主要针对如何恢复患者的能力并提升其功能表现。实际上躯体健康的范围定义了物理治疗实践的范围。

生物 – 心理 – 社会医学模式与健康生活

　　Moore 和 Jull（2010）在其文章中鼓励物理治疗师积极面对手法和运动治疗所带来的挑战，这些挑战也同样引导着卫生经济的复杂性以及绝大多数国家人群卫生需求的变化。

　　医疗服务供给侧的变化使得物理治疗师在设计其服务内容时更加专注于质量、创新、如何提高生产力及重视疾病预防。物理治疗已经逐渐变成公共

专栏1.23

生物-心理-社会医学模式在临床实践中的作用

生物-心理-社会医学模式目前处于手法物理治疗临床推理的核心位置，特别是在决定疾病管理方法时，如下列相关方面：

- 患者的疾病体验（Kleinmann 1988），以及患者的参照体系以及他们在与疾病对抗的过程中学到了什么
- 患者与治疗师之间的沟通技巧。注意留意倾听及观察患者的内心世界，这包括患者的考虑、感觉、态度、价值观、早期的体验以及患者因疾病而发生的行为学改变
- 人类的心理及社会经济体验是完全不同的，这些因素对持续的疼痛和残疾产生影响，而不是直接成为致病因素（Kendall et al. 1997）

生物-心理-社会医学模式的主要组成部分如下：

- 以客户为本的态度，充满同情心、不添加任何附加条件、真挚真诚
- 熟悉各种沟通技巧并能合理运用
- 医患共同协作设定目标，共同定义监控治疗效果的参数以及选择治疗措施
- 选择对患者来说有意义的治疗措施
- 优化解释说明、信息沟通及患者教育的策略，以加强患者的理解及再次运用身体的信心
- 意识到行为的改变：手法物理治疗师需要随访行为改变（运动）的客观目标，所以更需要意识到变化不是一蹴而就的。来自认知行为疗法的见解对指导患者改变行为很有帮助
- 健康受益型观点是病理型观点的有益补充。病理型观点主要关注疾病的病因和疾病本身及其他问题的预防，而健康受益型观点则关注于那些为什么存在一定的压力因素但是却仍然保持健康的原因，以及如何指引人们更好地理解健康。正如Antonovsky（1979）所陈述的那样："健康受益型观点与病理型观点并非如同硬币的两面一样非正即反。"其他因素，被归纳总结成"连贯感觉"（包含可理解、有意义及可管理性），这些因素也解释了人体为什么尽管不断承受压力但是仍然可以保持健康的状态

手法物理治疗的作用就是指导患者在运动功能方面拥有一种健康的感觉。因此，在手法物理治疗的专业临床实践过程中，健康受益型观点已经在最初就得到了呈现。

表1.5　ICF在象征性渗透砖墙概念中的具体体现

神经肌肉骨骼状况	运动相关疾病
国际疾病分类第10版（ICD-10） • 生物医学诊断 • 病理学（疾病） • 病因 • 创伤 • 退行性变 • 疾病	ICF • 生物-心理-社会医学模式 • 功能性（表现与能力） • 影响 • 损害（身体结构和功能） • 活动受限 • 参与受限 • 背景因素（个人与环境）

够将患者描述的问题与功能损害相联系，然后设计相应的健康服务，即能够运用合适恰当的临床干预措施达到功能性临床效果，这也意味着物理治疗师评估及临床推理的能力至关重要。本章所描述的临床实践框架提供了一个理想的模式来满足这些变化的需求与要求。

物理治疗师及其他医疗服务专业人员在健康服务与健康生活之间的互动中起着战略性作用。

图1.16展示了知识与技能在神经肌肉骨骼及运动功能障碍领域可以提供高效的医疗服务并支持患者回归健康生活，这些方面的益处都已经得到了循证医学的明确证实。

身体及心理健康是影响人群平均寿命的重要因素，而且可以促进预期寿命（增加寿命），而且更为重要的是增加健康寿命的年限（增加生命的质量）（Middleton 2008）。

健康中的一个重要领域，患者在这一领域中可以与健康从业人员共同合作并被赋予可以管理自身健康疾病问题的权利。高质量的临床技能仍然位于这些需求的核心。

现在健康服务的最终结果更加注重质量（澳大利亚卫生部 2010）。这意味着，物理治疗师需要能

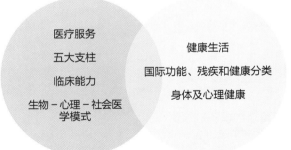

图1.16　健康服务与健康生活之间的互动

科学研究与 Maitland 概念

精心设计的科学研究已经成为物理治疗行业的重要组成并支持着手法物理治疗师的日常工作。（Jones et al. 2006b）

关于手法物理治疗实践的循证医学证据可以加强服务使用者对物理治疗的信赖，以及公众、医疗健康服务同行及整个科学界对物理治疗的认可。

Maitland 概念及其特征深受科学研究的影响。在许多有关物理治疗的科学研究中，关于衡量手法物理治疗干预措施稳定性与有效性的设计均将 Maitland 概念对于技术细节的描述作为方法学参考标准（Maricar et al. 2009, Fujii et al. 2010, Courtney et al. 2010）。

Maitland 概念的特征均在不同程度上受到学术和实验的审核，具体如下：

- 被动运动
- 易激惹性
- 关节松动术与手法操作的分级
- 关节松动术与手法操作的剂量参数
- 运动图示
- 评估 / 再评估与评价

被动运动

Maitland（1987）一贯支持在治疗干预措施中使用被动运动。Maitland 熟悉在整个治疗过程中使用的被动关节松动术和手法治疗的全部细节。在这里对技术的主要要求是能够实现预期的临床效果，而且这种效果需要能够通过细节化的主诉和体格检查来进行衡量。如果某种技术无法实现其临床疗效，Maitland 就会接受不同的、更新颖的、创新的方法来帮助患者。例如，本章的作者看到了 Maitland 为一位患有关节疼痛的女性进行治疗的过程，Maitland 在对患者实施附属运动后症状并没有

得到改善。然后，他请患者平躺在地板上的软垫上，然后用自己的胸骨下压患者膝部，使患者膝关节得到了外展、内收的被动运动。

Maitland 始终坚信和支持"被动运动的评估、检查和治疗方式"，只要治疗师在临床实践过程中充满同情心，注意运用技术本身和其细节，那么患者就有可能在活动时减少痛感或者拥有更大的移动能力。同时他也认为，相比较于单纯使用主动运动而言，被动运动拥有完全不同的治疗效果。

Zusman（2010）对于被动运动的观点基于分析了已有的科学研究成果，他支持著名的临床假设，即运用被动关节松动技术在治疗软组织疾病时，可以达到最佳的组织修复效果并保持组织完整性。Zusman 对现有的关于结缔组织细胞在进行机械刺激后固有的敏感性的知识进行了讨论，这些机械刺激包括牵伸、压力和滑动。在此，也指出了被动运动作为治疗干预措施的作用。

众所周知，结缔组织需要规律的机械刺激以促进和保持组织健康。压力缺失会导致结缔组织处于不健康的状态并导致可能的疼痛，对此循证医学证据已经相当清晰（Van Wingerden 1995）。

Zusman（2010）总结道，不断涌现的证据充分显示了被动运动非常有可能对新近损伤的组织的治疗有益。通过在组织外部提供一个"锚点"来强化与组织生长和愈合相关的结构，可以使得组织修复过程最优化。

尽管只是关于运动处方，Khan & Scott（2009）在一篇回顾性文章中详细地描述了身体如何通过"力传导"将机械承重转换为细胞反应及结构变化。组织所承受的切力与压力被认为是组织内细胞结构紊乱的主要原因。关于肌腱、肌肉、软骨与骨骼的科研证据表明：细胞外部的机械刺激可以引起细胞内部发生变化并最终导致结构重组。以上描述的信息就是"机械治疗"，其包括关节松动术、手法治疗及锻炼疗法，在促进组织愈合的过程中起到了极其关键的作用。

这一分析就是 Maitland 一直考虑并提出的被动治疗与其他运动治疗方式有区别的"不同的内容"（专栏 1.24）。

易激惹性

专栏 1.25 定义了易激惹性（Maitland et al. 2005）并同时定义了严重性与疾病本质的最初定义。

Smart 和 Doody（2007）运用了半定量的科研设计方法来访谈有经验的物理治疗师。这一科学实验的研究目的是调查物理治疗师在处理疼痛时的临床推理策略。通过研究参加访谈的 7 位治疗师的诊治过程，证据显示临床决策主要基于分析疼痛报告的信息来评估疼痛的严重性和易激惹性。特别是，对易激惹性的评估被用来决定体格检查的具体程度。同时，已经有充足的证据表明，严重性和易激惹性的概念会影响后续相关治疗计划的范围。这种临床推理的目的似乎是基于临床工作人员希望避免在检查和治疗过程中加剧症状的风险。Smart 和 Doody（2007）在他们此项研究中总结道："需要支持运用严重性和易激惹性来作为临床推理的工具，即使仅是在某些文献中而不是教科书中找到相关概念。

专栏1.24

定义被动运动
由其他方法而不是由与关节或椎体节段相关的肌肉收缩而形成的运动（包括关节的或椎体节段的），那么这种运动就是被动运动。被动运动主要包括关节松动术与手法治疗。

关节松动术
关节松动术是一种被动运动，患者可以主动阻止其发生的频率与程度。

手法治疗
是一种对物理治疗师在检查和治疗中所使用的"任何一种被动运动"的宽泛定义。是一种小范围的快速运动（并非必须要在运动范围内实现），一般来讲患者无法阻止其发生。

（Maitland et al. 2005）

专栏1.25

严重性、易激惹性、疾病与人的本质

严重性
如若某个症状被定义为严重，那么通常这种活动所引起的疼痛程度会使活动被打断甚至是终止。在很多情况下，这可以被认为是一种指征，即在检查和治疗过程中发生此类现象时需要引起注意并警惕。

易激惹性
易激惹性主要指诱发症状所需要的刺激量（活动、姿势等），这些症状的严重程度以及当刺激结束后需要多长时间症状方能消失。像其他大多数情况一样，其存在具有连续性。非常强的易激惹性描述意味着微弱的活动就可以引起强烈的疼痛并需要较长的时间症状才可以消失。在大多数病例中，这是一种提示，即需要留意治疗及检查的过程并准备预防措施。

疾病与人的本质
在检查与治疗的过程中需要考虑疾病与问题的每个方面，这可能包括疾病的病理过程，影响因素如关节炎、治疗的阶段、疾病的分期与稳定性，以及患者的个人特征，如恐惧活动。

Barakatt 等（2009）特别探究了易激惹性这一概念在下腰部疼痛患者中的运用。在一项横向临床研究中，样本由 183 名患有下腰部疼痛且分别来自 3 家不同物理治疗诊所的患者组成，他们被要求完成一系列的残疾及信念问卷，还有疼痛量表。参与研究的患者接着根据临床实践标准来进行相关检查和治疗。研究者随后要求治疗师记录他们对于患者易激惹性的判断。研究结果指出，患者腰痛的特征与残疾问卷所反映的一致，同时临床表现中的次要症状以及运动分析（前屈），均与 Maitland（1986）提出的关于治疗师对于易激惹性判断的描述相关联。

关节松动术及手法治疗的分级

将内在分级（Zusman 2010）作为对关节松动术的提炼和记录，已经被许多手法物理分支机构所接受（Maitland et al. 2005）（专栏 1.26）。

专栏1.26

关节松动术分级的定义

部位活动范围和幅度（分级）

- Ⅰ级：小幅度的运动处于或接近正常活动范围的起始值
- Ⅱ级：在无阻力对抗的情况下，在正常活动范围内的大幅度运动
- Ⅲ级：在最大阻力对抗下，在最大正常活动范围上限内的大幅度运动
- Ⅳ级：在最大阻力对抗下，在最大正常活动范围上限内的小幅度运动
- Ⅴ级：某个关节或是脊柱节段的小幅度高速推力运动，通常但并不总是接近某个关节活动范围的极限（总是在关节生理活动范围内）
- 关节松动五级手法技术：如上述定义，当关节松动术治疗分节椎体强直不再有效时，可以进一步运用关节松动五级手法技术。该技术需要在治疗方式选择与应用方面具有丰富的经验。五级技术原则与实践运用的具体细节超出了本章文字描述的范围，治疗师只有按照相应的临床实践代码接受足够的培训之后方可运用

（Bazin & Robinson 2002）

在许多科学研究及临床实践指南中，Maitland 概念所描述的具体技术被用作临床试验的方法学标准，以评估关节松动术治疗许多周围神经系统问题的临床效果（Maricar et al. 2009, Fujii et al. 2010, Courtney et al. 2010）。关于关节松动术的分级同样在各种临床研究中有所描述，主要用来明确关节松动术在疼痛和功能障碍上的临床疗效（Moss et al. 2007）。

Chester 和 Watson（2000）发现物理治疗师通常使用有规则的振荡被动运动以治疗疼痛和强直的症状。Chester 和 Watson 也认为，作为治疗基准的分级使得为患者规划治疗及进展成为可能。

Jull（2002）认为由 Maitland 概念发展而来的手法物理治疗，夯实了过去 50 年澳大利亚物理治疗师临床实践的基础，同时，对颈源性头痛治疗的回顾（根据多中心随机对照试验总结形成）显示，在手法治疗的临床运用当中治疗师会同时运用高速手法操作及低速关节松动技术。

Rollins 和 Robinson（1980）在一个实用的无控性研究中评估了物理治疗学员对分级系统的理解（由 Maitland 概念发展的 Ⅰ～Ⅳ级）。在向学员介绍并给予如何实施分级技术的培训之后，学员将会被询问视频材料中高阶物理治疗师所使用的分级技术是哪一级。导师也会在学员身体上进行分级治疗，令学员有亲身体会。一般所使用的技术为 Maitland（1991）描述的盂肱关节前后关节松动术。在这一研究中，对 720 例的分级治疗进行随机观察，其中 94.5% 的操作达到了目视正确，91.7% 的操作达到了动觉正确。尽管这一研究的方法学质量并没有得到详细审视，但是仍然为物理治疗学界提供了一个简单直观的印象，即分级技术的运用对于获得临床技能并在物理治疗中运用这些临床能力是非常有意义的。

Fujii 等人（2010）给出了关于研究分级技术与关节松动术潜在临床疗效的例证。在一项尸体解剖研究中，Fujii 等人发现了被动的胫腓骨远端关节松动可以产生机械性的踝关节背伸运动范围改善的效果。在尸体胫腓关节运用的力量相当于 Maitland（1991）描述的 Ⅲ 级关节松动，这一技术的运用使得尸体踝关节背伸的活动范围得到了较大范围的增加。尽管在这项研究中并没有将具体的临床技术直接运用于患者，但是也演示出了如何在科研中运用分级关节松动作为教学标准。

在一项临床试验的临床干预组中，Courtney 等人（2010）运用了 Maitland（1991）描述的 Ⅲ 级膝关节前后松动技术来评估是否会在患有膝关节炎的患者中发生屈肌舒张的临床效果。这一研究展示了为患者施予关节松动术后，显著的感受伤害（皮肤电刺激）减轻的临床效果。同时，关于此项研究的推论仍然是有限的或是不存在的，但是认识到物理治疗学界关于关节松动术分级与其他临床治疗技术同时运用的临床价值、神经生理学价值和功能价值仍然存在争议也是非常有意义的。

在一例个案设计的研究中，Maricar 等人（2009）研究了单纯运动练习与结合关节松动的运动练习对

肩关节活动、功能及疼痛的影响。研究中关于关节松动术的方法学设计主要包括，针对一组患有粘连性关节囊炎的患者，在屈曲时运用四级前后关节松动术及在外展时运用纵向关节松动术。研究发现，无论是单纯运动练习还是结合关节松动的运动练习，都会改善患者的疼痛症状、功能及活动范围。结合关节松动的运动练习所获得运动范围改善效果更加显著。

Nelson 和 Hall（2011）在一份病例报告中称，他们运用腰椎附属运动来确定一位患有双侧足背疼痛的年轻网球运动员是否存在节段性的低速运动。为了能够有效管理这位患者的神经动力学表现，在下肢神经动力学治疗过程中运用了Ⅲ级及单侧Ⅲ级前后关节松动技术。最终良好的临床效果主要归因于注重细节的临床推理，以及运用了可靠的手法技巧及治疗技术。

关节松动术及手法治疗的剂量参数

在选择和运用振荡被动关节松动术时，关于具体剂量参数方面的循证领域仍然是灰色地带。Hengeveld 和 Banks（2005）建议如果需要在严重的或易激惹的运动疼痛方面取得立竿见影的调节效果，则需要在临床治疗设计时这样考虑治疗技术。

- Ⅰ级或Ⅱ级。
- 缓慢平滑的节奏。
- 持续时间较短，最多 2 分钟。
- 每次治疗最多重复 1~2 次。

然而设计用来取得与强直和疼痛有关的运动疗效时，则需要如此考虑治疗技术。

- Ⅲ级或Ⅳ级。
- 迅速、锐利断续的节奏。
- 进行操作时持续数分钟。
- 每次治疗可多次重复操作。

周围关节Ⅴ级手法操作技术不是本章关注的重点，在其他材料中会有更加详细的描述（Kesson &

Atkins 1998）。Ⅴ级手法操作的具体参数应当是，在一系列治疗过程中最多运用 3 次小幅度高速手法，以达到最佳的临床效果。

Zusman（2010）认为，目前对于物理治疗专家来说是一个非常好的时机，去讨论是否可以对被动关节松动术的参数范围不设定值，例如频率范围、实施范围及治疗时间范围，以最大化地将具体组织及细胞机械扰动知识与最优化的临床疗效相整合。

表 1.6 详细描述了哪些科学研究及临床试验使用了被动关节松动技术并取得了在疼痛控制、运动及功能障碍方面即刻的临床疗效。表格详细列出了治疗参数并给出了选择这些参数的原因。对试验设计研究中展示的证据进行分析，也同样可以作为具体技术选择与进展的循证医学证据。

运动图示

运动图示成形于 Maitland 概念之内，最初"仅作为教学与沟通的辅助工具"（Maitland 1991）。对于运动图示的构想主要是将其作为"动态图"，借此物理治疗师可以分析被动运动（例如，髋关节屈曲 / 外展），主要描述可运动范围与临床表现之间的关系，诸如疼痛、抵抗（强直）、痉挛与运动。通过这种分析性的理解，临床工作人员可以找到运用合适分级技术的原因所在。

图 1.17 及图 1.18 提示读者如何构建运动图示。

相关文献中有证据显示物理治疗学界已经做出大量尝试来验证运动图示可以作为疼痛和运动指示的工具（MacDermid et al. 1999），用来衡量治疗效果，还可以通过更好地理解 R_1 观点来巩固实习治疗师操作分级治疗技术的稳定性（Cook 2003）。

MacDemid 等人（1999）在一项临床试验中演示了如何使用运动图示来评估 34 位患有不同肩关节疾病患者的被动旋外动作。研究发现了运动图示与测角仪评估活动范围之间的内在联系。同样，在疼痛指数与运动图示记录的疼痛发生和强度、损伤

表1.6　手法治疗及被动关节松动术的参数

引用	技术	分级、速度、节奏、时长	选择原因
Courtney 等人（2010）	膝关节成 20° 屈曲位，于胫骨后前位给予附件关节松动技术	Ⅲ级 无痛范围内 时长 6 分钟 再评估不超过 15s	使用有节奏的振荡来治疗关节疼痛。评估屈肌逃避反射可以作为判断骨关节炎疼痛兴奋性是否存在的一种方式
Fujii 等人（2010）	类似尸体外踝后上位关节松动术	Ⅲ级 30N 外力产生 2mm 的腓骨移动 从 15~30N 循环加载 每秒 15N 的速度 1000 次循环	在尸体样本上使用三级大幅度振荡运动可以改善踝关节背伸的活动范围
Wang 和 Meadows（2010）	C5/6 右侧侧向滑动关节松动术	Ⅲ级 每秒 1~2 次 时长 5 分钟	运用关节松动技术来减少来自脊柱的抑制刺激，这种刺激会导致肩关节旋外的力量受到抑制
Maricar 等人（2009）	肩关节屈曲 90° 时给予盂肱关节前后位关节松动术 肩关节外展 90° 时给予盂肱关节纵向尾向关节松动术（这两项技术在操作过程中通常伴有 I 级牵引）	Ⅳ级 每秒 2~3 次振荡 时长接近 30 秒 如果再评估提示症状得到改善则重复进行治疗	对于粘连性关节囊炎给予末端范围内小振幅关节松动术以增加关节活动范围
Jull（2002）	对颈椎给予高速（手法操作）及低速（关节松动）整复技术	在 6 周的治疗周期中给予 8~12 次治疗	是常见的颈椎源性头痛治疗技术
Herzog（2000）	高速、低振幅颈椎手法冲击整复	典型的持续时长为 100~120 毫秒 典型的力量是 100~150N	可以产生一系列作用，包括短暂的在一定程度上增加关节的移位

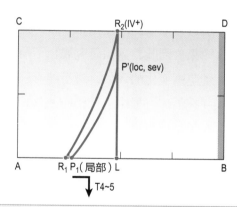

AB= 被动运动的方向（生理学的、附件的、联合的）
A= 任何起始的位置
B= 平均正常范围结点（B 从性质上来说就是变量，并总是被描画为较粗的线条）
AC= 被标绘因素的数量、质量及强度
CD= 被标绘因素的数量、质量及强度的最大值
R_1= 可以观察到阻抗运动的初始点
R_2= 阻抗的最大允许值
$A-R_1$= 自我感觉功能不受限
R_1-R_2= 末端感觉（坚硬、柔软等）
L= 生理学范围极限
H= 过度运动的平均范围值

图 1.17　运动图示的维度与特征［已获得 Banks 和 Hengeveld（2010）授权］

- 定义参数
- 选择测试的方向
- 发现P_1（大约/准确）
- 实证P_1
- 发现限制（L）
- 实证L（R_2）
- 发现R_1
- 发现并实证P′
- 连接P_1到P′
- 连接R_1到R_2
- 定义临床小组及关节松动术的角色

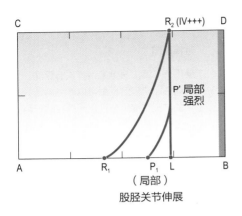

图 1.18 构建运动图示［已获得Banks和Hengeveld（2010）授权］

评估及患者自行评估肩关节功能残障量表之间存在紧密联系。综上所述，我们有理由认为运动图示为治疗师提供了因肩关节疾病而引起的运动损害及疼痛相关的信息。

在一份关于 T4 综合征的病例报告中，Conroy 和 Schneider（2005）开发了用运动图示来建立节段损伤（疼痛、强直）与 T4 综合征症状之间的因果关系。在这一病例中，使用运动图示的价值在于，能够通过运动图示来确保正确的节段得到治疗，以及在运用胸椎棘突后前位关节松动术时使用了正确的级别来处理疼痛与强直。Conroy 同样发现了运动图示上参数的变化与症状变化之间的相对应关系。

Cook（2003）运用运动图示的概念，检验其是否可以作为评测治疗师使用分级技术的一种可靠性工具。在此项研究中并没有找到相应的证据来证实。然而，这项研究确认了每位治疗师都有不同的自身运动变量，这一事实使得统一认识分级治疗具有较大的困难。

再评估

评估与再评估是 Maitland 概念中制定临床决策时的基石。在治疗过程中，重视评估患者症状和体征的变化是 Maitland 概念的基本要求，同时也要将其整合到病例记录的过程以评估治疗的效果，具体如下。

- 之前治疗的效果。
- 计划下次治疗。
- 执行治疗步骤时的治疗效果。
- 治疗后即刻疗效。
- 两次治疗之间的临床疗效。

图 1.19 演示了如何进行治疗记录的文档管理。

Tuttle（2005）发现，治疗师可以利用患者在治疗过程中出现的症状和体征变化来指引或重新定义治疗和管理计划。Tuttle 发现了 Maitland 对运动范围评估与再评估的结果，可以用作手法物理治疗的指导。临床试验探究了在治疗过程中颈椎活动范围的变化是否与两次治疗间歇再评估所预测的变化相吻合。研究中 29 位患者的治疗过程中变化与治疗间歇再评估预测的变化相一致，并获得了积极的临床效果。因此，这项研究展示了治疗过程中明确的活动范围变化的评估，对于能否获得成功的治疗效果并在治疗过程中进行相应调整来说至关重要。

在另一项更进一步的颈部疼痛患者的纵向研究中，Tuttle 等人（2006）证明在第一次及第二次治疗过程中手法物理治疗所带来的损伤变化可以用来预测损伤（活动范围）的临床效果，但是无法预测活动受限（残疾指数与功能量表）。这一研究的推论支持了 Maitland 的观点，即治疗过程中的收获应当转化为功能的收获，那么在这一过程中需要重视评估，而不仅仅是活动范围（体格检查星号标记），还要注意每次治疗过程之间的 24 小时症状行为学变化。当运用这种方法时，对于损害和活动受限同时进行分析及评估，则可以在识别和处理

案例

被动运动	
治疗处方：盂肱关节，仰卧位 开始位置：150° 屈曲（在 P_1 之前） 执行：↓→↷外侧 Ⅳ～Ⅳ级 平稳的节律，相对快速 总共 6 分钟左右 "舒适的"：4 分钟后从感觉到运动阻力开始的点进阶到活动范围病理受限点，尤其用时大约 6 分钟后活动范围或疼痛没有进一步的改变	主诉：一样 P/E：屈曲 160°，在很强加压时（Ⅳ++）再现症状Ⓛ☺（感觉好多了，我能抬得更高） 手摸背：活动范围和疼痛症状是否一致 计划：重复同一处方；如手摸背症状没有变化，在手摸背活动范围的末端执行附属运动的关节松动术

其他形式的治疗	
运动训练	
坐位：执行左和右侧髋关节屈曲 / 内收 5 次，每次大约 10 秒，直到轻微牵拉臀部，"舒适的"	主诉：站立时比以前轻 P/E： 腰椎屈曲：2cm，主动活动范围末端无症状 髋关节屈曲：130°，较强加压时再现症状① 计划：在家中 / 工作时执行运动训练：至少每天 3 次，并且在臀部疼痛出现时每侧腿进行 5 次训练，每次 30 秒，1～2 组
超声治疗	
坐位膝关节伸直 处方：3MHz 大声头；1：2 间歇 1.0W/cm²；膝关节侧压痛点 无疼痛	主诉：现在无症状 P/E： 下蹲：全范围 ✓☺ 伸直 / 外展：✓，①Ⅳ+☺ （比较结果和标记哪些因素可能在干预后得到改善）

图 1.19　治疗记录的示例［已获得 Banks 和 Hengeveld（2010）的授权］

时不仅可以运用手法治疗而且可以运用其他功能活动策略。Maitland 始终确保治疗可以通过精心设计的、合适的居家项目得以持续。

Cook 等人（2012）通过长期的临床观察对这些研究进行了跟踪调查，在首次评估期间和随后复诊时，当患者的疼痛和活动通过探索性手治法疗［关节松动术和（或）关节操作术］得到改善时，表明患者已经对手法治疗干预反应良好。因此，Cook 等人（2012）对随机临床试验进行了二次数据库分析。这项对下背痛患者进行关节操作术和关节松动术治疗的研究试图确定治疗时（单次就诊时疼痛和活动性的改善）和治疗间隔期间（后续就诊时遗留症状的改善）的变化是否在试验中与自我报

告的功能改善、疼痛减轻和力量恢复相关。如果存在这种关联，则进一步的目标是确定建立治疗时或治疗间隔期间的症状变化与功能恢复之间的关联所需要的变化程度。

如果患者在一侧后前向松动或中央后前向松动中的症状再现过程中出现了变化则表明患者在治疗过程中出现了改善。所有的患者（N=102）都接受了经验丰富的物理治疗师给予的手法治疗、居家功能锻炼及其他物理因子治疗。患者的自我报告（疼痛量表中的数值、奥斯维斯功能障碍问卷、两次治疗之间的恢复程度或疼痛指数）在两次就诊及结束治疗离院时都被收集记录（从最初的评估开始）。

对 100 位临床进展至离院的患者的效果评估发

现，如果患者在治疗期间或两次治疗之间的临床症状不断缓解，那么对判断功能的恢复程度是非常有意义的。然而，在治疗过程中的两次治疗之间发生的变化和患者自我报告的恢复程度可能没有显著变化。

作者认为并不能从这项研究中得出任何可行的推论，因为研究中并没有设置干预组，同时也缺乏基于损伤程度的临床结果衡量，例如活动范围，因此也就无法将科研结果应用于临床实践。

最后，几位研究者总结，患者在治疗过程中及两次治疗之间的自我发现及临床变化是治疗师在进行临床决策时的有益补充，因为这一过程至少代表了患者对物理治疗过程的回应与态度。

Maitland 概念是一种矛盾解决方式

本章所呈现的临床实践框架包含了 Geoffrey Maitland（1987）所阐述的 Maitland 概念的所有特征。这一框架的设计目的是找到一种可以应用于临床实践的结构化工作流程。

对于物理治疗师来说，Maitland 概念并没有给出如何有效管理神经肌肉骨骼及运动相关疾病的操作方式的所有答案。由 GD Maitland 发展的这一临床实践框架，直到其退休都在各种不同的方式上不断进行矛盾修饰。Geoffrey Maitland 本人对手法物理治疗充满了激情，而且在处理医患关系时充满关爱且态度温和。Maitland 概念通过原则的极强适应性来反映这一点。其原则要求相关技能要具有科学艺术性，这要求在临床思考中要侧重逻辑性，在细节上高度复杂，在对临床效果的期待上又直击重点。

这些是 Maitland 概念的优势，如果在运用 Maitland 概念时坚持稳固的临床实践结构并同时接纳变革和进步，那么这一概念就可以达成其初衷并继续在下一个 50 年或更长时间中得到巩固和发展。

（米　睿　译）

参考文献

American Physical Therapy Association: Autonomous physical therapist practice: definitions and privileges, *APTA BOD* P03-03-12-28, 2009, 2009.

Antonovsky A: *Health Stress and Coping: New Perspectives on Mental and Physical Well-Being*, San Francisco, 1979, Jossey-Bass.

Ashby E, Grocott M, Haddad F: Hip outcome measures, *Orthop Traumatol* 23(1):40–45, 2009.

Banks K, Hengeveld E: *Maitland's Clinical Companion*, Edinburgh, 2010, Churchill Livingstone Elsevier.

Barclay J: *In Good Hands: the History of the Chartered Society of Physiotherapy 1894–1994*, Oxford, 1994, Butterworth Heinemann.

Barakatt E, Romano P, Riddle D, et al: An exploration of Maitland's concept of pain irritability in patients with low back pain, *J Manual Manip Ther* 17(4);4:196–205, 2009.

Bazin S, Robinson P, editors: *Chartered Society of Physiotherapy Rules of Professional Conduct*, ed 2, London, 2002, CSP.

Beattie P, Nelson R: Clinical prediction rules: what are they and what do they tell us? *Aust J Physiother* 52:157–162, 2006.

Beeton K, Langendoen J, Maffey L, et al: Educational standards in orthopaedic manipulative physical therapy. Part A: educational standards, *IFOMPT* 1–51, 2008.

Bithel C: *Charting the future*. 2009, Chartered Society of Physiotherapy Focus Group, Chartered Society of Physiotherapy Publications.

Brazier J, Harper R, O'Cathain A, et al: Validating the SF-36 health survey questionnaire: new outcome measure for primary care, *BMJ* 305:160–164, 1992.

Bruton A, Conway J, Holston S, et al: Reliability: what is it, and how is it measured? *Physiotherapy* 86(2):94–99, 2000.

Chartered Society of Physiotherapy: Scope of Practice, *CSP* January:1–17, 2008.

Chesworth B, MacDermid J, Roth J, et al: Movement diagrams and 'end-feel' reliability when measuring passive lateral rotation of the shoulder in patients with shoulder pathology, *Phys Ther* 78(6):593–601, 1998.

Childs J, Cleland J, Elliot J, et al: Neck Pain: Clinical Practice Guidelines linked to the International Classification of Functioning, Disability and Health from the Orthopaedic section of the American Physical Therapy Association, *J Orthop Sports Phys Ther* 38(9):1–67, 2008.

Chester R, Watson M: A newly developed spinal simulator, *Man Ther* (200):5(4):234–242, 2000.

Cleland J, Durall C, Scott S: Effects of slump long sitting on peripheral sudomotor and vasomotor function: a pilot study, *J Manual Manip Ther* 10(2):67–75, 2002.

Cleland J, McRae M: Complex regional pain syndrome 1: management through the use of vertebral and sympathetic trunk mobilisation, *J Manual Manip Ther* 10 (4):188–199, 2002.

Collins N, Teys P, Vincenzino B: The initial effects of a

Mulligan's mobilisation with movement technique on dorsiflexion and pain in sub acute ankle sprain, *Man Ther* 9:77–82, 2004.

Conroy J, Schneider A: Case report: the T4 syndrome, *Man Ther* 10(4):292–296, 2005.

Cook C: Effectiveness of visual perceptual learning on inter-therapist reliability of lumbar spine mobilisation, *Int J Health Sci* 1(2):1–9, 2003.

Cook CE, Showalter C, Kabbaz V, et al: Can a within/between-session change in pain during reassessment predict outcome using manual therapy interventions in patients with mechanical low back pain? *Man Ther* doi:10.1016/j.math.2012.02.020:1–5, 2012.

Coombes B, Bisset L, Vincenzino B: A new integrative model of lateral epicondylalgia, *Br J Sports Med* 43:253–258, 2009.

Cott C, Finch E, Gasner D, et al: The movement continuum theory for physiotherapy, *Physiother Can* 47:87–95, 1995.

Courtney C, Witte P, Chmell S, et al: Heightened flexor withdrawal response in individuals with knee osteoarthritis is modulated by joint compression and joint mobilisation, *J Pain* 11(2 (February)):179–185, 2010.

Cox K: *Doctor and Patient: Exploring Clinical Thinking*, Sydney, 1999, University of New South Wales Press.

Darzi Lord: *High quality care for all: NHS next stage review final report*, 2008, Department of Health, pp 1–19.

Davies P: *Starting again: early rehabilitation after traumatic brain injury*, Berlin, 1994, Springer Verlag.

Department of Health: *The NHS outcome framework 2010–2011*, UK, 2010, Department of Health, pp 1–56.

Edwards I, Jones M, Carr J, et al: Clinical reasoning strategies in physical therapy, *Phys Ther* 84:312–335, 2004.

Engel G: The need for a new medical model: a challenge for biomedicine, *Science* 196(4286):129–136, 1977.

Fryer G, Mudge G, McLaughlin P: The effect of talocrural joint manipulation on range of motion of the ankle, *J Manipulative Physiol Ther* 25:384–396, 2002.

Fujii M, Suzuki D, Uchiyama E, et al: Does distal tibiofibular joint mobilisation decrease limitation of ankle dorsiflexion? *Man Ther* 15:117–121, 2010.

Greenhalgh T, Hurwitz B, editors: *Narrative Based Medicine*, London, 1998, British Medical Journal Press.

Hanchard N, Cummins J, Jeffries C: *Evidence-based clinical guidelines for the diagnosis, assessment and physiotherapy management of shoulder impingement syndrome*, London, 2004, Chartered Society of Physiotherapy.

Hengeveld E: Gedanken zum Indikationsbereich der Manuallen Therapie. Teil 1, Teil 2, *Manual Therapy 2*, 3:176–181, 2–7, 1998, 1999.

Hengeveld E, Banks K, editors: *Maitland's Peripheral Manipulation*, ed 4, Oxford, 2005, Butterworth-Heinemann Elsevier.

Herzog W: *Clinical Biomechanics of Spinal Manipulation*, New York, 2000, Churchill Livingstone.

Higgs J, Jones M: *Clinical Reasoning for Health Professionals*, Oxford, 2000, Butterworth Heinemann.

House of Lords Science and Technology Committee: *Ageing: Scientific Aspects, vol I Report*, London, 2005, The Stationary Office Limited.

Jones M: Clinical reasoning: the Maitland Concept and beyond. In Hengeveld E, Banks K, editors: *Maitland's Vertebral Manipulation: Management of Neuromusculoskeletal Disorders*, Oxford, UK, 2012, Elsevier.

Jones M, Grimmer K, Edwards I, et al: Challenges in applying best evidence to physiotherapy practice part 2: health and clinical reasoning models to facilitate evidence based practice, *Internet J Allied Health Sci Pract* 4(4):1–9, 2006a.

Jones M, Grimmer K, Edwards I, et al: Challenges of applying best evidence in physiotherapy, *Internet J Allied Health Sci Pract* 4(3):1–8, 2006b.

Jull G: Use of high and low velocity cervical manipulative therapy procedures by Australian manipulative physiotherapists, *Aust J Physiother* 48:189–193, 2002.

Khan K, Scott A: Mechanotherapy: how physical therapists' prescription of exercise promotes tissue repair, *Br J Sports Med* 43:247–251, 2009.

Karanec S: *Knee Care Pathway, Doncaster and Bassetlaw NHS Foundation Trust, 2010*, 2010.

Keating J, Matyas T: Unreliable inferences from reliable measurements, *Aust J Physiother* 44(1):5–10, 1998.

Kesson M, Atkins E: *Orthopaedic Medicine: A Practical Approach*, Oxford, 1998, Butterworth-Heinemann.

Kendall N, Linton S, Main C, et al: *Guide to assessing psychosocial yellow flags in acute low back pain: Risk factors for long term disability and work loss*, Wellington, New Zealand, 1997, Accident Rehabilitation and Compensation Insurance Corporation of New Zealand and the National Health Committee.

Kleinmann A: *The Illness Narratives: Suffering, Healing and the Human Condition*, New York, 1988, Basic Books.

MacDermid J, Chesworth B, Patterson S, et al: Validity of pain and motion indicators recorded on a movement diagram of shoulder lateral rotation, *Aust J Physiother* 45: 269–227, 1999.

Mackintosh CR: *Inscription, Canongate Wall*, Holyrood, Edinburgh, 1868–1928, Scottish Parliament.

Maitland G: *Vertebral Manipulation*, ed 5, Oxford, 1986, Butterworth-Heinemann.

Maitland GD: The Maitland Concept: assessment, examination and treatment by passive movement. In Twomey L, Taylor J, editors: *Physical Therapy of the Low Back*, vol 13, ed 135–155, New York, 1987, Churchill Livingstone.

Maitland GD: *Peripheral Manipulation*, ed 3, London, 1991, Butterworth Heinemann.

Maitland GD: *Neuro/musculoskeletal Examination and Recording Guide*. ed 5, Adelaide, 1992, Lauderdale Press.

Maitland G, Hengeveld E, Banks K, et al: *Maitland's Vertebral Manipulation*, ed 7, Edinburgh, 2005, Butterwoth Heinemann Elsevier.

Main C, Spanswick C: *Pain Management–An interdisciplinary approach*, Edinburgh, 2000, Churchill Livingstone.

Maricar N, Shacklady C, McLaughlin L: Effect of Maitland

mobilisation and exercise for the treatment of shoulder adhesive capsulitis: a single case design, *Physiother Theory Pract* 25(3):203–217, 2009.

McLean S, Klaber Moffett J: An investigation to determine the association between neck pain and upper limb disability for patients with non-specific neck pain: a secondary analysis, *Man Ther* doi:101016/j.math.2011.01.003, 2011.

McMeeken J: Physiotherapy education in Australia, *Physical Therapy Review* 12:83–91, 2007.

Middleton K: *Framing the contribution of allied health professionals-delivering high quality health care*, UK, 2008, Department of Health, pp 1–38.

Mittrach R, Grill E, Walchner-Bonjean M, et al: Goals of Physiotherapy Interventions can be described using the International Classification of Functioning Disability and Health, *Physiotherapy* 94;2:150–157, 2008.

Moffet J, McLean S: Review: the role of physiotherapy in the management of non-specific back and neck pain, *Rheumatology* 45:371–378, 2006.

Moore A, Jull G: The Primacy of clinical reasoning and clinical practical skills (editorial), *Man Ther* 14:353–354. 2009.

Moore A, Jull G: Changing complexities of challenges for clinical practice (editorial). *Man Ther* 15:513, 2010.

Moss P, Sluka K, Wright A: The initial effects of knee joint mobilisation on osteoarthritic hyperalgesia, *Man Ther* 12:109–118, 2007.

Nelson R, Hall T: Case report: bilateral dorsal foot pain in a young tennis player managed by neurodynamic treatment techniques, *Man Ther* doi;10:1016/j.math.2011.02.006:1–5, 2011.

Noel G, Verbruggen L, Barbaix E, et al: Adding compression to mobilisation in a rehabilitation program after knee surgery: a clinical observational study, *Man Ther* 5(2):101–107, 2000.

Paris S: Autonomy and the future of physiotherapy, *N Z J Physiother* 36(2):67–75, 2008.

Parry A: New paradigms for old: musing on the shape of clouds, *Physiotherapy* 83:423–433, 1997.

Prior T: Biomechanical foot function: a podiatric perspective: part 2, *J Bodyw Mov Ther* (July):169–184, 1999.

Rogers C: *A Way of Beginning*, Boston, 1980, Houghton Mifflin.

Rollins C, Robinson R: Evaluation of undergraduate physical therapy students' comprehension of Maitland's grades (I–IV) for posterior mobilisation of the glenohumeral joint, *J Orthop Sports Phys Ther* 214–221, 1980.

Rundell S, Davenport T, Wagner T: Physical therapy management of acute and chronic low back pain using the World Health Organization's International Classification of Functioning Disability and Health, *Phys Ther* 89(1):82–90, 2009.

Sackett D, Rosenburg W, Gray J: Evidence based medicine: what it is and what it is not, *BMJ* 312:71–72, 1996.

Sims: The development of hip osteoarthritis: implications for conservative management, *Man Ther* 4(3):127–135, 1999a.

Sims: Assessment and treatment of hip osteoarthritis, *Man Ther* 4(3):136–144, 1999b.

Smart K, Doody C: The clinical reasoning of pain by experienced musculoskeletal physiotherapists, *Man Ther* 12:40–49, 2007.

Stucki G, Grimby G: Organizing human functioning and rehabilitation research into distinct scientific fields Part 1: developing a comprehensive structure from the cell to society, *J Rehabil Med* 39:293–298, 2007.

Sykes C: Guest editorial, *Physiotherapy* 97:1–2, 2011.

Thomson D: Counselling and clinical reasoning: the meaning of practice, *Br J Ther Rehabil* 5:88–94, 1998.

Tuttle N: Do changes within a manual therapy treatment session predict between-session changes for patients with cervical spinepain? *Aust J Physiother* 51:43–48, 2005.

Tuttle N, Laakso L, Barrett R: Changes in impairment in the first two treatments predicts outcome in impairment, but not in activity limitations, in sub acute neck pain: an observational study, *Aust J Physiother* 52:281–285, 2006.

Van Wingerden B: *Connective Tissue in Rehabilitation*, Vaduz, 1995, Scirpo Verlag.

Wang S, Meadows J: Immediate and carryover changes of C5-6 joint mobilisation on shoulder external rotation muscle strength, *J Manipulative Physiol Ther* 33(2):102–108, 2010.

Welti S: *Massage und Heilgymnanstik in der ersten Halfe des 20. Jahrunderts, Sempach Schweizerisches Rotes Kruez (SRK). Scheizerischer Physiotherapeuten Verband (SVP)*, 1997.

World Health Organization: *International Classification of functioning disability and health*, Geneva, 2001, World Health Organization.

Xiong T, Hartley S: Challenges in linking health-status outcome measures and clinical assessment tools to the ICF, *Adv Physiother* 10:152–156, 2008.

Zusman M: There's something about passive movement ..., *Med Hypotheses* 75:106–110, 2010.

Maitland 概念：以循证医学为基础的临床实践及运动科学

2

Elly Hengeveld

 关键词

运动连续理论；国际功能、残疾和健康分类（ICF）；以循证医学为基础的临床实践；以患者为中心的意识；运动分析与治疗的模式

引言

在过去的几十年，物理治疗科学在运动科学领域建立并巩固了其地位。物理治疗师在生物–心理–社会医学模式的框架下遵循具体的运动康复范例，这已经得到了物理治疗学界的广泛认可（CSP 1990, CPA 1992, KNGF 1998, APTA 2001）。

这一观点的根基与物理治疗的专业性息息相关，无论如何，Hislop 开创性的演讲将运动科学置于物理治疗专业知识的核心位置（Hislop 1975）。她提出的控制论模式，主要涉及有关人体运动研究、分析和治疗的功能分级。Cott 等人（1995）根据物理治疗的运动连续理论（图 2.1）详细解释了 Hislop 模式。下列因素互相联系的程度，影响着个体的运动，这些因素包括分子、细胞、组织、器官系统、身体部分、环境因素以及社会因素。现在可以确定的是，外部因素、社会文化因素、内部因素、心理和生理因素在各个层级的运动连续性上影响着运动本身。连续运动的每一个层级都包含运动能力和运动潜力两个方面，理想状态下二者应当是一致的。在运动连续理论中，每一种不同的概念和物理治疗的方法

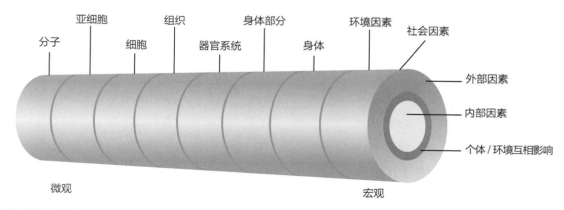

图 2.1 运动连续理论：物理治疗人体知识的推荐模式。各个层级是相互联系的，一个层级的功能影响着另一个层级的运动能力。这一模式整合了物理治疗临床实践的所有概念 ［经允许转载自 Cott et al.（1995）］

都可以找到其各自的位置。

世界物理治疗联合会（WCPT）也推荐运用一种运动范例，并通过指出下列内容来支持 Cott 的运动连续理论：

"（物理治疗）主要是在健康促进、预防、治疗和康复的范围内，识别和最大化运动的潜能。物理治疗临床疗效的实现主要是通过物理治疗师、患者及其他健康从业人员的良性互动来完成一系列步骤的过程。这些步骤包括评估运动的潜能、共同制订治疗目标、医患协作运用相关的知识和特定的治疗技术等。"

（WCPT 1999，P7）

物理治疗诊断与 ICF

在具体的物理治疗运动模式发展形成的过程中，全球范围内的众多作者都假设这种观念的必需性以及临床工作人员有将运动诊断作为治疗基础的需求（Rose 1988, 1989; Saharman 1988, 1993; Guccione 1991; Grant 1995; Delitto & Snyder-Mackler 1995; Huter-Becker 1997; de Vries & Wimmers 1997）。同样，Maitland 在早期形成其概念时，总是假设其工作与"运动方向"的治疗相关，所以需要分析运动的质量、活动范围、运动的反应及运动时的疼痛。Maitland 概念的核心是致力于运动功能、整体健康及有意义活动的恢复（Maitland 1986）。

WCPT 对于物理治疗诊断及运动功能有着明确的立场：

"诊断基于检查和评估，代表临床推理过程的结果。其表达方式可能有运动障碍或包括不同种类的损伤、功能受限、失能或者各种综合征。"

（WCPT 1997，P7）

国际功能、残疾和健康分类（ICF）

运动连续理论（Cott et al. 1995）可能已经成为这样一种理论模式，即巩固了临床实践并指引了

相关的科学研究。然而，在日常的临床实践中，这一模式并不适合做出物理治疗诊断，因为例如对运动的微观层级描述并不容易在常规的临床检查中观察到。

因此，对于物理治疗的诊断应当使用运动功能障碍这样的术语表述，就像 ICF（WHO 2001）中关于残疾程度的阐述。

- 功能是指身体系统生理和心理的功能活动。
- 身体结构是身体的解剖组成部分，例如器官、肢体和其他组成部分。
- 损伤是功能或结构方面的问题，例如严重的移位或缺失。
- 活动是由个体执行一种任务或行动。
- 活动受限是指个体在执行任务或行动时出现了困难。
- 参与是指融入一种生活场景。
- 参与受限是指个体在试图融入某一生活场景时出现了问题。
- 环境和个人因素形成的生理、社会、态度环境，人们在其中生存并进行着他们的生活。

有建议认为应当将 ICF 整合到物理治疗及手法治疗临床实践的基本分类之中，以便在损伤层级之上去考虑治疗的目标，这也正是 Dekker 等人（1993）及 Van Baar 等人（1998ab）所讨论的内容。

分析运动功能损伤是手法物理治疗最初的领域，在这一过程中被动运动和手法操作起着非常关键的作用。图 2.2 描述了这样一种模式——手法物理治疗可以将其具体的身体知识体系与临床实践整合入 ICF 模式。这一模式也可以进一步服务于如何定义各级残疾的全面治疗目标。在这一模式下患者个体的疾病体验将是各级残疾治疗目标制订的优先考虑选项。在康复过程中，不同专业的优势和特点将会更充分地得到利用。例如，物理治疗师及作业治疗师在不同层级上针对患者活动和参与方面发展相应的技术技能，而手法治疗师则通过分析和治疗运动损伤及疼痛来做出具体的贡献。

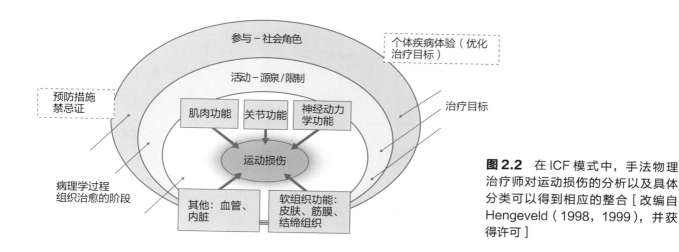

图2.2 在ICF模式中，手法物理治疗师对运动损伤的分析以及具体分类可以得到相应的整合［改编自Hengeveld（1998，1999），并获得许可］

以循证医学为基础的临床实践

自Hislop 1975年具有历史意义和开创性的演讲以来，物理治疗这一专业与职业取得了巨大进展。许多国家形成了物理治疗学界并定期通过学术会议、同行互审的期刊及相应的电子化交流方式进行信息交流。正如医学界的其他专业领域一样，物理治疗进入了以循证医学为基础的临床实践的时代。基于对临床试验的系统性回顾以及荟萃分析，发展出了不断更新的临床实践指南及照护建议。

以循证医学为基础的临床实践被定义如下（Sackett et al. 1998）：

"严肃认真、直率坦诚、毫无偏见地运用已有的最佳证据来做出关于患者照护的临床决定。基于循证医学的临床实践是指充分整合内在的个人临床经验与来自外部的系统性研究的最佳证据。"

需要明确指出和强调的是，循证医学实践不是"菜谱式的"医学模式，而是临床工作人员充分掌握如何与患者面谈的交流技巧及体格检查技能的模式（Sackett et al. 1998, p 2, 3 IX）。

以循证医学为基础的临床实践的困难与挑战

遵循循证医学的临床实践在现代物理治疗学界

被高度推崇；然而有时候，基于最好的外部临床证据做出临床决策时却有可能会使得临床工作人员陷入两难的困境。这些困难的部分原因是，其他因素而不是选择治疗措施在提供最佳照护中扮演重要角色；更有甚者，临床工作人员可能还会面对这样的问题，即临床证据并未经过严格的科学审视，而是被其他价值体系界定为"最佳证据"。

Sackett等人（1998）及Straus等人（2005）描绘了证据的等级及级别，与van Tulder等人（1999，in Bekkering et al. 2003）所描述的证据等级形成了对照（表2.1）。

看起来以上所列条目均来自不同的观点。van Tulder等人的条目可能会帮助科学界进行荟萃分析及形成开发临床实践指南的基础；Sackett等人的条目更加可能来自临床工作人员的观点。特别是van Tulder等人所列举的证据级别条目可能会给临床工作人员的日常临床工作带来困惑，因为很多情况下物理治疗师需要对没有随机对照试验结果的问题做出临床决策。例如，对于腕掌关节骨关节炎这种常见病、多发病，似乎无法引起临床科研人员的足够重视。根据对CINAHL及Medline等数据库截至2011年12月的搜索结果，目前关于这一常见病的科研尚未开展，尽管我们看到了许多关于物理治疗领域其他关节骨关节炎的研究结果，例如膝关节和髋关节骨关节炎（e.g. Hoekstra 2004, Ottawa Panel

表2.1 不同研究组的不同证据级别

证据级别		证据级别		证据级别		
I	系统性回顾	1A	系统性回顾/RCT	1	来自多个高质量RCT的一致的研究成果	
		1B	置信区间较窄的RCT	强		
		1C	全暴露或无暴露病例系列			
II	随机对照试验（randomized clinical trail，RCT）	2A	系统性回顾队列研究	2	来自一个高质量RCT的一致的研究成果	
		2B	队列研究/低质量的RCT	中等		
		3C	效果评估			
III	准试验研究	3A	系统性回顾/病例对照研究	3	来自一个RCT或多个RCT的不一致的研究成果	
		3B	病例对照研究	有限/对立		
IV	预试验研究	4	病例系列，较差的队列研究	4	无RCT	
				无证据		
V	专家意见	5	专家意见			
VI	"传闻"					
Sackett et al. 1998		Sackett et al. 2008		van Tulder et al. (1999) in Bekkering et al. 2003		

2005, Dieppe & Lohmander 2005, Moss et al. 2007, Altmann et al. 2010）。关于神经动力学及运动功能障碍的治疗也可以提供很多类似的案例。物理治疗的知识体系得到了系统性研究的加强，并继续成长，但是到目前为止仅有有限的系统性回顾公开发表（Ellis & Hing 2008）。因此，在一系列的证据级别中，只有与随机对照试验（RCT）相关的内容可能会令物理治疗师有不适应的感觉，因为RCT的结果已经被整合入临床实践指南并可能对相关的政策起到一定的启示及影响（Bekkering et al 2003）。

这种强调试验性的定量研究、RCT及荟萃分析作为最高证据等级的基础，从纯粹科学的角度来看是非常有意义的。然而，有时来自定性分析及个案报道的信息可能在临床决策上对治疗师的帮助比RCT及荟萃分析更显著。

临床物理治疗师可能在以循证医学为基础的临床实践中，面临着更多的困难。

- 在疼痛运动障碍的康复过程中，对临床疗效起到重要影响的因素包括：具体治疗技术的运用、患者与治疗师之间的沟通交流及其他方面[例如动机、信念、学习经验、合作、教育、背景、个人关注点等（Linton 1998）]。在有关治疗的决策过程中，一些难以察觉的非生物医学因素，例如语言的音调、身体语言、面部表情及字词的选择往往起着决定性的作用（Stein 1991）。那么问题是：如果良好的治疗关系是临床实践的基础，那么RCT及荟萃分析真的可以加强现行的临床实践吗（Linton 1998）？

- 无论目前的研究进展如何，基于循证医学的临床指南更可能给出避免事项的指征和建议，例如避免卧床和过度依赖X线检查，而关于具体的情况则很少给出指征和建议，例如关于患者个体的关注及最终影响患者临床疗效的因素（van Tulder et al. 2006, Vleeming et al. 2008）。在对基于循证医学的临床实践及以患者为中心的照护的分析中，Bensing（2010）提出了下列问题，即基于循证医学的临床实践中究竟在多大程度上代表了以患者为中心的理念，以及目前以患者为中心的临床实践进展到了何种程度？她认为尽管以循证医学为基础的临床实践的定义并非如此，但是其演进过程已经越来越倾向于以疾病为本而不是以患者为中心。以患者为中心的理念下，临床工作人员既要考虑目前适用的最新科研证据，同时也要充分考虑患者个人的需求以及喜好。她认为随着源自循证医学的指南、规范流程及标准的进一步发展，"关于规范及其价值的讨论越来越多地从治疗师诊室转移到了专业协会的会议室"（p.19），所以在临床决策的过程中留给治疗师与患者共同协作的空间已经基本消失了。通过这种方式，个性化的治疗空间会受到进一步的限制，对临床决策的责任也会从个体和临床工作人员转移到专家群体身上（Bensing 2000）。在一项研究中，Turner 等人（1998）使用录音技术对医患之间 1 个月随诊过程中的面谈和问答过程进行回顾，他总结如下：临床工作人员主要强调的是医学问题，而从不评估或断续评估由疼痛引起的功能受限以及如何恢复正常的活动，尽管这些被忽略的部分实际上才是患者真正关心和重视的部分。医师从来都不会充分地向患者保证严重的问题或患者持续存在的明确的担忧会被最终解决。Foster 等人（2008）非常支持对患者疼痛认知的评估，在其试验中他使用了大量的问卷进行分析并做出总结，如果患者在意识上认为疼痛会持续很长时间，症状治疗的最终结果仍然会很严重，或者如果对如何控制疼痛心存畏惧缺乏信心的话，那么从开始治疗到 6 个月后进行评估，临床疗效会不尽如人意。此外，Moore 等人（2000）指出对疾病的感知，如有关疼痛的担忧、避免恐惧的信念等，如果在首诊的时候通过文字、视频及患者教育着重强调和建立对疼痛和功能受限的自我照护体系，其临床效率和临床结果都会得到有效的提升。

- 实验研究的纳入和排除标准形成了其他困局。物理治疗师并不能够将正在治疗的患者与自己临床试验描述的患者一一对应：因为纳入标准往往基于病理学诊断而不是运动障碍（Maluf et al. 2000），又或者临床疗效的评价并不是对物理治疗师就疼痛和运动障碍治疗的评价（Jones & Higgs 2000）。尽管近些年来的最新分类似乎对临床实践给出了更多合理的反思，例如，McKenzie（1981）对疼痛分布以及患者对重复运动的反馈进行分类，Sahrmann 和 O'Sullivan 对运动及运动控制的分类（O'Sullivan 2005），以及对 O'Sullivan 在足和踝关节运动障碍的研究的改编等（Kangas et al. 2011）；然而，就物理治疗具体的科研来说，广泛地被国际医学界验证和认可的分类体系尚未建立（Billis et al. 2007）。

- 困难的其他方面可能基于这样的事实，即物理治疗师在临床实践中面对的是成分复杂、多维度的运动障碍，而相关科研当中的研究对象在本质上总是单一同质的类型，因此其假设往往也是问题的根源单一且其治疗方式单一。

- 研究中所涉及的临床疗效评估与日常临床实践所应用的临床疗效评估不相吻合（Jones & Higgs 2000）。此外，类似的情况在任何一个新兴的学界时有发生，例如有关问题的信度、稳定性及敏感性，以及具体的临床评估步骤。一些科研人员倾向于建议放弃那些可靠系数较低的临床检查，例如，触诊及椎间移动测试，但是却没有提供对相关参数的替代性检查方式（Comeaux et al. 2001, Bullock-Saxton et al. 2002）。然而，一份着重差异化分析的关于稳定性的科研及其研究结果显示，如果可以汇集更多的数据（DePoy & Gitlin 1998），又或者对应用不同实践标准的治疗师进行内部比较，那么其价值自然会较高。尽管废弃那些被证明效率较低的检查和治疗方式是有意义的，但是如果没有提供有意义的替代方式，那么这些检查和方式仍有存在的意义。

- 关于基于科研而获得的知识及其在临床实践中的应用之间的差距是否继续扩大，依然存在争议。许多作者声称临床实践远远滞后于科研进展（Van den Ende 2004）。然而，Schon（1983）认为来自临床人员的经验知识非常值得尊重，因为临床人员需要经常根据实践来解读不完整及模棱两可的信息。尤其是，通过对无数临床情况的观察而形成的经验知识与洞见会引导出有意义的科研问题，这种经年累月的积累必然会形成综合的临床实践能力（例如，对神经动力学测试及治疗技术的运用，或对关节表面进行挤压的被动关节松动术的运用）。在诸如此类的情况下，临床实践所获得的知识往往先于科学研究。事实上，Parry 注意到，许多为当代临床实践做出贡献的物理治疗专家都运用了不同形式的定量分析却并没有明确地说明引用和出处。

"现代临床实践应当将其多样性与活力归功于定量观察……Bobath、Knott、Maitland 以及其他对物理治疗知识体系与临床实践做出巨大贡献的专家，都经历了这样一个发展成长过程，包括：考虑到不同人种的特点、形成自身的概念与技术、观察患者及拥有系统的处理方式、持续地分析临床疗效、保存病例记录、与其他相关病例记录进行比较、从经验中提炼观念以改良具体技术……通过这种方式，物理治疗可以早于其他生物医学学科数十年获得客观数据的支持。根据临床实践者对许多创新模式有效性的判断，在短时间内它们可能会被拒绝排除，也可能会流传播散。"

（Parry 1991, p437）

为了使未来创新型的临床实践得以实行，而不仅仅是现行的经过严格审查的物理治疗技术运

用于临床，物理治疗师就需要掌握如何平衡研究发现与临床表现之间的方法，特别是在与现有理论模式及临床框架产生矛盾的时候。在日常与患者进行接触的过程中，有必要对科研发现进行关键测试。而这一过程的实现，需要精确观察的能力、批判性反思的能力、横向思考的能力、深入掌握临床评估及临床疗效再评估步骤、熟悉完善的系统化文档病例系统，这样可以通过充足的信息来完全描述规律及异常的临床观察。因此，关于 NMS 物理治疗概念的核心要素与数十年前的描述完全一致，正如 Maitland 第一次提出时的描述。

以循证医学为基础的临床实践与临床推理

鉴于上述描述的诸多困难，物理治疗师在临床实践中为患者做出最好的临床决策前往往采取顺其自然的态度。对于循证医学实践及临床具体操作，物理治疗师需要用一种平衡且系统性的方法来考虑。物理治疗师不仅需要掌握如何与患者沟通的方法，以及进行体格检查的具体技能，而且还需要熟练运用不同种类的治疗技术，这包括沟通能力及临床推理技能。

临床推理一般被总结成为"明智之举"（Jones 1995），在这一过程中物理治疗师致力于将以下3个方面整合入临床决策的过程中。

- 最佳的科学成果。
- 经过实证评估流程的最新治疗技术及丰富多样的治疗策略。
- 最佳的治疗师 – 患者关系，即治疗师应以患者为中心，充满同情心，提供不附加条件的关心与真诚（Rogers 1980），具有沟通技巧、教育策略，并且能充分重视患者认知行为对整体治疗效果的影响。

无论如何，以循证医学为基础的临床实践是加强临床实践本身的核心技能；然而其是否能够成功

实施的关键取决于不断增强的临床推理意识以及临床疗效评估流程（Jones & Higgs 2000）。因此，这里以循证医学为基础的临床实践主要与物理治疗概念的主要支柱之一对应：临床证据具有至高无上的地位（Wells 1996）。利用临床结果进行再评估程序其实是实现了对治疗决策的反思，这些程序的设计主要源自经验性知识或是以循证医学为基础的科研结果的陈述性知识。只有临床疗效才能最终明确那些源自"最佳证据"的指南建议是否可以真正运用于个体患者。这种情况下，日常临床实践需要参照 Sackett 等人的证据级别中的级别 IV 或者级别 III，因为每一个治疗阶段都会被认为是临床病例研究，且具体过程会由有意识的临床推理及疗效再评估程序进行指导。所以看起来半个世纪前发展形成的 Maitland 概念所描述的原则方法在 21 世纪的今天仍然实用。在这里我们引用澳大利亚科廷科技大学物理治疗教授 Lance Twomey 及 Vice Chancellor 的名言来总结：

"Maitland 强调严肃、认真、全面的检查，以此引导精准的运动治疗过程，同时跟踪评估运动治疗的临床疗效，最终形成了现代物理治疗的临床路径。这可能是最接近科学方法的路径，也是最可能在日常临床实践中应用的方法，同时也是物理治疗最为职业化的模式。"

［Twomey in foreword to Refshauge & Gass（1995）］

运动科学与运动模式

运动模式

Maitland 概念关于临床推理的"砖墙"模式是非常好的临床决策框架（详见第 1 章）。它可以帮助治疗师从不同的角度和观点来分析患者的（运动）障碍及疼痛。"砖墙"临床推理模式描绘了需要在运用生物医学、病理生物学知识以及物理治疗学观念时要进行有意识的区别。这一模式可以使物

理治疗师区别但又不脱离生物医学诊断，同时形成基于运动的物理治疗诊断并以此为依据制订具体物理治疗方案的临床决策。临床推理的"砖墙"模式为物理治疗奠定了基础，使物理治疗师能够意识到在解决患者具体问题的过程中他们可以运用完全不同的运动模式。

除了生物医学模式与物理治疗模式以外，其他模式和观点也被整合入临床推理的"砖墙"模式。所以该模式假定物理治疗师或手法治疗师在临床推理的过程中应用了多种模式，并且根据不同的临床假设与特定情况，在模式的运用上也会层次分明、比例协调（Banks & Hengeveld 2010）。这些模式中的一部分或多或少来自严谨的科学研究，因此也或多或少地成为科学界所认可的知识体系。然而，那些来自科学界非主流的模式似乎可能更难以被接受成为支持循证证据级别的知识来源。图 2.3 解释了不同模式在临床推理过程中的应用。

物理治疗诊断

在本章起始部分就强调了一点，即物理治疗诊断主要来自主观及体格检查以及探索性的治疗（Banks & Hengeveld 2010）。在许多运动功能障碍的物理治疗诊断过程中，被动关节松动术扮演着重要的角色，这意味着不仅仅是在筛查的过程中重现患者来自关节、脑神经结构、软组织所引起的症状，而且也要在探索性治疗与再评估的过程中再现这些症状。后者为读者展示了手法物理治疗概念的一个重要原则：个体化差异并不仅仅出现在评估程序中，也存在于治疗过程中。

因此，Maitland 概念中介绍的多种多样的评估方式在物理治疗诊断中起着关键作用。不仅是在最初的评估过程中，同样在治疗过程中的评估、在使用相关治疗技术后对临床疗效的再评估，以及有时进行的系统性回顾评估都是在印证之前的临床假

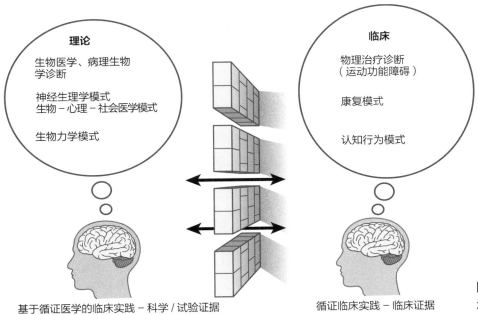

基于循证医学的临床实践 – 科学 / 试验证据

循证临床实践 – 临床证据

图 2.3 物理治疗师在临床推理过程中运用不同的模式

设，其本身也是治疗过程的一部分，治疗师在此期间深思熟虑，会形成最终的临床诊断。

关于物理治疗诊断的基本描述，通常使用 ICF（WHO 2001）这一术语体系（图 2.4）。关于患者情况的全面描述则需要结合完整的临床观察，这主要包括：是否存在功能或者结构性损伤、活动及参与能力是否受限、生物医学情况对功能状态影响的程度层级，以及可能的社会心理因素对功能状态影响的程度（图 2.4）。

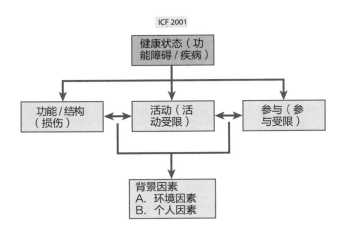

图 2.4 物理治疗诊断需要考虑到 ICF 的所有维度（WHO 2001）[经允许转载自 Banks & Hengeveld 2010]

从生物医学模式到生物 – 心理 – 社会医学模式

在过去，物理治疗的临床实践与科学研究深受生物医学模式的影响。从历史上来看，19 世纪和 20 世纪开创物理治疗职业的大师们都接受了医师的主控权及生物医学模式。他们工作中表现出的前瞻性支持了他们获得专业认可及执业许可（Barclay 1994, Parry 1997, Welti 1997, Terlouw 2007）。然而在过去的几十年间，无论是在医疗界还是物理治疗界，生物医学模式已经发生了巨大改变。Engel（1977）通过提出原有的生物医学模式过度强调了病理学方面的因素而忽略了心理社会方面的因素对疾病的影响，从而开始了生物医学模式转变的进程。他强调生物医学模式在解释疾病的过程中主要强调生物医学因素。根据 Engel 的描述，生物医学模式的应用会简单地对疾病进行二分法，一方面是医学病理学，另一方面是疾病的社会心理因素——通常只是简单地被分为精神病理或社会心理问题。

从生物 – 心理 – 社会医学模式的角度来看，对疾病、疼痛和残疾的发生、发展及继续维持的影响因素有很多。

- 生物医学过程。
- 情绪方面的问题。
- 认知方面的问题。
- 社会因素。
- 文化因素。
- 行为学因素。

生物医学模式的作用

尽管医学模式已经完成了从生物医学模式到生物－心理－社会医学模式的转变，但在具体的物理治疗诊断中生物医学思考模式对于手法物理治疗师来说依然在临床推理过程中起着重要的作用。生物医学模式的价值具体如下。

- 确立预防措施、禁忌证及临床实践的范围。
- 明确医学或骨科诊断作为手法物理治疗的最初参考点。
- 医学筛查可以明确检查及治疗过程中的禁忌证及预防措施。
- 预后——评估治愈及康复的过程。
- 确认某种具体的临床模式作为患者运动障碍的影响因素，具体包括物理治疗检查结果及治疗结果，例如，患者的运动障碍伴有腰椎管狭窄症及髋关节骨关节炎活动期或慢性腰椎间盘疾病等。

目前医学模式现代化的趋势中，医学及物理治疗诊断越来越多地融入了社会心理问题，并可能过度考虑了这方面的因素，关键是物理治疗师不能忽视病理解剖方面的因素是疼痛、不适感及残疾的可能原因（Hancock et al. 2011, Jull & Moore 2012）。

生物医学诊断可以为物理治疗诊断提供重要提示，物理治疗诊断反之亦可以为生物医学诊断提供具体的指示。事实上，在许多患者疾病诊断的病例中，两者可以起到互相补充、相得益彰的作用。总而言之，为了与患者合作共同制订全面的治疗目标与措施，物理治疗师不能忽略在 Maitland 概念中已经详细描述的具体物理治疗检查及评估程序。

生物－心理－社会医学模式的作用

生物－心理－社会医学模式的观点目前主要聚焦于手法物理治疗的临床推理过程，尤其是在决定具体的管理方法方面。

- 患者本身对疾病的体验（Kleinmann 1988）以及患者对疾病的参照标准，这些都是患者学习如何处理疾病和（或）残疾的方式。
- 患者与治疗师之间的沟通技巧。注意聆听与观察可以获得患者有关疾病信息的想法、感觉、态度、价值观、早期体验以及具体行为方式。
- 人类的心理体验与社会经济地位千差万别，它们更大程度上是对疼痛以及残疾有着相关的影响，而不是具有决定性因素的原因（Kendall et al. 1997）。

生物－心理－社会医学模式的关键组成部分如下。

- 以患者为中心的态度，充满同情，不带任何条件，真诚（Rogers, 1980）。
- 拥有可以灵活运用各种沟通技巧的能力。
- 能够与患者充分协作，共同定义、评价治疗结果及选择治疗方式的参数。
- 选择对患者有意义的治疗措施。
- 通过解释、提供具体信息及患者教育等策略来加强患者对疾病的理解，重拾回归健康的动机及自信。
- 意识到行为学的改变：现代手法物理治疗师通常遵循的治疗目标是患者行为（运动）的改变，但是需要认识到的是行为的改变不是一夜之间发生的。因此，从认知行为学的角度看问题以及充分意识到临床工作人员在激励患者的过程中所扮演的不同角色，可以充分指引患者行为改变的具体过程。

现象学观点

在生物－心理－社会医学模式中，现象学观点起着核心作用。在此观点框架下，Kleinmann

（1988）关于个体疾病体验的观点以及 Antonovsky（1979）关于健康、疾病及治疗的整体健康模式的学术研究都值得予以充分重视。

个体疾病体验的形成主要与个体对身体变化过程的体验以及社会文化等影响因素对这种体验的影响有关。下面所描述的方面是其重点（Kleinmann 1988）。

- 个体疾病体验往往是一种文化塑造的过程，而且通常取决于整个社会对行为好坏的判断、个体的生活经历、个体的心理历程、自我对人生意义及人际关系的定义，因此社会因素往往与个体内心对疾病的感觉和体验有关。

- 这些影响因素，以及其他人（亲属、临床工作人员）的行为，都可能放大或减弱疾病的痛苦与残疾。这一概念得到了 Pilowsky（1997）的支持，他认为临床工作人员需要意识到其行为方式会对他们治疗的患者的行为方式产生影响。另外，他也指出了物理治疗师的临床推理过程也是千差万别，通常这取决于治疗师成长的文化环境（Cruz et al. 2012），并可能因此而着重强调自己及患者某些特定的行为。

- 每一种临床职业都会接受相关培训，将患者对疾病的个体体验转换为某种学术命名体系下的疾病名称。因此，患者应当了解不同的临床工作人员会对其个体体验有着不同的观点，并将这种观点和解读作为治疗方案设立的基础。

- 解读患者疾病体验的陈述是临床实践的核心任务。如果忽视患者的个体感受，会导致患者与临床工作人员越来越疏远。

- Antonovasky（1979）认为患者个体疾病体验的观点是健康本源观点的必要补充。在一项严格评价的研究（其研究倾向于关注致病因素）中，对健康本源观点进行了介绍，同时对"为什么承受诸多压力因素的个体仍然能保持健康"这一问题给出了建议性回答。

当致病观点主要关注致病因素以及如何预防疾病和其他障碍时，健康本源观点主要关注一个关键问题，即有些人在承受各种致病及压力因素时为什么仍然可以保持健康，以及哪些因素能帮助人们更好地理解健康并保持良好的健康感觉。正如 Antonovsky（1979）所说："有益健康因素并不一定是致病因素的对立面。"基于一项对二战纳粹集中营幸存者的科学研究，Antonovsky（1987）指出，尽管在战争期间承受了磨难与压力，大部分的研究对象仍然保持了良好的身体与精神健康。他的结论是，"生活适应感"能更好地抵御生活压力。这种结构支持健康感、使命感及幸福感的发展与维持。他假设健康不是一种固定的状态，而是在"不舒适与舒适"这两个极端之间的连续体内移动。在患者的检查与评估过程中，需要评估导致健康–疾病连续体倒退和前进的因素。值得注意的是，健康本源观点越来越得到健康促进项目的认可，并逐渐将其纳入物理治疗实践的具体描述当中（Hengeveld 2006）。

特别是一致性感知值得在上述过程中引起注意。一般来讲其包括 3 个核心要素。

- **理解性**：个体是否可以明确自身的健康状态并能够充分了解这种状态的方方面面？在物理治疗临床实践的过程中，治疗师是否了解患者对于自身问题的病因、诊断及治疗的认识与看法是非常关键的。从根本上说，如果患者能够了解物理治疗的基本模式，清楚运动功能的改善可以促进疾病愈合的过程，那么就可以帮助他建立对健康福祉更好的感知。

- **有意义**：个体是否可以明确自身的健康状态并能在其中找到具体的意义？物理治疗师需要花较多的时间来发现患者的这种认识基础，并运用种种策略来加强这种有意义的体验。这些策略中包括疼痛机制教育、运用

（主、被动）运动和放松来作为可能的治疗方式及规律地再评估自我管理策略，以实现患者治疗成功的体验。

- **可管理性**：个体是否有相应的资源来应对环境压力？物理治疗师需要帮助患者开发有意义的自我管理策略并进行规律的再评估，从真正意义上为患者的治疗成功体验提供支持，为治疗师选择有意义的治疗方式提供支持，从而真正地管理患者的问题与症状。

总结来看，健康本源观点主要强调以下方面。

- 对健康及疾病的基本观点进行反思——确定哪些决定性的因素可以使一些人保持健康状态，而另一些人处于疾病状态（在都面临压力的情况下）。
- 一致性感知——这似乎是应对压力和保持健康的重要因素。
- 健康与疾病——应当被定义为具有两个极端的动态连续体。
- 同时遵循致病性观点模式与健康本源观点模式，在具体过程中，照护人员需要努力识别引起疾病感受反复的因素。而且，照护人员也要找到那些促进健康的影响因素（Antonovsky 1987, Schuffel et al. 1998）。

在这里需要对健康本源观点的真正价值进行良好的表述，这些可以从临床实践领域的描述中得到验证，例如对检查过程、再评估及治疗步骤等的描述。这些都有助于患者理解健康，并指引着患者得到更好的健康感受。表 2.2 给出了具体的例子。

两种观点——Kleinmann 关于个体疾病体验的观点，以及 Antonovsky 关于疾病 – 健康连续体观点——都促进了具体的现象学观点在物理治疗领域中的发展（Hengeveld 2003）。

一方面，物理治疗师仍然需要观察更多的致病因素，即那些导致健康 – 疾病连续体倒退和前进的因素，例如，可能的病理过程、残疾程度、疾病给患者带来的痛苦与压抑程度，以及患病行为，其本身就是病理、认知、情感及社会文化因素体验的综合结果。另一方面，物理治疗师在制订治疗计划时，如果能够从"治疗效果的结局来思考"可能会非常有意义，也就是说去考虑如果所有的治疗目标

表2.2　在健康本源观点模式中注重措辞至关重要

具体情况	致病性观点	健康本源观点
主观检查：确定疾病的严重性及易激惹性	你在清洁窗户时是否有疼痛的感觉，或者说你是否因为疼痛而不得不停止具体动作？	尽管操作的时候有疼痛感，你是否可以继续清洁玻璃的工作，换句话说就是痛感是否仍然可以忍受？
主观检查	为什么早晨时症状会更严重？	为什么你觉得午后的感觉相比早晨要更好？你觉得怎样处理可以让你在晨起拥有与午后一致的感觉？
主观检查：24 小时行为	现在你认为什么样的活动引起了疼痛而不可能再继续进行了？	尽管有痛感，哪些活动你认为仍然可以继续？哪些兴趣和爱好是你特别想要继续和实现的？
体格检查：主动活动测试，如腰椎屈曲、伸展、侧屈、旋转	你可以弯腰吗？可以转动吗？等等	现在我来做 4 种运动（演示），你来选择做其中一种
体格检查：神经传导功能检查	我没有发现任何问题	就目前我看来，你的神经反射、肌肉力量及感觉功能的表现非常完美
附属运动检查（许多运动是非常敏感的，患者在演示时会处于极度紧张和自我保护状态）	哪里痛呢？	如果我移动你的这个部位，这样会不会更舒适放松？

经允许转自 Banks & Hengeveld 2010

都得以实现的话，最理想的运动功能状态应当是什么。物理治疗师在制订治疗目标时需要与患者进行充分合作，需要时刻考虑距离"理想状态"哪些方面仍然没有做到但是对患者来说又是非常有意义的。通常包括以下方面（图2.5）。

- 如果要达到理想的运动功能状态及健康状态，需要纠正哪种运动损伤？
- 哪些活动能力需要得到改善？哪些活动与患者的参与能力相关并需要进行跟踪随访？
- 患者的日常生活活动大致水平是最佳状态，还是较差状态，或是较高的状态？如果处于较差的状态，如何调动患者参与训练的积极性，以及如何实施具体的项目？如果处于相对较高的状态，考虑患者可以将哪些放松策略运用到日常生活当中，是否存在习惯性的日常生活运动模式导致了某些身体结构的错误使用，而这些需要强调并进行纠正？
- 在日常生活中，患者是否信任自己的身体运动？（如果答案是否定的，手法物理治疗师应当帮助患者重新建立相应的体验。）
- 患者在进行日常生活活动时是否过度小心

（过度保护），或者在有意义的活动时"遗忘了具体的动作"？

- 在日常生活活动中，患者是否熟悉运用身体时的预防行为与措施？
- 患者是否能够很好地控制自身的疼痛及健康状态？如果答案是否定的，应当采取什么措施？

目前仅有很少量的科研项目对具体现象学观点在个体疾病体验过程中所起的作用进行了检查和衡量，同时也对健康本源观点在物理治疗的临床推理和治疗效果衡量中的作用进行了检查和衡量。

神经生理学模式

1965年"闸门控制"理论产生并被学界普遍接受（Melazck & Wall 1984），这促进了有关疼痛的研究、评估及治疗的改变，使二维的生物医学模式逐渐被更加全面的生物－心理－社会医学模式所取代。在生物医学模式中，疼痛被认为是一种症状并与某种程度的身体损害相关联。因此，治疗总是基于如何使患者解剖生理正常化或者去除病理性因素。如果疼痛的症状没有病理学基础，就会被

现象学观点下的物理治疗过程

个体疾病的体验和行为
（Kleinmann 1988）

- 运动敏感、活动不耐受
- 损伤、活动受限、参与受限
- 患病行为（例如，回避、寻求帮助）
- 疾病痛苦感、压抑感
- 病理学过程

健康的体验和行为
（Antonovsky 1979）

- 症状、体征（损伤）
- 自信而非刻意地运用身体功能
- 活动水平、参与（意愿、最佳）
- 预防动作/预防措施——刻意地运用身体功能
- 控制：知道症状反复时应当做什么（积极的应对策略——控制整体健康状态）

图2.5 在具体的现象学观点下进行临床实践，手法物理治疗师指引患者在健康－疾病连续体中向着健康状态移动，特别是运动功能方面。这一方法可以指导治疗师更全面地计划治疗目标

简单地推断为错误认知或者是精神心理问题的干扰（Vlaeyen & Crombez 1999）。

"闸门控制"理论提出了这样一种假说，即中枢神经系统的处理过程是下面两种系统的整合，它们分别是疼痛的感觉辨别系统及疼痛的情感动机系统。从神经生理学的角度来看，"闸门控制"理论意味着疼痛的信息并不仅仅是一种来自周围神经结构的上行过程，同时也受到来自中枢神经系统的下行通路的调节。通过这一理论的阐述，可以认识到疼痛不仅仅是组织损伤的后果，更有可能是神经元网络处理的结果。因此，这一理论的真正含义是，明确了在个体疼痛的感觉的过程中，认知、情感、行为、社会及文化等各个维度都是不可或缺的影响因素。因此，神经生理学模式满足了以下多种目的。

- 可以帮助全面理解疼痛症状患者的感受。
- 可以在患者教育的环节提供帮助，给予患者必要的信息以便其更好地理解疼痛和运动疗法及其他治疗方式是如何治疗疼痛的。
- 也可以为物理治疗师提供从生物 – 心理 – 社会模式角度出发的物理治疗过程解释模式，一般涉及问诊、体格检查步骤、治疗干预模式和与患者的沟通交流及教育策略。
- 也提供了人类学习过程的基本信息，特别是运动学习。

神经生理学疼痛机制

一直以来在学术界都有人主张，应当采用多维度的神经疼痛机制来解释疼痛而不是仅仅归因于某一种神经生理学机制（Cervero & Laird 1991），例如神经可塑性或学习过程（Loeser & Melzack 1999）。有人建议对疼痛的评估应该区分这些潜在的神经生理疼痛机制，表 2.3 展示了临床识别及常见的神经肌肉骨骼临床实践中疼痛机制的神经生理学支持证据。物理治疗师在临床实践中必须要调整结合一些治疗措施，例如自我管理及患者教育策略。

这么看来这些神经生理疼痛机制已经归为了临床假说的类目，临床决策仍然是要基于物理治疗的

临床实践。20 世纪 90 年代末的一项定性研究得出的结论是：疼痛机制的概念化以及其他相关概念，看上去仍然是隐藏于手法物理治疗临床实践的一种过程（Hengeveld 2000）。然而在 2007 年，对于有经验的物理治疗师的治疗及问诊过程进行视频记录的定性研究中，Smart 和 Doody（2007）总结道，这些经过挑选的物理治疗师已经将上文描述的疼痛机制及相关概念融入他们的临床推理过程。在一项三阶段的德尔菲研究中（Smart et al. 2010），103 位临床专家基于患者的陈述对疼痛机制的分类及临床标准达成了一致意见。一般来讲，关于假说形成的共同特性，特别是疼痛机制与中枢神经系统调节机制，似乎是下列一系列环节的关联过程，包括症状的产生、疼痛的减轻、在预期时间内随着组织的再生而得到改善的活动能力层级、对疼痛感觉的控制以及整体的健康状态等。在患者的标准化评估过程中，对腰部疼痛及下肢疾病的患者的伤害性疼痛机制及周围神经源性疼痛机制分类较准确（Smart et al. 2012a, 2012b, 2012c）。

末梢器官功能障碍及神经系统处理功能的改变——复杂临床推理过程

在神经生理学疼痛机制中，我们已经看到了多重、平行并轨的各类机制的临床推理过程的复杂性。一方面，临床工作人员需要将伤害性疼痛机制或周围神经源性机制与可能的组织病理相关联，这可能需要进一步的医疗行为或者其他物理治疗的预防及禁忌措施。另一方面，神经系统处理功能的具体改变方式也影响着患者的疼痛体验，同时也需要考虑到患者的功能障碍程度。特别是在当代，社会心理方面的问题比以前获得了更多关注（Hancock et al. 2011），同时各种临床实践指南也可能成为限制临床推理的影响因素（Bensing 2000），必须将可能的组织病理学变化考虑为"末梢器官功能障碍"，而且这种考虑需要得到适度的重视。

因此，Apkarian 和 Robinson（2010），一方面，建议把重点放在末梢器官功能障碍模式（end-organ

表2.3　主要神经生理学疼痛机制的临床识别

神经生理学 疼痛机制	神经生理学 背景知识	临床表现	附注
伤害性疼痛机制	通过机械性、化学性或温度刺激来活化A_δ及C神经纤维，激活初级传入神经元。通过"全或无"反应，次级及三级神经元也因此而被激活，从而引起疼痛感受（Fields 1988）。中脑及脑皮质的大量区域都参与其中（神经模型）（Moseley 2003）	刺激反应与症状相关。症状的性质可以是针刺感、提拉感、锐痛、钝痛等。疼痛和功能障碍与病史相一致。例如，在预计的时间范畴内，疼痛会减轻，移动能力及功能会不同程度的恢复	在软组织受伤时，C神经纤维的逆行活动是炎症反应过程（神经源性炎症）及痛觉过敏（Fields 1988）的影响因素。然而，与此同时发生的治愈过程将会逆转这一过程。事实上，其主要功能是支持愈合的过程
周围神经源性机制	可能由于血压的梯度变化（Sunderland 1978）、不正常的神经冲动引起痛点（主要是由于离子通道变化）、创伤（如牵拉伤或擦伤）而诱发（Butler 2000）	刺激反应与症状相关。疼痛和功能障碍与病史相一致。也许更严重。症状的性质为烧灼感、阵痛、痉挛。症状与功能障碍遵循疾病演进的过程；然而，因为是一种潜在的疼痛机制，所以相较于占主导地位的伤害性疼痛机制需要更久的时间	在对神经系统给予触诊、"滑动治疗"或"张力疗法"等物理治疗技术前，治疗首先可能需要着重于神经周围的组织（相互影响）（Bulter 2000, Shacklock 2005, Coppieters & Butler 2008）
中枢神经系统（CNS）调节	灰质后角、丘脑、皮质的持续敏化状态。病理生理过程、认知状态，情绪和（或）行为因素都可能在持续敏化状态中发挥重要作用（Woolf 1991, Jeanmonod et al. 1993, Gifford & Butler 1997）	疼痛、功能障碍及病史和运动行为之间没有明确的关系。临床表现也未必与已知的临床模式相吻合	对于中枢神经系统在疼痛冲动的传递中所体现出来的调节作用，物理治疗学界给予了越来越多的关注，这一调节机制更多地被认为是一种整合的循环体系而不是简单的原因影响体系，从而区分了传入、传出方面的功能（Wright 1999）。敏化状态在受伤的过程中是一种常见的表现，在治愈的过程中，敏化状态趋于平缓并最终消失。然而，在一些病例中，由于病理改变（如神经损伤），或认知、情绪、社会文化、行为等因素，导致中枢神经敏化状态继续存在
自主神经系统机制	自主神经系统被认为是患者疼痛体验的媒介。自主神经系统的活跃程度是由疼痛体验的程度决定的，也被表述为"战斗或逃跑"压力反应机制（Selye 1976, Sapolsky 1994）	疼痛可能更多地在局部区域被感知，四肢可能感觉到肿胀、寒冷及出汗的区别	从临床的角度观察，只要疼痛的体验仍然存在，自主神经系统的活动水平就会保持与疼痛水平相对应，无论这种疼痛是由身体因素、心理因素还是社会经济因素引起

Banks & Hengeveld 2010

dysfunction model，EODM）——可以确认的事件引起了症状的发生发展，症状与患者的明确陈述相一致，即将症状归因于某种组织损伤或病理学过程。在EODM模式中，一般没有神经系统处理功能的改变，也就是说，疼痛应当随着组织再生的过程而减轻，同时活动水平也会得到改善。症状和体征描述了一种可识别的、可重复的刺激反应模式。另一方面，如果症状和体征无法稳定地与病史或刺激反应体系相吻合，就需要考虑神经系统处理功能的改变模式（altered nervous system processing models，ANSPM）。

疼痛体验的动态模式

疼痛的具体体验及其相关的功能障碍通常随着时间的变化而变化。这可能是由于各种个体因素相互作用的结果，例如患者所处的环境、专业医疗人员的处理方式（Delvecchio Good, et al. 1994），或者是由于认知、情绪及行为因素的影响（Vlaeyen & Crombez 1999），其中行为因素可能包括不断增长的压抑或痛苦感、担心、焦虑，以及因为无法控制疼痛而引起的无助感、无用感或自尊心受损（Corbin 2003）。因此，对于使用神经生理疼痛机制解读疼痛是否过于线性或者无法充分解读疼痛感受的动态复杂性，仍然存在争议。由于疼痛的感受随着时间的变化而变化，物理治疗师需要意识到尽管功能状态得到改善，患者的疼痛感受及无助感可能不会同步得到改善，所以物理治疗干预措施需要充分考虑到这一点。因此，物理治疗师的干预措施需要整合和调整，例如加入自我管理策略和（或）患者教育策略。

疼痛的整合、动态模式

从神经生物学的角度来看，整合模式表述了疼痛感受的动态变化，物理治疗措施也应当因此做出相应的调整。这些模式如下。

- 成熟生物模式（Gifford 1998）。
- 处理模式（Shacklock 1999）。

这些模式主要是通过以下观点来解释疼痛体验，即输入的有害刺激会由中枢神经系统处理，随后身体的反应是对有害刺激威胁的回应。

从生物学观点来看，大脑或中枢神经系统可以被看作是识别中心，持续对环境、对自身的身体及相关的经验进行检视（Gifford 1998）。

中枢神经系统的处理过程通常受到下列因素的影响，包括生物学因素、认知因素、情绪因素、社会文化因素及过去学习的经验等。通常认为中枢神经系统主要作用于传出神经的生理系统，例如肌张力、自主反应、内分泌及免疫系统，以及行为反应，诸如表达、运动及活动等（"输出"机制）。进一步讲，这些"输出"机制也会影响到"输入"机制及对各种刺激的灵敏程度——演示了"输入""中枢处理"及"输出"等机制的循环过程（Gifford 1998, Shacklock 1999）。

关于科学研究中疼痛概念的入选标准

随着疼痛机制与科研入选标准的相关性越来越紧密，Bogduk（2009）讨论了区别背部伤害性疼痛、躯体牵涉性疼痛、神经根痛及神经根病的必要性。如果无法区分神经根痛与躯体牵涉性疼痛的话，就可能会发生误诊并将患者分入错误的科学研究分组（表 2.4）。Bogduck 通过分析磁共振及 X 线

表2.4　常见疼痛种类的区分（具有合并的可能性）

描述	病因	附注	疼痛种类
背部伤害性疼痛	腰椎结构的有害刺激		背部的钝痛与酸痛
躯体牵涉性疼痛	腰椎结构的有害刺激——对腰椎神经根结构没有刺激。解释：在二级传入神经元汇聚疼痛的传入冲动	应当注意区分此类症状与内脏牵涉痛及神经根痛的区别	通常此类疼痛容易在下列区域被感知，即阶段性神经分布的区域 "钝痛、酸痛、侵蚀性疼痛"及有时"持续扩张的压力" 倾向于在固定的区域，很难明确的定义边界——临床症状模式并不一定与皮区定位相一致
神经根痛	疼痛可能是由于脊神经后根或脊神经节囊肿而引起的。经常，但不一定总是与椎间盘突出共同发生。神经的炎症反应是关键的病理生理机制	神经根通常不会对挤压产生反应，除非炎症存在。脊神经节，从另一方面来说，对挤压敏感，并能完整地在神经上反映出异种特异的冲动	刀割痛、无法忍受的疼痛、电击痛。（坐骨神经痛这一术语应当被"神经根痛"所替代）
神经根病	神经系统疾病伴有神经阻滞	神经根病不能简单地定义为疼痛，其中还包含运动及感觉的改变	麻木（皮肤）、虚弱、反射反应减弱

检查步骤假定背部伤害性疼痛及躯体牵涉性疼痛相较于神经根痛及神经根病更为常见，然而躯体牵涉性疼痛通常带来的是不确定的结果。

认知行为学模式

在改变患者行为方面物理治疗师扮演了重要的角色，特别是在运动及功能能力方面。物理治疗师从现象学观点出发，指导患者慢慢拥有健康促进与维持的感觉（主要是在运动方面）。在这方面，人们认识到一个人的习惯和行为无法通过一次治疗在一夜之间得到改变。物理治疗师的工作内容包括行为改变的管理，在这里改变的动机、意识、认知方面及患者与治疗师共同制订详细的计划都是非常必要的。这里有必要指出，患者可能会经历动机形成的不同阶段，所以在新的行为模式尚未完全有效融入患者日常生活时就需要得到物理治疗师正确的指导。因此，在临床推理的过程中整合认知行为模式的观点可能是非常有意义的。

认知行为临床实践在关节松动术及手法治疗中起到了一定的作用，特别是在实现最大化患者功能的意愿方面起到了更加重要的作用。具体包括以下内容。

- 日常生活的运动行为发生改变——如果有疼痛和不适感，患者会学习一些特定的运动和放松技巧或简单运动。
- 日常生活中的运动习惯发生改变，这可能是疼痛的诱发因素。
- 有改变行为的动机并考虑到培训及维持性训练等问题。
- 通过信息及患者教育策略，对于自身的问题，患者可能形成与之前完全不同的看法和观点。例如，疼痛不再被看作是一种威胁，因此患者会自主地发展出行之有效的应对策略。

与有效的沟通一样，了解到认知行为策略的关键点对于更有效的临床实践至关重要。这些要点包括以下内容。

- 改变的不同阶段。
- 物理治疗师的教育者角色。
- 增强依从性。

改变的不同阶段

有人提出，人们动机的改变会经历数个不同的阶段才会进入到实质性的行动阶段。物理治疗师非常有必要认识到患者动机改变的不同阶段，并据此调整教育及指导的策略与方式。Prochaska 和 DiClemente（1994）提出了改变模式的不同阶段。

1. 前预期阶段：在这一阶段改变尚未被考虑。
2. 预期阶段：开始考虑行为改变，然而，尚未有具体的执行计划。
3. 准备阶段：积极准备计划以期在短时间内进行行为改变。
4. 行动阶段：在这一阶段，令人期待的行为正在执行。
5. 巩固阶段：令人期待的行为得以保持，之前行为的恢复得到有效预防。

物理治疗师的教育者角色

不断出现的教育策略在物理治疗的临床实践与科学研究中被用来鼓励患者进行行为改变。教育原则的运用非常关键，例如建立患者的认知水平及选择合适的教育方法和策略。

增强依从性

需要运用各种策略来加强患者对物理治疗师建议、意见及指导的依从性。这一过程持续于动机确立阶段、短期及长期依从阶段。改变、教育及依从性加强不同阶段的具体细节会在《麦特兰德脊柱手法物理治疗》（*Maitland's Vertebral Manipulation*）一书的第 8 章详细讨论（Hengeveld & Banks 2014）。

科学研究

一些科学研究已经对认知行为治疗方式及物理治疗方式进行了比较（Pool et al. 2010）；然而完全依照治疗标准进行治疗是非常困难的，不同医师的内在特征、认知因素，以及不同的环境因素都决定了治疗的具体优先顺序，这其中包括具体的沟通及建议（Green et al. 2008, Sandborgh et al. 2010）。从整体上来看，将认知行为治疗方法结合到物理治疗的临床实践当中是值得推广的，而且有中等程度的循证医学证据显示这种整合可以提升最终的临床疗效（Bunzli et al. 2011）。关于认知行为概念的讨论，如分散注意力及自我效能等，它们早已应用于物理治疗的临床实践。同时需要明确的是，应向患者提供运用自助策略以控制疼痛症状的指导（Zusman 2005）。这种物理治疗及行为医学的整合揭示了对于运动行为来说，认知、情绪、身体及社会环境与身体先决条件一样重要（Sundelin 2010）。越来越多的文献证实了在物理治疗的实践中整合认知行为治疗方式会在功能障碍恢复层级、恐惧回避行为改善、加强疼痛控制及拥有对未来日常行为能力有效控制方面有明确的益处（Moore et al. 2000, Johnasson & Lindberg 2001, Soderlund et al. 2001, Asenlof et al. 2005, Bunzli et al. 2011）。

生物力学模式

生物力学的观点，诸如针对周围关节的"凸凹原则"（Schohmacher 2009）或是脊柱运动的耦合原理（White & Panjabi 1978）等同样可以运用于临床实践的模式。事实上，在一些手法治疗的培训学校里，这一模式已经成为制订临床决策的关键部分。然而，目前主流的观点也指出，理论中所描述的运动规则与现实中关节表面的运动仍然存在出入（Stenvers 1994, Schohmacher 2009, Vicenzino & Twomey 1993）。当然这不能成为在临床实践中不去践行生物力学模式及其理论的借口，但是在实践中需要将临床发现与理论紧密联系，例如充分观察在被动运动中疼痛与阻抗的具体变化。选择被动治疗技术时，应当充分考虑并根据被动附件与生理运动中疼痛、阻抗及

运动反应的具体变化。总而言之，生物力学理论可以巩固加强和支持临床决策，并能够增加所选治疗技术的有效性，这一点已经得到了规律评估。

总结

神经肌肉骨骼物理治疗师的治疗思路在各种模式中循环往复，其主要目的是让每一位患者的治疗能够个性化并使得效果最大化。通常，如果能够适度地接受来自这些模式中的科学知识是可以加强和巩固临床实践的。然而，需要指出的是，仍然有一些临床实践指南属于生物医学模式。为了在未来确保物理治疗的实践是基于以患者为中心，循证医学在这个时代应运而生，它建议临床实践者接受多种多样的临床实践指南并对"最佳临床证据"做出选择，特别是将认知行为模式整合入物理治疗临床实践，重视健康本源观点对于致病性观点的补充，并能够汲取神经生理学疼痛机制的观点。

在数十年前提出的 Maitland 概念之神经肌肉骨骼物理治疗原则，依然适应这个时代的循证医学实践。个性化的评估步骤、深思熟虑的治疗计划并与患者紧密合作，以及有意识的沟通策略发展了一种以患者为中心的医患关系，一种建设性的以患者自己为关键核心的临床决策方式，这些成为 Maitland 概念临床实践的方法学。如果物理治疗师能够在治疗的计划阶段及在评估阶段不断地进行反思，并能够在其临床实践工作中践行"最佳科学知识"，那么就可以支撑自己的临床专家成长之路，同时通过观察、治疗和报道不寻常的临床现象来为物理治疗学科的发展做出贡献。个性化的临床治疗需要基于完整的临床评估步骤，这样物理治疗师可以形成对患者运动状态、运动潜能及偏好的完整认识。正如 Jull 和 Moore（2012）所说，治疗性接触及被动治疗的艺术对于恢复主动运动，以及在许多疼痛运动障碍的康复过程中仍然起着至关重要的

作用。

"治疗师是坚持手法治疗还是更开放的融合更多治疗方法？在有颈椎和背部疼痛的情况下，已经有充足的证据告诉我们，患者的运动控制会出现诸多改变。因此，为了解决这些问题，在康复项目中融入运动和锻炼项目是不存在任何争议的。也有充足的证据证明椎骨关节突或椎间盘问题是常见的疼痛来源。手法治疗是直接针对引起疼痛的关节障碍，同时也有大量手法治疗有效性的具体实证研究。手法治疗已被证实了其缓解疼痛的有效性。大量的证据提示我们，对于疼痛，手法治疗是不应当被遗忘的。需要明确的是，在大量颈部和腰部疼痛的患者中存在着由关节功能障碍引起的疼痛。"

（Jull & Moore 2012, 199）

（米　睿　译）

参考文献

Altman RD, Briggs M, Chu C, et al: Knee pain and mobility impairments: meniscal and articular cartilage lesions. Clinical Practice Guidelines Linked to the International Classification of Functioning, Disability and Health from the Orthopaedic Section of the American Physical Therapy Association, *J Orthop Sports Phys Ther* 40(6): A1–A35, 2010. doi:10.2519/jospt.2010.0304.

Antonovsky A: *Health, Stress, and Coping: New Perspectives on Mental and Physical Well-Being*, San Francisco, 1979, Jossey-Bass.

Antonovsky A: The salutogenic perspective: towards a new view of health and illness, *Advances J Inst Adv Health* 4:47–55, 1987.

Apkarian AV, Robinson JP: *Low back pain. IASP, Pain Clinical Updates, Vol. VXIII, Issue 6, August*, 2010.

APTA: *Guide to Physical Therapist Practice*, Alexandria, VA, 2001, American Physical Therapy Association.

Åsenlöf P, Denison E, Lindberg P: Individually tailored treatment targeting activity, motor behaviour, and cognitions reduces pain-related disability: A randomized controlled trial in patients with musculoskeletal pain, *J Pain* 6:588–603, 2005.

Banks K, Hengeveld E: *Maitland's Clinical Companion: An Essential Guide for Students*, Edinburgh, 2010, Churchill Livingstone Elsevier.

Barclay J: *In Good Hands – The History of the Chartered Society of Physiotherapy 1894–1994*, Oxford, 1994, Butterworth-Heinemann.

Bekkering GE, Hendriks HJM, Koes BW, et al: *National practice guidelines for physical therapy in patients with low back pain*, Amersfoort, 2003, KNGF.

Bensing J: Bridging the gap: the separate worlds of evidence-based medicine and patient-centered medicine, *Patient Educ Couns* 39:17–25, 2000.

Billis EV, McCarthy CJ, Oldham JA: Subclassification of low back pain: a cross-country comparison, *Eur Spine J* 16:865–879, 2007.

Bogduk N: On the definitions and physiology of back pain, referred pain, and radicular pain, *Pain* 147:17–19, 2009.

Bullock-Saxton J, Chaitow L, Gibbons P, et al: The palpation reliability debate: the experts respond, *J Body Move Ther (JBMT)* 6(1):19–36, 2002.

Bunzli S, Gillham D, Esterman A: Physiotherapy-provided operant conditioning in the management of low back pain disability: a systematic review, *Physiother Res Int* 16(2011):4–19, 2011.

Butler D: *The Sensitive Nervous System*, Adelaide, 2000, NOI Group Publications.

Cervero F, Laird JMA: One pain or many pains? A new look at pain mechanisms, *Neural Inf Process Syst* 6:268–273, 1991.

Comeaux Z, Eland D, Chila A, et al: Measurement challenges in physical diagnosis: refining inter-rater palpation, perception and communication, *J Body Move Ther (JBMT)* 5:245–253, 2001.

Coppieters MW, Butler DS: Do 'sliders' slide and 'tensioners' tension? An analysis of neurodynamic techniques and considerations regarding their application, *Man Ther* 13:213–221, 8(3):130–140, 2008.

Corbin JM: The body in health and illness, *Qual Health Res* 13(2):256–267, 2003.

Cott CA, Finch E, Gasner D, et al: The movement continuum theory for physiotherapy, *Physiother Can* 47:87–95, 1995.

CPA: *Description of Physiotherapy*, Toronto, 1992, Canadian Physiotherapy Association.

CSP: *Standards of Physiotherapy Practice*, London, 1990, The Chartered Society of Physiotherapy.

Cruz EB, Moore A, Cross V: Clinical reasoning and patient-centred care in musculoskeletal physiotherapy in Portugal: a qualitative study, *Man Ther* 17:246–250, 2012.

Dekker J, van Baar ME, Curfs EC, et al: Diagnosis and treatment in physical therapy: an investigation of their relationship, *Phys Ther* 73:568–580, 1993.

Delitto A, Snyder-Mackler L: The diagnostic process: examples in orthopedic physical therapy, *Phys Ther* 75:203–211, 1995.

Delvecchio Good MJ, Brodwin PE, Good BJ, et al: *Pain as Human Experience. An Anthropological Perspective*, Berkeley, 1994, University of California Press.

DePoy E, Gitlin L: *Introduction to Research. Understanding and Applying Multiple Strategies*, St. Louis, 1998, Mosby.

De Vries CDL, Wimmers RH: Is fysiotherapie gevolgengeneeskunde? *FysioPraxis* 6:10–13, 1997.

Dieppe PA, Lohmander LS: Pathogenesis and management of pain on osteoarthritis, *Lancet* 365:965–973, 2005.

Ellis RF, Hing W: Neural Mobilization: A systematic review of randomized controlled trials with an analysis of therapeutic efficacy, *Journal of Manual and Manipulative Therapy* 16(1):8–22, 2008.

Engel GL: The need for a new medical model: a challenge for biomedicine, *Science* 176:129–136, 1977.

Fields H: *Pain*, Philadelphia, 1988, McGraw-Hill.

Foster NA, Bishop A, Thomas E, et al: Illness perceptions of low back pain patients in primary care: what are they, do they change and are they associated with outcome? *Pain* 136:177–187, 2008.

Gifford L: The mature organism model. In Gifford L, editor: *Topical Issues in Pain I – Whiplash: Science and Management. Fear-avoidance beliefs and behaviour*, Falmouth, Adelaide, 1998, NOI Press.

Gifford L, Butler D: The integration of pain sciences into clinical practice, *J Hand Ther* 10:86–95, 1997.

Grant R: The pursuit of excellence in the face of constant change, *Physiotherapy* 81:338–344, 1995.

Green AJ, Jackson DA, Klaber Moffet JA: An observational study of physiotherapists' use of cognitive–behavioural principles in the management of patients with back pain and neck pain, *Physiotherapy* 94:306–313, 2008.

Guccione A: Physical therapy diagnosis and the relationship between impairments and function, *Phys Ther* 71:499–504, 1991.

Hancock MJ, Maher CG, Laslett M, et al: Discussion paper: what happened to the 'bio' in the bio-psycho-social model of low back pain? *Eur Spine J* 20:2105–2110, 2011.

Hengeveld E: Gedanken zum Indikationsbereich der Manuellen Therapie. Teil 1, Teil 2, *Manuelle Therapie* 2, 3:176–181; 2–7, 1998, 1999.

Hengeveld E: Gedanken zum Indikationsbereich der Manuellen Therapie. Part 1, Part 2, *Manuelle Therapie* 2:176–181; 3, 2–7, 1998, 1999.

Hengeveld E: *Psychosocial issues in physiotherapy: manual therapists' perspectives and observations. MSc Thesis, Department of Health Sciences*, London, 2000, University of East London.

Hengeveld E: Das biopsychosoziale Modell. In van den Berg F, editor: *Angewandte Physiologie: Schmerzen verstehen und beeinflussen. (band 4)*, Stuttgart, 2003, Thieme Verlag.

Hengeveld E: Salutogenese – was hält Menschen gesund? *Physiopraxis* 4:22–26, 2006.

Hengeveld E, Banks K: *Maitland's Vertebral Manipulation Management of Neuromusculoskeletal disorders Volume 1*, ed 8, Edinburgh, 2014, Butterworth Heinemann Elsevier.

Hislop HJ: The not-so-impossible dream, *Phys Ther* 55:1069–1080, 1975.

Hoekstra H: *Manual Therapy in Osteoarthritis of the Hip*, Amsterdam, 2004, Vrije Universiteit.

Hüter-Becker A: Ein neues Denkmodell für die Physiotherapie, *Krankengymnastik* (4):565–569, 1997.

Jeanmonod D, Magnin M, Morel A: Thalamus and neurogenic pain: physiological, anatomical and clinical data, *NeuroReport* 4:475–478, 1993.

Jull G, Bogduk N, Marsland A: The accuracy of manual diagnosis for cervical zygapophyseal joint pain syndromes, *Med J Aust* 148:233–236, 1988.

Jull G, Moore A: Editorial: Hands on, hands off? The swings in musculoskeletal physiotherapy practice, *Man Ther* 17:199–200, 2012.

Johansson E, Lindberg P: Clinical application of physiotherapy with a cognitive–behavioural approach in low back pain, *Adv Physiol* 3:3–16, 2001.

Jones M: Clinical reasoning and pain, *Man Ther* 1:17–24, 1995.

Jones M, Higgs J: Will evidence-based practice take the reasoning out of practice? In *Clinical Reasoning in the Health Professions*, Oxford, 2000, Butterworth-Heinemann.

Kangas J, Dankaerts W, Staes F: New approach to the diagnosis and classification of chronic foot and ankle disorders: identifying motor control and movement impairments, *Man Ther* doi:10.1016/j.math.2011.07.004, 2011.

Kendall NAS, Linton SJ, et al: *Guide to assessing psychosocial yellow flags in acute low back pain: risk factors for long-term disability and work loss*, Wellington, New Zealand, 1997, Accident Rehabilitation & Compensation Insurance Corporation of New Zealand and the National Health Committee.

Kleinmann A: *The Illness Narratives: Suffering, Healing and the Human Condition*, New York, 1988, Basic Books.

KNGF: Beroepsprofiel Fysiotherapeut, *Amersfoort/ Houten, 1998, Koninklijk Nederlands Genootschap voor Fysiotherapie/Bohn Stafleu van Loghum*.

Linton S: In defence of reason. meta-analysis and beyond in evidence-based practice, *Pain Forum* 1998. 7:46–54, 1998.

Loeser JD, Melzack R: Pain: an overview, *Lancet* 353:1607–1609, 1999.

Maitland GD: *Vertebral Manipulation*, ed 5, Oxford, 1986, Butterworth-Heinemann.

Maluf K, Sahrmann S, van Dillen LR, et al: Use of a classification system to guide non surgical management of patients with low back pain, *Phys Ther* 80:1097–1111, 2000.

McKenzie R: *The Lumbar Spine: Mechanical Diagnosis and Therapy*, Waikanae, New Zealand, 1981, Spinal Publications Ltd.

Melzack R, Wall P: *The Challenge of Pain*, London, 1984, Penguin Books.

Moore JE, Von Korff M, Cherkin D, et al: A randomized trial of a cognitive behavioral program for enhancing back pain self care in a primary care setting, *Pain* 88:145–153, 2000.

Moseley GL: A pain neuromatrix approach to patients with chronic pain, *Man Ther* 8(3):130–140, 2003.

Moss P, Sluka K, Wright A: The initial effects of knee joint mobilisation on osteoarthritic hyperalgesia, *Man Ther* 12:109–118, 2007.

O'Sullivan P: Diagnosis and classification of chronic low back pain disorders: maladaptive movement and motor control impairments as underlying mechanism, *Man Ther* 10:242–255, 2005.

Ottawa Panel Evidence-Based Clinical Practice: Guidelines for therapeutic exercises and manual therapy in the management of osteoarthritis, *Phys Ther* 85:907–971, 2005.

Parry A: Physiotherapy and methods of inquiry: conflict and reconciliatation, *Physiotherapy* 77:435–439, 1991.

Parry A: New paradigms for old: musing on the shape of clouds, *Physiotherapy* 83:423–433, 1997.

Phillips DR, Twomey LT: A comparison of manual diagnosis with a diagnosis established by a uni-level lumbar spinal block procedure, *Man Ther* 1(2):82–87, 1996.

Pilowsky I: *Abnormal Illness Behaviour*, Chichester, 1997, John Wiley.

Pool JJM, Ostelo RWJG, Knol DL, et al: Is a behavioural graded activity program more effective than manual therapy in patients with subacute neck pain? *Spine* 35(10):1017–1024, 2010.

Prochaska J, DiClemente C: Stages of change and decisional balance for twelve problem behaviours, *Health Psychol* 13(1):39–46, 1994.

Refshauge K, Gass E: *Musculoskeletal Physiotherapy*, Oxford, 1995, Butterworth-Heinemann.

Rogers CR: *A Way of Being*, Boston, 1980, Houghtin Mifflin.

Rose S: Musing on diagnosis, *Phys Ther* 68:1665, 1988.

Rose SJ: Physical therapy diagnosis: role and function, *Phys Ther* 69:535–537, 1989.

Sackett D, Richardson SW, Rosenberg W, et al: *Evidence-based medicine: how to practice and teach EBM*, Edinburgh, 1998, Churchill Livingstone.

Sahrmann S: Diagnosis by the physical therapist – a prerequisite for treatment, *Phys Ther* 68:1703–1706, 1988.

Sahrmann S: *Movement as a cause of musculoskeletal pain*, Perth, Australia, 1993, Congress Proceedings of MPAA.

Sandborgh M, Åsenlöf P, Lindberg P, et al: Implementing behavioural medicine in physiotherapy treatment. Part II: Adherence to treatment protocol, *Arch Phys Ther* 12:13–23, 2010.

Sapolsky RM: *Why Zebras Don't Get Ulcers: A Guide to Stress, Stress-Related Diseases and Coping*, New York, 1994, WH Freeman.

Schohmacher J: The convex–concave rule and the lever law, *Man Ther* 14:579–582, 2009.

Schön DA: *The Reflective Practitioner: How Professionals Think in Action*, Aldershot, 1983, Arena.

Schüffel W, Brucks U, Johnen R, editors: *Handbuch der Salutogenese – Theorie und Praxis*, Wiesbaden, 1998, Ullstein Medical.

Selye H: *The Stress of Life*, New York, 1976, McGraw-Hill.

Shacklock MO: Central pain mechanisms: a new horizon in manual therapy, *Aust J Physiother* 45:83–92, 1999.

Shacklock MO: *Clinical Neurodynamics*, Oxford, 2005, Butterworth Heinemann Elsevier.

Smart KM, Blake C, Staines A, et al: Clinical indicators of 'nociceptive', 'peripheral neuropathic' and 'central' mechanisms of musculoskeletal pain: a Delphi survey of expert clinicians, *Man Ther* 15:80–87, 2010.

Smart KM, Blake C, Staines A, et al: Self-reported pain severity, quality of life, disability, anxiety and depression in patients classified with 'nociceptive', 'peripheral neuropathic' and 'central sensitisation' pain: the discriminant validity of mechanisms-based classifications of low back (±leg) pain, *Man Ther* 17:119–125, 2012a.

Smart KM, Blake C, Staines A, et al: Mechanisms-based classifications of musculoskeletal pain: part 2 of 3: symptoms and signs of peripheral neuropathic pain in patients with low back (±leg) pain, *Man Ther* doi:10.1016/j.math.2012.03.003, 2012b.

Smart KM, Blake C, Staines A, et al: Mechanisms-based classifications of musculoskeletal pain: part 3 of 3: symptoms and signs of nociceptive pain in patients with low back (±leg) pain, *Man Ther* doi:10.1016/j.math.2012.03.002, 2012c.

Smart K, Doody C: The clinical reasoning of pain by experienced musculoskeletal physiotherapists, *Man Ther* 12:40–49, 2007.

Söderlund A, Lindberg P: Cognitive behavioural components in physiotherapy management of chronic whiplash associated disorders (WAD) – a randomised group study, *Physiother Theory Pract* 17:229–238, 2001.

Stein HF: The role of some nonbiomedical parameters in clinical decision making: an ethnographic approach, *Qual Health Res* 1:6–26, 1991.

Stenvers JD: *De primaire frozen shoulder – een retrospectief onderzoek naar de behandeling door middel van fysiotherapie*, Rijksuniversiteit Groningen, 1994, PhD Thesis.

Straus SE, Richardson SW, Glasziou P, et al: *Evidence-based medicine: how to practice and teach EBM*, ed 3, Edinburgh, 2005, Churchill Livingstone.

Sundelin G: Editorial: behavioural medicine in healthcare and physiotherapy, *Adv Physiother* 12:1, 2010.

Sunderland S: *Nerves and Nerve Injuries*, ed 2, Edinburgh, 1978, Churchill Livingstone.

Terlouw TJA: Roots of physical medicine physical therapy, and mechanotherapy in the Netherlands in the 19th Century: a disputed area within the healthcare domain, *The Journal of Manual & Manipulative Therapy* 15(2): E23–E41, 2007.

Turner JA, LeResche L, von Korff M, et al: Backpain in primary care–patient characteristics, content of initial visit and short-term outcome, *Spine* 23:463–469, 1998.

van Baar ME, Dekker J, Bosveld W: A survey of physical therapy goals and interventions for patients with back and knee pain, *Phys Ther* 78:33–42, 1998a.

van Baar ME, Dekker J, Oostendorp RA: The effectiveness of exercise therapy in patients with osteoarthritis of the hip or knee: a randomized clinical trial, *J Rheumatol* 25:2432–2439, 1998b.

van den Ende CHM: Editorial, *NTvF* 4:3, 2004.

van Tulder M, Annette Becker, Trudy Bekkering, et al: European guidelines for the management of acute low back pain, *Eur Spine J Suppl* (15):131–300, 2006.

Vicenzino G, Twomey L: Sideflexion induced lumbar spine conjunct rotation and its influencing factors, *Aust J Physiother* 39:299–306, 1993.

Vlaeyen JWS, Crombez G: Fear of movement/(re)injury, avoidance and pain disability in chronic low back pain patients, *Man Ther* 4:187–195, 1999.

Vleeming A, Albert HB, Östgaard HC, et al: European guidelines for the diagnosis and treatment of pelvic girdle pain, *Eur Spine J* 17:794–819, 2008.

Wells P: Maitland Concept of manipulative physiotherapy. In *IFOMT Proceedings*, Norway, 1996, Lillehammer.

Welti SR: *Massage und Heilgymnastik in der ersten Hälfte des 20 Jahrhunderts*. Sempach, 1997, Schweizerisches Rotes Kreuz (SRK), Schweizerischer Physiotherapeuten Verband (SPV).

White A, Panjabi MM: *Clinical Biomechanics of the Spine*, Philadelphia, 1978, J.B. Lippincott Company.

Woolf CJ: Generation of acute pain: central mechanisms, *Br Med Bull* 47:523–533, 1991.

World Confederation of Physical Therapy (WCPT): *Description of physical therapy*, London, 1999, World Confederation of Physical Therapy.

World Health Organization (WHO): *ICF – International Classification of Functioning, Disability and Health*, Geneva, 2001, World Health Organization.

Wright A: Recent concepts in neurophysiology of pain, *Man Ther* 4:196–202, 1999.

Zusman M: Cognitive behavioural components in musculoskeletal physiotherapy: the role of control, *Phys Ther Rev* 10:89–98, 2005.

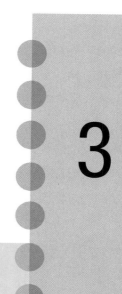

颅下颌障碍的管理

John Langendoen

关键词

颞下颌关节；颅下颌功能障碍；喉；舌骨；三叉神经；三叉神经脊髓核；咀嚼肌；咬肌；颞肌；翼外肌；翼内肌；颞下肌、颞上肌；咬合；副功能习惯；磨牙症；运动系统；夹板

引言

颞下颌关节复合体与人体其他四肢关节在许多方面有所不同。两个远端关节都是骨骼的一部分，下颌骨使两个关节成为连体双关节，这是神经肌肉骨骼系统中唯一一个此类型的外周关节。这意味着没有其中一个关节的参与则另一个关节不能移动。此外，颞下颌关节也是口腔消化系统以及呼吸系统的一部分，并且此关节复合体在语言沟通和表达功能中起重要作用。从解剖学、关节运动、神经生理学及病理生理学角度看，颅下颌复合体与颈椎直接相关。

除了关节面、关节组成成分和肌肉外，另外一个在颌骨复合体的位置和运动中发挥相关作用的是牙齿的相互接触（咬合和引导），或在颌骨运动或休息时不能闭合。咬合作为一个重要因素可以包含在 Panjabi 的三个子系统稳定性模型中，本章接下来将会对此有所描述。Panjabi 的模型为理解

和管理大多数颞下颌关节紊乱（temporomandibular dysfunctions，TMD）和口面部疼痛（orofacial pain，OFP）提供了有用的参考。咬合功能也可能在姿势控制中起一定作用。

在现代社会，牙齿在人类美学和心理社会问题上也起着越来越大的作用。美丽的牙齿和微笑被认为非常重要，可以增加自信。如今，下颌骨矫正和牙齿矫正在许多国家的青少年中开展，其中牙齿矫正更常见，因为下颌需要长到一定程度并超过其邻近的颅骨，如上颌骨和颞骨，出生后的多种因素可能会干扰其正常发育。

然而，美丽的牙齿必须遵循运动或静止时的咬合和张开的功能原则。在牙科学中，咬合因素被认为在许多功能障碍和疼痛的病因治疗中起重要作用。因此，牙科学或正畸学应该是分析和管理咬合功能障碍的最首要学科。

此外，咀嚼肌在对抗压力方面起着重要作用。过度磨牙和咬牙可能导致前牙的磨损，以及肌肉疼痛。夜间磨牙（磨牙症）是最常见的由于各种压力引起的习惯，治疗中须考虑生物–心理–社会因素和神经生理因素，以统一评估和管理。

最后，生育年龄段的女性比男性遭受颅下颌功能障碍者多 4 倍（LeResche et al. 1997, Cairns et al.

2003）。有几个可能的解释：男女之间的压力应对存在差异；女性激素因素，如雌激素的作用，在绝经前会影响疼痛阈值和强度；女性咀嚼肌的耐力和力量都比男性低。在功能障碍的管理中，应考虑只影响女性的具体因素，例如改变避孕方法或采取适当的放松方式。这些可能是长期治疗颅下颌障碍成功的决定性因素。

以上所有内容都表明，患者的管理涉及不同学科。这些学科需要专业化，而且临床上推荐医务工作者应负责协调复杂的、长期的多学科综合管理计划。

在许多国家关于颞下颌关节复合体的治疗并不是本科物理治疗课程的常规部分。对本章中的基本（神经）解剖学和关节运动学原理的探索旨在解决TMD或OFP管理中常见的错误认知和问题简单化。这里需要引入牙科命名法和牙科医学概念，以便对多因素、多方面功能障碍进行适当理解，并使手法物理治疗师能够有效地参与到多学科环境中。尽管被动运动在TMD或OFP管理中的作用可能有限，但手法治疗师可以为建立临床诊断，制订和执行整体多学科管理计划做出积极的贡献。

最后，TMD或OFP所涉及的许多学科和大量的现有文献从病因学到治疗在不同领域都存在争论。本章引用的文献是经过严格限定的选择，它将使读者能够更深入地探索TMD或OFP。

理论——功能解剖

对于更全面的基础解剖，读者应该参考解剖学、牙齿生物力学和牙齿骨科学（e.g. Ide et al. 1991, Fitzgerald 1992, Kraus 1994, Okeson 1985, 1996, 1998）。本章中所选的内容会帮助读者了解一些最常见的颞下颌关节的功能障碍和病理学知识。

- 颞骨窝与下颌骨呈椭圆形和蘑菇形。它的软骨呈纤维状而不是透明的，并且在关节病过程中会出现显著的形状变化（Müller et al.

1992ab）。

- 关节结节附着在关节囊前方约4.4mm（标准偏差1.7mm，Johansson & Isberg 1991），可允许下颌头移出结节。关节面不完全一致，因此下关节的运动和位置由关节盘辅助。该关节盘是一个三维、双凹形、前后方都很厚而中间薄的帽形软骨结构，此结构将关节分成具有两个不同运动功能的部分。

- 关节盘的后缘与下颌头的最高点对齐或略微靠前（放射学上的11或12点钟位置）。在闭口最大牙尖吻合状态下（全牙接触），下颌头在颞窝内的生理位置是由正中关系（centric relation，CR）的概念来定义的：最前面、最上面、内侧和外侧的中间位置和关节盘处于正确的位置（Schimmerl et al. 1993，Bumann & Lotzmann 2000）。据统计，85%的人在习惯性咬合时髁窝位置不同，称为正中咬合（centric occlusion，CO）。在牙科中，正中关系的维持和恢复是一项重要的任务。注意，在闭口情况下，下颌骨的正常静息位置［上下颌姿势位（upper postural position of the mandible，UPPM）］略有偏差，表示口颌器官的本体感觉能力不同（Kraus 1994）。

- 翼外肌的主要功能是控制静止和运动期间的窝-盘-髁之间的稳定性。翼外肌主要起一个微调、平衡、局部稳定肌肉的作用（Osborn 1995a, Langendoen 2004, Phanachet et al. 2003, 2004）。有实验证据表明，DA被动在髁间上运动时（De Vocht et al. 1996），并不需要翼外肌的活动。

- 在口腔医学中，关节盘后部的关节内区域被称为双板区（bilaminar zone，BZ）。它包含滑膜液、膝状血管网（genu vasculosum）及两条韧带，膝状血管网是一个在口腔运动时起动脉-静脉分流作用的血管垫，这意味着它容易产生炎症（Schimmerl et al. 1993）。

- 上韧带（upper ligament）：可以折叠和延长，使上髁关节间的盘 – 髁突复合体平移。韧带起点在渗透性鼓室裂隙中，包含鼓索纤维，这可能是颞下颌关节紊乱病中会出现耳鸣的原因。

- 下韧带（lower ligament）：下髁是非弹性的，在运动期间长度不变，从而防止仅用于旋转的下腔室的平移（Rees 1954, Dauber 1987, Bumann et al. 1991, Eckerdal 1991, Scapino 1991, Rodríguez-Vázquez et al. 1993, Wilkinson & Crowley 1994, Chiarini & Gajisin 2002, Linsen et al 2006）。

- 治疗上，意味着在大多数 TMD 病例中，禁止进行下颌骨的前后、后前和前后附属移动。

- 颞下颌关节和咀嚼肌都由三叉神经（CN5）的下颌支（NV3）的耳缘、咬肌和颊尖末端分支提供神经支配。三叉神经复合体在几乎所有颅面结构的感觉神经支配中起主要作用，并与其他几个脑神经（面神经、前庭蜗神经、舌咽神经、迷走神经）相关，下面将进一步概述其相关性（图 3.1）。

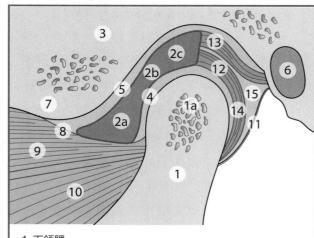

1　下颌髁
1a　下颌小头
2a　关节盘前部
2b　关节盘中部
2c　关节盘后部
3　颞骨下颌窝
4　下室腔
5　上室腔
6　外耳道
7　颞骨关节结节 / 隆突
8　前关节囊
9　上翼外肌
10　下翼外肌
11　后关节囊
12　双板区 / 关节盘后区
13　关节盘颞骨韧带
14　关节盘下颌髁韧带
15　血管垫

图 3.1　颞下颌关节解剖

颅下颌障碍的原因及影响因素

- 下颌骨的五个轴向运动为：
  - ◆ 下降（张口）
  - ◆ 上抬（闭口）
  - ◆ 突出或伸出（向前移动下颌）
  - ◆ 回缩或缩回（向后移动下颌）
  - ◆ 后伸（左侧和右侧横向移动）

- 由于连体双关节结构，两个关节同时移动，可对称或不对称。

- 下降、前伸出和后退是移动性运动，髁突复合体可以移动到前结节之外。而盘 – 髁突复合体返回到下颌窝的运动被称为非移动性运动。尽管大多数患者主诉运动异常，但功能障碍的原因往往是由于非生理性的非移动性运动，如两颗磨牙的初步咬合接触。

- 功能性咀嚼运动是一个三维运动，伴随习惯咀嚼侧和对侧对抗运动。

- 关节下降（张口）时关节表现：下颌骨的初始旋转随着盘 – 髁突复合体在上间隙的关节表面的前向平移而逐渐增加（Piehslinger et al. 1993, 1994, Ferrario et al. 2005, Mapelli et al. 2009）。上间隙位移受限是公认的关节病发病和发展的主要病因学因素。

- 关节内压力增加，如由于生理压迫，使得关节盘像一个吸盘，诱导其中间部分和窝之间形成负压（Nitzan & Marmary, 1997）。

- 其他因素是下间隙的代偿性生理性位移，通常发生在下颌骨前后不发达的情况下，这会加重关节面的不一致性（Mülleret et al. 1992ab）。后者是限制前-后或后-前向附属运动的另一个原因，然而，对于大多数关节病来说，徒手纵向尾向分离牵引结合连续牵引夹板（约6个月）和随后的牙齿修复，似乎是合适的治疗方法（Hugger et al. 2004，Linsen et al. 2006）。

- 下颌骨的纤维软骨因为下间隙内病理性位移改变会逐渐从圆形变成向前下方倾斜。这被认为是关节病，是关节盘不稳定的主要原因。

- 由于下颌骨的前后径不会受到治疗的影响，Panjabi 稳定性模型（Panjabi 1992ab）中描述的其他结构则很难代偿。

- Panjabi 稳定性模型由三个相互作用的子系统组成：被动、控制和主动（图3.2）。

- 与颞下颌关节复合体相关的被动子系统包括颞骨窝和下颌骨，前后关节囊，关节外周和关节内韧带，关节盘和所有牙齿（咬合部分）的关节面。在下颌静息位置缺乏磨牙咬合、运动时的初步磨牙接触、在前面缺乏引导以及在侧向运动时缺乏引导，或由于失去磨牙（Dulcic et al. 2003）导致的咬合缺陷都被认为是功能障碍的相关因素，需要牙医进行治疗。

- 被动子系统的进一步损伤被认为是 TMD 的相关因素，例如：
  - 下颌骨前后径较小（Müller et al. 1992ab）
  - 颞颌窝深并且陡斜，表明对翼外肌运动和肌肉活动的阻力增加（Osborn, 1995a）

- 所有这些都可以通过其他子系统的适当功能在生理耐受的限度内得到代偿，并保持无症状状态。如果超过代偿能力，例如压力因素，系统将无法继续代偿（Okeson 1985, 1996, 1998, Hansson et al. 1987）。

- 压力因素可以被归为"控制子系统"的分类中。颅面复合体的控制子系统包含周围和中枢躯体神经系统（somatic nervous system，SNS）和自主神经系统（autonomic nervous system，ANS）的许多部分。

- 脑神经的外周路线（主要是三叉神经、面神经、舌咽神经、迷走神经、副神经、舌下神经）和来自颈丛及上颈椎后分支的神经，包括自主神经节及交感神经干（Pedulla et al.

控制子系统
躯体神经系统（中枢神经、周围神经），自主神经系统（副交感神经、交感神经），包括情绪运动系统、内分泌系统

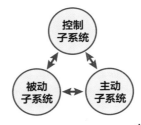

被动子系统
关节盘形状（双凸面或平面）
关节盘的平移能力
下颌头凸出
关节盘颞骨韧带、关节盘下颌髁韧带和关节囊的完整性，下颌窝的形状
下颌窝-下颌小头正中关系不一致程度
牙齿，咬合关系，尖牙引导

主动子系统
咀嚼肌（最大和耐力）、舌骨上肌和舌骨下肌、表情肌、舌肌、颈椎和其他肌肉（咽喉肌肉）

图3.2 颅下颌复合体的三个子系统的稳定性（Panjabi 1992ab）

2009）。

- 脑干中有运动核的中枢神经系统部分（脑干包含脑桥、中脑、延髓）和上颈部脊髓，包括三叉神经核（三叉神经的脊髓感觉核）（Price et al. 1976, Sessle et al. 1976, Bushnell et al. 1984, Kojima 1990, Widenfalk & Wiberg 1990, Fitzgerald 1992, Neuhuber 1998, Imbe et al. 1999, Iwata et al. 1999, Gibson & Zorkun 2008）。

- 后者接受伤害性感受器、三叉神经及面神经、舌咽神经和迷走神经输入，其神经传导至少扩展到 C3 段。

- 在脊髓三叉神经核内，信息以洋葱方式呈现。延髓下段、颈段脊髓尾部支配面部的周边区域（头皮、耳和下颌）。临床上，这是 TMD 患者最常见的感染区域，因此将上颈椎纳入 TMD 的评估和管理是非常重要的（Clark et al. 1987, Browne et al. 1998, Friedman & Weisberg 2000, Huelse M 1998, Reisshauer et al. 2006, Toti et al. 2010）。上段和中段延髓支配更多的中心区域（鼻子、面颊、唇）。脑桥支配口腔、牙齿和咽部（图 3.3，3.4）。

三叉神经、面神经和迷走神经运动核直接受边缘系统的影响，也被称为情绪运动系统（emotional motor system，EMS）（Holstege et al. 1996, Holstege 2001, van der Horst et al. 1997, 2001, Gerrits et al. 1999, 2004, Mouton et al. 2005）。

- 压力诱发的边缘系统活动（例如，由杏仁核、延髓的一个神经核团（或中脑导水管周围灰质引起）可以激活一些下行运动传导通路，导致：
  - 模仿表情
  - 发声

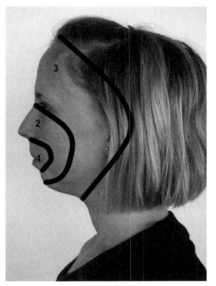

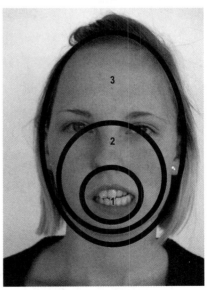

图 3.4　三叉神经核内面部区域。1. 颅脑神经核：口腔、牙齿、咽部；2. 中间部：鼻腔、脸颊；3. 尾部：头皮、耳、下颌

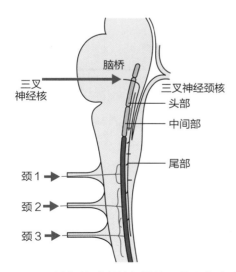

图 3.3　三叉神经的感觉神经核传导热和伤害感受器：三叉神经核、头部、中间部和尾部

85

- 舔、咀嚼和吞咽
- 因为伴有额外的激素成分，女性常出现腰椎前凸或前倾姿势。后者意味着在月经周期中会出现腹部、背部、腰大肌、内收肌和腘绳肌的张力和活动改变。

- 在没有直接周围神经联系的情况下，EMS提供了 Meersseman 反射现象（Esposito & Meersseman 1988, Huelse & Losert-Bruggner 2002, Entrup 2009, Fischer et al. 2009）的解释：与咬合不正、下颌骨活动受限和某些骨盆肌肉长度受限相关。

- 足球和曲棍球教练在比赛中清楚地展示了情感运动系统。嚼口香糖可能会提高警觉性并减少压力（Tahara et al. 2007，Hellhammer et al. 2009，Scholey et al. 2009，Smith 2010，Johnson et al. 2011），证明副功能习惯在某种程度上是应对压力的一种有用的先天策略（Slavicek & Sato 2004）。

- Panjabi 模型可以用来解决牙科学的一个主要问题——"我们需要多大程度咬合？"然而，三个子系统之间有良好相互作用的人可以很容易达到最佳咬合，但是有功能障碍的患者（被动子系统：活动度过度、下颌髁状突小；控制子系统：过度副功能习惯；主动子系统：肌肉力量减弱）需要帮助才可以拥有最佳的咬合关系（Okeson, 1985, 1996, 1998, Hansson et al. 1987）。该模型也证实了跨学科合作的必要性。

- 作为控制子系统的一部分，心理因素通常被认为与 TMD 有关（Stam et al. 1984, Dworkin et al. 1990, Dworkin & LeResche 1992, Suvinen et al. 1997, Auerbach et al. 2001, Dworkin et al. 2002, Rantala et al. 2003, Ohrbach et al. 2010）。

- 压力应对和管理压力引起的症状是整体治疗计划中一个重要部分，治疗方式可能包括夹板固定、认知行为疗法、药物治疗、身心治疗和物理治疗。物理治疗师在这个领域的作用可能不同于应用局部按摩或电疗来放松咀嚼肌，也不同于通过生物反馈和肌肉反馈调节呼吸的身心理疗法（如颅骨疗法），以及具有社交特色的群体治疗（如瑜伽、气功或冥想）。

- 可通过心率变异性（heart rate variability，HRV）监测自主神经系统的舒张血管作用，这是一种评估副交感神经系统状态的模式（Brown & Gerbarg 2005, Cysarz & Buessing 2005, Jovanov 2005, Lee et al. 2005, Khattab et al. 2007, Raghuraj & Telles 2008, Li et al. 2009, Schmidt & Carlson 2009, Asher et al. 2010, Patra & Telles 2010, Tang et al. 2009, Matsubara et al. 2011, Nugent et al. 2011）。

- 性别差异可以在所有三个子系统中发挥作用，因此需要考虑具体的女性特征，例如：
  - 被动子系统：过度活动范围、下颌骨髁较小（Müller et al. 1992ab）
  - 主动子系统：较低的肌肉耐力（van Eijden et al. 1995, English & Widmer 2003）
  - 控制子系统：不同的压力应对策略、导致疼痛敏感性增加的激素因素（LeResche et al. 1997, Cairns et al. 2003）和肌肉紧张。

主观检查

结构化的标准化问卷和检查，如颞下颌关节紊乱研究诊断标准（RDC/TMD of the Department of Oral Medicine, Orofacial Pain Research Group, University of Washington, Seattle USA, Dworkin & LeResche 1992, List & Dworkin 1996, Dworkin et al. 2002），在多学科的临床或教学环境中，出于多种原因提倡采用。

然而，颞下颌关节紊乱研究诊断标准问卷（RDC/TMD）在诊断一些关节疾病方面有公认的局限性（Look et al. 2010），半结构化式访谈的 Maitland 模式是首选，因为它使临床物理治疗师能够获得深入的信息，同时提出各种假设，并利用合理的临床推理来识别混合性疾病。

疾病类型

四种类型的主诉可以被认为是 TMD 的主要症状：

- 在下颌（嘴）运动时耳前方或耳内疼痛。
- 在下颌（嘴）运动时耳前方、耳下方或耳内发出声音。
- 口腔打开或闭合障碍，均表示关节内或关节周围功能障碍。
- 张口或咀嚼时出现咬肌和颞部疼痛，表明关节外问题。

具有 TMD 的患者通常具有与下颌运动相关的症状，例如张口过大，表明颞下颌关节结构性问题（关节内、关节周围或关节外）。

除了疼痛之外，TMD 的主要症状可能是活动受阻或弹响。

在口部活动和咀嚼肌活动与头面部不适无关的情况下，TMD 的可能性不大，必须考虑其他可能的原因，例如上颈椎功能障碍。头部、面部或舌麻木，以及这些区域以外的各种其他症状（不同类型的头痛、头晕、吞咽困难、耳鸣、视力模糊等视觉问题，以及嗅觉、味觉或听力障碍等）可导致原发性颈椎、神经、内脏、眼/耳鼻喉的功能障碍。

症状部位（人体图示）

- 图 3.5 显示了关节内或关节周围颞下颌关节紊乱患者所描述的最常见疼痛部位（Campbell et al. 1982）。
- 图 3.6 显示了关节外功能障碍患者的常见疼痛部位（Svensson et al. 2003）。

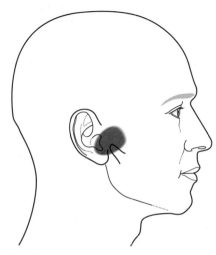

图 3.5　典型的关节内和关节周围颞下颌关节紊乱症状的主要部位

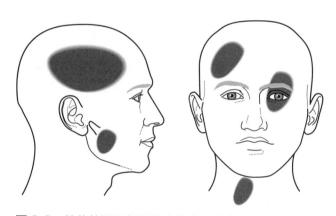

图 3.6　关节外颞下颌关节功能障碍中典型的肌源性或其他部位的疼痛和症状

- 症状可能包括咀嚼肌或舌肌的局部疼痛，以及来自咀嚼肌、舌肌或颈部肌肉的放射痛，例如牙齿放射痛、骨折后的下颌骨疼痛等。
- 下颌疼痛可能与牙周功能障碍、龋齿或感染（牙源性疼痛）有关，这也可能导致下颌牙齿局部疼痛。
- 脸颊和下颌疼痛可能是由腮腺疾病引起。这将伴随着唾液腺功能的改变，例如口腔内过度分泌唾液或口腔干燥。
- 当颈椎病患者对神经肌肉骨骼治疗无反应时，需要考虑可能是由于功能习惯或咬合缺陷所致，需要进行牙科筛查（Clark et al. 1987, 1993, Browne et al. 1998）。

- TMD 可伴有耳鸣或类似的耳科疾病，如中耳炎，并伴随着听觉功能和前庭功能（眩晕）的改变。

- 颅面部可以有许多不同的、奇怪的"相关症状"，可能与上颈椎、脑神经、脑膜、颅骨和骨性连接、耳或其他结构，甚至肿瘤相关（Ciancaglini et al. 1994, International Headache Society 2003, Parker & Chole 1995, Steigerwald et al. 1996, Tuerp 1998, Wright et al. 2000, Lam et al. 2001, Peroz 2001, 2003, Tuz et al. 2003, Sobhy et al. 2004, Wright 2007, Biesinger et al. 2008, 2010, Boesel et al. 2008, Losert-Bruggner 2000）。

- 这些症状可能影响头部、面部或舌部的针刺觉，导致咀嚼肌的痉挛或张力障碍、耳鸣、头晕、前庭障碍、撕裂痛、吞咽困难、咽喉痛、肌张力障碍、常见感觉功能障碍（嗅觉、听觉、视觉、味觉、触觉）、恶心及注意力丧失、记忆力减退、惊恐发作和各种类型的头痛，如紧张型，有或没有先兆的偏头痛和神经痛（IHS 2003）。所有这些症状都需要对中枢神经系统、上颈部神经和脑神经进行特殊神经筛查及进行放射学和（或）耳、鼻和喉（ear，nose and throat，ENT）筛查。

- 真正的三叉神经痛通常是以异常灼烧样神经性疼痛的严重发作为特征，如由于水痘－带状疱疹病毒感染后三叉神经（CN5）或动脉压迫，这种情况下最先采取药物或手术治疗。

- 下颌骨髁是相对常见的良性肿瘤发生部位。明显的伴随症状是肿块和炎症等迹象。疼痛相对稳定。

- 伴随着压力变化和呼吸功能障碍的颧弓或额骨的疼痛症状很可能是由鼻窦炎引起。

- 甲状软骨与环状软骨两侧，环状软骨的板层和杓状软骨的基部之间，以及偶尔位于舌骨中较小与较大的骨膜之间也存在滑囊关节（Banks & Hengeveld 2005）。这些关节疼痛并不常见，但由于它们是滑囊关节，并且由韧带支撑，偶尔会引起局部症状。

症状模式（24 小时模式）

- TMD 中典型的诱发疼痛的活动是进食、咬、咀嚼、打哈欠、唱歌、接吻、吞咽和长时间演奏乐器，如小提琴、长笛或其他吹弹性乐器（Yap et al. 2001）。

- 某些生活习惯，例如磨牙或咬牙（磨牙症），会诱发肌肉疼痛，这通常会在清晨时困扰大多数患者。咬合障碍也会引起疼痛，例如最大限度地使用咀嚼肌时（Svensson et al. 2008）。据估计，高达 80% 的 TMD 患者可能会患有这种类型的肌源性疼痛（Graber 1989, Bendtsen et al. 1996），这主要由牙医或正畸医师治疗（Ommerborn et al. 2011）。

- 咬舌头可能是压力引起的协调问题。

- 应该进行心理社会因素筛查（黄旗征）。

- 虽然肌肉疼痛很常见，但肌肉损伤很少见。

- 咀嚼肌和舌下肌可能具有典型放射模式的扳机点，例如咬伤时翼内侧触发牙齿疼痛（Svensson et al. 2003ab, Bertilsson & Strom 1995）。

- 张力型头痛和颈部肌肉疼痛可能伴有颞部、咬肌或翼部肌肉疼痛。

- 只有 1/8 的患者可能会单独出现真正的关节病变，伴随或不伴随弹响声。然而，这类患者比伴有肌源性问题的患者需要更多次和更长时间的物理治疗。

- 8% 的 TMD 患者由其他病因导致，如颈椎或脑神经的口颅面部症状（Graber, 1989）。

- 治疗师在临床中可能很少见到许多严重或急躁的疼痛患者，这些患者无法移动下颌骨，也根本无法使用口腔。

- 因为关节盘很容易发生炎症，可引起关节内疼痛。这些患者很可能由牙医处理，通过使用抗炎药、局部冷却和夹板固定进行治疗。

- 关节弹响通常是在移动过程中关节盘–髁复合体不稳定的标志。

- 关节盘可能在前静脉、前内侧静脉或前外侧静脉阻塞或移动时出现脱位。最常见的一种弹响是由于在髁上的关节盘移位从而产生向前移位的弹响。关节弹响可能出现在张口的初期、中期或末期，代表病变的进一步发展，最终导致前部移位而限制完全张口的动作（图 3.7 和 3.8）。

- 明显的关节弹响是由于在活动末期下降或初期上提时控制不佳，并且很可能在打哈欠时患者不能再次闭口时出现关节活动受阻。

- 可能需要在全身麻醉下进行复位。

- 对于髁突外侧韧带弹响可以通过在下颌运动范围内用指尖在髁外侧上表面进行触诊。

- 这通常不产生疼痛，可能是由于髁突横向错位导致外侧囊和韧带张力增加。

- 捻发音通常为退行性病变的症状，由颞骨窝或关节盘表面粗糙而产生，可能伴有下颌晨僵，但很少出现疼痛。

- 偶尔出现的轻微的爆裂声可能是由于窝和关节盘之间持续的压缩诱发的纤维粘连而引起的。

- 外耳道骨薄骨骨折可能导致每次下颌运动时关节囊的超压或低压，从而产生响亮的咬合声（Muhl et al. 1987, Westesson & Eriksson 1985, Osborn 1995b, Capurso 1997, Widmalm

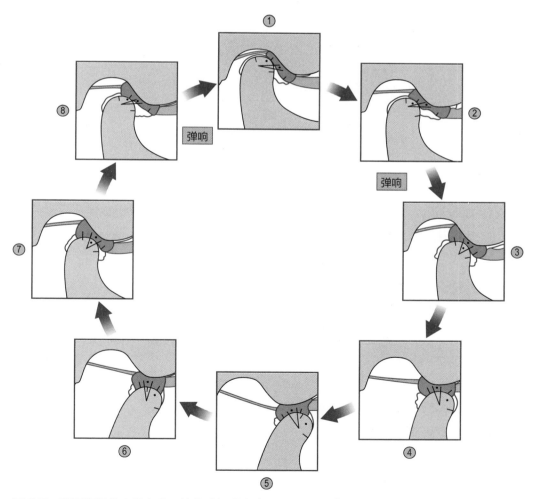

图 3.7　颞下颌关节内部紊乱，关节反复弹响（Kraus, 1985）

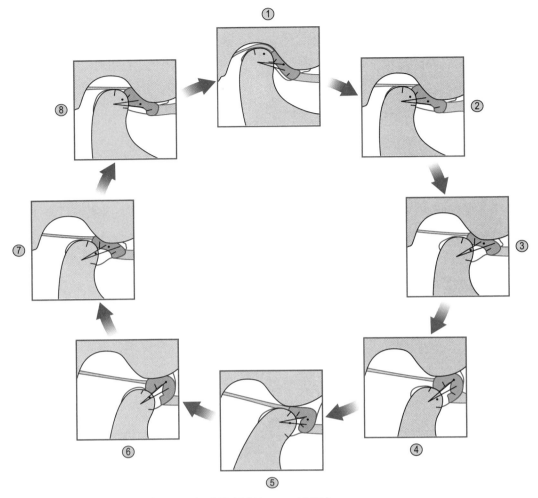

图 3.8 颞下颌关节内部紊乱——闭合障碍（Kraus, 1985）

et al. 1996, 2003ab, Prinz 1998abc, Bumann & Lotzmann 2000, Leader et al. 2003）。

- 这些"在运动范围内"的弹响是关节内手法治疗的禁忌证，而采用纵向尾向关节松动术活动囊状结构可能有利于减轻关节内压力。

- 创伤或手术后的纤维化会造成关节末端活动性降低；然而，这类患者可以通过水平内侧附属运动来增加关节活动。

- 应主动训练关节间的旋转运动部分，但是通常也要进行被动活动（见图 3.55）。

- 关节外肌肉功能障碍通常伴有末端活动的问题，甚至可能在检查时限制末端活动，这种情况下需要进行一定的手法处理（表 3.1）。

- 喉或舌骨关节和肌肉可能会引起局部症状，

如吞咽、说话或咳嗽时咽喉痛，这需要一般检查及颈椎和心理社会学筛查（Pancherz et al. 1986, Winnberg 1987, Winnberg et al. 1988）。

- 急性疼痛问题可能由牙科医学进行治疗。

病史（现病史和既往史）

发病可能是由外伤、诱发事件或自发性因素引起。

外伤

- 创伤可能损伤甚至破坏下颌骨、髁突、双侧颞下颌关节或其他颅骨和颈部结构，例如机动车事故和在滑雪、骑自行车、拳击、

表3.1 根据颞下颌关节症状和功能障碍程度分类的TMD举例

症状来源和功能障碍程度	关节内	关节周围	关节外
下颌疼痛（严重，易激惹性） 下颌几乎不能活动	双板区的急性逆行性关节盘炎症，如上韧带（stratum superiws or lig. diseo-temporate）	急性关节囊炎症	牙痛或拔牙后疼痛、下颌骨骨折、喉部炎症、三叉神经或面神经痛、中耳炎、咀嚼肌损伤等
关节活动时疼痛	关节盘 - 髁不稳定伴或不伴关节弹响运动 / 侵入运动	亚急性关节囊炎或外侧韧带弹响	咀嚼肌痉挛（开口）、三叉神经或面部神经病变
关节末端疼痛	关节盘前移、关节髁向前滑滑动（关节结节）、创伤后关节内纤维化	慢性关节囊炎、关节囊延展性受限、退行性关节病	咀嚼肌紧张、（上）颈椎疾病（包括第1肋）

武术、曲棍球、骑马或踢足球时直接撞击下颌骨（Weinberg & Lapointe 1987, McKay & Christensen 1998, O'Shaughnessy 1994, Garcia & Arrington 1996, Abd-Ul-Salam et al. 2002）。

- 即使拔牙也可能导致颞下颌关节损伤，随后发生双板区炎症或关节囊炎。
- 严重的椎管反射性炎症可能导致椎间盘向前移位。
- 关节镜手术可以帮助移除移位的椎间盘。由于椎间盘可能向前移位而不引起症状，所以关节镜手术并不是常规治疗。
- 相反，外科手术可能是创伤（骨折）后或肿瘤的情况下常规进行的治疗。
- 颞下颌关节镜手术或关节镜检查、体位治疗以及颈椎的全面康复可能需要进行下颌运动。

诱发事件

- 特定的诱发事件可能意味着特定的口腔习惯。
- 例如咬坚果，吃大苹果和特大汉堡，使用（新）乐器（下颌肌肉、喉或舌骨区疼痛）或者在考试前长时间处于压力状态。
- 更常见的原因是长期接受牙科治疗，其特征是张口和咬合问题。例如，牙科治疗（新填充）后，使用牙套矫正管理或其他下颌骨异常使用。
- 即使学习一种新的语言也可能导致短暂的功能障碍。

- 专业歌唱可能会导致最大张口的功能障碍，如当女性下颌骨的头部不能跨越结节时导致无法闭口。
- 口腔使用习惯的鉴别将指导适当的管理和实践上的改变。
- 压力因素可能是肌源性疼痛的原因而不是关节问题的原因。
- 磨牙症引起的肌肉疼痛可能占主诉的30%（Graber 1989）。疼痛最初是在颞部和咬肌区域，然而，后期可能会扩散到前颈部和后颈部。
- 局部对症治疗通常是不够的，长期症状治疗需要处理相关的压力因素。

自发性因素

- 下颌区域自发性疼痛的主要原因是牙源性，所以牙齿治疗通常效果良好。隐藏的牙感染可能引起弥漫性症状，对临床医师来说是一个挑战，通常长时间疼痛后才会被发现。
- 对既往的创伤、口腔使用习惯、心理情感和社会经济因素，以及进一步的调查可能会揭示一系列诱发因素。
  - 旧的髁突骨折或幼年型类风湿关节炎可能导致退行性关节病
  - 一系列先天性异常，中胚层结构发育不良（如腭裂），牙齿缺损或正畸管理
  - 髁突前后径太小，以致髁突不稳定

◆ 老年人群中常出现磨牙缺失，导致关节压迫增加

- 咬合缺陷可能解释肌源性自发症状，约占 50%（Graber 1989）。

- 上颈椎前部功能障碍是面部疼痛的另一个原因。

- 姿势错位，如胸椎后凸畸形伴下颈椎屈曲，导致上颈椎代偿性后伸（下颌向前倾）；下颌骨静息位置的后方移位；习惯性咬合（Fink et al. 2003, Klemm 2009, Mansilla-Ferragut et al. 2009, Matheus et al. 2009, Munhoz & Marques 2009, Saito et al. 2009, Schupp et al. 2009, Toti et al. 2010）。

- 下颌骨髁后移可能诱发关节内代偿和咀嚼肌活动过度。

- 在没有任何诱发因素的情况下，应考虑诸如良性肿瘤、腺体和淋巴系统疾病及儿童的下颌骨和牙齿生长异常（Egermark et al. 2003, Tecco et al. 2010, Thilander et al. 2002）。

缓慢发病

- 确定患者的病史将有助于诊断和评估疾病。

- 下颌头的软骨纤维类型允许其退化缓慢发展而不伴有症状。然而一旦出现关节内问题，影像学将显示病理状态，并且可能需要很长时间康复，甚至不能恢复。

- 许多不同类型、病史较长的患者的治疗并未完全成功。

- 持续影响面部的情况可能会对患者日常生活和心理状态产生重大影响。

- 伴随继发性痛觉过敏和触痛的持续损伤和相关中枢神经系统敏化，可能导致病情变成慢性，并伴随其他身心症状，这些症状可能掩盖躯体和相关的功能障碍。

加重因素

- 身心因素（引起肌源性疼痛的副功能习惯）以及长时间主诉的心理情绪需要进行心理治疗，

如疼痛管理策略、认知行为疗法、生物反馈或心肌反馈疗法，作为整体治疗的一部分。

- 根据患者的当前状态和治疗的实际目标，颅骨技术可以以不同的方式应用（Ridley 2006）。

- 结构导向治疗、颅骨技术可能适用于关节活动末端范围的处理，而患者情绪可能因非常温和、缓慢的处理节奏而得到改善，诱导患者自主神经系统的平衡效应，可通过测量 HRV 和 EMS 进行判断，可以测量咀嚼肌的肌电图（见管理部分）。

医学筛查问题

- 患者对一般健康问题、其他医疗问题、药物使用和不明原因体重减轻等常规问题的回答信息可能提示存在非神经肌肉骨骼疾病。疾病严重程度或相关的共病因素需要进一步检查或保持警惕。

- 妇女可能因雌激素分泌情况而发生更频繁和更强烈的疼痛，可能需要转诊给妇科医师。可能会需要具体的药物治疗或改变避孕药的种类。

- 影像学检查被认为是精确诊断的重要辅助工具。X 线片是牙科医师或正畸医师使用的常规检查，主要用于牙科诊断，但是它也可显示 TMJ 和寰椎之间的关系。

- 在疑似关节内颞下颌关节紊乱的情况下，需要进行闭口和张口位置的功能性磁共振成像（MRI）检查。例如，当患者戴着夹板时，可以检查更多的下颌位置。

- 功能性 MRI 揭示了关节盘的生理或病理位置、关节盘的不稳定性、移位的精确方向、关节盘的重新定位或者缺乏下颌骨头部的代偿或退行性变化的程度（Schmid et al. 1992, Pressman et al. 1992, Schimmerl et al. 1993, de Laat et al. 1993, Langendoen-Sertel & Volle 1997, Mueller-Leisse et al. 1997, Yang et al. 2002, Guler et al. 2003, Rocha Crusoé-

Rebello et al. 2003, Kitai et al. 2004, Pedulla et al. 2009）。

- 连续 6 个月的持续分离夹板治疗后复查通常显示稳定的牵引力，表明分离引起的关节间隙中形成了新的结缔组织。

- 应特别注意患者戴在上下牙弓上的夹板（Bumann & Lotzmann 2000, Tuerp et al. 2004, Al-Ani et al. 2005）。

- 夹板的主要类型

（1）放松型夹板（"Michigan"）或其他具有相同目的的装置，如前咬合停止器或伤害性三叉神经抑制张力抑制系统（nociceptive trigeminal inhibition tension suppression system，NTI-tss）（Stohler & Ash 1986, Canay et al. 1998, Becker et al. 1999, Baad-Hansen et al. 2007, Macedo et al. 2007, Kares 2008）。夹板在睡眠期间也要佩戴，目的是通过优化咬合来防止磨损。患者报告说，夹板外固定对下颌肌肉疼痛及（紧张型）头痛和颈部疼痛都有积极的影响。在极端情况下（神经性磨牙症），这种类型的夹板也可在白天佩戴。

（2）重新定位型夹板。仅适用于急性关节盘移位但关节盘形态和韧带完整的情况。佩戴目的是引导关节盘重新归位，同时使用抗炎药物。

（3）分离型（或减压型）夹板。适用于关节内疾病，但主要应用于伴有疼痛的关节盘脱位，连续分离下颌骨头部（6 个月，每天 24 小时），使得在关节空间形成强壮的结缔组织（Hugger et al. 2004）。

（4）正中关系夹板。夹板的目的是优化正中关系，减少双板区和关节周围负荷（Tuerp et al. 2004）。这种类型的夹板可用于当患者拒绝使用分离型夹板时。

- 夹板通常具有内置的正面和尖牙引导，以优化下颌运动的质量并防止过多的组织负荷（Fitins & Sheikholeslam 1993）。

- 《麦特兰德脊柱手法物理治疗》（Blake &

Beames 2013）第 4 章介绍了有关上颈部危险因素的特殊问题和具体的检查程序。

- 如果患者不是经牙医转诊而来，建议进行咬合筛查，必要时进行处理（Egermark et al. 2003, Suvinen & Kemppainen 2007, Tecco et al. 2010）。

体格检查

在进行了病史采集和假设后，需要进行相应的体格检查来筛查。下面的流程图适用于大多数患有周围伤害性问题的门诊患者，他们没有表现出急性、严重或激惹问题，也没有表现出由中枢神经系统问题引起的慢性疼痛。

对于颈部和胸部结构的检查，见 Maitland 等人所著本书 2005 版和第 4 章。上颈椎检查在颅颌检查中有描述（专栏 3.1）。

专栏3.1

颅下颌骨区域的体格检查

视诊

- 站立位：一般姿势观察
- 坐卧位或仰卧位：面颅，口外
- 后仰卧位：口腔内检查咬合关系、牙周病变，口腔前触诊和附属移动

功能活动

- 功能运动受病变影响
- 演示的功能运动的临床差异

简要评估

坐位时下颌主动运动和最初触诊

主动运动

- 在疼痛或移动时限制仰卧，如果合适，仰卧时可以超压
- 下降、上提、伸展、后退、左右运动
- 注意疼痛的次数和程度，包括咬合接触，切牙和尖牙引导

等长收缩

仰卧位口颌肌肉检查

专栏3.1（续）

神经系统检查

上颈椎神经和脑神经或其他相关神经

其他结构

- 主动和被动的生理运动
- 颈椎（通常在Rx1）
- 骨盆/髋部（肌肉）及复合运动（Rx1或2）
- 胸椎、肩带（Rx2或3）

神经动力学测试

适用于坐位或仰卧位下对椎管、上颈椎神经和脑神经进行检查

触诊

口外：颞下颌关节、口颌肌肉、神经触诊部位

附属运动

- 在仰卧位下保持下颌适当的起始位置，包括重新评估
- TMJ，口外：横向内侧

下一步

观察（牙周和咬合）
触诊（咬肌和翼状肌）

口内：

- 纵向尾向 ←→
- 后前向 ↕
- 前后向 ↕
- 横向内侧 ←—
- 横向外侧 —→
- 纵向头向
- 纵向背侧–头向

颈椎的触诊和辅助运动

- 颈椎（Rx1或2）
- 舌骨，环甲关节，仰卧位下脏颅和脑颅（Rx2或3）

测试顺序可能会有所不同

检查病例记录等

用星号突出显示主要发现
对患者的指导

目前是否存在疼痛

注意部位和强度。

视诊

站立位

胸椎、颈椎和肩关节的一般检查。

坐位

- 颜色变化。
- 瘢痕。
- 萎缩。
- 肿胀/肥大，例如咬肌区的凸起程度（图3.9）。
- 面部不对称。

面部

- 任何明显的颅骨或下颌发育异常，例如，口张开和闭合时双唇相对下颌骨的位置（也可以询问患者舌的静息位置）。
- 注意经鼻腔或经口呼吸。
- 眼、颧弓、耳部或耳垂和口的对齐情况。
- 双侧眼外侧眼角垂直方向到口角距离的对称性。
- 通过比较眼外侧眼角和口角之间的距离来评估咬合或垂直尺寸的损失。
- 双侧鼻翼两侧到下颌的距离（Trott 1986，Kraus 1994）。这两侧的距离通常是相等的，但如果一侧较另一侧测量小 1cm 以上，则提示存在过度咬合。
- 颈前舌骨和喉软骨（包括环甲关节）。

外形（图3.10）

- 凹（下颌突出）。
- 凸（下颌后缩，如过度咬合）。
- （正颌学）面部离线是否直。
- 评估颈部姿势（下颌？）。

功能演示

- 如果在进食期间上颈椎后伸和下颌骨下降重现颞下颌关节疼痛（图3.11）
  - 在疼痛发作时稳定头部，并增加或减少下

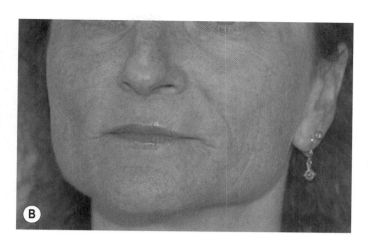

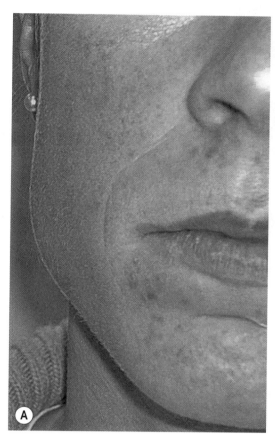

图 3.9　面颊凸起：由于副功能习惯（磨牙症）（A）或咬合错误（B）而导致的咬肌肥大［经许可改编自 the Interdisciplinary Forum for Cranio-Facial Syndromes（IFCFS）］

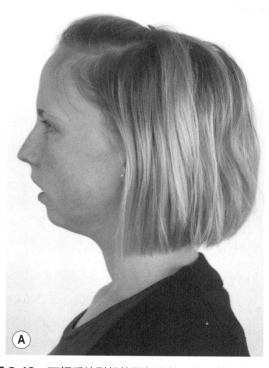

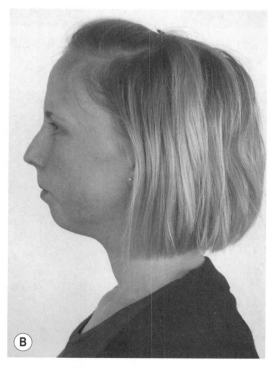

图 3.10　下颌后缩引起的面部凸起：张口放松状态（习惯性）（A）和强制纠正的闭口状态（B）（经 IFCFS 许可转载）

颌骨的下降

- 在疼痛发作时稳定下颌骨，减少和增加上颈椎的后伸

- 如果在晨起时转动头部的情况下容易感到疼痛（图3.12），那么咀嚼肌收缩是否会在颞部或咬肌区域产生疼痛？触摸这些肌肉是否会重现痛苦？

- TMJ、耳、寰椎

  - 将头部稳定在咬合时出现疼痛的位置，并增加或减少下颌骨向正确方向的侧向

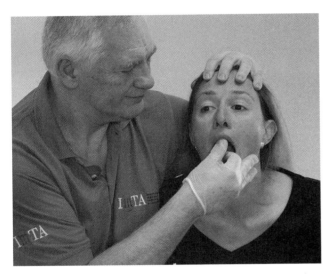

图 3.11 区分在咀嚼时上颈椎（后伸）和颞下颌关节（下降）的疼痛

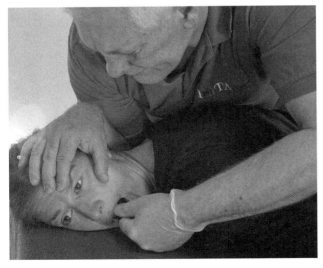

图 3.12 在俯卧位下旋转头部区分上颈椎（旋转）和颞下颌关节（下降、侧移）的疼痛

移动

- 在下颌骨下降时稳定下颌骨，增加或减少颈椎后伸

- 在旋转位置检查颞下颌关节和上颈椎附属运动（例如一侧后前向运动），以进一步确认

- 如果在头部后伸期间再次出现喉部疼痛，则应在症状发作时稳定头部，并要求患者吞咽或移动舌的位置，以区分喉和舌骨关节及颈椎前部结构。

- 吞咽时，检查舌在硬腭上的位置是否正确。

简要评估

坐位

- 观察习惯性咬合。

- 尽可能大地张口，同时观察颈部运动。

- 咬紧牙齿。

- 最大限度地将下颌骨并向左右移动（图 3.13）。

- 触诊咀嚼肌。

主动运动

- 仰卧位，触诊双侧髁突后侧、切牙和尖牙。

- 治疗师坐在患者的头部后侧，面向患者的足。

- 测试期间，患者必须主动张口。

- 评估疼痛、次数和程度，如关节弹响、切牙和尖牙引导、咬合接触，注意和区分咬合偏离和偏斜。

- 适当施加压力，同时稳定颈椎。

- 注意头部对颈部、颈部对颈部和颈部对躯干位置对颞下颌关节活动、疼痛和弹响的影响（Lee et al. 1995, de Wijer et al. 1996abc, Palazzi et. al. 1996, Higbie et al. 1999, Ioi et al. 2008）。

- 检查动作可能可作为特定病例的治疗技术。

口张开（下降）（图 3.14 和 3.15）

- 疼痛：是否有关节弹响？无疼痛：通过拇指

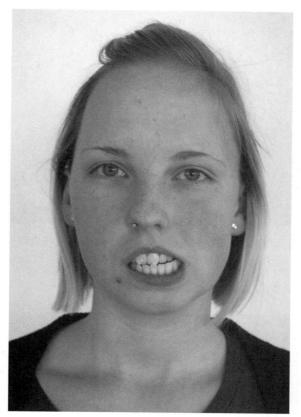

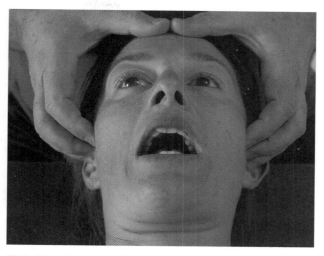

图 3.14　主动开口，触诊双侧髁突并观察下颌运动的过程

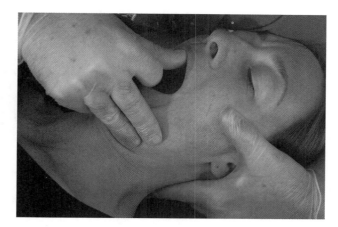

图 3.15　张口时用拇指和示指在前牙处加压

和示指加压。拇指的指尖应向上推上切牙，示指的指尖应向下推下切牙。另一只手放在枕骨和颈椎后面，肩前侧压在患者额骨上以稳定其头部和颈部。

- 范围：以"毫米"为单位，包括垂直咬合（约 4mm），通常为 40~55mm，或 3 指宽度（示指、中指和环指）。

- 疼痛是否会影响咀嚼范围？立即应用局部按摩、放松技术、电子按摩或贴布松弛紧张的肌肉来治疗（图 3.16 和 3.17）。

- 运动轨迹：下颌髁运动是否对称？有无运动偏移或者关节弹响？是否存在初始、中间、终末端关节弹响？

- 可能有关节盘前移（anterior disc displacement,

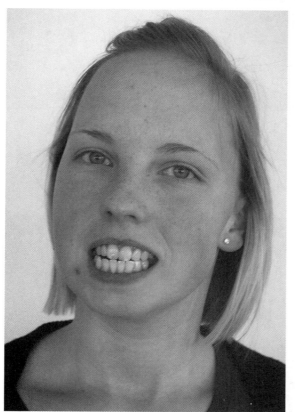

图 3.13　简要评估坐位下下颌骨左右侧的横向运动。右侧的横向运动显示了与咬合错位相关的代偿性颈椎倾斜（经 IFCFS 许可转载）

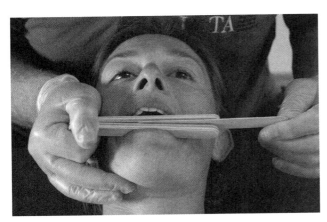

图 3.16 保持－放松技术，咬，应用工具横向放松咀嚼肌，并获得活动范围

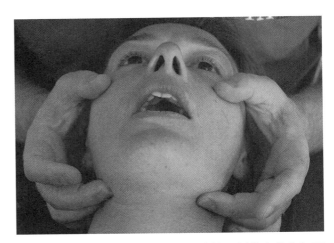

图 3.18 张口时，在下颌角处持续地双侧纵向头向加压（动态压缩）下对关节弹响现象进行临床鉴别

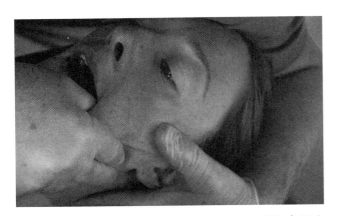

图 3.17 用拇指（口腔内）和示指或中指（口腔外）按摩技术来治疗局部紧张的咬肌

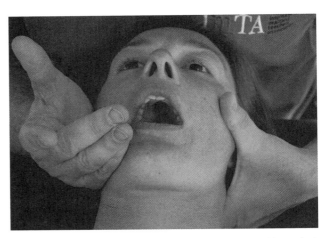

图 3.19 张口时，右侧颞下颌关节持续横向内侧加压（动态平移）用于关节弹响现象的临床鉴别

ADD）和不稳定的过度移位时，通常会伴随一个关节活动起始或中间范围内的弹响，伴有或不伴有疼痛。

- 鉴别诊断：下颌下降并给予一个持续的纵向头向压力很可能会阻止关节复位并引起弹响（图 3.18）。

- 如果确认 ADD，然后进行鉴别诊断——在下降时给予一个内侧的压力（使关节动态下向中间平移），这可能会缓解关节复位并使弹响降低或消失（图 3.19）。

- 鉴别诊断：将棉棒或棉球放在后方磨牙上以防止末端移位和关节盘移位。如果关节弹响消失或出现下降活动，则证明假设成立（图 3.20）。

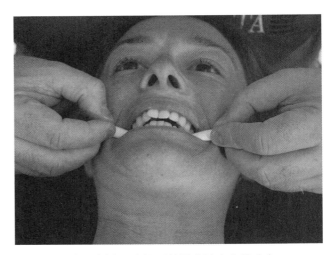

图 3.20 在双侧磨牙之间用棉棒来防止末端咬合

口闭合（抬高）（图 3.21）

- 这个动作是指下颌骨向上运动直至接触上颌。
- 完成动作时是否有完全同时闭合或过早的偏斜咬合？
- 最大咬合（类似于加压）可能伴随着明显的下颌移位或咬合错位。
- 若用听诊器听到弹响可确诊末端关节盘前移位。

前伸

- 疼痛：以"毫米"为单位评估疼痛部位和范围。
- 在无疼痛的情况下，用双手的中指和环指向下推下颌骨，同时保持拇指在颧骨上以稳定头部（图 3.22），施加压力。
- 如果引起剧烈疼痛，用拇指向前拉下颌骨的口侧，同时在下降时（张口）稳定头部（图 3.23）。
- 范围：约 8mm，包括 3~4mm 水平方向上的过度咬合。
- 运动轨迹：在前磨牙和磨牙区找寻切牙以达到闭合动作（图 3.24）。
- 当存在严重的开放性咬伤或磨损的切牙时，这种切牙引导消失。相反，这种情况下下颌会出现咬合偏斜。

- 伴有弹响或偏斜时可能会表现出和下降相同的模式。

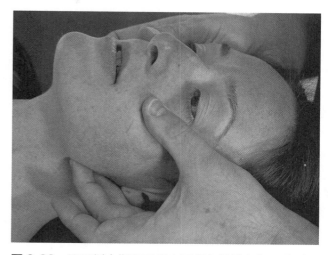

图 3.22　用双侧中指和环指在下颌角处进行加压牵引，并将拇指在颧骨上固定

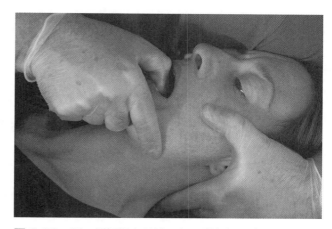

图 3.23　用一侧拇指向前拉下颌骨进行加压牵引，用另一只手固定头部和颈部

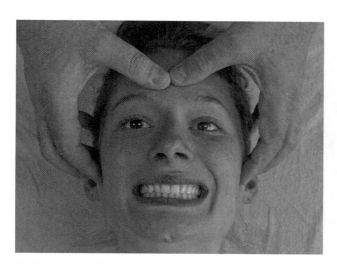

图 3.21　口闭合时最大咬合和双侧髁突触诊

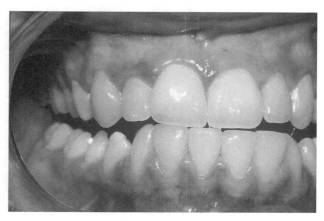

图 3.24　生理性切口引导显示前磨牙和磨牙错位（经 IFCFS 许可转载）

后缩

- 可以观察或触摸到一个小范围移动（1~4mm）。
- 没有运动表明下颌髁在关节盂内处于一个病理性位置。
- 在无疼痛的情况下，用虎口卡住下颌并双侧加压，同时施加一个向下的压力稳定颈部和头部（图3.25）。
- 左侧和右侧的横向运动（外侧施加拉和推的动作）。
- 同侧运动模式：下颌髁的线性运动（Bennett位移）。
- 对侧运动模式：下颌髁的成角运动（Bennett角）。
- 评估疼痛部位并测量疼痛产生的范围。
- 在无痛的情况下，掌指关节屈曲90°，用手掌的尺侧边缘在下颌处进行加压。
- 另一只手握住患者头部和颈部，拇指放在患者颧骨上（图3.26）。
- 运动轨迹：观察尖牙生理性引导或代偿性的切齿引导，分别评估磨牙打开受限的位置（图3.27和3.28）。
- 范围：通常约为下降（打开）范围的1/4（图3.29和3.30）。

- 测量时考虑下部和上部牙齿的中线是否对齐（图3.31）。

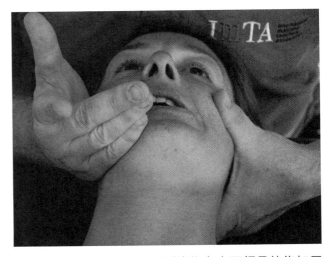

图3.26 用手部弯曲的尺侧边缘在右下颌骨处施加压力，另一只手固定住头部和颈部，以向左侧移动

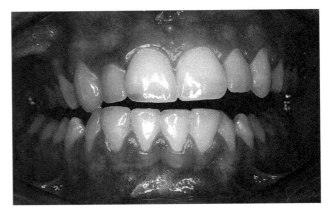

图3.27 生理尖牙引导右侧横向运动，同侧和对侧错位（经IFCFS许可转载）

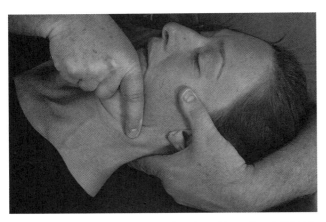

图3.25 通过用虎口向下推动下颌骨并用另一只手固定头部和颈部来施加压力以进行后缩

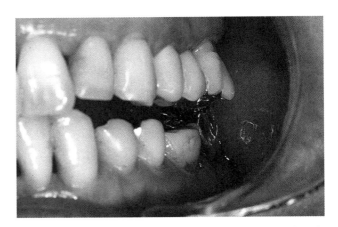

图3.28 由于左磨牙之间的偏斜咬合接触而导致的尖牙右侧移动缺失（经IFCFS许可转载）

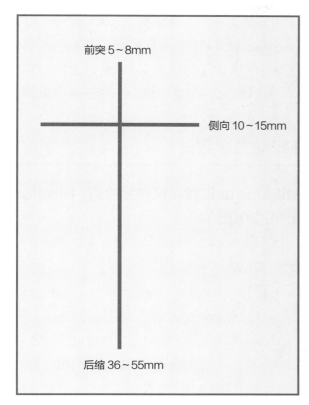

图 3.29　正常活动范围（转载自 Curl 1992）

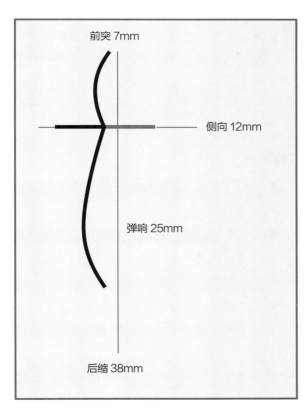

图 3.30　关节盘向前移位和不稳定移动的患者下颌运动的图示（经 IFCFS 许可转载）

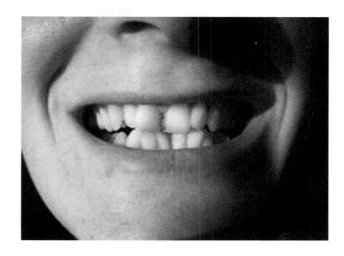

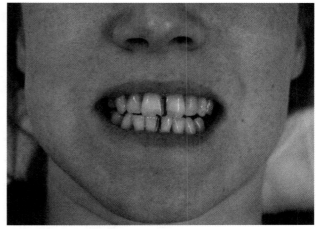

图 3.31　横向运动的起始位置上下不对称（经 IFCFS 许可转载）

等长检查

仰卧位

- 目标：重现肌肉疼痛。
- 没有疼痛表明没有肌肉损伤。
- 然而，由于磨牙症或其他习惯引起的肌肉酸痛或紧张可能不会引起肌肉收缩时的疼痛。
- 因此，触诊时肌肉酸痛被认为有诊断意义。
- 在宽约 2cm 的张口位置用一个 V 形手势握住上颌上提和下颌下降时的缺口部位，而另一只手和肩膀则分别稳定患者颈椎和额头（图 3.32）。
- 只有在疼痛被诱发出的情况下才会显示是否

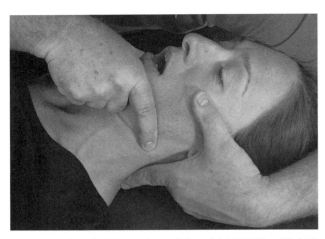

图 3.32 在下颌周围用虎口形成一个 Ⅴ 形手势，稳定患者头部和颈部进行等长检查

需要进一步的检查。

- 在面颊疼痛中，通过给予同侧和对侧运动的阻力来区分咬肌和翼内肌疼痛。
- 同侧阻力对咬肌的激活更多，对侧阻力对翼内肌激活更多。
- 在耳周疼痛中，可通过加压来对抗对侧外移或在咀嚼中用 PNF 技术中"节律稳定"对外侧翼状肌与关节疼痛进行鉴别，这可能引起典型的肌肉痉挛反应。

颈椎主动运动检查

为了降低 TMJ 的负荷，在施加压力时建议使用不同方式的抓握。

- 上颈椎屈曲和复合运动：将虎口放在上颌而不是下颌周围。
- 上颈椎伸展：将虎口放在枕骨，而不是在下颌周围。

预防措施

神经系统检查

- 神经症状阳性指征，如运动功能障碍或感觉

丧失、麻木、针刺感（头部、面部、舌），以及神经科医师采用的感觉检查。

- 进一步的预防措施可能包括测试上颈椎稳定性和检查颈动脉（Blake & Beames 2013）。

神经动力学测试

颈椎 slump 试验和枕神经检查（Maitland et al. 2005）

- 三叉神经和面部神经可能诱发面部疼痛，需要评估疼痛和运动范围。
- 最初的神经动力学鉴别应纳入功能检查中。在进行 slump 试验时需要检测从头向到尾向加压时的反应，同时稳定疼痛位置。
- 例如，一名男性在早晨剃胡子时出现右侧下颌的疼痛。患者站在镜子前，上颈椎后伸、旋转和侧屈到左侧，下颌骨向左侧稍微下降（张口）。这个位置可以坐在治疗床上进行重现。
- 下颌和上颈椎的运动改变了疼痛表现。保持下颌骨和颈部不动，增加胸椎屈曲，然后屈曲腰椎，最后，如果可能，双侧直腿抬高，以评估下颌疼痛反应的变化，并确认下颌神经是否受累。

下颌神经（右侧）

- 这属于脑神经的标准化检查（von Piekartz 2006）。
- 患者仰卧，头悬在治疗床边缘，治疗师用腹部抵住患者头部，将头部压低 1.5cm，保持舌松弛。
- 治疗师站在患者头后方，面向患者的足，用双手抓住枕骨，拇指在患者头骨双侧，指向前方。
- 然后屈曲上颈椎，向左侧屈曲同时向左侧旋转。
- 治疗师将右手向前移动，并向左侧移动下颌。

面神经（右侧）

- 患者仰卧，头部位于治疗床边缘。
- 治疗师坐在患者头后方，将前臂放在治疗床上。
- 屈曲上颈椎，一侧手掌放在患者额骨和下颌骨处，进行对侧屈曲和同侧旋转，而对侧手放在对侧枕骨处。
- 可以在面神经不同部位加压，例如：
  - 面神经上支：颧骨的神经松动
  - 面神经颊支：下颌骨的下降和对侧运动
  - 面神经下支：舌骨的外侧尾向运动和面部肌肉收缩
- 通过这种方式可以评估三叉神经的右下分支和面神经的机械敏感性，并与左侧相比较，可通过触诊三叉神经和面神经的浅表分支来进一步确诊。
- 视诊、触诊和附属运动检查可以在口腔内外进行。对于物理治疗师的口腔检查和治疗，在许多国家必须经过患者知情同意。治疗师可以用拇指、示指、小指或者一根中指进入口腔，并且需要戴医用手套。由于患者可能对乳胶过敏，建议使用乙烯手套。这样，口腔内的视诊、触诊和附属运动检查可以更容易同时进行。
- 患者的咽喉反射可能会受到刺激。治疗师必须让患者在继续治疗之前克服这一点。
- 如果口腔内操作需要很长时间，如使用脏颅 – 头盖骨治疗技术时，应该适当取出手指，让患者放松、吞咽或喝一些水。

口外触诊

触诊 TMJ

- 关节线位于外耳道的正前方，可以从耳内触摸，也可以直接在耳前触诊。

- 后方的关节组织可能是薄弱、肿胀和增厚的区域。
- 评估两侧外侧髁与颞骨的对称性。
- 触诊三叉神经和面神经的浅表分支，可以确认神经源性功能障碍。
- 某些周围原因可能会提高神经灵敏度（压痛点）。然而，由于长期存在功能障碍，较为常见的是某些神经部位出现中枢敏感化，见表 3.2。

口腔内外触诊口腔肌肉

- 在出现肌筋膜症状的情况下，可以触摸咀嚼肌、舌骨上下肌的压痛点和触发点（Travell & Simons 1983）。
- 咬肌可以沿着颧弓在口腔内（用戴手套的小指、示指或拇指）触诊，从颧弓起点外侧向下和向后移动到下颌角。让患者咬紧牙齿，在口腔外定位带状的肌肉。

表 3.2　神经触诊部位	
神经	部位
眼神经的眶上支	眉处
眼轮匝肌的颅侧面神经的颞部	眉外侧
眼神经的鼻纤毛支	鼻翼外侧
上颌神经的眶下神经	上颌骨的眼中部下方
面神经颧支	颧弓上
面神经后的耳后神经	颞骨的岩骨部分，在外耳道后方 5~18mm
下颌神经的颞下支	外耳道和下颌骨头之间，通常在张口时
下颌神经的颊支	颧骨下方，颊肌上方
面神经的下颌支	浅层咬肌上的腮腺腹侧，通常在轻微收缩时
下颌神经的舌支	下颌角的前侧和内侧，正好位于翼内肌的前方
下颌神经分支	下颌外侧

- 当颞支插入下颌骨的冠突时，可通过口腔内（使用戴手套的小指）进行触诊，并要求患者咬紧牙齿并在其颞部触诊扇形肌肉。

- 可以在口腔外触诊翼外肌，通过在下颌头内侧前方加压，可能需要进入上颌颊前庭进行口腔内加压，然后向上、向后和向内移动到下颌骨髁（翼外肌止点处）。

- 对翼外肌的触诊及其有效性和可靠性存在争议。

- 在下颌角的内侧可以在口腔外触诊内侧翼突。

- 舌骨上肌中，二腹肌可能在肌腹前部有触发点，在口腔底部内侧进行口外触诊，同时还可以触诊下颌支后方的肌腹后侧。口腔底部的口腔内触诊可发现舌骨肌的压痛点或触发点。

- 舌骨下肌可分为上下肌腹，可能会因前颈手术而受损，导致吞咽和言语功能障碍。有时下肌腹会显示局部的压痛和紧张，这可能会影响臂丛神经上部，从而引起神经源性的上肢疼痛。

- 任何肌肉触诊如果再现疼痛，表明须立即采取被动治疗（按摩、处理触发点、电按摩、弹性贴布）和主动运动来对症治疗，目的在于放松肌肉和恢复肌肉平衡。

- 需要进一步检查以确定肌源性原因。

口腔内视诊和触诊

- 下颌骨的静息位置：患者张口露出切牙（图3.33）。
    - 上下牙应稍微分开，切牙应对齐。如果下颌骨偏离，进行矫正，同时评估这对患者的症状是否有影响。

- 咬合不正：开放式咬合、交叉咬合、上颌骨靠前或靠后错位（地包天／天包地）、缺牙。
    - 要求患者咬合，注意疼痛，然后分开双唇，注意是否有任何咬合不正的迹象，例

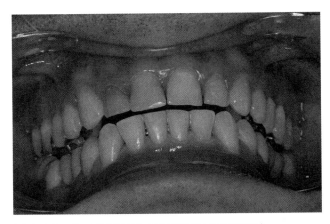

图 3.33 在对位时开口（经 IFCFS 许可转载）

如一侧多于另一侧的牙齿接触或由于缺乏后方支持而导致过度咬合。这将迫使下颌骨后缩，压迫疼痛敏感的组织

- 检查牙齿：要求患者张口并检查牙齿磨损度和磨损模式，这可能与磨牙症有关。
    - 触诊并按压双颊、舌、口、腭侧方向的牙齿以评估疼痛
    - 检查是否存在牙周病，如牙龈萎缩、裂隙或肿胀（花环），这可能是牙周疾病或磨牙症等功能障碍的表现
    - 当患者内吸面颊时，也可能导致脸颊处口腔内侧肿胀

- 舌的休息位置应是在口腔底部放松。在吞咽（闭合唇）时，舌尖应紧靠上腭前部，刚好位于上切牙后方。要求患者吞咽，然后询问吞咽时舌的位置。

- 检查舌：由于吞咽方式异常或言语异常，舌可能会推抵上下牙齿，从而导致舌上出现凹痕。

附属运动

基本检查由 7 个附属动作组成，可能需要在颞下颌关节和颈椎的中立位或功能位进行评估（图 3.34）。这些检查特别针对关节周围和关节内结构，并进一步解释功能障碍（Langendoen et al. 1997, Bumann & Lotzmann 2000）。所有的运动都

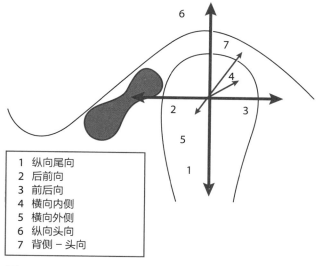

1	纵向尾向
2	后前向
3	前后向
4	横向内侧
5	横向外侧
6	纵向头向
7	背侧－头向

图 3.34　伴有关节盘向前移位的颞下颌关节附属运动的图示（经 IFCFS 许可转载）

可以在口腔内进行，而适当的口腔外评估仅限于横向运动。

这 7 个动作按照一定顺序进行：

- 纵向尾向 ←→
- 后前向 ↕
- 前后向 ↕
- 横向内侧 ←—
- 横向外侧 —→
- 纵向头向
- 纵向背侧 – 头向

大多数附属运动可以作为治疗技术，但必须根据临床情况、结构诊断和总体治疗目标和计划，认真考虑适应证、禁忌证和临床表现类型。

口腔外的附属运动

横向内侧运动（图 3.35）

- 方向：下颌骨髁相对于下颌窝在横向内侧方向的运动。
- 符号：←—
- 患者起始体位：侧卧在枕上支撑头部。有时可仰卧位，头转向一侧。
- 治疗师起始体位：站在患者头后方，面对患

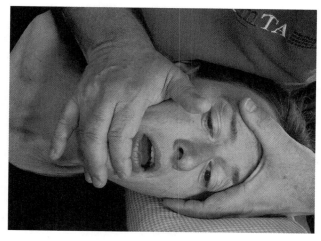

图 3.35　固定头部和颈部在口腔外进行横向内侧附属运动，并在对侧关节进行触诊

者的身体。

施力部位（治疗师手的位置）

- 两侧拇指相对，指腹放在下颌骨上。
- 拇指背侧可相互靠近。
- 双手的手指舒适地分布在拇指周围以提供稳定性。
- 手臂与下颌骨的横向移动方向一致。
- 为了减轻由于压力带来的不适感，用同侧的大鱼际施力，另一只手固定患者头部和颈部，用示指触及对侧关节。

治疗师的施力方法

- 小振幅（Ⅰ级）振荡运动是由治疗师的手臂运动带动稳定的拇指产生的。
- 只需要很小的压力就可以产生大幅度的运动。
- 必须确保运动尽可能舒适。

检查结果

- 同侧疼痛和运动受限表明关节内活动受阻，如创伤后关节盘移位或纤维化。
- 对侧疼痛表明关节囊功能障碍，无论是急性关节囊炎症还是关节囊僵硬。

应用

- 主要适应证是关节内部问题，如由创伤或手术后纤维化引起。
- 横向外侧运动会影响对侧关节，这可能是疼

痛或关节僵硬情况下的治疗方向。通过治疗对侧关节可以避免对同侧关节施加过度压力（尤其适用于激惹性高的人群）。

口腔内的附属运动（图 3.36 和 3.37）

纵向尾向运动

- *操作指南*：下颌骨的头部相对于下颌窝沿纵向尾向运动。
- 符号：◀▶
- 患者起始体位：仰卧，朝向治疗师。
- 治疗师起始体位：站在患者一侧，治疗师肩部与患者平齐。

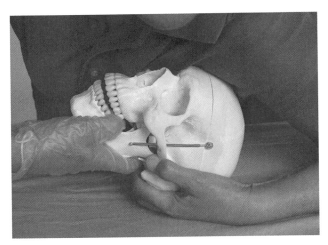

图 3.36 右侧拇指指尖放在左侧磨牙的水平方向，同时触摸左侧颞下颌关节，并用同侧手和前肩固定患者头部

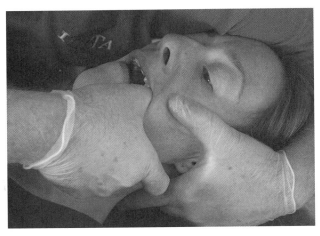

图 3.37 固定头部和颈部，下颌功能位置的附属运动的口腔内应用

施力部位（治疗师手的位置）

- 将左手拇指置于磨牙后方的咬合面，左手示指和中指围绕下颌角。
- 右手和手臂稳定患者的头部，用右手的一根手指触摸右侧 TMJ 的活动。

治疗师的施力方法

- 当治疗师的右手稳定患者的头部时，对右下磨牙施加压力以分散 TMJ。
- 最好是在关节活动范围极限内做振荡运动。

检查结果

- 疼痛减轻表示关节功能障碍是疼痛来源，可以对关节进行治疗。
- 早期疼痛重现表明急性关节囊炎症；僵硬表明长期的关节囊活动受限。

应用

- 尾向运动的关节松动是最常用的关节治疗技术。
- 由于关节的囊状结构的紧密性，当打开受到限制时，尾向运动可作为一种增加关节活动范围的技术。
- 关节松动 II 级手法（无痛）可能有益于急性或亚急性关节囊炎症治疗。
- 伴有或不伴有倾斜的关节囊尾向运动可以有益于治疗关节内关节盘紊乱。
- 该技术可减压关节面，从而改善上关节间室内椎间盘的前方移位。
- 注意：下颌骨后前向运动可刺激下间隙移位，可能增加关节内功能障碍，不会对关节盘移位带来有利影响。
- 通过用支持臂的腕部来给移动臂加压，同时用肩膀的前侧控制患者的头部位置来进行关节囊松动会产生更强烈的变化。
- 通过示指和中指在下颌骨的不同部位施加一个轻微的力，主要用于放松（图 3.38）。

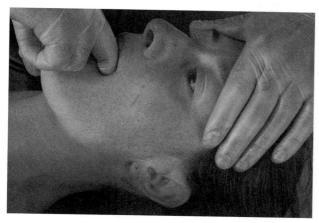

图 3.38　双侧纵向尾向运动可以作为下颌骨不同节律、等级和位置的治疗技术

后前向和前后向运动

- *操作指南*：将下颌骨头部相对于下颌窝在后前向和前后向移动。
- 符号：$\updownarrow$, $\updownarrow$
- 患者起始体位：仰卧，朝向治疗师。
- 治疗师起始体位：站在患者身侧，治疗师肩部与患者平齐。

施力部位（治疗师手的位置）

- 在口腔内将左手拇指横向置于最后磨牙的咬合面位置。左手示指和中指围绕下颌角。
- 右手和手臂稳定患者的头部，用右手的一根手指触摸右侧 TMJ 的活动。

治疗师的施力方法

- 这些方向的运动是由治疗师的手臂通过拇指、示指和中指进行的。
- 下颌角的接触面可能会随着压力的增加而变得不适。

代替方式（当口腔内操作无法实现时）

- 对于后前向位置：站在患者右肩侧，面对患者身体。
- 对于前后向位置：站在患者左肩侧，面对患者身体。

施力部位（治疗师手的位置）

后前向

- 两侧拇指相对，指腹放置在耳垂后方的下颌骨后表面，拇指背侧靠近在一起。
- 其余手指舒适地放在患者前额和下颌骨上。
- 两个前臂与关节的前后向运动方向一致。

前后向

- 两侧拇指相对，指腹放置在下颌骨髁突前表面，并尽可能靠近下颌头，与髁突前表面保持接触，拇指背侧靠近在一起。
- 其余手指舒适地放在患者前额、下颌骨和颈部周围。
- 两侧前臂与关节的前后向运动方向一致。

治疗师的施力方法

- 在这些方向的关节松动是由治疗师的手臂通过两侧拇指产生的。
- 由于这些接触区域通常对触诊敏感，所以需要仔细定位拇指，并用手臂而不是拇指产生运动。

施力方法的不同

- 后前向运动也可以通过从外耳道内接触下颌头而产生。
- 前后向运动可以通过接触下颌支，而不是髁突产生。

检查结果

- 后前向运动拉伸后部并压迫关节囊前方，而且可能在关节周围因为疼痛而活动受限。
- 对于前方移位的关节盘，移动可能会感到受阻，并且拉伸已经压缩的关节内韧带可能会引起疼痛。
- 运动中的摩擦感通常与疼痛无关，提示存在退行性关节疾病。
- 前后向运动会给关节囊后方加压，压迫双板区，如果有关节内炎症前后向运动会产生疼痛。
- 运动受限表明下颌头在关节窝内后方出现了病理改变。

应用

- 如果疼痛和关节僵硬直接相关（如由于创伤

后的纤维化），并且关节盘－髁突复合体非常稳定，则采用后前向关节松动。

- 在任何关节内或关节周围，前后向关节松动不作为治疗方向，因为它可能会干扰关节盘的稳定性和中心关系，导致关节下方的非生理性移位。

横向内侧运动和横向外侧运动

- *操作指南*：下颌骨髁突相对于下颌骨的横向内侧和外侧方向的运动。
- 符号： ◂━ ， ━▸
- 患者起始体位：仰卧，面向治疗师。
- 治疗师起始体位：站在患者身侧，治疗师肩部与患者平齐。

施力部位（治疗师手的位置）

- 将左手拇指横向置于最后磨牙咬合面内侧（内侧或外侧）。左手示指和中指围绕下颌角。
- 右手和手臂稳定患者的头部，右手的一根手指触摸右侧 TMJ 的活动。
- 横向运动时，将拇指尖移至最后磨牙的舌侧。

治疗师的施力方法

- 口腔外定位示指和中指，横向放在下颌骨的中间位置，并通过拇指在最后一个磨牙的舌侧从内侧水平施加压力。
- 口腔内关节松动能够检查关节活动末端范围。

检查结果和应用

- 横向内侧运动的疼痛和运动受限表示关节活动僵硬，如创伤后关节盘移位或纤维化。在没有关节盘紊乱的情况下，可用关节松动（Ⅲ／Ⅳ级）治疗。
- 横向外侧运动的疼痛和运动受限表明关节囊功能障碍，可为急性关节囊炎或伴有疼痛僵硬的关节囊紧张。这些情况可以通过应用无痛（Ⅱ级）和有一定疼痛（Ⅲ－／Ⅳ－或Ⅲ／Ⅳ）的终末范围技术分别进行处理。

纵向头向和尾向运动

- *操作指南*：下颌头在纵向方向上相对于下颌窝进行头向和尾向运动。
- 符号： ◂▸
- 患者起始体位：仰卧，朝向治疗师。
- 治疗师起始体位：站在患者身侧，治疗床调高到治疗师肩部。

施力部位（治疗师手的位置）

- 将左手拇指横向置于最后磨牙的咬合面。左手示指和中指围绕下颌角。
- 右手和手臂稳定患者的头部，右手的一根手指触摸右侧 TMJ 的活动。

治疗师的施力方法

- 关节松动技术是在下颌不同功能起始位置（内侧、中立、外侧、前侧）分别向头向施压，以在下颌窝不同的位置加压。

检查结果

- 如果关节盘位置正确，头向关节松动应该不会引起任何疼痛。
- 任何疼痛都表示关节内功能障碍。即使在没有关节盘移位的情况下，后上方压力也会在双板区和颞韧带处产生压力从而引起炎性疼痛（即使关节盘位置没有异常）。

应用

- 头向运动和尾向运动不作为治疗方向。

总结

在对 TMJ 进行辅助检查并随后对相关检查结果进行重新评估之后，应做出有关关节内和关节周围状况的临床结论。对于关节内或关节周围状况的初始治疗可依靠其他结构进一步的检查结果，例如：

- 上颈椎的附属运动和被动生理运动。
- 颈胸交界处和上肋骨。
- 相关颈肩带肌肉的功能检查（将在下一章进行讲解）。

治疗师需要把这些检查结果报告给其他相关医疗人员以便制订完善的治疗计划。例如，评估现有夹板支具是否合适，或是否进行以下设备进行分析：

- 下颌运动分析仪。
- 咀嚼肌的肌电图。
- 心率记录。
- 和（或）影像学检查，如关节 MRI。

其他相关结构检查

可在首次评估或者接下来的治疗中进行进一步的检查。

舌骨和喉（图 3.39）

- 舌骨静息位置，可位于 C3 下方的下颌骨下方。
- 在咳嗽、吞咽和讲话时同时触诊舌骨和喉部。

喉和舌骨关节的水平运动和旋转

- *操作指南*：环甲关节与舌骨或舌骨相对于下颌骨和环甲软骨的横向或旋转运动。
- 符号：➞, ↻
- 患者起始体位：仰卧，不需要枕头，以免颈部弯曲。进一步检查可能需要在上颈椎和下颌骨的不同位置重复进行常规检查。
- 治疗师起始体位：站在患者身侧，面向患者。

施力部位（治疗师手的位置）

甲状软骨运动

- 左手拇指和示指轻轻地抓住患者甲状软骨的上缘。
- 右手拇指和示指轻轻地抓住患者甲状软骨的下缘。
- 其余手指向邻近的颈部、胸部和面部伸展开。
- 小指紧贴住患者身体。

舌骨运动

- 左手示指和拇指握住舌骨。
- 右手稳定患者的甲状软骨或头部。

治疗师的施力方法

- 通过拇指在甲状软骨上施加一个远端的压力。
- 拇指以小指为支点进行运动。
- 为了使压力尽可能舒适，运动应该通过盂肱关节内收和轻微的肘关节伸展而不是通过拇屈肌产生。
- 患者甲状软骨向治疗师方向的运动是由治疗师的手臂通过示指的相反运动产生的。
- 也可以进行旋转运动。
- 舌骨可以左右移动，也可以绕矢状轴旋转，示指和拇指分别位于上颈椎和下颌骨的不同位置，以评估其移动性和对移动的疼痛反应。
- 特别注意运动中存在的轻微不对称并伴有轻微的不适感。

应用

- 当喉部和舌骨关节水平向或旋转运动中患者感到疼痛时，应进行缓慢的无痛运动。
- 持续轻柔的舌骨松动可用于局部或深度放松。
- 舌骨重新评估可能可以证实软组织管理对于舌骨上肌和舌骨下肌紧缩的有效性。

咬合－颈部－骨盆关系

情绪运动系统（emotional motor system，EMS）的理论和证据可以为 Meersseman 试验提供合理解释（Esposito & Meersseman 1988, Holstege et al. 1996, van der Horst et al. 1997, 2001, Gerrits et al. 1999, 2004,

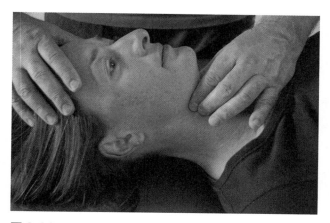

图 3.39　舌骨的检查和治疗

Holstege 2001, Hüelse & Losert-Bruggner 2002, Mouton et al. 2005, Entrup 2009, Fischer et al. 2009）。

Meersseman 试验临床应用可遵循以下评估流程。

1. 站立位，唇闭合、牙齿分开的情况下测量：

a. 手指到地面的距离和（或）

b. 腰屈曲角度（与盆骨倾斜有关）和（或）

c. 双侧髋外展时，足跟之间距离和（或）以下 2 中的测量

2. 仰卧位测量活动范围：

a. 直腿抬高 和（或）

b. 髋关节外展和（或）

c. 髋关节伸展时髂腰肌长度（托马斯试验）

3. 然后重新评估相关的测试（1a~c，2a~c）：

a. 牙尖全部吻合时

b. 磨牙咬住棉球，单侧或双侧（见图 3.20），根据咬合情况进行评估

c. 上颈椎关节松动后

d. 使用贴布放松咀嚼肌后（图 3.52）

另一个评估流程是：

1. 仰卧位下测量最大张口度

2. 重新评估

a. 拉伸部分肌肉（腘绳肌或内收肌）的主动运动下肌肉长度（或内收肌）和（或）

b. 对腘绳肌、内收肌或髂腰肌应用贴布放松

c. 上颈椎关节松动

通过 Rx1 或 Rx2 两个测试程序的整合可以判断关节外状况，如咬合缺陷或副功能习惯诱发的咀嚼肌过度活跃，伴有或不伴有关于下背部、臀部区域的主诉。

颅骨

- 人体在幼年时颅骨是能够移动的，并且能够适应压力和负荷。
- 颅骨连接处含有神经感受器，可以被认为可

能是症状的来源。

- 颅骨发育和颅骨之间力量传递的改变可能会导致头痛和一系列异常的症状，如注意力丧失、头晕、行为改变、哭泣、遗尿、感官丧失等，这些症状不仅仅在年轻人中出现。
- 除了颅骨间压力外，颅骨还是颅外肌和颅脑之间的压力媒介。
- 这意味着，由于相关的肌肉和脑膜结构，如果不进行治疗，当采用颅骨技术时也仍然需要评估和再评估。
- 传统颅骨疗法已经描述了评估颅骨缝线对压力变化反应的技术（Liem 2000）。
- 颅骨技术已被纳入 Maitland 评估和管理神经肌肉骨骼功能障碍的概念（von Piekartz & Bryden 2000）。

一些常用的技术旨在减少关节外来源的 TMD / OFP 症状，如肌肉疼痛、副功能习惯性头痛（如磨牙症）及其他症状，这些症状可能提示是由于颅骨功能障碍（颅骨连接处、颅内腔室）产生的颅神经功能障碍，然而，本书未对所有技术进行完整描述。

这些技术的假设基础如下。

- 自主神经系统重新恢复平衡，刺激副交感神经部分的深度放松，尤其是疑核（可通过测量心率来监测）（Marthol et al. 2006）。
- 重新平衡颅内结构（肌肉、肌肉附着物）、颅内脑膜及其颅骨附着物。

一般来说，使用颅骨和颅底技术有三种方式（Ridley 2006），这可能与 Maitland 分级系统有关（Banks & Hengeveld 2005）。

1. 高强度干预（与 IV – 或 IV + 级相对应）。无论是直接或间接使用力量来移动颅骨。两种方法都是结构 – 功能模型：结构的变化会改变功能（直接的、即时的、瞬间的？），而功能的变化会导致结构再平衡（间接的、缓慢的、更持久的？）。

2. 轻度干预（与 II 级相对应）：进行一定的

运动但不持续到肌肉完全放松。

3. "无"干预：只是跟随呼吸运动进行手法接触直到发生节奏或运动幅度和放松的变化（Ⅰ级）。

- 患者起始体位：患者应舒适地仰卧在有或没有枕头的治疗床上。
- 治疗师起始体位：除了上颌骨和下颌骨技术，均坐在患者的头部后方。

枕骨 –C1 纵向头向运动（图 3.40）

- 这是一种直接的、高度干预技术的典型例子，旨在恢复交界处的功能，包括放松枕下肌肉，甚至硬脑膜。

施力部位（治疗师手的位置）

- 双手放在枕骨左右两侧。
- 前臂在治疗床上放松。
- 手指（除拇指外）尽可能缓慢地向枕骨 –C1 移动。

治疗师的施力方法

- 在枕骨上施加Ⅳ – 级纵向运动，持续一两分钟。
- 通过示指和中指进行纵向尾向运动，环指和小指保持纵向头向压力。
- 最后，通过治疗师腕关节屈曲 – 伸展产生运动。

颞骨

双侧（内侧 – 外侧）（图 3.41）

施力部位（治疗师手的位置）

- 双手在枕骨髁和乳突的左右两侧。
- 前臂在治疗床上放松。

治疗师的施力方法

- 两侧鱼际肌施加一个持续交替的内侧（横向）压力（Ⅳ –）。

双侧头颅圆周（图 3.42）

施力部位（治疗师手的位置）

- 示指指尖在颧骨，中指指尖在外耳道，环指指尖在乳突处。

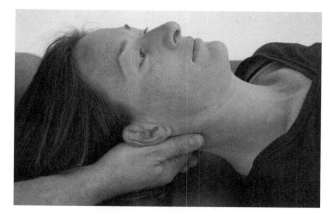

图 3.41　颞骨。双侧内侧技术

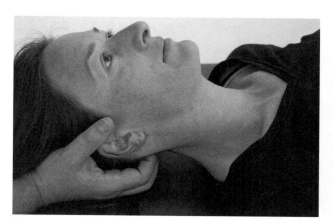

图 3.40　枕骨 –C1 放松的纵向头向松动技术

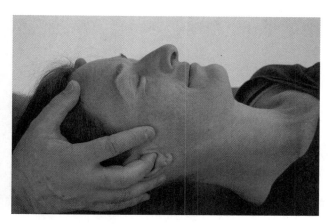

图 3.42　颞骨。双侧圆周技术

治疗师的施力方法

- 在颞骨岩的斜轴进行组合运动——屈曲 – 伸展和内外旋。
- 传统的技术顺序如下：
1. 先感觉双侧对称性
2. 先松动正常一侧
3. 再松动紧张侧
4. 两侧对比

双侧尾向外侧（图 3.43）

施力部位（治疗师手的位置）

- 拇指位于外耳道下缘。

治疗师的施力方法

- 拇指同时双侧向后施加压力（朝向肩峰）（暂时减压）。

TMJ：双侧纵向（加压 – 减压）

双侧纵向头向（第 1 步，加压）（图 3.44）

施力部位（治疗师手的位置）

- 中指和环指的指尖放于下颌骨体部和下颌角的尾向，而示指和小指在患者面部放松放置，拇指放在额骨上。

治疗师的施力方法

- 在下颌角的前方和下方，施加一个持续的

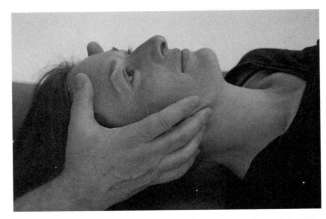

图 3.44　持续的纵向头向运动（TMJ 加压），用中指和环指在下颌骨体下进行局部和深度放松

Ⅳ – 级纵向运动。

理论基础

- 颞骨在顶骨上的运动和大脑镰上的张力。

双侧纵向尾向运动（第 2 步，减压）（图 3.45）

施力部位（治疗师手的位置）

- 中指和环指的指尖位于下颌骨体和分支上，小指放松且不与面部接触，拇指在额骨上放松。

治疗师的施力方法

- 首先施加持续的纵向尾向运动（Ⅳ – 级），然后在呼气阶段逐渐改变为向前 30°。

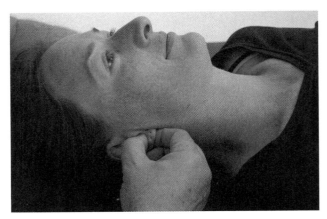

图 3.43　通过在肩锁关节（A／C）关节（颞骨减压）上拉动外耳道下缘持续向外侧移动

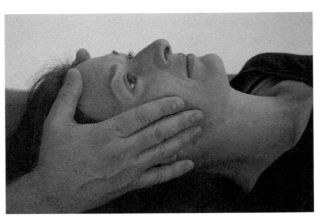

图 3.45　持续的纵向尾向运动（颞下颌关节减压），示指、中指和环指在下颌骨局部和深度放松

- 感觉是否有肌肉放松。

理论基础

- 释放颞部筋膜。

下颌骨

双侧纵向尾向（分离运动）（图 3.38）

- 治疗师起始体位：站在患者一侧肩部。

施力部位（治疗师手的位置）

- 一只手的示指和中指的指尖放在口腔内左右两侧最下方的下颌磨牙处。

治疗师的施力方法

- 首先施加持续的纵向尾向运动（Ⅳ – 级），然后在呼气阶段逐渐改变为向前 30°。
- 感觉是否有肌肉放松。

理论基础

- 释放颞侧筋膜。

上颌（图 3.46）

外侧，前部头向运动

- 治疗师起始体位：站在患者一侧肩部。

施力部位（治疗师手的位置）

- 一只手的示指和中指的指尖在口腔内左右两

侧后上颌磨牙的咬合面上，另一只手保持在头部（蝶骨）。

治疗师的施力方法

- 首先，感觉硬腭（上颌骨）的内 – 外侧运动，然后进行持续的双侧向运动（Ⅳ – 级），并且在感觉到一些筋膜松弛之后，再进行前后向运动（Ⅳ – 级）。

蝶骨（图 3.47）

前后向（加压）和后前向（减压）

施力部位（治疗师手的位置）

- 两侧前臂在治疗床上放松，双手控制乳突和枕骨。拇指指尖位于两侧颧弓头部的蝶骨上。

治疗师的施力方法

- 前后向（加压）：用拇指双侧持续向后运动（Ⅳ – 级），双手稳定枕骨。
- 后前向（减压）：同上。

管理

- 由于颅下颌区的复杂性，表现为颅下颌骨疼痛或功能障碍的疾病往往是由多因素造成的。
- 物理治疗应用可能是颞下颌复合体运动相关

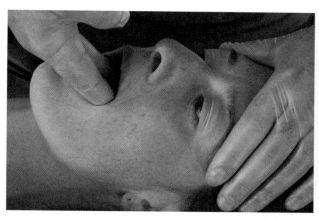

图 3.46　在上磨牙上对上颌骨进行的持续的双侧外侧或前颅骨运动

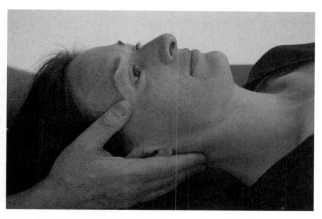

图 3.47　用双手固定头部和颈部，双侧拇指对蝶骨进行前后向（加压）和后前向（减压）运动

疾病的多学科整体短期和长期管理计划的一部分。

- 通常牙医是多学科团队的主导者。
- 患者必须知情并同意治疗方案，该计划必须对所有相关背景因素进行干预。
- 如果需要长期管理，患者的依从性是非常重要的。
- 初步管理旨在减轻症状（短期目标）（表 3.3），并在开始明确的治疗方案如牙齿修复（长期）之前建立平衡。
- 可能会需要抗感染药物，甚至是激素类药物。
- 在大部分咬合问题中，使用夹板（图 3.48 和 3.49）进行适当的牙齿干预和牙齿修复对于长期恢复至关重要。
- 在这些情况下，物理治疗方式可能是一种重要的支持。
- 其他有机械方面或神经生理学方面因素的病例可能因各种物理治疗、非牙科治疗方案而受益。

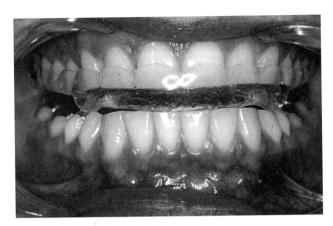

图 3.48 夹板显示切牙生理运动

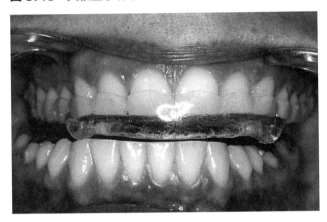

图 3.49 夹板显示尖牙生理运动

表3.3　3×3首次TMD/OFP症状管理

	关节内（如双板区）	关节周围（如关节囊炎）	关节外（如牙齿、肌肉、颈椎）
疼痛	NSAIDs! 冰敷 分离夹板? 固定夹板?（仅在具有完整关节盘韧带的急性严重病例中使用）	NSAIDs! 冰敷 中心夹板?	牙痛：牙医 咀嚼肌（如牙关紧闭——牙医）
活动范围内疼痛	NSAIDs? 冰敷 分离夹板！24/7/>6 PT：旋转运动 MT：禁用	NSAIDs 冰敷 具有牙齿引导功能的中心夹板（分阶段建立）！24/7? PT：旋转运动（无痛） MT：无痛下纵向尾向运动（+/- 成角运动） 颧骨到下颌角弹性贴布	咀嚼肌和舌肌：冰敷、电疗按摩、触发点（TrP）、弹性贴布、本体感觉神经肌肉促进（PNF），生物反馈－压力球（HRV），肌肉松弛药物 肉毒杆菌神经毒素 口面/模仿：肌功能疗法（闭口、吞咽） 神经康复（面部－口腔疗法，Kay Coombes） 颈椎：PAIVMs 根据功能障碍程度（EOR）（更多情况下）
关节活动末端疼痛	分离夹板? PT：旋转运动 颧骨到下颌角弹性贴布? MT：水平内侧移动	中心夹板及尖牙或切牙引导！（24/7/?） PT：旋转运动（无痛） MT：纵向尾向运动（+/- 成角运动）	颅骶椎治疗：力学/神经生理学（更多的因果治疗） 神经：颈椎，颅骨，药物/神经外科治疗后神经组织滑动功能损害

EOR—终末端范围；HRV—心率变异性；MT—手法疗法；NSAIDs—非甾体消炎药；PAIVMs—被动椎节间附属运动；PT—物理治疗（改编自 IFCFS，并获得授权许可）

- 如上所述，在整体管理时，有些病例可能表现出 TMJ 被动运动的疼痛或僵硬。
- 功能性位置下的附属运动比被动的生理运动似乎更适合作为治疗手段。
- 主动运动，结合持续的附属运动，如主动张口时持续横向加压，可能是适合的治疗选择。

成功 / 稳定的对症治疗后咬合修复 / 治疗

除了被动运动之外，物理治疗师可能在整体管理中发挥更大的作用，例如：

- 积极康复，旨在恢复正常的下颌运动。
- 闭唇肌功能锻炼、舌控制，以及吞咽模式、姿势控制，包括优化颈椎活动范围和动态控制。
- 关节外软组织管理、扳机点治疗、电疗（放松按摩）或弹性贴布（图 3.50，3.51，3.52，3.53 和 3.54）。（ Sturdivant & Friction 1991, Suvinen et al. 1997, Treacy 1999, Sander et al. 1999, Nicolakis et al. 2000, 2001a, 2001b, 2002, Wolf et al. 2000, Carlson et al. 2001, Oh et al. 2002, Wahlund et al. 2003, Michelotti et al. 2004, McNeely et al. 2006, Medlicott & Harris 2006, Gunsch 2007, Fischer et al. 2009, La Touche et al. 2009, Mansilla-Ferragut et al. 2009 ）。

缓解和处理压力引起的症状是总体管理计划的一个共同组成部分，可能包括使用夹板，采取认知行为、药物、身心和物理治疗。

物理治疗师可以在很多方面发挥作用，如应用局部按摩或电疗来放松咀嚼肌，单独的身心治疗，如颅骨疗法、带有呼吸运动的生物反馈和肌肉反馈、瑜伽、气功或冥想等治疗课程。对自主神经系统的放松程度可以用监测心率变异性（heart rate variability, HRV）的方式——一种评估副交感神经

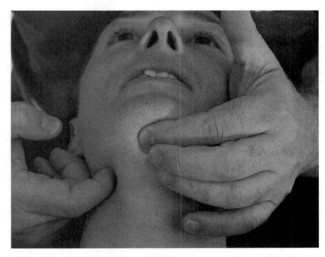

图 3.50　静态张口对抗轻微阻力时翼内肌触发点治疗

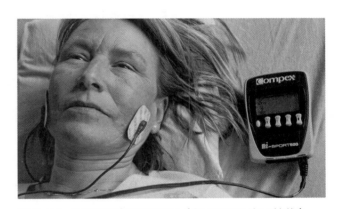

图 3.51　电按摩松弛双侧咬肌（经 IFCFS 许可转载）

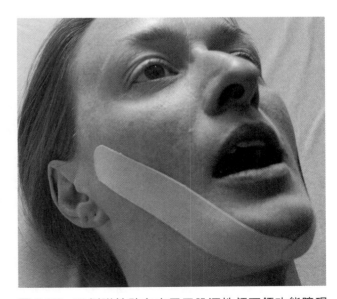

图 3.52　双侧弹性贴布应用于肌源性颅下颌功能障碍以进行松弛治疗。贴布起始于 TMJ 正前方的颧弓处，末端位于中线的下颌侧（贴布宽度为 2.5cm）。下颌的起始位置是 R1 处的凹陷。应用贴布时不需要拉伸（经 KinematicTaping® 许可转载）

系统状态的方法（Shiba et al. 2002, Brown & Gerberg 2005, Cysarz & Buessing 2005, Jovanov 2005, Lee et al. 2005, Khattab et al. 2007, Raghuraj & Telles 2008, Li

et al. 2009, Schmidt & Carlson 2009, Asher et al. 2010, Patra & Telles 2010, Tang et al. 2009, Hallman et al. 2011, Matsubara et al. 2011, Nugent et al. 2011）。

- 长期的积极管理需要医务人员和患者共同合作，因此应该强化日常锻炼方案。
- Rocabado（1985）主张制订日常常规治疗方案，以最大限度地提高患者对颅下颌康复的依从性。
- 6×6方案原则：6个方法，每天6次，每次重复6遍。6个方法包括：
1. 学习一种新姿势
2. 抵消旧姿势的"软组织记忆"
3. 恢复原有的肌肉长度
4. 恢复正常的关节活动范围
5. 恢复正常的身体平衡
6. 症状再次出现时重返锻炼计划
- 以患者为中心，与评估相关的个人日常自我管理可能包括以下内容：

1. 记忆辅助。使用固定的时间和地点，例如在浴室镜子上、卫生间附近、方向盘上、电脑显示器等上放置相关笔记（红点、笑脸）

2. 选择患者最喜欢的数字：不一定非要每天6次，患者可能更喜欢其他数字（如5、7、10）

3. 训练下颌正确的静止位置：闭合双唇（口闭合）和牙齿分开，舌放在口底

4. 训练膈肌呼吸模式下的鼻腔呼吸。长而深的呼吸循环会启动自主神经系统的放松和再平衡。放松或动态训练盆底肌可能是必要的

5. 训练正确的吞咽：让舌头的前1/3抵住前腭顶部

6. 训练正确的舌运动。不良的吞咽模式，不能保持口闭合，不良的舌运动模式可能需要特定的肌肉功能治疗

7. 训练TMJ的旋转，避免下颌骨在缺乏旋转运动时产生前移。将舌尖放在硬腭处，要求患者张口。患者可以感觉到髁突的外侧受到控制，并且应

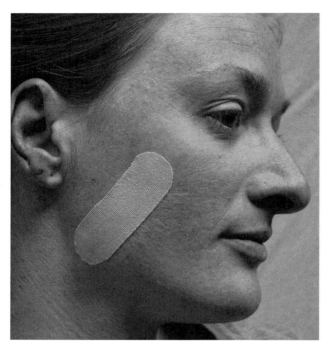

图 3.53 弹性贴布应用于关节源性颅下颌功能障碍以支持髁突的旋转运动训练。贴布起始于颧骨的尾向，末端位于下颌角的尾向（贴布宽度为2.5cm）。应用贴布时不需要拉伸（经 KinematicTaping® 许可转载）

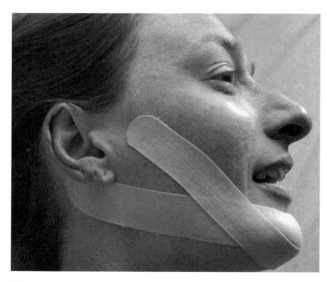

图 3.54 单侧弹性贴布应用于神经性颅下颌功能障碍，以支持下颌或面神经疼痛的治疗。贴布起始于乳突和颧骨正中前方的颧弓上，末端分别位于中线的前侧（贴布宽2.5cm）。下颌的起始位置是打开（下降），对侧向运动小于P1（不引起疼痛）。应用贴布时不需要拉伸（经 KinematicTaping® 许可转载）

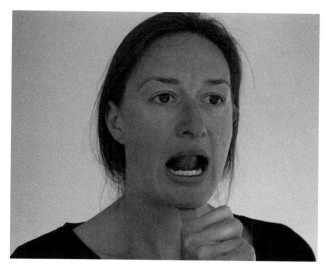

图 3.55 颅下颌康复的一般运动训练。张开和闭合双唇时，不要咬紧牙齿，并将舌尖保持贴住硬腭，将开口限制在髁突运动的旋转阶段。拇指在下颌上轻微地施加阻力以放松咀嚼肌，恢复咀嚼肌和舌肌之间的肌肉平衡。此外，还可以用另一只手在下颌骨和（或）颈椎的功能性体位或运动中应用手法进行加压或松动

该用一侧拇指对开放运动给予轻微的阻力。如果舌尖停留在上腭，这将加强对下颌骨相对于关节盘和下颌骨窝旋转的控制，并且减少下颌骨头部和关节盘在窝中前期产生的平移（图 3.55）

8. 训练颈椎姿势和控制下颌功能。首先，抬头并轻轻地收下颌，同时保持膈肌呼吸模式。然后，可以进行正确的下颌动作、说话、歌唱、咬合或咀嚼。避免高风险活动

9. 训练脊柱活动。这通常包括上颈椎前屈和下颈椎的自我松动，上段和中段胸椎的伸展

10. 训练正确的姿势，包括肩带后缩和骨盆后倾。这涉及上肢、头部或下颌运动期间对肩胛骨和脊柱的功能控制。注意伴随的胸廓出口综合征或腰椎功能障碍及需要额外处理的症状，如松动第 1 肋骨或重新平衡相关的骨盆或臀部肌肉

11. 通过自我按摩、触发点按摩、电疗或夹板等方式对咀嚼肌张力进行自我管理（图 3.49~3.54）。培养改变习惯逆转策略，如咀嚼口香糖，并且将在两餐之间咀嚼口香糖的习惯用运动或放松技术来代替。由于咀嚼肌的原因无法实现关节囊的自我松动

12. 现代技术使患者能够使用电子设备，例如，通过使用计算机软件和具有电极的生物反馈仪器或带有彩色光的（抗）压力球来放松和平衡自主神经系统

13. 相比之下，瑜伽、冥想、气功、普拉提或东方舞蹈课等传统活动在愉快的社会环境中可能会

个案研究3.1

关节松动在运动相关的颞下颌关节紊乱中的作用

H女士，一位42岁的社区精神科护士，当她开口时，下颌发出了弹响声并伴随疼痛。她认为这是由牙科治疗和牙龈疾病导致的运动受阻问题。她的工作压力很大，这对她的健康无益。

疾病类型

H女士表示，她的主要问题如下：
- 试图完全张口时会出现疼痛和关节弹响
- 用力咬合时，下颌疼痛剧烈
- 偶尔面部有针刺感
- 偶尔有紧张性头痛

症状部位（人体图示）

H女士的症状部位在图3.56的身体图上显示。
活动受限/24小时的行为症状
- H女士只是在打哈欠或呼喊时，出现伴有弹响的疼痛
- 当用力咬一侧磨牙时，通常出现对侧下颌剧烈疼痛
- 作为下颌疼痛的后遗症，面部针刺感只会出现几分钟

- 紧张性头痛。每周只在工作结束时和紧张工作后的第二天早上出现一两次
- 她的活动没有因症状而受限，但她无法像以前那样完全或大幅度地张口

现病史和既往史

- H女士一直在进行大量的牙科治疗，以稳定因牙龈疾病而松动的上切牙。为了保留切牙她已经改变了自己的咬合模式，因此，她现在使用磨牙咀嚼进食
- 过去6个月的工作压力被认为是导致紧张性头痛的原因，她认为下颌问题也会导致针刺感出现
- GP把她转介给物理治疗师进行运动治疗，以帮助她解决下颌疼痛
- 关节弹响日渐严重，最近出现了疼痛，并同时伴有针刺感
- 目前，她正在接受正畸医师的治疗

个案研究3.1（续）

患者姓名：_____　　患者年龄：_____
职业：_____　　习惯 / 运动：_____
医生：_____
论断：_____
物理治疗师：_____
评估日期：_____
主要问题：由于颞下颌关节疼痛性弹响不能完全张嘴

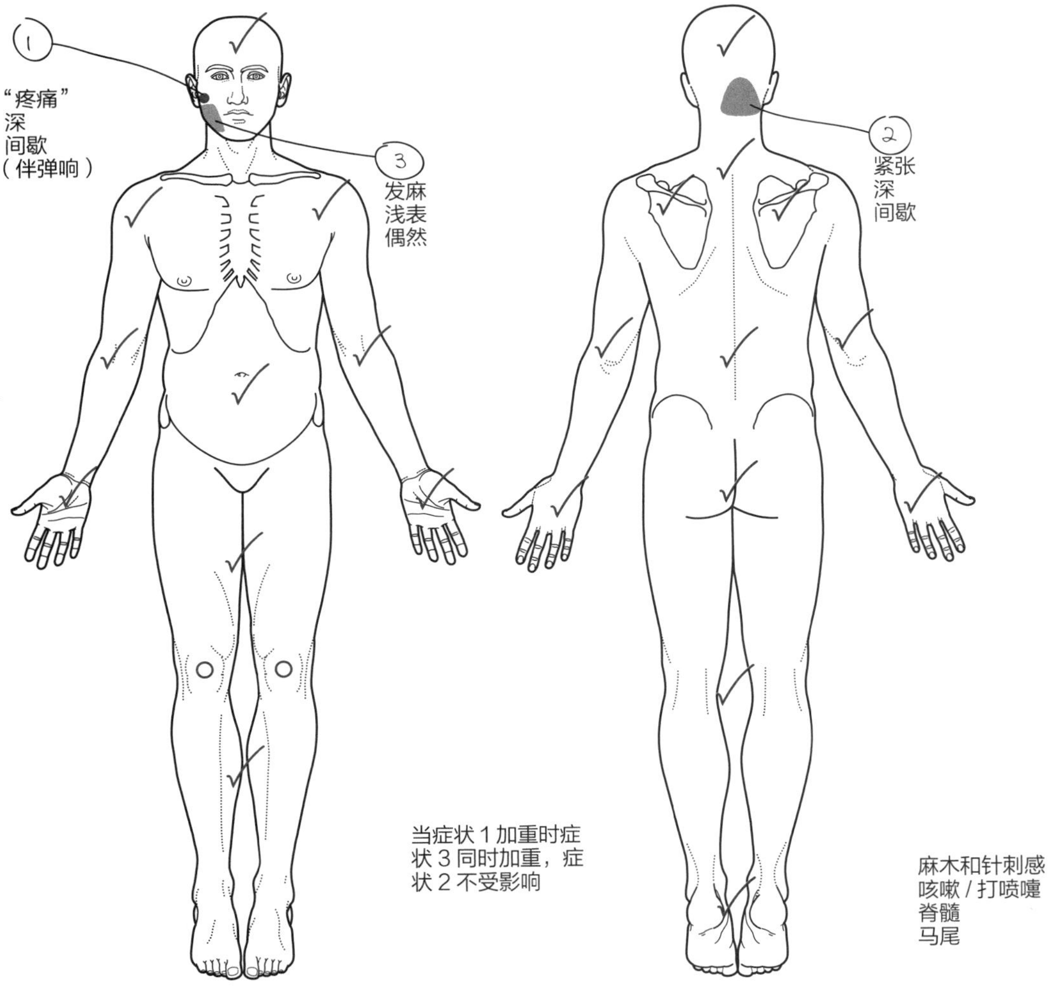

"疼痛"
深
间歇
（伴弹响）

③
发麻
浅表
偶然

②
紧张
深
间歇

当症状 1 加重时症
状 3 同时加重，症
状 2 不受影响

麻木和针刺感
咳嗽 / 打喷嚏
脊髓
马尾

图 3.56　H 夫人的身体图示

个案研究3.1（续）

医学筛查问题

- 关于一般健康、药物影响和相关筛查的常规特殊问题，无异常
- 没有类似颞下颌关节紊乱的红旗征（Kraus 1985）

体格检查
视诊

- 颈部细长，后伸上颈椎时下颌突出，矫正时会引起枕骨拉伸感。进一步张口未显示出颈椎功能不稳定或任何症状改变
- 鼻腔呼吸道——吸气时左右侧无异常
- 下颌骨的静息位置——偏向左侧，矫正①
- 咬合——无覆𬌗，但前切牙最大限度地相互咬合；左侧牙齿较多接触干扰平衡
- 舌诊——舌边缘周围可见下部牙齿的压痕

疼痛

头痛[2]，颈部感觉僵硬，只在开口时下颌疼痛①

功能活动检查***

开口至40mm时出现弹响，并在30mm开口处出现疼痛，向左偏离5°（图3.57），头痛ISQ。

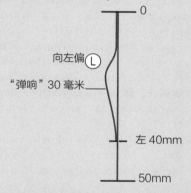

图 3.57 显示开口偏差和关节弹响的图表

主动运动

- 颈椎后伸30° 僵硬++，头痛加剧，改变舌位置ISQ
- **颈椎右侧旋转50° 僵硬++，头痛ISQ伴下颌右侧偏差加①++
- 咬牙①，左侧棉球①++，右侧棉球①--
- 下颌骨向左侧偏离（L）√，√
- **向右偏移10mm僵硬①+
- *后缩下颌骨3mm IV2超压①

- 前伸√，√
- 舌骨，喉部运动，横向和旋转√，√

筛查

肩，胸椎√，√

被动运动

- 单侧后向前（　↘）颈2局部僵硬/疼痛
  下颌骨纵向尾向（R）和横向（R）僵硬和疼痛①（图3.58）

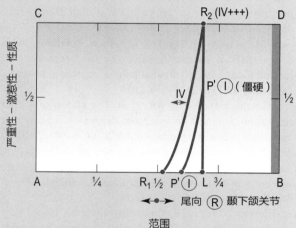

图 3.58 运动图示显示右侧颞下颌关节活动末端◀▶僵硬受限，疼痛限制和Ⅳ级关节松动技术

治疗/管理

- 单侧后向前（　↘）关节松动颈2（Ⅲ级）——可改善颈部伸展和旋转时的疼痛和僵硬，并允许进一步5mm的无痛口腔开放。尽管疼痛较轻，但下颌骨的侧向偏离和后缩不变，关节弹响无改善
- 下颌骨（R）（Ⅳ级）的纵向（◀▶）和横向（━▶）运动在开口后恢复理想的无痛关节状态并拉伸结构以恢复辅助范围。这进一步改善了开放的范围，疼痛的关节弹响不那么明显；颈椎也感觉更灵活
- 颈椎和下颌松动的预期效果是作为家庭计划的辅助手段（6×6）（Rocabado 1985）
- H女士继续接受牙科治疗，虽然存在关节弹响，但张口范围扩大，由于颈椎疼痛和僵硬明显缓解，紧张性头痛症状也减轻
- H女士目前不太担心自己的症状，因为她有一个家庭计划，这让她有信心可以控制自己的症状
- 长期症状的解决取决于牙齿重建的完成情况

恢复神经生理（与自主神经有关）和结构平衡

14. 缓解生活压力、学会放松并养成定期的训练习惯是整体长期的健康管理方案

（夏德曼 译）

参考文献

Abd-Ul-Salam H, Kryshtalskyj B, Weinberg S: Temporomandibular joint arthroscopic findings in patients with cervical flexion-extension injury (whiplash): a preliminary study of 30 patients, *J Can Dent Assoc* 68(11):693–696, 2002.

Al-Ani MZ, Gray RJ, Davies SJ, Sloan P, Glenny AM: Stabilization splint therapy for the treatment of temporomandibular myofascial pain: a systematic review, *J Dent Educ* 69(11):1242–1250, 2005.

Asher A, Palmer JL, Yadav RR, et al: The effects of a brief relaxation program on symptom distress and heart rate variability in cancer patients, *PM&R* 2(7):636–641, 2010.

Auerbach SM, Laskin DM, Frantsve LME, et al: Depression, pain, exposure to stressful life events, and long-term outcomes in temporomandibular disorder patients, *J Oral Maxillofac Surg* 59(6):628–633, 2001.

Baad-Hansen L, Jadidi F, Castrillon E, et al: Effect of a nociceptive trigeminal inhibitory splint on electromyographic activity in jaw closing muscles during sleep, *J Oral Rehabil* 34:105–111, 2007.

Banks K, Hengeveld E: *Maitland's Peripheral Manipulation*, ed 4. Edinburgh, 2005, Elsevier Butterworth Heinemann, pp 577–597.

Becker I, Tarantola G, Zambrano J, et al: Effect of a prefabricated anterior bite stop on electromyographic activity of masticatory muscles, *J Prosthet Dent* 82(1):22–26, 1999.

Bendtsen I, Jensen R, Olesen J: Qualitatively altered nociception in chronic myofascial pain, *Pain* 65(2–3):259–263, 1996.

Bertilsson O, Strom D: A literature survey of a hundred years of anatomic and functional lateral pterygoid muscle research, *J Orofac Pain* 9(1):17–23, 1995.

Biesinger E, Kipman U, Schätz S, et al: Qigong for the treatment of tinnitus: a prospective randomized controlled study, *J Psychosom Res* 69(3):299–304, 2010.

Biesinger E, Reisshauer A, Mazurek B: The role of the cervical spine and the craniomandibular system in the pathogenesis of tinnitus, *Somatosensory tinnitus HNO* 56(7):673–677, 2008.

Boesel C, Mazurek B, Haupt H, et al: Chronischer Tinnitus und kraniomandibuläre Dysfunktionen. Einfluss funktionstherapeutischer Maßnahmen auf die Tinnitusbelastung, *HNO* 56:707–713, 2008.

Blake R, Beames T: Management of cervical disorders. In Hengeveld E, Banks K, editors: *Maitland's Vertebral Manipulation: Management of Neuromusculoskeletal Disorders*, Edinburgh, 2013, Elsevier Heinemann.

Brown RP, Gerbarg PL: Sudarshan Kriya yogic breathing in the treatment of stress, anxiety, and depression: Part I, Neurophysiologic model, *J Altern Complement Med* 11(1):189–201, 2005.

Browne PA, Clark GT, Kuboki T, et al: Concurrent cervical and craniofacial pain. A review of empiric and basic science evidence, *Oral Surg Oral Med Oral Pathol Oral Radiol Endod* 86(6):633–640, 1998.

Bumann A, Groot Landeweer G, Brauckmann P: The significance of the fissurae petrotympanica, petrosquamosa and tympanosquamosa for disk displacements in the temporomandibular joint, *Fortschr Kieferorthop* 52:359–365, 1991.

Bumann A, Lotzmann U: *Funktionsdiagnostik und Therapieprinzipien Band 12 Farbatlanten der Zahnmedizin Hrsg Rateitschak KH & Wolf HF*, 2000, Thieme Stuttgart.

Bushnell MC, Duncan GH, Dubner B, et al: Activity of trigeminothalamic neurons in medullary dorsal horn of awake monkeys trained in a thermal discrimination task, *J Neurophysiol* 52(1):170–187, 1984.

Cairns BE, Wang K, Hu JW, et al: The effect of glutamate-evoked masseter muscle pain on the human jaw-stretch reflex differs in men and women, *J Orofac Pain* 17(4):317–325, 2003.

Campbell CD, Loft GH, Davis H, et al: TMJ symptoms and referred pain patterns, *J Prosthet Dent* 47(4):4303, 1982.

Canay S, Cindaş A, Uzun G, et al: Effect of muscle relaxation splint therapy on the electromyographic activities of masseter and anterior temporalis muscles, *Oral Surg Oral Med Oral Pathol Oral Radiol Endod* 85(6):674–679, 1998.

Capurso U: The sound during mandibular joint kinematics. The diagnostic, epidemiologic and prognostic elements, *Minerva Stomatol* 46(5):247–257, 1997.

Carlson CR, Bertrand PM, Ehrlich AD, et al: Physical self-regulation training for the management of temporomandibular disorders, *J Orofac Pain* 15(1):47–55, 2001.

Chiarini M, Gajisin S: Permeability of the petrotympanic fissure, *J Oral Rehabil* 29(9):885, 2002.

Ciancaglini R, Loreti P, Radaelli G: Ear, nose, and throat symptoms in patients with TMD: the association of symptoms according to severity of arthropathy, *J Orofac Pain* 8(3):293–297, 1994.

Clark GT, Browne PA, Nakano M, et al: Co-activation of sternocleidomastoid muscles during maximum clenching, *J Dent Res* 72:1499–1502, 1993.

Clark GT, Green EM, Dornan MR, et al: Craniocervical dysfunction levels in a patient sample from a temporomandibular joint clinic, *J Am Dent Assoc* 115(2):251–256, 1987.

Cysarz D, Büssing A: Cardiorespiratory synchronization during Zen meditation, *Eur J Appl Physiol* 95(1):88–95, 2005.

Curl D: The visual range of motion scale: analysis of

mandibular gait in a chiropractic setting, *J Manipulative Physiol Ther* 1:15, 1992.

Dauber W: Die Nachbarschaftbeziehungen des Diskus articularis des Kiefergelenks und ihre funktionelle Deutung, *Schweiz Monatsschr Zahnmed* 97:427–437, 1987.

De Laat A, Horvath M, Bossuyt M, Fossion E, Baert AL: Myogenous or arthrogenous limitation of mouth opening: correlations between clinical findings, MRI, and clinical outcome, *J Orofac Pain* 7:150–155, 1993.

De Vocht J, Goel VK, Zeitler DL, Lew D: A study of the control of disc movement within the temporomandibular joint using the finite element technique, *J Oral Maxillofac Surg* 54:1431–1437, 1996.

de Wijer A, Leeuw JR de, Steenks MH, Bosman F: Temporomandibular and cervical spine disorders. Self-reported signs and symptoms, *Spine* 21(14):1638–1646, 1996a.

de Wijer A, Steenks MH, Bosman F, Helders PJ, Faber J: Symptoms of the stomatognathic system in temporomandibular and cervical spine disorders, *J Oral Rehabil* 23(11):733–741, 1996b.

de Wijer A, Steenks MH, Leeuw JR de, Bosman F, Helders PJ: Symptoms of the cervical spine in temporomandibular and cervical spine disorders, *J Oral Rehabil* 23(11):742–750, 1996c.

Dulcic N, Panduric J, Kraljevic S, et al: Incidence of temporomandibular disorders at tooth loss in the supporting zones, *Coll Antropol* 27(Suppl 2):61–67, 2003.

Dworkin SF, Huggins KH, LeResche L, et al: Epidemiology of signs and symptoms in temporomandibular disorders: clinical signs in cases and controls, *J Am Dent Assoc* 120:273–281, 1990.

Dworkin SF, LeResche L: Research diagnostic criteria for temporomandibular disorders: review, criteria, examinations and specifications, critique, *J Craniomandib Disord* 6(4):301–355, 1992.

Dworkin SF, Sherman J, Mancl L, et al: Reliability, validity, and clinical utility of the research diagnostic criteria for temporomandibular disorders axis II scales: depression, non-specific physical symptoms, and graded chronic pain, *J Orofac Pain* 16(3):207–220, 2002.

Eckerdal O: The petrotympanic fissure: a link connecting the tympanic cavity and the temporomandibular joint, *J Craniomandibular Pract* 9:15–22, 1991.

Egermark I, Magnusson T, Carlsson GE: A 20-year follow-up of signs and symptoms of temporomandibular disorders and malocclusions in subjects with and without orthodontic treatment in childhood, *Angle Orthod* 73(2):109–115, 2003.

English AW, Widmer CG: Sex differences in rabbit masseter muscle function, *Cells Tissues Organs* 174(1–2):87–96, 2003.

Entrup W: Okklusionsstoerungen und Beweglichkeit der HWS, *Man Med (D)* 47:453–455, 2009.

Esposito GM, Meersseman JP: Valutazione della relazione esistente tra oclusione e postura, *Il Dentista Moderno* 87:923, 1988.

Ferrario VF, Sforza C, Lovecchio N, et al: Quantification of translational and gliding components in human temporomandibular joint during mouth opening, *Arch Oral Biol* 50(5):507–515. Epub. 2004. Dec 8, 2005.

Fink M, Tschernitschek H, Stiesch-Scholz M, et al: Kraniomandibuläres System und Wirbelsäule. Funktionelle Zusammenhänge mit der Zervikal- und Lenden-Becken-Hüft-Region, *Man Med* 41:476–480, 2003.

Fischer MJ, Riedlinger K, Gutenbrunner C, et al: Influence of the temporomandibular joint on range of motion of the hip joint in patients with complex regional pain syndrome, *J Manipulative Physiol Ther* 32(5):364–371, 2009.

Fitins D, Sheikholeslam A: Effect of canine guidance of maxillary occlusal splint on level of activation of masticatory muscles, *Swed Dent J* 17(6):235–241, 1993.

Fitzgerald MJT: *Neuroanatomy*, London, 1992, Baillière Tindall.

Friedman MH, Weisberg J: The craniocervical connection: a retrospective analysis of 300 whiplash patients with cervical and temporomandibular disorders, *Cranio* 18(3):163–167, 2000.

Garcia R Jr, Arrington JA: The relationship between cervical whiplash and temporomandibular joint injuries: an MRI study, *Cranio* 14(3):233–239, 1996.

Gerrits PO, Holstege G: Descending projections from the nucleus retroambiguus to the iliopsoas motoneuronal cell groups in the female golden hamster: possible role in reproductive behavior, *J Comp Neurol* 403:219–228, 1999.

Gerrits PO, Mouton LJ, Weerd H de, et al: Ultrastructural Evidence for a direct excitatory pathway from the Nucleus retroambiguus to lateral longissimus and quadratus lumborum motoneurons in the female golden hamster, *J Comp Neurol* 480:352–363, 2004.

Gibson CM, Zorkun C: *Trigeminal nerve*, 2008, Wikidocs.

Graber G: Zahnärztl Mitt, 79(5):502–508, 1989. Aktualisierung von Jäger K, Borner A, Graber G. Epidemiologische Untersuchungen über die Ätiologie-Faktoren dysfunktioneller Erkrankungen im stomatognathen System, *Schweiz Mschr Zahnheilk* 97:1351–1359, 1987.

Guler N, Yatmaz PI, Ataoglu H, et al: Temporomandibular internal derangement: correlation of MRI findings with clinical symtoms of pain and joint sounds in patients with bruxing behaviour, *Dentomaxillofac Radiol* 32(5):304–310, 2003.

Gunsch M: Selbstübung besser als Therapie? Der Einfluss von Muskel- und Bewegungsübungen auf das habituelle Öffnungs- und Schließbewegungsmuster der Mandibula, *Physiotherapie Z Physiother* 59(3):232–244, 2007.

Hallman DM, Olsson EM, von Schéele B, et al: Effects of heart rate variability biofeedback in subjects with stress-related chronic neck pain: a pilot study, *Appl Psychophysiol Biofeedback* Mar 2. Epub ahead of print, 2011.

Hansson TL, Honée W, Hesse J: *Funktionsstörungen des Kausystems*, Heidelberg, 1987, Hüthig.

Hellhammer DH, Wüst S, Kudielka BM: Salivary cortisol as a biomarker in stress research, *Psychoneuroendocrinology*

34(2):163–171. Epub 2008 Dec 18, 2009.

Higbie EJ, Seidel-Cobb D, Taylor LF, Cummings GS: Effect of head position on vertical mandibular opening, *J Orthop Sports Phys Ther* 29(2):127–130, 1999.

Holstege G: Emotional Motor System. 4th Interdisciplinary World Congress on Low Back and Pelvic Pain, Montreal, *CD ROM* 160–177, 2001.

Holstege G, Bandler R, Saper CB: The emotional motor system, *Prog Brain Res* 107:3–6, 1996.

Huelse M: Klinik der Funktionsstörungen des Kopfgelenkbereiches. In Hülse M, Neuhuber WL, Wolff HD, editors: *der kraniozervikale Übergang*, Berlin, 1998, Springer.

Hülse M, Losert-Bruggner B: Der Einfluss der Kopfgelenke und/oder der Kiefergelenke auf die Hüftabduktion. Ein einfacher Test zur Frage, ob eine CMD durch eine HWS-Manipulation beeinflusst werden konnte, *Manuelle Medizin* 40:97–100, 2002.

Hugger A, Gubensek M, Hugger S, et al: Veränderung der Kondylusposition unter Einsatz von Distraktionsschienen. Gibt es einen distraktiven Effekt? *Dtsch Zahnarztl Z* 59:348–353, 2004.

Ide Y, Nakazawa K, Kaminura K: *Anatomical atlas of the temporomandibular joint*, Tokyo, 1991, Quintessenz.

Imbe H, Dubner R, Ren K: Masseteric inflammation-induced Fos protein expression in the trigeminal interpolaris/caudalis transition zone: contribution of somatosensory-vagal-adrenal integration, *Brain Res* 845(2):165–175, 1999.

International Headache Society: The international classification of headache disorders, *Cephalalgia* 24(Suppl 1):1–151, 2003.

Ioi H, Matsumoto R, Nishioka M, et al: Relationship of TMJ osteoarthritis/osteoarthrosis to head posture and dentofacial morphology, *Orthod Craniofac Res* 11:8–16, 2008.

Iwata K, Tashiro A, Tsuboi Y, et al: Medullary dorsal horn neuronal activity in rats with persistent temporomandibular joint and perioral inflammation, *Am J Neuroradiol* 82(3):1244–1253, 1999.

Johansson AS, Isberg A: The anterosuperior insertion of the temporomandibular joint capsule and condylar mobility in joints with and without internal derangement: a double-contrast arthrotomographic investigation, *J Oral Maxillofac Surg* 49:1142–1148, 1991.

Johnson AJ, Jenks R, Miles C, et al: Chewing gum moderates multi-task induced shifts in stress, mood, and alertness. A re-examination, *Appetite* 56(2):408–411, 2011.

Jovanov E: On spectral analysis of heart rate variability during very slow yogic breathing, *Conference Proceedings IEEE Engineering in Medicine & Biology Society* 3:2467–2470, 2005.

Kares H: Der horizontale Front-Jig NTI-tss, *GZM* 13(4):12–17, 2008.

Khattab K, Khattab AA, Ortak J, et al: Iyengar yoga increases cardiac parasympathethic nervous modulation in healthy yoga practitioners, *Evid Based Complement Alternat Med* 4(4), 2007.

Kitai N, Eriksson L, Kreiborg S, et al: Three-dimensional reconstruction of TMJ MR images: a technical note and case report, *Cranio* 22(1):77–81, 2004.

Klemm S: Okklusionsstoerungen und Beweglichkeit der HWS, *Man Mediz* 47:255–260, 2009.

Kojima Y: Convergence patterns of afferent information from the temporomandibular joint and masseter muscle in the trigeminal subnucleus caudalis, *Brain Res Bull* 24(4):609–616, 1990.

Kraus S, editor: Temporomandibular joint disorders: management of the craniomandibular complex. Clinics in Physical Therapy (Vol 18), Edinburgh, 1985, Churchill Livingstone, pp 68 and 70.

Kraus S: *Temporomandibular joint disorders*, ed 2, New York, 1994, Churchill Livingstone.

Lam DK, Lawrence HP, Tenenbaum HC: Aural symptoms in temporomandibular disorder patients attending a craniofacial pain unit, *J Orofac Pain* 15(2):146–157, 2001.

Langendoen J, Müller J, Jull GA: Retrodiscal tissue of the temporomandibular joint: clinical anatomy and its role in diagnosis and treatment of arthropathies, *Man Ther* 2(4):191–198, 1997.

Langendoen J: The pterygoid confusion. Function and role in dysfunction of the TMJ muscle, *Proceedings IFOMT Conference Cape Town* 37, 2004.

Langendoen-Sertel J, Volle E: Physiotherapie und MRT-Funktionsdiagnostik einer intraartikulären Kiefergelenksdysfunktion, *Manuelle Medizin* 35:319–321, 1997.

La Touche R, Fernández-de-las-Peñas C, Fernández-Carnero J, et al: The effects of manual therapy and exercise directed at the cervical spine on pain and pressure pain sensitivity in patients with myofascial temporomandibular disorders, *J Oral Rehabil* 36(9):644–652. Epub 2009 Jul 14, 2009.

Leader JK, Boston JR, Rudy TE, et al: Relation of jaw sounds and kinematics visualized and quantified using 3-D computer animation, *ics* 25(3):191–200, 2003.

Lee MS, Kim MK, Lee YH: Effects of Qi-therapy (external Qigong) on cardiac autonomic tone: a randomized placebo controlled study, *Int J Neurosci* 115(9):1345–1350, 2005.

Lee WY, Okeson JP, Lindroth J: The relationship between forward head posture and temporomandibular disorders, *J Orofac Pain* 9(2):161–167, 1995.

LeResche L, Saunders K, von Korff MR, et al: Use of exogenous hormones and risk of temporomandibular disorder pain, *Pain* 69(1–2):153–160, 1997.

Li Z, Snieder H, Su S, et al: A longitudinal study in youth of heart rate variability at rest and in response to stress, *Int J Psychophysiol* 73(3):212–217, 2009.

Liem T: *Praxis der Kraniosakralen Osteopathie*, Stuttgart, 2000, Hippokrates.

Linsen S, Schmidt-Beer U, Koeck B: Tinnitus-Verbesserung durch Kiefergelenk-Distraktions-Therapie, *Dtsch Zahnarztl Z* 61:27–31, 2006.

List T, Dworkin SF: Comparing TMD diagnoses and clinical findings at Swedish and US TMD centers using research diagnostic criteria for temporomandibular disorders, *J Orofac Pain* 10(3):240–253, 1996.

Look JO, John MT, Tai F, et al: The Research Diagnostic Criteria For Temporomandibular Disorders. II: reliability of Axis I diagnoses and selected clinical measures, *J Orofac Pain* 24(1):25–34, 2010.

Losert-Bruggner B: Therapieresistente Kopfschmerzen, Probleme im Bereich der HWS, Schwindel, Augenbrennen und Tinnitus können ihre Ursache im Zahnsystem haben, *Krankengymnastik* 52(11):1923–1927, 2000.

Macedo CR, Silva AB, Machado MA, et al: Occlusal splints for treating sleep bruxism (tooth grinding), *Cochrane Database Syst Rev* (4): CD005514, 2007.

Maitland G, Hengeveld E, Banks K, et al: *Maitland's Vertebral Manipulation*, ed 7, Edinburgh, 2005, Elsevier Butterwoth Heinemann.

Mansilla-Ferragut P, Fernández-de-Las Peñas C, Alburquerque-Sendín F: Immediate effects of atlanto-occipital joint manipulation on active mouth opening and pressure pain sensitivity in women with mechanical neck pain, *J Manipulative Physiol Ther* 32(2):101–106, 2009.

Mapelli A, Galante D, Lovecchio N, et al: Translation and rotation movements of the mandible during mouth opening and closing, *Clin Anat* 22(3):311–318, 2009.

Marthol H, Reich S, Jacke J, et al: Enhanced sympathetic cardiac modulation in bruxism patients, *Clin Auton Res* 1–5, 2006.

Matheus RA, Ramos-Perez FM, Menezes AV, et al: The relationship between temporomandibular dysfunction and head and cervical posture, *J Appl Oral Sci* 17(3):204–208, 2009.

Matsubara T, Arai Y-CP, Shiro Y, et al: Comparative effects of acupressure at local and distal acupuncture points on pain conditions and autonomic function in females with chronic neck pain, *Evid Based Complement Alternat Med* 10.1155/2011/543291:1–6, 2011.

McKay DC, Christensen LV: Whiplash injuries of the temporomandibular joint in motor vehicle accidents: speculations and facts, *J Oral Rehabil* 25(10):731–746, 1998.

McNeely ML, Armijo Olivo S, Magee DJ: A systematic review of the effectiveness of physical therapy interventions for temporomandibular disorders, *Phys Ther* 86(5):710–725, 2006. Comment in: Physical Therapy. 86(7):910–911, 2006.

Medlicott MS, Harris SR: A systematic review of the effectiveness of exercise, manual therapy, electrotherapy, relaxation training, and biofeedback in the management of temporomandibular disorder, *Phys Ther* 86(7):955–973, 2006 Comment in: Physical Therapy 86(7):910–911, 2006.

Michelotti A, Steenks MH, Farella M, et al: The additional value of a home physical therapy regimen versus patient education only for the treatment of myofascial pain of the jaw muscles: short-term results of a randomized clinical trial, *J Orofac Pain* 18(2):114–125, 2004.

Mouton LJ, Klop EM, Holstege G: C1-C3 spinal cord projections to periaqueductal gray and thalamus: a quantitative retrograde tracing study in cat, *Brain Res* 1043(1–2):87–94, 2005.

Müller J, Schmid Ch, Bruckner G, et al: Morphologisch nachweisbare Formen von intraartikulären Dysfunktionen der Kiefergelenke, *Dtsch Zahnarztl Z* 47:416–423, 1992a.

Müller J, Schmid Ch, Vogl Th, et al: Vergleichende anatomische und magnetresonanz-tomographische Untersuchungen an explantierten Kiefergelenken, *Dtsch Zahnarztl Z* 47:303–309, 1992b.

Mueller-Leisse C, Augthun M, Roth A, et al: Anterior disc displacement without reduction in the temporomandibular joint: MRI and associated clinical findings, Rofo Fortschr Geb Röntgenstr Neuen Bildgeb Verfahr 165(3):264–269 und. 1997. Radiologe 37(2):152–158, 1997.

Muhl ZF, Sadowsky C, Sakols EI: Timing of temporomandibular joint sounds in orthodontic patients, *J Dent Res* 66(8):1389–1392, 1987.

Munhoz WC, Marques AP: Body posture evaluations in subjects with internal temporomandibular joint derangement, *Cranio* 27(4): 231–242, 2009.

Neuhuber WL: Characteristics of the Innervation of the head and neck, *Orthopäde* 27(12):794–801, 1998.

Nicolakis P, Erdogmus B, Kopf A, et al: Exercise therapy for craniomandibular disorders, *Arch Phys Med Rehabil* 81(9):1137–1142, 2000.

Nicolakis P, Burak EC, Kollmitzer J, et al: An investigation of the effectiveness of exercise and manual therapy in treating symptoms of TMJ osteoarthritis, *J Cranio Pract* 19(1):26–32, 2001a.

Nicolakis P, Erdogmus B, Kopf A, et al.V: Effectiveness of exercise therapy in patients with internal derangement of the temporomandibular joint, *J Oral Rehabil* 28:1158–1164, 2001b.

Nicolakis P, Erdogmus B, Kopf A, et al: Effectiveness of exercise therapy in patients with myofascial pain dysfunction syndrome, *J Oral Rehabil* 29:362–368, 2002.

Nitzan DW, Marmary Y: The anchored disc phenomenon: a proposed etiology for sudden-onset, severe and persistent closed lock of the TMJ, *J Oral Maxillofac Surg* 55:797, 1997.

Nugent AC, Bain EE, Thayer JF, et al: Sex differences in the neural correlates of autonomic arousal: A pilot PET study, *Int J Psychophysiol* Mar 15. Epub ahead of print, 2011.

Oh DW, Kim KS, Lee GW: The effect of physiotherapy on post-temporomandibular joint surgery patients, *J Oral Rehabil* 29:441–446, 2002.

Ohrbach R, Turner JA, Sherman JJ, et al: The Research Diagnostic Criteria for Temporomandibular Disorders. IV: evaluation of psychometric properties of the Axis II measures, *J Orofac Pain* 24(1):48–62, 2010.

Okeson JP: *Fundamentals of Occlusion and Temporomandibular Disorders*, St Louis, 1985, Mosby Co.

Okeson JP: *Orofacial pain: Guidelines for Assessment, Diagnosis and Management; The American Academy of Orofacial Pain 1996*, Carol Stream, 1996, Quintessence Books.

Okeson JP: *Management of temporomandibular disorders and occlusion*, 1998, Mosby Year Book.

Ommerborn MA, Taghavi J, Singh P, et al: Therapies most frequently used for the management of bruxism by a sample of German dentists, *J Prosthet Dent* 105(3):194–202, 2011.

Osborn JW: Biomechanical implications of lateral pterygoid contribution to biting and jaw opening in humans, *Arch Oral Biol* 40(12):1099–1108, 1995a.

Osborn JW: Internal derangement and the accessory ligaments around the temporomandibular joint, *J Oral Rehabil* 22(10):731–740, 1995b.

O'Shaughnessy T: Craniomandibular/temporomandibular/cervical implications of a forced hyper-extension/hyper-flexion episode (i.e., whiplash), *Funct Orthod* 11(2):5–10, 12, 1994.

Palazzi C, Miralles R, Soto MA, et al: Body position effects on EMG activity of sternocleidomastoid and masseter muscles in patients with myogenic cranio-cervical-mandibular dysfunction, *Cranio* 14(3):200–209, 1996.

Pancherz H, Winnberg A, Westesson PL: Masticatory muscle activity and hyoid bone behavior during cyclic jaw movements in man. A synchronized electromyographic and videofluorographic study, *Am J Orthod* 89(2):122–131, 1986.

Panjabi MM: The stabilizing system of the spine. Part I: Function, dysfunction, adaptation and enhancement, *J Spinal Disord* 5:383–389, 1992a.

Panjabi MM: The stabilizing system of the spine. Part II: Neutral zone and instability hypothesis, *J Spinal Disord* 5:390–397, 1992b.

Parker WS, Chole RA: Tinnitus, vertigo, and temporomandibular disorders, *Am J Orthod Dentofacial Orthop* 107(2):153–158, 1995.

Patra S, Telles S: Heart rate variability during sleep following the practice of cyclic meditation and supine rest, *Appl Psychophysiol Biofeedback* 35(2):135–140, 2010.

Pedulla E, Meli GA, Garufi A, et al: Neuropathic pain in temporomandibular joint disorders: case-control analysis by MR imaging, *Am J Neuroradiol* April 8, 2009.

Peroz I: Otalgia and tinnitus in patients with craniomandibular dysfunctions, *HNO* 49(9):713–718, 2001.

Peroz I: Dysfunctions of the stomatognathic system in tinnitus patients compared to controls, *HNO* 51(7):544–549, 2003.

Phanachet I, Whittle T, Wanigaratne K, et al: Functional heterogeneity in the superior head of the human lateral pterygoid, *J Dent Res* 82(2):106–111, 2003.

Phanachet I, Whittle T, Wanigaratne K, et al: Minimal tonic firing rates of human lateral pterygoid single motor units, *Clin Neurophysiol* 115:71–75, 2004.

Piehslinger E, Celar RM, Horejs T, et al: Orthopedic jaw movement observations. Part II: The rotational capacity of the mandible, *Cranio* 11(3):206–210, 1993.

Piehslinger E, Celar RM, Horejs T, et al: Recording orthopedic jaw movements. Part IV: the rotational component during mastication, *Cranio* 12(3):156–160, 1994.

Pressman BD, Shellock FG, Schames J, et al: MR imaging of temporomandibular joint abnormalities associated with cervical hyperextension/hyperflexion (whiplash) injuries, *J Magn Reson Imaging* 2(5):569–574, 1992.

Price DD, Dubner R, Hu JW: Trigeminothalamic neurons in nucleus caudalis responsive to tactile, thermal, and nociceptive stimulation of monkey's face, *J Neurophysiol* 39(5):936–953, 1976.

Prinz JF: Correlation of the characteristics of temporomandibular joint and tooth contact sounds, *J Oral Rehabil* 25(3):194–198, 1998a.

Prinz JF: Validation of a recording protocol for assessing temporomandibular sounds and a method for assessing jaw position, *J Oral Rehabil* 25(5):321–328, 1998b.

Prinz JF: Autocorrelation of acoustic signals from the temporomandibular joint, *J Oral Rehabil* 25(8):635–639, 1998c.

Raghuraj P, Telles S: Immediate effect of specific nostril manipulating yoga breathing practices on autonomic and respiratory variables, *Appl Psychophysiol Biofeedback* 33(2): 65–75, 2008.

Rantala MA, Ahlberg J, Suvinen TI, et al: Temporomandibular joint related painless symptoms, orofacial pain, neck pain, headache, and psychosocial factors among non-patients, *Acta Odontol Scand* 61(4):217–222, 2003.

Rees LA: The structure and function of the mandibular joint, *Br Dent J* 96:125–133, 1954.

Reisshauer A, Mathiske-Schmidt K, Küchler I, et al: Functional disturbances of the cervical spine in tinnitus, *HNO* 54(2):125–131, 2006.

Ridley C: *Stillness*, New York, 2006, Random House Inc.

Rocabado M: Arthrokinematics of the temporomandibular joints. In *Clinical Management of Head, Neck and TMJ Pain and Dysfunction*, New York, 1985, Saunders.

Rocha Crusoé-Rebello IM, Flores Campos PS, Fischer Rubira IR, et al: Evaluation of the relation between the horizontal condylar angle and the internal derangement of the TMJ – a magnetic resonance imaging study, *Pesqui Odontol Bras* 17(2):176–182, 2003.

Rodríguez-Vázquez JF, Merída-Velasco JR, Jiménez-Collado J: Relationships between the temporomandibular joint and the middle ear in human fetuses, *J Dent Res* 72(1):62–66, 1993.

Saito ET, Akashi PM, Sacco Ide C: Global body posture evaluation in patients with temporomandibular joint disorder, *Clinics* 64(1):35–39, 2009.

Sander M, Jakstat HA, Ahlers MO: Cranio-Mandibuläre Dysfunktion (CMD) – eine Aufgabe für den Physiotherapeuten, *Krankengymnastik* 51(12):2035–2040, 1999.

Scapino RP: The posterior attachment: its structure, function, and appearance in TMJ imaging studies. Part 1 and 2, *J Craniomandib Disord* 5:83–95, 155–166, 1991.

Schimmerl S, Kramer J, Stiglbauer R, et al: MRI of the temporomandibular joint. Demonstrability and significance of the retro-articular vascular plexus, *RöoFo* 158(3):192–196, 1993.

Schmid Ch, Müller J, Randzio J, et al: Magnetresonanztomographische Befunde bei Patienten mit Diskusverlagerung im Kiefergelenk, *Dtsch Zahnarztl Z* l47:497–504. 1992.

Schmidt JE, Carlson CR: A controlled comparison of emotional reactivity and physiological response in masticatory muscle pain patients, *J Orofac Pain* 23(3):230–242, 2009.

Scholey A, Haskell C, Robertson B, et al: Chewing gum alleviates negative mood and reduces cortisol during acute laboratory psychological stress, *Physiol Behav* 97(3–4):304–312, 2009.

Schupp W, Oraki A, Haubrich J, et al: Okklusionsstoerungen und deren Auswirkungen auf den Halte- und Stützapparat. Untersuchung durch manualmedizinische Testverfahren, *Manuelle Medizin* 47:107–111, 2009.

Sessle BJ, Dubner R, Greenwoud LF, et al: Descending influences of periaquaductal gray matter and somatosensory cerebral cortex on neurones in trigeminal brain stem nuclei, *Can J Physiol Pharmacol* 54(1):66–69, 1976.

Shiba Y, Nitta E, Hirono C, et al: Evaluation of mastication-induced change in sympatho-vagal balance through spectral analysis of heart rate variability, *J Oral Rehabil* 29(10):956–960, 2002.

Slavicek R, Sato S: Bruxism-a function of the masticatory organ to cope with stress, *Wien Med Wochenschr* 154(23–24):584–589, 2004.

Smith A: Effects of chewing gum on cognitive function, mood and physiology in stressed and non-stressed volunteers, *Nutr Neurosci* 13(1):7–16, 2010.

Sobhy OA, Koutb AR, Abdel-Baki FA, et al: Evaluation of aural manifestations in temporo-mandibular joint dysfunction, *Clin Otolaryngol* 29(4):382–385, 2004.

Stam HJ, McGrath PA, Brooke RI: The effects of a cognitive–behavioural treatment program on temporo-mandibular pain and dysfunction syndrome, *Psychosom Med* 46(6):534–541, 1984.

Steigerwald DP, Verne SV, Young D: A retrospective evaluation of the impact of temporomandibular joint arthroscopy on the symptoms of headache, neck pain, shoulder pain, dizziness, and tinnitus, *Cranio* 14(1):46–54, 1996.

Stohler CS, Ash MM: Excitatory response of jaw elevators associated with sudden discomfort during chewing, *J Oral Rehabil* 13:225–233, 1986.

Sturdivant J, Friction JR: Physical therapy for temporomandibular disorders and orofacial pain, *Curr Opin Dent* 1:485–496, 1991.

Suvinen TI, Hanes KR, Reade PC: Outcome of therapy in the conservative management of temporomandibular pain dysfunction disorder, *J Oral Rehabil* 24(10):718, 1997.

Suvinen TI, Kemppainen P: Review of clinical EMG studies related to muscle and occlusal factors in healthy and TMD subjects, *J Oral Rehabil* 34(9):631–644, 2007.

Svensson P, Bak J, Troest TJ: Spread and referral of experimental pain in different jaw muscles, *Orofac Pain* 17(3):214–223, 2003a.

Svensson P, Cairns BE, Wang K, et al: Glutamate-evoked pain and mechanical allodynia in the human masseter muscle, *Pain* 101(3):221–227, 2003b.

Svensson P, Jadidi F, Arima T, et al: Relationships between craniofacial pain and bruxism, *J Oral Rehabil* 35:524–547, 2008.

Tahara Y, Sakurai K, Ando T: Influence of chewing and clenching on salivary cortisol levels as an indicator of stress, *J Prosthodont* 16(2):129–135, 2007.

Tang Y-Y, Ma Y, Fana Y, et al: Central and autonomic nervous system interaction is altered by short-term meditation, *PNAS* 106(22):8865–8887, 2009.

Tecco S, Tetè S, Festa F: Electromyographic evaluation of masticatory, neck, and trunk muscle activity in patients with posterior crossbites, *Eur J Orthod* 32(6):747–752, 2010.

Thilander B, Rubio G, Pena L, et al: Prevalence of temporomandibular dysfunction and its association with malocclusion in children and adolescents: an epidemiologic study related to specified stages of dental development, *Angle Orthod* 72(2):146–154, 2002.

Toti T, Broggi R, Gherlone EF: Diagnostic protocol for painful syndromes of dysfunctional cranio-cervical area used at the Operative Unit of Dentistry of the Scientific Institute San Raffaele in Milan, *Acta Stomatol Croat* 44(4):278–284., 2010.

Travell JG, Simons DG: *Travell & Simons' Myofascial Pain and Dysfunction: The Trigger Point Manual Volume 1: Upper Half of Body*, Baltimore, 1983, Williams and Wilkins.

Treacy K: Awareness/relaxation training and transcutaneous electrical neural stimulation in the treatment of bruxism, *J Oral Rehabil* 26(4):280–287, 1999.

Trott PH: Examination of the temporomandibular joint. In Grieve G, editor: *Modern Manual Therapy of the Vertebral Column*, Edinburgh, 1986, Churchill Livingstone, pp 521–529.

Tuerp JC: Correlation between myoarthropathies of the masticatory system and ear symptoms (otalgia, tinnitus), *HNO* 46(4):303–310, 1998.

Tuerp JC, Komine F, Hugger A: Efficacy of stabilization splints for the management of patients with masticatory muscle pain: a qualitative systematic review, *Clin Oral Investig* 8(4):179–195, 2004.

Tuz HH, Onder EM, Kisnisci RS: Prevalence of otologic complaints in patients with temporomandibular disorder, *Am J Orthod Dentofacial Orthop* 123(6):620–623, 2003.

Van der Horst VG, de Weerd H, Holstege G: Evidence for monosynaptic projections from the nucleus retroambiguus to hindlimb motoneurons in the cat, *Neurosci Lett* 224(1):33–36, 1997.

Van der Horst VG, Terasawa E, Ralston HJ 3rd: Monosynaptic projections from the nucleus retroambiguus region to laryngeal motoneurons in the rhesus monkey, *Neuroscience* 107(1):117–125, 2001.

van Eijden TM, Koolstra JH, Brugman P: Architecture of the human pterygoid muscles, *J Dent Res* 74:1489–1495, 1995.

von Piekartz HJM: *Hrsg Kiefer-, Gesichts- und Zervikalregion. Neuromuskuloskeletale Untersuchung*, Stuttgart, 2006, Thieme.

von Piekartz HJM, Bryden L: *Kraniofaciale Dysfunktionen und*

Schmerzen, Stuttgart, 2000, Thieme.

Wahlund K, List T, Larsson B: Treatment of temporomandibular disorders among adolescents: a comparison between occlusal appliance, relaxation training, and brief information, *Acta Odontol Scand* 61(4):203–211, 2003.

Weinberg S, Lapointe H: Cervical extension-flexion injury (whiplash) and internal derangement of the temporomandibular joint, *J Oral Maxillofac Surg* 45(8):653–656, 1987.

Westesson P-L, Eriksson L: *Condylar clicking movements in dissected TMJ autopsy specimens*, Sweden, 1985, Video, University Lund.

Widenfalk B, Wiberg M: Origin of sympathetic and sensory innervation of the temporo-mandibular joint. A retrograde axonal tracing study in the rat, *Neurosci Lett* 109(1–2):30–35, 1990.

Widmalm SE, Williams WJ, Christiansen RL, et al: Classification of temporomandibular joint sounds based upon their reduced interference distribution, *J Oral Rehabil* 23(1):35–43, 1996.

Widmalm SE, Williams WJ, Djurdjanovic D, et al: The frequency range of TMJ sounds, *J Oral Rehabil* 30(4):335–346, 2003a.

Widmalm SE, Djurdjanovic D, McKay DC: The dynamic range of TMJ sounds, *J Oral Rehabil* 30(5):495–500, 2003b.

Wilkinson TM, Crowley CM: histologic study of retrodiscal tissues of the human temporomandibular joint in the open and closed position, *J Orofac Pain* 8(1):7–17, 1994.

Winnberg A: Suprahyoid biomechanics and head posture. An electromyographic, videofluorographic and dynamographic study of hyo-mandibular function in man, *Swed Dent J Suppl* 46:1–173, 1987.

Winnberg A, Pancherz H, Westesson PL: Head posture and hyo-mandibular function in man. A synchronized electromyographic and videofluorographic study of the open-close-clench cycle, *Am J Orthod Dentofacial Orthop* 94(5):393–404, 1988.

Wolf U, Sondermeier U, Käuser G, et al: Der Einfluss der manipulativen Behandlung der Halswirbelsäule auf die kraniomandibuläre Relation, *Manuelle Therapie* 4(3): 104–111+4(4):193–195, 2000.

Wright EF, Syms CA 3rd, Bifano SL: Tinnitus, dizziness, and nonotologic otalgia improvement through temporomandibular disorder therapy, *Mil Med* 165(10):733–736, 2000.

Wright EF: Otologic symptom improvement through TMD therapy, *Quintessence Int (Berl)* 38(9): e564–571, 2007.

Yang X, Pernu H, Pythinen J, et al: MR abnormalities of the lateral pterygoid muscle in patients with nonreducing disk displacement of the TMJ, *Cranio* 20(3):209–221, 2002.

Yap AU, Tan KB, Hoe JK, et al: On-line computerized diagnosis of pain-related disability and psychological status of TMD patients: a pilot study, *J Oral Rehabil* 28(1):78–87, 2001.

肩关节和肩带障碍的管理

4

Phillip Ackerman, Matthew Newton

 关键词

扩展执业范围的从业人员（ESP）；医学诊断；物理治疗诊断；筛查；肩袖；撞击；盂唇；盂肱关节；不稳；肩锁关节；影像；当代实践；砖墙渗透模式

引言

> 我之所以看得更远，是因为我站在巨人的肩膀上。

Sir Isaac Newton（1676）

牛顿的话可能并不适用于描述 Geoffrey Maitland MBE 对物理治疗专业发展的贡献。Maitland 是卓越的专家和开拓者，为物理治疗的发展做出了杰出的贡献，并赢得医学界的认可。Maitland 对物理治疗研究教育充满了热情，大大丰富了物理治疗知识库和实践。这也为我们成为自主从业者铺平了道路，事实上有可能帮助物理治疗师（physiotherapist，PT）发展成传统的医疗角色——现被称为扩展执业范围的从业人员（ESP）的角色。

本章旨在论证 Geoffrey Maitland 概念及其发展仍然适用于当代物理治疗实践。讨论就影响肩关节复合体的疾病展开，该部位是神经肌肉骨骼实践中最具挑战的部位之一（Robb et al. 2009ab）。临床挑战在于肩关节复合体是由盂肱关节（glenohumeral，G/H）、肩锁关节（acromio clavicular，A/C）、胸锁关节（sternoclasicular，S/C）和肩胛胸壁关节（scapulothoracic，S/Th）共同组成的复杂的且功能需求范围非常之大的关节复合体。无症状个体的结构病理学高发病率及多种结构病理学共存的普遍现象令该问题更为复杂。虽然本章仅探讨肩与肩带，但其原理在受神经肌肉骨骼疾病影响的其他身体部位也同样适用。

本章分为 5 个部分，各部分可独立成文，但建议整体连贯阅读为宜。

- 前 2 部分（简要介绍扩展执业范围 PT 角色、诊断考量 – 医务观点、ESP 角色和传统 PT 角色）探讨了传统 PT 角色和扩展执业范围 PT 的发展及在诊断方面的具体考虑。
- 第 3 部分（肩部疾病的诊断和诊断名称）从生物医学角度考虑肩部疾病的诊断和诊断名称，并讨论了 ESP 和传统物理治疗实践的含义。
- 第 4 部分（肩部疾病——ESP 角色观点）和第 5 部分（肩部疾病——物理治疗观点）分别从 ESP 的观点和传统物理治疗观点来讨论肩部疾病的评估和管理。

扩展执业范围的从业人员的简介

英国特许物理治疗协会（United Kingdom's Chartered Society of Physiotherapy，CSP）将扩展执业范围的从业人员（ESP）定义为"临床特许物理治疗师，特许指的是执业范围的扩展，如可做 X 线检查、筛查、血液检查和神经传导检查等。"传统上，这些工作由专业医学人员承担，但经专门培训和发展的扩展执业范围 PT 亦可获得权限。在英国，ESP 的工作在 CSP 的第 4 重点业务"同类治疗方法"（CSP 2008）的指导下进行。根据规定，ESP 成员应有能力完成基于课程纲要和世界物理治疗联合会（WCPT）定义的物理治疗业务（CSP 2008）。在英国，只有获得认证的 PT 才能将上述业务纳入个人业务范围，并获得 CSP 的执业责任保险覆盖（CSP 2008）。最近，Syme（2009）代表"作为 ESP 的特许 PT（英国 CSP 临床关注小组）"发表了一篇文章，题为《扩展肌肉骨骼理疗角色的资源手册与能力》（A resource manual and competencies for extended musculoskeletal physiotherapy roles，2009）。该文章作为 ESP 的一个框架，协助个别临床工作者证明其有能力完成特定工作，担任扩展角色，从而满足了 CSP 的规定要求。

肌肉骨骼专业 ESP 可以承担传统上由其他执业者承担的各种工作（CSP 2008）。这些工作有所不同，涵盖从治疗为主到诊断为主，且取决于个人工作服务核心需求、个人受过哪些教育和培训，以及胜任哪项工作（CSP 2008）。Syme（2009）曾坦承，即便是特定专业领域的 ESP 也不是简单的同质个体。肌肉骨骼专业 ESP 通常承担的工作包括如下。

- 筛查患者转诊骨科。
- 此前由骨科会诊的骨科需求评估和全科医师（general practitioner，GP）分诊管理。
- 在适当和需要时，提交和审查影像学、血液学、临床生化和电生理学报告等。

- 将患者转介给其他专业人士。
- 安排患者接受骨科手术。

PT 胜任这样的角色，主要需要良好的临床推理能力、前辈 Maitland 所使用的如砖墙渗透模式的理念和持续的评估需求。

诊断考量——医务观点、ESP 角色和传统 PT 角色

虽然物理治疗和医学专业诊断都有共同的目的，即确定决策个体的治疗和预后，并且向个体传达与他们的状况有关的信息，但必须承认两者之间存在重要差异。

如 Jette（1989）所指出的那样，医学专业和物理治疗专业诊断分类主要区别如下。

- 医学诊断涉及"通过综合使用体格检查、患者访谈、实验室检查、患者医疗记录回顾，以及通过对观察到的体征和对症状原因的了解及差异性来确定患者的疾病或患病原因并鉴别诊断（Mosby's Medical dictionary 2009）。
- 物理治疗诊断涉及对患者的疾病、损伤或障碍进行分类——残损、功能受限和残疾（WCPT 2007, Zimny 2004, Jette 1989, Gucione 1991）。图 4.1 强调了临床和物理治疗专业之间诊断理念的区别，并在此基础上阐述了 ESP 的地位，并在下文"神经肌肉骨骼专业的诊断和 ESP"内容中做了更进一步的探讨。

物理治疗诊断

有必要重新讨论世界物理治疗联合会（WCPT 2007）发表的有关物理治疗（理疗）的描述的立场声明，具体涉及物理治疗的性质和专业诊断的考虑。

"物理治疗为个人和人群提供服务，以在整个生命周期中发展、维持和恢复最大的运动和功能能力。这包括在运动和功能受到衰老、受伤、疾病或

临床医学诊断

"通过综合使用体格检查、患者访谈、实验室检查、患者医疗记录回顾，以及通过对观察到的体征和对症状原因的了解以及差异性来确定患者的疾病或患病原因并鉴别诊断。"[Mosby's Medical Dictionary, 8th edition（2009）]

举例：
1）WHO ICD，如 10 M75.0 粘连性肩关节囊周围炎
2）其他标签，如肩袖全层 / 部分撕裂、SLAP 损伤、原发性肩峰下撞击

扩展执业范围的 PT 角色

能力 3：诊断思维
在适当情况下产生基于医学的病理生理诊断或基于身体结构和功能障碍、活动受限和参与受限的物理治疗诊断分类（Syme 2009）

能力 4：选择诊断检查
扩展角色 PT 选择合适的"医疗"检查以在适当的时候促进诊断（Syme 2009）

能力 5：选择适当的管理策略
在肌肉骨骼或矫形外科门诊或理疗门诊安排适当的治疗管理策略

酌情按各医师 /PT 给出处理

PT

诊断代表临床推理过程结果，并且可用运动功能障碍来表达，可能包括损伤类型、功能受限、活动受限、参与受限、环境影响、能力 / 障碍或综合征（WCPT 2007）

举例：
1）WHO ICF 类别反映功能状态和活动水平
2）描述性陈述，如穿衣受限。肩外展 20° 内旋疼痛。主要为机械性疼痛机制，源自盂肱关节关节囊。影响因素包括由于个人认知而进行的运动可能会对潜在的解剖病理病变造成伤害加重，即第 3 阶段的冻结肩
3）如：肱骨头前滑、肩胛下旋（Sahrman 2002）

注：WHO—世界卫生组织；ICD—国际疾病分类；ICF—国际功能、残疾和健康分类

图 4.1　临床和物理治疗专业之间的诊断思考和区别

环境因素威胁的情况下提供服务。功能性运动对于健康而言非常重要。"

此外：

"物理治疗涉及在促进、预防、治疗或干预、适应训练和康复等领域内明确并最大限度地提高生活质量和运动潜能。这包括躯体、心理、情感和社会满意度。

物理治疗包括 PT、患者或客户、其他卫生专业人员、家属、护理人员和社区之间的相互作用。在这个过程中，使用 PT 独有的知识和技能评估运动潜力并达成目标。"

WCPT（2007）认为诊断是 PT 的专业职责，描述为：

"临床推理过程的结果在于鉴别现有或潜在的损伤、功能受限和能力或残疾……

诊断的目的是指导 PT 确定患者或客户的预后和最合适的干预策略，并与他们分享信息……"

这可以用运动功能障碍来表示，包括各种障碍类型、活动受限、参与受限、环境影响能力或残疾。

在本章后续部分将讨论特定肩部疾病的物理治疗诊断。肩部疾病物理治疗的具体评估、诊断和管理将在"肩部疾病——物理治疗观点"一节中讨论。

神经肌肉骨骼专业的诊断与 ESP

正如本章第一部分所讨论的那样，神经肌肉骨骼专业的 ESP 可以执行传统上由其他专业承担的各种任务（CSP 2008）。由 ESP 承担的一项常规任务是确定合适的医学诊断，该诊断事关患者的治疗和预后决策，应与其他卫生专业人员和患者沟通。关于这一要求，Syme（2009）所描述的三项能力特别重要，详见图 4.1。物理治疗诊断旨在管理患者的物理治疗，而由医师或 ESP 提供的医学诊断则主要确定患者所需的治疗干预类型。肩部疾病通常采用的治疗方法包括药物［如镇痛药、NSAID、口服类固醇（Green et al. 1998, Buchbinder et al. 2006）和皮质类固醇注射（Buchbinder et al. 2003）］、理疗（Green et al. 2003）、关节松解（Buchbinder et al.

2008）、超声引导注射、针灸（Green et al. 2005）、局部应用三硝酸甘油酯（Cumpston et al. 2009）和各种外科手术（Singh et al. 2010, Coghlan et al. 2008, Pulavarti et al. 2009, Tamaoki et al. 2010）。

肩部疾病的诊断和诊断名称

诊断与 Maitland 概念

Maitland 概念演变的核心原则是：Maitland 认为，如果仅仅依据医学诊断来治疗患者势必存在困难、局限和阻碍（Maitland 1986）。Maitland 认识到，"即使在医学领域，许多诊断名称有时并不充分，或不正确，或它们可能仅仅与症状学的模式有关，甚至有可能只是假设"。对病理学理论理解上的不完全和争议进一步加剧争议。此外，根据 Macnab（1971）的证据，Maitland 展示了单个临床表现可能有多个诊断名称，而单个诊断名称也可能会出现几个临床表现，这进一步支持了该观点（Maitland 1986 p 6）。

Maitland 主张手法 PT 应采用 Maitland 概念独有的思维模式（双室模型）。在 Maitland 概念核心概念象征性砖墙渗透模式中，临床工作者脑海中患者表现（已知和推测）与临床证据相隔离。Maitland 认为，这种思维模式可以防止与疾病理论相关的想法推翻临床医师的决策过程，并且不会阻碍临床医师发现患者的病史、症状和体征细节。它允许在诊断不完整或不确定的情况下对病症进行安全有效的管理。这一理念让临床医师主要基于临床证据进行干预，即明确"临床证据至上"，同时认可从理论区间提取证据，用于假设的生成和测试，以及治疗技术的选择。Maitland（1986）指出，"当医学家和科学家还在努力了解诊断名称的更多相关信息时，通过对症状和体征进行的有效治疗可能也会有用"。

《麦特兰德脊柱手法物理治疗》（*Maitland's Vertebral Manipulation*）和《麦特兰德四肢关节手法物理治疗》（*Maitland's Peripheral Manipulation*）第1版出版以来的四五十年，随着最初的 Maitland 概念的发展，影响肩关节复合体的问题和疾病相关的诸如专业解剖学、生物力学、病理和诊断等大量研究已相继出版。因此，有必要回顾和评价 Maitland 概念在当代科学发现基础上的基本原则，对于检验其在当前以证据为基础的医疗保健事业中的作用和适用性进行研究是必要的。需要严格评估围绕肩部疾病的诊断和诊断名称这样的 Maitland 概念的基本原则。

生物医学观点

诊断名称与肩部疾病

除了"肩痛"这个更广泛的概念外，诸多诊断名称被应用于影响肩部的疾病诊断。这些名称的来源多种多样，例如根据临床体征和症状直接标记的"疼痛弧征"，还有诸如"肩袖肌腱变性"是根据对产生临床体征和症状的病理学假设的。大多数的诊断名称依据病理解剖模型试图通过孤立或综合的体格检查、影像学和组织病理学分析发现的特定结构病理的存在来解释患者出现的症状和体征来源。一些作者提出，确定特定结构病理学的诊断才可做出有关患者管理的临床决策，而这对改善治疗结果至关重要（Green et al. 1998, Cyriax 1982）。与此相反的是，Maitland（1986）认为，临床医师决策过程应依据"临床证据"（呈现的体征和症状），患者表现相关的诊断或理论假设仅居次要位置。

国际文献中用来描述和定义肩部疾病的术语非常之多，如专栏 4.1 所示。1998 年，Green 等人证实肩部疾病的名称和定义方式缺乏统一性。以某一项特定诊断为研究样本系统回顾了 24 项随机对照试验，发现只有 16 项研究提供了分组策略的定义。此外，用于定义所研究肩部障碍的选择标准在各项研究中并无肩关节障碍标准，事实上，不同研究中用于描述相同类型病症的标准常相互矛盾。此后 10 年，Schellingerhout 等人（2008）调查了特定的肩痛诊断治疗报道，这些随机对照试验（randomized controlled trials，RCT）中用于定义肩痛的诊断标准并不统一。表 4.1 列出了用于分类研究诊断标准的差异性。

鉴于这些术语缺乏统一性，已使用分类体系对诊断名称的使用进行了数次的标准化尝试。多数分类体系由病理解剖模型发展而来例如 Cyriax（1982）、Neer（1983）、Waris 等人（1979）、

专栏4.1

肩部疾病相关术语或诊断名称样例

代码读取（由 GP 操作，以便记录诊断）；最常用的有：肩部综合征、肩扭伤、肩袖肩带综合征、肩关节疼痛、肩或上臂扭伤、关节痛-肩（Linsell et al. 2006）。

国际疾病分类（ICD-10, WHO 2010）。M75.0 粘连性肩关节囊炎（冻结肩、肩周炎），M75.1 肩袖综合征［肩袖或冈上肌撕裂或破裂（完全或不完全）但未指定是否为创伤性，冈上肌综合征］，M75.2 肱二头肌肌腱炎，M75.3 肩钙化性肌腱炎、肩部滑囊钙化，M75.4 肩撞击综合征，M75.5 肩滑囊炎，M75.8 肩部其他病变。

其他术语

肩痛、非特异性肩痛、机械性肩痛、囊状综合征、急性滑囊炎、法氏囊反应、肩锁综合征、肩峰下综合征、肩袖肌腱炎/肌腱变性/肌腱病、冈上肌腱炎/肌腱变性/肌腱病、肩部肌腱炎、二头肌肌腱病变、肩袖撕裂、撞击综合征、肩峰下撞击、原发性撞击、继发性撞击、肩袖疾病、疼痛弧征、钙化性肌腱炎、肌腱钙化、内部撞击、前内部撞击、后内部撞击、通过位置或类型如部分/全层/巨大肩袖撕裂、肩胛骨动力障碍、肩胛骨功能障碍、与关节盂唇损伤相关的多种分类体系、与肩关节不稳相关的多种分类体系等。

举例：de Winter et al.（1999），Lewis（2009），Kibler & Sciascia（2010），Awerbuch（2008），Feeley et al.（2009），Beaudreuil et al.（2009），Kuhn（2010），Smith & Funk（2010）。

物理治疗文献中使用的诊断名称样例

关节活动受限、运动功能、肌肉表现与关节活动范围：关节囊受限、韧带或结缔组织疾病（肩部不稳）、局部炎症（Tovin & Greenfield 2001）。

肩胛下旋转综合征，肱骨前滑综合征（Sahrmann 2002）。

功能紊乱、关节功能障碍、收缩功能障碍、姿势综合征（McKenzie & May 2000）。

表4.1　以研究为目的的各种肩部诊断标准定义

诊断名称/概念	定义诊断名称的标准——样例
肩撞击综合征	Kromer（2009）回顾了 16 项随机对照试验，纳入标准超 30 条，排除标准 40 条 Schellingerhout（2008）回顾了 15 项随机对照试验，仅有 4 项（其中 2 项是同一研究的不同随访期）采用了相同的纳入标准组合
粘连性关节囊炎 / 冻结肩 / 痛性僵硬肩	Schellingerhout（2008）等人回顾的 21 篇随机对照试验中，临床表现缺乏一致的描述。程度、类型（主动或被动）和肩关节活动受限方向均不一致（Schellingerhout et al. 2008）
钙化性肌腱炎	Schellingerhout（2008）回顾的 13 项随机对照试验仅有 9 项使用了 Gartner 放射分类体系，并添加了一系列其他纳入标准
肩袖肌腱病 / 包括诸如肩袖肌腱变性 / 肌腱变性 / 冈上肌腱炎	Schellingerhout（2008）回顾的 13 项研究中有 5 项没有纳入标准（物理检查结果），3 项研究采用 Cyriax 分类，3 项研究纳入标准包括外展疼痛增加，2 项研究采用疼痛弧征作为纳入标准
肩袖撕裂	Schellingerhout（2008）回顾 4 项随机对照试验，纳入或排除标准均细节不足
肩关节不稳，包括自发性不稳、创伤性不稳、单向性不稳、多向性不稳和双向性不稳	MbFarland 对 168 名患者采用 4 种分类方法比较，根据所使用的分类系统"多向不稳"的诊断率在 1.2%~8.3%；而根据松弛度检查的诊断率在 8.3%~82.7%（MbFarland et al.2003） Kuhn（2010）发现有 17 种不同的盂肱关节不稳，分类系统缺乏明确的定义，存在"大量不一致"和"不同特征"的诊断分类变异性。Kuhn（2010）由此提出了进一步的分类体系

ViikariJuntura（1983）、Silverstein（1985）、McCormack 等人（1990）、Uhthoff & Sarkar（1990）、ICD-10（WHO 2010）和 Palmer 等人（2000）提议的病理解剖模型。分类体系研究显示，即使有明确的操作定义和标准将患者纳入诊断体系，除两篇论文外，其他研究的可靠程度都不尽如人意（Liesdek et al. 1997, Bamji et al. 1996, de Winter et al. 1999, Walker Bone et al. 2002, Norregaard et al. 2002, Pellecchia et al. 1996, Palmer et al. 2000, Hayes & Peterson 2003, Hanchard et al. 2005）。这些分类体系尚有其他方法学缺陷，如未能全面分类及分类类别相互矛盾（Buchbinder et al. 1996; de Winter et al. 1999）。认识到这些问题，肩部障碍可重复分类体系的开发已被许多作者作为研究重点，包括 Kromer 等人（2010）、Braun 和 Hanchard（2010）、Kuhn（2010）、Mitchell 等人（2005）、Green 等人（2008）、Schellingerhout 等人（2008）、Green 等人（2003）及 Buchbinder 等人（2003），此处仅举几例。

诊断分类的变异性在解释这些标记性障碍的研究结果时应引起注意。此外，由于样本中研究对象的异质性（广泛的不同的病理类型），如果无法确定类型，那么对给定患者群体的治疗效果进行对比研究就极为困难。当前关于诊断和分类的认识，似乎继续支持 Maitland 在 40 多年前开创性工作中提出的"若仅以诊断名称为基础的管理势必存在困难、局限和障碍"。

在评价文献时，有几个理由可以很好地解释目前的问题，即缺乏一致性的诊断和难以在治疗肩部病理征及临床决策间建立起联系。我们将进一步探讨术语使用、物理检查程序、成像模式、尺度标准、当前对疾病的理解及肩部问题的复杂性等。

与肩部疾病鉴别诊断相关的体格检查
诊断准确性——简要回顾

在回顾肩部疾病相关测试准确性的现有证据之前，应简要回顾与诊断测试准确性相关的概念和统计检验。表4.2中列出了最常用的6个统计数据。

例如，将识别肩袖撕裂存在的测试与参考标准（例如在手术中观察所涉及的肩袖肌腱）进行比较。参考标准应已证明标准效度，即已被证明是有效的措施。肩部疾病讨论中的一些常用的参考标准尚未完全验证其效度，因此，在解释诊断准确性研究的结果时需要谨慎。

此外，在考虑诊断准确性的研究时，偏倚可以显著影响测试的诊断价值。在系统评价中进行个体诊断准确性的研究至关重要，在此有一些质量评估工具，如 the QUADAS（诊断准确性研究的质量评估）（Whiting et al. 2003）和 STARD（诊断准确性研究的标准报告）（Bossuyt et al. 2003）。几项关于肩部测试的系统评价，已使用这些质量评估工具，具体如下。

体格检查的诊断准确性

有关文献中报道了众多针对肩痛评估的骨科查体特殊检查，其目的在于鉴别诊断肩部病症。Tennent 等人（2003ab）根据原作者的描述为这些"特殊检查"做了两篇详细的综述。近年来，这些骨科特殊检查诊断效用（有效性）研究一直有相对较高的发表出版率。最近，Hegedus（2008）等人采用荟萃分析对45项肩部体格检查的诊断准确性研究进行了严格的系统评价。在包括撞击、肩袖完整性、关节盂唇或肱二头肌长头病变、关节不稳和肩锁关节病变等病理解剖学诊断中，仅有极少数骨科特殊体格检查有诊断上的特征性差别。这些结果也获得了其他最新的肩部体格检查诊断准确性系统评价研究的支持，其中 Beaudreuil（2009），Hughes（2008），Lewis、Tennent（2007）等人做了肩袖病理研究，Dessaur、Magarey（2008），Walton、Sadi（2008），Calvert（2009），Jones、Galluch（2007），Mirkovic（2005），Munro、Healy（2009）等人做了关节盂唇病理学研究。作为一般特征，这些测试似乎具有高灵敏度/低特异性或低灵敏度/高特异性，从而影响了诊断效用。May（2010）等人最近对36项研究进行了系统性回顾，分析了这些骨科

表4.2　定义诊断试验准确性的常见统计概念

统计指标	说明	值	其他说明
灵敏度	真阳性率 当疾病存在时测试为阳性结果 即实际有病的人检测结果为阳性 帮助排除某一疾病。灵敏度高的诊断试验，当试验结果为阴性时，即可排除某一疾病	区间：0~1（0~100%） 结果越靠近 1，肯定阴性结果排除条件	有效排除条件 "SnNOut"助记符——当试验结果为阴性时，具有高灵敏度的试验有助于排除某一疾病
特异性	真阴性率 测试判别能力，以确定是否为非患病患者 没有患病者试验结果为阴性 帮助确诊某一疾病。当试验结果为阳性时即可确诊该疾病	区间：0~1（0~100%） 结果越靠近 1，肯定阳性结果确诊条件	有效确诊条件 "SpPin"助记符——当测试结果为阳性时，具有高特异性的测试有助于确诊某一疾病
阳性似然率	当试验结果为阳性时，提供一个定量估算患病的概率 阳性时比值越大患病概率越大	比值越大，阳性结果表明患病概率越大	+LR >10 表明患病可能性高 +LR 5~10 表明患病可能性中等 +LR 2~5 表明患病可能性较低 +LR 1~2 表明患病可能性极低 +LR 1 没有患病的可能性
阴性似然率	当试验结果为阴性时，提供一个定量估算不患病的概率 阴性时比值越小患病概率越大	比值越小，阴性结果表明患病概率越大	−LR 1 没有患病的可能性 −LR 0.5~1 表明患病可能性极低 −LR 0.2~0.5 表明患病可能性较低 −LR 0.1~0.2 表明患病可能性中等 −LR <0.1 表明患病的可能性高
验前概率	在进行诊断试验之前，临床医师根据所知的信息对就诊者可能患何种病的初步印象。验前概率即对这个判断进行量化 考虑因素包括患者所患疾病的普遍程度以及患者的具体情况，如疾病的危险因素	用数字区间 0~1（0~100%）表示，如 100% 即可确认患者罹患该病症	
验后概率	临床医师结合诊断结果，得出就诊者患病可能性大小的估计 换句话说，诊断试验的结果是否会改变临床医师判断患者是否罹患病症的想法？这取决于诊断试验的灵敏度和特异性	用数字区间 0~1（0~100%）表示，如 100% 即可确认患者罹患该病症	举例： 考虑临床医师根据病史、体征、症状、人口统计学等因素尚不确定患者是否存罹患疾病——预测概率为 50% 或 0.5。如果诊断试验具备较高的灵敏度和特异性，那试验结果将导致验前概率值－验后概率值的巨大变化 例如：某验后概率为 90%（0.9），即临床医师对是否罹患病症由不确定转为较确定的情况

特殊体格检查结果的可靠性。结论是尚无测试能达到可接受的程度。文献评估指出，这些肩部体格检查试验可靠性证据相互矛盾，且研究结果之间的再现性明显不足。总体趋势表明，随着试验方法学质量的提高，骨科特殊体格检查与诊断准确性结果之间的联系性更差。在这一文献基础上，已经发现许多方法学上的缺点，包括样本量过小、基准试验使用不当及偏倚。尤其值得注意的是，在 Hegedus

（2008）等人的系统性回顾中，44 项研究中仅有 2 项研究的骨科特殊体格检查以高特异性和灵敏度支持诊断效用（足够的样本量）。

基于体格检查的肩袖完整性和诊断

至于肩袖完整性，中度或巨大肩袖撕裂诊断检查似然率的满意度尚无法改变验后概率，其临床效用值得商榷（Hegedus et al. 2008）（参见表 4.2 对统计术语的描述）。根据一项效力不足和设计不佳的研究的结果（Walch et al. 1998），Hornblower 征充其量表明"小圆肌严重变性或无力"，而外旋减弱征提示"冈下肌撕裂"（图 4.2）。根据一项设计良好但效力不足的研究（Barth et al. 2006），结果提示熊抱试验（bear-hugtest）和压腹试验（belly-press test）（图 4.3）可帮助诊断肩胛下肌撕裂（特异性 0.98）。Hughes（2008）在进一步系统回顾体格检查检测肩袖病变诊断效用的报告中也报道了类似的发现。在 Hegedus（2008）的荟萃分析中，Park（2005）的一项高质量研究成果略好些（QUADAS 评分 10/14）。Park（2005）使用逐步逻辑回归分析（一种用来预测结果的统计方法），明确若患者年龄超过 65 岁，落臂征阳性且"冈下肌试验"减弱或外旋减弱（图 4.4），则肩袖撕裂的可能性超 90%，且有 28% 的可能性为全层撕裂。

基于体格检查的撞击征和诊断

在 Hegedus（2008）的荟萃分析系统综述中，研究调查生物医学诊断术语"肩部撞击综合征"是否符合组织病理学的一个参考标准，该标准概念包括术中确认的"肩峰下滑囊炎或肌腱变性"或磁共振成像模式的"肩袖部分撕裂"。但不幸的是，由于缺乏统计学上的同质性（类似比较），荟萃分析

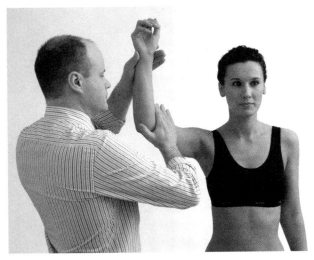

图 4.2 Hornblower 征（Walch et al.1998）。将患肢在肩胛骨平面上抬 90° 保持屈肘 90°，令患者对抗外力外旋肩关节。试验阳性＝无法外旋手臂

只能在 Neers 和 Hawkins-Kennedy 这两个试验上进行（图 4.5）。结果显示，这两种试验都没有足够的诊断效用。Park 等人（2005）的研究结果指出，充其量，仅冈上肌 / 空罐试验（图 4.6）或冈下肌试验可帮助确认较高特异性（分别为 0.82 和 0.84）的撞击征印象。较低的灵敏度值（0.53 和 0.51）会影响其作为筛查试验的临床实用性。Frost 等人（1999）和 Birtane 等人（2001）指出将组织病理学鉴定作为肩关节撞击征的参考标准，其有效性是开放性的，这将在"肩峰下撞击影像检查"一节中进一步讨论。

Calis 等人（2000）在对 120 例肩痛患者的研究中使用了另一种参考标准——肩峰下注射试验（SIT），以确定是否存在"肩峰下撞击综合征"。他们认为，在注射后 30 分钟内，X 线检查未发现钙化病变者，若疼痛明显缓解，并几乎完全改善被动和（或）主动活动范围者可诊断为肩峰撞击。结果表明，体格检查具有高灵敏度和低特异性（即 Hawkins-Kennedy 试验：灵敏度 92.1%，特异性 25%），或低灵敏度和高特异性（即疼痛弧征：灵敏度 32.5%，特异性 80.5%），从而影响了诊断的准确性和实用性。关于 SIT 作为肩峰下撞击综合征基准试验的思考在下文"基于体格检查的肩关节不稳和诊断"内容中进行讨论。

基于体格检查的盂唇病变与诊断

在声称能够诊断盂唇病变的特殊骨科体格检查中，仅有个别研究证实了一些体格检查结果，但不同作者在较严苛的条件下其结果的再现性也很差。众多的系统评价，包括 Walton 和 Sadi（2008）、Calvert 等人（2009）、Mirkovik 等人（2005）、Munro 和 Healy（2009）、Hegedus 等人（2008）、Dessaur 和 Magary（2008）等都一致认为，目前尚无好的单一检查能够准确诊断上唇盂前后向（SLAP）损伤的存在与否。图 4.7~4.10 展示了一些示例。

提高临床诊断体格检查准确性的方法之一是将试验合并成序列。这种方法已经在身体其他部位被

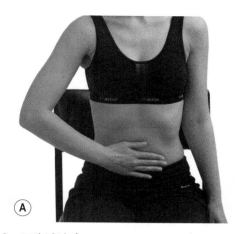
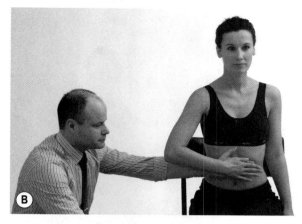

图 4.3　压腹试验（Gerber et al. 1996）。患者取坐位，在有或没有治疗师的手帮助的情况下向腹部施加压力，同时前移肘部以增加内旋。试验阳性＝手肘回落的无力表现

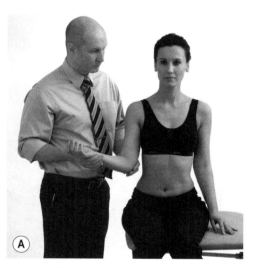
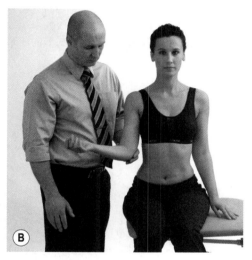

图 4.4　外旋减弱征（Hertel et al. 1996）。A. 外旋减弱征——患者取坐位，肘关节被动屈曲 90°，肩关节在肩胛骨平面上抬 20° 并接近最大外旋位。B. 要求患者在治疗师松开辅助的手腕时主动保持肩外旋位置。试验阳性＝外旋角度逐渐减少

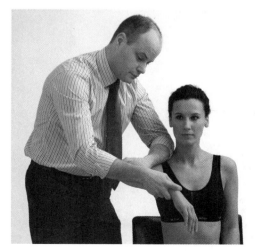
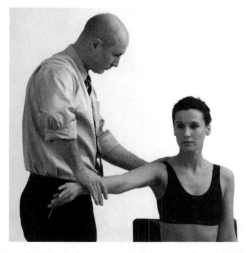

图 4.5　Hawkins–Kennedy 试验（Hawkins & Kennedy 1980）。辅助患者屈肘 90°、肩外展 90°，强制外展内旋肩关节。试验阳性＝肩峰下间隙疼痛再现

图 4.6　空罐试验（Jobe & Jobe 1983）。肩关节于肩胛骨平面外展 90° 并完全内旋，要求患者对抗向下的压力。试验阳性＝疼痛和（或）无力

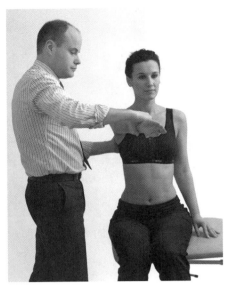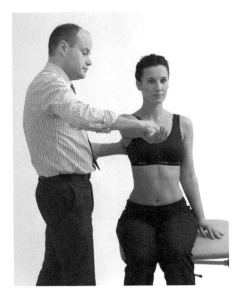

图 4.7 O'Brien 主动加压试验（O'Brien et al 1998）。肩关节向前屈曲 90°，水平内收 15° 并完全内旋，抗阻上抬。手掌完全外旋时重复该试验。试验阳性 = 盂肱关节内在深部疼痛或"咔哒"声在第 1 次测试中即被引出，第 2 次时即减小或消除

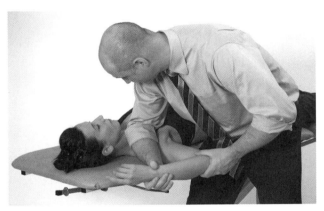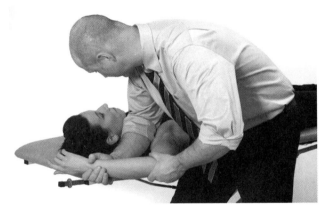

图 4.8 肱二头肌负荷 I 试验（Kim et al. 1999）。仰卧位，肩外展外旋 90°，前臂旋后。然后要求患者对抗治疗师的阻力屈肘并保持。试验阳性 = 对抗屈肘时激发疼痛

图 4.9 肱二头肌负荷 II 试验（Kim et al. 2001）。仰卧位，肩外展 120°，外旋，前臂旋后。然后要求患者对抗治疗师的阻力屈肘并保持。试验阳性 = 对抗屈肘时激发疼痛

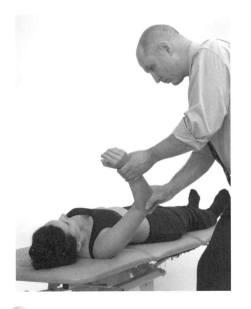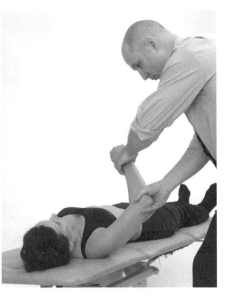

图 4.10 曲柄试验（Lui et al. 1996）。检查者抬起患者手臂，使其屈肘 90°，另一只手固定，施加轴向负荷，控制手臂做内旋、外旋和环绕。试验阳性 = 疼痛、夹住或弹响

应用，更多的阳性试验提升了某种疾病罹患的可能性（Laslett et al. 2005, Cook et al. 2010）。有一项研究用这种方法进行 SLAP 临床检查，但结果并不可期（Guanche & Jones 2003）。2~3 个试验组合的阳性结果可能仅有特异性的微小增加，但却因此降低了单个测试的灵敏度。因此，在判断临床检查诊断 SLAP 损伤采用体格检查组合是否有用前，尚需要对此进行更进一步的研究。

基于体格检查的肩关节不稳和诊断

诊断准确性研究结果表明，应用肩关节不稳这个概念似乎更有希望。虽然并没有足够的数据来进行荟萃分析，但 Hegedus（2008）提出的恐惧试验（图 4.11）、复位试验（图 4.12）和前部释放试验（图 4.13）有助于诊断肩关节前方不稳，特别是当诱发恐惧而非疼痛时，试验结果为阳性。Fisher 和 Dexter（2007）也得出类似的结论。

基于体格检查的肩锁关节病变和诊断

关于肩锁关节病变，Hegedus 等人（2008）的另一研究指出，尚无足够效力进行荟萃分析。所有的试验都没有基于似然率的临床价值。由于高灵敏度（0.96）（Walton et al. 2004），肩锁关节触诊时无疼痛感可被作为肩锁关节病变的排查试验。与主动加压试验相关的结果尽管看起来很美好，但研究结果表明，随着研究方法学质量的提高，试验的诊断效用越来越差（Hegedus et al. 2008）。

基于体格检查的冻结肩诊断

肩的被动运动，特别是外旋受限有助于诊断冻结肩（Bunker 2009, Hanchard 2011）。Hanchard 等人（2011）最近的一篇综述报道了利用视觉估计来测量外旋的可靠性，多数临床实践难以开展。Hanchard 引用的研究证据，包括 Croft 等人（1994）报道的以 6 名经验丰富的风湿病初级保健医师来做视觉估计测量外旋活动范围，结果不尽如人意（ICC 0.43）；Terwee 等人（2005）则证明需要改变 35° 或更多的外旋才能在两个 PT 之间建立一致性。还需要认识到的是，肩关节外旋受限的临床症状并非冻结肩独

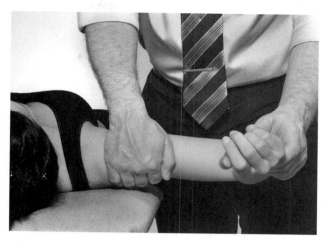

图 4.11　恐惧试验（Rowe & Zarins 1981）。仰卧位，肩外展 90° 被动旋转肩关节至最大外旋位，并对肱骨头施加后前向的力。试验阳性＝活动引发恐惧可伴或不伴有疼痛

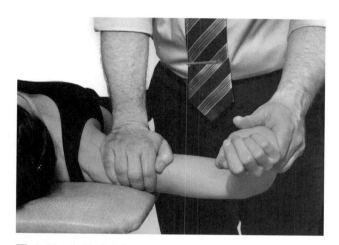

图 4.12　复位试验（Jobe et aL 1989）。重复恐惧试验，但对肱骨头后部施加定向力。试验阳性＝在症状或恐惧再现前外旋活动范围增加

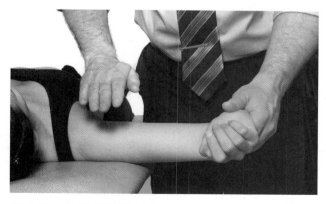

图 4.13　前部释放试验（Gross & Distefano 1997）。重复复位试验，在外旋至极限后释放压向后部的定向力。试验阳性＝恐惧感可伴或不伴有突发疼痛

有的特征，也是其他肩关节疾病（如骨关节炎）的特征。本节所述的冻结肩和其他疾病的诊断思考在"常见肩部障碍总结"一节中讨论。

基于体格检查的肩部疾病诊断——评价

文献中已指出许多问题，这可能有助于解释这些骨科体格检查令人失望的诊断准确性和可靠性，在这一点上，也许应该做些相关简要讨论。

解剖学基础——Green 等人（2008）试图系统回顾临床常见的肩关节检查的相关文献，以确定检查是否基于有效的解剖学基础，是否具备检查发展的概念性理论。在文献中检出的 34 项骨科特殊检查中，只有 6 项具有解剖方面的有效性研究，更严重的是缺乏深入的理论研究。有趣的是，在这篇综述中，只有 4 项骨科特殊检查［主动加压试验（O'Brien 试验）、肩关节象限试验、抬离试验和 Hawkins-Kennedy 试验］具备一定程度的一致性，存在有效的解剖学基础。此外，Tucker 等人（2011）在对一具尸体的试验性研究中探索了 Hawkins-Kennedy 试验的解剖学有效性。研究结果未能证实原作者提出的机制——肩峰下间隙冈上肌受压的证据（Hawkins & Kennedy 1980）。与此相反，研究发现肱二头肌的长头和肩袖间隙这些与撞击综合征关联较少的结构受到挤压。这些发现与 Yamamoto 等人（2009）的研究结果大致一致。此外，研究还发现肩胛下肌腱在 Hawkins-Kennedy 试验过程中受压。

表面效度——鉴于肩袖肌腱的解剖交错融合，针对其中某一肌腱选择性加压的骨科特殊体格检查的表面效度也存在争议（Lewis 2009, Burkhart et al. 1993, Clark & Harryman 1992）。

疼痛抑制——BenCYishey 等人（1994）、Steenbrink 等人（2006）、Park 等人（2008）和 Cordasco 等人（2010）的研究显示，诊断为肩袖全层撕裂、肩袖部分撕裂，以及局麻下出现撞击综合征的肩关节复合体肩周肌肉力量显著增加。研究结果表明疼痛对肩部肌肉力量有显著的抑制作用，通过肌力检查特定肌肉或肌腱完整性的体格检查程序其效度受

到挑战。

疼痛的来源——在一篇综述中，Lewis（2009）指出有证据表明肩峰下滑囊可能是肩痛的潜在来源。Gotoh 等人（1998, 2002）、Sakai 等人（2001）、Voloshin 等人（2005）和 Santavirta 等人（1992）的研究表明肩痛与促炎性细胞因子水平和肩峰下滑囊内含有的神经肽 p 物质呈正相关。Naredo 等人（2002）和 Lewis（2009）认为许多旨在区别评估肩袖肌腱、肩峰下滑囊和肩峰下间隙的骨科查体特殊检查都会使肩峰下滑囊受到机械性刺激，从而激活伤害感受器。因此，疼痛反应阳性可能仅仅是肩峰下滑囊受到刺激，而非测试本来所宣称的局部结构选择性受压，故检查的特异性较差从而无法做出明确的诊断。

操作定义——Hanchard 等人（2011）详述在评估肩关节活动范围时，操作定义的不明确可能会影响到结果的内部和外部重测效度。诸如如何确定运动终点，是疼痛开始发生、疼痛增加还是疼痛不可忍受；活动范围评估时，患者的姿势体位及是否提供了躯干或肩胛骨的外部稳定等都是影响因素。此外，还必须考虑本节所讨论的其他体格检查的具体表现和结果解释（操作定义）是否存在不明确。

基准试验——正如所讨论的那样，诊断准确性研究将对比给定的检查与参考标准。在前面的报道中许多体格检查已使用肩关节镜或影像学检查结果作为参考标准。Mohtadi 等人（2004）指出，关节镜检查结果的有效性尚未确定，仍需要进一步研究以明确其准确性和可靠性。且 MRI 和超声波成像等检查方式仍有待进一步研究。此外，鉴于肩部检查中无症状组织病变高发，肩痛与组织病理学之间的关系尚不清楚，因此，病理解剖学可能不是基准试验的理想选择。

临床表现为肩峰下撞击也没有可资比较的体格检查金标准。在"肩峰下撞击影像学检查"内容中探讨了利用影像学检查的一些相关问题。以肩峰下注射试验作为标准措施也存在问题，这些尚有赖于

注射的准确性和肩峰下或三角肌下滑囊及盂肱关节的解剖完整性。

基于体格检查的肩部疾病医学诊断——总结

显然，在科学探究阶段，寻找评估鉴别肩关节病理解剖学结构诊断的检查充满了不确定性。大多数情况下，检查并未能表现出令人信服的诊断准确性和可靠性，从而可做出检查所针对的判别性诊断。这些证据解释了基于病理解剖模型的分类体系评价信度较低的原因。此外，患者通常根据骨科特殊检查结果被纳入诊断组，存在缺乏统一的诊断名称来做决策管理的问题。考虑到目前文献库的论文质量普遍较差，因此需要在肩部疾病体格检查的诊断准确性领域做进一步的方法学研究（Hegedus et al. 2008, Fisher & Dexter 2007, Beaudreuil et al. 2009, Hughes et al. 2008, Dessaur & Magarey 2008, Mirkovic et al. 2005, Munro & Healy 2009）。显然，以骨科特殊检查得出的临床诊断和诊断名称作为肩痛患者保守治疗的临床决策基础存在缺陷。鉴于这些问题，一些作者提出放弃保守治疗中的诊断性生物医学病理模式，考虑不同的评估和治疗模式（Lewis 2009, Hughes et al. 2008, May 2010, Schellingerhout et al. 2008）。

与生物医学模式和诊断组织病理学的观点不同，在物理治疗中，对患者的预后和干预策略的诊断，是在损伤、功能受限和能力或残疾［世界物理治疗师联盟（WCPT 2007）］的水平上进行的。在考虑本节讨论和下一节"肩部疾病影像学检查与诊断"时，应清楚知道这种基于损伤来管理肩部疾病的要求。值得注意的是，在最近的文献中关于肩部疾病的一些建议很有意思。Hughes 等人（2008）指出，"或许临床医师应该描述体征和症状，并推测病理，而不是试图将问题定位于一个特定的病理结构上"。Lewis（2009）提出了一种模式，以帮助基于患者临床反应（症状改变）的保守治疗"临床决策过程"，应用各种手法治疗技术处理肩关节复合体、颈椎和胸椎问题。这一现代观点已认识到

诊断和诊断名称的问题，有意思的是，看起来和 Maitland 40 多年前的观点并无二致。Maitland 概念允许临床医师基于临床证据进行干预，即"临床证据至上"——引自 Maitland"当医学家和科学家还在努力了解诊断名称的更多相关信息时，通过对症状和体征进行的有效治疗可能也会有用"，今天看来这与 Maitland 概念第一次发表时一样有效。在第 189 页骨科特殊检查部分中，重新解释和定义了基于 Maitland 概念的骨科特殊检查及其物理治疗实践的适用性。

总结：影像学检查在肩部疾病诊断中的应用

- 许多专门的骨科体格检查已被开发出来，旨在鉴别诊断肩部病变。
- 一些系统评价和荟萃分析已研究了这些检查鉴别诊断肩部病变研究的有效性。
- 通常这些检查可靠性并不令人满意，不同研究者之间的结果再现性差，且随着研究的方法学质量的改进，诊断准确性变得更差。
- 一些问题得以解释，但通常并不是什么好的结果，诸如这些检查缺乏解剖学基础、表面效度不太可靠、疼痛抑制对肌力评估的影响、基准试验和操作定义不明确，以及研究的方法学质量较差等。

对 PT 的启示

- 基于骨科特殊检查得出的临床诊断做出针对肩痛个体的物理治疗管理决策存在缺陷。
- 物理治疗管理应致力于解决与个体的功能受限和残疾相关的损伤，而非针对宽泛的生物医学诊断标题。
- 表 4.16 重新解释和重新定义了关于 Maitland 概念、砖墙理论和物理治疗实践适用性的骨科特殊检查。

肩部疾病影像学检查与诊断

影像学检查在肩部疾病诊断中的应用

使用放射成像模式提升结构诊断能力或作为标准来关联相关的体检结果，需多方考虑检查肩部疾病与医学诊断和诊断名称有关的问题。关于手术结果也需要类似的考虑。

在解释影像学检查结果时也应慎重，如无症状个体中发现形态学异常、临床不相关的解剖学变异、错误报告、临床具有显著病理变化但却无法成

像和存在技术因素等情况都曾被报道过（Khan et al. 1998）。

肩袖完整性影像检查

各种研究结果表明，超声波检查（USS）和磁共振成像（MRI）可准确诊断肩袖全层撕裂，灵敏度为 0.95/0.89，特异性为 0.96/0.93，两种成像模式检查之间没有统计学上的显著差异（Ottenheijm et al. 2010, Shahabpour et al. 2008, de Jesus et al. 2009）。而对肩袖部分撕裂的检查，准确性就要低得多了。据报道，合并灵敏度只有 0.72，USS 特异性为 0.93，排除局部撕裂可能较为困难（Ottenheijm et al. 2010）。在 de Jesus 等人（2009）的荟萃分析中也报道了类似结果，MRI 检查肩袖部分撕裂的灵敏度和特异性仅为 0.64/0.92。且对肩袖部分撕裂的 MRI 和 USS 检查在统计学上也没有显著差异。MRI 和钆增强关节造影检查结合可提高肩袖部分撕裂的检查能力（灵敏度 0.86/ 特异性 0.96）（de Jesus et al. 2009）。

然而，在解释这些发现时必须慎重考虑。许多研究者证实，无症状患者肩部通过多种成像方式可检查到多种病理解剖学特征的存在。Sher 等人（1995）使用 MRI 研究了 96 例无症状患者，肩袖撕裂的发生率为 34%；但随年龄的增长，显著增加，60 岁以上的患病率达 54%（其中全层撕裂 28%，部分撕裂 26%）；19～39 岁患者没有肩袖全层撕裂，仅有 4% 的患者肩袖部分撕裂。其他学者也报道了类似的发现，其中 Milgrom 等人（1995）是利用 MRI，Templehof（1999）、Worland、（2003）和 Yamaguchi（2006）等人则是利用 USS。在 50 岁以上的无症状患者中，肩袖全层撕裂的发生率为 40%（Worland et al. 2003），部分撕裂和全层撕裂合并发生率约为 50%（Milgrom et al. 1995）。所有这些研究都报道了年龄增长与肩袖撕裂（部分或全层）存在着高度的相关性，一些学者认为这是"自然衰老过程"的一部分（Worland et al. 2003）或"正常退行性劳损，但未导致疼痛和功能障碍"（Templehof et al. 1999）。Lewis 和 Tennant（2007）总结道，"有充分的证据表明，USS 和 MRI 能够准确诊断肩袖全层撕裂，其次可检测肩袖部分撕裂。但更为重要的意义是，这两种成像方式都能检测出无疼痛或无功能障碍的无症状肩袖撕裂患者"。

肩峰下撞击影像学检查

肩峰下撞击综合征常被描述为肩峰下间隙内肩袖、肱二头肌长头和肩峰下滑囊的异常接触和挤压（Bigliani & Levine 1997, Neer 1983）。当前观点认为，众多的可能原因可大致分为内在因素和外在因素，并进一步归结为原发性病因或继发性病因（Bigliani & Levine 1997）（见表 4.4）。因此，由于肩峰下撞击综合征涵盖了各种不同的病因及可能的病症，一些学者考虑以临床表现来替代诊断（Mohtadi et al. 2004）。

MRI 作为成像方式仅提供对肩部的静态评估，并且因此仅能够提供基于与诊断相关的病理学支持的肩峰下撞击征的间接建议，如三角肌下滑囊炎或肩峰下滑囊炎、肩袖肌腱病和（或）肩袖撕裂（Bureau et al. 2006; Birtane et al. 2001）。Frost（1999）和 Birtane 等人（2001）的研究展示了 MRI 检查的一些潜在问题及肩峰下撞击诊断名称的由来。人们普遍认为肩袖，特别是冈上肌损伤与肩部撞击临床症状有关（Neer 1983, Iannotti 1991; Tan 1998）。在 Frost 等人（1999）的研究中，42 名患者按年龄匹配 31 名（临床诊断）无肩峰下撞击征象的个体，结果显示，有症状组 55% 受试者和无症状组 52% 受试者都有冈上肌腱的病理学改变。与涉及撞击的临床征象相反，病理性冈上肌病变与年龄相关。Birtane 等人（2001）也有类似的发现，他们使用了一种生理标准的参考，即以局部麻醉剂（利多卡因）肩峰下注射来研究 MRI 在肩峰撞击综合征中的价值。基于 MRI 的肩袖病变病理结果显示高灵敏度（98.85%）和低特异性（36.84%）。

虽然开放式 MRI 能够提供动态评估，但单个平面肩部运动评估的有限应用是当前的主要限制因素（Bureau et al. 2006）。

　　动态 USS 也用于研究肩峰下撞击综合征，其特征包括肩峰下滑囊隆起或积液，这些特征都代表了肩峰下撞击征（Read & Perko 1998, Bureau et al. 2006, Awerbuch 2008）。但动态 USS 的可靠性在肩峰下撞击综合征的诊断中尚未得到令人信服的证实（Read & Perko 1998, Bureau et al. 2006; Awerbuch 2008）。此外，虽然 MRI 和 USS 已证实，在诊断与撞击相关的软组织病变，如肩袖肌腱病和肩袖撕裂及肩峰下或三角肌下滑囊炎方面，具有很高的诊断准确性，但必须提醒的是，这些病理解剖学特征也在无症状个体中高度存在。

　　影像学评估可以提供有价值的信息，这些信息可以是原发性肩峰下撞击征（肩锁关节炎、肩峰骨和肩峰形态）的潜在原因。但这一相关性已被证实相互矛盾（Michener et al. 2003, Bigliani & Levine 1997, Lewis & Tennant 2007）。

　　肩峰下滑囊损伤通常被认为与肩峰下撞击综合征相关，并可能是肩痛的一个来源 (Bigliani & Levine 1997, Neer 1983)。很遗憾，目前，在使用超声检查评估肩峰下或三角肌下滑囊状态时，似乎缺乏标准化（O'connor et al, 2005, Awerbuch 2008）。此外，在 Naranjo 等人（2002）使用超声检查和 Zanetti 等人（2000）使用磁共振检查的研究报道中，无症状个体的滑囊改变发生率较高。van Holsbeeck 和 Strouse（1993）已经证明，肩峰下滑囊内异常积液可能是由于存在肩袖撕裂时由盂肱关节炎症引起的，因此，这种现象可能与无症状肩袖撕裂一样普遍（Awerbuch 2008）。此外，Svendsen 等人（2004）认为这种滑囊的改变可能是滑囊保护作用的生理反应。

盂唇影像学检查

　　磁共振成像关节造影术已成为鉴别盂唇病变的金标准（Abrams & Safran 2010）。据报道，灵敏度达 89%（Bencardino et al. 2000）和 82%（Waldt et al. 2004），特异性达 91%（Bencardino et al. 2000）和 98%（Waldt et al. 2004）。但有几项研究表明，无症状个体也存在盂唇病变。据报道，盂唇信号增强（与纤维血管疾病、退化、钙化、骨化的组织学变化相关）在正常肩关节中为 46% 和 50%（McCauley et al. 1992, Chandnani et al. 1992），在无症状职业棒球运动员中约 64%（Miniaci et al. 2002）。在无症状的职业棒球运动员中，45% 的投手和 36% 的非投手都有相应的盂唇撕裂特征（Miniaci et al. 2002）。

肩关节其他结构影像学检查

　　在无症状个体的肩部放射成像研究中有许多其他的结构异常。在 Connor 等人（2003）的一项 MRI 研究中，20 例肩上抬挥臂无症状运动员，年龄为 18~38 岁（12 名大学棒球投手和 8 名职业网球运动员），25% 的优势肩有 Bennett 病变的 MRI 证据（额外的关节盂后下侧骨化），非优势肩没有。进一步的结果包括关节积液（90%）、肩峰下积液（22.5%）、大结节增厚或囊变、上盂唇或下盂唇撕裂（7.5%）和肩袖撕裂（部分或全层）（40%）。在 20 名参与者中，有 16 人在 5 年后接受了随访。期间，所有随访者没有症状加重或因为其他问题需要对肩关节进行评估。所有人都继续竞技水准的运动，而肩的功能水平并没有明显下降。

影像检查的不足——评价与思考

　　在此阶段应考虑一些方法学问题。显然，对无症状个体的任何影像学研究（如本节详述的那些）其内在局限性在于缺乏手术或组织学比较来验证研究结果。然而，手术结果的判断标准也存在争议，因为它基本上依赖于观察者（外科医师）的能力来确定所识别的病理。Kuhn 等人（2007）通过在有经验的肩关节外科医师中回顾一系列关节镜视频，借此评估不同观察者对肩袖撕裂分类的看法中证实了这一点。在区分全层撕裂和部分撕裂时，观察者之间的一致性很高（k=0.85），但在区分肩袖部分撕裂程度时很差（k=0.19），需进一步的研究来确定关节镜检查结果的准确性和可靠性，以及特定肩部疾病的诊断（Mohtadi et al. 2004）。

这些研究结果表明，在解读肩部问题影像学研究证据时，需要谨慎并且难度较大。Miniaci 等人（2002）总结认为，"仅仅存在信号变化或异常并不一定意味着病理改变"。由于 MRI 和 USS 结果假阳性的高发生率，对于年龄在 50 岁以上或像投掷者等对肩膀产生较大压力的个体而言，确定肩部疾病的影像表现与病理变化的关系困难重重。因此，误诊或曲解肩部疾病患者功能障碍根源的可能性非常高。

考量放射影像学检查结果与肩部临床症状之间的关系时，回顾 Maitland（1986）的个案研究 4.1 就相当有意思。该案例有力地佐证了他的观点，促使临床医师以平衡的方式对患者病情进行理论推理，更进一步的"理论"概念——"我们的理论思辨不能被患者的障碍表现牵着鼻子走，否则受伤害的只会是临床事实"。

手术结果——关于明确诊断的思考

手术研究也强调难以确定组织病理学和患者报告的临床症状之间的关系。

的确，Snow 等人（2009）证实关节镜检查结果与患者疼痛的相关性缺乏文献证据。

一批诊断为撞击综合征的 55 名患者，接受了肩峰下减压术（切除肩峰前外侧，从肩峰松解和切除喙突肩峰韧带）。Snow 等人（2009）发现关节镜检查撞击严重程度与手术前后的疼痛水平或术后满意度（89%）之间并无显著相关性。同样，Soyer 等人（2003）也证实，手术切除肩峰的数量（即撞击的严重程度）与术后报告的患者改善水平无关。

Powell 等人（2009）报道，在 98 例接受关节镜下肩峰减压术治疗的患者中，无肩袖撕裂患者（n=75）和肩袖撕裂患者（未修复）（n=23）术前、术后的结局指标差异无统计学意义。这样的结果增加了当前肩袖撕裂时是否会导致或加重症状的理解难度。这些结果表明患者的疼痛来源可能是多因素的，并不仅仅与所发现的组织病变有关。

作为研究的一部分，Mohtadi 等人（2004）报道了 58 例患者（43 例男性和 15 例女性）的关节镜检查结果，所有的肩痛符合临床检查的肩部撞击征，且症状持续超过 3 个月，并对一系列保守治疗无效。纳入标准还包括局部麻醉剂注入肩峰下间隙后，疼痛可减轻 50% 以上。手术中发现冈上肌（79.3%）、冈下肌（48.3%）、肩胛下肌

总结：影像学检查在肩部疾病诊断中的应用

放射成像是用来提高达到结构诊断的能力或作为与体格检查结果相关的判断标准，但存在以下情况。

- 无症状人群中已发现多种结构性病变。
- 放射成像上也可能会有临床不相关的解剖学变异、错误报告及临床存在显著的病理改变但却无法成像显现的情况。
- Miniaci 等人（2002）总结认为，"仅仅存在信号变化或异常并不一定意味着存在病理改变"，Lewis 和 Tennant（2007）"……有充分的证据表明，USS 和 MRI 能够准确诊断肩袖全层撕裂，其次可检查肩袖部分撕裂。但更有重要意义的是，这两种成像方式都能检测出无疼痛或无功能障碍的无症状肩袖撕裂患者"。

对PT的启示

- 如果影像学检查结果已知，PT 可依据象征性砖墙渗透模式来权衡结果，但临床证据至上（Maitland 1986）。

个案研究4.1

临床证据至上示例

74 岁女性患者，平素体健，因"肩膀无力、不适"连续 6 周无法梳头、无法系扣胸罩就诊。患者被告知必须行"手术"治疗，否则只能"维持现状"。患者拒绝了手术，因为她姐姐曾因"完全相同的问题"经"物理治疗"治愈，所以要求接受同样的治疗。患者的临床诊断为"重度骨关节炎"并确实存在严重的临床和影像学双重改变。体格检查发现活动范围少了 35%，牵伸时疼痛，而且主动活动时频发无痛性摩擦音；盂肱关节被动活动加压时，摩擦增多并引起不适（无痛）。患者在出现症状之前，就知道自己有肩关节炎，但她并不认为她有什么失能。"大手术"是基于学术解释的影像学结果，而这些影像学上的变化通常需要病程在 6 周以上。尽管患者的症状近期发作，但实际上问题早已存在很长时间。对于临床检查而言，患者的问题是"终末"问题，而非"过程"（严重的骨关节炎）问题。后来，肩关节物理治疗反应相当良好，恢复到了症状加重前的状态。

（Maitland 1986）

（32.8%）和肱二头肌长头（66%）肌腱异常，还包括 5.7% 的非缩回性断裂。肌腱病变进一步定义为"炎症""磨损或部分撕裂"（在滑囊或肱骨表面上的冈上肌）或"全层撕裂"（肱二头肌完全撕裂）。其他包括肩锁关节病变（56.4%）、盂唇异常（85.5%）、肩盂关节软骨表面病变（41.1%）和肱骨头表面病变（65.5%）。此外，尽管有研究标准排除有不稳病史的患者，仍有 5 名患者的情况证实了另一种盂肱不稳的结果，包括压缩性骨折（5 名患者）、前盂唇损伤（3 名患者）和伴或不伴有肩袖损伤的 SLAP 损伤（2 名患者）。这些发现表明，给定临床表现的患者（在这种情况下指符合撞击概念的特征）可能有多种病理结果和一致的特异性诊断，包括不一定与肩袖外源性压迫的经典概念相关联的那些。Mohtadi 等人（2004）认为，肩峰下撞击是一种临床表现，而非特定诊断，这一观点得到了众多作者的支持。事实上，肩峰下撞击的概念被认为暗示了肩袖肌腱之间和肩峰与肱骨头之间的滑囊受压，这一概念已通过研究证实这两种结构之间并无接触（McCallister et al. 2005, Goldberg et al. 2001）。

尽管影像学和关节镜检查在肩关节诊断方面取得了进展，但目前对肩关节疾病的病理机制的了解仍不完全。特别是，患者疼痛与组织病理损伤之间的关系尚不清楚，有学者认为，对于临床诊断为肩峰下撞击和肩袖病变的患者，疼痛的引发是多因素的，而不仅仅与机械因素有关。这些证据支持仅基于病理解剖学病变和生物医学诊断而采用的物理治疗的干预方法存在缺陷的观点，并强调有必要建立一个概念模型，该模型承认患者病情在个体层面上的潜在多维性，无分考虑患者的损伤、功能限制和相关的能力缺失。

此外，尽管从 Maitland 概念诞生后的 40 年来，与肩部疾病相关的病理学研究取得了重大进展，但 Maitland 关于仅根据医学诊断进行物理治疗存在潜在困难和局限性的观点至今仍然被认可。

总结：手术结果——关于明确诊断的思考

- 手术研究的结果进一步说明目前对肩部病症的病因学和病理生理学的认识还远远不够。
- 患者疼痛和组织病理之间的关系尚不清楚，特别是肩袖疾病和关节盂唇病变相关部分。

认识的改变对肩部疾病诊断的影响——肩袖肌腱病临床实例

正如我们所讨论的那样，肩部疾病的诊断名称通常源自其潜在病理描述并可用以解释疾病的症状和体征。当前，尽管肩关节诊断方面取得了重大进展，但对肩部疾病的病理学和病理生理学仍然缺乏了解（Lewis & Tennant 2007, Lewis 2009, van der Heijden 1999）。正如 Maitland（1986）所言："在当今医学领域，有很多东西是人们所熟知和了解的。随着科学的进步，每天都有很多发现。但仍有许多未知的东西。此外，还有一个问题必须要考虑——我们认为我们知道的很多，但随着医学的进步，它有可能被证明是错误的。"

后一种情形有一个很好的例子是涉及对肩袖病理学的理解，也是肩痛的最常见原因之一（Lewis & Tennant 2007, Uhthoff and Sarker 1990, Seitz et al. 2011）。文献中广泛报道的诊断名称如"冈上肌肌腱变性/肌腱炎"或"肩袖肌腱变性/肌腱炎"，其实质是一个病理解剖学术语，描述了肌腱结构内的炎症性病理问题。传统医学教育已经根深蒂固，认为消炎治疗和休息会使患者受益（Khan et al. 2000）。但随着对肌腱疾病病理发展的了解，最初的炎症模型消亡，人们认识到肩袖和其他肌腱的潜在病变主要是腱鞘狭窄，一种退行性的非炎症状态（Fukuda et al. 1990）。尽管病因尚不清楚，但有些人认为肌腱病的病理特征是退行性变，而另一些则认为是失败的愈合反应（Cook & Purdam 2009）。这种对肌腱病理学模式的理解转变给医疗带来了重要影响。近年来，"腱病"一词被许多学者认为是临床诊断术语，包括了疼痛和受损的表现，而不考虑潜在的病理（Maffulli 1998）。

具体到肩袖肌腱病，近年来在该病的病因学认识上取得了重大进展。Codman（1934）将其归因于肩袖肌腱的固有损伤，后来 Neer（1972）的理论则认为几乎所有的肩袖病理学结果都是直接机械性刺激和撞击引起的形状和斜率变化、肩峰下骨赘突起、下肩锁关节和喙锁韧带改变——外因变化。Neer（1972）根据其理论推荐了一种外科手术，即肩峰成形术，用于那些保守治疗后仍然存在症状的患者，是最广泛使用的肩部手术之一（Stephens et al. 1998）。Iannotti（1991）的一篇综述报道了肩峰成形术结果不甚理想的亚组（5%~50%）。虽然把结果归因于诊断不准确或减压不完全，但对于该病的病理生理学的认识还是相当有限的。自 Neer（1972）的经典研究以来，肩袖肌腱病的病因尚不清楚，Seitz（2011）、Bunker（2002）、Lewis（2009）等做了综合述评，提出了涉及内因、外因或两者综合因素的替代理论。表 4.3 和 4.4 总结了 Lewis（2009）、Seitz（2011）、Bunker（2002）、Castagna（2010）及 Cook 和 Purdam（2009）等人所做的工作，包括概念和证据汇总。这些表格内容展示了一些关于肩袖病因的论据，包括外因（导致肩袖肌腱受压的因素——肩峰下撞击）和内因（肌腱内结构变化，如老化、过度使用等。像肘伸肌总腱、跟腱或髌腱等肌腱都是被封闭在解剖空间内的）。

从把肩袖的所有病理学变化都归因于外部挤压（肩峰下撞击）（Neer 1972），到研究肩袖肌腱病的病理发展过程，特别是与病因学机制相关的发展过程，相当有意思。当前的理解，肩袖肌腱病并非同质的实体，可能具有复杂的多因素病因和内在、外在因素的相互作用。此外，随着对身体其他部位，如跟腱和髌腱的认识提高，越来越多的证据表明，肩袖肌腱病的发展过程中，内在因素越来越重要。事实上，一些作者，包括 Baring 等人（2007）总结道，"这种疾病（肩袖肌腱病）是一种纯粹由内因引发的疾病，其周围结构的变

化是次要特征"。内在肌腱变性现在被认为是肩袖撕裂发展的主要因素（Seitz et al. 2011, Bigliani & Levine 1997, Castagna et al. 2010, Lewis 2009, Cook & Purdam 2009, Bunker 2002）。考虑不同类型的肩关节撞击，包括内部撞击，以及患者可能会出现各种不同的和并发的组织病理学发现（Castagna et al. 2010, Mohtadi et al. 2004）也很有趣。

这种不断发展的认识也反映在手术文献中，其中肩袖肌腱病的手术治疗是由观察到的组织病理学（基于影像学检查和手术发现）与提出的机制之间的联系驱动。通过科学理解肩袖肌腱病发展的复杂性，Castagna 等人（2010）意识到需要为个体量身定制手术管理。这样的建议获得一些学者的认可，因为肩袖损伤常被认为是由内部撞击所导致，术中常对肩袖清创并行肩峰减压术，这在一些学者看来这是相当禁忌的。其他学者也提出手术治疗内部撞击的概念化机制，包括稳定前囊膜移位引起的前向不稳，修复 SLAP 损伤（被认为导致盂肱关节不稳致使发生内部撞击），去除骨碎片的 Bennett 病变和后囊松解等产生内部撞击的潜在机制（Castagna et al. 2010）。反之，如果肩袖损伤被认为是由外源性病变引起，那么肩峰成形术仍然是手术的关键组成部分。

尽管科学在发展，但对于肩袖肌腱病的理解仍然存在许多问题和挑战，具体如下。

- 由于缺乏对机制和病因的了解，争议持续不断。
- 症状产生机制，尤其是调查发现无症状性肩袖肌腱病的占比很高。
- 体格检查鉴别特定肩部疾病存在一定的局限性，如肩袖肌腱病，但不包括基于潜在机制的肩袖肌腱病的子类划分。
- 针对基于病因学机制（如内在、外在或混合机制）分组的肩袖肌腱病患者，可能会据此量身定制不同的干预措施。

在认识到这些证据后，目前物理治疗管理中

表 4.3　关于肩袖肌腱病外在机制的主要理论和概念

肩袖肌腱病——外在机制支持证据	肩袖肌腱病——外在机制反对证据
肩峰形状与肩袖病变的严重程度之间的关系已有详细记载——与肩袖病理学相关，包括囊内部分撕裂和进展型肩袖全层撕裂	解剖学特征，如肩峰形态、肩锁关节炎、肩峰下骨刺可能引发肩袖肌腱病变，但无法作为独立外在机制，例如，造成肩袖肌腱病变的因素？ 手术研究报道单纯肩袖修复而无肩峰成形术的患者也取得了成功 在肩峰成形术手术后 9 年接受复查的患者中，有 20% 已进展为肩袖全层撕裂——表明应存在受压以外的机制 一些学者认为这些变化是次要的反应性变化。认为原发性病灶在肩袖内部，从而导致了肱骨头控制不佳以及肩袖表面与肩峰之间滑囊的二次撞击
在肩袖肌腱病患者中存在肩胛运动障碍，与无症状患者相比，这可能导致肩峰下间隙相对减少，特别是一些较明显的运动障碍（肩胛骨动力障碍） 肩胛骨运动异常导致的损伤可包括软组织限制、肌肉控制障碍和姿势缺陷	有报道称，肩胛骨的运动障碍可能导致肩胛下间隙的相对增大 无症状个体和肩袖肌腱病变患者肩胛骨运动差异较小，且与外在的肩袖受压压缩有关 用于评估和描述肩胛骨运动异常的方法未报道可靠性 肩胛运动障碍对肩峰下间隙大小的影响仍停留于推测
肱骨头运动障碍理论上减少了肩峰下间隙，并导致肩袖受挤压 与过度的肱骨头移位相关的损伤包括：①后囊长度减小，并与肩袖肌腱病病变关系明确；②肩袖肌肉控制缺陷	异常运动模式的肱骨头偏移可通过肩胛骨运动模式的改变获得补偿 ①如果与后囊长度相关，则不可能是所有肩袖肌腱病变患者的影响因素；②关于影响因素或肩袖肌肉控制缺陷相互矛盾的证据已发表
在过去 10 年中出现的关于内部撞击的概念表明，肩袖肌腱关节面可在肱骨头面和关节盂间受压，可以用来解释关节表面的肩袖肌腱病变 据报道，冈上肌关节边缘插入处的病变与投掷运动员后上盂唇的磨损和损伤有关——这两个区域在肩外展或外旋时有接触 据报道，运动员的肱二头肌滑槽和前上盂唇在肩上外展或内旋时有接触 关于这类撞击原因的理论包括：肩关节轻微不稳定、后囊限制、肱骨后倾减少、肩胛运动障碍、SLAP 损伤	

摘自 Lewis（2009），Seitz et al.（2011），Bunker（2002），Castagna et al.（2010）和 Cook & Purdam（2009）

表4.4　关于肩袖肌腱病内在机制的主要理论和概念

肩袖肌腱病——内在机制支持证据	肩袖肌腱病——内在机制反对证据
肩袖肌腱病位于肌腱的关节面，肩袖肌腱滑囊侧无病理表明肩袖肌腱病发展背后的内在机制	内部的撞击（外在机制）为关节表面肩袖肌腱病的存在提供了另一种解释 存在一小部分患者，其肌腱病理学变化在肌腱滑囊侧而非肌腱关节侧 已证实，原发性滑囊侧肩袖肌腱病的患者总与肩峰和喙肩韧带的磨损相关，而原发性关节侧肩袖肌腱病患者却没有肩峰磨损损伤；因此，应再考虑是否为肩袖内固有病变的继发性改变
内在因素导致肌腱内结构的形态学变化，有些是肌腱结构退变或者为肌腱愈合失败的结果 形态学变化包括：①胶原分层结构的解体，纤维更薄，纤维分离，Ⅲ型与Ⅰ型胶原的比例异常增高；②高密度黏蛋白的基质物质增加；③肌腱细胞密度改变，蛋白质生成数量和区域增加，包括其他非细胞性区域；④肌腱血管分布增加（新生血管形成）；⑤通常不存在炎性细胞的增多	

肩袖肌腱病——内在机制支持证据	肩袖肌腱病——内在机制反对证据
组织学证据表明，肩袖关节面的微观和宏观撕裂先于肩峰的组织学改变	
肌腱结构内的形态学变化导致肌腱机械性能下降，承受拉伸或剪切负荷减小，因此易损伤和撕裂	
肌腱病变，如在肩袖肌腱病中表现出来的肌腱变化，也在许多其他肌腱中得到证实，包括跟腱、髌腱、桡侧短伸肌腱、腹股沟肌腱，所有这些肌腱都未包绕在生理间隙内，因此不易受外界的挤压影响	
动物研究支持力学过载病因学说。人类肌腱内源性变性的变化与过度使用跑步程序后大鼠冈上肌腱产生的病变一致	动物研究的结果表明，过度使用和外部挤压大鼠肌腱都会发生严重的肌腱病变
与肩袖肌腱病发展相关的病因包括年龄、血供差、遗传易感性、力学过载	肩袖外在受压可能是肌腱容易发生变性的因素
内在机制肩袖肌腱病可能会影响肩袖稳定肱骨头的功能，易引起肱骨头的上移，导致肩峰下间隙的减少	肱骨头运动障碍理论上会导致肩峰下间隙的变小，从而挤压了肩袖——一种肩袖易罹患肌腱病的可能外在机制

摘自 Lewis（2009），Seitz et al.（2011），Bunker（2002），Castagna et al.（2010）和 Cook & Purdam（2009）

的决策不应继续仅由组织病理学驱动，而应以损伤为基础（Seitz et al. 2011, Castagna et al. 2010），这也是本章的关键观点。这种观点支持了 Maitland 发展 Maitland 概念时临床证据至上的观点。事实上，文献提供了损伤与临床结果之间的关系。例如，Burkhart 等人（2003）的研究表明，与没有拉伸的对照组相比，每天进行限制肩内旋的牵伸可令竞技网球运动员普遍的肩部问题的患病率降低 38%。

■ 总结：认识的改变对肩部疾病诊断的影响——肩袖肌腱病临床实例

- 正如Maitland（1986）所言："在当今医学领域，很多东西已被人们所熟知了解。随着科学的进步，每天都有很多发现，但仍有许多未知的东西。此外，还有一个问题必须要考虑——我们以为我们知道的很多，但随着医学的进步，它却有可能被证明是错的。"

对PT的启示

- PT必须跟上影响肩部（和其他身体部位）（象征性砖墙渗透模式的砖墙左侧）疾病的理论发展，但要将这些知识与临床证据平衡，临床证据必须在临床医师的决策过程中占据首要地位（象征性砖墙渗透模式的砖墙右侧）。

肩部疾病——ESP 角色观点

ESP 角色实践与诊断作业

如前所述，肩部疾病的医学诊断是一个复杂的问题。由于诊断特征缺乏，如疼痛的严重程度、长期性、病理并存，除此之外还有先前讨论的相关骨科特殊检查的不确定性，各种影像学检查中发现的无症状病理改变，常见多种病理变化共存，诊断名称和分类体系缺乏一致性等重大挑战。此外，临床病理表现因人而异，彼此大不相同。尽管如此，ESP 和医师有责任对患者尽可能地明确医学诊断，以指导治疗决策和预后。

在做医学诊断时，ESP 可在分流方面发挥作用，定义为"为一组患者根据其照护需求进行分类的过程"，即"按疾病或损伤类型、病况的严重程度和设施管理的过程"（Mosby's Medical Dictionary 2009）。包括 Mitchell（2005）等人在内的涉及肩部障碍的研究都广泛提倡这种方法，New Zealand Guidelines Group（2004）则在英国出版了标题为《肩关节软组织损伤及相关疾病的诊断和处理》（The diagnosvs and management of soft tissue shoulder injuries and related disorder）的最佳实践指南，NHS Clinical Knowledge Summaries（NHS CKS 2012）也出版了相关的肩部疾病评估和治疗指南，工作总结见图 4.14。全面讨论与肩关节复合体相关的所有已知病理损伤有点超出了设定，本节内容主要讨论适用于执行传统角色的 PT 和执行医学诊断任务的 ESP 对肩部疾病的诊断意见和原则。

红旗征筛查的重要性

正如本书第 4 版（Hengeveld & Banks 2005, p82）中所讨论：

"PT 采用高度复杂的临床推理过程，并遵循各种模式和不同形式。在某些情况下，也可作为生物医学推理的一种形式，此时 PT 应充分考虑病理生理过程以检测预防和治疗的禁忌。"

（Hengeveld 2000）

英国自 1977 年 Health Circular（77）33（CSP 2008）授予 PT 自主地位后，这一方面的物理治疗实践已经取得重要成就。作为一线临床工作者，PT 虽非临床诊断医师，但必须能够识别患者的体征和症状是否源自神经肌肉骨骼系统，如若不是，则应采取适当的措施将患者转介给合适的执业医师（Hengeveld & Banks 2005, Maitland 1986, Grieve 1994）。Mitchell 等人（2005）、NHS CKS（2012）、the New Zealand Guidelines Group（2004）标识的红旗征为识别肩部可能存在的严重病症提供了帮助，也同样适用于承担传统角色的医师、PT 和扩展执业范围者，一旦明确红旗征即可转介给合适的专业人员。请参阅图 4.14 了解红旗征。

负责确定肌肉骨骼病理的适当医学诊断的 ESP 需具备足够的病症知识，有时可能需要鉴别一些严重疾病的伪似表现，这些严重疾病的早期阶段可能并不具备明显的"红旗征"。冻结肩的情况就是这样一个例子。在最近的一项回顾性病例分析中，Sano 等人（2010）报道，在被诊断为与原发性或转移性肿瘤相关的肩部疾病中，32% 的患者最初被诊断为冻结肩（9 例）（男性 3 例，女性 8 例，年龄 51~77 岁，平均 61 岁）或表现出类似症状（2 例）。在对 505 人的肩部体检回顾性调查中，有 4 例（0.8%）被诊断为肩部恶性肿瘤（男性 3 例，女性 1 例，年龄 56~73 岁，平均 67 岁）（Sano et al. 2010）。有意思的是，在 6 名被诊断为转移性肿瘤的患者中，除了肩痛和活动范围受限外，并没有

红旗征筛查	筛查需要早期治疗的疾病	外源性筛查	建立肩部障碍的诊断
• 肿瘤？——肿瘤病史、肿瘤症状和体征、不明原因畸形、肿块或肿胀，淋巴结肿大。进行性的局部疼痛，但与运动无关，通常夜间痛更多，检查过程中通过触诊或运动无法再现 • 感染？——皮肤变红、发热，全身不适 • 神经病变？——不明原因的消瘦、严重的感觉或运动缺陷	• 急性肩袖撕裂？——近期受伤、急性失能性疼痛和明显的无力、落臂征阳性 • 脱臼未复位？——创伤、癫痫发作、触电、无法旋转、畸形 • 年轻成人的急性创伤性原发性肩关节前脱位 • 严重肩痛无法确诊	• 颈椎病 • 胸椎病 • 神经疾病——神经根病、臂丛神经炎（也称神经性肌萎缩、Parsonage-Turner综合征）、胸廓出口综合征、神经卡压（如肩胛上神经、胸长神经等） • 炎症——风湿性多发性肌痛、类风湿关节炎 • 内脏功能紊乱——心肺、胆囊、膈肌、脾、肾 • 复杂性区域疼痛综合征	宽泛的诊断名称： • 肩袖疾病——肩袖肌腱病、肩峰撞击、肩峰下滑囊炎、肩袖撕裂（部分/全层/巨大撕裂）、钙化性肌腱炎 • 冻结肩 • 骨关节炎——盂肱关节、肩锁关节 • 盂肱关节不稳、盂唇病变 • 肩锁关节病变

图 4.14　诊断分流过程，可用于与肩部疾病相关的医学诊断过程

出现其他症状，且 73% 的病例肿瘤位于骨骼或肩胛区。作者因此建议，仅通过普通 X 线检查的冻结肩诊断应始终考虑肌肉骨骼恶性肿瘤的可能性。这一观点得到了包括 Codman（1934）、Bunker（2009）、Pearsall 和 Speer（1998）在内的许多学者的支持。同样，也有许多学者报道了其他伪似病症研究，如缺血性坏死（Wolfe & Taylor Butler 2000）、蜡泪样骨病（Jermin & Webb 2010）和骨关节炎（Mitchell et al. 2005）。此外，Sano 等人（2010）建议，如果患者与自然病程反应不一致，就应重新考虑诊断，并应复查 X 线片或做进一步的影像学检查，否则就像他们报道的 9 名患者，其最初的普通 X 线检查都未能辨别出肿瘤病变。但相反的是，New Zealand Guidelines Group（2004）建议仅在怀疑关节炎时才使用检查。这个例子强调了 ESP 必须要面对的一些责任和争议。

筛查需要早期医疗关注的疾病

"虽然 PT 运用运动障碍方面的诊断比结构性诊断更为高频，也须注意由于创伤而引起症状的急性变化，此时可能会有大的结构病变，并且可能需要专业的临床医师来处理。"

（Hengeveld & Banks 2005, p 152）

同样，从事传统角色的 PT 虽非临床医师，但也须充分了解肩部情况，需要早期治疗的疾病和结构性损伤如延迟诊断会对患者造成伤害。图 4.14 强调了一些关键性疾病。

关于这种情况，有个例子，一位先前存在无症状性肩部问题的患者，一旦其肩部受到直接伤害，就有可能会出现急性肩袖全层撕裂。虽然肩袖全层撕裂在所有类型的肩袖撕裂中占比还不到 10%，但这样的患者应推荐早期手术干预以获得更好的结果（Bassett & Cofield 1983, Moosmayer et al. 2010, Oh et al. 2006）。如前所述，旨在识别特定肩部病变的骨科特殊查体似然率，并无法改变中度或巨大肩袖

撕裂诊断的验后概率，其临床效用值得商榷（见表 4.2，统计学术语描述）。至多，根据 Park 等人（2005）的一项研究报道，对于超过 65 岁的落臂征阳性，且 "冈下肌" 试验减弱的患者其肩袖撕裂似然率超 90%，全层撕裂可达 28%。尽管如此，作为传统角色 PT 可用的唯一诊断工具，可基于病史和体检结果来建立对明显的结构损伤的临床印象，以保证可转诊给合适的执业医师或 ESP 来执行医学诊断任务。基于这样的临床印象，ESP 将寻求以诊断性超声或 MRI 进行更进一步的检查，以评估肩袖的完整性。据报道，诊断性超声和 MRI 检测肩袖全层撕裂的合并灵敏度达 0.95/0.89，特异度达 0.96/0.93（Ottenheijm et al. 2010, Shahabpour et al. 2008）。这样的数值令人有信心确诊或排除肩袖全层撕裂（Ottenheijm et al. 2010, Shahabpour et al. 2008），一旦患者愿意且适合肩袖修复手术可及时转介给骨外科医师。

第二个例子与急性创伤性原发性前肩脱位的年轻成人有关。复发性不稳（再脱位或肩不稳的症状 / 体征）的风险很高，在体力活动活跃的年轻人中高达 92%~96%（Robinson et al. 2006, Wheeler et al. 1989）。虽然，尚无共同指南来指导管理，但许多学者认为，基于明显降低的再脱位率和生活质量评估改善结果等充分证据表明，特定的年轻运动员群体可从早期手术稳定中获益（Gooding et al. 2010, Safran et al. 2007, Boone & Arciero 2010, Handoll et al. 2004）。根据 Holvelius 等人（2008）进行的一项为期 25 年的纵向研究，结果表明，若 25 岁以下的患者都接受即刻手术稳定治疗，那么其中有 30% 的手术可能是不必要的，因为随着时间的推移这部分会自发稳定。尽管有学者认为，参与肢体接触碰撞运动和过头运动的年轻（<25 岁）男性将来有最高的不稳和再脱位风险，但在这个阶段尚无任何证据能够预测谁需要手术稳定治疗（Gooding et al. 2010, Boone & Arciero 2010; Handoll et al. 2004）。许多因素都会令临床决策过程曲折不少，据报道，手术稳

定治疗的适应证包括特定的潜在病理解剖病变、盂唇损伤合并骨缺损（一般见于86%~100%年轻时首次肩关节前脱位的患者）（Gooding et al. 2010, Boone & Arciero 2010）。这类患者至少需要对手术和保守治疗的选择和风险进行清晰、深刻的讨论（Gooding et al. 2010, Boone & Arciero 2010）。正如Syme（2009）所认识到的那样，ESP的工作基于图4.1，但还受当地法规和转介途径，包括团队的工作实践和理念认可等的影响。因此，ESP在涉及手术风险和益处的诊断性病情检查和讨论方面的参与程度会有所不同。

外源性筛查——分析评估和鉴别

肩痛和肩部的其他问题有可能由多种外源性病理改变所导致，其中一些关键性疾病如图4.14所示（Manifold & McCann 1999, Pateder et al. 2009, Mamulaet al. 2005, Walsworth et al. 2004, Hattrup & Cofield 2010）。

如前所述，传统PT并不具备医学诊断角色。但对于需要早期治疗的疾病的红旗征和临床表现筛查，也需要PT掌握临床结果和肩部疼痛及功能障碍可能的外在来源。其中属于物理治疗实践范畴的可以处理，例如因颈椎活动障碍导致或加重的患者功能受限。其他临床表现可能提示潜在的病理疾病，需联系合适的执业医师进行适当的医学诊断和处置。临床上的翼状肩和肩胛骨动力障碍就属于这种例子，提示患者可能有潜在的神经损伤，详见表4.5。所有的PT不论是作为传统治疗师，还是作为第一个接触患者的医务工作人员，评估、管理并向医师转介患者，或是作为执业扩展具备诊断角色的PT，都需要掌握这些筛查。表4.5、4.6和4.7提供了一些外源性疾病的关键特征，在物理治疗实践中可能表现为肩痛或功能障碍。

颈椎病——外源性示例

Maitland概念的理论在现代物理治疗实践中的持续临床应用已经在本书的前一版（Hengeveld & Banks 2005）中有过充分的讨论，在本章将就肩部疾病做进一步探讨。该理念的许多理论同样适用于ESP，如本章讨论的那样，Maitland就明确指出诊断名称和标签有关的局限性和困难。

Maitland（1986）所描述的"鉴别测试"和"分析评估"的使用对Maitland概念特别重要，并可作为更进一步的例子，与当前ESP外源性筛查的讨论相关。作为这种可能的外源性因素，Manifold和McCann（1999）认为颈椎疾病是肩部疼痛患者最重要的，也可能是最难以鉴别诊断的疾病之一，其他还包括脊椎病、椎间盘突出、神经根病和脊髓病。此外，Manifold和McCann（1999）认为所有肩部疼痛患者均应排除颈椎是否为其疼痛来源，并应认识到病理并存的可能性以及患者表现所带来的诊断和治疗挑战。在临床表现和患者群体中，颈椎和肩部解剖学上的接近和相似等基本原理都是鉴别诊断的挑战（Manifold & McCann 1999, Pateder et al. 2009, Hattrup & Cofield 2010）。Maitland（1991）认为患者可有：①"不止一种的疼痛"；②"重叠区域的不同疼痛"；③"不同行为的不同疼痛"。再结合理念要求的评估过程逻辑性和系统性，是ESP开展诊断任务时要考虑的重要原则，以便理解多种症状来源对患者表现的贡献，从而为确定处理决策做出明确的诊断。Maitland（1986, 1991）进一步确定了不同类型的鉴别程序，包括那些如何"确定疼痛是由脊柱还是四肢关节病引起，还是由脊柱关节或椎管内或椎间孔的疼痛敏感结构改变所导致的"。举个例子，Maitland描述了一位患者的鉴别过程，该患者主诉了三角肌区域的症状，通常这些症状需要通过鉴别程序来确定它们是由颈椎疾病引起，还是由盂肱关节疾病所致。原文转载如下：

"一位患者就前文提及的区域寻求缓解疼痛的方法并不罕见。患者以前可能从未有过颈部或肩部的症状。检查其生理运动，在活动范围终末肩部可能会有疼痛，但颈椎的生理运动检查却有可能没有

表4.5 肩周围神经卡压

疾病	关键特征
臂丛神经炎 也称为神经性肌萎缩症，Parsonage–Turner综合征（Parsonage & Turner 1948），臂丛神经病，肩带神经炎，肩带综合征	一组少见的综合征，发病率为1.64/10万，好发于年轻人，61~70岁为发病第二高峰，男性多于女性，2：1~11.5：1 病因未知，但与引起神经炎的各种因素有关，包括创伤、感染、病毒、剧烈运动、手术、自身免疫性疾病、疫苗接种等 最常见病因是臂丛神经病 发展呈三段式：①急性发作的肩部剧痛，疼痛远至手臂，近至颈部，持续数天至数周；②疼痛好转后开始出现无痛性麻痹，并因臂丛神经或其分支神经受累出现肩带和（或）上肢的萎缩和感觉障碍；③逐渐恢复 表现因病变部位不同而差异很大，如：上臂丛、下臂丛或整个臂丛，或单一周围神经受累。通常臂丛上干的冈上肌、冈下肌、前锯肌和三角肌特别易受伤 常保守治疗，75%预后良好，2年内完全恢复 例：Miller et al. (2000)，Hussey et al. (2007)，Gonzalez-Alegre et al. (2002)，Sumner (2009)，Mamula et al. (2005)
胸廓出口综合征（thoracic outlet syndrome, TOS）也称为颈肋综合征、肋锁综合征、过度外展综合征、胸小肌综合征、胸廓入口综合征	该病存在与否、诊断与治疗等争议都极大 胸廓入口这个术语可宽泛地理解为神经血管压迫的正确位置［由胸骨（柄）的上端、第1胸椎和第1肋骨及其软骨组成的颈胸腔交汇处］ 与颈肋骨、纤维带、锁骨骨折、第1肋骨、扩大的颈7横突结节、姿势等相关 由于该综合征备受争议，发病率也有争议 体格检查不可靠 真血管型TOS—锁骨下动脉（或）静脉因动脉造影或静脉造影导致损伤或血栓形成 真神经型TOS—通过神经传导检查或肌电图（EMG）检查确诊臂丛神经损伤 非特异性或争议型TOS—有症状表现，但动脉造影/NCE/EMG检查无足不清 系列症状变异很大，可能伴有疼痛、感觉异常、上肢无力，但界定不清 血管症状。①动脉受压：苍白、缺血性手臂、厥冷；②静脉：水肿、静脉充血、发绀——Paget-Schroetter综合征，导致腋下-锁骨下静脉血栓形成，与过度上肢活动有关的罕见深部静脉血栓（须早期关注和紧急医学诊断），治疗包括溶栓和抗凝 神经源性症状源于神经受压位置，包括感觉性疼痛、皮肤感觉异常、运动性疼和（或）运动感觉异常，感觉迟钝、无力、灵活性下降、笨拙、沉重、感觉迟钝。典型病变累及下神经丛（C8、T1），也可累及上神经丛（C5、C6、C7） 例：Sucher (2009)，Novak & Mackinnon (1996)，Naidu & Kothari (2003)，Watson et al. (2009)，Oktar & Ergul (2007)
肩胛上神经卡压	较不常见，0.4%~2%（？）的患者伴有肩痛 肩胛上神经是感觉运动混合神经，支配冈上肌、冈下肌，感觉纤维支配肩锁关节和盂肱关节囊，但无皮肤感觉神经支配 肩胛上切迹或冈盂切迹区域受压或牵引起的神经病变 病因：占位性病变、直接创伤、病毒、特发性病变，重复/强力的肩胛运动 典型疼痛，冈上肌/冈下肌无力/萎缩 神经传导检查证实病变，影像学检查提供压迫源性证据：神经节囊肿、其他占位性病变 通常外科手术治疗 例：Walsworth et al. (2004)，Pratt (1986)，Ganzhorn et al. (1981)，Coro et al. (2005)

续表

疾病	关键特征
胸长神经卡压	胸长神经，纯运动神经，起源于 C5、C6 和 C7 的分支，支配前锯肌 病因：非创伤性疾病，包括感染、病毒、炎症、毒素，长期的肩部下压（？）等，其中 53% 为臂丛神经炎、创伤性表现（May & Otsuka 1992） 临床表现：严重烧灼感、酸痛，其次是前锯肌无力和内侧翼状肩胛（肘伸展上抬时的加重），肩关节上抬受限导致内侧翼状肩胛 保守治疗可恢复大多数前锯肌功能，但可能需要 2 年或更长时间 例：Pratt（1986），Aldridge et al.（2001），Duralde（2000），Waiter & Flatow（1999）
肩胛背神经卡压	背侧肩胛神经源自 C5，穿过中斜角肌支配菱形肌，可能支配肩胛提肌，但无皮肤感觉支配 穿过中斜角肌时易受压 通常肩胛疼痛，可至肩外侧，外侧翼状肩胛（从上抬回到自然中立位时最明显） 例：Akgun et al.（2008），Pratt（1986），Aldridge et al.（2001）
脊髓副神经卡压	也称为脑神经，是斜方肌的唯一一支配神经 颈后三角走行浅表致其容易受伤 损伤致斜方肌功能障碍，肩下垂，外展肩胛（肩外展时最明显），上抬无力 最常见的原因之一是外科手术所致的医源性损伤，其他原因包括穿透性损伤和特发性损伤 经神经传导检查和肌电图检查证实 特发性原因者，保守治疗，超 80% 的患者在 6~12 个月内恢复 创伤性原因者，需手术探查明确 例：Sergides et al.（2010），Waiter & Bigliani（1999），Duralde（2000）
腋神经卡压	起源于 C5、C6，支配小圆肌和三角肌，皮肤分支支配三角肌外侧皮肤 与肩关节前脱位、肩部直接创伤、占位性病变、四边孔综合征相关 症状通常较模糊，肩关节前外侧疼痛，可能出现非节段性感觉异常，无力和三角肌萎缩 通过 NCS 或 EMG 检查确诊，影像检查可显示卡压源，并展示其他损伤特征 例：Aldridge et al.（2001），Duralde（2000）

表4.6 脊柱疾病可能是肩痛和功能障碍的外部来源

疾病	关键特征
神经根型颈椎病	40~50岁为发病高峰，发病率为2.1/1000 是由颈椎间盘外侧、脊椎关节突关节、钩突关节（硬性椎间盘）骨赘形成或急性椎间盘突出（柔性椎间盘）刺激和压迫神经根所致 神经根动脉的灌注受骨贫压迫硬脊膜的影响 与原发性肩痛相鉴别有一定的挑战性 神经根性疼痛——由脊神经受刺激所引起，并沿神经和相关皮节（由单一脊神经支配的皮肤区域）分布，特征为典型的尖锐、烧灼和撕裂样疼痛 也可能是损害受感受性疼痛（见下文其他颈椎疾病） 特定皮节区的典型感觉异常感觉、肌力无力、皮肤感觉缺失 Spurling征（压头试验）阳性伴颈椎旋转受限，上肢神经组织疼痛激惹试验阳性（neural tissue pain provocation test, NTPPT）且颈椎牵引症状能获得缓解 +LR 30.3（备注：根据前面的统计讨论说明表，此处阳性似然率 > 10，表明患神经根型颈椎病可能性高）(Wainner et al. 2003) 例：Slaven & Mathers（2010），Manifold & McCann（1999），Hattrup & Cofield（2010）
脊髓型颈椎病	脊髓型颈椎病是55岁以上患者最常见的脊髓功能障碍类型 已确诊的无下肢症状的无痛性上肢无力（前索综合征） 通常上肢灵活性下降，与步态障碍相关的非特异性上肢无力，肩、颈和臂部疼痛 典型的颈水平下运动神经元体征，上运动神经元体征低于该病变水平 临床诊断研究通常采用颈椎MRI 群集征：①步态偏差；②霍夫曼征阳性；③旋后肌征阳性；④巴宾斯基征阳性；⑤年龄 > 45岁。3/5的阳性结果 +LR 30.9（脊髓型颈椎病），1/5的阳性结果 –LR 0.18（排除脊髓型颈椎病）(Cook et al. 2010) 例：Bernhardt et al.（1993），Cook et al.（2010）
颈肩痛综合征——一种临床综合征（Elvey & Hall 1997）	常被描述为"以神经组织对机械刺激敏感为主要特征的上半身疼痛"（Elvey & Hall 1997）——基于临床的诊断名称 无神经功能缺损 神经受累提示特征：①主动运动功能障碍；②被动运动功能障碍；③神经组织激惹试验阴性；④神经干触诊痛觉反应过敏；⑤相关皮肤组织触诊痛觉反应过敏；⑥相关局部病变证据（Elvey & Hall 1997）
其他颈椎疾病——脊椎病、椎间盘突出、小关节炎、椎旁关节突关节炎、肌筋膜和姿势损伤、疼痛综合征	躯体性疼痛或伤害性疼痛 除外神经组织，疼痛源自颈椎相关组织：如韧带、肌肉、椎关节突关节、椎间盘，但可在其他部位出现 节段源自颈椎样疼痛模式（由单一脊髓节段支配的体壁结构），与皮节不同，且更加分散 成骨样疼痛分布的个体差异很大，肩部症状通常源自C5，但也可以是C1~C8水平受刺激所产生 例：Seaman and Cleveland（1999），Bogduk（1988）
胸椎疾病	病症包括：胸廓出口综合征（见前文）、姿势综合征、T4综合征、第1肋/第2肋抬高、胸椎强直、骨软骨炎（Scheuermann病）、非特异性肋软骨炎（Tietze综合征）、强直性脊柱炎 例：Maitland et al.（2005） 备注："1. 上/中胸椎及其附件可影响肩胛骨和肩部区域。可以通过直接参照症状或通过对肩胛和肩对相对灵活性和动态姿势稳定性的影响来诊断……" "2. 交感神经紧靠着肋椎关节。Evans（1997）就曾指出肋椎关节炎可导致交感神经链的机械刺激。轻微的自主神经症状，特别是四肢的症状，很可能是这种机械性刺激的结果。"

表4.7　肩部疼痛和功能障碍的其他可能外部来源

疾病	关键特征
内脏功能障碍	内脏痛，指疼痛由内脏结构受刺激产生，但在其他部位发作；内脏传入神经元同节段伤害性疼痛（会聚－投射学说）（Ruch 1946, Robertson 1999） 如本书第 4 版（Hengeveld & Banks 2005）所述，《物理治疗鉴别诊断》（*Differential Diagnosis in Physical Therapy*）（Goodman & Snyder 1995）一书提供了有用的参考资源，可以帮助 PT 识别模拟肌肉骨骼功能障碍的全身性疾病 可引起肩部疼痛的内脏结构和系统性疾病包括：心血管疾病，如心脏疾病可以引起左肩痛，同样，膈肌疾病也会引起肩痛（Walsh & Sadowski 2001）；肺部，如肺上沟癌或胸膜炎；肝脏或胆囊疾病，疼痛可牵涉右肩、肩胛骨、胸壁；胰腺或肩胛骨区域问题（Goodman & Snyder 2000）
风湿性多发性肌痛	50 岁以上起病，突发疼痛和晨僵（30 分钟或更长），70%~95% 的病例肩关节受影响，50%~70% 的病例影响骨盆带和颈椎，并出现近端关节滑膜炎 与巨细胞动脉炎密切相关 无明显关节肿胀情况下肩关节主动和被动运动因疼痛而受限，ESR（红细胞沉降率——可检测炎症的血液学检查）>40mmHg；但有 7%~20% 的病例检验结果正常 Salvarani 等人（2008）报道，该病对糖皮质激素反应快速，几天内症状可完全消失

症状。不过若要排除颈椎的影响，则还需要通过另外两个检查。

第一个是椎间孔挤压试验（压头试验）。治疗师交叠双手架于患者头顶，通过逐级施压来评估颈椎加压情况，检查时两侧交替，将患者的头部和颈椎置于一定的伸展位，同时侧屈并旋转向疼痛侧（或另一侧）。如果颈椎有问题，在疼痛侧进行的操作可能会比对侧操作更不舒服（图 4.15）。

第二个测试为主要测试。准确触诊椎骨。评估椎间隙以确定是否有任何位置异常或相关椎间水平的增厚。如果存在差异，如增厚的椎间组织或相关的关节突关节突出，直接通过关节突关节后前向施加单侧振荡压力，即可感受到较深部位的疼痛，这属于异常。

如果连续两个测试结果显示颈椎症状不明显，可以明确颈椎结构不影响患者的三角肌区症状。反之，利用触诊技术成功治疗脊柱问题将会改善以下方面情况：

肩的运动测试结果；

患者的症状感觉；

颈椎的触诊体征。"

（Maitland 1991 p37-8）

Maitland（1991 p38）进一步肯定了鉴别"肩部（和臂）症状是否由肩部障碍、神经源性疾病或硬脊膜疾病引起"的重要性，并肯定了 Elvey（1979）对于"臂丛神经张力测试"的开创性工

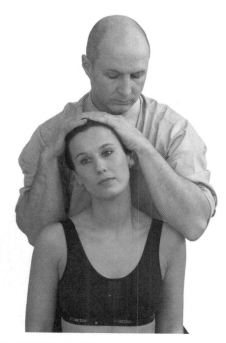

图 4.15　椎间孔挤压试验（压头试验）。患者取坐位，检查者立于患者身后，将双手交叠架于患者头顶，并将其颈置于轻微伸展位，旋转并同侧侧屈。然后沿着患者头部轴向向下施加压力。试验阳性＝手臂症状重现

作，以之为鉴别的实证。尽管后来被 Butler（1991，2000）、Hall 和 Elvey（1999）等学者完善，根据疼痛科学当代发展的相关理解重新解释，并重新命名为神经组织激惹测试（Hall & Elvey 1999），尝试在临床中用于检查存在神经组织机械敏感性的结构，继续为当代临床实践提供参考。

个案研究 4.2 描述了持续性肩痛患者的 ESP评估。

确定肩部障碍的医学诊断

诊断困境

在前几节中，我们讨论了许多有关肩部障碍诊断的问题，包括控制方式、限制因素和困难之处，这些问题都是承担诊断任务 ESP 所要完成的评估和整合实践（图 4.14）。据报道，肩关节复合体的医学诊断和治疗是"肌肉骨骼医学中最具挑战性的领域之一"（Robb et al. 2009a），这是因为：

- 个别常见肩部病变在临床表现上差异很大；

- 通常各种肩部病变同时并存；

- 影像学检查确定的结构病理学发病率很高；

- 无症状人群的影像学检查应审慎，否则患者的误诊概率会很高。

- 旨在鉴别不同肩部病变的体格检查，目前证实效力通常较差。

- 研究证实，绝大多数情况下，许多肩部障碍

个案研究4.2

持续性肩痛患者的ESP评估

病史

R女士，67岁，因右肩隐痛6个月于骨科临床评估和治疗服务机构（CATS）就诊。主诉其肩部外侧疼痛，间歇性，并从上臂外侧向下放射到肘部（图4.16）。当她将手臂举到肩部以上，以及将手放在背后时疼痛都会加重，因此，洗发、吹干都很困难。由于肩痛，大多数的夜间睡眠都会受影响，她觉得可能是翻身压到疼痛侧的缘故。自肩痛开始，患者就注意到肩膀会有咔嗒声和手臂沉重感。最初，R女士在她全科医师的诊所里接受了简短的物理治疗。她描述了治疗弹力带辅助的肩部抗阻外展和外旋等家庭训练计划，但这些练习都会加重症状。由于症状未能改善，她找到全科医师复诊，并被安排转诊到CATS。转诊诊断为"右肩肩峰下撞击综合征"。

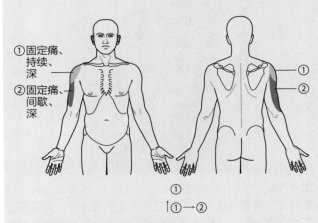

①固定痛、持续、深

②固定痛、间歇、深

①

①→②

图4.16 R女士的身体图示

评估

患者体格检查的主要特征为右肩主动上抬和外展160°时因疼痛活动受限，外旋60°时因疼痛活动受限（相比之下左肩为70°），右侧手摸背腕关节仅至骶后上棘水平，左侧可至胸部中段。以患肩上抬受限作为功能演示，在不同的颈椎姿势重复先前的测试，发现肩部活动范围和疼痛均有明显的差异。Hawkins-Kennedy（霍金斯-肯尼迪）试验和空罐试验等特殊骨科检查均为阳性。

颈椎初始范围的运动没有什么异常，活动范围保持良好。但仔细检查，发现在极限的右旋、右侧屈和伸展活动时可诱发局部疼痛。尝试各种颈椎活动范围的组合检查，都没有类似的肩痛情况。颈椎触诊显示右侧C4、C5和C6关节突关节有明显的局部压痛。由于局部的颈痛，同一节段的单侧后前向活动仅剩1/4，同时诱发相似的肩外侧痛。

对受影响的颈椎节段做单侧后前向被动关节松动术，从而分析检查中发现的问题对肩部症状和体征的影响。通过被动关节松动术逐渐改善活动范围应与局部不适缓解相一致。技术操作之后，再评估肩关节活动范围，显示肩上抬和外展受限的不适得到恢复。R女士说她的肩膀运动更容易了，也更"轻"了些。颈椎右旋、右侧屈和伸展活动到极限时的不适感已得到缓解。有意思的是，R女士曾经提到过的咔嗒感也有所减轻。

R女士在评估阶段即有明显的改善，因此很乐意尝试更进一步的物理治疗（旨在解决先前未处理的颈椎障碍）。她说"大大松了口气"，现在抬胳膊时疼痛更轻了，肩膀也是这6个月以来感觉最舒服的。

治疗

R女士根据建议接受了进一步的物理治疗。治疗包括颈椎

个案研究4.2（续）

的后前向和前后向活动（图4.17），并根据症状、体征反应来进阶技术，即改变盂肱关节起始姿势从自然中立位到外展终末端。经过3个疗程治疗，颈椎障碍得到解决，单一平面和联合运动均达到无痛的全关节主动活动范围。先前的后前向活动障碍所致的运动范围受限也得到解决。与颈椎的改善相一致，右肩恢复了全范围的外展，并可以超压外展。手身后举起可至腰段中部，不过最终未能获得更进一步的改善。

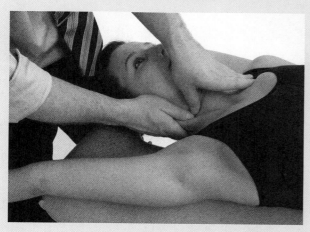

图 4.17　颈自然位，右肩上抬做颈前后向附属关节松动

进一步评估上肢神经激惹试验——桡神经测试（ULNPT 2b），发现患侧运动范围与未受影响的左侧相比变小。右上臂外侧疼痛的发作影响活动范围（与R女士主诉疼痛位置②相似），但随着神经组织结构分化而减轻（在ULNPT 2b测试姿势，随着腕关节从屈曲位至自然中立位肩外侧的疼痛持续减轻）。

由于无法确定上象限神经界面位点的其他明显损伤，所以应用了较温和的神经滑动技术。再评估发现患者手摸背的活动范围已有所改善。持续治疗了3个疗程后（症状和体征允许的情况下增加治疗量），手摸背已恢复至胸段中部水平。在此阶段，R女士对能够完全恢复从前的有限的功能活动非常满意。之后对她进行了随访。患者的症状在持续了2个月后得到解决，已能够不受干扰地安然入睡，且日常生活中未感肩部不适。

点评

这个案例证明了对肩部障碍患者进行有深度、全面性的脊柱评估的重要性。正如Maitland等人（2005）所倡导的那样，

"所有的肩部障碍都应考虑到颈胸椎椎间运动节段的因素。脊柱这些区域的实际或潜在的运动障碍都会机械地影响到肩部的活动范围，好比生理上感知的肩部疼痛，实际上则是源自颈胸段脊柱结构。由于神经生理反射弧的存在，颈胸椎障碍常常导致肩关节活动受限。颈或胸交感神经节的机械性刺激亦可增强神经敏感性，从而导致肩和臂的疼痛和沉重感进一步加重"（Butler 2000）。

有意思的是，McClatchie等人（2009）在其近期一项包括21例患者的随机、盲法、安慰对照、交叉试验研究中，也证实了颈椎被动活动激活后肩痛和疼痛弧明显减少。与个案研究中的患者类似，其研究中的受试者无颈痛，无颈椎活动受限，且对先前的"传统"运动模式调整、力量训练、超声波和冷冻疗法等物理治疗处理肩痛无改善。McClatchie等人（2009）总结，他们的研究结果"印证了颈椎在没有任何客观限制或症状再现的情况下，可能仍与肩痛相关"。进一步支持这一论点的是Haddick（2007）的研究，研究显示通过为期5周的物理治疗，患者的肩部疼痛残疾指数（SPADI）得分显著改善，从83%降至1.5%。该量表在临床上用来衡量疼痛与残疾程度，并已被证实有良好的有效性、可靠性和响应性。治疗可以解决确认的颈椎附属运动障碍和神经组织的机械敏感性问题，而临床推理认为这些问题是患者肩部疼痛症状和疼痛限制性肩关节活动障碍的促成因素。但更有意思的是，本案例中颈椎附属运动检查发现的障碍（僵硬）并不直接再现患者的肩痛。这进一步支持了筛查所有可识别障碍的必要性，特别是检查脊柱附属运动，评估其对患者肩部体征和症状的影响。

此外，本案例还证实了Maitland概念中的几个原则（下文列出了其中一部分）对在CATS中执行分诊角色的肌肉骨骼专业ESP相当有用。下文引自本书上一版及Maitland概念中固有原则详解部分：

- "了解鉴别检查原理及其操作方法"
- "利用好患者的功能性运动，患者能以此展示他/她的失能或障碍"
- 运动检查的目的是找出一个或多个更具有可比性的适当结构的体征
- "软组织和附属运动触诊检查的深度和细节"
- "通过不断对比选定治疗形式对患者体征和症状的疗效以寻找有效的临床证据"
- "无懈可击的分析评估"及"验证临床情况的每个环节"是Maitland概念的重点

分类体系的再现性难以令人满意。

- 对特定亚型／诊断名称的诊断标准构成缺乏共识。

初级保健中肩部医学诊断相关注意事项

研究表明，绝大多数肩部障碍都在初级保健机构就诊。据 Linsell 等人（2006）报道，2000 年英国有 2.36%（15,534/658,469 名患者）的患者因为肩部问题寻求全科咨询。随访 3 年以上者 9215 例。至 3 年结束，全科医师转诊 2061 例（22.4%）患者接受更进一步的诊治，但只有 6% 的患者（$n=554$）转介到骨外科或风湿科诊所，物理治疗师治疗 1316 例（14.2%）。但 van der Windt 等人（1996）在荷兰的一项研究报道发现全科医师转诊肩关节专科医师（会诊外科医师）仅为 10%。

鉴于肩关节复合体所带来的诊断挑战，基于简化证据的分类体系应运而生。Mitchell 等人（2005）认为"过于复杂的诊断方法不可能改变初级保健的早期保守治疗"，并主张"诊断应务实且是基于临床评估的"。英国牛津肩肘初级保健诊所也提倡和使用该分类体系（Oakes 2009）。总之，Mitchell 等人（2005）建议将患者分为几个大类，并根据不同阶段最佳证据为每类患者提供保守治疗方案，如药物、类固醇注射和物理治疗。宽泛地分为：

- 红旗征
- 肩袖疾病或撞击（35~75 岁）
- 盂肱关节疾病（关节囊粘连，40~45 岁；骨关节炎，60 岁以上）
- 肩锁关节疾病
- 盂肱关节不稳

但现阶段，据学者所知，尚无此分类体系的可靠性和再现性研究。然而，它的确具备分类体系的许多优点，其中最特别的是对分类的简化。同样有意思的是，即使是广泛使用的临床诊断名，当前证据显示，仅仅基于临床检查也是无法建立更具体的生物医学诊断的。另外，还须进一步研究检验此分类体系是否比之前"诊断名称和肩部"中讨论的其他分类体系的再现性更高。最近，使用类似的宽泛分类体系对一个英国肩关节专科诊所的 ESP 和骨科会诊医师进行了生物医学诊断一致性评价（Oakes 2009）。结果显示，65% 的病例有完全可比的诊断，31% 的病例有部分可比的诊断（大部分差异似乎来自那些有混合临床症状的患者，他们得到了一个以上的诊断）。诸如此类的审核表明，ESP 拥有与骨科顾问外科医生类似的对患者进行分类的能力。

正如讨论的那样，ESP 工作可发生在各种场景中，诸如在初级或二级照护服务机构，工作人员以执业扩展的角色承担做出治疗决定的医疗诊断责任。通常患者的肌肉骨骼问题接受不同层次的处理，而不同阶段分流对接的服务需求不同。

如 Mitchell 等人（2005）所述，对于近期出现肩关节问题的患者，一旦筛查出红旗征并因严重结构问题须早期专科会诊者（见第 148 页），很少以超声检查和磁共振成像检查增加医学诊断的特异性。Mitchell 等人（2005）认为，在这个阶段，广泛的肩部疾病治疗以保守为主，很少需要手术介入。

此外，早期影像学检查可能出现以下情况：

- 因无症状人群结构病理学改变的高发而导致骨科医师转诊率的提升（Mitchell et al. 2005）。
- 增加了患者功能性问题的误诊概率。
- 对保守治疗不利。例如，鉴别肩袖部分撕裂，早期通常会采取保守治疗，但在患者的脑海里可能只会在意是否需要手术修复。

Mitchell 等人（2005）提出的诊断名称和分类方法可用于 ESP 的患者早期管理阶段，并以此作为治疗决策、与医疗同行和物理治疗同行沟通的基础。

与此相反，在最近的一篇述评中，Cook（2010）强调了过去几十年发展起来的肌肉骨骼实践的决策依据对影像学和骨科特殊检查日益增加的依赖，与这种方法形成了鲜明的对比。诸如时间限制、技术改进、对临床检查能力不足的认识、发现特殊疾病、潜在纠纷、"对不确定性的不容忍"，以及"追求确定性的诊断"等，都可能是造成这种发展趋势的原因之一（Cook 2010）。本节讨论了过度依赖影像学和骨科特殊检查的评估方法的潜在问题和局限性。Maitland 概念的应用要求"积极地了解个体（患者）在承受着什么"和鼓励 ESP"临床证据至上"的思维模式（进行预后和管理决策相关的诊断任务）都极具价值。

持续性症状患者的相关注意事项

如前所述，ESP 用于评估和管理不同肌肉骨骼疾病发展阶段患者。在初级或二级照护服务机构或二级专科保健中心工作的 ESP，需要普遍面对主诉肩部问题的患者，此时患者大多对最初的药物治疗、活动调整、类固醇注射和物理治疗等保守治疗措施产生了抵抗（Burbank et al. 2008ab）。

肩部症状持续性存在并不罕见。如前所述，当前对肩部疾病的病理学和病理生理学的认识相当有限。研究表明，所有新发的肩部问题，6 个月后完全康复者仅为 50%，1 年内完全康复者为 10%（Croft et al. 1996, van der Windt et al. 1996, Winters et al. 1999, Bot et al. 2005）。各种研究都试图找出与肩部症状持续存在相关的因素，包括：基线症状病程过长（Reilingh et al. 2008, Kuijpers et al. 2006）、基线疼痛程度过高（Reilingh et al. 2008, Kuijpers et al. 2006）、其他部位的肌肉骨骼疼痛（Keijsers et al. 2010, Feleus et al. 2008）、经常抱怨（Keijsers et al. 2010）、社会支持低下（Keijsers et al. 2010）、高龄（Keijsers et al. 2010）、体重指数过高（Keijsers et al. 2010）、失业（Keijsers et al. 2010）和各种心理社会因素（Keijsers et al. 2010, Relingh et al. 2008, Kuijpers et al. 2006, George et al. 2008）。

在患者管理这个阶段，基于诊断角色的 ESP 执行后续管理决策将面临许多问题：

- 现阶段是否有确切的原因可以解释患者问题的持续性——身体和心理社会问题
- 基于肩部疾病的临床印象，迄今为止进行的保守治疗是否合适和全面
- 是否有任何迹象表明需要进一步的保守治疗
- 患者是否愿意考虑选择手术
- 肩部疾病是否可以通过手术获得治疗？手术指征所需的确切诊断和结构信息，均需通过病史和结合各种影像检查的临床诊查获得

心理社会因素

心理社会因素影响疼痛感知和慢性肌肉骨骼疼痛的发展，尤其是与脊柱疼痛的发展有关（Linton 2000）。关于肩部疾病的具体情况，最近的一系列研究都指向了类似的关联。例如，Badcock 等人（2002）和 Kuijpers 等人（2006）已证实普遍心理压力和肩痛之间的联系。

具体而言，灾难化和疼痛水平之间的关联已有报道（Reilingh et al. 2008, George et al. 2008）。灾难化（小题大做）被认为是一种无效和适应不良的应对方式，患者认为疼痛过度破坏、对预后悲观，且与放大和反思的心理学概念有关（重复和被动地关注痛苦症状、原因和后果）（George et al. 2008, Relingh et al. 2008）。灾难化是恐惧回避心理模型的一部分，该模型还包括：对疼痛的恐惧、运动恐惧症（恐惧运动）和焦虑。Reilingh 等人（2008）证明，在荷兰 587 名向全科医生求诊的患者中，灾难化是仅次于基线疼痛强度的 6 个月后疼痛强度变化的最强预测因素（高水平的灾难化只导致 6 个月后疼痛的轻微减轻）。George 等人（2008 年）报道说，在 58 名接受肩袖肌腱病（有或没有肩袖撕裂）、粘连性关节囊炎或 SLAP 病变的肩部手术的患者中，只有灾难化与术后 3~5 个月的疼痛（>4/10 视觉模拟评分）有正相关。这些证据支持了对肩部疾病管理的生物 – 心理 – 社会方法的需要，并指出了对肩部疼痛和功能障碍的纯生物医学方法的局限性。进一步的研究需要在其他人群中建立这种联系，以及开发和实施针对这种信念体系的治疗是否有助于改善肩痛患者的治疗结果。

保守治疗

作为 PT、ESP，应知晓物理治疗专业所依据的实践模型（如"肩部疾病——物理治疗观点"部分所述）。因此，正如 Maitland（1986）所倡导的那样，ESP 能够提供医学专业和物理治疗专业之间的联系，了解医学诊断的要求，还能够识别与广泛诊断名称相关的局限性，以及基于损伤的治疗方法的有效性和适用性。从本质上说，这是寻求解决引发患者功能受限和残疾的身体与运动缺陷，而非仅仅基于特定组织病理学的假设。

个案研究 4.3 旨在证明基于 PT 假设医学诊断的物理治疗方法的局限性。在这两种情况下，在最初的物理治疗无效后，患者被全科医师转诊至肌

肉骨骼专科医疗服务，如 CATS，评估均由 ESP 完成，他们能够识别严重的身体缺陷，并假设这些损伤引发了个体的功能受限，而在之前的物理治疗中没有提到过。Maitland 概念的内在原则，包括"分析评估"和"通过不断对比选定的治疗形式对患者体征和症状的疗效，以寻找有效的临床证据"（Maitland et al. 2005），应用这些原则进行特定身体损伤的进一步针对性物理治疗后，取得了令人满意的结果并恢复了受限前的活动。

这些案例进一步佐证了 Maitland（1986）所提倡的基于损伤的物理治疗方法的好处。Haddick（2007）、Tate 等人（2010）的病案报道为肩痛物理治疗管理提供了更进一步的支持。

手术考量

正如 Chaudhury 等人（2010）所讨论的那样，只有一小部分肩痛患者需要手术。这一观点得到了 Linsell 等人（2006）工作的支持，2000 年期间，15534 名因肩关节问题向全科医师咨询的患者中仅有 554 名（3.6%）在 3 年的随访期内被转诊到骨科或风湿科。可惜的是，该研究并未报道这些诊所的手术转化率。

一般情况下，除了筛查出的红旗征和需要早期治疗的疾病外，肩部手术一般适应证也包括保守治疗 3~6 个月无效者（Chaudhury et al. 2010）。手术适应证取决于明确的诊断和结构信息，这些都需从患者的病史、体格检查和合适的影像学检查中获取（Chaudhury et al. 2010）。在此阶段，需要明确诊断

个案研究4.3

基于功能障碍治疗的范例

病史

H先生，41岁，经全科医师诊断为"左侧肩袖问题"转介物理治疗。H先生是一位身体健康的消防员，无既往病史，也无用药史。疼痛始发于2个月前，起病隐匿，无任何创伤史，为左肩关节前部区域深部间断钝痛（图4.18）。症状只在做过头提举时加重，如，过头搬梯子。一做过头动作即发生疼痛，但双臂回返体侧后疼痛也会迅速缓解。其他活动均不受影响，可以继续健身房的锻炼，但需避免过头提举。

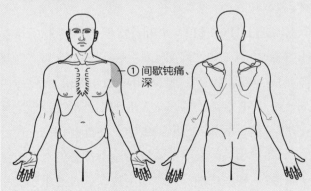

① 间歇钝痛、深

图4.18 H先生的身体图示

评估

体格检查中发现其冈上窝处轻度萎缩，肩胛骨略呈翼状，颈部活动完全无异常，左肩向前举和外展疼痛，范围从90°到关节活动终末。其他活动无特殊。左肩抗阻内旋会引发症状。

骨科特殊检查——空罐试验阳性。触诊盂肱关节前方和肱二头肌结节间沟处有压痛。

治疗

PT推测H先生为冈上肌肌腱病/撕裂（？）。给予屈曲和外展的离心负荷训练计划，训练时使用治疗弹力带辅助，从关节活动范围终末到90°。1周后复查，患者无改善，给予冈上肌腱摩擦式按摩，并教导其进行自我摩擦式按摩。1周后复查，患者诉症状没有任何变化，此时PT质疑患者是否遵从练习和自我按摩。PT再予冈上肌摩擦式按摩，并教患者行肩胛骨调整练习（scapula-setting exercises）。4周后，H先生再次复查，但仍未见好转。PT开始怀疑肩袖撕裂的推测及物理治疗合适与否。因此，H先生被转诊回其全科医师处，并建议转介骨科医师，以确认是否需要更进一步的干预。

结果

1个月后，H先生在初级保健机构接受了ESP的检查，发现其左侧中颈段处有单侧前后向附属运动关节体征。此外，肩关节象限检查发现于峰值时出现症状。要求进一步物理治疗以解决发现的症状。在接下来的2个月中，H先生接受了8次的颈椎和肩部象限手法治疗，并完全恢复。

分析

本案例证实了根据物理治疗评估来治疗具体的生物医学诊断并不利于患者的康复。

PT在该情形下的体格检查似乎偏向使用骨科特殊检查来进行基于结构和病理学的诊断而做的假设。然后，这样的医学诊

个案研究4.3（续）

断成了治疗指导的基础。这个病例的初始物理治疗管理中有几个临床推理错误值得注意。

1. 正如鉴别诊断章节中所讨论的那样，单个骨科特殊检查并不能提供足够的诊断准确率来确诊肩袖肌腱病。因此，这种基于组织诊断的治疗方法是有缺陷的。

2. 由于未能执行WCPT（2007）确定的物理治疗诊断，因此对患者功能受限的认识有限，并限制了对相关身体缺陷的检查。

3. 初始治疗涉及尾向长轴运动，该运动已证实对其他腱病的治疗有帮助，包括跟腱、髌腱和前臂伸肌总腱（Woodely et al. 2007）。但这种方法对肩袖肌腱病的治疗证据有限。据Jonsson等人（2006）的一项非控制性试验研究发现，在治疗12周和52周时，临床诊断为撞击征的9例患者中仅有5例获得了满意的结果。

4. 虽然明确身体障碍（肩胛运动障碍），但这种损害对患者功能受限的影响并未进行临床评估［缺乏分析评估（Maitland 1986）］。值得注意的是，在进一步的基于损伤的物理治疗后，患者取得了令人满意的结果，且无须直接处理肩胛运动障碍。

5. 在患者第3次治疗期间，PT怀疑患者是否遵守规定的家庭锻炼。确实，根据笔者的经验，这并不罕见。但应该注意的是，对于交流，Maitland概念的基本原则之一就是倾听并选择信任患者。在本案例中，PT比较自然地认为是患者没有依从治疗，而并不怀疑效果不佳的缘故。

6. 在初期的物理治疗中，PT仍在思考和推理，怀疑肩袖肌腱撕裂是改善不利的原因。患者仅在过度活动时才表现出明显的功能障碍。当ESP检查时，使用基于功能障碍的方法，患者的症状在肩部象限位置重现。ESP还在颈椎中发现了关节征，随后进行了进一步的治疗。这些体征可能是导致肩关节功能障碍或恢复障碍的原因。而且，很显然，当他被转介回基于损伤的物理治疗后，问题得到了改善，并恢复了功能。

肩象限锁定——简要评估

- 象限锁定是Maitland描述的肩关节功能性运动，与H先生的症状相关，该位置处于肩关节完全屈曲向外约30°处，此时肩或前移或自动旋转至完全屈曲的位置。

- 可用于检查和治疗肩关节轻度受限。也可用作筛查测试，以明确或排除肩关节作为臂痛的来源并恢复理想的肩关节功能性活动范围。还可作为再评估的工具（Magarey & Jones 2005）。

- 肩象限锁定并非诊断性试验，但Mullen等人（1989）在对4具尸体进行检查后，发现以下结构在象限锁定检查时会受到损害：
  - 肱骨与肩胛骨接触处，肱二头肌长头腱在120°~135°时受压，肩峰下与肱骨接触的前内侧部
  - 喙肩韧带于105°~135°处受到牵伸
  - 肱骨大结节（冈上肌）总是撞击喙肩弓
  - 喙突和肩胛下肌肱骨小结节处在外展120°~135°时发生撞击

- 当局部症状源自肩部时，治疗肩部运动损伤需要考虑患者临床表现的严重程度和激惹程度。因为涉及不同的临床表现，Hengeveld和Banks（2005）在第6章详细介绍了协助决策相关技术幅度和节奏的准则。

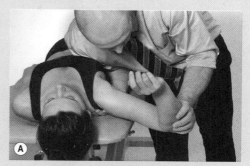
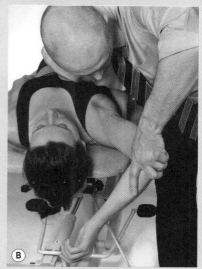

图4.19 A. 肩象限锁定低位关节松动。B. 肩象限锁定高位关节松动

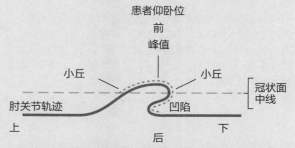

图4.20 右侧肘部活动轨迹侧视图（从患者的右侧看向左侧）。该活动轨迹在通过象限的"小丘"越过象限的"峰值"，经冠状面中线贯穿，进入锁定位置"凹陷"中

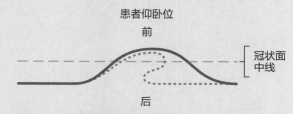

图4.21 当运动受到限制且"锁定位置"缺失时，患者肘部活动轨迹侧视图

（或尽可能明确），以便为患者是否适合手术提供决策信息。

如前所述，ESPs 可能在各种角色中承担多种任务，通常这些任务由其他专业人员承担（CSP 2008, Syme 2009）。ESPs 的其中一个角色是将患者转介给骨科手术顾问，或者替代他们的工作来识别那些可以从肩部手术治疗中获益的患者。个案研究4.4 展示了患者接受肩部手术的过程。若详细讨论与肩部相关的所有手术问题就超出了本章的范围且非作者本意，表 4.8~4.15 中对常见肩关节疾病的一些普遍流程做了简要介绍。

常见肩部障碍总结——从生物医学角度看 ESP 和传统物理治疗实践的含义

本节以表格形式（表 4.8~4.15）总结了影响肩与肩关节复合体的主要病理状态。包括当前病理学、病因学、典型表现和相关医学处理理解的简要概述。此外，这些表格详细解释了 PT 执行传统物理治疗角色对每个肩部疾病的考量。本节"肩部疾病——物理治疗观点"则进一步讨论了如何将这些知识融入传统的物理治疗实践中。

这些表格并非包罗万象，主要涵盖了临床中常见的一些状况，包括：

- 肩袖损伤
- 肩部撞击
- 钙化性肌腱炎
- 冻结肩
- 盂肱关节骨关节炎
- 盂唇 SLAP 损伤
- 肩关节不稳
- 肩锁关节病变

个案研究4.4

持续性肩痛及功能障碍患者的ESP评估

一名33岁男士被其全科医师转介到初级或二级骨科照护服务机构（CATS），由ESP进行评估。

病史

A先生工伤后，出现了长达8个月的右肩疼痛和功能丧失。他之前的工作是汽车修理厂的轮胎及排气管钳工，受伤前他正在用右臂用力扳杠杆，试图将紧配外胎更换到轮子上，但右肩前部突发严重疼痛，且关节深处有"撕裂"感（图4.22）。自那时起他的肩膀一直有问题。

问题初评如下：①右肩前侧和外侧深部疼痛感；②颈部间断疼痛和右颈僵硬感持续超过1个月；③右臂试图上抬过肩时即感困难和疼痛；④右臂提举、拉动或推压时即感疼痛、无力。因此，虽然未请病假，但工作时一直很"挣扎"。交谈中，他觉得自己的肩关节深处出了什么问题或哪里松掉了。

在定点诊所初步评估后，A先生接受了保守治疗。包括由其全科医师提供的在问题发生2个月后和3个月后的2次类固醇注射治疗，还有3个月的物理治疗。A先生说，两次注射都无法缓解其疼痛。无法确切定位注射部位，且物理治疗也未能缓解疼痛或改善功能。全科医师做了肩部X线检查，结果显示正常。A先生一般健康状况良好，无其他共存肌肉骨骼问题，以前也没有过肩部问题。

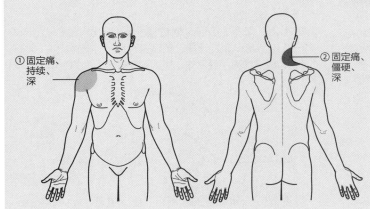

①固定痛、持续、深

②固定痛、僵硬、深

图4.22 A先生的身体图示

个案研究4.4（续）

检查

视诊，患者右侧肩带略凹陷，呈圆肩、头前倾姿势。主动肩上抬、外展因疼痛受限于160°，疼痛范围约为60°。小心地被动上抬、外展，可达全关节活动范围，但有疼痛。A先生肩主、被动活动咔嗒声不一致。外旋范围保持良好，基本同非受累侧。受累侧肩胛骨运动异常（肩胛骨动力障碍）在肩主动活动时显著可见，最明显的是将手臂从上抬和外展回收至体侧时肩胛骨内侧缘明显突出。肩袖肌力检查发现内旋和外旋收缩有力，外旋最大收缩时有轻微疼痛。盂肱关节附属运动因疼痛受限，盂肱关节和肩肱关节受压时激发疼痛。颈椎主动右旋活动范围受限最明显，颈椎右侧屈在中下段产生疼痛，右侧肩胛处也有轻微疼痛。上肢神经动力学测试无特殊。骨科特殊检查的阳性结果与撞击和SLAP损伤相关。

分析

A先生的肩部疼痛导致了严重的功能问题。他担心自己在受伤时"撕裂了什么"，并对他迄今为止的（保守）治疗进展缓慢感到沮丧。他希望能有明确的医学诊断，如果手术可以解决问题，他已做好准备。其临床表现复杂，有许多明显的身体缺陷。考虑的鉴别诊断包括：盂肱关节内紊乱、盂肱关节不稳、无明显肩袖撕裂证据的非特异性肩肱"撞击征"、关节囊韧带撕裂、肱二头肌肌腱病变、胸长神经损伤或臂丛神经病变、并发或孤立的机械性颈痛等。

患者同意ESP做进一步检查，以提高诊断的特异性，并据此做出更进一步的处理决策。给患者安排了神经传导检查以排除臂丛神经病变或胸长神经损伤。与骨科医师协商安排磁共振成像血管造影（MRA）以评估是否存在SLAP损伤。

结果

神经传导检查结果正常，并无臂丛神经病变或胸长神经损伤的电生理学证据。MRA报告显示"SLAP损伤累及前上盂唇，无肩袖撕裂，肩锁关节退行性变伴骨质增生"。

根据A先生的病史、体格检查、影像学检查、保守治疗无效以及接受手术的意愿，由初级或二级照护服务机构转介给骨科专科肩关节外科医师。经关节镜检查证实为SLAP损伤，并因此进行了关节镜下SLAP修复术，未发生并发症。患者在术后康复中进行了物理治疗，以解决身体损伤并促进组织愈合。16周后A先生恢复了正常工作。

点评

本案例展示了有时需要具体的医疗诊断以便对患者做出更进一步的处理，传统上这由医疗行业专业人员完成，现在越来越多地由扩展执业范围的PT来执行。本病例展示了经常与SLAP损伤相关的混合式临床表现（详见表4.13），以及ESP在这种情况下所需的广泛而深入的病理学、鉴别诊断和后续管理的知识储备（Syme 2009）。

此外，本病例还有助于证明Maitland概念的另一基本组成和工作原则的有用性，即Maitland提倡的机构内在能力是具有以患者为中心的管理方法。Maitland（1986）认识到"患者的身体可以感知一些与障碍有关的信息，而我们无法通过体格检查来发现"。当我们承认科学的当前状况是临床检查对肩部病变的鉴别诊断仍缺乏准确性时，对本病例来说，这一原则非常重要。该患者的描述清楚地表明其肩关节内存在结构性病变的可能，这种病变并不能随着时间或保守治疗而缓解。这一原则是临床医师实践中不可或缺的一部分，无论PT是执行传统角色还是扩展角色，提供"关于患者障碍的重要信息，对评估、治疗和预后非常重要"（Maitland 1986）。

肩部疾病——物理治疗观点

概述

正如本章前几节所讨论的那样，物理治疗实践和专业所依据的照护模式与医疗保健的生物医学模式形成了鲜明的对比。生物医学模式和框架的思路是确定病理诊断标志以决定该疾病的检查和治疗，物理治疗实践关注的是识别导致患者功能受限和可能残疾的损伤，以最大化其运动潜能和提升生活质量。读者需要回顾本章的诊断考量部分和图4.1，尤其需要回顾世界物理治疗联合会（WCPT 2007）关于物理治疗的专业描述和物理治疗诊断的立场声明。

在本章前几节中，我们已经详细讨论了在肩部疾病物理治疗管理完全基于临床检查范围所提出的组织病理学的局限性。特别是在这方面，读者需回顾个案研究4.3。此外，无症状个体，特别是与肩袖障碍相关的组织病理学高发病率被认为是肩部疼痛和功能障碍以及盂唇病变的主要原因，这也突出了物理治疗管理只根据医师或 ESP 安排的检查结果来确定的潜在的缺陷。

相比之下，物理治疗实践和患者管理基于解决临床推理责任的可调整的个体身体损伤并解释个体的功能受限。最近的一项研究表明，26 位治疗专家支持根据临床检查期间建立的病史、体征和症状，

表4.8 肩袖损伤

概述	据报道，肩袖损伤是导致肩部疼痛和失能的主要原因 通常作为潜在的特定病理表现与肩峰下撞击的临床表现相关联 影响肩袖的特定病理包括：钙化性肌腱炎（见表4.10）、肩袖肌腱病（指肌腱受损导致的疼痛和功能表现受限，也包含肩胜关节和肌腱变性的特定病理状况）、肩袖部分撕裂、肩袖全层撕裂、肩袖关节病（肩袖功能不全 / 肩袖回缩继发和盂肱关节炎改变） **一些问题** 尽管对肩袖病理学的认识有了很大进步，但还远远不够。当前尚未解决的最相关的问题包括： 在无症状人群中，肩袖撕裂的发生率很高，但其他患者的肩袖撕裂被认为是导致肩部疼痛和功能障碍的原因；那么是什么导致了撕裂症状？ 为什么相同的病理会产生如此多的临床表现？例如，一些关节功能良好的无症状患者报告了存在肩袖全层撕裂，但在其他有严重疼痛和失能的患者中也有报道 为什么患者在肩袖成形术和肩清创术后不是肩袖撕裂修复术后报告了较高的满意度和功能的改善？ 为什么肩袖撕裂修复术后尽管报告了较高的满意度和功能改善，但随访时影像学显示肩袖修复失败（再撕裂）？
发病与病因	**肩袖肌腱病** 病因学理论包括外部因素（肩袖受压）和内在因素（与肩袖肌腱内部退变相关的因素）。表4.3和4.4详细列出了主要的理论和证据 对于病因的研究，似乎有确凿的证据表明，内在的肌腱理改变是导致病理改变之后，而肩袖的外在受压又是导致肌腱病改变的起始原因；'很大的可能是由于肩袖功能差导致肱骨头错位并控制不良 Cook和Purdam（2009）提出了较通用的连续统一理论来解释肌腱病变的病理变化过程，包括3个阶段：①肌腱病理反应；②肌腱破损（愈合不良）；③退行性肌腱病。 在此模型中肌腱负荷变化是决定其病理进展的主要因素 **肩袖部分撕裂和肩袖全层撕裂** 一般认为肌腱纤维变性（退行性肌腱病变）是肩袖部分撕裂发展的初始因素，级联事件导致全层撕裂，但对于内在、外在因素（表4.3和4.4）的相关作用仍有争议 Bunker（2002）详细描述了损伤的一系列过程：损伤最初引起目冈上肌边缘"针眼"最终致使全层撕裂；插入大结节的关节表面处剥落，致大结节处关节面逐渐剥离，其后逐渐僵硬，开始变僵硬，有结节；撕裂继续剥离直至肩袖滑囊侧，肌肉或肌腱随着撕裂的进展剥离进一步向后，肱二头肌腱回缩并因此导致滑囊收缩（这就解释了常见的继发性坚硬）。损伤的进展可能需要数年时间，也可能因为创伤而突然加速。随着撕裂扩大，肱二头肌长头通常会断裂，半脱位，甚至破裂。一旦肱二头肌滑车不起作用，肩胛下肌上缘可能会撕裂，并使肱骨头向前和向上错位。这些变化继发生反应性变化 骨头的控制不良发生机械接触和挤压 **肩袖关节病** 肩袖功能不全致使肱骨头向上半脱位，在肩肱关节和盂肱关节后产生关节炎性改变，80岁以上老人约2%受此影响

续表

病理	肩袖肌腱病
	正常肌腱组织在持续重塑的过程中受到基质金属蛋白酶（MMP）和组织金属蛋白酶抑制剂（TIMP）控制。可能相互作用的因素，包括遗传和作用于肌腱上的外力（机械应力的过载或不足），由 MMP 和 TIMP 平衡介导，引起重构过程的改变。冈上肌腱结构的退行性变化与年龄密切相关
	根据 Cook 和 Purdam（2009）提出的模型：反应性肌腱病——短期适应（愈合）力学负荷，当负荷减少或肌腱有足够的负荷间歇时间，即可恢复正常。肌腱损伤——愈合与反应性肌腱病类似，但基质中更多的结构被破坏，间歇时间足够或负荷减少的情况下才有可能逆转。退行性肌腱病——由于过载和间歇时间不足或修复能力不够而导致肌腱结构改变，不具备可逆性。肌腱结构变化见表 4.4
	肩袖撕裂
	大多数肩袖撕裂发生在肌腱已存在变性
	大多数是单纯的冈上肌撕裂，肱二头肌长头肌腱相应撕裂约占 16%，单纯的肩胛下肌和冈下肌撕裂则较为罕见
	部分撕裂
	通常，50% 以下肌腱厚度的部分撕裂可根据部位，如内部、滑囊表面或关节表面（深层纤维或下表面或肩袖）来分类；也可根据撕裂深度进行分类，Ⅰ级 < 3mm，Ⅱ级 3~6mm，Ⅲ级超过 50% 肌腱厚度；关节面撕裂约占所有撕裂的 90%
	全层撕裂
	纤维完全不连续，导致关节和滑囊间隙直接相通
	按尺寸来分类：较小 < 1cm，中等 1~3cm，较大 3~5cm，巨大 > 5cm；两条或更多的肌腱撕裂可视为巨大撕裂
	在全层撕裂时，肌腱和肌肉回缩目通常会发生脂肪变性
临床表现	Codman（1934）描述的 18 个特征对肩袖全层撕裂的诊断有所帮助，如年龄 > 40 岁，体力劳动者，受伤前肩部正常但一旦受伤即有疼痛，时间间隔较清晰，当晚疼痛剧烈，力量下降，夜间症状缓解，运动节律错误，触诊有压痛点，可触及沟状凹陷和隆起，当正常拍摄 X 线片将手臂放回身旁时需要慢慢托住并做恐怖倒吸凉气症状（目前这些特征已被公认为是存在损伤或病变的提示）
	应考虑个别患者的年龄，发病率和风险因素对肩袖损伤预测概率的影响
	夜间疼痛和无法患侧卧位似乎是所有病变的共同临床表现
	可能存在撞击征
	疼痛通常位于肩前和外侧，并可能放射至全手部
	通常过顶活动可导致疼痛加重
	肩袖撕裂好发于 70 多岁老人，过顶活动疼痛，无力，因肩袖功能不全而假睡，肩关节反复持续性存在参比，捻发音，冈上肌、冈下肌萎缩及外旋无力明显
医学诊断考量	肩袖的病变存在多种症状重叠，因此临床检查和病史问询也不大可能确定潜在的病变——临床检查无法区分部分撕裂和全层撕裂
	为数众多复杂的系统评价报道，大多数旨在诊断肩袖特定病理损伤的骨科特殊检查并不具备令人满意的诊断准确性——进一步的详细信息请参阅鉴别诊断部分
	考虑合并特征，Park 等人（2005）指出，大于 65 岁的个体对症肩峰撞击阳性目外旋无力，且全层撕裂的概率超过 90%，肩袖撕裂的概率约为 28%
	Lewis（2009）认为，即使加做影像学检查也难以确诊肩袖肌腱病，因为在无症状人群中肩袖损伤的发生率非常高，因而很难确定病变是否会产生症状
	鉴别诊断包括：C5/C6 病变，骨肿瘤，神经病变（详见表 4.5 和 4.6）
	X 线检查可显示大结节、肩峰下病改变，肩峰下骨质减少，以及肩峰 - 肱骨间隙减小，盂肱关节间隙变小等
	诊断性 USS 和 MRI 用于肩袖的评估：
	USS 和 MRI 检查对肩袖全层撕裂的合并敏感度、特异性分别为 0.95/0.89 和 0.96/0.93（Ottenheijm et al. 2010）
	USS 和 MRI 检查对肩袖部分撕裂的合并敏感度、特异性分别为 0.72/0.64 和 0.93/0.92（Ottenheijm et al 2010, de Jesus et al. 2009）
	关节镜检查是肩袖诊断参考标准

续表

管理	肩袖全层撕裂
	正如筛查需要早期治疗的疾病中所指出的那样，肩袖手术修复的绝对适应证是那些在先前无症状的肩膀上出现急性创伤后无力的个体
	另外，大多数情况下保守治疗可获成功：采用物理治疗，并根据疼痛程度，NSAID非类固醇抗炎药使用、活动改变情况等因素使用肩峰下注射辅助治疗
	据报道，肩袖全层撕裂（根据影像结果）患者保守治疗的成功率为33%~87%
	Tanaka等人（2010）表示，MRI诊断为肩袖全层撕裂的个体如果满足以下4项标准中的3项，保守治疗（3个月以上的多种方法综合治疗）的成功率可达87%。这4项标准是：①肩外旋活动范围＞52°；②撞击征阴性；③冈下肌无萎缩或萎缩不明显；④冈上肌腱维持可
	手术相对适应证是保守治疗3~6个月疼痛、无力和劳动力丧失未能改善者，手术修复的成功率为77%~98%。撞击综合征肩峰下减压术的成功率为75%~86%。据报道，肩袖撕裂的复发率超过半数
	肩袖部分撕裂
	大多数情况下保守治疗可获成功：采用物理治疗，并根据疼痛程度，NSAID非甾体抗炎药使用、活动改变情况等因素使用肩峰下注射辅助治疗
	保守治疗3~6个月疼痛、无力和劳动力丧失未能改善的患者可选择手术治疗，手术治疗包括肩峰下减压术，可做或不做修复
	肩袖关节病
	以保守治疗为主，通过物理治疗优化功能。不鼓励反复注射类固醇药物。尽管存在较大的肩袖撕裂，但许多个体可以通过三角肌和肩胛肌肉的代偿作用很好地发挥功能
	对疼痛控制不佳，显著影响生活质量且保守治疗无效的患者应予考虑手术治疗。可选方案包括：关节镜下关节清理术（主要用于功能需求较低的患者），人工肱骨头置换术，逆置型肩关节置换术（可显著改善功能，缓解疼痛，但手术并发症的发生率高达50%，再手术率约30%）
	（常规选择，个别持续性疼痛，但好在失败率较低）
对PT的启示	注意：孤立的病史和体格检查（包括骨科特殊检查）不能提供明确的结构诊断。因此，基于软组织损伤的诊断（物理治疗范畴内）不能提供明确的结构诊断的
	注意：转诊的患者已经过影像学检查，而无症状人群中肩袖损伤的发病率很高，因此不可减少或限制所有有临床体征和症状（临床事实）的检查
	与肩袖损伤相关的病变包括：盂肱关节活动范围下降［盂肱关节被动外旋范围（GIRD）］，盂肱关节不稳或肩神经肌肉控制差或无力，肩胛运动障碍，炎症及相关性疼痛，姿势障碍等
	根据Tanaka等人（2010）在管理部分提出的标准，影像学检查显示存在肩袖全层撕裂的多数患者可通过保守治疗获得改善。考虑计划参见Ainsworth等人（2009）的研究
	考虑其他影响因素，如颈椎、胸椎、肋骨和神经动力学方面的损伤
	应考虑身体损伤的多样性，并就其与个体功能受限的相关性展开假设推理
	谨记应细致地再评估并分析评估的价值，以支持或否定特定身体障碍对个体功能受限时对个体功能限制影响的临床假设
证据来源（示例）	Bunker（2002），Lewis（2009），Baring et al.（2007），Gomoll（2004），Hegedus et al.（2008），Seitz et al.（2011），Castagna et al.（2010），Tanaka et al.（2010），Ainsworth et al.（2009）；Smith et al.（2010），Gartsman 2000，Reilly and Emery（2000），Funk et al.（2007），Feeley et al.（2009），Peterson and Murphy（2010），Oh et al.（2006），Powell et al.（2009），Ghodadra et al.（2009）

表4.9　肩部撞击

概述	
肩峰下撞击	典型的描述为：肩峰下间隙内肩袖、肱二头肌长头腱和肩峰下滑囊的异常接触和挤压（Neer 1972） 被一些人认为是特定诊断（Bigliani & Levine 1997, Neer 1972） 被他人认为只是临床表现而非诊断（Mohtadi et al. 2004） 概念涵盖了各种可能的具体病理和病因，所有这些都可能具有类似的临床表现（参见以下病因和病理） 据报道，44%~60% 主诉为肩痛
内部撞击	描述为：肩袖下的盂唇上部，盂肱关节囊、关节盂处肱二头肌长头起点之间的接触（Castagna et al.2010）

发病与病因	
肩峰下撞击	目前已有许多案例和分类体系，可将病因学分为外因、内因，以及原发性（primary，P）（撞击过程的原因）或继发性（secondary，S）（由其他原因导致的）撞击。目前认为这些因素不太可能独立发挥作用 外因（导致肩峰下间隙内受压的因素）： 肩峰形态 [与肩袖撕裂相关的 III 型肩峰（勾型）]（P） 喙突形态（P） 喙肩韧带（P） 肿胀、增厚或钙化的肩峰下/三角肌下滑囊（P） 肩峰骨（P） 肩锁关节下缘骨赘突出（P） 盂肱关节不稳 [肩袖肌无力致肱骨头向上偏移，滑囊－韧带松弛致盂唇损伤，如 SLAP 损伤令肱骨头轻微半脱位（特别是年轻群体或运动员）（S）] 盂肱关节僵硬（特别是内收/内旋等提示的后囊受限，可导致肱骨头上移，但不确定哪个是因哪个是果）（Tyler et al.2000）（S） 肩胛运动障碍（肩胛骨位置和运动改变）（S） 姿势（体位）因素（S） 内因（肌腱内结构改变）： 原发性肩袖肌腱病——与年龄相关的变性过程所导致的增厚、炎症？肩袖肌腱将发生如下变化：①肩峰下间隙变小，从而导致撞击（P）；②肩袖部分撕裂，致使肱骨头向上偏移，进而导致肩峰下撞击（S） 钙化性肌腱炎导致肩峰下间隙解剖空间变小（P） 肩袖肌无力，如负荷过大则会使肱骨头向上偏移，从而导致肩峰下撞击（S） 肩袖负荷过大或过度使用均会导致肩峰下间隙炎症（S）
内部撞击	理论： 盂肱关节前方松弛和轻度肩关节不稳——投掷者中普遍的盂肱关节过度外旋，导致了盂肱关节囊下韧带（inferior glenohumeral ligament, IGHL）复合体的拉长（Mohtadi et al.2004） 无脱臼的细微旋转不稳或病理定向松弛（Jobe 1996）——再考虑前向平移 其他作者质疑前向不稳或不稳是诱因的观点，并提出了其他相关理论，包括盂肱关节内旋减少等相关理论

病理	肩峰下撞击
	许多病理学改变都被认为与肩峰下撞击相关，为肩峰下撞击临床表现的源头
	典型的包括：肩峰下间隙炎症、肩袖肌腱炎、肱二头肌长头腱变性、肌腱炎、肩袖部分撕裂、不同部位的撞击（关节侧）、滑囊侧或肩峰下表面（关节侧）、不同部位撕裂（最常见冈上肌撕裂）。肩袖全层撕裂
	关于肩峰下撞击临床表现和对肩峰麻醉注射疼痛减轻的阳性反应评估中报道的其他病理学特征包括：关节盂唇病变、肱骨头病变、肩盂关节软骨表面病变、肩锁关节退行性改变、Hill-Sachs病变、Bankart病变、SLAP损伤（特别排除了具有不稳病史、体征或症状的患者）（Mohtadi et al. 2004）
	"肩峰下撞击综合征"的临床表现可能与各种结构性病变有关——有些与病变相关，但其他很多时候则并非如此
	肩峰下滑囊——人体中最大的滑囊，由胸外神经和肩胛上神经交配（C5/C6），是肩痛的重要来源——已证实肩关节疼痛与滑囊中促炎性化学物质和细胞因子［细胞之间相互作用／传递信号］以及对细胞行为有特定作用（如可触发炎症）的蛋白质］密切相关。有人认为肩关节疼痛或持续性疼痛提示肩峰下滑囊为疼痛源
	内部撞击
	伴有肩袖下关节病变（关节侧）、关节盂唇病变、盂肱结节硬化、肱骨头后部囊性变、Bennett病变（后侧或关节盂缘的钙化或骨软骨瘤）
临床表现	肩峰下撞击
	通常缺乏与临床表现有关的诊断标准以供研究之用
	较典型，过顶动作触发三角肌区域疼痛、捻发音、晃动、卡顿
	起病隐匿或因创伤而发作，间断剧烈疼痛，活动后慢性疼痛，过顶动作，手摸背试验（HBB）加重
	疼痛弧征（与肩峰下注射试验相比，敏感性为32.5%，特异性为80.5%）
	夜间痛（特别与肩袖撕裂相关）
	考虑肩关节不稳定（通常 < 40 岁，症状包括：不稳定感、过顶动作时害怕脱位、死臂综合征、手臂自觉沉重、撞击痛
	与经常见肩关节潜在不稳定（通常 < 40 岁）相关的关联性在上述的病因部分和肩袖肌腱病的机制讨论（表 4.3 和 4.4）中都有详细说明
	慎重考虑使用肩科体格特殊检查（参见前文 "基于体格检查的撞击征诊断" 部分以进一步讨论）
	内部撞击
	在投掷运动员和做肩外展或外旋活动的非运动员群体中较常见
	特征为肩外展或外旋活动时的肩后部、深处疼痛
	常见于 35 岁以下群体
	通常起病隐匿
	可能报告相关症状，如死臂、肩无力、不稳定感、忧患
	可能由于肩胛骨下眩胛下撞击，导致肩胛下撞击向上偏移，因此出现了上述的症状和体征
	通常与疾病相关的身体缺陷在以上的病因学部分中已有详细说明

续表

医学诊断考量	肩峰下撞击
	体格检查无法确定在肩峰下撞击的临床表现中的各种潜在结构性病变
	为认识别肩峰下撞击而制订的骨科特殊检查似乎诊断准确性尚不足，而目前研究的方法学质量较差——最多冈上肌或空罐试验或冈下肌试验有助于确诊肩峰下撞击（特异性 0.82），但若为排除则用处不大（灵敏度为 0.53），反之亦然。Hawkins-Kennedy 试验对排除肩峰下撞击有用（灵敏度 92.1%），但无法确诊（特异度 25%）
	关于比较肩峰下撞击骨科特殊检查标准的重要考虑，在法结肩部诊断和影像学部分中进行了讨论
	X 线检查、超声检查和 MRI 均能表现出与肩峰下撞击综合征临床表现有关的各种相似的病种病理变化，然而在无症状人群中也能发现相似相的病理改变——临床表现至关重要
	动态超声检查对肩峰下撞击观察程度尚有待明确的研究
	内部撞击
	放射学征象与内部撞击的概念有关
	一些学者认为 MRI 可作为一种鉴定标准，以识别与内部撞击概念相关的结构损伤，但下表面肩袖撕裂可能无法发现。其他作者建议加做磁共振成像关节造影以鉴别 SLAP 损伤。注意：在无症状人群中这些病理表现也是高发的，需要仔细考虑临床相关性
管理	通常，在选择手术前，适当的保守治疗应至少进行 3 个月，多数情况下进行 6 个月
	保守治疗通常有效，成功率在 70% 左右。物理治疗为主。肩峰下撞击（如果需要）
	手术考虑——肩峰下撞击，伴或不伴肩袖撕裂修复的关节镜下肩峰下减压术；内部撞击，通常是清创术或肩袖损伤修复术，SLAP 损伤修复，潜在不稳的处理，但肩峰下减压术的作用尚存争议
	据报道，在 88% 的患者中，关节镜下减压术治疗效果良好或效果极好
对 PT 的启示	回想一下，肩峰下撞击的临床表现可能源自各种潜在的病理因病因，因此存在各种可改变和不可改变的身体损伤
	临床检查（传统物理治疗角色的）和病史可无法揭示与肩峰下撞击或内部撞击相关临床表现的潜在结构性病变。因此，基于组织损伤的方法是有缺陷的
	骨科特殊检查似乎不具备令人满意的诊断准确性来明确诊断肩峰下撞击综合征的各种病理源性因素，参见前文 "基于体格检查的撞击征和诊断" 部分以进一步讨论
	针对肩峰下撞击患者的调查显示，无症状人群中肩袖损伤的发病率很高，因此不可避免或限制对所有临床体征和症状（临床事实）的检查
	与撞击相关的可改变或改变的身体损伤包括：盂肱关节活动范围下降 [特别是内旋较差（GIRD）]。盂肱关节轻度不稳，肩锁关节或胸锁关节活动速率不足，肩胛运动障碍、姿势、肩胛肌无力、运动控制下降、炎症和疼痛相关或肩峰下间隙减少所致的关节活动范围，活动水平
	考虑其他影响因素，如颈椎、胸椎、姿势，助肩和神经动力学
	应考虑身体损伤的多样性，并就其与个体功能受限的相关性开展假设推理
	谨记细致地再评估并分析评估的价值，以支持或否定特定身体障碍得对个体功能受限影响的临床假设
证据来源（示例）	Lewis et al. (2001), Hanchard et al. (2004), Bigliani & Levine (1997), Mohtadi et al. (2004), Castagna et al. (2010), Lewis (2009), Seitz et al. (2011), Neer (1972), Jobe (1996), Kibler & Sciascia (2010), Bang and Deyle (2000) Kromer et al. (2010), Tate et al (2010), Steenbrink et al. (2006), Lombardi et al. (2008), Taranu et al. (2010), Kelly et al. (2010), Crawshaw et al. (2010), Braun & Hanchard (2010), Elenbecker and Cools (2010), Kachingwe et al. (2008)

表4.10 肩袖病变——钙化性肌腱炎

概述	其特征在于肩袖肌腱中存在钙羟基磷灰石晶体。最常见的是冈上肌腱，但冈下肌和肩胛下肌的肌腱也有类似报道 通常是一种自限性疾病，可自愈并消退，恢复正常的肌腱结构 在30~50岁的成人中发病率最高，女性多于男性 发病率报道，无症状人群占比2.7%~20%，6.8%~10%的患者出现肩痛 30%~45%的钙化患者会产生症状 约1/3的无症状钙化患者3年内出现症状。无症状患者的钙化自发分解，产生症状患者的钙化状况不太明确 据X线检查报道，钙化的清除分解率为每年6.4%，3年分解率约9.3%，82%的分解率约需8.6年
发病与病因	病因不清，基本上属于未知 只有很少的一部分被认为是系统性疾病 考想组织缺氧使肌腱细胞转化为软骨细胞，腱内压增加，从而导致钙化沉积？
病理	发病过程大致分为4个阶段： 1. 预钙化——无症状软纤维软骨细胞化生，肌腱细胞向软骨细胞化生 2. 成形期——无症状或有症状，肌腱中钙盐沉积，像粉笔样的稠度 3. 再吸收——最痛苦阶段，发生自发性吞噬钙吸收的相关炎症，通常剧痛1~3周 4. 钙化后——愈合和修复，可与残余疼痛和僵硬有关 在慢性钙化肌腱炎中，这一周期可以在任一阶段被中止。 与退行性肌腱病变不同的是，其发病年龄更早，目肌腱通常在该病进展期明结束时恢复至正常状态，较少与肩袖撕裂相关 症状可能是由于肩峰下滑囊内的炎症引起，其原因可能是肩峰下间隙撞击导致钙化沉积的炎症反应
临床表现	取决于所处病变发展过程的阶段： 急性期——典型的严重痉痛、功能障碍、夜间痛、睡眠障碍，可严重到足以使手臂失能，由于吸收阶段的炎症反应可表现类似痛风或感染 慢性期——疼痛相对轻微，典型间断痉痛或令人不安钙化性症状，如肩峰下撞击 由大量的钙化物影响运动功能并导致机械性症状与疼痛反应相关的僵硬、虚弱
相关条件	肩部X线显示的钙化并不意味着一定钙化性肌腱炎——如出现于肩袖全层撕裂边缘的营养不良性或退行性钙化 伴有肩峰下滑囊的炎症反应 肩峰下撞击——滑囊和肩袖肿胀导致肩峰下间隙变小，并可能引发症状性肩内在撞击综合征
医学诊断考量	X线检查即可显示钙化沉积物 影像学表现可反映病疾阶段：早期阶段，边缘尖锐、颗粒状外观；吸收阶段，一般不好确定，轮廓模糊。疾病分期的可靠分类似乎不可能？ 钙化沉积物大小及其随时间变化的影像学改变与临床结果或症状没有直接相关性

续表

管理	高达 90% 的病例成功保守治疗 控制疼痛，维持功能，并使疾病顺其自然发展 急性、重症病例通常在 1~3 周内自行消退；但有可能需要紧急的缓解措施——滑囊局部麻醉注射、抽吸清除感染（？）、注射皮质类固醇药物、针刺、抽吸、灌洗 NSAID——主要治疗措施 注射治疗（麻醉剂、皮质类固醇）有争议——理论上可能会抑制钙的再吸收，但认为可提供更为持久的疼痛缓解 物理治疗——功能维持，电疗？ 抽液加药注射法（针刺、抽吸和灌洗）——经超声或透视检查定位钙化沉积物 手术治疗——10%~15% 的患者采用手术去除钙化沉积物，通常用于病史超过 6 个月，且保守治疗无效的患者；如果有肩峰下刺激体征，可加做或不做肩峰成形术（文献中尚有争议） Hofstee 等人（2007）质疑钙化沉积物对症状的影响，证实接受肩峰减压术的患者做或不做钙化物的切除其结局并无差异
对 PT 的启示	请记注，肌腱内的钙化沉积可能只是偶然的发现，可能并不是肩膀疼痛的原因（在无症状人群中出现的概率为 2.7%~20%，肩痛人群中 6.8%~10%） 如果认为它是致病因素，那么根据临床平衡理论，如经典的自发性限性和自限性的解决的运动制约来维持的运动和力量。应考虑到身体损伤的多样性，并就其个体功能受限的相关性展开假设推理 谨记细致地再评估并分析评估的价值，以支持或否定特定身体障碍对个体功能受限影响的临床假设
证据来源（示例）	Hughes and Bolton-Maggs（2002）、Lam et al.（2006）、Wainner and Hasz（1998）、Cho et al.（2010）、Hofstee et al.（2007）、Faure and Daculsi（1983）、Ogon et al.（2009）、Siegal et al.（2009）

表4.11　冻结肩

	冻结肩
概述	其特征是疼痛和盂肱关节主、被动活动范围受限 普通人群的患病率为2%~5%，在糖尿病和甲状腺疾病患者中可增至10%~38% 通常受影响的个体在40-65岁之间 发病率女性高于男性 通常在一侧肩发病后的数月或数年后对侧肩也会发病 同一侧肩不会再次患病 常被描述为一种自限性疾病，可在1~3年内痊愈 有些报告表明，在某些情况下无法痊愈 其他术语：粘连性肩关节囊炎（肩周炎或粘连性肩关节炎）、挛缩肩、五十肩
发病与病因	病因尚不清楚 缺乏标准化术语 通常描述为原发性（特发性）或继发性（继发于已知疾病）（Zuckerman 1994） 如果在病史或检查中无法解释发病原因的，则将其归类为原发性冻结肩 文献表明，这可能是由于免疫、生化或激素失衡造成的 继发性冻结肩进一步分为三个子范畴： 系统性——糖尿病（经久难愈）、甲状腺功能减退或亢进、肾上腺功能减退 关节外——心肺疾病、颈椎间盘突出、脑血管意外（CVA）、肱骨骨折、帕金森病 关节内——肩袖病变、肱二头肌腱炎、钙化性肌腱炎、肩锁关节炎 通常起病隐匿，疼痛逐渐增加，运动逐渐丧失 在症状出现之前可能发生过轻微的创伤性事件
病理	通常根据关节镜检查结果分为3个或4个阶段： 1. 粘连前期（0~3个月）——轻微的红斑性滑膜炎 2. 冷冻阶段（3~9个月）——滑膜红肿增厚，关节囊底层纤维组织增生和瘢痕形成 3. 冻结阶段（9~15个月）——滑膜炎"燃烧"殆尽，关节囊中形成致密瘢痕。关节囊紧缩，缩小3~4mm 4. 解冻阶段（15~24个月）——滑膜无炎症，关节囊受限恢复 关于冻结肩是否是炎症过程，文献中仍有争议

续表

临床表现	疼痛和运动的丧失取决于疾病所处的阶段 疼痛在三角肌止点处感觉明显 主动运动常伴随肩胛骨代偿 常见检查结果：被动外旋范围减少过半或主动外旋低于 30°（单侧肩测量） 所有运动末端都会疼痛 夜间痛，且由于疼痛无法患侧卧位 虽然经常观察到 Cyriax 描述的关节囊模式，但研究中常观测量时，并不总是存在 1. 粘连前期（0~3 个月）——患者有轻微的主、被动运动末端疼痛 2. 冷冻阶段（3~9 个月）——主、被动受限严重且疼痛程度较高 3. 冻结阶段（9~15 个月）——仅运动末端有极少的疼痛，主、被动运动受限显著且运动末端感到"硬实" 4. 解冻阶段（15~24 个月）——无痛僵硬，活动范围逐渐增加
医学诊断考量	冻结肩首先是临床诊断 影像学检查是用来排除与肩关节相关的其他疾病、肩痛等相关的其他疾病，包括盂肱关节炎、急性钙化性肌腱炎、（肱骨头）锁定后脱位、肿瘤、肱骨近端骨折和肢体肌纹状肥大（癌旁样肩病） 被动外旋范围减少过半或主动外旋低于 30°（单侧肩测量）是关键的诊断测试，但较难准确测量 早期诊断困难，可疑似为肩袖肌腱病变，撞击症或钙化性肌腱炎，肩袖肌腱病也可呈现为"假性冻结肩"。经常出现撞击征 结缩先于撞击征出现"（Hanchard et al. 2011）
管理	已经研究了许多保守治疗措施，包括皮质类固醇注射、运动、拉伸技术、关节松动术、针灸和监督性忽视 冻结肩的决定性治疗仍未明确 如 Kelley 等人（2009）所述，评估疗效（干预措施）的主要困难之一是成功的标准。通常成功的定义是"正常"运动的恢复，而非无痛功能性运动。考虑到存在致密纤维化关节囊韧带复合体（CLC）组织，以及恢复软组织长度所需的几个月的胶原重塑，保守治疗难以迅速恢复完全的无痛运动 最近的一项系统性综述得出结论，短期和中期随访中，"冷冻阶段"类固醇注射有效性证据为中等（Favejee et al. 2011） 疾病的自然转归结果相当重要，因为大多数患者 1 年内即显著改善 对于保守治疗无效的患者可考虑手术治疗。手术选择包括麻醉下开放式或关节镜下松解术

对 PT 的启示

Hanchard 等人（2011）指出，对（上述）那些呈现冻结肩典型临床特征但又没有肩部 X 线检查证据的患者，所谓的冻结肩结信只能当作"临时"诊断。注：Maitland（1986）倡导的临床提倡基于功能障碍相的方法。Hanchard 等人（2011）建议使用术语"疼痛导向"或"僵硬导向"以协助做出有关物理治疗干预的决策。减症失能等方面床分组继续得到当代科学研究的支持，即以僵硬为主的冻结肩（Maitland 临床分组 3b 和 4）中，已证实高阶的关节松动手法在改善盂肱关节活动范围、减低阶的关节松动术更有效（Vermeulen et al. 2006）

对那些经适当检查排除了其他（超过传统物理治疗范围）症状并诊断为冻结肩的患者，考虑使用有关已知病情的建议和教育。参考 Hanchard 等人（2011）的研究并作为

指导

所有的物理治疗管理均应考虑 Hanchard 等人（2011）提出的建议

下颈段象限锁定试验或试验引发的肩部疼痛（Maitland et al. 2005）

详细检查复合体的其他关节（肩锁关节、胸锁关节、肩胛胸壁关节）和颈胸段脊柱（Maitland et al. 2005）

作为关节松动术和手法治疗的指引，Maitland（2005）详细指出：关节松动术基于手臂置于中立无痛位置，中立无痛位置，运用 I 级和 II 级附属运动来

阶段 1（临床类型 1）：疼痛休息时发作或呈初发性。初期性，即需将手臂置于完全减重。通常患者经过 2 次或 3 次的治疗，附属运动随振幅（增大）改善，治疗症状减轻，减轻疗程机械性疼痛。在此阶段，再评估应侧重症状的治疗反应。

且只有少许不适

阶段 2（临床类型 3a, 3b）：在此阶段，附属运动仍需将手臂置于中立无痛位置，短于 R1（R1=可以观察到的阻抗运动初始点）的技术和操作无效，就需要进行抑阻练习。随着疼痛的减轻和屈曲范围的改善（比如增至 100～120°），较缓的象限运动（III 一、缓慢、平滑、先疼痛范围内、再至疼痛和抵抗抗）可进一步改善症状。使用 IV 级和 IV + 级的较小振幅运动可进一步改善疼痛。受限范围内的象限锁定运动均属于此。较大振振运动可用来缓解治疗后酸痛。当生理和附属结构的牵伸到极限时，家庭锻炼无法改善屈曲角度。此时，可能需要参考应采用针对清醒患者的手法治疗指南解决关节内粘连。就肩部的而言，具体取决于牵伸至象限位置或屈曲运动时是否更僵硬和疼痛。治疗时，患者胸、肩、躯干应稳定固定，力量训练和牵伸强度逐级增加，同时兼顾负荷和患者的疼痛反应。撕裂时，运动可继续达到全关节范围，也可因为患者疼痛反应而受限。由于关节肱骨的杠杆力学关系，不能旋转运动，撕裂的感觉和声音可伴被以下情况：最常见的是尖锐"撕裂"声，需少量的跟进活动，或活动时有类似吸墨纸撕裂的声音；湿吸水纸撕裂的波纹感——有效的运动至关重要，否则手法治疗无效。手法治疗之后应辅以有效的主动功能训练方案，以维持关节活动范围和恢复正常功能。根据治疗时间和不适感减退，可能需要数个疗程。另外，需要强调

的是，在进行手法治疗前，应遵循有关相同意思的国家指南

阶段 3（临床类型 2）：如果僵硬度仅仅限制功能，那么在受限范围内可运用 IV + 级生理运动和附属运动手法。II 级手法穿插进行，以减轻治疗带来的疼痛。一旦患者实现了功能性运动，且不受某种程度限制的结果。如果肩部严重受限，关节松动 [甚至麻醉下手法松解（manipulation under anaesthetic, MUA）] 的价值亦十分有限，在这种情况下，随着时间的推移，患者仅能恢复一定程度的功能

证据来源（示例） Hanchard et al. (2011), Kelley et al. (2009), Hsu et al. (2011), Manske and Prohaska (2010), Favejee et al. (2010), Jermin and Web (2010), Bunker (2009), Vermeulenet al. (2006), Maitland (2005), Zuckerman (1994), Criax (1982)

表4.12　盂肱关节骨关节炎

概述	盂肱关节骨关节炎（OA）相对于主要承重关节而言较为少见，仅为膝 OA 的 1/300。据报道，在肩痛患者中的确诊率为 4.6%，普通人群中仅为 0.1%～0.4%
	经典的分类：原发性或特发性 OA 并无明显诱因，继发性 OA 有明确的发病原因（如创伤、骨折、不稳）
	最近，这种分类方法（原发性或继发性 OA）受到了质疑，据报道，所有的 OA 都是继发性的，是由许多因素个别的关节内应力集中等所导致的，包括：遗传、年龄、营养和激素平衡（Brandt et al. 2009）
	OA 是一种复杂的多因素障碍，多种危险因素导致滑膜关节破坏
	特发性盂肱关节 OA 和肩袖关节病（表 4.8）应作为独立疾病分别考虑
发病与病因	当前证据表明，所有的 OA 均由于作用在关节上的机械性应力与许多相互作用的多因素造成，这些因素包括：体质因素（如年龄、性别、肥胖）、遗传因素、生物力学因素（如关节创伤、反复使用、肌力不足）。因此，具有复杂的多因素病因
病理	OA 是滑膜关节对以组织的破坏和再吸收为特征的机械性损伤不充分或不适当反应的结果，继发于细胞增殖试图修复创伤。如果关节无法适当代偿，如巨大损伤或修复能力受损，最终将向破坏方向表现为症状性 OA
	盂肱关节 OA 的典型病理变化：
	关节软骨变薄或缺失。盂肱骨头最明显处对应于外展 60°～90° 时的接触区域，为承受关节反作用力最大的区域
	盂肱骨头后脱位牵拉后，致使前囊增厚和紧缩，从而限制盂肱关节外旋
	有些盂肱关节仍保持良好的中心对位，其他的则为向后半脱位（如上所述）
	通常盂肱骨头的凸面较平整，外露的骨头变致密，常因增生的血管改变颜色且被纤维软骨填塞。骨赘通常发生在盂肱骨头的关节边缘，并形成明显的关节肿大。盂肱骨头关节下方的骨赘通常也包于滑膜内，并限制肩关节外旋
	轻微骨折愈合和重塑的软骨下骨区域的血流局变导致了髓内变高压，被认为是导致疼痛的主要原因
	下囊收缩，导致主动和被动均抬高的丧失
	在 87%～95% 的病例中，肩袖和肱二头肌长头保持完整。（Neer 认为增大的盂肱骨头有助于防止盂肱骨头的上移，从而减少了撞击相关的肩袖撕裂）
	47%的盂肱关节 OA 患者关节镜检查发现伴有肩部病变
	肩关节 OA 是一种常见的并发症
	关于 OA 对关节软骨、骨、滑膜和滑囊的病理解剖学影响的详细讨论见 Pritzker（1998）等人的研究
临床表现	该病最早可于 40～50 岁间发病，但在 60 岁以上的人群中更为常见
	表现为较典型的深部疼痛，与尖锐、明确的疼痛不同，定位较差。通常发作于休息时，持续数小时的活动后加重
	另一种表现为主动和被动活动范围的丧失，通常与关节中的捻发音、摩擦、研磨或肌紧的感觉相关。特征为外旋丧失
	睡眠通常受影响，无法则卧于受影响的一侧。常见功能性活动受限，如穿衣、清洁
	由于骨赘形成和疾病后期的滑膜增厚引起关节肿大，此外关节积液前后关节线上的压痛应予注意
	进行关节整形运动还是生理运动，患者在被动受压的被动肩关节活动时可感知到疼痛和僵硬。对比被动运动运动时的无痛感，关节表面加压活动时感知到疼痛时运动丧失。"无论是附属运动还是生理运动"（Maitland et al. 2005）

续表

医学诊断考量	需要与其他类型的关节炎相鉴别,特别是炎症性关节炎[风湿性关节炎、系统性红斑狼疮(SLE)、痛风、假性痛风、强直性脊柱炎、银屑病关节炎等]、脓毒症、创伤性和非创伤性缺血性坏死(包括酒精使用、类固醇使用和代谢问题)。肩袖关节病等 需要鉴别其他肩部疾病,即特发性冻结肩和钙化性肌腱炎 X线检查显示关节间隙狭窄、周围骨赘形成、软骨下骨硬化、囊肿形成,肱骨头变扁平 许多影像学上的OA无症状 在病程后期,症状和影像学改变之间的关联更加一致
管理	目前尚无治疗可以改变早期OA的自然病程 NICE成人OA护理与管理建议:①核心治疗包括教育、咨询、信息获取和锻炼;②进一步治疗包括相对安全的药物选择;③辅助治疗包括其他药物选择(如皮质类固醇注射)。手法治疗和关节置换术 肩关节置换术的主要适应证是保守治疗已无法控制疼痛。"在出现长期功能受限和严重疼痛之前,应进行转诊"(NICE 2008)。全肩关节置换是最可靠的手术
对PT的启示	注意:影像显示为盂肱关节OA的患者仍可能存在其他来源的功能受限和疼痛,因为许多无症状影像也会显示为OA,因此不应减少或阻碍对所有临床体征和症状(临床事实)的搜寻 NICE指南(NICE 2008)倡导多模式干预,即教育、指导、家庭锻炼。NICE认为手法治疗只是临床或影像学OA患者"核心治疗"的"辅助治疗" Maitland等人(2005)认为作为关节松动或手法治疗的指南详尽 最好仅使用附属运动来治疗肩部OA的疼痛(Maitland et al. 2005)。盂肱关节前后向运动采用尽可能大的运动幅度(Ⅱ或Ⅲ级)最为成功。在急性加重后的最初阶段可能需要Ⅰ级运动,目标是在无痛疼痛范围内达到Ⅲ或Ⅲ级运动。生理运动也可能源自间歇性关节加压的被动松动,如外展或象限外展或旋转可能有效。OA的轻微症状也可能旋转或旋转可加有效
证据来源(示例)	NICE(2008)、Pritzker(1998 p 50-61)、Rockwood and Matsen(2009)、Brandt et al.(2009)、Millett et al.(2008)、Buckwalter and Martin(2006)

表4.13　SLAP损伤/上盂唇病变

概述	被认为是引起运动人群肩部疼痛、功能障碍和残疾的临床重要原因，尤其是过头投掷运动员 由 Andrews 等人（1985）率先报道，继而 Snyder 等人（1990）提出了 SLAP 一词 研究表明，肱二头肌和上盂唇对盂肱关节的稳定提供了重要贡献
发病与病因	常见的损伤机制包括： 与反复的过头活动相关的隐匿性发作，如投掷、游泳——（？）肱二头肌离心活动加力止点和盂唇自关节窝分离（即投掷减速阶段）（？）外展或外旋扭力致使肱二头肌基底部"剥离" 盂唇或上盂唇和肩袖间的接触（如外旋角度时期的投掷）（？） 手臂外伸着地摔倒（fall onto outstretched, FOOSH）的急性损伤，肱骨头撞击/挤压上盂唇和肱二头肌附着点 急性发作的牵拉伤，如当重物坠落时的突然牵拉，试图坠落的突然制止，突然而剧烈的肱二头肌收缩 与不稳相关——因果关系（？），即是不稳导致剥离机制，还是上盂唇不稳（SLAP）损伤导致盂肱关节过度平移和不稳？
病理	上盂唇损伤通常以肱二头肌长头起点为中心 Snyder 等人（1990）提出一通用分类系统，详细描述了四种类型的病变
临床表现	模糊、非特异性肩部疼痛 临床表现复杂，SLAP 损伤通常与其他肩部病变相关（见下文） 过头或经身前位的运动（cross-body movements）均会加重疼痛 症状可能包括弹出、弹响、抓紧感、无力、僵硬、不稳症状、撞击症状等
相关疾病	通常与其他结构性病变有关，包括肩袖撕裂（30%~40% 的病例），其他盂唇病变，如 Bankart 损伤、盂肱关节软骨化症、肩锁关节骨关节炎、Hills-Sachs 损伤、囊状韧带扭伤 40 岁以上的患者可能并存肩袖撕裂或盂肱关节骨关节炎
医学诊断考量	临床诊断困难 由于与 SLAP 相关的其他病理，体格检查往往不具备特异性 （单一或组合的）骨科特殊检查的诊断准确性不理想（参见基于体格检查的撞击和诊断部分） 影像学检查在诊断中起关键作用——MRI 和特殊磁共振成像血管造影（MRA）是影像检查的金标准，灵敏度和特异性超 90%（Bencardino et al. 2000, Chandnani et al. 1992, Jee et al. 2001） 诊断性关节镜检查是目前建立的众多诊断-分类中最为准确的工具 据报道，无症状人群中可能显示盂唇异常者可达 50%
管理	保守治疗"通常无效"，特别是有存病理改变时，如肩袖撕裂或盂唇关节不稳 Edwards 等人（2010）报道了 19 例（MRI 或 MRA）诊断为 SLAP 患者的非手术治疗。其中 10/15 过头运动员重返赛场或超过赛场前的水平，5/15 无法再做过头运动（基于个体特殊障碍实施个体化治疗方案是否会产生更好的效果？） 肩关节镜主要用于分类和治疗——目的是将肱二头肌腱重新固定于关节盂上缘 几项研究报道了手术治疗后的成功结果——通常 90% 为良好或极佳，如 Snyder 等人（1995）证实 80% 的病灶修复获得关节镜下愈合，Morgan 等人（1998）的研究证实 87% 的投掷运动员成功恢复到伤前水平
对 PT 的启示	（传统物理治疗范畴的）临床检查和病史无法提供 SLAP 损伤的生物医学诊断 鉴别 SLAP 损伤的（单一或组合）骨科特殊检查的诊断准确性不甚理想 对于那些没有明确诊断目物理治疗反应不理想的患者，考虑关键特征（如这里列出的），可能有助于引导 PT 将患者转介给合适的临床医师进行进一步的治疗 Edwards 等人（2010）指出（MRI 或 MRA）确诊的 SLAP 患者，非手术治疗提供有益的结果 与 SLAP-ROM 障碍相关的典型损伤，（投掷运动员）盂肱关节内旋减少（GIRD）—与肩胛骨上移、盂肱关节不稳、盂肱关节和肩胛胸壁关节运动控制障碍相关
证据来源（示例）	Chang et al. (2008), Mileski and Snnder (1998), Dodson & Aitchek (2009), Edwards et al. (2010), Abrams and Safran (2010), Jones and Galluch (2007), Smith and Funk (2010), Jee et al (2001), Brockmeler et al. (2009), Parentis et al. (2006), Nam and Sadi (2008), Munro and Healy (2009), Guanche and Jones (2003), Calvert et al. (2009), Walton and Sadi (2008), Jones and Galluch (2007), Dessaur and Magarey (2008), Mirkovic et al. (2005), Magarey et al. (1996)

表4.14 肩关节不稳相关因素

概述	关于肩关节不稳的定义和分类在文献中仍有较大争议。即使是不稳和松弛之间的区别，仍有待商榷 通常认为肩关节不稳是一种症状，而松弛是一种常见的临床体征。当松弛到患者出现症状的点时，即发生不稳 在文献中使用了自发性、创伤性、单向、多向（MDI）、双向等术语，但对于术语的定义，甚至MDI是否存在都缺乏一致的观点 肩关节不稳的定义又可为"由于肩部静态或动态稳定功能障碍和（或）神经肌肉模式导致的，以肩关节疼痛、不稳、半脱位或脱位为特征的神经肌肉骨骼疾病。其发病可以是创伤性或非创伤性的" 肩关节不稳是一种常见的，使人虚弱的疾病：肩关节是最灵活的关节，因此也是人体中最容易脱位的关节（McFarland et al. 1996）。第一发病高峰平均年龄为15~40岁，第二发病高峰为60岁人群，呈双峰状（Rowe, 1963） 研究表明，肱二头肌和上盂唇对盂肱关节不稳定有重要的贡献。真正的下盂唇是盂肱最重要的稳定性区域（Howell & Galinat 1989）
病因与病理	肩关节不稳的概念一直在发展，随着时间的推移，已经提出了许多不同的分类系统 结构性和非结构性因素导致肩关节不稳 Rowe（1963）将96%的肩关节脱位归因于创伤性事件（90%为前脱位），4%归因于轻微损伤反复使用而造成的损伤。这种分类体系往往既分类方法局限性的影响，将肩关节不稳的原因划分为以下2004年Lewis等人发布了Stanmore分类法，或称为Bayley's Triangle（Bayley病）。这种分类体系受既往分类方法局限性的影响，常为3型：创伤性结构型（I型：真性TUBS——创伤性单向不稳，伴Bankart损伤，通常需手术治疗），非创伤性结构型（II型：真性AMBRI——非创伤性不稳，常为双侧），康复有效，很少需要下方关节囊瓣移位术（III型：肌肉模式），目前这些患者可能源自不止一型的不同程度的限制 因素的变化可促进自动和位置类型的不稳定。这些病理改变反映了肌肉募集的变化。肩胛肌肉位置调整和肌肉异常募集的变化 Jaggi & Lambert（2010）指出，症状的出现必然由以下因素单独或联合作用所致： 关节囊复合体及其本体感受机制（注意：因果关系，如SLAP损伤是否会使得盂肱过度移位并因此导致不稳或不稳而导致剥离机制?） 肩袖（结构性） 肩盂和肱骨头之间的关节表面弧形或接触面积（结构性） 中枢或周围神经系统（非结构性） Kuhn（2010）鉴别了17种不同的盂肱关节不稳分类系统，大多缺乏明确定义，这些分类系统使用了"大量不一致"和"不同特征"；并提出了自己的基于频度（孤立、偶尔、频繁）、病因学（创伤、非创伤）、方向（前方、下方、后方）和严重程度（半脱位、脱位）的分类系统（FEDS） 年龄是另一个重要因素。大多数非创伤性不稳的患者通常小于25岁。在该年龄组中，相关的肩袖损伤较少见，但要注意老年患者由于相关肩袖撕裂导致的不稳而继发的撞击 创伤性前向结构性不稳是最为常见的临床表现。据报道20岁以下患者不稳的复发率在88%~95%（Lewis et al. 2004）
临床表现	肩关节不稳是一种现象，具有多种临床表现 通常小于40岁；症状包括不稳的感觉，过头运动恐惧脱位、死臂痛、手臂主观沉重、弹响感、锁闭、弹出、研磨、锐痛、深部无定位疼痛、抓紧样疼痛、肿胀等 既往的治疗、手术和外伤史很重要，作为大对头灵活性的评估。此外，有必要检查是否存在无创性不稳的家族史，这对这些患者而言可能很重要
相关疾病	肩关节不稳是一种现象。Rowe（1987）的许多患者有滑囊炎、肱二头肌腱炎、神经卡压、颈椎相关疼痛和胸廓出口综合征的症状和体征。因此，尚不清楚这些患者 疼痛不是不稳的特异性表现，继发肩袖损伤。Bankart损伤导致单向前方不稳，这是历来最为常见的不稳模式 常有多发、重叠损伤的病变，如不稳伴撞击、继发肩袖损伤 者是否真的存在不稳

续表

医学诊断考量	肩关节松弛的特殊试验，如凹陷征（测试下方松弛）、移位加载试验及前后抽屉试验显示松弛，但不是不稳的检查 旨在评估不稳的骨科特殊体格检查，包括前方和后方恐惧试验。前方恐惧试验往往更有价值（Calvert 1996）。Hegedus 等人（2008）建议恐惧试验、复位试验、惊恐和前方释放试验对于诊断前向不稳非常有用，当检查的阳性结果为恐惧而非疼痛时尤其有效。Fisher 和 Dexter（2007）也得出类似的结论。然而，这些测试的阳性结果所代表的症状和体征无法区分静、动态病因学。即病变是否源自关节囊盂唇组织、肩袖，或者是混合性的 Kim 等人（2005）发现 Kim 试验对后下盂唇损伤的敏感性为 80%，特异性为 94%，可用于诊断后下盂唇损伤。但当它与弹跳试验（jerk test）联合应用时，对于检测后下盂唇损伤的敏感度提高到了 97% 基础检查，诸如简单的普通 X 线检查仍然具有重要的地位，但可能需要特定的方式。注意："应用 X 线检查评估肩关节不稳的难点在于肱骨头在关节盂上的实际可转换性与临床肩关节不稳症状之间可能有关系，也可能没有关系。"（Engebretsen & Craig 1993） CT 扫描可准确评估骨骼结构，尤其是关节盂发育不良或创伤性骨折继发不稳。CT 关节造影也能有效识别盂唇撕裂和韧带松弛 MRI 对肩袖相关损伤的识别最为有用，但对盂唇损伤的识别用处不大 相关报告显示麻醉下检查的敏感度和特异性分别为 100% 和 93%（Papilion & Small 1992, Mok et al. 1990） 关节镜检查虽然是侵入性的，但它是准确评估肩部结构损伤的唯一方法。它使外科医师能够评估肩关节的静态和动态动态过程 肌电图（EMG）不是典型创伤性单向不稳的必须检查，但对非创伤性复杂不稳的识别非常有用
管理	物理治疗（正确的运动模式和肌肉募集）适用于肌肉模式、非结构性不稳、习惯性脱位和保守治疗失败并非手术适应证 物理治疗也是复合肌肉模式和结构不稳患者的一线治疗方法，无论是非创伤性的、前向、后向、还是多向不稳者。只有当肌肉模式能够被矫正，且潜在的结构不稳仍然是核心问题时，手术才有必要 Morris 等人（2004）阐述了肩部肌肉活动的改变模式和肌肉力量的不平衡支持了肩关节不协调的肌肉活动无效的动态稳定为 MDI 的病因 疼痛抑制似乎对运动整合有很大的影响（Hodges & Richardson 1996, 1998, Cowan et al. 2001），所以，应首先考虑减轻疼痛的治疗。然而，没有必要等到疼痛缓解后才开始在无痛范围内的不引起症状的负荷的运动控制方案，因为，通常控制脱位可有效抑制疼痛 Kim 等人（2004）发现，无痛性弹跳试验组 54 个肩关节治疗成功率为 93%，而痛性弹跳试验组 35 个肩关节治疗的失败率为 84%。所有康复治疗无效的肩关节来都被发现有后下盂唇的损伤。因此，作者建议痛性弹跳试验的患者尽早手术干预

对 PT 的启示	应认识到生物医学文献中关于肩关节不稳定义和分类的争议
	详细的病史和准确彻底的检查仍然是患者肩关节不稳评估的基础。约 90% 的病例有可能获得准确的诊断结果（Calvert 1996, Vienne & Gerber 1998）
	骨科特殊体格检查中，前方测试（恐惧、复位和前方释放）最有效。使用"恐惧"而非疼痛作为阳性指征。其他定向试验的证据有限
	考虑使用 Magarey 和 Jones（2003）主张的动态转稳定性试验和动态复位试验
	不稳定的测试必须在外展和旋转转的不同位置进行（Warner et al. 1992），因为不同的韧带和关节囊的不同部分充当着不同位置盂肱关节的主要限制性因素。注意：在功能演示位置应用不稳测试
	如果存在关节囊盂唇复合体的结构性破坏（如 Bankart 或 SLAP 损伤），且患者较为年轻并有重返接触式运动需求的，通常建议手术，以避免再次不稳（Handoll et al. 2004）
	盂肱关节的稳定性取决于被动稳定系统、主动稳定系统和调节系统的功能，因此需要考虑评估全部三个系统
	盂肱关节的稳定性受邻近关节活动性的影响。如，肩胛胸壁关节不稳或胸椎僵硬，都需要考虑评估和治疗
	考虑与盂肱关节稳定性相关的力偶的评估：上方的三角肌和冈上肌及下方的肩袖下部肌肉，前侧的肩胛下肌和后侧的冈下肌 / 小圆肌，前锯肌和斜方肌
	对于动态稳定而言，控制或本体感受和耐力比力量和力矩的评估更为重要。注意：神经交配和肌激活活因此消除了疼痛抑制作用
	特征符合：
	"仅仅过度平移无法确诊为不稳，但存在基于病史和其他体格检查特征与相应的临床表现相关时则可以"（Silliman & Hawkins 1993）。健康的无症状患者与那些需要手术
	治疗肩关节不稳症状的患者存在一样的平移问题（Lippitt et al. 1994）
	考虑轻微的或不明显的不稳和撞击的可能性——如果治疗未能如不稳评估和治疗所考感到的那样改善撞击或肩袖损伤（恢复障碍?）。考感"持续性不稳"（Jobe & Pink 1993）：不稳—半脱位—撞击—肩袖撕裂，不稳—动态稳定装置过度使用—肩袖肌腱病
证据来源（示例）	Calvert（1996），Engebretsen and Craig（1993），Handoll et al.（2004），Howell and Galinat（1989），Jaggi and Lambert（2010），Kim et al.（2004），Kim et al.（2005），Kuhn（2010），Lewis et al.（2004），Lippitt et al.（1994）；Magarey and Jones（2003），McFarland et al.（1996），Mok et al.（1990），Morris et al.（2004），Papilion and Small（1992），Rowe（1963），Rowe（1987），Vienne and Gerber（1998）.

表4.15　肩锁关节损伤相关因素

概述	肩锁关节（acromioclavicular, AC）可能受多种疾病的影响，最常见的是直接损伤和肩关节炎
	肩锁关节损伤 据报道，这是一种常见的临床表现，约占所有肩部损伤的9%。在20多岁的成人中发生率为43.5%。肩锁关节脱位率，男：女 =5∶1
	肩关节炎——常为原发性，但可继发于以往的肩锁关节损伤。常与肩袖损伤共存
发病与病因	**肩锁关节损伤** 一般情况：①对肩锁关节直接施加暴力，如肩处于内收位时肩着地跌倒；或②间接力量，如跌落于肘部，导致肱骨近端运动，从而损伤肩锁关节
	肩关节炎：①通常与体力劳动量较大的个体相关，如 Stenlund 等人（1992）报道，40%~60%的砌砖工（平均年龄 50 岁）存在影像学肩关节炎（2~3 级，0~5 级分级）；②通常与肩锁关节既往损伤相关，如 Johansen 等人（2011）最近的回顾报道，29%~75%的患者表现为 I 型和 II 型影像学创伤性肩关节炎。发病通常为自发、渐进和偶发
病理	经典的分类系统由 Tossy 等人（1963）设计，Rockwood（1984）修订
	I 型——单一的 AC 韧带和关节囊扭伤
	II 型——AC 韧带完全撕裂和部分 CC 韧带扭伤，X 线片显示锁骨外侧端抬高，但锁骨肩峰未完全分离（<25% 垂直平移），引起前后（AP）不稳，垂直稳定维持。临床上有轻度畸形，锁骨远端不稳，AC 关节半脱位
	III 型——AC 和 CC 韧带完全撕裂，远端锁骨脱位后插入斜方肌，X 线片显示肩峰自锁骨远端分离（25%~100% 垂直平移），前后和垂直不稳，临床畸形，AC 关节脱位并不稳
	IV 型——较少见，与 III 型一样，但在锁骨远端 1/3 处三角肌和斜方肌插入点位置，远端锁骨脱位至肩峰或肩胛下位置，AC 关节脱位合并不稳
	V 型——非常罕见，远端锁骨脱位至肩峰下，常常导致覆盖盖于 AC 关节上的皮肤撕裂，通常伴有其他损伤，如臂丛神经损伤，AC 关节脱位并不稳
	VI 型——在其他地方有详细描述，如 Buckwalter 和 Martin（2006）
	AC 退行性关节炎——也可以与肩峰下撞击综合征合并出现，临床症状与退行性关节病的 X 线表现不相关，可经局部麻醉阻滞证实 由于矢状面上关节运动的增加，II 型可能比较 I 型退行性改变更严重些

续表

临床表现	以上详细的病史在发病和病因学方面重要 AC关节已被证实在关节局部产生疼痛，涉及颈前外侧和三角肌前外侧（Gerber et al. 1998） 上述病理学部分详细描述了畸形的考量。通常：I型——AC关节触诊轻至中度正痛，无畸形；II型——AC关节触诊中或重度压痛，锁骨外端可略高于肩峰，AP不稳；III型和V型——AC关节触诊严重正痛，锁骨外侧端相比肩峰抬高明显，关节畸形；III型与V型的鉴别——III型病变通过肩部加压可还原，V型损伤不可还原 典型症状：AC关节有压痛点，交臂内收疼痛，骨科特殊检查——主动加压试验，触诊时无疼痛，如加压疼痛，可用作AC关节病理的排除检查。局部麻醉注射症状缓解。通过肩的运动可产生剧烈而短暂的疼痛 其他特征：当关节牵伸时，在运动的终末产生疼痛 临床表现与X线检查结果相关 肩关节炎——通常无症状，但不定期复发且日渐渐进展 **肩锁关节损伤** I型和II型——非手术治疗，悬吊1～3周，物理治疗以解决损伤（见下文），通常需要6～8周的恢复才能重返运动 III型——手术或非手术治疗之间存在争议——最近的研究证据支持保守治疗，悬吊3～4周，物理治疗以解决损伤（见下文），通常需长达12周的康复才能重返运动，满意率可达80%，如Philips等人（1998）的一项荟萃分析显示非手术治疗满意率为87%，手术治疗为88%。手术治疗的并发症发生率更高（手术组有59%需要更进一步的手术，而保守治疗组仅为6%）。精英运动员、重体力劳动者则考虑手术 IV型——罕见，需手术以减轻脱位和稳定关节 手术——超过75例的手术也能建立最佳治疗方法 **骨关节炎** 与其他四肢关节类似，包括活动调整、止痛、注射类固醇、物理治疗 如果特别麻烦，适当的保守治疗疗效控制不佳，手术选择包括远端锁骨切除术
对 PT 的启示	考虑将 AC 关节作为可能的症状来源，以及造成患者肩关节功能障碍的来源 "关节体征可通过一项或多项附属运动测试再现。这些附属（生理运动 / 生理运动）都属前后和后前向运动。纵向运动组合运动（尤其是尾向），以及在肩部尾部或附近延伸极限处产生的锁骨旋转运动。水平内收（屈曲）、水平伸展以及象限和被动定位疼痛，因为这些运动都是在加压下进行的。"（Maitland et al. 2005） "在功能性运动过程中进行挤压运动是否会累的鉴别程序。快速运动可能更容易在刺激的方向上加压引起患者的疼痛。"（Maitland et al. 2005） "考虑肌肉长度测试和肩胛骨动态稳定性评估，长度测试可增强健理想的功能恢复。"（Maitland et al. 2005） "疼痛关节的 I 级和 II 级附属运动。进行水平内收、水平外展，手放于背后及象限受限或锁定位置的牵伸运动。在僵硬的活动受限处，运用 III 级别 IV 级附属运动。"（Maitland et al. 2005） 考虑其他影响因素，如 AC 关节原发性损伤个体的颈椎、胸椎、肋骨和神经动力学损伤 谨记细致地再评估并分析评估身体障碍对个体功能受限影响的临床假设
证据来源（示例）	Mazzocca et al. (2007), Johansen et al. (2011), Beim et al. (2000), Sellards (2004), Bradley and Elkousy (2003), Chronopoulos et al. (2004), Buttaci et al. (2004), Philips et al. (1998), Gerber et al. (1998), Stenlund et al. (1992), Rockwood (1984), Tossy et al. (1963), Buckwalter and Martin (2006)

采用专家级临床医师临床推理策略的 Delphi 法评估和管理肩部疼痛，凸显运动损伤的首要地位，而非使用骨科特殊检查的特殊结构诊断（May et al. 2008）。正如 Sahrmann（2002）和其他作者所详细讨论的那样，损伤可作为病理过程的直接结果，或相反，损伤可能实际上导致了组织病理改变。在物理损伤不可改变的情况下，PT 通过与患者协作，制订补偿策略，从而最大限度地提高其生活质量、运动潜能和功能能力。

物理治疗诊断与肩部疾病

与肩关节疾病相关的诊断性标题，如肩峰滑囊炎、肩袖撕裂、肱二头肌腱炎、冈上肌腱炎、钙化性肌腱炎、盂肱关节骨关节炎、盂唇撕裂、肩胛上神经病变等医学诊断，这些示例都提示了病理解剖损害是患者障碍的原因。正如讨论的那样，单独使用各种骨科特殊检查进行临床评估似乎并不具备令人满意的诊断准确性，因此，使用 X 线检查、超声诊断、MRI、MRA 等来辅助特定的结构性诊断以应用这些诊断术语。由于诊断性影像学研究不在传统物理治疗实践的范围内，因此不应由 PT 制定这些诊断名称。先前讨论了物理治疗实践中肩部特定医学诊断的局限性、困难和影响。此外，与建立肩部具体结构性诊断的复杂性相关，也带来了对患者失能来源误诊的可能性。这一证据支持了 Maitland 和其他作者之前的论点，如 Sahrmann（1988）所说，"医学诊断并不是指导物理治疗的充分诊断"（Sahrmann 1988）。

WCPT 认为物理治疗诊断是 PT 的职业责任，并被描述为：

"临床推理过程的结果在于鉴别现有或潜在的损伤、功能受限情况和能力或残疾情况……

诊断的目的是指导 PT 确定患者的预后和最合适的干预策略，并与他们分享信息……

可用运动功能障碍来表示，或者包括损伤类别、活动受限、参与受限、环境影响或能力 / 残疾。"

WCPT（2007）

物理治疗诊断与 ICF

2003 年，WCPT 支持在物理治疗实践中实施、整合"国际功能、残疾和健康分类"（ICF）。ICF 由世界卫生组织（WHO）于 2001 年开发，其目的是提供概念性框架和基础来分类，描述人类功能和残疾状况。ICF 收集身体结构和功能（损伤）与活动（受限）和参与（局限性）在个人因素、个体环境和健康状况中的相互作用。ICF 为物理治疗实践提供了许多潜在的好处：

- 提供了一个使 PT 可以更好地理解个体经历及其健康状况如何影响个体功能和失能的框架。

- 帮助 PT 识别其实践范围内可解决的损伤，并将其置于个体经历的活动受限和参与局限性范围内。

- 协助确定适当的目标、治疗选择的优先顺序和预后推理。

- 提供一种通用的国际语言，便于患者照护等方面的交流，避免了本节所讨论的有关肩部疾病的病理解剖名称相关的争议和限制。

- 满足 WCPT 所描述的物理治疗诊断的作用和要求。

- 提供全面的功能分类系统。

值得注意的是，这种现代观点与 Maitland 概念的核心或主旨相符，即"积极的人应致力于理解个体（患者）到底在承受着什么"（Maitland 1986）。"它包含并将患者和他们的主要问题置于手法 PT 要做或要说的核心"（Hengeveld & Banks 2005）。此外，Maitland 还主张"对治疗技术持开放态度，自由创新、不受理论约束，并将技术与功能障碍联系起来"（Maitland 1986）。这种思维促进了对每位患者治疗技术的个体化。此外，值得注意的是，Maitland 早期文本并不打算作为技术书籍来阅读。相反，最重要的信息在于技术所依托的基本原则。基于 ICF 框架，我们不难看出诸如"患者驱动模型""利用身体功能来告知"和强调"临床证据至上"等原则。Rundell 等人（2009）在一系列病例报告中证实了 ICF 在物理治疗临床实践中的实用性，Helgeson 和 Smith（2008）则分别报道了在急、慢性腰痛和髌骨脱位中的应用。此外，作为指导和促进患者管理的参考，包括颈痛（Childs et al. 2008）、髋部疼痛（Cibulka et al. 2009）和足跟痛（McPoil et al. 2008）等基于 ICF 的相关实践指南已发布。肩部疾病相关的指南目前也正在制定中（Godges & Irrgang 2008）。将 ICF 纳入物理治疗实践的可行性、挑战和机会，已在 Escorpizo 等人（2010）的文章中探讨过。显然，将来需要研究 ICF 在其他身体区域疾病中的应用。虽然 ICF 提供了一个强大的概念性框架来支撑物理治疗实践并为人类功能分类和编码提供了一种手段，但它并不能取代或削弱其他模式的实践，如基于证据的照护或 Edwards 等人（2004）提出的临床推理模型。Rundell 等人（2009）展示了如何在临床实践中将这些模型与 ICF 相结合。Hengeveld（1999）展示的概念性模型则将 ICF 整合进手法物理治疗师对运动损害的分析及具体分类（图 4.23）。

物理治疗诊断与肩部疾病——美国物理治疗协会观点

美国物理治疗协会（APTA）在其出版的文件《物理治疗师实践指南》（APTA 1998）中认识到，以组织为基础的病理诊断的生物医学模式与评估和治疗造成个人功能受限的身体损伤的物理治疗模式之间存在着差距。指南试图将患者归入基于身体损伤群组的"首选实践模式"，而非病理学的诊断组，以提供一个实践框架，并在此基础上制订传统物理治疗实践范围内的临床指南。因此，具有不同病理和生物医学诊断的患者可以被归入同一组。反之，具有相同的给定生物医学诊断的患者可以被分配到不同的组别。Tovin 和 Greenfield（2001）将这一分类策略与肩部评估和物理治疗的原则相结合，确定了"首选实践模式"。

- 与关节囊受限相关的关节灵活性、运动功能、肌肉功能和运动范围受损：
  - 此类的主要损伤是肩关节活动受限，受限模式通常与①或②相关。①生物医学条件下的肩部结构改变，如冻结肩、肩关节复合体的关节炎疾病（如盂肱关节骨关节

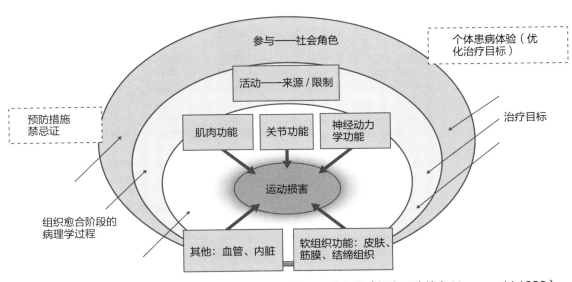

图 4.23 在 ICF 模型中整合手法物理治疗师对运动损害的分析及具体分类（经许可改编自 Hengeveld 1999）

炎）或创伤后的制动；②肩关节复合体无相关结构改变的情况下，因疼痛和保护性肌痉挛致使肩关节运动受限的关节囊受限模式，如肩关节复合体内的急性炎症或肌筋膜疼痛。

- 与韧带或结缔组织疾病相关的关节灵活性、运动功能、肌肉功能和运动范围受损（肩关节不稳）：
  - 此类的主要损伤是继发性肩关节不稳，即各种可能潜在组织病变相关的神经肌肉控制不良，如由于创伤或关节过度活动综合征所致的关节囊和韧带松弛、关节盂唇病变、肩袖损伤和骨骼（关节）改变。
- 与局部炎症相关的关节灵活性、运动功能、肌肉功能和运动范围受损：
  - 此类运动范围、运动功能和肌肉功能的损伤由炎症和疼痛所引起的保护性组织反应所致。与此类相关的生物医学诊断包括肩锁关节炎、胸锁关节扭伤、肩袖撕裂、关节盂唇病变、肌腱炎、滑囊炎、关节囊炎症或冻结肩（早期）、腱鞘炎和撞击。
- 牵涉痛综合征。继发于反射性交感神经营养不良、脊柱疾病、胸廓出口综合征和周围神经卡压所致的关节灵活性、运动功能、肌肉功能和运动范围受损：
  - 此类因身体上部的组织和结构损伤导致的肩部运动和（或）疼痛，包括颈椎或胸椎功能障碍、神经张力异常、胸廓出口综合征、交感神经性疼痛、肌筋膜疼痛综合征和姿势问题。
- 与骨折相关的关节灵活性、运动功能、肌肉功能和运动范围受损：
  - 主要损伤为肩关节复合体运动范围减少，以及由于失用而继发的肌肉功能下降。
- 与关节置换或外科手术相关的关节灵活性、运动功能、肌肉功能和运动范围受损：

- 主要损伤包括运动范围、运动功能和肌肉功能，物理治疗须考虑愈合的限制条件。

有意思的是，回顾 APTA 的当代立场，其中详细描述了（基于损害和功能受限）针对肩部疾病（和其他状况）的物理治疗方法，但就 Maitland 与 Maitland 概念的发展而言也提倡这种方法。与本书第 4 版（Hengeveld & Banks 2005）中详述的临床资料相比，该分类系统有许多相似之处。同样值得注意的是，这一当代立场仍然可以与 Maitland 临床分类系统完美地结合在一起。Maitland 主张将患者的症状和体征分类为可识别的组合，以便选择和执行关节松动或手法操作技术。Maitland 认为，各个组合应以特定的方式对适当的关节松动或手法操作做出反应，即第 1 组——疼痛主导型障碍；第 2 组——僵硬主导型障碍；第 3 组——疼痛和僵硬所致障碍；第 4 组——短暂疼痛所致障碍。因此，与 APTA 类似的模型，可将具有不同结构病理或医学诊断的患者归于同一组。具有特定结构病理改变或医学诊断的患者也可因其疾病阶段而划入不同的临床组。例如，医学诊断为肩峰下撞击的患者可因其体征或症状而划入第 1 组，但如果因其疼痛机制中包含炎症因素则需要与相同医学诊断的患者采取很不一样的物理治疗处理，如只有活动到特定位置时才会出现短暂疼痛者（第 4 组）。

肩部疾病物理治疗管理的其他发展与思考

物理治疗诊断和非特异性肩痛概念及其分类

鉴于肩峰下撞击和肩袖肌腱病（导致肩部问题的主要原因）的诊断较为困难，已提议用"机械性肩痛"（Lewis 2007）或"非特异性肩痛"等诊断术语替代（Lewis 2009）。虽然这些诊断术语显然属于物理治疗的使用范围，但这些术语也无法满足 WCPT 定义所确定的诊断要求，因为这些术语无法"指导物理治疗师明确预后和最适宜的干预策略"（WCPT 2007）。特别是与腰痛相关的非特异性诊断类目的使用问题已经被很好地探索过了（Fersum et al. 2010, O'Sullivan 2005）。包括物理治疗师在内的初级护理临床医师普遍认为，在非特异性腰痛（non-specific low back pain，NSLBP）的广泛诊断范畴内，可能会有几组较小的同质组，它们可能对特定的特殊干预做出反应（Fersum et al. 2010）。对这种分组分类的研究已成为腰痛的研究重点。肩部疾病似乎也有类似问题（Sahrmann 2002, Lewis 2009, Aina & May 2005, McKenzie & May 2000）。

尽管还处于起步阶段，但在物理治疗实践中，对于一般肩痛患者的分类，似乎有两条独立的科学调查路线。首先，根据临床经验和专业知识开发了一些分类系统，其中一些系统总结如下（Sahrmann 2002, Lewis 2009, McKenzie & May 2000）。这些分类系统现在需要对其可靠性和有效性进行科学评估，因此需要对其临床适用性也进行评估。此外，基于临床表现的治疗分类在其他身体区域如腰椎，通过开发临床预测规则（clinical prediction rules，CPRs），已经显示出前景（Stanton et al. 2010）。在肩部疾病方面似乎也有类似发展的早期迹象（Hung et al. 2010），这将在"物理治疗诊断和临床预测法则的概念"一节中讨论（Hung et al. 2010）。

- Sahrmann（2002）提出了一个基于"运动系统损伤"的分类系统。详细介绍这一概念超出了本文的范围，读者可参阅 Sahrmann（2002）撰写的《运动损伤综合征的诊断和治疗》（*Diagnosis and Treatment of Movement Impairment Syndromes*）一书，以获得完整的解释。总之，诊断类别是根据肢体对线或运动障碍来命名的，这些障碍在被纠正后会消除患者的症状，而不是假设的病理结构来源（医学诊断）。因此，评估的重点是识别产生疼痛的动作，而不是像医学模式那样使用特殊的骨科检查和影像学检查。关于肩部不适，对静态姿势、肱骨和肩胛骨运动障碍进行纠正，以试图消除患者的症状。能够持续消除疼痛的纠正构成了物理治疗师所提供的诊断和治疗方案的基础。

- Lewis（2009）提出了"肩部症状修正程序（shoulder symptom modification procedure，SSMP）"模型。原文提供了对该提案的完整解释。在类似的模型中，为减轻患者的疼痛，Sahrmann（2002）将机械程序应用于功能性运动过程中的肩胛骨、肱骨或颈椎/胸椎以再现患者的肩痛。减轻症状和（或）提升运动的程序成了 PT 治疗计划的基础。

- McKenzie 和 May（2000）提出了基于"力学诊断和治疗原理（通常应用于脊柱疾病）"的分类系统，并将之应用于包括肩关节在内的四肢关节。紊乱、功能障碍和姿势的分类基于对症状反应和力学反应进行的评估（McKenzie & May 2000）。其次，根据患者个体的诊断分类进行干预。Aina、May（2005）及 Littlewood 和 May（2007）的案例研究证实了该方法具备实用性。

目前所有这些分类系统的共同之处是缺乏可靠性和有效性的研究。这些分类系统为多步骤过程，在临床实践广泛应用前需要做验证（Dankaerts et al. 2006）。此外，包括 Zimny（2004）和 Foster 等人（2011）在内的许多作者已经充分记录了与目前物理治疗中发展的诊断分类相关的复杂性。诸如主观性、缺乏相互排斥和独特但又详尽的类别、类别的具体程度以及诸如 Sahrmann（2002）和 McKenzie、May（2000）提出的分类系统的有限范围和单维性质等问题都被强调为研究人员在尝试物理治疗中的诊断分类时所面临的挑战（O'Sullivan 2005，Zimny 2004，Foster et al. 2011）。Foster 等人（2011）对腰痛的分型进行了总结，"事实上，尚无分型方法可以通过各种临床价值和证据的可靠性测试"。此外，"目前，还有许多的路要走，在没有有力证据的情况下应注意分组方法。这项研究产生误导性结果的可能性很高，精心设计非常关键"。与腰痛比，肩部疾病分类尚处于起步阶段，这些评论也同样适用。

但值得注意的是，回顾上述这些当代物理治疗实践模型（Sahrmann 2002, Lewis 2009, McKenzie & May 2000），其所依据的原则与 Maitland 概念的固有原理密切相关。尤其是：

- 患者管理的困难、局限和阻碍使物理治疗应遵循医学诊断指导——这是 Maitland 概念的核心基本原则，这一概念将在"诊断和 Maitland 概念"一节中进一步讨论。
- 应用 Maitland 概念可使患者在功能性运动中表现出失能、障碍和（或）诱发疼痛（Maitland 1986）。
- 评估很重要，"评估一直是本书的重点，1964 年编写本书第 1 版时也是如此（Maitland 1986）。评估因果关系的逻辑和系统过程是 Maitland 概念的要求，即通过持续评估选择和晋阶的治疗技术对患者症状和体征（临床证据）的影响来证明治疗是否有效。
- 无懈可击的分析评估是为 Maitland 概念的基石（Maitland 1986）。

物理治疗诊断与临床预测法则的概念

最近物理治疗引起人们的极大兴趣，二线科学探索和研究激增，涉及识别患者对某种治疗做出最佳反应的能力。事实上，关于肩关节的问题，从研究的角度来看，对广大不同人群"一般肩痛"的研究有助于识别具有重要治疗和预后意义的个体共同特征（May et al. 2010, Schellingerhout et al. 2008）。

临床预测法则旨在改善临床决策的制订，发展已建立的诊断、预后并将个体与特定干预进行匹配。在最近的物理治疗实践中，包括 Cleland（2007）、Currier（2007）、Flynn（2002）、Hicks（2005）、Vicenzino（2010）等人，已开发了临床预测法则，其目的在于协助相关治疗选择的临床决策过程。最近，Hung 等人（2010）提出了关于"肩峰下撞击综合征"的分类策略。根据肩胛骨运动学和损伤特征的 3 个变量建立了一种预测方法，以预测标准化干预条件下（包括手法治疗、关节活动范围训练、牵伸和力量训练）的 6 周改善情况（Hung et al. 2010）。

虽然临床预测法则有成为有价值的临床工具的潜力，可以影响决策制订和改善物理治疗实践的结果，特别是与治疗选择有关，但重要的是它们在临床应用之前已获得开发和充分验证（Stanton et al. 2010, Childs & Cleland 2006）。Childs、Cleland（2006）和 Stanton 等人（2010）提供了验证方案的完整解释。最近，针对 15 项旨在协助骨骼肌肉疾病治疗选择而开发的临床预测法则进行了系统性回顾，Stanton 等人（2010）仅接受 1 项临床预测法则（腰痛的脊柱手法治疗）（Flynn et al. 2002, Childs et al. 2008, Cleland et al. 2007）。在所有的 15 项临床预测法则中，只有一项进入临床验证阶段（3 个阶段中的第 II 阶段），其他 14 项临床预测法则尚处于衍化阶段（3 个阶段中的第 I 阶段）。有许多其他的方法学问题，特别是与研究设计相关的问题，不支持在临床阶段应用这些已公布的临床预测法则对治疗效果进行预测（Stanton et al. 2010）。尽管如此，通过适当的严格的方法学发展、分析和验证，临床预测法则有可能帮助识别对特定干预策略做出反应的患者亚组，从而协助 PT 在治疗患者方面做出临床决策。

将 Maitland 概念融入当代肩部疾病物理治疗实践中

图 4.24 展示了物理治疗师在评估患有肩部疾病的个人时可能使用的分诊过程。虽然物理治疗师不属于医疗诊断的范围，但他们必须具备识别需要早期医疗关注的临床表现的能力，这一点与 ESP 同样重要。这类病例的临床表现细节将在"筛查红旗征

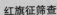

红旗征筛查	筛查需要早期治疗的问题	外源性筛查	确定个体能力、残疾、功能限制和潜在的障碍
• 肿瘤？——肿瘤病史、肿瘤症状和体征、不明原因的畸形、肿块或肿胀，淋巴结肿大。进行性的局部疼痛，但与运动无关，通常夜间痛更多，检查过程中通过触诊或运动无法再现 • 感染？——皮肤变红、发热，全身不适 • 神经病变？——不明原因的消瘦、严重的感觉或运动缺陷	• 急性肩袖撕裂？——近期受伤、急性失能性疼痛和明显的无力、落臂征阳性 • 脱臼未复位？——创伤、癫痫发作、触电、无法旋转、畸形 • 年轻成人的急性创伤性原发性肩关节前脱位 • 严重肩痛无法确诊	• 颈椎病 • 胸椎病 • 神经疾病——神经根病、臂丛神经炎（也称神经性肌萎缩 Parsonage-Turner 综合征）、胸廓出口综合征、神经卡压（如肩胛上神经、胸长神经等） • 炎症——风湿性多发性肌痛、类风湿关节炎 • 内脏功能紊乱——心肺、胆囊、膈肌、脾肾 • 复杂性区域疼痛综合征	临床推理过程中，以临床证据为主，但与理论假说相结合 **理论假设考量**　**临床事实考量** 生物医学诊断（表　病史症状体征—— 4.8~4.15）　　　通过临床检查 疼痛机制　　　　确定特定的身体 组织来源　　　　损伤 解剖 生理 病理

图 4.24 将 Maitland 概念融入当代肩部疾病物理治疗实践中

的重要性""筛查需要早期医疗关注的疾病"和"筛查外源性疾病——分析评估和区分"等章节中讨论。

一旦患者被筛查为有问题，评估的重点是明确导致其功能受限的身体损伤，并假设可能存在的潜在原因。然后干预、分析评估并对进一步检查、物理治疗诊断和患者管理的疗效进行细致的再评估（Maitland et al. 2005）。Jones 和 Rivett（2004, p4）提出了临床推理模型框架，在此基础上，决定患者的物理治疗管理和判断预后。鼓励读者采用这种以患者为中心的临床推理模式，并结合可供管理决策制订的理论假设来支持实践。

科学探索发现，Maitland 概念管理肩部疾病的效用，在今天看来仍和刚开发出来时同样具有吸引力，尤其是考虑到基于病理学模型进行诊断的不足时。事实上，当代文献中支持肩关节问题保守治疗的建议尤为有趣，包括"以症状改变的反应为指导"（Lewis 2009）、"体征和症状"（Hughes et al. 2008）和"基于症状反应"（May et al. 2008）。看来，"40 多年前由 Maitland 制订的临床实践与原则在 21 世纪初似乎仍然适用"（Hengeveld & Banks 2005）。我们必须继续等待进一步的科学研究和发展，特别是制订分类系统以确定可能对肩部问题特定干预做出反应的患者亚组。

象征性砖墙渗透模式

Maitland 概念所倡导的以象征性砖墙渗透模式为代表的独特思维模式，仍然是物理治疗实践中的重要基石。"这种思维模式未用于其他手法治疗理论"，这是 Maitland 概念中的"需求"和"治疗师确保首要关注的临床隔断在决策过程中的重要性"（Maitland 1991, Maitland et al. 2005），之前已经在本章前面的"诊断与 Maitland 概念"一节中特别讨论过。从之前已经讨论的生物医学观点和本章的一贯看法，PT 在当代实践中继续使用这种思维模式的要求相当明确，如果物理治疗的治疗部分由肩部疾病的生物医学诊断和诊断标题来指导的话，会有潜在的局限性。图 4.24 展示了将砖墙整合到分诊过程中，特别是关于确定个体能力、残疾、功能受限和与肩关节有关的潜在损伤的类别。需要记住的是，砖墙模型同样适用于先前三个部分，即筛查肩关节复合体是否存在严重病理改变的体征，筛查需要早期治疗的疾病和筛查外部疾病。

使用砖墙模型将表 4.8~4.15 的证据整合到临床物理治疗实践中

表 4.8~4.15 中列出的一些较为常见的肩部疾病的生物医学诊断名称，可考虑用于砖墙模型中。图 4.25 有助于说明这一观点。再以两例临床实例

来强调这样做的好处。

1.　患者诊断为肩峰下撞击而转介来做物理治疗。表 4.8 和表 4.9 有助于支持形成砖墙左侧的知识（理论）。随着对该病的深入理解，PT 能够认识到诊断名称的局限性，并回忆可能与该诊断名称相关的大量潜在的病理改变和各种临床表现及损伤。用 Maitland 的话来说：

"显然，如果仅以诊断为基础进行治疗，就必须意识到使其精确而有意义的真正困难是什么。"

同时：

"这并不是诊断表明所需要的那种被动运动治疗，而应运动过程中症状和体征的表现。这意味着，应根据患者的症状和体征（砖墙的右侧）结合解剖学、生物力学、病理学和诊断（砖墙的左侧）知识来指导初次治疗的选择……这样的计划可避免不同人群不同症状而导致诊断名称混乱和对病理改变产生争议。"

Maitland（1986）

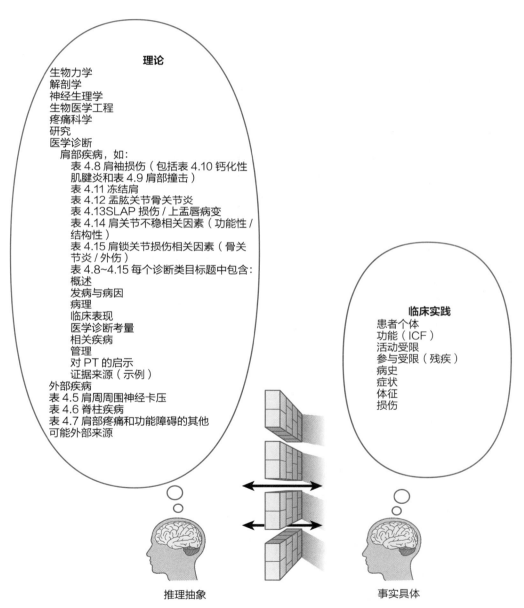

图 4.25　以砖墙模型为例，将表 4.8~4.15（详细说明影响肩关节的常见疾病）所示的证据和知识整合到物理治疗实践中。关于肩部疾病医学诊断的理论知识形成了砖墙的左侧的知识，与患者个体情况相关的临床事实形成了砖墙的右侧的知识

2. 考虑患者存在肩部疼痛和功能障碍，其中已发现的许多身体损伤无法借助物理治疗减轻，或矫正后并不能改善其功能受限。根据疾病知识，年轻运动员的 SLAP 损伤（表 4.8）可能并不适合采取保守治疗，若根据 Maitland "令要点吻合"的观点，PT 会认识到这样的临床表现。因此，可以及时安排进一步的生物医学诊断评估。

骨科特殊检查——关于 Maitland 概念和砖墙模型的重新诠释和再定义

在前文"诊断准确性——简要回顾"内容中已详细描述并讨论的骨科特殊检查，也可在两种思维模式中加以考虑，并将其纳入现代物理治疗的临床决策中。如表 4.1 所述，通常骨科特殊检查并不具备令人满意的诊断准确率以确立生物医学诊断。然而，在进行这些测试的过程中，患者可能会再现可比较的肩痛。此外，这种特殊测试中所使用的姿势可能与患者的功能问题有关，因此可用以识别肩关节复合体的运动损伤。这有助于 PT 发现症状的来源和成因，并有助于 PT 在个体治疗的临床决策中以解决运动障碍（并因此进行特殊检查）的方式来改善患者的相关功能限制。从运动分析的角度来看，砖墙渗透模式右侧的临床资料可作为再评估的体格检查和（或）作为评估和治疗技术。例如，Hawkins-Kennedy 试验就是对水平内收和外展等不同位置肩内旋的评估。以这种方式来考虑检查或运动过程并使其成为 Maitland 概念的一部分，从而分析运动而不是诊断特异性。这种方法可将"骨科特殊检查"用于功能位的疼痛、僵硬或痉挛的治疗技术，并作为运动过程的检查技术。Maitland 概念也强调了评估的重要性，而且，在治疗过程中和治疗后运用这些评估技术对于确定这一过程是否对患者有益、是否对其功能有限制至关重要。例如，进行肩关节内、外旋关节松动，但当肩上抬时轴向加压（Crank 试验）时症状加重，且运动无任何改善，则治疗无益。

表 4.16 展示了如何从运动损伤的角度解释骨科特殊检查，而非砖墙理论中的医学诊断观点，因此可用于物理治疗实践中。请注意骨科特殊检查的理论是如何转化为临床事实的。

肩部障碍的物理治疗检查、评估和治疗

专栏 4.2 总结了肩部和肩带复合体的主观检查。专栏 4.3~4.9 总结了肩带复合体每个构成部分的体格检查。主观检查和体格检查收集的信息可用于完成砖墙的右侧信息，并形成物理治疗管理决策的主要基础（临床证据至上），再与砖墙左侧的信息相结合（表 4.8~4.15）。考虑肩部障碍物理治疗检查相关的问题时，本书也值得回顾：

"治疗骨骼肌肉疾病的最终目的是使患者完全恢复无痛主动功能性运动。因此，体格检查的最初目的是确定那些不充分和无痛的主动功能性运动（图 4.26）。根据关节活动范围与活动极限的被动运动测试所发现的疼痛、僵硬或保护性痉挛，形成治疗技术的基础。包括关节松动、延长短缩或纤维化的肌肉和恢复理想的神经动力学。"

Hengeveld & Banks（2005）

个案研究示范

以下个案研究旨在利用 Maitland 概念的固有原则示范肩部疼痛和功能障碍患者的各种物理治疗管理。这些案例强调了处理骨骼肌肉疼痛和功能障碍的重要性，解决导致个体功能受限的可识别的身体损伤。

- 物理疗法治疗主要影响理论的相关限制和问题（可渗透砖墙左侧）
  - 直接回顾个案研究 4.3
- 源自脊柱的肩部症状评估的重要性
  - 直接回顾个案研究 4.4
  - 也可参见个案研究 4.5
- 合并身体各部位多发损伤的肩关节问题处理
  - 个案研究 4.6
  - 个案研究 4.7
  - 个案研究 4.8

表4.16　以Maitland概念和砖墙理论重新诠释骨科特殊检查

理论（已知、未知、想知）	临床（事实）
空罐试验的疼痛或无力可作为撞击征或冈上肌撕裂的确认试验	肩于肩胛骨平面上抬 90°，抗阻上抬内旋时疼痛和（或）无力

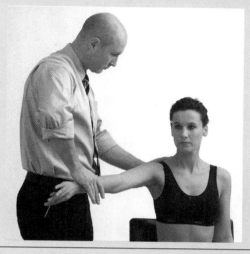

Hawkins-Kennedy 试验可作为撞击征或冈上肌腱炎的筛查试验	肩关节于肩胛骨平面上抬 90° 并内旋时疼痛

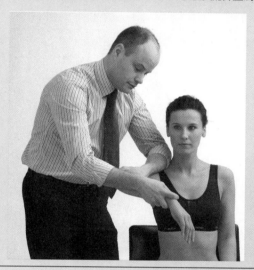

Hornblower 试验无力可诊断为小圆肌严重变性或无力	肩关节于肩胛骨平面上抬 90° 且屈肘 90° 时抗阻外旋减弱（疼痛抑制？）

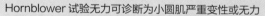

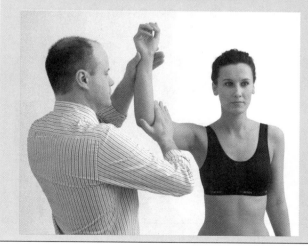

理论（已知、未知、想知）	临床（事实）
外旋减弱征可诊断为冈下肌或肩袖肌撕裂	肘关节屈曲 90°，肩关节于肩胛骨平面外展 20°，外旋减弱

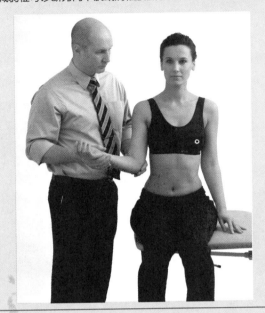

压腹试验有助于判定肩胛下肌的撕裂情况	肩关节抗阻内旋减弱

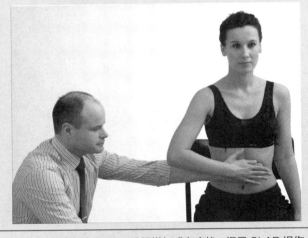
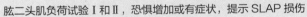

肱二头肌负荷试验 I 和 II，恐惧增加或有症状，提示 SLAP 损伤	肩外展 90°、120° 伴完全外旋抗阻屈肘（旋后）时激发疼痛

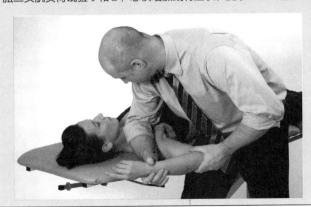
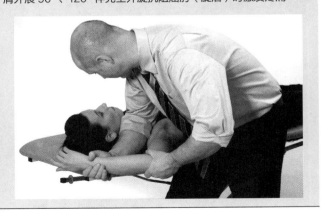

理论（已知、未知、想知）	临床（事实）
Crank 试验过程中出现疼痛、卡顿或咔嗒声，提示盂唇损伤	肩关节屈曲、内外旋，轴向加压时疼痛

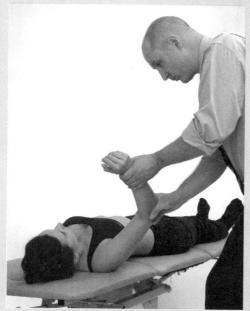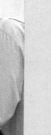

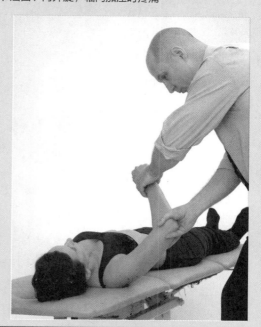

O'Brien 试验过程中出现深部疼痛或有咔嗒声提示盂唇损伤	肩关节前屈 90°、水平内收 15° 伴完全内旋，抗阻上抬时疼痛

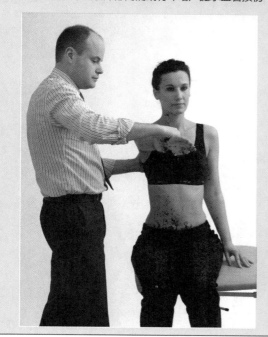

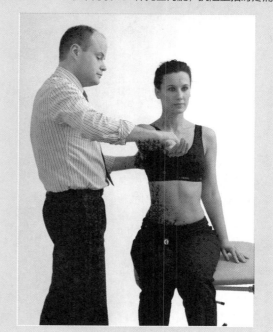

专栏4.2

四肢关节的主观检查

主观检查的安排在所有关节基本相同，因此，此处只详细列出盂肱关节。

障碍"类型"

- 从第一个强制性问题开始（"问题"1）
- 确定患者转介或寻求治疗的原因：
  a. 疼痛、僵硬、无力感、不稳、虚弱、功能丧失等
  b. 术后、外伤、麻醉下手法松解、石膏固定、骨折、脱位等

病史

1. 本次发病
2. 既往史
3. 适用的社会经济史
4. 症状恶化还是好转
5. 之前的任何治疗，疗效
6. 禁忌证

主要问题以星号标出

部位

- 是否为疼痛、僵硬、不稳、虚弱等障碍
- 在身体图示上做记录
1. 标记主要区域的症状深度和症状类型
2. 感觉异常和感觉缺失

- 检查相关区域：
  a. 脊柱
  b. 相邻关节的病变
  c. 其他相关关节

症状行为

1. 何时出现、何时变化（持续、间歇——频率）
2. 如何引发，怎么缓解
3. 有无夜间痛？疼醒？还是可以继续睡眠（夜间痛是由机械性因素还是炎症因素引起？）
4. 从起床到一天结束
5. 功能受限（疼痛、僵硬、虚弱等何种受限为主？）

特殊问题

1. 一般健康状况，相关体重减轻（病史）
2. 因为本病与其他疾病正在服用哪些药物？（类固醇、镇痛药、消炎药）

体格检查计划

"体格检查计划"作为整个检查程序的一部分，作为一种教学手段，鼓励学生以清晰、有条理、有目的的思考。在主观检查之后，制订体格检查所需的步骤。

经许可转载自：Maitland GD（1991）Peripheral Manipulation 3rd ed. Oxford: Butterworth-Heinemann, p 291.

专栏4.3

肩关节复合体的体格检查

观察

*功能演示/测试
- 因疾病影响功能活动的演示
- 对所演示的功能活动进行鉴别

简要评估

主动运动（活动至疼痛或受限处）
- 屈曲（自然矢状面）
- 外展（自然冠状面）
- 水平屈曲（HF）、水平伸展（HE）
- 手摸背（腕关节中立位）
- 屈曲位（F）和外展位（Ab）内外旋

等长测试
- 肩袖

"计划"中的其他结构
- 胸廓出口
- 卡压性神经病
- 上肢神经动力学测试（ULNT）

被动运动
如疼痛和僵硬位所示

仰卧位

1. 盂肱关节
F、Ab、↻、↺、HF、HE或象限及锁定位置

双臂置于体侧，↑、↓、←→尾向和头向、—→（扩张盂肱关节）
上臂外展，←→尾向、↑、↓
上臂屈曲/象限位置，↓、←→尾向（和头向）
2. 盂肱关节：挤压、↓、↑、←→纵向运动（尾向或头向）、旋转（反复加压）
3. 胸锁关节：适用←→（头向和尾向）、↓、↑旋转、分离和加压（前5次反复加压）
4. slump试验（坐位硬脊膜牵拉试验）
5. 鉴别检查
6. ULNT

俯卧位

- 手摸背、E、Ad、↻
- 前额置于掌心休息位，盂肱关节，↓、←→、↓（尾向）、颈椎↓、↻

专栏4.3（续）

侧卧

- 肩胛胸壁关节：适用上提、下降、前伸、后缩、旋转，适用于加压

触诊

+当"可比体征"不明确时，重新评估"损伤的运动"

检查病例记录等
主要问题以星号标出
指导患者
经许可转载自：Maitland GD（1991）Peripheral Manipulation 3rd ed. Oxford: Butterworth-Heinemann, p 291.

专栏4.4

盂肱关节——体格检查

有时又称为"附属关节"，位于肱骨头和肩峰之间，是盂肱关节检查的一部分。
主要问题以星号标出

观察

患者脱衣时是否愿意移动手臂。

功能演示/测试

适用于
1. 因疾病影响功能活动的演示
2. 对所演示的功能活动进行鉴别

简要评估

注意外观、触痛、体温和肌束震颤异常，此处可触诊。

主动运动

主动快速检查（+颈椎）
常规（所有关节，活动常出现改变以适应"某种障碍"）
屈曲、外展、（记录"偏差"）、置于背后、水平内收
记录范围、疼痛、重复和表现方式（记录肩肱节律）
适用于
运动速度检查
加重症状的特殊运动
运动受损
负荷下运动
胸廓出口和正中神经张力检查（ULNT）
肌肉力量
完全内外旋时屈曲和外展

等长测试

肩袖
"计划"中的其他肌肉

"计划"中的其他结构

脊柱颈段（颈椎）
相邻关节
胸廓出口和上肢神经张力检查（ULNT）

被动运动

生理运动
常规
1. 如果疼痛严重，↕、◄—►尾向、—►侧向；（中立无痛体位）
2. F ↗、↶、Ab、HF、HE、手摸背和 ↕（若主动运动阳性）
3. 象限和锁定位置（若主动运动阴性）
记录范围、疼痛、阻力、痉挛和运动方式
适用于
1. slump试验（坐位硬脊膜牵拉试验）
2. 鉴别检查
3. ULNT

附属运动

适用于
可在首次治疗或治疗过程中进行评估：
1. 以拇指或手臂杠杆 ↕、↑、尾向或头向、◄—►、横向：
（a）在范围内的不同位置
（b）补充加压和（或）分离
2. 中等范围外展/内收、旋转、屈曲/伸展振荡：
（a）盂肱关节加压
（b）肩肱关节加压
3. 第1肋
记录范围、疼痛、阻力、痉挛和行为方式

触诊

体温
相关压痛（关节囊、肌腱、滑囊、肌肉）
肿胀、渐进性感觉改变
姿势
当"可比体征"不明确时，重新评估"损伤的运动"

检查病历记录和影像资料

指导患者
1. 警告患者症状可能被激惹
2. 记录详细信息
3. 如果需要指导患者如何护理关节
经许可转载自：Maitland GD（1991）Peripheral Manipulation 3rd ed. Oxford: Butterworth-Heinemann, p291.

专栏4.5

肩肱关节体格检查

肩肱关节的常规检查必须包括肩锁关节和盂肱关节的检查。

观察

*功能演示/测试
- 因疾病影响功能活动的演示
- 对所演示的功能活动进行鉴别

简要评估

主动运动（活动至疼痛或受限处）
等长测试

鉴别检查（仰卧位）

- 鉴别肩肱关节
1. 肩袖
如果肩肱关节存在问题：
a. 30°外展等长收缩再现症状
b. 如果肩肱关节尾向分离，外展30°振荡无疼痛
2. 盂肱关节——外展位振荡（20°~40°）
如果肩肱关节存在问题：
a. 当肩肱关节表面加压和移动时疼痛
b. 当肩肱关节尾向分离和移动时疼痛
c. 当盂肱关节加压和肩肱关节运动分离时疼痛
3. 肩锁关节
如果肩肱关节存在问题：
a. 水平内收、垂直（−ve）
b. ↕，锁骨头部垂直

"计划"中的其他结构

- 胸廓出口

被动运动（仰卧位）

- 以下运动检查1~3应对比：
a. 当肱骨头压迫肩峰的内表面时，症状重现
b. 当肱骨头从肩峰尾向分离时无疼痛
1. 外展振荡（20°~50°）
2. 轻度外展时屈曲/伸展振荡（0~30°）
3. 轻度外展时旋转振荡（30°，运动弧中间范围）
c. 肩峰或锁骨◀—▶尾向运动：
- 当盂肱关节表面加压时疼痛再现（肩锁关节运动无）
- 当盂肱关节表面分离伴肩锁关节活动时无疼痛
适用于
1. slump试验（坐位硬脊膜牵拉试验）
2. 鉴别检查
3. ULNT

触诊

- 同前
- +当"可比体征"不明确时，重新评估"损伤的运动"
检查病例记录等
主要问题以星号标出
指导患者
经许可转载自：Maitland GD（1991）Peripheral Manipulation 3rd ed. Oxford: Butterworth-Heinemann, p291.

专栏4.6

肩锁关节体格检查

检查肩锁关节[acromioclavicalar joint（A/C）]则必查盂肱关节、肩肱关节和肩胛胸壁关节。

观察

*功能演示/检查
- 因疾病影响功能活动的演示
- 对所演示的功能活动进行鉴别

简要评估

主动运动（活动至疼痛或受限处）
常规
1. 盂肱关节，F、Ab、置于身后、HF和HE
2. 肩胛骨上提、下降、前伸、后缩和旋转
记录范围、疼痛、重复（记录肩肱节律）
适用于
- 运动速度检查
- 加重症状的特殊运动
- 运动受损
- 负荷下运动

等长测试

- 肩袖
- "计划"中的其他肌肉

"计划"中的其他结构

- 胸廓出口

被动运动

生理运动
常规
1. 盂肱关节，F、Ab、↷、↶、HF和HE或象限及锁定位置

专栏4.6（续）

2. 肩胛骨上提、下降、前伸、后缩和旋转
记录范围、疼痛、阻力、痉挛和运动方式
附属运动
常规
1. 以拇指 ↕、↕、↔ 头向和尾向
   a. 于肩峰上方
   b. 于锁骨上方
   c. 于关节线上
   d. 反复加压关节
2. 挤压锁骨和肩胛骨
3. 胸锁关节和肩锁关节旋转
   a. 水平轴
   b. 垂直轴（肩胛骨前伸或后缩）

4. 同盂肱关节
5. slump试验（坐位硬脊膜牵拉试验）
6. 鉴别检查
7. ULNT

触诊

- +当"可比体征"不明确时，重新评估"损伤的运动"
检查病例记录等
主要问题以星号标出
指导患者
经许可转载自：Maitland GD（1991）Peripheral Manipulation 3rd ed. Oxford: Butterworth-Heinemann, p291.

专栏4.7

胸锁关节体格检查
　　检查胸锁关节则必检查肩锁关节（包括盂肱关节、肩肱关节和肩胛胸壁关节相关运动）。

观察

*功能演示/检查
- 因疾病影响功能活动的演示
- 对所演示的功能活动进行鉴别

简要评估

主动运动（活动至疼痛或受限处）
常规
1. 盂肱关节屈曲、水平内收和水平外展
2. 肩胛骨上提、下降、前伸、后缩和旋转
记录范围、疼痛和重复

等长测试

"计划"中的其他结构

- 胸廓出口

被动运动

生理运动

常规
1. 仰卧位：盂肱关节水平内收、水平外展和屈曲
2. 侧卧位：肩胛骨上提、下降、前伸、后缩和旋转
记录范围、疼痛、阻力、痉挛和表现方式
附属运动
常规
- 以拇指压在锁骨上 ↕、↕、↔、尾向和头向、旋转、分离和加压
记录范围、疼痛、阻力、痉挛和运动方式
适用于
- 于其上增加内侧和尾向压力
- ULNT

触诊

- +当"可比体征"不明确时，重新评估"损伤的运动"
检查病例记录等
主要问题以星号标出
指导患者
经许可转载自：Maitland GD（1991）Peripheral Manipulation 3rd ed. Oxford: Butterworth-Heinemann, p291.

专栏4.8

肩胛胸壁关节体格检查
检查肩胛胸壁关节障碍则必查盂肱关节。

观察

*功能演示/测试
- 因疾病影响功能活动的演示
- 对所演示的功能活动进行鉴别

简要评估

主动运动（活动至疼痛或受限处）
常规
1. 盂肱关节屈曲、外展、内旋并后伸、水平内收
2. 肩胛骨上提、下降、前伸和后缩
记录范围、疼痛和肩肱节律
适用于
- 运动速度检查
- 加重症状的特殊运动
- 运动受损
- 负荷下运动
- 肌肉力量

等长测试

- 肩袖
- "计划"中的其他肌肉

"计划"中的其他结构

- 胸廓出口

- 卡压性神经病

被动运动

生理运动
常规
1. 盂肱关节运动
2. 侧卧位：肩胛骨上提、下降、前伸、后缩和旋转（根据情况加压）
记录范围、疼痛、阻力、痉挛和运动方式
适用于
1. slump试验（坐位硬脊膜牵拉试验）
2. 鉴别检查
3. ULNT
附属运动
常规
1. 肋间运动
2. 肩胛骨抬离胸壁
记录范围、疼痛、阻力、痉挛和运动方式

触诊

- +当"可比体征"不明确时，重新评估"损伤的运动"
检查病例记录等
主要问题以星号标出
指导患者
经许可转载自：Maitland GD（1991）Peripheral Manipulation 3rd ed. Oxford: Butterworth–Heinemann, p291.

专栏4.9

肋关节和肋间运动的体格检查
胸椎间关节也是检查的一部分。

观察

*功能演示/测试
- 因疾病影响功能活动的演示
- 对所演示的功能活动进行鉴别

简要评估

主动运动（活动至疼痛或受限处）
常规
1. 最大限度地快速吸气和呼气
2. 躯干屈曲、伸展、侧屈、旋转
附属运动
↑↓ 、——→、←——、增加头向和尾向及其他不同角度
记录范围、疼痛、阻力、痉挛和运动方式

触诊

- 肋间和胸椎棘突间的间距、突出和增厚
3. 肩胛骨屈曲、外展至完全屈曲

4. 侧卧位：臂外展至完全屈曲位
5. ULNT和颈/胸slump试验（坐位硬脊膜牵拉试验）
记录范围、疼痛和运动方式
适用于
- 损伤或运动状况恶化

等长测试

"计划"中的其他结构

被动运动

生理运动
常规
施加局限超压于"常规主动运动"上
- +当"可比体征"不明确时，重新评估"损伤的运动"
检查病例记录等
主要问题以星号标出
指导患者
经许可转载自：Maitland GD（1991）Peripheral Manipulation 3rd ed. Oxford: Butterworth–Heinemann, p291.

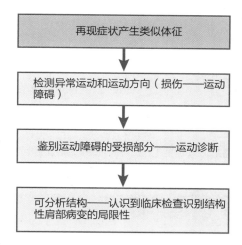

图 **4.26**　客观体格检查程序（修订自 Hengeveld & Banks 2005.）

- 肩部疼痛的处理
  - ◆ 个案研究 4.9
- 肩部僵硬的处理：
  - ◆ 个案研究 4.10
- 物理治疗抗性肩关节：
  - ◆ 直接回顾个案研究 4.4

个案研究4.5

评估肩部症状源自脊柱的重要性

M女士，48岁，咖啡店主

障碍

- 左肩部疼痛，尤其是工作中将手伸至过肩高的厨柜时特别困难。
- M女士经骨科医师诊断为"中度肩峰下撞击"，转介来做物理治疗。

身体图示特征（图4.27）

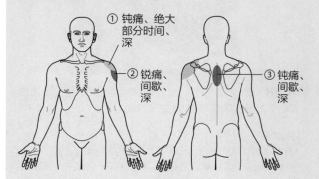

图**4.27**　M 女士的身体图示

- 症状①绝大部分时间为钝痛；
- 症状②现在为间歇式锐痛。此外，交谈中，症状③表现为钝痛。

活动受限/24小时症状表现

- 做试图触及咖啡厨柜的上抬动作时症状①加重，添加调味品时症状②加重，手臂置于身旁几分钟后好转。

- 搬运时症状①加重，如托盘。疼痛随着工作时间延长而加重，但尚可以坚持（5小时轮班制，每周工作5天）。

现病史和既往史

- ①和②肩痛已有18个月，隐匿进展。
- *她提到肩痛前6个月曾在冰上滑倒并左侧身体着地。她回忆道，左上臂有一些瘀伤，并且在几周内都有触痛。
- 谈话中，M女士回忆起③区有过几年间歇性疼痛，但对她而言并不是特别困扰，所以也从未寻求过帮助。

患者的物理治疗历程

　　M女士因肩痛最初联系了她的全科医师，并被转介去做了10个月的物理治疗。但M女士觉得物理治疗只会加重她的症状，并在6个疗程后和PT共同决定停止了治疗。M女士描述治疗主要是肩部运动，被教导在家中以弹力带辅助练习（模拟手臂置于身侧的内旋或外旋运动）。之后，其全科医师将她转介给骨科医师，后者诊断其为"中度肩峰下撞击"并转介去做进一步的物理治疗。虽然患者同意做更进一步的物理治疗，但对迄今为止的进展不足表示失望。患者使用对乙酰氨基酚镇痛（必要时），未诉其他不适。

体格检查（相关发现）

观察

头部轻微前倾姿势，轻度贵妇征（Dowager征），胸椎后凸明显。

功能演示

左肩关节上抬主动活动范围——可全范围活动，但在110°至活动范围末端症状加重。

+颈椎右前移无症状

+腕关节伸展无症状

+肩肱关节加压症状加重

+T1、T2向左横向运动症状减轻

个案研究4.5（续）

主动运动

肩外展——可全范围活动，在110°至活动范围末端症状加重。

肩左旋50°，在40°至活动范围末端症状加重。

颈椎右旋、左旋、右前移、左前移，全范围无疼痛。

* 颈椎后缩超压Ⅲ度至活动范围末端（OP 3 EOR）。

下颈椎合并E+LSF+LR，R_2（阻抗的最大允许值）轻微受限，①②③无影响。

被动运动

盂肱关节主动上抬可全范围活动，110°至活动范围末端症状加重。

肩肱关节外展/上抬90°时加压无明显疼痛（NAD）。

单侧和后前向检查颈椎——C7左后活动僵硬，其他无明显疼痛。

*后前向单侧T1、T2局部疼痛、僵硬，中间范围局部疼痛受限，症状①②③无影响。

*←—T1、T2局部疼痛，中间范围R_2，不诱发症状①②③。

*单侧第2肋局部疼痛、僵硬，局部疼痛致活动范围中度。受限

其他试验

Hawkins-Kennedy试验疼痛，空罐试验和满罐试验疼痛、无力。

等长外旋疼痛激惹加重。

分析

强刺激反应关系依然明显，表明或提示显性伤害性疼痛机制。举起或携带功能受限且上抬动作疼痛。注意，运动反应的不一致意味着肩峰下组织受累——骨科特殊检查（orthopaedic special tests, OST）阳性、功能演示时肩肱关节加压阳性，但在受控的被动测试中无明显疼痛（NAD）。应认识到肩峰下撞击的生物医学诊断的局限性。其他部位仍有症状①和症状②（？）

T1、T2横向、单侧方向的附属运动障碍，一侧的第2肋附属运动障碍。

计划

最初主要是肩上抬和外展伴疼痛，故解决T1、T2和第2肋附属运动障碍问题，并仔细再评估功能受限情况。根据初始治疗反应，进一步评估肩关节复合体损伤或神经动力学问题。

第1天，第1次治疗

←—T1、T2Ⅲ级手法（局部轻度不适），4分钟，俯卧位，肩自然中立位。

再评估：

肩可全范围上抬，仅160°时（治疗前110°）症状加重

第6天，第2次治疗

感觉好多了。一样的活动疼痛由持续转为间断，且频率大为减少。

重复第1天T1、T2向左横向运动。

再评估：

肩抬高时疼痛未进一步改善

▼—T1、T2Ⅳ级手法（局部轻度不适），4分钟，俯卧位，肩自然中立位。

再评估：

肩关节可全范围上抬，仅Ⅳ级手法超压时有症状

▼—T1、T2Ⅳ级手法（局部轻度不适），4分钟，俯卧位，肩处于上抬活动范围末端

再评估：

肩可全范围上抬，超压无疼痛。

盂肱关节屈曲90°内旋（Hawkins-Kennedy试验）无疼痛。

第8天，第3次治疗

从最后一次治疗开始，症状①或症状②已极少发作，并且能够基本无痛完成5小时的工作。可较为轻松地触及厨柜。目前，活动到极限时（上抬/外展活动范围末端功能演示）仍有症状①、②再现。

T1、T2Ⅳ级手法（局部轻度不适），4分钟，俯卧位，肩关节位于上抬活动范围末端（图4.28）。

再评估：

肩可全范围上抬，超压无疼痛

▼—在第2肋的肋骨角Ⅳ级手法（局部轻度不适），3分钟，俯卧位，肩关节位于上抬活动范围末端

再评估：

肩可全范围上抬，无疼痛，肩全范围外展无疼痛

象限试验症状①弱，症状②达峰值

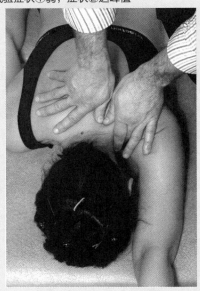

图4.28 颈椎自然中立位，肩关节位于上抬活动范围末端，T1单侧后前向附属关节松动

第22天

自上次治疗后患者已全无问题。能够完成一整天的工作，包括提举、搬运和够物等均无疼痛。仅偶然有一次将一袋较沉重的购物袋放入车内时感到②有刺激。

M女士对本阶段的治疗结果较为满意，并不觉得还需要进一步治疗。当然，如果患者出现症状复发，还可以在2个月内接受进一步的治疗。但在此期间患者并未再联系治疗。

点评

- 正如Hengeveld和Banks（2005）所倡导的那样，"所有的肩部障碍都应考虑颈胸椎椎间运动节段的影响。脊柱这些区域的实际或潜在的运动障碍都会机械地影响到肩关节活动范围，如生理上感知的肩部疼痛实际上源自颈胸段脊柱结构问题"。

个案研究4.5（续）

- 本案通过直接作用于T1、T2节段和第2肋附属结构的被动松动，解决了一位48岁女士的肩部疼痛和相关功能受限问题，体现了这一观点的重要性。
- Maigne等人（1991）的一项解剖学研究证实了第2胸神经后支的皮内侧分支从外侧横向延伸至肩峰，为解释这种现象提供了合理的解释。Maigne等人（1991）描述了胸神经后支的走行，其自脊神经发出后紧贴横突上部向后行走，经肋骨颈下部、关节突关节内缘和肋横突上韧带外侧缘。神经分为内侧支和外侧支，第2胸神经后支的皮内侧分支延伸，呈长环，支配肩胛骨后外侧皮肤。

- Maitland等人（2005　p304）指出，对于手法治疗师而言，熟知胸神经后支的走行和支配的知识非常重要，尤其是T2、T7和T12的走行。

 个案研究4.6

身体多部位损伤的肩关节问题处理

P女士，53岁，兼职清洁工

障碍**

左肩疼痛和僵硬，尤其把左手放于背后时；脊柱和髋的"纤维肌痛"和关节炎。

身体图示特征（图4.29）

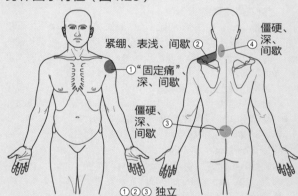

图4.29　P女士的身体图示

症状①左肩前面深部间歇疼痛；症状②左肩胛上偶发的浅层间歇紧缩，腰部僵硬；症状③仅在早上无，髋部也无症状；症状①②③之间看起来并无关联。

活动受限/24小时症状表现

手摸背时症状①加重，活动受限且疼痛，但在停止运动后5分钟内疼痛即可缓解。

触及超过头顶的高度时症状①僵硬加重，5分钟即开始疲劳，但停止1分钟即缓解。

侧卧位偶发（每晚一两次）症状①而影响睡眠，但稍微调整姿势即不受影响。

在一天结束时或一场大扫除后即有症状②，睡觉时仍有感觉，但次日早上即缓解。

早上起床和向前弯腰时即感症状③僵硬。

现病史和既往史

在过去的6个月内症状①活动和运动受限逐渐明显，这些部位先前并无症状。

近几年每当患者增加打扫时间即会引发②症状，过去仅偶发颈部僵硬。

症状③已存在十数年，如何受伤已不可知，且最近并无变化。

特殊问题

患者一直使用泼尼松龙来治疗哮喘，但近几年未使用。医师告她患有关节炎和纤维肌痛，这些疼痛不适必要时可用非甾体消炎药治疗。近两年确诊为周围血管疾病和2型糖尿病。曾做过肩部X线检查，结果很正常。经风湿病专家注射治疗1次，治疗无效。

症状发生的根源/机制

症状可能源自伤害性刺激：症状①源自盂肱关节、肩肱关节或肩锁关节复合体；症状②源自脊柱颈胸段；症状③源自腰椎椎间关节。

起因/影响因素

主要看脊椎的静态和动态的对位对线问题是否为肩部症状及"关节炎"的原因。

观察

左肩倾斜超过右侧，左侧肩胛骨较右侧外展，三角肌后部和肩胛肌肉萎缩，头向前倾/前突的贵妇征姿势。

功能演示/主动运动

- 手摸背测试，腕仅能至髂嵴：
  - +盂肱关节MR+
  - +肩肱关节加压症状一样
  - +肩锁关节挤压症状一样
- 肩外展110° 前移则症状①再现并僵硬，矫正偏移则症状①加重。
- 肩屈曲170° 僵硬并症状①再现，Ⅳ级手法（较强的）加压症状①加重、症状②再现。
- 肩关节抬高/内收运动正常且无疼痛。
- 肩关节右旋40° 症状①②再现。

第1天的其他结构检查

- 下颈段象限E1LLF1LR 10° 僵硬并症状②再现。
- 颈椎加压试验症状②中度。
- 弯腰前屈至胫骨中段再现症状③僵硬，颈屈曲症状也一样。

等长测试——第1天未测

肌肉长度检查——第1天未测

神经系统检查——未测

神经动力学测试——未测

触诊

- 肩关节前面邻近肩峰处触诊压痛，但除此之外没有其他发现。

个案研究4.6（续）

- 在C7、T1、T2棘突和左侧关节柱上方突起，软组织增厚。

被动运动

- 盂肱关节附属运动在中立位理想范围且无症状。
- 盂肱关节和肩肱关节加压无疼痛。
- 肩锁关节或胸锁关节附属运动范围理想且无疼痛。
- 盂肱关节外展90°位内旋，50°时运动僵硬受限且再现症状①。
- 肩象限低位和峰值尤其僵硬且症状①②再现。
- 象限表现（图4.30）。

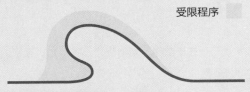

受限程序

图4.30 象限表现（初测）

- C7、T1、T2的正中与单侧后前向附属运动，尤其是T2的后段范围僵硬，局部深部疼痛再现。
- 第2肋的肋骨角单侧后前向运动，中间范围僵硬且出现症状②。

计划

明确如何松动引起肩痛的僵硬的第2肋及恢复理想的肩关节活动，然后再进行肩关节内旋松动，结合姿势对位对线矫正和肌肉失衡矫正，最终解除象限和锁定位置。必要时进行神经动力学测试。

第1天，第1次治疗

第2肋的肋骨角Ⅳ级手法至引发症状②，3分钟。

手摸背改善，活动范围和症状①同前。

肩Ab、F、LR症状同前。

下颈椎Q/COMP √√

躯干前屈症状③同前

第5天，第2次治疗

症状①同前，症状②改善但隔日有少量疼痛，症状③同前。

第2肋的肋骨角Ⅳ+级手法至僵硬和局部疼痛，3分钟。

于肩90°外展位盂肱关节 ◄──► 属向Ⅲ级手法至产生症状①，2分钟。

手摸背测试症状同前。

肩关节外展、屈曲、外旋症状同前。

躯干前屈同前。

手摸背范围改善，腕至L5水平。

肩关节外展、前屈、左旋症状同前，躯干前屈症状同前。

第7天，第3次治疗

症状①减轻，症状②消失，症状③同前，主要的问题是穿外套时疼痛。

肩关节外展90°盂肱关节 ◄──► 应用Ⅲ/Ⅳ级手法直至再现症状①，交替5分钟。

手摸背，肩Ab、F、LR症状同前。

躯干前屈症状同前。

肩关节外展90°、内旋50°时，肱骨头以再现症状①的强度进行↑，3分钟。

手摸背动作腕关节可至L2水平、僵硬略减轻。

症状①同前。

肩关节外展、屈曲、外旋症状同前，躯干前屈应用Ⅲ+级手法直至再现症状。

第12天，第4次治疗

- 症状①减轻数日（穿衣和侧卧位），但之后疼痛恢复到之前的水平，颈部僵硬，且第4次治疗后还有点活动不利。
- 肩运动症状同前，下颈椎伸展僵硬、40°时产生症状④。

俯卧位以Ⅲ级手法进行T1、T2左侧单侧后前向加压直至产生症状④，5分钟。

颈椎全范围伸展（55°），超压（Ⅳ级）产生症状④。

手摸背可至T10水平，僵硬减轻但有症状①。

肩关节外展、前屈、外旋症状同前。

躯干前屈症状同前。

俯卧位以Ⅲ+级手法进行T2左侧单侧后前向加压直至产生症状④，4分钟。

颈椎伸展运动正常且无疼痛。

手摸背，Ab、F、LR症状同前。

第30天，第5次治疗（圣诞节期间外出度假）

- 肩部活动较前轻松且易于躺下，但相同的运动时症状①仍然是一个棘手问题。颈与肩及肩胛运动改善，但圣诞节后坐位时背部会略有僵硬。
- 颈椎√√，肩关节手摸背动作腕关节至T10水平出现症状①僵硬，肩关节外展超过65°出现症状①，外展和屈曲时症状相同，向前弯腰比较僵硬，手到膝关节位置时出现症状③。
- 颈椎正常且无痛，手摸背时可至T10水平，但肩关节僵硬且再现症状①，肩外旋改善至65°，仰卧位肩象限低位和峰值施以Ⅳ–级手法至症状①再现，4分钟。

手摸背改善，腕关节可至T7，有僵硬、症状①。

肩关节外展150°，向前偏移减少。

肩关节前屈170°，僵硬但无症状①②

图4.31显示第5次治疗后的象限表现。

第33天，第6次及以后的治疗

- 通过一系列的肩部自助松动至象限位置进行象限位牵伸（整个过程兼顾自助松动、功能性稳定和肌肉平衡）。
- 感觉治疗开始起效，颈部运动改善，肩部放松，症状①不太明显。

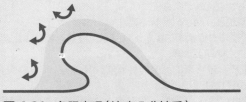

图4.31 象限表现（治疗5分钟后）

仰卧位象限低位、锁定位置和峰值施以Ⅳ级手法至出现不适感，5分钟。

更进一步的治疗并未使病情迅速好转。使用了象限滚翻技术，但疼痛太过剧烈，且活动范围并未进一步改善。患者很高兴她的动作得到改善，表示会继续锻炼并正常使用手臂，直到她不再感觉到限制。

个案研究4.7

身体多部位损伤的肩关节问题处理

H先生，51岁，催款专员

他不参加任何体育运动，也无业余爱好，右优势手。

障碍

**右肩部疼痛合并右侧颈部牵拉痛，坐在电脑前办公时尤为严重。

身体图示特征（图4.32）

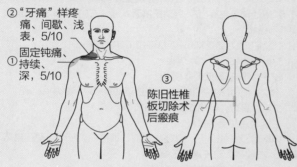

② "牙痛" 样疼痛、间歇、浅表，5/10

① 固定钝痛、持续、深，5/10

③ 陈旧性椎板切除术后瘢痕

症状①②似乎有关联

图4.32　先生的身体图示

症状①为右肩前外侧持续或变化的深部钝痛（VAS 6/10）；症状②为颈前外侧每日间歇的浅表 "牙痛" 样疼痛（VAS 5/10）。症状①和症状②似乎有关联。患者同时主诉膝关节疼痛，虽然他觉得两者之间没有关联。腰背部有一陈旧性椎板切除术后瘢痕。

活动受限/24小时症状表现

**坐位超过5分钟即会有症状①和症状②的加重，但通过举起右臂可在5分钟内缓解。

使用键盘5分钟也会加重症状①和症状②，但可以站起放松，5分钟内即缓解。

通常睡醒后并无症状，且症状似乎和一天的活动有关。**晚上坐着看电视（在右侧）时症状会加重。睡眠不受影响——睡眠取俯卧位，且头朝向右侧更为舒适。*如头朝向左侧，颈部有牵拉感和症状②，仰卧位时喉咙会有拽住的感觉。

现病史和既往史

H先生觉得可能和办公室搬迁有关系。7个月前，他搬到了现在的办公室，座位在冷气通风系统旁边，新风从其右肩上方吹过。1个月后，逐渐出现症状①，情况逐渐加重，再1个月后出现了症状②。检查时症状基本同前。

此前既往病史他并无任何颈部或肩部的问题。

*右腿 "神经卡压" 症状——16年前经手术后完全恢复。*6年前曾被棒球棒击伤头部。

特殊问题

*呼吸困难，但未做任何检查。

没有其他医疗问题。

*目前使用氨酚待因片和布洛芬来缓解肩部症状。

症状发生的根源/机制

最可能的慢性疼痛：症状①源自肩锁关节、肩肱关节或盂肱关节；症状②源自颈胸段脊柱、第1肋、斜角肌或斜方肌上部。

起因/影响因素

坐在电脑前办公可能会有姿势问题，引起组织健康受损，通风系统可能与此相关。患者先前的右侧腿部症状也有可能是神经组织受损所造成的。

观察

初步观察于坐位下进行。患者胸椎后凸增加，但矫正并未改变症状。*C6绞锁及头前倾姿势矫正使症状①略为减轻。患者左臀负重增加，躯干向右移动，但矫正并未改变其症状。

功能演示/主动运动

*坐位+右肩下降+颈椎向左侧屈使症状②中度加重。

**颈椎左旋50° 紧绷、症状②中度加重+右肩带辅助上抬令颈椎左旋至60°，症状②加剧。

颈椎左旋，右肘伸展，腕伸展降至40° 时症状②出现。

颈椎右旋正常且无疼痛。

*肩部运动——屈曲正常且无痛。

第1天的其他结构检查

ULNP T1（上肢神经激惹试验）右侧肘关节伸展约-20° 即出现症状①②，颈椎右侧屈时肘关节伸展可提升至-10°。

等长测试/神经系统检查

第1天未测

肌肉长度检查

*右侧斜方肌上部中间范围紧绷。

触诊

在肩关节复合体周围发现广泛性压痛，但并无特异性。

计划

矫正排列错误并加以整合，从根本上影响颈椎和胸椎的健康运动。

检查第1肋。

检查胸椎有无损伤。

第1天，第1次治疗

治疗1：仰卧位颈椎屈曲和左侧屈牵伸右侧斜方肌上部，持续Ⅳ+级手法，30秒×4组。

主诉：症状①轻度减轻，体格检查颈椎，左旋症状同前，ULNP T1肘关节伸展改善至-10°，肩下降+颈椎左侧屈症状②减弱。

治疗2：重复同样的治疗

所有的症状同前。

治疗3：仰卧位C4右侧中间范围紧绷，触痛处单侧前后向加压，Ⅲ和Ⅳ-级手法，2分钟，2组。

主诉：症状①减轻。

体格检查：颈椎左旋增加到65°，ULNP T1正常且无疼痛。

第4天，第2次治疗

- 主诉：上午检查后症状①加重，白天症状同前，疼痛沿着斜方肌上移。肩周疼痛可，且夜间俯卧时头部可转向右侧。颈部有疼痛感觉。

- 体格检查：坐位承重能力左侧较右侧强（症状同前）。

颈椎左旋症状同前。

颈椎右旋正常且无痛。

ULNP T1肘伸展-15°。

胸椎左旋30°，僵硬。

胸椎右旋20°，僵硬++。

个案研究4.7（续）

触诊：T3/T4突出，右侧ULAP T4中间范围僵硬，ULPA T4 Ⅲ级手法持续引发胸壁周围疼痛。

触诊再评估：所有症状同前。

治疗1：T4左旋和右旋Ⅴ级手法。

主诉：症状减轻。

体格检查：颈椎左旋70°症状②出现，右侧ULAP T4的后段范围僵硬。

治疗2：坐位ULPA C4 Ⅲ级手法左旋×12。

主诉：症状同前。

体格检查：颈椎左旋80°（牵拉），ULNP T1症状同前。

治疗3：仰卧位右侧ULAP C4 Ⅲ级和Ⅳ手法×2分钟，2组。

主诉：症状同前。

体格检查：颈椎左旋症状同前，ULNP T1症状同前，ULAP C4中间范围触痛，后段范围僵硬。

第8天，第3次治疗

- 主诉：感觉上下楼梯呼吸更轻松。肩部无症状①。右侧颈部有疼痛。夜间在床上时胸前痛。在通风口工作时颈部症状更为严重。患者希望下周开始游泳。
- 体格检查：观察，C6绞锁减轻。颈椎左旋75°有牵伸感和症状②。颈椎左侧屈活动终末有牵伸感和症状②。盂肱关节附属运动正常且无痛，左侧同右侧。第1肋附属运动正常且无痛，左侧同右侧。
- 右侧ULNP T1肘伸展-5°。

第12天，第4次治疗

治疗1：ULNP T1张力Ⅲ级手法颈椎侧屈×3分钟，主诉：有节律的间断拉伸。

主诉：症状减轻。

体格检查：ULNP T1症状同前，颈椎左旋牵张感和症状②减轻。

治疗2：右臂ULNP T1时颈椎C4左侧侧滑Ⅲ级手法×60次（图4.33）。

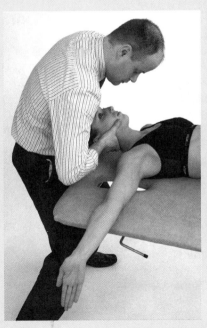

图4.33 右臂ULNP T1时C4左侧侧滑Ⅲ级手法

主诉：症状解除。

体格检查：ULNP T1活动正常，Ⅳ+级手法牵张，颈椎左旋80°紧绷，但疼痛减轻，颈椎左侧屈活动正常但紧绷。

治疗3：T4左旋和右旋活动正常。

主诉：紧绷减轻。

体格检查：颈椎左旋80°活动正常且无症状，右侧ULPA T4活动正常且无症状。

主诉：感到呼吸再次略改善，肩部无症状①，颈部的症状②减轻，夜间睡眠也较轻松。工作时症状②减弱。患者对改善感到满意。

体格检查：C6绞锁极轻微，承重更平均。

颈椎活动：左旋80°活动正常略紧绷，左侧屈运动终末有牵伸感和症状②。

ULNP T1活动正常Ⅳ+手法牵拉（症状同前）。

胸椎左旋和右旋40°僵硬。

ULPA T4后段范围僵硬。

治疗1：颈椎左侧屈被动椎间生理运动Ⅲ+级手法+中段颈椎。

主诉：良好，体格检查呼吸有节律。

主诉：活动更轻松。

体格检查：ULNP T1症状同前，颈椎左旋85°活动正常略紧绷，左前移活动正常且无痛。

治疗2：T4左旋Ⅴ级手法。

主诉：良好。

体格检查：颈椎左旋85°活动正常且无痛，胸椎右旋活动正常但略紧。

评估：直腿抬高试验，左侧同右侧，70°活动正常无迹象表明需要治疗

评估：slump试验，左右无显著性差异或敏化。

症状同前。

治疗3：家庭练习，即通过深呼吸练习、胸椎伸展强化姿势、脊柱序列，维持改善颈椎旋转。

点评

该患者的病理生物学过程由于是长期姿势性应力导致组织活性下降，这使得H先生容易受冷气影响引起伤害性疼痛。

由于患者先前的手术史，所以有潜在的神经组织损伤，在第4次治疗时做了SLR和slump试验，注意"双重挤压"现象。

患者的病情考虑为慢性、稳定和非易激惹性的。患者的目标为减轻疼痛。这需要通过解决颈椎、胸椎和ULNP T1中的所有症状来实现。尽管H先生的主要疼痛位于肩关节复合体区域，但其主要功能障碍与坐姿工作和使用鼠标相关。其他因素包括俯卧睡眠时头转向左侧（颈椎）和呼吸困难（胸廓）。

个案研究4.8

合并身体各部多发损伤的肩关节问题处理

G女士，53岁，经骨科CATS诊所ESP转介来做物理治疗

现病史和既往史

G女士的物理治疗初评报告了1年多前隐匿发病的左肩疼痛症状①。过去5年里，患者的左侧颈部一直存在间断性疼痛症状②，但并未因此寻求帮助。在过去的3个月中，患者左臂隐匿性间断发作针刺麻木感（症状③④）（图4.34）。针刺麻木症状结合其左肩日复一日的问题促使她就诊于全科医师，进而转介至骨科CATS诊所。最终经骨科CATS诊所的ESP转介来做物理治疗。

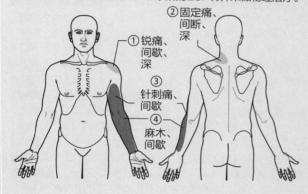

图4.34　G女士的身体图示

G女士做了20多年的法律秘书。她说工作量连年增长。过去几年中她的主要爱好是每周参加3~4次的健身房锻炼。尽管最初她的锻炼并未受到症状①的影响，但在过去的6个月中，她发现由于症状①上肢抬举重物日益困难，当最近3个月显现症状③④时只能停止锻炼。

活动受限/24小时症状表现

主要的功能问题是由于症状①患者难以将其背包从汽车座位上拿起。在工作中从抽屉拿起或投掷物品，穿衣及将手臂伸进衬衣、夹克、针织衫也会出现症状①。

使用电脑时出现症状②并随着时间的延长而加重，且工作1小时后不得不中止并改变姿势。随着时间的推移，症状②有加重的趋势。症状③和症状④尚无G女士可识别的模式。

检查

初步检查显示多种身体障碍。最值得注意的是：

- 主动外展功能演示（模拟从汽车座位上提举背包）导致症状①加重。在这种姿势下肩肱关节加压同时伴有等长外展和外旋肌肉的收缩导致了症状①加重。此姿势颈椎位置或姿势或神经动力学测试并不会对症状①产生影响。
- 颈椎左旋受限于60°，且至活动末时症状②加重，维持该姿势10秒即可引发症状③和症状④。颈椎左侧屈受限于40°，可中等程度伸展，两者均可产生与左旋相同的症状反应，包括维持姿势的反应。
- 颈椎右旋、右侧屈和屈曲充分且无疼痛。
- 颈椎附属运动测试显示了左侧运动节段C4~C7的僵硬程度，同时左侧C5/C6和C6/C7关节突关节单侧后前关节

松动则诱发症状②。
- 第1肋和第2肋各方向附属运动展现的运动范围与未受影响的右侧相似，无症状诱发。
- 神经测试显示并无证据表明累及到传导。
- 神经动力学测试显示ULNPT 2a阳性反应产生症状②（手腕从伸展移动到中立出现麻木感）和症状③（肩外展30°位返回患者体侧出现麻木感）。
- 左肩显示全范围上抬和外展存在症状①的运动弧，在活动范围极限略有加重。左肩被动上抬和外展可全范围运动，且仅在活动范围极限症状①轻微加重。

阶段1~3

治疗旨在解决颈椎生理和附属运动的损伤。左侧C4~C7运动节段的被动单侧后前向附属松动起始位置最初为中立位，接着进展到左旋位，以恢复完全无痛的颈椎主动左旋和左侧屈。在第3阶段结束时，还同时解决了症状③和症状④。症状②可维持较轻的程度直至一天工作结束，但仍是患者认可的满意程度。在每次治疗结束时都要进行主动颈椎活动范围练习，以维持治疗获得的活动范围改善。姿势相关建议和鼓励工作日内规律调整姿势。建议G女士避免从座椅上拿背包的动作，以防诱发出症状①。再评估第3阶段治疗终末仍遗留症状①的肩关节活动范围和反应。先前受损的ULNPT 2a和后来评估的ULNPT 1在不需要神经动力松动的情况下得以解决。

阶段4~5

在本阶段，与症状①相关的问题仍然存在，包括穿衣（穿针织套头衫、衬衫和外套）、工作时从文件柜拿进拿出文件等会诱发症状。G女士由于症状①持续存在，尚无法回归健身房进行上肢运动锻炼。与最初的疼痛弧（症状①加重）评估一致，在上抬和外展受限制范围内，上抬和外展的活动受限处症状①加重。鉴别测试显示肩肱关节随着加压症状①加重，提示症状可能源于肩峰下。肩外展90°时激惹更强，但不论左肩起始位置如何，外展和外旋等长收缩均可产生症状①。在该位置，肩肱分离（肱骨纵向尾向）并不能减轻或改善症状①的疼痛反应。各起始位置的肱骨纵向尾向关节松动也不能改善主动外展时的症状①。患者无法忍受进入象限受限位置的关节松动。还评估了与外源性肩峰下撞击相关的一些其他可能性损伤。这些因素已在本章的前几节中讨论过，表4.3和4.4中有总结。尤其是运动控制评估显示肩胛骨稳定和动态控制良好者。事实上，肩胛胸壁关节运动易化并不会影响症状①。与未受影响的右侧相比，肩肱关节内旋范围未受损。胸椎活动范围需通过关节松动解决。症状①保持不变。

阶段6及以后

由于外展和外旋期间对抗收缩障碍的持续存在，并因此建立了肩肱肌肉张力损伤假说。继发于肱骨头控制不良的外源性压迫性撞击也可能是继发于较差的肩袖功能。因此，规定了分级负荷运动方案，强调保持良好的盂肱运动控制。

最初，外旋和外展渐进性等长收缩手臂于体侧进行，收缩力度以引起症状①为度。注意肩关节复合体的起始位置，以提供最佳的对齐并预防代偿性策略，即丧失起始位置、耸肩、肩胛骨失控等。通过1周的反复练习，增进了较强的、无痛等长收缩。

个案研究4.8（续）

治疗进展到通过一定范围的等长收缩，尤其在外展90°激惹姿势避免引起症状①。在第3周训练结束时，患者可实现肩关节外展、外旋各起始位置有力、无痛的等长收缩。G女士说，症状①的强度和频度已减轻80%。先前受限制的肩部象限在这个阶段也被重新评估，与未受影响的右侧基本相当，且先前肩关节上抬终末的疼痛也得到了解决。

治疗进展至缓慢、外旋等张向心收缩（外部阻力由治疗弹力带提供）再自体侧快速移动到外展90°的激惹位置。再以无痛的方式进行收缩力量和关节活动范围训练。力量、范围和肩起始位置的变化仅在症状许可情况进行。在分级负荷运动方案开始6周后，G女士日常活动无症状①发作。

她能够通过抗阻向心收缩控制外旋活动。她表示渴望回归肩、颈和臂出现问题之前进行的上肢健身活动。随着速度、收缩类型以及肩上抬和外展起始位置的变化，康复进展到更高水平。回顾3个月的治疗，G女士最终毫无症状地再次开始她的上肢健身房康复项目。先前的训练错误已得到纠正，即将每日的训练改为隔天进行等。患者至此出院，并嘱其在接下来的3个月内若发生任何复发都均应联系诊治。至今未再联系。

点评

肩部障碍物理治疗管理实际上是多模式的，被动运动只是干预的一个组成部分。本案例旨在展示患者整体管理的大背景下，多因素颈、肩和臂部障碍患者的整合和被动关节松动作用。

该案例还可用于证明病理生物学（与组织相关的机制）的相关假说，联合病理学相关知识（本案例为肌腱病变）（渗透砖墙的左侧）并整合患者评估获得的临床证据（渗透砖墙的右侧）从而影响物理治疗管理决策。如Maitland（2005）所述，"虽然诊断和理论假设会影响干预的确切性和剂量，但Maitland概念的决策过程主要在砖墙一侧的临床证据方面"。

在这个特殊的案例中，抗阻外展、外旋的持续损伤是与患者接受物理治疗后的功能受限最密切相关的身体损伤。如表4.3和4.4所述，整合肩袖病理学相关科学证据，提出肩袖肌腱病假说，作为此阶段临床表现的可能解释（理论）。目前的证据表明，肌腱组织的机械负荷可通过机械力转导的概念促进细胞水平的结构改变以促进肌腱愈合和修复（Khan & Scott 2009）。在科学理解阶段，已知该病症的病理特征似乎与愈合反应失败或与退化过程相关，这种肩袖肌腱病变的案例持续出现（Cook & Purdam 2009）。虽然在本章其他部分和表4.9中深入探讨的"撞击综合征"的相关物理治疗的解释研究较少，但最近的多次系统评价已证实，运动联合手法治疗为这一临床表现的有效治疗方法（Kelly et al. 2010, Braun & Hanchard 2010, Kromer et al. 2009, Kuhn 2009）。

显然，当虑及骨科特殊体格检查在识别肩部结构病变方面缺乏诊断准确性时（如本章前面所讨论的），就无法明确该病例的病理损伤。此外，即便已存在影像学证据，但由于无症状肩袖病变发生率较高，治疗决策也不会改变。尽管如此，假设肩关节问题中受损的收缩成分为肩袖肌腱病变，"通过不断对比选定治疗形式对患者体征和症状的疗效可寻找有效的临床证据"（Maitland et al. 2005）。"同时，关于问题根源的假设、有问题的结构、所涉及的病理生理机制、对恢复的期望以及适当的管理策略都可以剔除或重新排序。"（Maitland et al. 2005）在这个特殊的案例中，临床结果支持了收缩功能障碍与患者功能受限之间的联系。

个案研究4.9

肩部疼痛的处理

G先生，79岁男士，经骨科医师顾问转介来做物理治疗，医学诊断为"右肩肩峰下撞击"。

障碍

右肩疼痛及疼痛关联性活动范围受限。

现病史和既往史

在接受物理治疗的7个月前，G先生曾手肘伸直跌倒于地面。当时右肩部即有疼痛，但他选择自行处理。G先生回想跌倒后即有症状①和症状②。症状③和症状④在他接受物理治疗初次评估的前3个月开始变得明显（图4.35）。由于症状仍然存在，因此他寻求全科医师的帮助，并做了X线检查和超声检查，详细结果见下文。根据这些结果，全科医师未经骨科CATS而直接将患者转介给骨科医师。该患者经会诊医师评估后转介来做物理治疗。

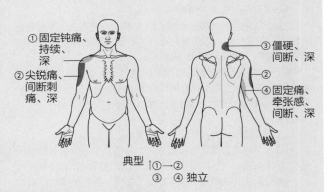

图4.35 G先生的身体图示

个案研究4.9（续）

在跌倒之前，G先生的右肩并无任何问题。他定期去健身房锻炼和打高尔夫球，但自跌倒后就无法参加这些运动了。他做物理治疗的主要目的是希望能够恢复这些活动。

活动受限/24小时症状表现

右臂上抬的主要功能限制是症状①严重和在可动的活动范围末端症状②迅速加重，将手臂放回身旁也需要花数分钟。因此，主诉为穿衣以及伸手活动问题。

当卧于右侧时，由于症状①②③，多数夜间睡眠受干扰，但改变姿势5分钟内即可入睡。

G先生会注意到症状③的加重，特别是当他试图将右手置于背后及坐位超过30分钟时。

医学影像检查

右肩B超检查

肩锁关节中度机械改变合并关节囊增厚。肱二头肌腱显示完整、肩胛下肌正常。冈上肌稍增厚并有不均衡的肌腱变性样结构改变。肩峰下三角肌下滑囊（subacromial subdeltoid bursa，SASD）增厚、积液，上抬时撞击表现明显。冈下肌正常，无肩袖撕裂证据。结论：右侧冈上肌腱撞击改变伴SASD滑囊炎关节囊积液。无肩袖撕裂。

右肩X线检查

肩锁关节软组织部分钙化，提示假性痛风。盂肱关节形态正常。无骨折或脱位。

解读：成像结果明确了肩关节复合体的组织状态信息，并为砖墙左侧提供证据。应特别关注肩锁关节退行性改变、肩峰下撞击和关节囊积液证据、冈上肌腱变性和盂肱关节正常。这个结果也表明G先生跌倒之前其右肩并无前面的这些症状。

注意：引导读者使用表4.8和4.9中的信息来回顾这些医疗结果并进行相关考量。

检查

由于症状较严重，最初的检查相当有限。

最初确定的主要损伤是右肩主动运动因疼痛受限，上抬80°、外展60°、外旋40°均导致症状①②

通过小心地被动辅助可获得10°的提升，但此阶段症状①②依然因疼痛而受限。

由于僵硬和活动范围内症状③加重而导致颈椎在两个方向上的旋转均受限小于50°。

附属运动测试显示肩部存在前后向和后前向两个方向的疼痛限制。颈椎的附属运动测试显示右侧C5、C6和C7关节突关节单侧后前向关节松动时诱发症状③，且中下段颈椎僵硬。

改良的神经组织激惹试验（2a）不影响症状①②③④。

由于来自盂肱关节/肩肱关节（？）、颈椎和肩锁关节复合体（？）的外周伤害性疼痛表现占主导地位被认为是现阶段最可能的损伤机制。

第1次治疗

在早期已发现一些损伤，包括肩关节复合体的生理运动和附属运动的疼痛限制，以及由于僵硬而导致的颈椎生理运动和附属运动损伤。因此，存在几种可供选择的治疗。

开始针对肩关节复合体因疼痛而受限的活动范围进行治疗。患者取仰卧无痛体位，右上臂下垫两个枕头以支撑患侧。肱骨附属运动最初取后前向和纵向尾向方向，采用可控制疼痛的Ⅰ级和Ⅱ级技术，以缓慢而温和的方式进行，避免诱发疼痛（图4.36）。松动几分钟后，运动幅度即增加，患者主诉其静息疼痛水平下降。

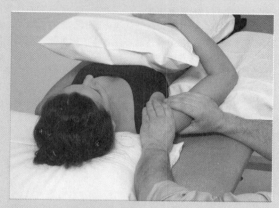

图4.36　手臂支撑于最舒适姿势做肱骨头后前向附属关节松动（示意图）

患者肩部活动表现更为放松，可以缓慢、有支撑且缓和的方式再次施予被动生理性屈曲并避免引发患者的肩痛。治疗期间，肩部被动活动范围从80°提高到约150°。为维持改善的肩部被动活动范围，指导患者进行钟摆运动练习。患者说，他早应该开始活动他的肩膀，之前因为担心造成更多损伤和疼痛，他基本上回避运动和活动。

第2次治疗和第3次治疗

第1阶段的被动活动会在第2阶段和第3阶段中重复。通过被动关节松动术可解决肩胛胸壁关节上提、下降、前伸和后缩运动障碍。从仰卧位开始肩关节的主动辅助力运动。第3阶段结束时，肩关节仰卧位外展可达160°，站立位达140°，均受疼痛症状①和②的限制。治疗进展到仰卧位和站立位肘屈曲（短杠杆）肩关节主动外展运动。患者主诉随着肩和手臂的运动再次获得了信心。

第4次治疗和第5次治疗

在最初的颈椎损伤评估中，通过进行单侧附属运动关节松动同时改善了颈部和肩部的活动范围。在第4阶段治疗结束时，肩关节主动、外展的活动范围已改善至170°且仅受限于症状①。G先生说牵伸时的症状②和症状③已缓解，症状④间断发作，例如在穿针织套头衫手臂上抬过头时可出现。在被动上抬的检查中，受限范围内症状④伴随症状①。肩关节象限损伤的评估可诱发症状①④。鉴别过程区分症状①可能源自肩锁关节或肩肱关节。但这两个来源之间并不能明确区分。上胸椎检查右侧T1和T2单侧后前向关节松动显示局部疼痛和僵硬。提出了症状④和症状①来源因素的一种可能性，并以强力附属关节松动技术来解决节段性僵硬问题。肩关节活动范围再评估显示已完全改善，象限内或肩外展至极限也不能再现症状④。

个案研究4.9（续）

第6次治疗

右侧肩锁关节附属运动的损伤是症状①的一个可能的重要来源，并且是肩关节完全屈曲和外展受限的原因，通常主动活动受限于170°，被动活动在最后几度受限。肩锁关节附属运动外展末端可做前后向和纵向尾向关节松动，由初始的Ⅱ级疼痛缓解技术晋阶至强力的Ⅳ级技术。再评估显示肩关节屈曲和外展主、被动活动可达全范围，但活动到极限时仍存在症状①。肩关节象限也显示轻度的受限并诱发症状①。另外两种类似于肩锁关节松动的方法也未能进一步改善问题。在活动终末再一次应用鉴别测试，做肱骨纵向尾向的附属运动（肩峰下分离）（图4.37），肩肱关节源的症状①得到减轻。在此阶段，易激惹和严重程度较低，因此在受损的象限应用关节松动技术。这种技术提供了更进一步的改善，使患者可以全范围无痛运动至强超压肩关节屈曲和外展。

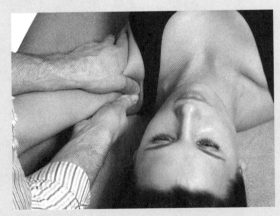

图4.37 臂上抬时做肩锁关节纵向尾向的附属运动关节松动（示意图）

第7次治疗

G先生对他的肩关节治疗后状况感到很满意。他能够每天毫无疼痛或困难地使用右侧肩膀完成日常的大部分工作。他说，通常当他把胳膊放到"特定"位置或偶尔侧卧于右肩上时会有轻微的刺痛。右肩关节象限轻度受限依然存在，另外肩关节运动可全范围且无痛。因此，决定停止治疗并监测症状1个月。在此期间G先生展示了高尔夫球的挥杆动作，并无疼痛发生。治疗师建议他逐步回归该项活动。

第8次治疗——1个月后回顾

在此阶段，G先生对治疗结果依然很满意。他已重返高尔夫球场，且已恢复到受伤前水平。他觉得目前不需要更进一步治疗了，因此结束物理治疗。在后续的2个月内也未再联系，表明在预定的时间内并没有再次出现问题。

点评

这个病例强调了物理治疗师在任何个体临床表现中都应注意鉴别所有可能的原因和影响因素。该病例尽管有影像结果显示的几种组织病理表现支持特定的医学诊断，但许多其他影响因素都应基于损伤表现来鉴别，以解决患者问题（通过对效果的再评估来证明）。这个案例支持这样的观点：细致地再评估要求物理治疗师必须"对治疗技术持开放态度，自由创新、不受理论约束"（Maitland 1986）。在本章的前几节中，我们已经详细讨论了与医学诊断相关联的"肩峰下撞击"的具体局限性。Maitland认识到仅遵循医学诊断的指导对于患者进行治疗存在困难、局限和阻碍（Maitland 1986）。

该案例展示了在以疼痛为主导表现的患者中使用温和、可控的被动关节松动的效果。Maitland（1986）认为这种方法是特别重要的Maitland概念，这就要求治疗师"清楚地理解如何通过使用完全无痛的振荡技术来治疗疼痛，但不包括任何形式的牵伸"。

个案研究4.10

肩部僵硬的处理

C先生，57岁发电站工人。

病史

C先生是一位57岁的发电站工作人员，因4个月的疼痛和僵硬肩病史而转介来做物理治疗。在没有任何外伤的情况隐匿发病，检查时一直维持现状。在右侧盂肱关节的前外侧区域有间断性疼痛（图4.38）。在肩前伸上抬和向墙上施压，如使用螺丝刀在墙上拧螺丝时会加重症状。夜间由于疼痛加剧，无法右侧卧。

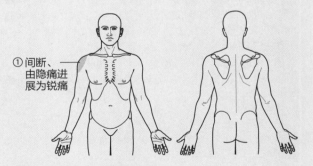

①间断、由隐痛进展为锐痛

图4.38 C先生的身体图示

个案研究4.10（续）

C先生总体健康状况一般，目前未服用任何药物。他在发电站的工作涉及重体力劳力、攀爬和精密工具操作，是右优势手。

检查

在检查时，他的疼痛出现在任何运动之前。功能演示为主动屈曲120°时症状和僵硬加重。这个姿势鉴别突出了他的盂肱关节是最受影响的部分。外展90°时疼痛加重，外旋20°时僵硬，手摸背运动（内旋、伸展和内收）由于疼痛为仅能至臀部水平。这个运动进一步鉴别出内旋成分受到的影响最大。如Cyriax（1978）所述，这种受限模式通常被称为关节囊受限模式。

抗阻运动通常不太舒适且没有特定的表现。进行抗阻运动之前增加肩肱关节分离并不会改善症状。

治疗

到目前为止发现，被动附属运动检查集中在盂肱关节。且所有的方向都有中等程度的僵硬。

因此，包括盂肱关节在内的关节松动治疗需包括僵硬受限处（Ⅳ-级）。进行盂肱关节后前向、前后向和纵向尾向的关节松动（图4.39）。手臂起始位置处于中立位，但由于再评估后症状没有加重，而且由于他的问题主要是僵硬，非易激惹，所以在末端范围外展，再屈曲，再外旋都采用同样的技术。即刻效果是主动屈曲、外展的活动范围改善且疼痛并不剧烈。有意思的是，他的手摸背运动也有所改善（图4.40）。

结果

随着症状改善进展，上述关节松动晋阶到Ⅳ+级，并与末端范围内的生理技术相结合。俯卧位手置于背后做右侧肩胛骨下角后前向加压对进一步改善手摸背运动也能有效。经5次治疗，C先生恢复了肩上抬的全部功能和手摸背运动并结束治疗。

点评

本个案研究强调了对关节体征的评估及对其进行适当治疗的重要性。当盂肱关节附属运动僵硬得到解决时，患者的功能即改善。该病例同样强调关节囊受限并不都属于对物理治疗反应迟钝的"冻结肩"。

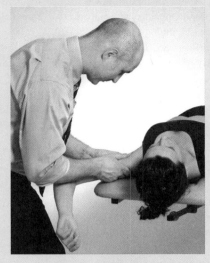

图4.39 肩关节外展120°并保持完全肱骨头外旋做盂肱关节后前向关节松动

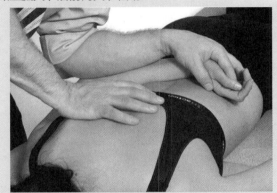

图4.40 手摸背姿势做肩胛骨下角的后前向关节松动

（许志生　译）

参考文献

Abrams GD, Safran MR: Diagnosis and management of superior labrum anterior posterior lesions in overhead athletes, *Br J Sports Med* 44:311–318, 2010.

Akgun K, Aktas L, Terzi Y: Winged scapula caused by a dorsal scapular nerve lesion: a case report, *Arch Phys Med Rehabil* 89(10):2017–2020, 2008.

Aina A, May S: A shoulder derangement, *Man Ther* 10:159–163, 2005.

Ainsworth R, Lewis J, Conboy V: A prospective randomized placebo controlled clinical trial of a rehabilitation programme for patients with a diagnosis of massive rotator cuff tears of the shoulder, *Shoulder Elbow* 1(1):55–60, 2009.

Aldridge JW, Bruno J, Stauch RJ, et al: Nerve entrapment in athletes, *Clin Sports Med* 20(1):95–122, 2001.

American Physical Therapy Association (APTA): *Guide to Physical Therapist Practice ('The Guide')*, 1998, American Physical Therapy Association.

Andrews JR, Carson WG Jr, McLeod WD: Glenoid labrum tears are related to the long head of biceps, *Am J Sports Med* 13:337–341, 1985.

Awerbuch MS: The clinical utility of ultrasonography for rotator cuff disease, shoulder impingement syndrome and subacromial bursitis, *Med J Aust* 188(1):50–53, 2008.

Badcock LJ, Lewis M, Hay EM, et al: Chronic shoulder pain in the community: a syndrome of disability or distress? *Ann Rheum Dis* 61:128–131, 2002.

Bamji AN, Erhardt CC, Price TR, et al: The painful shoulder:

can consultants agree? *Br J Rheumatol* 35:1172–1174, 1996.

Bang MD, Deyle GD: Comparison of supervised exercise with and without manual physical therapy for patients with shoulder impingement syndrome, *J Orthop Sports Phys Ther* 30(3):126–137, 2000.

Barth JR, Burkhart SS, De Beer JF: The bear-hug test: a new and sensitive test for diagnosing a subscapularis tear, *Arthroscopy* 22:1076–1084, 2006.

Baring T, Emery R, Reilly P: Management of rotator cuff disease: specific treatment for specific disorders: best practice and Research, *Clin Rheumatol* 21(2):279–294, 2007.

Bassett RW, Cofield RH: Acute tears of the rotator cuff: the timing of surgical repair, *Clin Orthop Relat Res* 175:18–24, 1983.

Beaudreuil J, Nizard R, Thomas T, et al: Contribution of clinical tests to the diagnosis of rotator cuff disease: a systematic review of the literature, *Joint Bone Spine* 76(5):577–578, 2009.

Beim GM: Acromioclavicular joint injuries, *J Athl Train* 35(3):261–267, 2000.

Bencardino JY, Beltran J, Rosenberg ZS, et al: Superior labrum anterior-posterior lesions: diagnosis with MR arthrography of the shoulder, *Radiology* 214:267–271, 2000.

Ben-Yishey A, Zuckerman JD, Gallagher M, et al: Pain inhibition of shoulder strength in patients with impingement syndrome, *Orthopaedics* 17(8):685–688, 1994.

Bernhardt M, Hynes RA, Blume HW, et al: Current concepts review: cervical spondylotic myelopathy, *J Bone Joint Surg Am* 75:119–128, 1993.

Bigliani LU, Levine WN: Current concepts review: subacromial impingement syndrome, *J Bone Joint Surg* 79:1854–1868, 1997.

Birtane M, Caliş M, Akgün K: The diagnostic value of magnetic resonance imaging in subacromial impingement syndrome, *Yonsei Med J* 42(4):418–424, 2001.

Bogduk N: Innervation and pain patterns of the cervical spine. In Grant R, editor: *Physical Therapy of the Cervical Spine and Thoracic Spine*, New York, 1988, Churchill Livingstone.

Boone JL, Arciero RA: First time anterior shoulder dislocations: has the standard changed? *Br J Sports Med* 44:355–360, 2010.

Bossuyt PM, Reitsma JB, Bruns DE, et al: The STARD statement for reporting studies of diagnostic accuracy: explanation and elaboration, *Clin Chem* 49:7–18, 2003.

Bot SDM, van der Waal JM, Terwee CB, et al: Incidence and prevalence of complaints of the neck and upper extremity in general practice, *Ann Rheum Dis* 64:118–123, 2005.

Bradley JP, Elkousy H: Decision making: operative versus nonoperative treatment of acromioclavicular joint injuries, *Clin Sports Med* 22:277–290, 2003.

Brandt KD, Dieppe P, Radin EL: Is it useful to subset primary osteoarthritis? A critique based on evidence regarding the etiopathogenesis of osteoarthritis, *Semin Arthritis Rheum* 39(2):81–95, 2009.

Braun C, Hanchard CA: Manual therapy and exercise for

impingement related shoulder pain, *Phys Ther Rev* 15(2):62–63, 2010.

Brockmeier SF, Voos JE, Williams RJ, et al: Outcomes after arthroscopic repair of type II SLAP lesions, *J Bone Joint Surg Am* 91:1595–1603, 2009.

Buchbinder R, Goel V, Bombardier C, et al: Classification systems of soft tissue disorders of the neck and upper limb: do they satisfy methodological guidelines? *J Clin Epidemiol* 49(2):141–149, 1996.

Buchbinder R, Goel V, Bombardier C, et al: Oral steroids for adhesive capsulitis, *Cochrane Database Syst Rev* Issue 4. Art No. CD006189. DOI: 10.1002/14651858.CD006189, 2006.

Buchbinder R, Green S, Youd JM: Corticosteroid injections for shoulder pain, *Cochrane Database Syst Rev* Issue 1. Art No. CD004016. DOI: 10.1002/14651858.CD004016, 2003.

Buchbinder R, Green S, Youd JM: Arthrographic distension for adhesive capsulitis (frozen shoulder), *Cochrane Database Syst Rev* Issue 1. Art No. CD007005. DOI: 10.1002/14651858.CD007005, 2008.

Buckwalter JA, Martin JA: Osteoarthritis, *Adv Drug Deliv Rev* 58:150–167, 2006.

Bunker T: Rotator cuff disease, *Curr Orthop* 16:223–233, 2002.

Bunker T: Time for a new name for frozen shoulder: contracture of the shoulder, *Shoulder Elbow* 1(1):4–9, 2009.

Burbank KM, Stevenson JH, Czarnecki GR, et al: Chronic shoulder pain. Part I. Evaluation and diagnosis, *Am Fam Physician* 77(4):453–460, 2008a.

Burbank KM, Stevenson JH, Czarnecki GR, et al: Chronic shoulder pain. Part II. Treatment, *Am Fam Physician* 77(4):493–497, 2008b.

Bureau NJ, Beauchamp M, Cardinal E, et al: Dynamic sonography evaluation of shoulder impingement syndrome, *Am J Roentgenol* 187:216–220, 2006.

Burkhart SS, Esch JC, Jolson RS: The rotator crescent and rotator cable: An anatomic description of the shoulders 'suspension bridge', *Arthroscopy* 9(6):611–616, 1993.

Burkhart SS, Morgan CD, Kibler WB: The disabled throwing shoulder: spectrum of pathology. Part I. Pathoanatomy and biomechanics, *Arthroscopy* 19:404–420, 2003.

Butler DS: *Mobilisation of the nervous system*, Melbourne, Australia, 1991, Churchill Livingstone.

Butler DS: *The Sensitive Nervous System*, Adelaide, Australia, 2000, Noigroup Publications.

Buttaci CJ, Stitik TP, Yonclas PP, et al: Osteoarthritis of the acromioclavicular joint: a review of anatomy, biomechanics, diagnosis and treatment, *Am J Phys Med Rehabil* 83(10):791–797, 2004.

Caliş M, Akgün K, Birtane M, et al: Diagnostic values of clinical diagnostic tests in subacromial impingement syndrome, *Ann Rheum Dis* 59:44–47, 2000.

Calvert E, Chambers GK, Regan W, et al: Special physical examination tests for superior labrum anterior posterior shoulder tears are clinically limited and invalid: a diagnostic systematic review, *J Clin Epidemiol* 62(5):558–563, 2009.

Calvert P: Classification and clinical assessment.

Minisymposium: shoulder instability, *Curr Orthop* 10:151–157, 1996.

Castagna A, Garofalo R, Cesari E, et al: Anterior and posterior internal impingement: an evidence-based review, *Br J Sports Med* 44:382–388, 2010.

Chandnani VP, Ho C, Gerharter J, et al: MR findings in asymptomatic shoulders: a blind analysis using symptomatic shoulders as controls, *Clin Imaging* 16(1):25–30, 1992.

Chaudhury S, Gwilym SE, Moser J, et al: Surgical options for patients with shoulder pain, *Nat Rev Rheumatol* 6:217–226, 2010.

Chang D, Mohana-Borges A, Borso M, et al: SLAP lesions: Anatomy, clinical presentation, MR imaging diagnosis and characterisation, *Eur J Radiol* 68:72–87, 2008.

Childs JD, Cleland JA: Development and application of clinical prediction rules to improve decision making in physical therapist practice, *Phys Ther* 86(1):122–131, 2006.

Childs JD, Cleland JA, Elliott JM, et al: Neck pain: clinical practice guidelines linked to the international classification of functioning, disability and health from the orthopaedic section of the American Physical Therapy Association, *J Orthop Sports Phys Ther* 38(9): A1–A34, 2008.

Cho NS, Lee BG, Rhee YG: Radiologic course of the calcific deposits in calcific tendinitis of the shoulder: does the initial radiologic aspect affect the final results? *J Shoulder Elbow Surg* 19(2):267–272, 2010.

Chronopoulos E, Kim TK, Park HB, et al: Diagnostic value of physical tests for isolated chronic acromioclavicular lesions, *Am J Sports Med* 32(3):655–661, 2004.

Cibulka MT, White DM, Woehrle J, et al: Hip pain and mobility deficits: hip osteoarthritis. Clinical practice guidelines linked to the international classification of functioning, disability and health from the orthopaedic section of the American Physical Therapy Association, *J Orthop Sports Phys Ther* 39(4): A1–A25, 2009.

Clark JM, Harryman DT: Tendons, ligaments and capsule of the rotator cuff: gross and microscopic anatomy, *J Bone Joint Surg* 74(5):713–725, 1992.

Cleland JA, Childs JD, Fritz JM, et al: Development of a clinical prediction rule for guiding treatment of a subgroup of patients with neck pain: use of thoracic spine manipulation, exercise and patient eduction, *Phys Ther* 87:9–23, 2007.

Codman EA: *The Shoulder: Rupture of the Supraspinatus Tendon and Other Lesions In or About the Subacromial Bursa*, Boston, 1934, Thomas Todd.

Coghlan JA, Buchbinder R, Green S, et al: Surgery for rotator cuff disease, *Cochrane Database Syst Rev* Issue 1. Art No. CD005619. DOI: 10.1002/14651858.CD005619.pub2, 2008.

Connor PM, Banks, DM, Tyson AB, et al: Magnetic resonance imaging of the asymptomatic shoulder of overhead athletes, *Am J Sports Med* 31:724–727, 2003.

Cook C: The lost art of the clinical examination: an overemphasis on clinical special tests, *J Man Manip Ther* 18(1):3–4, 2010.

Cook C, Brown C, Isaacs R, et al: Clustered clinical findings for

diagnosis of cervical spine myelopathy, *J Man Manip Ther* 18(4):175–180, 2010.

Cook JL, Purdam CR: Is tendon pathology a continuum? A pathology model to explain the clinical presentation of load-induced tendinopathy, *Br J Sports Med* 43:409–416, 2009.

Cordasco FA, Chen NC, Backus SI, et al: Subacromial injection improves deltoid firing in subjects with large rotator cuff tears, *HSS J* 6(1):30–36, 2010.

Coro L, Azuelos A, Alexandre A, et al: Suprascapular nerve entrapment: advanced peripheral nerve surgery and minimal invasive spinal surgery, *Acta Neurochir (Wien)* 97:33–34, 2005.

Cowan SM, Schache AG, Brukner P, et al: Delayed onset of transversus abdominus in long standing groin pain, *Med Sci Sports Exerc* 36(12):2040–2045, 2001.

Crawshaw DP, Helliwell PS, Hensor EMA, et al: Exercise therapy after corticosteroid injection for moderate to severe shoulder pain: large pragmatic randomised trial, *Br Med J* 340: c3037, 2010.

Croft P, Pope D, Boswell R, et al: Observer variability in measuring elevation and external rotation of the shoulder: Primary Care Rheumatology Society Shoulder Study Group, *Br J Rheumatol* 33(10):942–946, 1994.

Croft P, Pope D, Silman A: The clinical course of shoulder pain: prospective cohort study in primary care, *Br Med J* 313:601–602, 1996.

CSP (Chartered Society of Physiotherapy): *Scope of physiotherapy practice 2008. Information paper PD001*, London, 2008, Chartered Society of Physiotherapy.

Cumpston M, Johnston RV, Wengier L, et al: Topical glyceryl trinitrate for rotator cuff disease, *Cochrane Database Syst Rev* Issue 3. Art No. CD006355. DOI: 10.1002/14651858. CD006355.pub2, 2009.

Currier L, Froehlich PJ, Carow SD, et al: Development of a clinical prediction rule to identify patients with knee pain and clinical evidence of osteoarthritis who demonstrate a favourable short term response to hip mobilisation, *Phys Ther* 87:1106–1119, 2007.

Cyriax JH: *Textbook of Orthopaedic Medicine*, ed 7, London, 1978, Baillière Tindall.

Cyriax J: *Textbook of Orthopaedic Medicine*, ed 8, London, 1982, Baillière Tindall.

Dankaerts W, O'Sullivan PB, Straker LM, et al: The inter-examiner reliability of a classification method for non-specific chronic low back pain patients with motor control impairment, *Man Ther* 11(1):28–39, 2006.

Dessaur WA, Magarey ME: Diagnostic accuracy of clinical tests for superior labral anterior posterior lesions: a systematic review, *J Orthop Sports Phys Ther* 38:341–352, 2008.

de Jesus JO, Parker L, Frangos AJ, et al: Accuracy of MRI, MR arthrography, and ultrasound in the diagnosis of rotator cuff tears: a meta-analysis, *Am J Roentgenol* 192:1701–1707, 2009.

de Winter AF, Jans MP, Scholten RJ, et al: Diagnostic classification of shoulder disorders: interobserver agreement and determinants of disagreement, *Ann Rheum Dis* 58:272–

277, 1999.

Dodson CC, Altchek DW: SLAP lesions: An update on recognition and treatment, *J Orthop Sports Phys Ther* 39(2):71–80, 2009.

Duralde XA: Neurologic injuries in the athlete's shoulder, *J Athl Train* 35(3):316–328, 2000.

Edwards I, Jones M, Carr J, et al: Clinical reasoning strategies in physical therapy, *Phys Ther* 84:312–335, 2004.

Edwards SL, Lee JA, Bell JE, et al: Nonoperative treatment of superior labrum anterior posterior tears, *Am J Sports Med* 38(7):1456–1461, 2010.

Ellenbecker TS, Cools A: Rehabilitation of shoulder impingement syndrome and rotator cuff injuries: an evidence based review, *Br J Sports Med* 44:319–327, 2010.

Elvey RL: Brachial plexus tension test and the pathoanatomical origin of arm pain. In Glasgow E, Twomey L, editors: *Aspects of Manipulative Therapy*, Melbourne, 1979, Lincoln Institute of Health Sciences, pp 105–110.

Elvey RL, Hall T: Neural tissue evaluation and treatment. In Donatelli R, editor: *Physical Therapy of the Shoulder*, New York, 1997, Churchill Livingstone, pp 131–152.

Engebretsen L, Craig EV: Radiographic features of shoulder instability, *Clin Orthop* 291:29–44, 1993.

Escorpizo R, Stucki G, Cieza A, et al: Creating an interface between the international classification of functioning, disability and health and physical therapist practice, *Phys Ther* 90(7):1053–1064, 2010.

Evans P: The T4 syndrome: some basic clinical aspects, *Physiotherapy* 83(4):186–189, 1997.

Faure G, Daculsi G: Calcified tendinitis: a review, *Ann Rheum Dis* 42:49–53, 1983.

Favejee MM, Huisstede BM, Koes BW: Frozen shoulder: the effectiveness of conservative and surgical interventions-systematic review, *Br J Sports Med* 45:49–56, 2011.

Feeley BT, Gallo RA, Craig EV: Cuff tear arthropathy. Current trends in diagnosis and management, *J Shoulder Elbow Surg* 18(3):484–494, 2009.

Feleus A, Bierma-Zeinstra SM, Miedema HS, et al: Incidence of non-traumatic complaints of arm, neck and shoulder in general practice, *Man Ther* 13:426–433, 2008.

Fersum KV, Dankaerts W, O'Sullivan PB, et al: Integration of subclassification strategies in randomised controlled clinical trials evaluating manual therapy and exercise therapy for non-specific low back pain: a systematic review, *Br J Sports Med* 44:1054–1062, 2010.

Fisher AM, Dexter WW: How evidence based is our examination of the shoulder? In MacAuley D, Best TM, editors: *Evidence-Based Sports Medicine*, ed 2, Oxford, 2007, BMJ Books, Blackwell Publishing.

Flynn T, Fritz J, Whitman J, et al: A clinical prediction rule for classifying patients with low back pain who demonstrate short-term improvement with spinal manipulation, *Spine* 27:2835–2843, 2002.

Foster NE, Hill JC, Hay EM: Subgrouping patients with low back pain in primary care: are we getting any better at it? *Man Ther* 16(1):3–8, 2011.

Frost P, Andersen JH, Lundorf E: Is supraspinatus pathology as defined by magnetic resonance imaging associated with clinical sign of shoulder impingement? *J Shoulder Elbow Surg* 8(6):565–568, 1999.

Fukuda H, Hamada K, Nakajima T, et al: Pathology and pathogenesis of bursal-side rotator cuff tears viewed from en bloc histologic sections, *Clin Orthop Relat Res* 254:81–86, 1990.

Funk L, Haines J, Trail I: Rotator cuff arthropathy, *Curr Orthop* 21(6):415–421, 2007.

Ganzhorn R, Hocker JT, Horowitz M, et al: Suprascapular nerve entrapment: a case report, *J Bone Joint Surg Am* 63:492–494, 1981.

Gartsman GM: Partial thickness rotator cuff tears: evaluation and treatment, *Curr Orthop* 14:167–172, 2000.

George SZ, Wallace MR, Wright TW, et al: Evidence for a biopsychosocial influence on shoulder pain: Pain catastrophizing and catechol-O-methyltransferase (COMT) diplotype predict clinical pain ratings, *Pain* 136:53–61, 2008.

Gerber C, Galantav RV, Herche O: The pattern of pain produced by irritation of the acromioclavicular joint and the subacromial space, *J Shoulder Elbow Surg* 7(4):352–355, 1998.

Gerber C, Hersche O, Farron A: Isolated rupture of the subscapularis tendon, *J Bone Joint Surg Am* 78:1015–1023, 1996.

Ghodadra NS, Provencher MT, Verma NN, et al: Open, mini-open and all arthroscopic rotator cuff repair surgery: Indications and implications for rehabilitation, *J Orthop Sports Phys Ther* 39(2):81–95, 2009.

Godges JJ, Irrgang JJ: ICF based practice guidelines for common musculoskeletal conditions, *J Orthop Sports Phys Ther* 38(4):167–168, 2008.

Goldberg BA, Lippitt SB, Matsen FA 3rd: Improvement in comfort and function after cuff repair without acromioplasty, *Clin Orthop Relat Res* 390: 142–150, 2001.

Gomoll AH: Rotator cuff disorders: Recognition and management among patients with shoulder pain, *Arthritis Rheum* 50(12):3751–3761, 2004.

Gonzalez-Alegre P, Recober A, Kelkar P: Idiopathic brachial neuritis, *Iowa Orthop J* 22:81–85, 2002.

Gooding BWT, Geoghegan JM, Manning PA: The management of acute traumatic primary anterior shoulder dislocation in young adults, *Shoulder Elbow* 2:141–146, 2010.

Goodman CC, Snyder TEK: *Differential Diagnosis in Physical Therapy*, ed 2, Philadelphia, 1995, WB Saunders.

Goodman CC, Snyder TEK: *Differential Diagnosis in Physical Therapy*, ed 3, Philadelphia, 2000, W.B. Saunders.

Gotoh M, Hamada K, Yamakawa H, et al: Increased substance p in subacromial bursa and shoulder pain in rotator cuff diseases, *J Orthop Res* 16:618–621, 1998.

Gotoh M, Hamada K, Yamakawa H, et al: Interleukin-1 induced glenohumeral synovitis and shoulder pain in rotator cuff diseases, *J Orthop Res* 20:1365–1371, 2002.

Green S, Buchbinder R, Glazier R, et al: Systematic review

of randomised controlled trials of interventions for painful shoulder: selection criteria, outcome assessment, and efficacy, *Br Med J* 316:354–360, 1998.

Green S, Buchbinder R, Hetrick S: Physiotherapy interventions for shoulder pain, *Cochrane Database Syst Rev* Issue 2. Art No. CD004258. DOI: 10.1002/14651858.CD004258, 2003.

Green S, Buchbinder R, Hetrick S: Acupuncture for shoulder pain, *Cochrane Database Syst Rev* Issue 2. Art No. CD005319. DOI: 10.1002/14651858.CD005319, 2005.

Green R, Shanley K, Taylor N, et al: The anatomical basis for clinical tests assessing musculoskeletal function of the shoulder, *Phys Ther Rev* 13(1):17–24, 2008.

Grieve GP: The masqueraders. In Boyling JD, Palastanga N, editors: *Grieve's Modern Manual Therapy*, ed 2, Edinburgh, 1994, Churchill Livingstone, ch 63, pp 841–856.

Gross ML, Distefano MC: Anterior release test. A new test for occult shoulder instability, *Clin Orthop Relat Res* 339:105–108, 1997.

Guanche CA, Jones DC: Clinical testing for tears of the glenoid labrum, *Arthroscopy* 19(5):517–523, 2003.

Guccione AA: Physical therapy diagnosis and the relationship between impairments and function, *Phys Ther* 71(7):499–504, 1991.

Haddick E: Management of a patient with shoulder pain and disability: a manual physical therapy approach addressing impairments of the cervical spine and upper limb neural tissue, *J Orthop Sports Phys Ther* 37(6):342–349, 2007.

Hall TM, Elvey RL: Nerve trunk pain: physical diagnosis and treatment, *Man Ther* 4(2):63–73, 1999.

Hanchard N, Goodchild L, Thompson J, et al: *Evidence-based guidelines for the diagnosis, assessment and physiotherapy management of contracted (frozen) shoulder v1.3 'standard' physiotherapy*, Endorsed by the Chartered Society of Physiotherapy 2011.

Hanchard NC, Cummins J, Jeffries C: *Evidence-based clinical guidelines for the diagnosis, assessment and physiotherapy management of shoulder impingement syndrome*, London. UK, 2004, Chartered Society of Physiotherapy.

Hanchard NC, Howe TE, Gilbert MM: Diagnosis of shoulder pain by history and selective tissue tension: an agreement between assessors, *J Orthop Sports Phys Ther* 35(3):147–153, 2005.

Handoll HHG, Almaiyah MA, Rangan A: Surgical versus non-surgical treatment for acute anterior shoulder dislocation, *Cochrane Database Syst Rev* CD004325, 2004.

Hattrup SJ, Cofield RH: Rotator cuff tears with cervical radiculopathy, *J Shoulder Elbow Surg* 19:937–943, 2010.

Hayes KW, Peterson CM: Reliability of classifications derived from Cyriax's resisted testing in subjects with painful shoulders and knees, *J Orthop Sports Phys Ther* 55(5):235–246, 2003.

Hawkins RJ, Kennedy JC: Impingement syndrome in athletes, *Am J Sports Med* 8:151–158, 1980.

Hegedus EJ, Goode A, S Campbell S, et al: Physical examination tests of the shoulder: a systematic review with meta-analysis of individual tests, *Br J Sports Med* 42:80–92, 2008.

Helgeson K, Smith AR Jr: Process for applying the international classification of functioning, disability and health model to a patient with patellar dislocation, *Phys Ther* 88(8):956–964, 2008.

Hengeveld E: Gedanken zum Indikationsbereich der manuellen therapie. Part 2, *Man Ther* 3:681–688, 1999.

Hengeveld E: *Psychosocial issues in physiotherapy: manual therapists' perspectives and observations*, London, 2000, MSc thesis. Department of Health Sciences. University of East London.

Hengeveld E, Banks K, editors: *Maitland's peripheral manipulation*, ed 4, London, 2005, Elsevier Butterworth-Heinemann.

Hertel R, Ballmer FT, Lombert SM, et al: Lag signs in the diagnosis of rotator cuff rupture, *J Shoulder Elbow Surg* 5:307–313, 1996.

Hicks GE, Fritz JM, Delitto A, et al: Preliminary development of a clinical prediction rule for determining which patients with low back pain will respond to a stabilisation program, *Arch Phys Med Rehabil* 86:1753–1762, 2005.

Hodges PW, Richardson CA: Inefficient muscular stabilisation of the lumbar spine associated with low back pain: A motor control evaluation of transversus abdominis, *Spine* 21(22):2640–2650, 1996.

Hodges PW, Richardson CA: Delayed postural contraction of transversus abdominis in low back pain associated with movement of the lower limb, *J Spinal Disord* 11(1):46–56, 1998.

Hofstee D-J, Gosens T, Bonnet M, et al: Calcifications in the cuff: take it or leave it? *Br J Sports Med* 41:832–835, 2007.

Holvelius L, Olofsson A, Sandström B, et al: Nonoperative treatment of primary anterio shoulder dislocation in patients forty years of age and younger. A prospective twenty-five year follow-up, *J Bone Joint Surg Am* 90:945–952, 2008.

Howell SM, Galinat BJ: The glenoid-labral socket: a constrained articular surface, *Clin Orthop Relat Res* 243:122–125, 1989.

Hsu JE, Okecukwu A, Anakwenze OA, et al: Current review of adhesive capsulitis, *J Shoulder Elbow Surg* 20:502–514, 2011.

Hughes PC, Taylor NF, Green RA: Most clinical tests cannot accurately diagnose rotator cuff pathology: a systematic review, *Aust J Physiother* 54:159–170, 2008.

Hughes PJ, Bolton-Maggs B: Calcifying tendonitis, *Curr Orthop* 16(5):389–394, 2002.

Hung C-J, Jan M-H, Lin Y-F, et al: Scapular kinematics and impairment features for classifying patients with subacromial impingement syndrome, *Man Ther* 15(6):547–551, 2010.

Hussey AJ, O'Brien CP, Regan PJ: Parsonage–Turner syndrome: case report and literature review, *Hand* 2:218–221, 2007.

Iannotti JP: Rotator cuff disorders, Park Ridge, 1991, American Academy of Orthopaedic Surgeons, p 58.

Jaggi A, Lambert S: Rehabilitation for shoulder instability, *Br J Sports Med* 44:333–340, 2010.

Jee WH, McCauley TR, Katz LD, et al: Superior labral anterior posterior (SLAP) lesions of the glenoid labrum: reliability and accuracy of MR arthrography for diagnosis, *Radiology* 218:127–132, 2001.

Jermin PJ, Webb M: Melorheostosis masquerading as a frozen shoulder in a sportsman, *Shoulder Elbow* 2(4):271–272, 2010.

Jette AM: Diagnosis and classification by physical therapists: a special communication, *Phys Ther* 69(11):967–969, 1989.

Jobe CM: Superior glenoid impingement: current concepts, *Clin Orthop Relat Res* 330:98–107, 1996.

Jobe FW, Jobe CM: Painful athletic injuries of the shoulder, *Clin Orthop Relat Res* 173:117–124, 1983.

Jobe FW, Kvitne RS, Giangarra CE: Shoulder pain in the overhand or throwing athlete. The relationship of anterior instability and rotator cuff impingement, *Orthop Rev* 18:963–975, 1989.

Jobe FW, Pink M: Classification and treatment of shoulder dysfunction in the overhead athlete, *J Orthop Sports Phys Ther* 18(2):427–432, 1993.

Johansen JA, Grutter PW, McFarland EG, et al: Acromioclavicular joint injuries: indications for treatment and treatment options, *J Shoulder Elbow Surg* 20: S70–S82, 2011.

Jones GL, Galluch DB: Clinical assessment of superior glenoid labral lesions: a systematic review, *Clin Orthop Relat Res* 455:45–51, 2007.

Jones MA, Rivett DA, editors: *Clinical Reasoning for Manual Therapists*, London, 2004, Butterworth-Heinemann.

Jonsson P, Wahlström P, Öhberg L, et al: Eccentric training in chronic painful impingement syndrome of the shoulder: results of a pilot study, *Knee Surg Sports Traumatol Arthrosc* 14(1):76–81, 2006.

Kachingwe AF, Phillips B, Sletten E, et al: Comparison of manual therapy techniques with therapeutic exercise in the treatment of shoulder impingement: a randomized controlled pilot clinical trial, *J Man Manip Ther* 16(4):238–247, 2008.

Keijsers E, Feleus A, Miedema HS, et al: Psychosocial factors predicted nonrecovery in both specific and nonspecific diagnoses at arm, neck and shoulder, *J Clin Epidemiol* 63:1370–1379, 2010.

Kelly SM, Brittle N, Allen GM: The value of physical tests for subacromial impingement syndrome: a study of diagnostic accuracy, *Clin Rehabil* 24:149–158, 2010.

Kelley MJ, McClure PW, Leggin BG: Frozen shoulder: evidence and a proposed model guiding rehabilitation, *J Orthop Sports Phys Ther* 39(2):135–148, 2009.

Khan KM, Cook JL, Taunton JE, et al: Overuse tendinosis, not tendinitis. Part 1. A new paradigm for a difficult clinical problem, *Phys Sports Med* 28(5), 2000.

Khan KM, Scott A: Mechanotherapy: how physical therapists' prescription of exercise promotes tissue repair, *Br J Sports Med* 43:247–252, 2009.

Khan KM, Tress BM, Hare WS, et al: Treat the patient, not the X-ray: Advances in diagnostic imaging do not replace the need for clinical interpretation, *Clin J Sports Med* 8:1–4, 1998.

Kibler WB, Sciascia A: Current concepts: scapular dyskinesis, *Br J Sports Med* 44:300–305, 2010.

Kim SH, Ha KI, Ahn JH, et al: Biceps load test II: a clinical test for SLAP lesions of the shoulder, *Arthroscopy* 17(2):160–164, 2001.

Kim SH, Ha KI, Han KY: Biceps load test: a clinical test for superior labrum anterior and posterior lesions in shoulders with recurrent anterior dislocations, *Am J Sports Med* 27(3):300–303, 1999.

Kim SH, Park JS, Jeong WK, et al: The Kim test: a novel test for posteroinferior labral lesion of the shoulder – a comparison to the jerk test, *Am J Sports Med* 33:1188–1192, 2005.

Kim SH, Park JC, Park JS, Oh L, et al: Painful jerk test: a predictor of success in nonoperative treatment of posteroinferior instability of the shoulder, *Am J Sports Med* 32:1849–1855, 2004.

Kromer TO, de Brie RA, Bastiaenen CH: Effectiveness of individualized physiotherapy on pain and functioning compared to a standard exercise protocol in patients presenting with clinical signs of subacromial impingement syndrome. A randomised controlled trial, *BMC Musculoskelet Disord* 11:114, 2010. http://www.biomedcentral.com/1471–2474/11/114.

Kromer TO, Tautenhahn UG, de Bie RA, et al: Effects of physiotherapy in patients with shoulder impingement syndrome: A systematic review of the literature, *J Rehabil Med* 41(11):870–880, 2009.

Kuhn JE: Exercise in the treatment of rotator cuff impingement: a systematic review and a synthesized evidence-based rehabilitation protocol, *J Shoulder Elbow Surg* 18(1):138–160, 2009.

Kuhn JE: A new classification system for shoulder instability, *Br J Sports Med* 44:341–346, 2010.

Kuhn JE, Dunn WR, Ma B, et al: Interobserver agreement in the classification of rotator cuff tears, *Am J Sports Med* 35(3):437–441, 2007.

Kuijpers T, van der Windt DA, Boeke AJ, et al: Clinical prediction rules for the prognosis of shoulder pain in general practice, *Pain* 120:276–285, 2006.

Lam F, Bhatia D, van Rooyen K, et al: Modern management of calcifying tendinitis of the shoulder, *Curr Orthop* 20(6):446–452, 2006.

Laslett M, Aprill CN, McDonald B, et al: Diagnosis of sacroiliac joint pain: Validity of individual provocation tests and composites of tests, *Man Ther* 10:207–218, 2005.

Lewis A, Kitamura T, Bayley JIL: Mini symposium: shoulder instability (ii). The classification of shoulder instability: new light through old windows! *Curr Orthop* 18:97–108, 2004.

Lewis JS: My patient has non-specific shoulder pain. So what do I do I know? In *South African Society of Physiotherapy National Biennial Congress*, South Africa, 2007, Durban.

Lewis JS: Rotator cuff tendinopathy/subacromial impingement syndrome: is it time for a new method of assessment? *Br J Sports Med* 43:236–241, 259–264, 2009.

Lewis JS, Green AS, Dekel S: The aetiology of subacromial

impingement syndrome, *Physiotherapy* 87(9):458–469, 2001.

Lewis JS, Tennent D: How effective are diagnostic tests for the assessment of rotator cuff disease of the shoulder? In MacAuley D, Best TM, editors: *Evidence-Based Sports Medicine*, ed 2, Oxford, 2007, BMJ Books, Blackwell Publishing Ltd.

Liesdek C, van der Windt DAWM, Koes BW, et al: Soft tissue disorders of the shoulder: a study of inter-observer agreement between general practitioners and physiotherapists and an overview of physiotherapeutic treatment, *Physiotherapy* 83(1):12–17, 1997.

Linsell L, Dawson J, Zondervan K, et al: Prevalence and incidence of adults consulting for shoulder conditions in UK primary care; patterns of diagnosis and referral, *Rheumatology* 45:215–221, 2006.

Linton SJ: A review of the psychological risk factors in back and neck pain, *Spine* 25(9):1148–1156, 2000.

Lippitt SB, Harris SL, Harryman DT: In vivo quantification of the laxity of normal and unstable glenohumeral joints, *J Shoulder Elbow Surg* 3:215–223, 1994.

Littlewood C, May S: A contractile lesion of the shoulder, *Man Ther* 12(1):80–83, 2007.

Lombardi L, Magri AG, Fleury AM, et al: Progressive resistance training in patients with shoulder impingement syndrome: a randomized controlled trial, *Arthritis Rheumatism* 59:615–622, 2008.

Lui SH, Henry MH, Nuccion SL: A prospective evaluation of a new physical examination in predicting glenoid labrum tears, *Am J Sports Med* 24:721–725, 1996.

Macnab I: Negative disc exploration. An Analysis of the causes of nerve root involvement in 68 patients, *J Bone Joint Surg* 53-A: 891–903, 1971.

Maffulli N: Overuse tendon conditions: time to change a confusing terminology, *Arthroscopy* 14(8):840–843, 1998.

Magarey ME, Jones MA: Specific evaluation of the function of force couples relevant for stabilization of the glenohumeral joint, *Man Ther* 8(4):247–253, 2003.

Magarey ME, Jones MA: The glenohumeral quadrant revisited, *Man Ther* 9:114–121, 2005.

Magarey ME, Jones MA, Grant ER: Biomedical considerations and clinical patterns related to disorders of the glenoid labrum in the predominantly stable glenohumeral joint, *Man Ther* 1(5):242–249, 1996.

Maigne J-Y, Maigne R, Guérin-Surville H: Upper thoracic dorsal rami: anatomic study of their medial cutaneous branches, *Surg Radiol Anat* 13:109–112, 1991.

Maitland GD: *Vertebral Manipulation*, ed 5, Oxford, 1986, ButterworthHeinemann.

Maitland GD: *Peripheral Manipulation*, ed 3, Oxford, 1991, Butterworth-Heinemann.

Maitland GD, Hengeveld E, Banks K, et al: *Maitland's Vertebral Manipulation*, ed 7, London, 2005, Elsevier Butterworth-Heinemann.

Mamula C, Erhard R, Piva S: Cervical radiculopathy or Parsonage–Turner syndrome: differential diagnosis of a

patient with neck and upper extremity symptoms, *J Orthop Sports Phys Ther* 35:659–664, 2005.

Manifold SG, McCann PD: Cervical radiculitis and shoulder disorders, *Clin Orthop Relat Res* 368:105–113, 1999.

Manske RC, Prohaska D: Clinical commentary and literature review: diagnosis, conservative and surgical management of adhesive capsulitis, *Shoulder Elbow* 2:238–254, 2010.

May JY, Otsuka NY: Scapular winging in young athletes, *Paediatr Orthop* 12(2):245–247, 1992.

May S, Chance-Larsen K, Littlewood C, et al: Reliability of physical examination tests used in the assessment of patients with shoulder problems: a systematic review, *Physiotherapy* 96(3):179–190, 2010.

May S, Greasley A, Reeve S, et al: Expert therapists use specific clinical reasoning processes in the assessment and management of patients with shoulder pain: a qualitative study, *Aust J Physiother* 54:261–266, 2008.

Mazzocca AD, Arciero RA, Bicos J: Evaluation and treatment of acromioclavicular joint injuries, *Am J Sports Med* 35(2):316–328, 2007.

McCauley TR,. Pope CF, Jokl P, et al: Normal and abnormal glenoid labrum: assessment with multiplanar gradient-echo MR imaging, *Radiology* 183:35–37, 1992.

McCallister WV, Parsons IM, Titelman RM, et al: Open rotator cuff repair without acromioplasty, *J Bone Joint Surg* 87:1278–1283, 2005.

McClatchie L, Laprade J, Marton S, et al: Mobilisations of the asymptomatic cervical spine can reduce signs of shoulder dysfunction in adults, *Man Ther* 14(4):369–374, 2009.

McCormack RR, Inman RD, Wells A, et al: Prevelance of tendinitis and related disorders of the upper extremity in a manufacturing workforce, *J Rheumatol* 19:958–964, 1990.

McFarland EG, Kim TK, Park HB, et al: The effect of variation in definition of the diagnosis of multidirectional instability of the shoulder, *J Bone Joint Surg* 85:2138–2144, 2003.

McFarland EG, Torpey BM, Curl LA: Evaluation of shoulder laxity, *Sports Med* 22(4):264–272, 1996.

McKenzie R, May S: *The human extremities: mechanical diagnosis and therapy*, New Zealand, 2000, Spinal Publications.

McPoil TG, Martin RL, Cornwall MW, et al: Heel pain: plantar fasciitis. Clinical practice guidelines linked to the international classification of functioning, disability and health from the orthopaedic section of the American Physical Therapy Association, *J Orthop Sports Phys Ther* 38(4): A1–A18, 2008.

Michener LA, McClure PW, Karduna AR: Anatomical and biomechanical mechanisms of subacromial impingement syndrome, *Clin Biomech* 18(5):369–379, 2003.

Mileski RA, Snnder SJ: Superior labral lesions in the shoulder: pathoanatomy and surgical management, *J Am Acad Orthop Surg* 6:121–131, 1998.

Milgrom C, Schaffler M, Gilbert S: Rotator cuff changes in asymptomatic adults: the effect of age, hand dominance and gender, *J Bone Joint Surg Br* 77:296–298, 1995.

Miller JD, Pruitt S, McDonald TJ: Acute brachial plexus

neuritis: an uncommon cause of shoulder pain, *Am Fam Physician* 62(9):2067–2072, 2000.

Millett PJ, Gobezie R, Boykin RE: Shoulder Osteoarthritis: diagnosis and management, *Am Fam Physician* 78(5):605–611, 2008.

Miniaci A, Mascia AT, Salonen DC, et al: Magnetic resonance imaging of the shoulder in asymptomatic professional baseball pitchers, *Am J Sports Med* 30:66–73, 2002.

Mirkovic MR, Green R, Taylor N, et al: Accuracy of clinical tests to diagnose superior labral anterior and posterior (SLAP) lesions, *Phys Ther Rev* 10:5–14, 2005.

Mitchell C, Adebajo A, Hay E, et al: Shoulder pain: diagnosis and management in primary care, *Br Med J* 331:1124–1128, 2005.

Mohtadi NG, Vellet AD, Clark ML, et al: A prospective, double-blind comparison of magnetic resonance imaging and arthroscopy in the evaluation of patients presenting with shoulder pain, *J Shoulder Elbow Surg* 13(3):258–265, 2004.

Mok DW, Fogg AJ, Hokan R, et al: Diagnostic value of arthroscopy in glenohumeral instability, *J Bone Joint Surg Am* 72:698–700, 1990.

Moosmayer S, Lund G, Seljom U, et al: Comparison between surgery and physiotherapy in the treatment of small and medium-sized tears of the rotator cuff: a randomised controlled study of 103 patients with one-year followup, *J Bone Joint Surg Br* 92(1):83–91, 2010.

Morgan CD, Burkhart SS, Palmeri M, et al: Type II SLAP lesions. Three subtypes and their relationship to superior instability and rotator cuff tears, *Arthroscopy* 14:553–565, 1998.

Morris AD, Kemp GJ, Frostick SP: Shoulder electromyography in multidirectional instability, *J Shoulder Elbow Surg* 13:24–29, 2004.

Mosby's Medical Dictionary, ed 8, Elsevier. Mosby. Saunders, 2009.

Mullen FS, Slade S, Briggs C: Bony and capsular determinants of glenohumeral 'locking' and 'quadrant' positions, *Aust J Physiother* 35:202–208, 1989.

Munro W, Healy R: The validity and accuracy of clinical tests used to detect labral pathology of the shoulder: a systematic review, *Man Ther* 14:119–130, 2009.

Naidu SH, Kothari MJ: Thoracic outlet syndrome: does fiction outweigh the facts? *Curr Opin Orthop* 14:209–214, 2003.

Nam EK, Snyder SJ: The diagnosis and treatment of superior labrum, anterior and posterior (SLAP) lesions, *Am J Sports Med* 31(5):798–810, 2003.

Naranjo A, Marrero-Pulido T, Ojeda S, et al: Abnormal sonographic findings in the asymptomatic arthritic shoulder, *Scand J Rheumatol* 31:17–21, 2002.

Naredo E, Aguado P, De Miguel E, et al: Painful shoulder: comparison of physical examination and ultrasonographic findings, *Ann Rheum Dis* 61:132–136, 2002.

Neer CS: Anterior acromioplasty for the chronic impingement syndrome in the shoulder: a preliminary report, *J Bone Joint Surg Am* 54:41–50, 1972.

Neer CS: Impingement lesions, *Clin Orthop Relat Res* 173:70–77, 1983.

New Zealand Guidelines Group: The diagnosis and management of soft tissue shoulder injuries and related disorders. Best practice evidence-based guideline, 2004. http://www.acc.co.nz/PRD_EXT_CSMP/groups/external_communications/documents/guide/wcm001684.pdf (accessed 1 May 2013).

NHS CKS (Clinical Knowledge Summaries): Shoulder pain, 2012. http://cks.nhs.uk/shoulder_pain (accessed 20 March 2013).

NICE (National Institute for Health and Clinical Excellence): Clinical guideline 59. Osteoarthritis: national clinical guideline for care and management in adults, 2008. http://www.nice.org.uk/CG59 (accessed 31 March 2013).

Norregaard J, Kroggaard MR, Lorenzen T, et al: Diagnosing patients with longstanding shoulder joint pain, *Ann Rheum Dis* 61:646–649, 2002.

Novak CB, Mackinnon SE: Thoracic outlet syndrome, *Orthop Clin North Am* 27(4):747–762, 1996.

Oakes H: Orthopaedic shoulder clinic diagnosis and treatment plan audit, *Clin Govern* 14(2):126–133, 2009.

O'Brien SJ, Pagnani MJ, Fealy S, et al: The active compression test: a new and effective test for diagnosing labral tears and acromioclavicular joint abnormality, *Am J Sports Med* 26:610–613, 1998.

O'Connor P, Rankine J, Gibbon WW, et al: Interobserver variation in sonography of the painful shoulder, *J Clin Ultrasound* 33(2):53–56, 2005.

O'Sullivan P: Diagnosis and classification of chronic low back pain disorders: maladaptive movement and control impairments as underlying mechanism, *Man Ther* 10(4):242–255, 2005.

Ogon P, Suedkamp NP, Jaeger M, et al: Prognostic factors in nonoperative therapy for chronic symptomatic calcific tendinitis of the shoulder, *Arthritis Rheum* 60(10):2978–2984, 2009.

Oh LS, Wolf BR, Hall MP, et al: Indications for rotator cuff repair. A systematic review, *Clin Orthop Relat Res* (455):52–63, 2006.

Oktar GL, Ergul EG: Paget–Schroetter syndrome, *Hong Kong Med J* 13:243–245, 2007.

Ottenheijm RP, Jansen MJ, Bart Staal J, et al: Accuracy of diagnostic ultrasound in patients with suspected subacromial disorders: a systematic review and meta-analysis, *Arch Phys Med Rehabil* 91:1616–1624, 2010.

Palmer K, Walker-Bone K, Linaker C, et al: The Southampton examination schedule for the diagnosis of musculoskeletal disorders of the neck and upper limb, *Ann Rheum Dis* 59:5–11, 2000.

Papilion JA, Small LM: Fluroscopy evaluation for subtle shoulder instability, *Am J Sports Med* 20:548–552, 1992.

Parentis MA, Glousman RE, Mohr KS, et al: An evaluation of the provocative tests for superior labral anterior posterior lesions, *Am J Sports Med* 34(2):265–268, 2006.

Park HB, Yokota A, Gill HS, et al: Diagnostic accuracy of clinical tests for the different degrees of subacromial impingement syndrome, *J Bone Joint Surg Am* 87:1446–

1455, 2005.

Park J-Y, Lee WS, Lee ST: The strength of the rotator cuff before and after subacromial injection of lidocaine, *J Shoulder Elbow Surg* 17(1): S8–S11, 2008.

Parsonage MJ, Turner AJW: Neuralgic amytrophy: the shoulder girdle syndrome, *Lancet* 1:973–978, 1948.

Pateder D, Berg JH, Thal R, et al: Neck and shoulder pain: differentiating cervical spine pathology from shoulder pathology, *J Surg Orthop Adv* 18:170–174, 2009.

Pearsall AW, Speer KP: Frozen shoulder syndrome: diagnostic and treatment strategies in the primary care setting, *Med Sci Sports Exerc* 30(4):33–39, 1998.

Pellecchia GL, Paolino J, Connell J, et al: Intertester reliability of the Cyriax evaluation in assessing patients with shoulder pain, *J Orthop Sports Phys Ther* 23(1):34–38, 1996.

Peterson SA, Murphy TP: The timing of rotator cuff repair for the restoration of function, *J Shoulder Elbow Surg* 20(1):62–68, 2010.

Philips AM, Smart C, Groom AF: Acromioclavicular dislocation: conservative or surgical therapy, *Clin Orthop Relat Res* 353:10–17, 1998.

Powell ES, Auplish S, Trail IA, et al: The results of subacromial decompression in patients with and without rotator cuff tears, *Shoulder Elbow* 1(1):15–19, 2009.

Pratt NE: Neurovascular entrapment in the regions of the shoulder and posterior triangle of the neck, *Phys Ther* 66(12):1894–1900, 1986.

Pritzker KPH: Pathology of osteoarthritis. In Brandt KD, Doherty M, Lohmander LS, editors: *Osteoarthritis*, New York, 1998, Oxford Press, pp 50–61.

Pulavarti RS, Symes TH, Rangan A: Surgical interventions for anterior shoulder instability in adults, *Cochrane Database Syst Rev* Issue 4. Art No. CD005077. DOI: 10.1002/14651858.CD005077.pub2, 2009.

Read JW, Perko M: Shoulder ultrasound: diagnostic accuracy for impingement syndrome, rotator cuff tears and biceps tendon pathology, *J Shoulder Elbow Surg* 7:264–271, 1998.

Reilingh ML, Kuijpers T, Tanja-Harfterkamp AM, et al: Course and prognosis of shoulder symptoms in general practice, *Rheumatology* 47:724–730, 2008.

Reilly P, Emery R: Full thickness rotator cuff tears, *Curr Orthop* 14(3):173–181, 2000.

Robb G, Arroll B, Reid D, et al: Summary of an evidence based guideline on soft tissue shoulder injuries and related disorders. Part 1: assessment, *J Prim Health Care* 1(1): 36–41, 2009a.

Robb G, Arroll B, Reid D, et al: Summary of an evidence based guideline on soft tissue shoulder injuries and related disorders. Part 2: management, *J Prim Health Care* 1(1): 42–49, 2009b.

Robertson S: Neuroanatomical review of visceral pain, *J Man Manip Ther* 7(3):131–140, 1999.

Robinson CM, Howes J, Murdoch H, et al: Functional outcome and risk of recurrent instability after primary traumatic anterior shoulder dislocation in young patients, *J Bone Joint Surg Am* 88:2326–2336, 2006.

Rockwood CA: Injuries to the acromioclavicular joint. In Rockwood CA Jr, editor: *Fractures in Adults 1*, ed 2, Philadelphia, 1984, JB Lippincott, pp 860.

Rockwood CA Jr, Matsen FA III, editors: *The Shoulder*, ed 4, Philadelphia, 2009, Saunders Elsevier.

Rowe CR: Anterior dislocation of the shoulder: prognosis and treatment, *Surg Clin North Am* 43:1609–1624, 1963.

Rowe CR: Recurrent transient anterior subluxation of the shoulder. The 'dead arm' syndrome, *Clin Orthop Relat Res* 223:11–19, 1987.

Rowe CR, Zarins B: Recurrent transient subluxation of the shoulder, *J Bone Joint Surg Am* 63:863–872, 1981.

Ruch TC: Visceral sensation and referred pain. In Fulton JF, editor: *Howel's Textbook of Physiology*, ed 15, Philadelphia, 1946, Saunders, pp 385–401.

Rundell SD, Davenport TE, Wagner T: Physical therapist management of acute and chronic low back pain using the World Health Organization's international classification of functioning, disability and health, *Phys Ther* 89(1):82–90, 2009.

Safran MR, Dorey FJ, Hodge D: How should you treat an athlete with a first time dislocation of the shoulder? In MacAuley D, Best TM, editors: *Evidence-Based Sports Medicine*, ed 2, Oxford, 2007, BMJ Books, Blackwell Publishing Ltd.

Sahrmann SA: Diagnosis by the physical therapist- a prerequisite for treatment, *Phys Ther* 68(11):1703–1706, 1988.

Sahrmann SA: *Diagnosis and Treatment of Movement Impairment Syndromes*, 2002, Mosby.

Sakai H, Fujita K, Sakai Y, et al: Immunolocalization of cytokines and growth factors in subacromial bursa of rotator cuff tear patients, *Kobe J Med Sci* 47:25–34, 2001.

Salvarani C, Cantini F, Hunder GG: Polymyalgia rheumatic and giant cell arteritis, *Lancet* 372:234–245, 2008.

Santavirta S, Konttinen YT, Antti-Poika I, et al: Inflammation of the subacromial bursa in chronic shoulder pain, *Arch Orthop Trauma Surg* 111:336–340, 1992.

Sano H, Hatori M, Mineta M, et al: Tumors masked as frozen shoulders: a retrospective analysis, *J Shoulder Elbow Surg* 19:262–266, 2010.

Schellingerhout JM, Verhagen AP, Thomas S, et al: Lack of uniformity in diagnostic labelling of shoulder pain: time for a different approach, *Man Ther* 13:478–483, 2008.

Seaman DR, Cleveland C 3rd: Spinal pain syndromes: nociceptive, neuropathic and psychologic mechanisms, *J Manipulative Physiol Ther* 22(7):458–472, 1999.

Seitz AL, McClure PW, Finucane S, et al: Mechanisms of rotator cuff tendinopathy: intrinsic, extrinsic or both, *Clin Biomech* 26(1):1–12, 2011.

Sellards R: Anatomy and biomechanics of the acromioclavicular joint, *Oper Tech Sports Med* 12(1):2–5, 2004.

Sergides NN, Nikolopoulos DD, Polyzois IG, et al: Idiopathic spinal accessory nerve palsy: a case report, *Orthop Traumatol Surg Res* 96(5):589–592, 2010.

Shahabpour M, Kichouch M, Laridon E, et al: The effectiveness of diagnostic imaging methods for the assessment of soft tissue and articular disorders of the shoulder and elbow, *Eur J Radiol* 65:194–200, 2008.

Sher JS, Uribe JW, Posada A, et al: Abnormal findings of magnetic resonance images of asymptomatic shoulders, *J Bone Joint Surg Am* 77:10–15, 1995.

Siegal DS, Wu JS, Newman JS, et al: Calcific tendinitis: A pictorial review, *Can Assoc Radiol J* 60(5):263–272, 2009.

Silliman JF, Hawkins RJ: Classification and physical diagnosis of instablility of the shoulder, *Clin Orthop Relat Res* 291:7–19, 1993.

Silverstein BA: *The prevalence of upper extremity cumulative trauma disorders in industry (thesis)*, 1985, The University of Michigan, Occupational Health and Safety.

Singh JA, Sperling J, Buchbinder R, et al: Surgery for shoulder osteoarthritis, *Cochrane Database Syst Rev* Issue 10. Art No. CD008089. DOI: 10.1002/14651858.CD008089.pub2, 2010.

Slaven E, Mathers J: Differential diagnosis of shoulder and cervical pain: a case report, *J Man Manip Ther* 18(4):191–196, 2010.

Smith C, Funk L: The glenoid labrum, *J Shoulder Elbow* 2(2):87–93, 2010.

Smith CD, Corner T, Morgan D, et al: Partial thickness rotator cuff tears: what do we know? *Shoulder Elbow* 2:77–82, 2010.

Snow M, Cheong D, Funk L: Subacromial impingement: is there correlation between symptoms, arthroscopic findings and outcomes? *Shoulder Elbow* 1:89–92, 2009.

Snyder SJ, Banas MP, Karzel RP, et al: An analysis of 140 injuries to the superior glenoid labrum, *J Shoulder Elbow Surg* 4:243–248, 1995.

Snyder SJ, Karzel RP, Del Pizzo W, et al: SLAP lesions of the shoulder, *Arthroscopy* 6:274–279, 1990.

Soyer J, Vaz S, Pries P, et al: The relationship between clinical outcomes and the amount of arthroscopic acromial resection, *Arthroscopy* 19(1):34–39, 2003.

Steenbrink F, de Groot JH, Veeger HE, et al: Pathological muscle activation patterns in patients with massive rotator cuff tears, with and without subacromial anaesthetics, *Man Ther* 11(3):231–237, 2006.

Stenlund B, Goldie I, Hagberg M, et al: Radiographic osteoarthrosis in the acromioclavicular joint resulting from manual work or exposure to vibration, *Br J Industr Med* 49:588–293, 1992.

Stephens SR, Warren RF, Payne LZ, et al: Arthroscopic acromioplasty: a 6 to 10-year follow-up, *Arthroscopy* 14(4):382–388, 1998.

Sucher BM: Physical medicine and rehabilitation for thoracic outlet syndrome. Medscape Reference, 2009. http://emedicine.medscape.com/article/316715-overview (accessed 31 March 2013).

Sumner AJ: Idiopathic brachial neuritis, *Neurosurgery* 65(4):150–152, 2009.

Svendsen SW, Gelineck J, Mathiassen SE, et al: Work above shoulder level and degenerative alterations of the rotator cuff tendons. A magnetic resonance imaging study, *Arthr Rheumatol* 50:3314–3322, 2004.

Syme G: *Resource manual and competencies for extended musculoskeletal physiotherapy roles. Chartered physiotherapists working as extended scope practitioners*, Chartered Society of Physiotherapy 2009.

Stanton TR, Hancock MJ, Maher CG, et al: Critical appraisal of clinical prediction rules that aim to optimise treatment selection for musculoskeletal conditions, *Phys Ther* 90(6):843–854, 2010.

Tamaoki MJS, Belloti JC, Lenza M, et al: Surgical versus conservative interventions for treating acromioclavicular dislocation of the shoulder in adults, *Cochrane Database Syst Rev* Issue 8. Art No. CD007429. DOI: 10.1002/14651858.CD007429.pub2, 2010.

Tan RK: A review of the role of magnetic resonance imaging in the evaluation of shoulder impingement syndrome and rotator cuff tendon tears, *Ann Acad Med Singapore* 27:243–247, 1998.

Tanaka M, Itoi E, Sato K, et al: Factors related to successful outcome of conservative treatment for rotator cuff tears, *Ups J Med Sci* 115(3):193–200, 2010.

Taranu R, Feary J, DuFosse JWB, et al: Sternoclavicular joint arthritis: unrecognised cause of shoulder impingement, *Shoulder Elbow* 2(3):156–160, 2010.

Tate AR, McClure PW, Young IA, et al: Comprehensive impairment-based exercise and manual therapy intervention for patients with subacromial impingement syndrome: a case series, *J Orthop Sports Phys Ther* 40(8):474–493, 2010.

Tempelhof S, Rupp S, Seil R: Age related prevalence of rotator cuff tears in asymptomatic individuals, *J Shoulder Elbow Surg* 8:296–299, 1999.

Tennent TD, Beach WR, Meyers JF: A review of the special tests associated with shoulder examination. Part I: the rotator cuff tests, *Am J Sports Med* 31(1):154–160, 2003a.

Tennent TD, Beach WR, Meyers JF: A review of the special tests associated with shoulder examination. Part II: laxity, instability and superior labral anterior and posterior (SLAP) lesions, *Am J Sports Med* 31(2):301–307, 2003b.

Terwee CB, de Winter AF, Scholten RJ, et al: Interobserver reproducibility of the visual estimation of range of motion of the shoulder, *Arch Phys Med Rehabil* 86:1356–1361, 2005.

Tossy JD, Mead NC, Sigmond HM: Acromioclavicular separations: useful and practical classification for treatment, *Clin Orthop Relat Res* 28:111–119, 1963.

Tovin BJ, Greenfield BH, editors: *Evaluation and Treatment of the Shoulder. An Integration of the Guide to Physical Therapist Practice*, Philadelphia, 2001, F.A. Davis Company.

Tucker S, Taylor N, Green R: Anatomical validity of the Hawkins–Kennedy test – a pilot study, *Man Ther* 16: 399–402, 2011.

Tyler TF, Nicholas SJ, Roy T, et al: Quantification of posterior capsule tightness and motion loss in patients with shoulder impingement, *Am J Sports Med* 28:668–673, 2000.

Uhthoff HK, Sarkar K: An algorithm for shoulder pain caused by soft tissue disorders, *Clin Orthop* 254:121–127, 1990.

van der Heijden GJMG: Shoulder disorders: a state of the art review, *Best Pract Res Clin Rheumatol* 13(2):287–309,

1999.

van der Windt DA, Koes BW, Boeke AJ, et al: Shoulder disorders in general practice: prognostic indicators of outcome, *Br J Gen Pract* 46:519–523, 1996.

van Holsbeeck M, Strouse PJ: Sonography of the shoulder: evaluation of the subacromial-subdeltoid bursa, *Am J Roentgenol* 160:561–564, 1993.

Vermeulen HM, Rozing PM, Obermann WR, et al: Comparison of high-grade and low-grade mobilisation techniques in the management of adhesive capsulitis of the shoulder: randomised controlled trial, *Phys Ther* 86:355–368, 2006.

Vicenzino B, Collins N, Cleland J, et al: A clinical prediction rule for identifying patients with patellofemoral pain who are likely to benefit from foot orthoses: a preliminary determination, *Br J Sports Med* 44:862–866, 2010.

Vienne P, Gerber C: Clinical examination of the shoulder, *Ther Umsch* 55(3):187–191, 1998.

Viikari-Juntura E: Neck and upper limb disorders among slaughterhouse workers: an epidemiologic and clinical study, *Scand J Work Environ Health* 9:283–290, 1983.

Voloshin I, Gelinas J, Maloney MD, et al: Proinflammatory cytokines and metalloproteases are expressed in the subacromial bursa in patients with rotator cuff disease, *Arthroscopy* 21:1076, 2005.

Wainner RS, Hasz M: Management of acute calcific tendinitis of the shoulder, *J Orthop Sports Phys Ther* 27(3):231–237, 1998.

Wainner RS, Irrgang JJ, Boninger ML, et al: Reliability and diagnostic accuracy of the clinical examination and patient self-report measures for cervical radiculopathy, *Spine* 28(1):52–62, 2003.

Waiter JM, Bigliani LU: Spinal accessory nerve injury, *Clin Orthop* 368:5–16, 1999.

Waiter JM, Flatow EL: The long thoracic nerve, *Clin Orthop Relat Res* 368:17–27, 1999.

Walch G, Boulahia A, Calderone S, et al: The 'dropping' and 'hornblower's' signs in evaluation of rotator cuff tears, *J Bone Joint Surg Br* 80:624–628, 1998.

Waldt S, Burkart A, Lange P, et al: Diagnostic performance of MR arthrography in the assessment of superior labral anteroposterior lesions of the shoulder, *Am J Roentgenol* 182:1271–1278, 2004.

Walker-Bone K, Byng P, Linaker C, et al: Reliability of the Southampton examination schedule for the diagnosis of upper limb disorders in the general population, *Ann Rheum Dis* 61:1103–1106, 2002.

Walsh RM, Sadowski GE: Systemic disease mimicking musculoskeletal dysfunction: a case report involving referred shoulder pain, *J Orthop Sports Phys Ther* 31(1):696–701, 2001.

Walsworth MK, Mills JT 3rd, Michener LA: Diagnosing suprascapular neuropathy in patients with shoulder dysfunction: a report of 5 cases, *Phys Ther* 84(4):359–372, 2004.

Walton DM, Sadi J: Identifying SLAP lesions: a meta-analysis of clinical tests and exercise in clinical reasoning, *Phys Ther Sport* 9(4):167–176, 2008.

Walton J, Mahaian S, Paxinos A, et al: Diagnostic values of tests for acromioclavicular joint pain, *J Bone Joint Surg Am* 86:807–812, 2004.

Waris P, Kuorinka I, Kurppa K, et al: Epidemiological screening of occupational neck and upper limb disorders, *Scand J Work Environ Health* 6(suppl):25–38, 1979.

Warner JJP, Deng X, Warren RF, et al: Static capsuloligamentous restraints to supero-inferior translation of the glenohumeral joint, *Am J Sports Med* 20:675–685, 1992.

Watson LA, Pizzari T, Balster S: Thoracic outlet syndrome part 1: clinical manifestations, differentiation and treatment pathways, *Man Ther* 14:586–595, 2009.

WCPT (World Confederation for Physical Therapy): Position statement. Description of physical therapy, 2007. http://www.wcpt.org/sites/wcpt.org/files/files/WCPT_Description_of_Physical_Therapy-Sep07-Rev_2.pdf (accessed 31 March 2013).

Wheeler JH, Ryan JB, Arciero RA, et al: Arthroscopic versus nonoperative treatment of acute shoulder dislocations in young athletes, *Arthroscopy* 5:213–217, 1989.

Whiting P, Rutjes AWS, Reitsma JB, et al: The development of QUADAS: a tool for the quality assessment of studies of diagnostic accuracy included in systematic reviews, *BMC Med Res Methodol* 3:25, 2003. http://www.biomedcentral.com/1471–2288/3/25 (accessed 31 March 2013).

WHO (World Health Organization): International classification of diseases and related health problems. 10th revision, 2010. http://apps.who.int/classifications/apps/icd/icd10online/ (accessed 31 March 2013).

Winters JC, Sobel JS, Groenier KH, et al: The long-term course of shoulder complaints: a prospective study in general practice, *Rheumatology* 38:160–163, 1999.

Wolfe CJ, Taylor-Butler KL: Avascular necrosis: a case history and literature review, *Arch Fam Med* 9:291–294, 2000.

Woodely BL, Newsham-West RJ, Baxter GD: Chronic tendinopathy: effectiveness of eccentric exercise, *Br J Sports Med* 41:188–198, 2007.

Worland RL, Lee D, Orozco CG, et al: Correlation of age, acromial morphology, and rotator cuff tear pathology diagnosed by ultrasound in asymptomatic patients, *J South Orthop Assoc* 12(1):23–26, 2003.

Yamaguchi K, Ditsios K, Middleton WD, et al: The demographic and morphological features of rotator cuff disease: a comparison of asymptomatic and symptomatic individuals, *J Bone Joint Surg Am* 88:1699–1704, 2006.

Yamamoto N, Muraki T, Sperling J, et al: Impingement mechanisms of the Neer and Hawkins signs, *J Shoulder Elbow Surg* 18:942–947, 2009.

Zanetti M, Jost B, Hodler J, et al: MR imaging after rotator cuff repair: full thickness defects and bursitis like subacromial abnormalities in asymptomatic individuals, *Skeletal Radiol* 29:314–319, 2000.

Zimny N: Diagnostic classification and orthopaedic physical therapy practice: what can we learn from medicine, *J Orthop Sports Phys Ther* 34:105–115, 2004.

Zuckerman JD: Definition and classification of frozen shoulder, *J Shoulder Elbow Surg* 3: S72, 1994.

肘关节障碍的管理

5

Toby Hall, Kim Robinson

 关键词

近端桡尺关节；肱尺关节；肱桡关节；桡神经；尺神经；正中神经；桡侧腕短伸肌；伸肌总腱；屈肌总腱

引言

肘部区域疼痛的潜在来源是多种多样的，包括关节、骨、肌肉、神经、筋膜、滑囊和其他软组织。因此，评估存在肘部区域疼痛的患者时需要一个综合的方法检查所有潜在的疼痛来源。这个章节的目的是提供一种包含关节、神经和肌肉系统的整合方法。综合的徒手检查方法将结合临床推理过程一起介绍，以使临床医师能清晰地识别肘部疼痛的来源。因此，精明熟练的临床医师能够治疗多种多样影响肘关节区域的疼痛性疾病。

不能过分强调肘部的症状是由局部结构所产生（如肱尺关节），远处的结构（如颈椎和胸椎）同样也能产生肘部的症状。脊椎与肘部疼痛的相关性多年前就有报道（Berglund et al. 2008, DeFranca & Levine 1995, Haker 1993, Noteboom et al. 1994, Yung et al. 2011）。远处结构相关问题不解决可能会降低治疗的有效性或延长治疗时间。一些循证医学证据

表明，应用于远处结构的手法治疗会影响肘部的症状。例如，在肱骨外上髁疼痛人群中，Vicenzino等人（1996）证实，当对比对照组和安慰治疗的情况下，颈椎侧滑松动术能立即对疼痛、无痛抓握力、肘部压痛阈值和上肢神经动力学测试产生明显的影响。此外，已经证实，对肱骨外上髁疼痛的人群，局部肘部治疗结合针对脊柱的治疗取得了成功的长期疗效，并且治疗次数远远少于单独局部肘部治疗的人群（Cleland et al. 2004）。

当试图去确定疼痛的来源时会存在困难（Curatolo et al. 2006）。例如，慢性肱骨外上髁疼痛的人群呈现广泛的近端和远端牵涉痛区域（Slater et al. 2005），这是一个中央敏感化的特征。中央敏感化会改变临床表现，对精确诊断造成困扰（Curatolo et al. 2006）。此外，疼痛也可来自近端结构产生的牵涉痛，特别是脊柱。Berglund等人（2008）对与一群有或无肱骨外上髁疼痛的工厂工人进行了情况对比。报道称，肱骨外上髁疼痛人群（70%）比那些没有肱骨外上髁疼痛的人群（16%）有更高频率的颈椎和胸椎疼痛。他们也发现，肘部疼痛人群中，上肢神经动力学测试和脊柱疼痛激惹测试的阳性率更高。同时出现脊柱疼痛和肘部区域疼痛不能明确指示肘部症状的来源就是近端结构。不管如

何，这些证据表明，在诊治肘部疼痛患者时仔细地进行主观和体格检查非常重要。特别要注意的是要确定整个上肢和脊柱的症状。肘部疼痛的患者通常不止一处疼痛，通过仔细的询问，有可能鉴别出每一处疼痛的运动相关行为。因此，每一处疼痛可能有不同的起源，并且需要用不同的治疗方式。

解剖和生物力学考虑

肘部区域是一个关节复合体，由肱尺关节、肱桡关节和近端桡尺关节组成。虽然近端桡尺关节并没有参与肘关节的屈曲和伸展活动，但由于其解剖位置和邻近肱桡关节的原因，因此放在本章内容中。

近端桡尺关节主要与旋前和旋后运动有关。关节面包括圆柱形的桡骨头边缘的凸面和由尺骨桡切迹和环形韧带组成的相对应的骨纤维凹面。报道的正常旋前活动范围为，女性82°、男性77°；旋后女性91°、男性85°（Soucie et al. 2010）。肘关节在伸直时旋前活动范围增加，而旋后活动范围则相反（Shaaban et al. 2008）。活动范围与年龄呈负相关。

肱尺关节是尺骨滑车切迹和肱骨滑车之间形成的单轴铰链关节。这个关节的关节面呈马鞍形，在矢状面为凹面，在冠状面为凸面（Standring et al. 2008）。由于屈曲和伸展的运动轴不对称，这也导致前臂旋后位下在最后伸展角度形成提携角。最近一项大规模调查的结论显示，在这个位置下的提携角为17°，男性和女性之间无明显差异（Kumar et al. 2010）。考虑提携角是很重要的，特别是当在旋后位最大伸展角度下松动肘关节时。

肱尺关节主要能产生的活动是屈曲和伸展，还有少量的旋前和旋后活动。20~44岁人群，正常的屈曲活动范围为女性150°、男性145°；伸展为女性5°、男性1°（Soucie et al. 2010）。

改变尺骨的旋转可导致肘关节伸展疼痛和（或）活动受限（特别在慢性和复发性的肘关节疼痛疾病，如投掷损伤）。改变旋转可改变运动时滑车关节面的接触面积。这样一来，在肱骨上运动的鹰嘴可以比作在股骨上运动的髌骨。正如髌股关节动力学的改变是膝关节前部疼痛的常见原因一样，尺骨旋转动力学的改变也可能是肘部疼痛和活动受限的常见原因。在 Mulligan 理念中（Mulligan 2010），通过动态关节松动术（MWM）轻微地改变尺骨旋转可以作为一些肘关节运动障碍的治疗方案。

肱桡关节是三轴球窝关节，位于凸形的肱骨小头和凹形的桡骨头之间。发生在这些关节的动作是屈曲、伸展及旋前、旋后。旋前和旋后的运动轴大约是肱骨头和远端尺骨头的连线（Bryce & Armstrong 2008）。在运动相关的关节疾病中这些关节的功能障碍会引起外侧肘关节疼痛。

虽然肘关节通常不被认为是一个负重关节，但在某些运动中，肘关节会承受很大的压力和剪切力。例如，在做一个简单的俯卧撑时可使45%身体重量的压力穿过肘关节（An et al. 1992）。大部分的力量被传递到肱桡关节，只有43%的力由尺骨承担（Bryce & Armstrong 2008）。因此，在一些肘关节疼痛的患者当中，需要考虑肘关节的负重功能。

许多神经干穿过肘关节，一些脆弱位置容易受不正常的压缩负荷或重复的微创伤影响而引起炎性改变（Hariri & McAdams 2010）。例如，后骨间神经是桡神经的分支，它容易在桡管受压，但在其穿过旋后肌腱弓的位置最常被影响（Clavert et al. 2009）。

尺神经在肘管可被压迫、发炎或激惹。尺侧副韧带、肱骨滑车内侧缘和肱骨内上髁沟构成肘管的边界，肘管的顶由弓状韧带复合体构成。肘部区域内，较远处的尺神经压迫也有报道（Clavert et al. 2009）。

正中神经在这四个位置均可受压（Hariri & McAdams 2010）：Struthers 韧带（起点在髁上突，止点在内上髁）、肱二头肌腱膜、旋前圆肌和屈指浅肌的近端弓。正中神经压迫最常见的原因是旋前圆肌两个头之间的动态神经压迫，前臂旋前和肘关节伸展使之加重。

许多肌肉起源于肘关节，它们主要的功能是控制腕关节和手的运动。许多肌肉通过总腱附着在内、外上髁。这些结构易受过度负荷和退化的影响，会经常导致疼痛。据报道，肱骨外上髁疼痛比肱骨内上髁疼痛或高尔夫球肘更常见，高出 4~7 倍（Rineer & Ruch 2009）。肘关节外侧疼痛发病率较高，这可能归因于许多因素，包括伸肌产生的力量的不同及肌腱止点面积大小的不同。

主观检查

治疗师应询问患者的首个问题是："你主要的问题是什么？""你觉得自己的身体发生了什么改变？""你认为治疗对你有什么作用？"或"你是否害怕身体活动带来的伤害？"了解患者对自身问题的看法和观念经常能指导接下来的检查。这些简单的问题可使机敏的治疗师意识到患者可能存在黄旗征或心理问题，这需要进一步询问和最终使用社会心理筛查工具。工作控制感低和社会地位低的感觉与肱骨外上髁疼痛的症状相关（Van Rijn et al. 2009）。此外，55% 和 36% 的慢性肱骨外上髁疼痛的患者被分别发现存在严重的焦虑和抑郁（Alizadehkhaiyat et al. 2007a）。

物理治疗师直观地检测心理危险因素（例如，恐惧逃避）存在困难（Calley et al. 2010）。相比之下，如"你是否害怕身体活动会增加疼痛？"这样一个简单的问题能帮助物理治疗师识别恐惧逃避和疼痛灾难化的患者（Calley et al. 2010）。就像其他肌肉骨骼疾病（如下背痛）一样，未能识别这些问题可能导致治疗失败。

身体图示

详细的身体图示是确定患者症状潜在来源的重要的第一步。症状的性质和它们的位置可帮助治疗

师判断哪些疼痛机制（伤害感受、周围神经病变、中枢机制）是主要的（Smart et al. 2010）。在本书之前的版本中曾讲过（Hengeveld & Banks 2005），如果症状是如下的共同体，那么症状的起源更可能是局部：

1. 一致性（可预测的疼痛反应）
2. 熟悉（描述为关节样疼痛）
3. 特异性（很容易在可识别的神经肌肉骨骼结构中进行定位）

相反，来自远处的牵涉痛是模糊不清的，且定位困难，向近端扩散。症状应该体现涉及脊柱或肩关节活动的可预测反应。

如果症状如下，那么应怀疑是中枢机制为主的疼痛（Smart et al. 2010）：

1. 不一致性和活动引起过激反应
2. 弥漫性、非特异性、广泛性，并扩散影响到上肢范围以外的其他身体区域
3. 自发性和突发性的

除了患者用于描述症状的言语，非言语线索也可增强物理治疗师关于疾病的假设。例如，患者可精确地指出疼痛的位置，或用整个手去描述一个广泛的症状区域，或用手指指出沿周围神经分布的区域。这些非言语线索会提供局部或远处结构作为疼痛来源的进一步证据。

患者可能会确定症状的深度。在特定关节线处的深层疼痛可给予涉及结构的提示。在肌腹或肌腱处的浅表疼痛是确定结构诊断的一个因素。起源于敏感化的神经组织的疼痛是深层的，可能是因为机械敏感化的轴突支配着深层的结构（Bove et al. 2003, 2005）。虽然如果物理治疗师能通过详细问诊就能确定症状的来源非常具有诱惑性，但这些假设的正确性还没有被验证。

肘部特定结构的相关症状在一定区域常见表现描述见表 5.1。

如果疼痛是由其他结构牵涉到肘部而引起，那么应当确认症状与其他区域的动作之间的关系。

表5.1 与局部结构相关的肘部症状

肘部症状	局部结构
外上髁的内侧部分	伸肌总腱起点
肱桡关节线/桡骨头的后面	肱桡关节、环状韧带、桡尺关节
跨过肘关节的疼痛带	肱桡关节、桡尺关节
深层前侧疼痛	肱桡关节、肱尺关节、近端桡尺关节和正中神经或桡神经
前表面	前关节囊、肱二头肌
内上髁	屈肌总腱起点
尺骨切迹	尺神经

症状行为

详细了解患者的肘关节症状与运动的关系将帮助临床医师决定哪个动作是受损的和在检查时哪个动作可能再现患者的疼痛。此外,症状再现的容易程度提供了治疗师需要检查的肘关节范围和注意避免过度刺激症状的信息。

引发疼痛的恼人活动可能会提供一些线索,帮助确定问题是否与运动有关。因此,那些引起症状的活动也可以帮助确定疼痛的来源。例如,患者可能主诉当在穿衣服屈曲肘关节或为把硬币从口袋中拿出来而旋前前臂或够高的架子或推开门伸直肘关节时有困难。所有这些活动提示存在局部关节功能障碍。

疼痛起源于肌腱或收缩结构的一个例子是在拧湿毛巾或握并拧一个重的门把手时主诉肱骨内或外上髁疼痛。涉及远处结构的一个例子是由神经刺激姿势引起的外侧肘关节疼痛,例如伸手到汽车后座、肩或一只手上提很重的包。不能经由特定的肘关节动作或活动引起的肘部疼痛更可能是牵涉痛。在可能的情况下,最特定的激惹运动应该被识别,因为这些提供了关于应该详细检查的运动的信息。它也提供了有关治疗有效性和病情发展方向的信息。

在可能的情况下,患者功能损害的程度必须被量化。这些信息在治疗开始时对确定失能程度和作为改变或治疗进展测量是非常重要的。至少有5种患者自评问卷被描述为评估肘关节失能问卷;然而,不是所有的都经过验证(Longo et al. 2008)。有

用的问卷包括上臂、肩和手失能问卷(Disabilities of Arm,Shoulder,and Hand,DASH)及患者特定功能测量(Patient Specific Functional Scale,PSFS)。PSFS可用于评估任何身体区域,很容易记录和评分。

DASH测量的建构效度已经被演示(Gummesson et al. 2003, Slobogean et al. 2010)。同样,PSFS已经被证明是有效和可靠的失能测量工具,同时也被证明相比其他失能、疼痛和肢体障碍测量工具,它对治疗后的改变更敏感(Donnelly & Carswell 2002, Pengel et al. 2004)。PSFS的最小临床重要差异已经被报道为2.0(Cleland et al. 2006)。DASH问卷的最小可检测的变化是10.5,最小临床重要差异是10.2,功能正常是100(Roy et al. 2009)。一种在日常的临床实践中比完整版的更有用的简易版DASH问卷已经被开发出来(Angst et al. 2009)

如果患者不断表现出一种活动或运动会重现症状,那么结构鉴别的可能性就会增强。例如,如果患者在伸肘前臂旋前时紧握拳头会感觉到外侧肘关节疼痛,那么下面的测试可以用来鉴别疼痛的来源。

- 在站立位下,要求患者手臂置于身体两侧并握拳,然后将肩关节外展90°和内旋,接着侧屈颈椎到对侧同时下降肩胛骨。手臂位置的连续变化增加了上肢神经结构的应力,尤其是桡神经。如果症状随着神经系统的应力增加而加剧,那么就会假定存在周围神经敏感化,而进一步的检查应该集中在这个问题上(Hall & Elvey 2011)。

- 在仰卧位下,向头向推桡骨,这样桡骨头就会被压到肱骨小头上。如果这样症状明显加重,我们要考虑进一步检查肱桡关节。

- 如果抓握的力量是改变患者症状的唯一因素,并且疼痛只能由腕伸肌主动收缩和在伸肌总腱起点触诊时再现,那么最可能的损伤来源是腕伸肌。

肘关节的疼痛和僵硬主要由屈曲或伸展运动引起,建议应特别对肱桡关节和肱尺关节做进一步检

查。疼痛和僵硬涉及旋前或旋后活动，这表明对肱桡关节和桡尺关节的进一步检查是有必要的。

与长时间的电脑键盘使用或其他相对固定的体位活动相关的肘痛，通常与脊柱和肩胛骨的不良姿势和运动控制有关。此外，还必须考虑到肘关节周围或更近端位置的周围神经卡压或周围神经干机械敏感化。

通过手臂负重活动产生的肘关节疼痛，可能表明需要在检查和治疗中使用肘关节的压缩测试，以便更好地再现和影响疼痛。

肘部的高速运动可能是唯一引起疼痛的活动。棒球投球、投掷标枪或投掷板球经常会导致肘关节后面和尺侧疼痛。诊疗师需要对投掷动作进行仔细检查，并分析肱尺关节。肘关节侧副韧带稳定性测试也可能需要。

病史（现病史和发病后的病情进展，以及既往史和相关自然病程）

肘部症状的出现有多种多样的原因。例如，创伤性关节内骨折或骨软骨缺损可导致即刻疼痛和失能，但也可能改变肘关节的结构，导致长期疼痛和关节僵硬（Nandi et al. 2009）。此外，退化性的关节病或肌腱病可能导致反复发作的疼痛，通常会在一段时间内恢复。肘部疼痛和功能障碍的发作可能也会在非常规、长期的、重复的或有力的活动之后，比如第一次投球、反复或过度用力之后。过度使用手腕和手，如工业或重复性的手工作业，可以解释近前臂和肘部的症状（Silcock & Rivett 2004）。上肢受伤或疼痛的既往病史，不仅仅是在肘部，也可以解释为什么在个别病例中手肘会出现症状。

与其他肌肉骨骼疼痛疾病的情况一样，在大多数的肘部疼痛病例中，问题的原因并不明确，也没有可识别的病理改变。如果症状延长或复发，没有机械或应力的诱因，那么就应该考虑去识别实际和潜在影响康复的障碍。影响严重疼痛康复的潜在

障碍包括工作相关疾病、慢性病史、承担人体工效学风险、工作压力、工作支持水平和疼痛应对方式（Feuerstein et al. 2000）。其他报道的影响康复的障碍也包括患者社会心理状态。Alizadehkhaiya 等人（2007a）发现55%和36%的肱骨外上髁疼痛患者的抑郁和焦虑水平提升。因此，将肘部问题视为生物心理学疾病而不是单纯的生物学功能障碍是很重要的。患者的社会心理状态必须要考虑。

除了社会心理状态外，许多可经详细检查发现的相关身体问题，也可导致长期症状。存在手臂神经症状和颈椎关节体征与肱骨外上髁疼痛的局部肘关节治疗后的短期预后不良有关（Waugh et al. 2004）。因此，检查脊柱，包括胸廓，至少在肱骨外上髁疼痛的治疗中是重要的（Cleland et al. 2004）。上肢姿势和运动控制模式改变可能是疼痛发生的危险因素，并且可能延缓康复过程。Kelley 等人（1994）发现，当与健康对照组对比，肱骨外上髁疼痛患者同时存在定性的上肢运动学改变和明显的前臂肌肉激活功能障碍，尤其是桡侧腕短伸肌。最近报道了在肱骨外上髁疼痛中改变姿势和运动控制的量化证据（Bisset et al. 2006b）。

特殊问题

常规特殊问题提供了关于可能有严重疾病的信息，应该包含在患者疾病的筛查中。应关注患者最近的一般健康状况、相关的体重减轻情况、处方药物使用，以及做过的任何医学影像学检查。关于特殊问题的进一步信息已在第一章中给出。

循证医学指引下的手法治疗实践

对肘关节的手法治疗包括各种不同的关节松动术或操作术（动态关节松动术），以及贴扎和运动治疗。虽然没有研究直接调查 Maitland 概念对治疗肘关节疼痛疾病的疗效，但一些研究已经调查了

其他形式的手法治疗疗效。肱骨外上髁疼痛是成人最常见的肘关节疾病（Hong et al. 2004），多达3%的一般人群受影响，手工职业者的发病率更高（Shiri et al. 2006）。这种疾病最常被用于研究手法治疗干预结果，一定程度上可能是由于容易识别被纳入研究对象的人群。

最常被研究的治疗肱骨外上髁疼痛的手法治疗是 Mulligan 的动态关节松动术（Herd & Meserve 2008）。相比调查其他形式的徒手治疗的研究，这些研究有最高质量的研究方法评级分数（PEDro 评分：6.2/10）。

Pagorek（2009）的综述回顾了动态关节松动术的相关证据，发现强有力的证据表明动态关节松动术能减轻患者的肱骨外上髁疼痛，增加其抓握力和其他肌肉力量。这一综述仅限于 2001 年至 2008 年间发表的研究文献。从数据库搜索中，作者确定了两个随机对照试验，一个队列研究和两个案例系列满足入选标准。在这篇综述中未纳入一篇将动态关节松动术结合运动治疗、治疗性超声波结合运动治疗和对照组的随机对照试验文献（Kochar & Dogra 2002）。动态关节松动术组与超声组和对照组相比，在疼痛、提重物测试和握力方面都有显著的改善。动态关节松动术组从第 1 周开始大多数参数就显示出现改善。另一项调查比较了动态关节松动术结合 Mulligan 贴扎和传统治疗方式的影响（Amro et al. 2010）。与之前的调查结果一致，这项研究显示，接受 Mulligan 治疗的受试者的疼痛和握力的改善程度显著提高。

有证据表明，颈椎关节松动术和操作术对肱骨外上髁疼痛的治疗有很好的效果。两项研究已经证明（Vicenzino et al. 1996, 1998），颈椎关节松动术对无痛握力、压痛阈值和神经动力学能产生立竿见影的影响。此外，也已经报道（Fernandez-Carnero et al. 2008）应用单次颈椎高速的操作术也有类似的效果。然而，没有包括长期的后续评估。一项设计方法质量高的研究表明，当对比局部肘关节治疗

时，在一项包含直接在肘关节和腕关节的手法治疗和运动治疗的方案中增加颈椎关节松动术，能明显改善无痛握力、疼痛、失能和患者自我评分治疗满意度。颈椎关节松动术组的疗效在出院时和 6 个月后的随访中均优。因此，在处理肱骨外上髁疼痛中包含颈椎关节松动术是被支持的。

也有证据支持在腕关节上使用徒手操作术来处理肱骨外上髁疼痛（图 5.65）。Struijs 等人（2003）通过对比由摩擦按摩、超声和运动治疗组成的局部肘关节治疗来研究腕关节徒手操作术的有效性。这项研究的结果支持在治疗中使用腕关节徒手操作术，在治疗后至少 6 周内，有显著的益处。

在对肘部区域的手法治疗方面，一项设计方法质量合理的研究（Herd & Meserve 2008）对比肱骨外上髁疼痛的标准治疗和神经松动术与桡骨头松动术联合治疗的有效性（Drechsler et al.1997）。在桡神经激惹位置（肩关节内旋和外展、肘关节伸直）进行桡骨头前后向滑动关节松动术。出院时和 3 个月以上的随访结果显示这种在标准治疗之上的联合治疗更有效。

运动训练也被证明对肱骨外上髁疼痛有益处（Bissett et al. 2005）。主要的身体损伤是对疼痛的去适应反应（Vicenzino 2003）。因此，一般力量训练应该考虑整个上肢。至少应该包括控制腕关节/手指屈曲和伸展、旋前/旋后和桡/尺偏的前臂肌肉的力量训练。此外，还应考虑对前臂周围肌肉的拉伸运动，以及在抓握活动期间对腕部的运动控制进行再教育（Bissett & Vicenzino 2011）。

一个 8 周的运动训练计划为包括皮质类固醇注射保守治疗失败的慢性疼痛人群提供了积极的治疗效果（Pienimaki et al. 1996）。同样，研究人员发现，与超声治疗相比，运动训练减少了医疗咨询、手术和病假时间（Pienimaki et al. 1996）。同样，一项随机对照试验显示，在为期 6 个月的随访期间，与电光疗法和 Cyriax 物理治疗技术相比，受监督的运动训练计划可最大程度减轻疼痛和改善功能

（Stasinopoulos & Stasinopoulos 2006）。

因此，从这些简短的文献回顾中可以看出，肱骨外上髁疼痛可以用多种不同的治疗方法来处理。但这绝不是证明手法治疗的不足。相反，它可能表明，外侧肘关节疼痛是一个多系统问题，影响到局部肘关节和远处的关节、神经和肌肉肌腱结构。不同的手法治疗观念和治疗技术可以针对不同的肱骨外上髁疼痛原因进行治疗。需要进一步的研究以调查是否治疗额外临床评估发现的所有涉及结构，为更规范的治疗提供益处。

最近的研究显示，在肘部创伤后失能中疼痛占 41%~66%（Doornberg et al. 2005, Lindenhovius et al. 2008）。相反，肘部运动障碍只占 17%~35%（Doornberg et al. 2005, Lindenhovius et al. 2008）。

这些证据更进一步要求检查和治疗肘部疾病时应使用多系统生物 – 心理 – 社会方法。临床检查应包括对疼痛、失能、障碍恢复和社会心理障碍的评估，以及详细的体格检查。体格检查包括肘关节附属运动、生理运动和合并运动。此外，检查应该包括对上半身动态姿势和运动控制，以及肘关节肌肉功能的简单测试。包括对颈椎和胸椎、上肢神经动力学测试和神经功能的详细检查，这都会更有利于对肘部疾病中进行诊断、治疗和管理及应用手法治疗。

体格检查：肘部区域

以下是对肘部区域体格检查的综合方法的清单，如专栏 5.1~5.4 所总结（Maitland 1992）。

专栏5.1

肘关节复合体的体格检查

视诊

*功能演示/测试
- 演示被疾病所影响的功能运动
- 对其已演示的功能运动的鉴别诊断
- 动态上肢运动控制

简要评估

主动运动（移动到疼痛处或移动到受限处）
- 屈曲、伸展（在适用的情况下，在完全旋前和旋后的位置上屈曲和伸展）
- 旋后、旋前（在适用的情况下，在屈曲和伸展的位置上执行）
- 主动神经动力学筛查测试

肌肉等长收缩/长度测试
计划中的其他结构
- 胸廓出口/颈椎神经根病变
- 周围神经

被动运动
在适用的情况下
- 屈曲、伸展；执行从Ⅳ−到Ⅳ+到Ⅲ++的旋后和旋前

视需要而定
1. 在活动范围受限处执行Ⅳ+的屈曲和伸展
a. 屈曲/外展，屈曲/内收，伸展/外展，伸展/内收。在肘关节屈曲5°和完全伸展位下外展和内收
b. ◀▬▶（与肱骨成一直线）头向和尾向
（i）在桡骨上（肱桡关节）（R/H）
或近端桡尺关节（R/U）上增加近端桡尺关节挤压以对肱桡

关节和近端桡尺关节做鉴别诊断。
（ii）在尺骨上（肱尺关节）
c. ◀▬▶（与桡骨成一直线）头向和尾向
（i）在桡骨上（肱桡关节或近端桡尺关节）
增加近端桡尺关节的挤压以对肱桡关节和近端桡尺关节做鉴别诊断。
（ii）在尺骨上（肱尺关节）
2. 在活动范围的受限处执行Ⅳ+的旋后和旋前
a. 在桡骨头上（近端桡尺关节或肱桡关节）执行↕、↕
增加近端桡尺关节的挤压以对肱桡关节和近端桡尺关节做鉴别诊断。
b. 在尺骨上（肱尺关节）执行↕、↕
3. 其他鉴别测试
（a）在肘关节屈曲和伸展的不同位置下在桡骨头上执行↕、↗、↑、↖、↔
（b）在鹰嘴和冠状突上执行▬▶、◀▬
4. 合并运动
5. 鉴别测试
6. 正中神经、桡神经和尺神经的神经动力学测试

触诊

- +当"可比较体征"定义不清时，重新评估"受损运动"
- 压痛（尺神经和正中神经）
检查病案记录等
用星号标出主要的发现
指导患者

（1992年由Maitland许可转载）

专栏5.2

肱桡关节的体格检查

这个关节的常规检查必须包括其他形成肘关节的关节检查。

视诊

*功能演示/测试
- 演示被疾病所影响的功能运动
- 对其已演示的功能运动的鉴别诊断
- 动态上肢运动控制

简要评估

主动运动（移动到疼痛处或移动到受限处）
常规
- 屈曲、伸展；在屈曲和伸展位置下的旋后和旋前
- 记录活动范围、疼痛
- 主动神经动力学筛查测试
在适用的情况下
- 测试动作的速度
- 激惹症状的特定运动
- 损伤运动
- 负重下运动
- 颈椎神经根病变测试
- 肌肉力量

肌肉等长收缩/长度测试

- 计划中的肌肉包括在不同肘关节位置下紧握拳头

计划中的其他情况
- 胸廓出口/颈椎神经根病变
- 周围神经

被动运动

常规
1. 屈曲、伸展；在屈曲和伸展位置下的旋后和旋前
2. 从完全屈曲到完全伸展和完全旋后到完全旋前不同肘关节角度下执行向头向和向尾向（通过腕关节偏移）◂▸
3. 在屈曲、伸展、旋后、旋前不同的位置不加压和加压的情况下执行↧、↥
记录活动范围、疼痛、阻力、痉挛和行为改变
在适用的情况下
1. 鉴别测试
2. 桡神经的神经动力学测试

触诊

- +当"可比较体征"定义不清时，重新评估"受损运动"
- 压痛（尺神经和正中神经）
检查病案记录等
用星号标出主要的发现
指导患者

（1992年由Maitland许可转载）

专栏5.3

肱尺关节的体格检查

这个关节的常规检查还必须包括对近端桡尺关节（R/U）的检查，因为旋后肌/旋前肌可使肱尺关节产生旋转。

视诊

*功能演示/测试
- 演示被疾病所影响的功能运动
- 对其已演示的功能运动的鉴别诊断
- 动态上肢运动控制

简要评估

主动运动（移动到疼痛处或移动到受限处）
常规
- 屈曲、伸展；在屈曲和伸展位置下的旋后和旋前
- 记录活动范围、疼痛
- 主动神经动力学筛查测试
在适用的情况下
- 测试运动的速度
- 激惹症状的特定运动
- 损伤运动
- 负重下的运动

- 胸廓出口/颈椎神经根病变测试
- 肌肉力量

肌肉等长收缩/长度测试

- 计划中的肌肉包括在不同肘关节位置下紧握拳头
计划中的其他情况
- 胸廓出口/颈椎神经根病变
- 周围神经

被动运动

生理运动
常规
- 屈曲、伸展；在屈曲和伸展位置下的旋后和旋前
记录活动范围、疼痛、阻力、痉挛和行为改变
- 伸展/外展，伸展/内收，屈曲/外展，屈曲/内收以及在5°屈曲和伸展位置下内收
附属运动
在适用的情况下
1. （i）在鹰嘴执行◂▸◂▸
   （ii）在冠状沟

专栏5.3（续）

2. 在肘关节屈曲90°的位置下执行尾向（肱骨线）的 ◄●►
- （i）在鹰嘴上（拇指）
- （ii）在冠状突上（拇指）
- （iii）一般肱骨线
3. 肘前线腕关节屈曲
4. 在肘关节不同屈曲和伸展的角度执行向头向和向尾向的尺骨线 ◄●►

记录活动范围、疼痛、阻力、痉挛和行为改变
5. 鉴别测试
6. 正中神经、桡神经和尺神经的神经动力学测试

触诊

- 感觉改变
- 压痛（尺神经、桡神经和正中神经）
- 当"可比较体征"定义不清时，重新评估"受损运动"
检查病案记录等
用星号标出主要的发现
指导患者

（1992年由Maitland许可转载）

专栏5.4

近端桡尺关节的体格检查

这个关节的常规检查也必须包括对肱尺关节和肱桡关节的检查。

视诊

*功能演示/测试
- 演示被疾病所影响的功能运动
- 对其已演示的功能运动的鉴别诊断
- 动态上肢运动控制
- 主动神经动力学筛查测试

简要评估

主动运动（移动到疼痛处或移动到受限处）
- 和肘关节所述部分情况一样

肌肉等长收缩

计划中的其他情况
- 胸廓出口/颈椎神经根病变
- 周围神经

被动运动

生理运动
- 和肘关节所述部分情况一样

附属运动
常规
1. 在肘关节屈曲5°的位置上外展和内收（近端桡尺关节）
2. 在肘关节不同的屈曲、伸展、旋后和旋前（使用腕关节偏移）的角度下执行向头向和向尾向（尺骨线）的 ◄●►
3. 在完全旋前和完全旋后的位置上分别执行 ▲、▼
4. 加压时旋后/旋前

触诊

- +当"可比较体征"定义不清时，重新评估"受损运动"
- 压痛（桡神经）
检查病案记录等
用星号标出主要的发现
指导患者

（1992年由Maitland许可转载）

站立位

- 观察
  - 对线错误：前面、后面和侧面观
  - 对称性：适应性和保护性变形
  - 软组织改变：肿胀、增厚
  - 骨性结构：鹰嘴、肱骨内外髁
- 疼痛状况。
- 功能演示/主动功能性运动和鉴别。
- 如果必要测试——肘部。

- 肩关节活动范围和动态控制的简要评估/筛查。
- 正中神经、桡神经和尺神经周围敏感化的主动筛查（Hall & Elvey 2011）。

坐位

- 颈椎单平面和合并运动的简要评估/筛查。
- 使用下段颈椎象限测试筛查颈椎神经根病变（Maitland et al. 2001），如果需要，结合轴向

压缩。

- 胸椎的简要评估 / 筛查（Maitland et al. 2001）。
- 在肘关节完全伸展、前臂旋前位置下进行握力、疼痛激惹和运动控制模式测试。

仰卧位

- 痛觉过敏的触诊（关节线、周围神经、屈肌和伸肌总腱起点）。
- 等长收缩测试：①肘关节伸展位下抓握力；②腕关节伸展；③单个腕掌关节伸展，特别是第三腕掌关节，它是桡侧腕短伸肌的止点。
- 肌肉长度测试：①指伸肌；②腕伸肌；③指屈肌；④腕屈肌；⑤肱二头肌长头；⑥肱三头肌长头。
- 肘关节被动运动。
- 肘关节伸展，伸展 / 内收，伸展 / 外展。
- 肘关节屈曲，屈曲 / 内收，屈曲 / 外展。
- 旋前 / 旋后。
- 屈曲 / 伸展或旋前 / 旋后鉴别测试。
- 附属运动：肱桡关节、桡尺关节、肱尺关节。
- 动态关节松动术：无痛的附属滑动结合主要功能障碍的肘关节运动或活动。
- 颈椎前向后附属运动（Maitland et al. 2001）。
- 肩关节象限和锁定位置。
- 腕关节、手和远端桡尺关节的简要测试 / 筛查。
- 上肢神经动力学和神经触诊测试（Hall & Elvey 2011）。
- C3~C7 被动椎间生理运动（passive physio-logical intervertebral movements，PPIVMs）（Maitland et al. 2001）。
- 周围神经压迫或神经根病变的神经病学检查。

侧卧位

- C7~T4 PPIVMs（Maitland et al. 2001）

俯卧位

- 肘关节屈曲位置下的鹰嘴附属动作。
- 肘关节伸展位置下的桡骨头后前向运动。
- 颈椎和胸椎 PAIVMs。
- 肋骨附属运动，肋骨弹性试验（Maitland et al. 2001）

注意事项和规划

- *说明*：在检查和治疗的每一阶段治疗师都应尽可能地告知患者关于问题的性质、治疗的选择（包括收益和风险），以及治疗的预期反应。
- *提醒*：在检查（和第 1 次治疗）之后，应该提醒患者，在接下来的一天可能会有一些治疗性疼痛。这是因为之前或一段时间内关节没有被移动过，而在检查和治疗过程中关节都被移动了。
- 治疗师应检查病例记录和医学影像检查结果，并规划治疗和重新评估。

体格检查：肘关节复合体

视诊

- 在大多数情况下，逐渐发作的肘部疼痛患者，肘部本身不会有明显可视的异常。然而，可能有明显的肩胛骨和脊柱外观异常。
- 常伴有肿胀或骨变形的骨折或明确的创伤。
- 肱骨内或外上髁的突出物和局部肿胀可能是肱骨外上髁疼痛的一种特征。
- 止痛姿势包括保持肘关节屈曲以避免引发疼痛的伸展或保持前臂旋前以避免引发疼痛的旋后。敏感神经结构的止痛姿势包括保持肘关节屈曲、肩带上提和内收。

功能演示 / 运动损伤 / 主动功能性运动和运动鉴别（疼痛或受限）

观察运动质量的异常和常见的对线错误，例如，患者外旋和内收肩关节以避免前臂旋后。对于过度使用的疾病，可能会有一些涉及整条上肢动力链的轻微控制不良的体征（Ellenbecker et al. 2010a），这些应该被详细地评估。

如果肘部疼痛在握力测试时被再现，且能通过动态关节松动术缓解，例如外侧滑动或在桡骨上后前向滑动，则应该进行功能康复。

对肘关节主动运动或简要评估应该包括屈曲、伸展、旋后和旋前（图 5.1~5.4）。如果主动运动是无痛的，要求患者轻压肘关节再进一步移动，作为

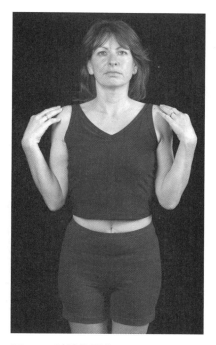

图 5.1　肘关节屈曲

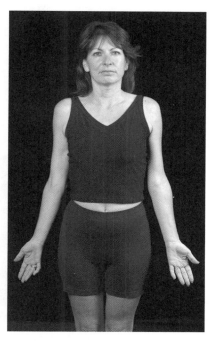

图 5.2　肘关节伸展

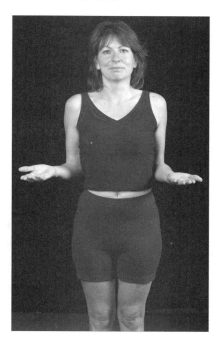

图 5.3　肘关节旋后

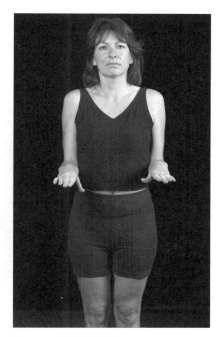

图 5.4　肘关节旋前

一种施加自然压力的评估手段。

只有当患者能够一致地、可重复地进行功能演示时，才有可能做进一步鉴别诊断。

一位肘关节前部深处疼痛的患者表现为在肘关节从 75° 到 95° 屈曲时出现疼痛。如果这种疼痛性运动在肱桡关节加压或分离、肱尺关节加压或分离时被执行，或在不同的旋前／旋后位置下重复屈曲／伸展运动时进行，则能更准确地定位症状的来源，这将有助于选择治疗技术（图 5.5~5.8）。

一位肘关节外侧疼痛的患者表现为当在扭转（旋前）螺丝刀时感觉疼痛。如果这种疼痛性运动在肱桡关节加压或分离、近端桡尺关节加压或在不同的屈曲和伸展位置时被执行，则可以用以确定更精确的治疗技术（图 5.9~5.13）。

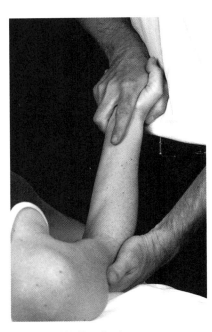

图 5.5　肘关节屈曲到 75°

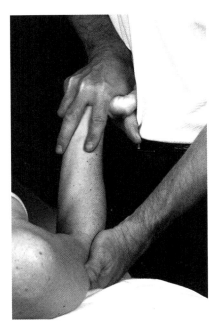

图 5.6　肱桡关节加压

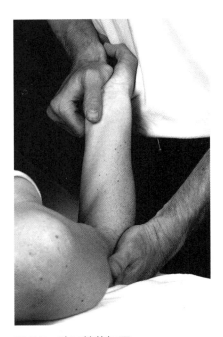

图 5.7　肱尺关节加压

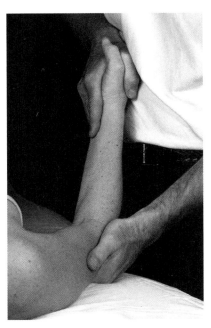

图 5.8　旋前／旋后的不同位置

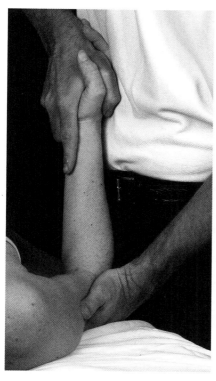

图 5.9 桡尺关节旋前

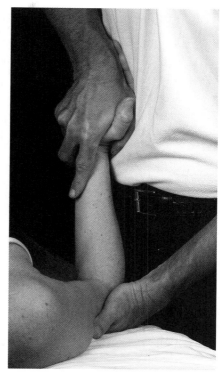

图 5.10 增加肱桡关节压迫

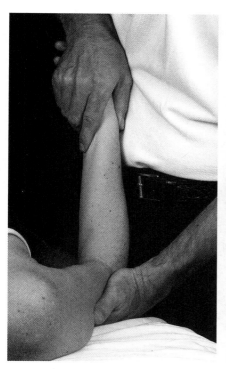

图 5.11 增加肱桡关节分离

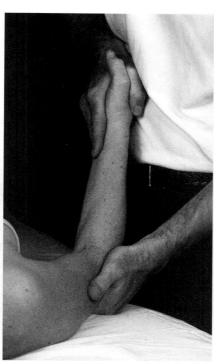

图 5.12 屈曲 / 伸展的不同位置

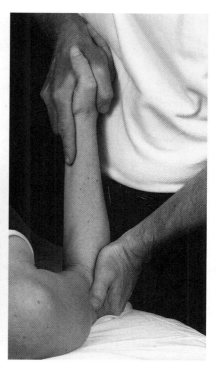

图 5.13 增加近端桡尺关节压迫

一位肱骨外上髁疼痛的患者可能主诉在握住高尔夫球杆时感到疼痛。患者可能能够持续地再现这种疼痛。在疼痛位置执行桡骨头的附属运动时出现疼痛或僵硬，提示关节受累。同样，当执行桡骨（图 5.14）或尺骨（图 5.15）持续滑动时疼痛消除，表明动态关节松动术治疗有效。因此，当松动桡骨时任何抓握时的疼痛的改变都是重要提示。在疼痛位置，增加肩关节下压和对侧侧屈颈椎运动，可用以检查是否存在桡神经机械敏感性异常（图 5.16）。颈椎基本运动平面或联合动作主动活动范围功能障碍，增加了颈椎进一步检查的重要性。腕关节和手指伸展位等长收缩测试（在没有任何其他与运动相关的体征或神经受累的情况下）会增加疼痛，这可能表明患者的症状与肌肉肌腱起点有关。

必要时的测试

通常肘部疼痛与剧烈运动或受伤有关。在这种情况下，只能请患者快速（扔一个板球或类似的球）、重复（乒乓球反手）或在一段时期内持续（握滑雪杆）执行引起不适的运动才能再现患者的疼痛。

上肢动态控制

在那些肘部疼痛由重复的应力或过度使用引发的人群中，应该考虑涉及整个上肢运动链的姿势和动态控制问题（Ellenbecker et al. 2010ab）。这种不良的控制可能会对肘部造成异常的应力，因此可能是导致疼痛的原因之一，也可能阻碍康复进程。有证据支持这一观点。Silcock 等人（2003）发现，与无症状对照组相比，肘关节桡侧疼痛患者在不同的手臂运动中存在上肢肌肉活动改变的证据。功能障碍的肌肉包括肘部和腕关节周围的肌肉，也包括胸大肌和斜方肌中部。其他的研究也发现肘关节桡侧疼痛患者存在运动控制改变的证据（Bisset et al. 2006b, Pienimaki et al. 1997）。目前还不清楚运动控制

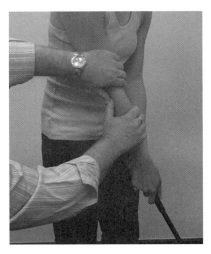

图 5.14 抓握高尔夫球杆时桡侧疼痛的动态关节松动术——桡骨后前向滑动（PA radius）

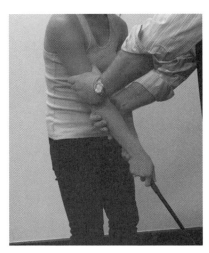

图 5.15 抓握高尔夫球杆时尺侧疼痛的外侧滑动动态关节松动术

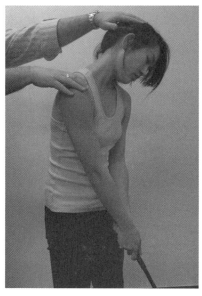

图 5.16 神经鉴别诊断

不良是导致疼痛的结果还是原因。然而，上肢的不良姿势和动态控制会对肘部产生影响看起来是有依据的。事实上，不良的颈椎和肩带姿势与包括肘关节（Pascarelli & Hsu 2001）在内的一系列上肢疾病均相关，此外还涉及如腕管综合征这种更远端的问题（De-la-Llave-Rincon et al. 2009, Pascarelli & Hsu 2001）

可以通过观察肘关节屈伸和外展时上提肩关节情况对肩胛骨的运动控制进行评估（Tate et al. 2009, Uhl et al. 2009）。在这些运动中手握轻的重物来增加负荷可能有利于突显肩胛骨的控制不良。这些判断控制不良的方法已被证明是可靠的（McClure et al. 2009）。

除了肩带，重要的是评估在抓握活动时手腕的控制力。在握力测试时，肱骨外上髁疼痛的患者通常会比无症状的人腕关节屈曲活动范围平均大11°（Bisset et al. 2006b）。这可能是由于桡侧腕伸肌无力（Alizadehkhaiyat et al. 2007b）。肱骨外上髁疼痛的患者在特定上肢运动中通常较弱，这可能是由于疼痛抑制或失用导致（Alizadehkhaiyat et al. 2007b）。因此，当在解释症状侧肌力与正常值或正常侧力量不同时应该注意。Bisset 等人（2006b）发现，与健康对照组对比，肱骨外上髁疼痛的人群非患侧的力量增加。这些发现可能指出存在代偿机制或可能提示疾病的潜在原因。

肌肉等长收缩和长度测试

肌肉等长收缩和长度测试的目的是评估是否存在肌肉功能障碍，包括肌肉起点还是止点的收缩纤维。当解释由等长收缩测试引起的疼痛时必须要谨慎。肌肉收缩可压迫敏感的神经组织或疼痛的关节。这些测试应该放在整体体格检查的背景中去看。

在尺侧和桡侧肘关节疼痛的案例中，当抓握和（或）腕关节或手指屈曲或伸展肌肉负荷是肘关节疼痛的激惹因素时，应将等长收缩测试作为疼痛激惹步骤。

等长收缩测试的最佳体位是患者仰卧位。对于

肱骨外上髁的疼痛，肘关节应该完全伸直和旋前。旋前被认为会对伸肌总腱起点产生更大的张力。通常，在腕关节背伸时，中指等长抗阻最容易引发肘关节外侧疼痛。桡侧腕长伸肌和短肌附着在第三掌骨，并为伸肌总腱起点提供最大的成分（Standring 2008）。桡侧腕短伸肌肌肉－肌腱单元的高水平应力被认为是过度使用性肱骨外上髁疼痛疾病的疼痛原因（Coombes et al. 2009）。对于肘关节尺侧疼痛，桡侧腕屈肌是最常被涉及的。并且测试应该包含腕关节屈曲和旋前。

需要对通过肘关节的肌肉如指伸肌和指屈肌，以及作用于肘关节的肌肉如肱二头肌和肱三头肌进行肌肉长度测试。

触诊

触诊需要对体表解剖学有准确的认识，图 5.17 显示了一些与肘关节触诊相关的解剖部位，包括关节线、周围神经和肌筋膜结构。

在没有组织损伤或炎症体征的情况下，肘部周围的部位对轻微触摸的异常敏感（触摸痛、继发性痛觉过敏）可能是由中央敏感化增加的中枢机制所引起，或来自脊柱的牵涉性压痛（Blake&Beames 2012）。

上肢神经动力学测试、神经触诊和神经病学检查

神经系统疾病有可能导致肘部疼痛和功能障碍（Hariri & McAdams 2010）。这些疾病需要根据病理生理学机制进行鉴别诊断（Hall & Elvey 2011）。神经系统疾病可根据临床检查标准分为三类：神经性感觉过敏（neuropathic sensory hypersensitivity，NSH）、压迫性神经病变（compressive neuropathy，CN）和周围神经敏化（peripheral nerve sensitization，PNS）（Schäfer 2009a）。分类很重要，因为每个子群组均被证明对神经松动术有不同的反应。在下

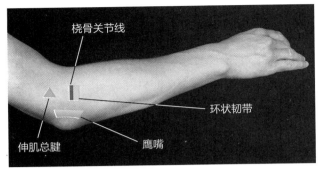

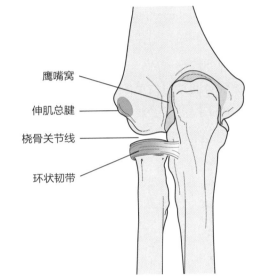

桡骨关节线

鹰嘴窝

伸肌总腱

桡骨关节线

环状韧带

伸肌总腱

环状韧带

鹰嘴

图5.17 触诊位置，外侧肘部疼痛

肢，PNS对神经松动术的反应很好，而NSH则没有反应（Schäfer et al. 2011）。同样地，在上肢，有NSH临床特征的人对手法治疗的反应较差（Sterling et al. 2006）。NSH包含神经性疼痛的主要特征，涉及感觉敏感化，如触摸痛、感觉过敏和阵发痛。CN由轴突和神经束受损所引起，伴有明显的感觉和（或）运动损害。PNS是由神经干炎症引起的，它会引起神经鞘神经和轴突机械敏感化（Bove & Light 1997, Bove et al. 2003, Dilley et al. 2005）。

对神经疼痛疾病的临床分类是分级的。首先，利兹神经病变症状和体征评估（Leeds Assessment for Neuropathic Symptoms and Signs，LANSS）量表（Bennett 2001）用于确定NSH的阳性特征。如果LANSS量表是阴性（少于12分），那么可进行神经病学检查用于识别CN的存在。其次，在不存在CN的情况下，主动神经动力学筛查测试、

被动神经动力学测试和神经触诊可共同用于诊断PNS。该分类系统的可靠性已在下肢评估中得到证实（Schäfer et al. 2009b），并且有一些证据证明至少对于存在腰椎疾病相关的腿部疼痛的患者是有效的（Schäfer et al. 2009c, 2013）。

关于肘部区域的症状，最相关的分类是CN和PNS。三条通过肘部的神经可能会受压迫和（或）炎症的影响（Hariri & McAdams 2010）。因此，考虑正中神经、桡神经和尺神经的神经系统疾病是重要的。

如果患者主诉肘关节尺侧疼痛和存在沿尺神经分布的症状，就应该检查尺神经。例如，一位患者诉投掷棒球而导致肘关节尺侧疼痛和小指感觉异常，因此暗示了尺神经受累的可能性。区分尺神经真正的CN和PNS需要对肘部和颈椎进行全面的检查。必须进行神经病学检查以确定是否存在CN，如果存在，可能是由于在肘管或更近端的颈椎或胸廓出口局部压迫引起的。在没有神经损伤的情况下，可以明确是否存在PNS。首先，进行尺神经的主动神经动力学测试（图5.18），如存在活动受限或再现症状则测试阳性（Hall & Elvey 2011）。其次，如果尺神经的神经动力学测试（图5.19）再现了患者的症状（正中神经和桡神经没有这样的体征）和在尺神经（见图5.30）、肘管的远端和近端触诊时尺神经痛觉过敏，那么尺神经敏化

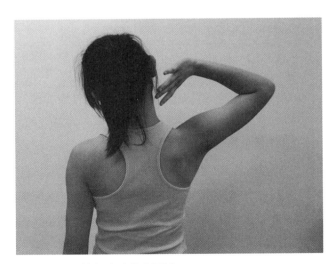

图5.18 尺神经主动筛查测试

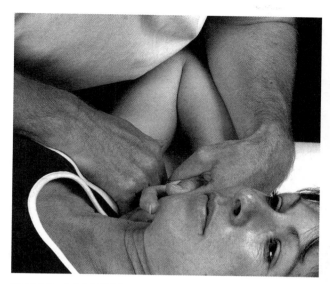

图 5.19　尺神经测试

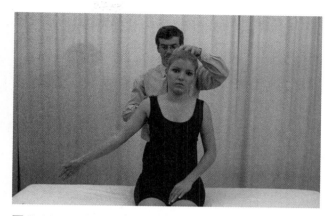

图 5.20　正中神经主动筛查测试

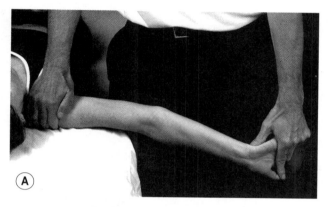

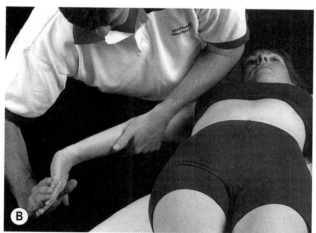

图 5.21　正中神经测试：A, ULNPT 1; BULNPT, 2a

可以被证实。

最近的一项研究评估了 70 名患有肘管综合征的患者，他们在肘管上有尺神经病变的临床特征（Svernlov et al. 2009）。所有的患者都存在肘关节尺侧 / 前臂疼痛和尺侧手感觉异常、肘管叩击征阳性、肘管痛觉过敏，以及主观感觉手部无力。76% 的人尺神经运动和感觉传导检查是正常的，提示没有 CN 的证据。这项研究的结果强调了 CN 的低发生率，即使存在显著的 CN 表现的情况下。在这些样本中不能确定 PNS 的发生率，因为研究中未包括神经动力学测试。有趣的是，持续的神经张力训练相较于安抚或夜间支具使用并没有为短期或长期的恢复带来任何显著好处（Svernlov et al. 2009）。这是一个关于将神经分类与适当治疗相匹配的重要例子（Hall & Elvey 2011）。

如果患者主诉肘关节前侧疼痛和存在沿正中神经分布的症状，就应该检查正中神经。例如，一位患者诉肱二头肌腱膜区域疼痛并蔓延到前臂，在进行工作或健身抬举重物或如箭术这类与抓握相关的运动时，手的桡侧有针刺感（Rehak 2001）。那么和尺神经一样，PNS 的诊断基于以下三部分。正中神经的主动神经动力学筛查应该再现类似的症状（图 5.20）。此外，正中神经的神经动力学测试（图 5.21）

也应该可引起类似的症状。最后，正中神经在旋前肌管的近端和远端应该痛觉过敏。在这种情况下，很明显，正中神经的 PNS 是导致肘部问题的一个重要因素。最可能的敏感起源部位是旋前肌管。在这个例子中，通过神经病学检查去检查正中神经的传导性以排除 CN 是很重要的。旋前肌管的叩击征也有助于解决定位问题。在前臂疼痛和远端症状

（如感觉异常）的病例中，检查颈椎和腕管非常重要，以便排除颈椎病和腕管综合征。

如果患者主诉肘关节桡侧疼痛和存在沿桡神经分布的症状，就应该检查桡神经。例如，一位患者主诉肘关节桡侧疼痛，在长时间使用电脑键盘时疼痛从肱骨外上髁向远端放射。再一次强调，CN 必须通过神经病学检查和 PNS 测试与 PNS 或肌肉骨骼疼痛进行区分。对于 PNS，主动神经动力学筛查必须再现相似的症状（图 5.22）。此外，桡神经动力学测试（图 5.23）也应该引起一致的症状并且存在活动范围受限。最后，在肘关节的近端和桡神经远端及其远端分支必须存在痛觉过敏。如果发现这种情况，那么很明显，桡神经的敏感化是这种情况的主要特征。桡神经动力学测试证明一定程度的桡神经敏感化是肘关节桡侧疼痛患者的常见情况（Berglund et al. 2008, Buzzi & Moskowitz 2005, Waugh

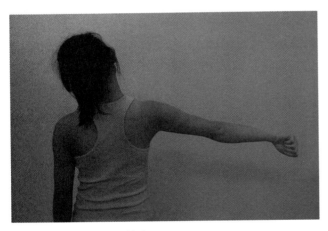

图 5.22 桡神经主动筛查

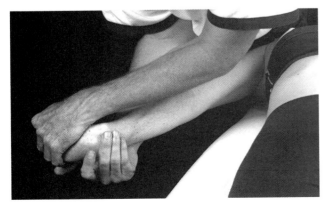

图 5.23 桡神经测试

et al. 2004, Yaxley & Jull 1993）。据 Berglund 等人（2008）报道，58% 有外侧肘关节疼痛的样本中，在桡神经动力学测试时前臂疼痛被再现。另外，大约 50% 的样本存在神经干触诊痛觉过敏反应。

桡神经在肘部分成两支（Standring 2008）：桡神经浅支和后骨间神经。对于这两个分支，有五个压迫位置被描述，尽管它们只占所有上肢压迫神经病变的 2%（Hariri & McAdams 2010）。桡神经压迫神经病变的确诊是困难的，因为它与肱骨外上髁疼痛有相似之处，而且缺乏临床鉴别的特征（Van Hofwegen et al. 2010）。例如，桡神经感觉分支没有运动支配，而后骨神经则没有感觉支配，因此限制了神经系统损伤的识别特征。Rosenbaum（1999）回顾了桡管综合征的证据，发现 534 个病例中只有 7 个有神经传导缺失的客观证据。此外，神经压迫的存在通常不会引起疼痛（Zusman 2008），在尸检中发现的桡神经压迫，患者生前并没有任何手臂症状的病史（Rath et al. 1993）。因此，由桡神经压迫病变引起的桡侧肘部痛是非常罕见的。

被动运动（关节）

肘关节复合体由肱尺关节、肱桡关节和桡尺关节组成（图 5.24）。任何一个关节都可能是肘部疼痛的来源。进行每个关节的鉴别检查是一项重要技能。

● 如果肘关节保持在距伸直位 10° 的屈曲位，则有一定幅度的外展和内收运动。在这些外展 / 内收运动时，鹰嘴在鹰嘴窝内从一侧振荡到另一侧，因为桡骨在近端桡尺关节向头向和尾向移动，桡骨小头被挤压和牵拉（图 5.25）。在这些试验中，临床医师应该注意到过度松弛的可能，这可能与桡侧和尺侧副韧带损伤有关（Ellenbecker et al. 2010a）。

● 还要注意，当肘关节在伸展位并且在旋前和旋后加压时，鹰嘴在鹰嘴窝上旋转（图

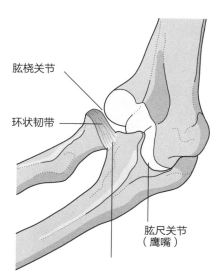

图 5.24　肘关节复合体的关节

5.26）。

- 当肘关节在完全屈曲时，也会增加外展和内收的活动范围。

- 当腕关节尺偏时，桡骨头向尾向移动，桡偏时则向头向移动。

- 同样重要的是，在这三个关节中的任意一个如果发生运动那么其他关节可无运动。如需测试一块骨在其他骨上（如桡骨在尺骨上）的运动，必须由物理治疗师使用手指和拇指完成。当测试运动时，患者感觉到疼痛的位置对判断关节障碍有指导意义。单独检查屈曲、伸展、旋前和旋后不足以判定肘关节正常或异常。

- 如果不想错过重要的可比性信息，则必须详细检查附属运动和关节内运动。当保持肘关节离伸展位置相差几度时，评估肘关节向外侧运动的范围是很重要的。

　　在内收时伸展和在外展时伸展也是重要的肘关节检查动作，在外展和内收时进行屈曲也是一样。图 5.27 描绘了肘关节在完全伸直（线 X_2，Y_2）、屈曲 10°（线 X_1，Y_1）时，两者之间的所有点可能的内收和外展活动范围。肘关节屈曲 10° 时的内收 / 外展活动范围比完全伸直时大。如果肘关节

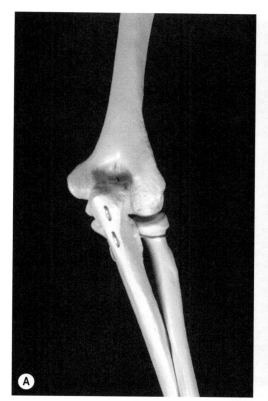

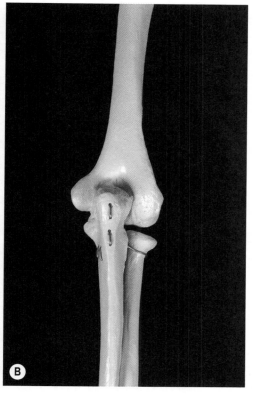

图 5.25　肘关节：A. 外展，在鹰嘴窝肱骨尺骨靠近同时鹰嘴外展；B. 内收，在鹰嘴窝肱骨尺骨分离同时鹰嘴内收

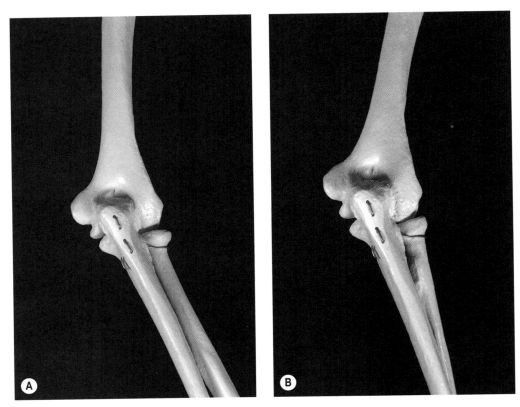

图 5.26 肘关节：A. 鹰嘴突在鹰嘴窝内旋前；B. 鹰嘴突在鹰嘴窝内旋后

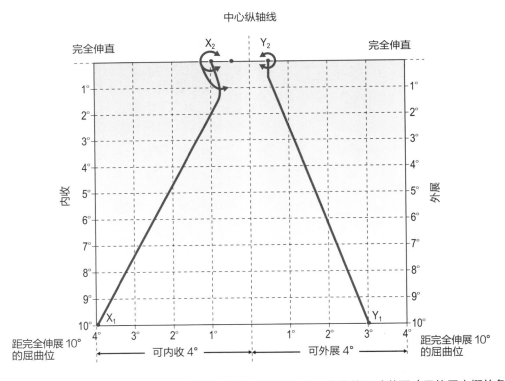

图 5.27 在解剖位从肘关节的前面看最后 10° 肘关节伸展时肘关节外展 / 内收的活动范围（只使用大概的角度）。实线代表在被动伸展伴肘关节内收加压时（X_1X_2）和伴肘关节外展加压时（Y_1Y_2）的移动路线。带箭头的圆形区域代表使用在检查和治疗中的冲刷运动（在 X_2 伸展 / 内收；在 Y_2 伸展 / 外展）

稳定地固定在内收，从伸直位移动到屈曲 10°，即从 X_2 到 X_1，我们会发现，运动不是一条直线，而是在靠近伸直极限的附近有一曲线。从 Y_2 到 Y_1 的屈曲运动也有一条轻微的曲线，尽管它不那么明显。对这些运动进行检查和治疗的程序是伸展 / 内收和伸展 / 外展技术。

如果一位患者下意识地表现出肘关节旋前和旋后范围内潜在疼痛的疾病，治疗师应该警惕是否存在桡尺关节问题。除旋前和旋后之外，近端桡尺关节也有桡骨头在尺骨的被动附属运动：后前向和前后向运动在前臂任何程度的旋前或旋后、屈曲或伸展时均可进行。桡骨在尺骨纵向头向和尾向运动是两个剩余的附属运动，尽管实际应用很有限。所有这些运动都可以在将桡骨头对着尺骨加压或不加压的情况下进行（专栏 5.4）

如果患者的疼痛在肘关节后方，并且疼痛只能由伸展加压或对旋前或旋后重压所导致，这可能是由于鹰嘴在鹰嘴窝中不稳定引起。这类疼痛可能是由于鹰嘴在鹰嘴窝中的运动轨迹异常引起，类似于髌股疼痛综合征中髌骨在股骨上的运动轨迹异常。在这种情况之下，应该在中立或旋前 / 旋后位下用拇指压在鹰嘴突上检查鹰嘴。此外，在执行激惹性的主动运动中可探索性使用鹰嘴倾斜运动（绕着尺骨纵轴的旋转）的 MWM（见图 5.56 和 5.57）。

在旋前、旋后和屈曲 / 伸展时肱桡关节可能疼痛。对于疼痛的运动（见图 5.10，屈曲 90°），应通过患者的手施加压力，使桡骨头紧贴肱骨小头。为了尽可能使运动定位到肱桡关节，压力应在腕关节桡偏时通过患者大鱼际再通过桡骨。施压技术应该通过尽可能大的范围的肘关节屈曲到伸展或旋前到旋后（在不同的屈曲 / 伸展位置）来进行。

动态关节松动术

要评估动态关节松动术（MWM）在治疗肘关

节疾病方面的潜力，需要两个因素（Vicenzino et al. 2011）。第一是在肘部或特别针对患者的测量结果中确定一个可比较体征，这可能是主动运动受限或由于肌肉等长收缩而引起的疼痛（如握拳）。第二是评估肘关节的附属运动以确定一个无痛的滑动方向。通常，向尺侧或向桡侧方向的滑动是有效的（Vicenzino et al. 2011）。临床医师在要求患者执行可比较体征同时应用无痛的滑动技术。无痛运动能力或肌肉收缩力的显著改善表明了 MWM 在治疗中的潜力。

在 Mulligan 概念中，MWM 的滑动成分根据患者的耐受力和滑动对可比较体征的影响进行分级（Mulligan 2010），而不是如 Maitland 概念中使用 Ⅰ ~ Ⅴ级分级系统。如果温和的力量没有改善可比较体征，那么就会施加更大的力或改变技术的某些方面，直到症状达到改善。例如，为了充分改善与抓握有关的肘关节桡侧疼痛，需要一个相当大的力（至少是最大力的 66%）（McLean et al. 2002）。由 MWM 治疗产生显著的抓握力增加表明治疗有效。Vicenzino 等人（2008）发现，预测 MWM 有效的因素之一是 MWM 治疗后的无痛抓握力至少增加了 25%。

鉴别测试

当旋前或旋后引起患者的症状时，鉴别肱桡关节和近端桡尺关节哪一个为症状来源是有必要的，在腕关节尺偏（减少肱桡关节的压力）时执行旋转运动，然后在腕关节桡偏时重复。在不同的屈曲 / 伸展位进行也有助于鉴别。此外，如果近端桡尺关节的关节内受累，在旋转运动中对桡骨近端施加尺侧方向的压力，将增加疼痛反应（图 5.13）

当屈曲或伸展引起患者的症状时，保持在疼痛位（屈曲或伸展和尺偏）同时向后和向前（AP-PA）移动桡骨。如果病变是在肱尺关节，那么桡骨的运动对疼痛的反应不会有任何影响。

检查和治疗技术：肘关节复合体

神经病学检查

神经病学检查是评估肘部区域神经组织疼痛性疾病的重要组成，特别是压迫性神经病变（CN）。测试应该包括主观问诊和神经传导的体格检查。

主观检查必须清楚地确定症状的具体类型和范围，包括感觉异常和感觉丧失。这些区域可以与典型的皮节和皮肤感觉神经支配图相比较。临床医师不应单纯依赖皮节图片来确定疼痛的来源，因为考虑到邻近神经根神经支配的大量重叠和个体之间的巨大差异（Slipman et al. 1998, Wolff et al. 2001），这些图表并不是理想的诊断参考（Bove et al. 2005）。

神经病学体格检查包括感觉（轻触、针刺、两点鉴别和振动）、腱反射和肌肉力量的测试。感觉丧失的模式、反射改变和特定的肌力下降使临床医师能够确定神经损伤的位置。例如，肘部的尺神经压迫神经病变会表现为指深屈肌和小指展肌无力，连同小指指尖感觉缺失（Jepsen et al. 2006, Jepsen & Thomsen 2006）。对于 C8 神经根病变来说，神经系统损伤的模式是不同的，尽管疼痛可能在相似的区域分布。

虽然已经进行了一些关于神经病学检查的可靠性和诊断有效性的研究（Jepsen et al. 2006, Jepsen & Thomsen 2006, Schmid et al. 2009），但神经病学检查的价值仍受到质疑（Viikari-Juntura 1987, Viikari-Juntura et al. 1989, Wainner et al. 2003, Wainner & Gill 2000）。

尽管神经病学检查在上肢中具有很好的可靠性已经被证明（Jepsen et al. 2006, Jepsen & Thomsen 2006, Schmid et al., 2009），但通过将主观病史和体格检查结果相结合，则可以获得对神经病学状态评估的最大可信度（Viikari Juntura et al. 1989, Vroomen et al. 2000）。Wainner 等人 2003 年研究了一系列确定颈椎神经根病变的颈椎体格检查（包括神经病学检查）的诊断准确性。报道称，一组体格检查比任何一个单一检查更有用。同样的，也证明了基于完整的神经病学检查，在识别上肢特定的周围神经病变的部位上，检查者之间有很好的共识（Jepsen et al. 2006, Jepsen & Thomsen 2006）。

神经触诊

可以有选择地触诊神经干，以确定机械敏感性的增强状态。虽然有证据表明这种触诊在上肢（Jepsen et al. 2006, Jepsen & Thomsen 2006, Schmid et al. 2009）和下肢（Walsh & Hall 2009）是可靠的。神经触诊需要治疗师熟悉解剖学知识，才能达到一定的精确度。

在肘部区域内，三个主要的上肢神经干，可作为独立的实体被触诊。未受影响或受影响最小的一侧的神经组织首先被触诊，以便让患者进行比较。轻柔地、精确地、逐渐地增加压力直到足以完成检查。在一些患者中，肘部的这些点可能痛觉过敏，不能进行特定的组织诊断。在这种情况下，应该触诊更近端的神经系统，如上臂或腋窝。

正中神经（图 5.28）

- 患者起始体位：仰卧，前臂旋前和肘关节屈曲 90°。

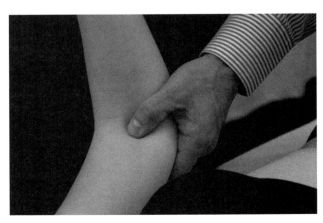

图 5.28 正中神经触诊

- 治疗师起始体位：立于患者肘关节旁，面向患者头部。
- 正中神经位于肱二头肌腱内侧的肱动脉处。
- 在屈曲时前侧肘部软组织张力减小，允许更好地分离正中神经结构。

桡神经（图 5.29）

- 患者起始体位：仰卧，肩关节内旋和肘关节屈曲 90°。
- 治疗师起始体位：站于患者肘关节旁，面向患者头部。

可在肱二头肌腱外侧触诊桡神经，在其分成桡神经感觉支和桡神经深支之前的部位。在肱骨中段水平，桡神经可以在它穿过三角肌螺旋沟下方几厘米的外侧肌间隔膜处被触摸到（图 5.29）。桡神经感觉支和桡神经深支最容易在肘部远端触及。桡神经深支位于深部，最好从桡侧触摸，在肘部的下方

推开桡侧伸肌群，在桡骨颈前桡侧面识别神经。

尺神经（图 5.30）

- 患者起始体位：仰卧，前臂旋后和肘关节屈曲 90°。
- 治疗师起始体位：站于患者肘关节旁，面向患者头部。

尺神经能在肱骨内上髁后面或肘关节远端的尺骨内侧被触摸到。当肘关节屈曲时，对神经的接触就会增加。

被动运动

伸展 / 内收（图 5.31）

- *操作指南*：肘关节从完全伸直位置屈曲到 10°，并保持内收。在伸展的前几度保持前臂内收，平行于矢状面移动。到达肘关节外

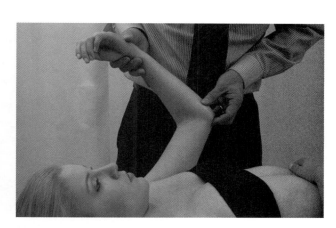

图 5.30 尺神经触诊

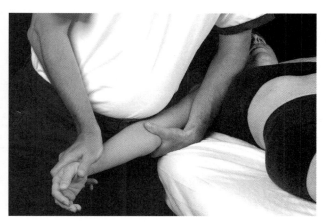

图 5.31 肘关节：伸展 / 内收

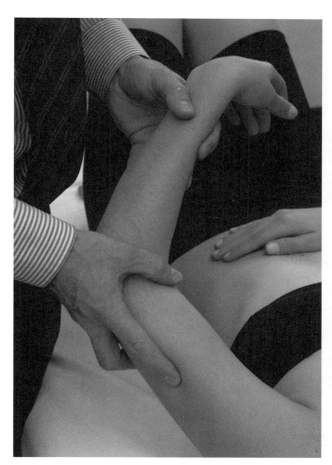

图 5.29 桡神经触诊

展又再次内收的一个点（类似于肩关节象限的高地）。没有锁定位置，但当达到翻转的外展点时的感觉与肩关节的感觉类似（见图5.27），并且在内收位的伸展持续到 X_1。一旦通过翻转点，如果能够保持足够的内收压力，盂肱关节将自动内旋。

- 符号：Elbow E/Ad。
- 患者起始体位：仰卧，躺在离床沿足够远的位置，以使当外展上臂 30° 时患者的肘关节正好超过床沿。
- 治疗师起始体位：站于患者右肩旁，面向患者足部。

力的定位（治疗师手的位置）

- 左前臂置于患者肩关节的前侧。
- 左手手指从内侧支撑患者肘关节后面。
- 左手拇指围绕肱骨内上髁嵴伸到患者肘关节前面。
- 左手背靠在床沿的表面。
- 利用左手尺侧、手指和床、拇指和左侧大腿外侧一起牢固地固定患者的肘关节。
- 右手握住患者被旋前的右侧腕关节。
- 右手拇指放在腕关节前面。
- 手指放在腕关节背面。
- 不用在活动范围末端限制旋前的腕关节。
- 患者盂肱关节内旋可更容易在内收时稳定肘关节。由此，床沿能为治疗师左手指提供外展反压力。

治疗师力的应用（方法）

- 判断伸展/内收活动范围减小的部分，在这些特定部分进行检查和治疗。尺侧副韧带损伤造成的松弛，会导致活动过度，并且会有一种软的末端感觉，这将是 MWM 技术在治疗中使用的一种禁忌证。
- 通过内收或伸展/内收运动或通过冲刷旋转动作靠近活动受限处（见图5.27）。

1. 执行Ⅲ级或Ⅳ级松动：Ⅲ级，维持内收的压力几乎完全被释放掉，以允许关节在振荡回到内收位之前放松处，大概在外展和内收的中间位置；Ⅳ级，保持内收的压力以限制只有小幅度的振荡。

2. 在屈曲和伸展肘关节跨过受限处时保持内收压力。

- 如果受限处疼痛，当接近疼痛和受限处时，减轻内收压力。

使用

- 当需要进行Ⅲ级或Ⅳ级松动治疗时，伸展/内收运动仅用于治疗。
- 当肘关节是轻微症状的来源且其运动看似正常时，其附属运动或功能转角位可能会减少和出现疼痛。
- 在治疗过程中，可以像在盂肱关节上操作一样，用同样的方法来冲刷伸展/内收运动。在图5.27中的 X_2 带箭头的圆弧表示冲刷运动。
- 通常在慢性肘关节桡侧疼痛患者中发现疼痛和活动受限（Hyland et al. 1990）。
- 对于轻微但麻烦的肱尺关节和肱桡关节病变尤有价值。
- 当肘部作为症状的来源需要排除时可以使用的一种测试。

伸展/外展（图5.32）

- *操作指南*：伸展/外展应在距完全伸展位 10° 的屈曲位进行检查。与伸展/内收一样，在这一弯曲范围内达到了一个点，如果要继续进行屈曲运动，则必须允许手臂内收。超过最大外展点，手臂再次向外侧移动，但这种外侧运动将是肩盂肱关节的外旋，而不是肘关节的外展。这种运动如同伴有内收运动一样，与锁定位置的感觉不一样，图5.27中从 Y_1 到 Y_2 的运动很明显不呈一条直线，而是稍微弯曲的。曲线平滑轮廓的任何缺失都能被识别，并可以通过运动到这个位置进行治疗。

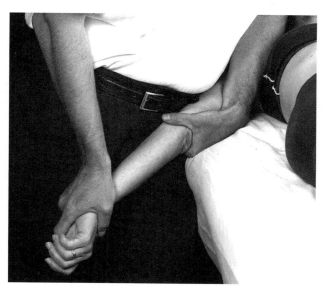

图 5.32　肘关节：伸展 / 外展

- *符号*：Elbow E/Ad
- 患者起始体位：仰卧，躺在远离床沿的位置，以便当外展上臂 30° 时患者的肘关节正好超过床沿。
- 治疗师起始体位：站于患者右肩旁，面向患者足部。

力的定位（治疗师手的位置）

- 左前臂置于患者肩关节的前侧。
- 左手手指从内侧支撑患者肘关节后面。
- 左手拇指从围绕肱骨内上髁嵴伸到患者肘关节前面。
- 左手背靠在床沿的表面。
- 左手掌、手指和床、拇指和左侧大腿外侧一起牢固地固定患者的肘关节。
- 右手握住患者被旋前的右侧腕关节。
- 右手拇指放在腕关节前面。
- 手指放在腕关节背面。
- 不用在活动范围末端限制旋前的腕关节。
- 患者盂肱关节内旋可更容易在内收时稳定肘关节。由此，床沿能为治疗师左手指提供外展反压力。
- 患者的盂肱关节保持轻微的外旋，以便能向着治疗师作为支点的大腿执行外展运动。

- 患者的肘关节通过治疗师的手以非常牢固的支点来完全固定。

治疗师力的应用（方法）

- 判断伸展 / 内收活动范围减小的部分，在这些特定部分进行检查和治疗。
- 通过内收或伸展 / 内收运动或通过冲刷旋转运动靠近活动受限处（见图 5.27）。

1. 执行Ⅲ级或Ⅳ级松动：Ⅲ级，维持内收的压力几乎完全被释放掉，以允许关节在振荡回到内收位之前放松，大概在外展和内收的中间位置；Ⅳ级，保持内收的压力以限制只有小幅度的振荡。

2. 在屈曲和伸展肘关节跨过受限处时保持内收压力。

- 如果受限处疼痛，当接近疼痛和受限处时，减轻内收压力。

使用

- 当需要进行Ⅲ级或Ⅳ级的松动治疗时，外展 / 内收运动仅用于治疗。
- 当肘关节是轻微症状的来源并且其运动看似正常时，其附属运动或功能转角位可能会减少疼痛。
- 在治疗过程中，可以像在盂肱关节上操作一样，用同样的方法来冲刷外展 / 内收运动。在图 5.27 中的 X_2 以带箭头的圆弧表示冲刷运动。
- 通常在慢性肘关节桡侧疼痛患者中发现疼痛和活动受限。
- 对于轻微但麻烦的肱尺关节和肱桡关节病变尤有价值。
- 当肘部作为症状的来源需要排除时可以使用的一种测试。

屈曲 / 内收（图 5.33）

- *操作指南*：肘关节完全屈曲时的内收运动。
- 符号：Elbow F/Ad
- 患者起始体位：仰卧在治疗床的中间，并且肘关节完全屈曲和旋前。

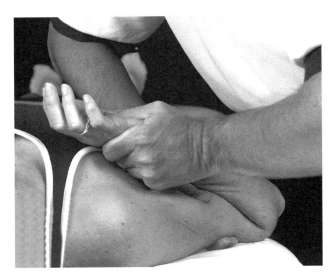

图 5.33 肘关节：屈曲 / 内收

- 治疗师起始体位：站于患者右髋关节旁，面向患者头部。

力的定位（治疗师手的位置）

- 左手握住患者完全旋前的手腕。
- 左手手指放在患者腕关节的背面。
- 大鱼际和拇指放在患者腕关节的前面。
- 右手从内侧紧紧抓住患者上臂中间和下 1/3 交界处，以保持上臂外旋。
- 必须完全握紧上臂软组织的松弛部分。
- 两侧前臂（治疗师）向相反方向旋转。

治疗师力的应用（方法）

- 屈曲 / 内收运动完全由治疗师的左手和手臂来完成，治疗师的右手紧握患者上臂以防止盂肱关节内旋。
- 如果不阻止内旋，患者肘部的内收拉张就会消失。
- 执行 10°~15°（Ⅲ）的大幅度振荡或 3°~4°（Ⅳ）的小幅度运动作为治疗性运动。

使用

- 当需要 Ⅲ 级或 Ⅳ 级松动时，可使用屈曲 / 内收。
- 轻微的肘部症状，特别是在肱尺关节和肱桡关节时。
- 当肘部作为症状的来源需要被排除时。

屈曲 / 外展（图 5.34）

- *操作指南*：肘关节完全屈曲时的外展运动。
- 符号：Elbow F/Ab
- 患者起始体位：仰卧在治疗床的中间，并且肘关节完全屈曲和旋后。
- 治疗师起始体位：站于患者右髋关节旁，面向患者头部。

力的定位（治疗师手的位置）

- 右手从内侧握住患者旋后的手腕。
- 手指在腕关节的前面展开。
- 拇指横放在患者腕关节的背面。
- 左手抓住患者上臂中间和下 1/3 交界处（患者盂肱关节内旋位），防止盂肱关节外旋。
- 必须完全握紧上臂软组织的松弛部分。
- 两侧前臂（治疗师）向相反方向旋转。

治疗师力的应用（方法）

- 屈曲 / 外展运动由治疗师完全屈曲患者的肘关节，然后向外侧移动腕关节以外展肘关节

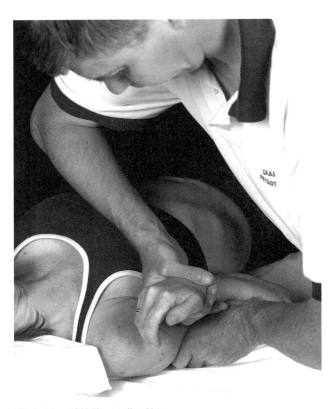

图 5.34 肘关节：屈曲 / 外展

来产生，左手施加相同的反压力以防止盂肱
关节外旋。

- 如果没有适当地应用这个反压力，患者手腕
的侧向运动将导致盂肱关节的外旋，而不会
有肘关节的外展。

使用

- 当需要 Ⅲ 级或 Ⅳ 级松动时，可使用屈曲 /
外展。
- 轻微的肘部症状，特别是在肱尺关节和肱桡
关节时。
- 当肘部作为症状的来源需要被排除时。

伸展（图 5.35）

- *操作指南*：肘关节伸展运动。
- 符号：Elbow E

Ⅱ级

- 患者起始体位：仰卧在治疗床的中间。
- 治疗师起始体位：站于患者右髋关节旁，面
向患者头部，右膝关节放在治疗床上。

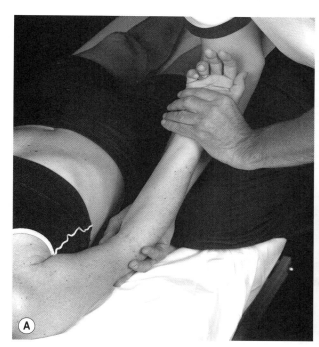

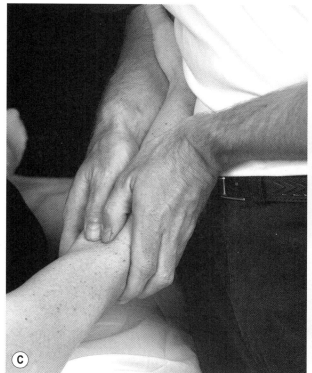

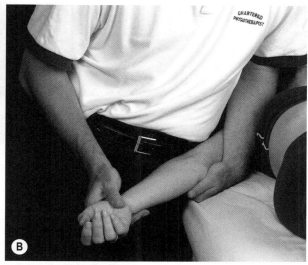

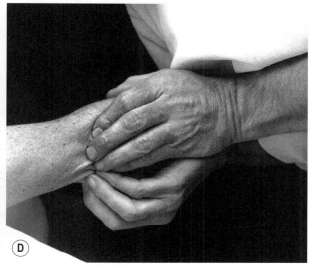

图 5.35　肘关节：A. 伸展，Ⅱ级；B，C. 伸展，Ⅲ / Ⅳ级；D. 在伸展时触诊鹰嘴窝

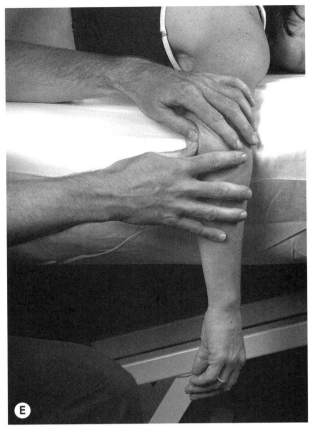
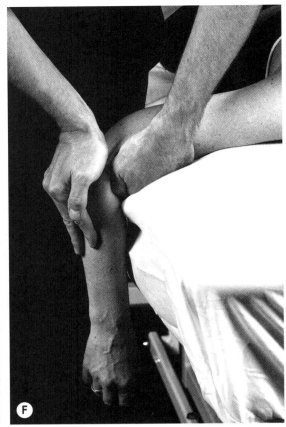

图 5.35（续） E，F. 进一步检查鹰嘴

力的定位（治疗师手的位置）

- 左手置于患者肘关节近端从外侧支撑患者的右臂。
- 拇指放在肘关节前面。
- 其余手指在后面展开。
- 右手握住患者旋前的手掌。
- 右手拇指穿过患者拇指和示指之间到达患者手背处。
- 尺侧的三个手指放在靠近患者小鱼际的位置。
- 示指指腹放在靠近腕关节前面的位置。
- 移动靠近肘部的腿以使肘关节维持在需要的角度。

治疗师力的应用（方法）

- 振荡运动完全由治疗师的右臂执行，而治疗师的左手在患者肘部起舒适的支撑作用。
- 放松抓握患者手腕的这些区域，甚至整个手臂。
- 运动的幅度变化很大，但通常在 20°~30°，动作应缓慢而平稳。

使用

- 临床组 1 和 3b。
- 近期损伤或是骨关节炎或风湿性关节炎的急性发作。
- 涉及肱桡关节或肱尺关节的疼痛剧烈的肘关节病变。

Ⅲ（Ⅳ）级

- 患者起始体位：仰卧，手臂外展大约 15°，以便让腕关节远离治疗床的床沿。
- 治疗师起始体位：站在患者肩关节旁并面向患者足部。

力的定位（治疗师手的位置）

- 左手从内侧支撑患者肘关节。
- 左手前臂向下按住患者的肩关节。

- 右手握住患者部分旋后的腕关节外侧。
- 大鱼际和指向远端的拇指横放在患者腕关节。
- 手指放在患者腕关节和手的背部。

治疗师力的应用（方法）

- 振荡运动完全由治疗师的右臂执行。通过抓握腕关节稳定患者的右手。
- 肘关节运动的幅度为 20°~30°（Ⅲ级）。
- 对于全活动范围疼痛的情况，应缓慢而平稳地执行动作。
- 对于慢性、存在活动范围末端疼痛和僵硬的情况，应执行不连贯的快速动作。

力的应用的变化：Ⅲ（Ⅳ）级

- 治疗师起始体位：站于患者髋关节旁，面向患者头部。

力的定位（治疗师手的位置）

- 患者的右臂首先被抬起，这样就可以靠在治疗师的右侧身体上。
- 双手握住肘部。
- 拇指放在关节前面而双手的其余手指重叠在后面。

治疗师力的应用（方法）

- 在伸展时感觉鹰嘴和鹰嘴窝边缘之间的软组织运动。对比患者软组织触诊与正常肘关节触诊的区别。
- 正常情况下，指尖应该很容易放入突起和窝缘之间的空间。触感应该是整齐的骨缘。
- 这些边缘的触诊也可以在患者俯卧的情况下进行，上臂支撑在治疗床上，手和前臂悬空。
- 可用拇指或掌根在鹰嘴内侧、外侧、后侧加压（图 5.35E 和 F）。

使用Ⅲ（Ⅳ）级

- 用于损伤造成的肘关节伸展活动受限，解决由骨关节炎或风湿性关节炎的发作或骨折造成的肱尺关节或肱桡关节僵硬 / 疼痛。
- 临床组 2 和 3b 的肘关节病变患者。

- 当患者需要更多放松时，最好是在最后 30°时使用替代方法。

屈曲（图 5.36）

- *操作指南*：肘关节屈曲运动。
- 符号：Elbow F
- 患者起始体位：仰卧在治疗床的中间。

Ⅱ级

- 治疗师起始体位：站于患者右肩关节旁，面向患者足部。

力的定位（治疗师手的位置）

- 左前臂跨过患者的右上臂，使左手可以从内侧支撑在患者肘部下面。
- 右手从外侧握住患者部分旋后的腕关节。
- 拇指位于患者的拇指和示指之间，握住患者

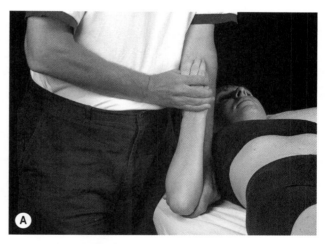

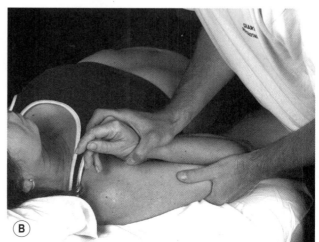

图 5.36　肘关节：A. 屈曲，Ⅱ级；B. 屈曲，Ⅲ和Ⅳ级

手掌。

- 当肘关节屈曲到所需的程度时，由左前臂从前面与患者的右手腕接触来阻止运动。

治疗师力的应用（方法）

- 振荡运动完全由治疗师的右臂执行，来回20°~30°范围，缓慢而平稳，直到贴近左前臂时停止。
- 随着活动范围的改善，可以逐渐压低患者前臂。

Ⅲ级和Ⅳ级（接近最大活动范围）

- 治疗师起始体位：站于患者右侧肘关节远端，面向患者头部。

力的定位（治疗师手的位置）

- 左手刚好在肘部的近端支撑患者右侧上臂。
- 右手握住患者右手背。
- 右手的拇指穿过患者的第一骨间隙。
- 尺侧的三个手指在患者的第五掌骨内侧展开。
- 示指沿着患者手背向远端伸展。
- 屈曲患者部分旋前的肘关节。

治疗师力的应用（方法）

- 这种振荡运动完全是通过移动患者的右臂来产生的，而治疗师的左手则在患者肘下部起支撑作用。
- Ⅲ级松动是执行进入僵硬范围10°~30°的大幅度运动。
- Ⅳ级松动是执行进入僵硬范围3°~4°的小幅度运动。

屈曲伴尾向长轴运动（图5.37）

- *操作指南*：肘关节屈曲伴尾向长轴运动。
- 符号：F/ ⟷ caud
- 患者起始体位：仰卧在治疗床中部。
- 治疗师起始体位：站于患者右髋关节旁，面向患者头部。

力的定位（治疗师手的位置）

- 右手屈曲患者的肘关节至90°。
- 右手握住患者旋后的腕关节内侧面。

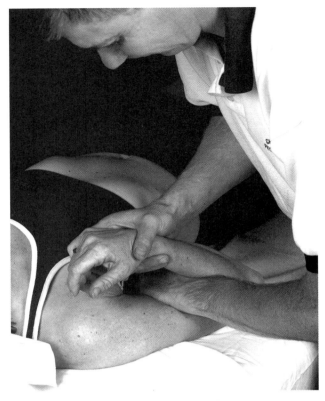

图5.37 肘关节：屈曲伴尾向长轴运动

- 手指伸展到腕关节的前面。
- 拇指放在腕关节的背面。
- 左前臂旋后，将腕关节近端部位置于患者肘关节的弯曲处。
- 然后继续屈曲患者的肘关节，直到左腕部被紧紧地挤压在患者前臂和上臂之间。

治疗师力的应用（方法）

- 由治疗师的右臂产生微小的振荡运动。
- 需要注意，维持治疗师楔入的手腕紧贴患者的肘关节，避免其被挤压出来。
- 前臂不当的旋后角度构成的楔入会使患者不适。

使用

- 临床组1、2、3a和3b适应预期效果。
- 损伤或骨折后的疼痛和（或）僵硬，特别是影响肱尺关节和肱桡关节时。
- 屈曲伴尾向长轴运动对症状轻微且常规检查无明显病变者有一定价值。

尾向长轴运动（肘关节 90° 屈曲）（图 5.38）

- *操作指南*：肘关节屈曲 90° 时的尾向长轴运动，与肱骨在同一直线上。
- 符号：←·→ caud
- 患者起始体位：仰卧于治疗床的中间，肘关节屈曲 90° 或现有活动范围末端。
- 治疗师起始体位：站于患者右大腿旁置，面向患者头部。

力的定位（治疗师手的位置）

- 右手握住患者旋后的右前臂的近端。
- 右手从内侧握住患者旋后的腕关节。
- 左手掌贴在患者前臂和肘关节上，将肱骨固定在治疗床面上。
- 前臂的近端放在患者的右肩上。

治疗师力的应用（方法）

- 在交替对肱骨加压产生分离牵引的运动之前，必须收紧肱骨和前臂周围松弛的软组织。
- 这种运动可以与增加肘关节屈曲相结合。
- 可利用左手定位活动的结构：①桡骨和尺骨；②桡骨；③尺骨。

使用

- 当症状轻微时（临床组 2 和 3b）。
- 在屈曲的极限，附属运动僵硬和疼痛。

注意：还可以使用手法治疗带在尺骨和桡骨上进行尾向长轴运动（图 5.39）。在这种情况下，治

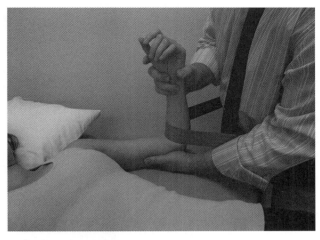

图 5.39　使用治疗带的桡骨和尺骨上进行尾向长轴运动

疗师的左手固定肱骨，而松动的力则是由治疗师向后移动骨盆而产生。

旋后（图 5.40 和 5.41）

- *操作指南*：前臂和肘关节的旋后。
- 符号：Sup
- 患者起始体位：仰卧于治疗床的中间，肘关节屈曲 90°。
- 治疗师起始体位：站在患者右侧肘关节的远端，面向患者头部。

Ⅲ级和Ⅳ级

力的定位（治疗师手的位置）

- 左手支撑在患者肘部下方。
- 右手从内侧握住患者旋后的腕关节。
- 手指放在腕关节和腕骨的前面。
- 拇指握住腕关节和腕骨的背面。

治疗师力的应用（方法）

Ⅲ级和Ⅳ级

- 除了以上所述，患者的肘关节尺侧必须由治疗师提供适当的支持，以防止出现任何肩关节内收。

Ⅳ－级

- 治疗师起始体位：站于患者屈曲的右肘旁。

力的定位（治疗师手的位置）

- 左手和右手分别握住患者完全旋后的桡骨和尺骨；握的距离要足够远，以使手稳定。

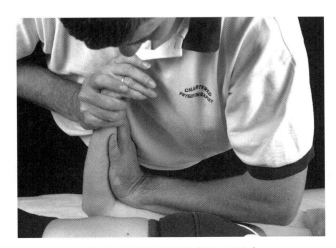

图 5.38　肘关节：尾向长轴运动（90° 屈曲）

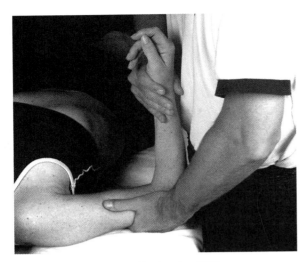

图 5.40 近端桡尺关节：旋后，Ⅰ~Ⅳ级

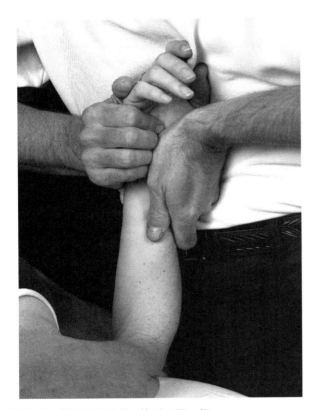

图 5.41 近端桡尺关节：旋后，Ⅳ+级

- 左前臂完全旋后。
- 示指远节指骨的外侧面握住患者近端桡尺关节端的后面。
- 拇指指腹握住患者桡骨的前面。
- 右手握住患者尺骨远端。
- 右手拇指和大鱼际包住患者尺骨远端的后面。
- 左手手指伸至患者尺骨远端的后面握住患者

腕关节。

- 前臂彼此相对，与患者完全旋前的腕关节在冠状面成直角。

治疗师力的应用（方法）

- 治疗师的双侧前臂处于同一直线上，治疗师摇晃骨盆和躯干，使手带动患者桡骨和尺骨，使其前臂增加旋后 2°~3°，然后松开（Ⅳ+~Ⅳ−级，接着Ⅳ−~Ⅳ+级）。
- 因此，使用一个小幅度的运动。
- 如果肘关节的旋后范围受限，治疗师的身体适当地向右转，从而改变患者前臂的运动方向。

使用

- 主要用于近端桡尺关节疼痛或僵硬。

旋前（图 5.42 和 5.43）

- *操作指南*：前臂和肘关节的旋前。
- 符号：pron
- 患者起始体位：仰卧于治疗床的中间，肘关节屈曲 90°。

Ⅱ级、Ⅲ级、Ⅳ级

- 治疗师起始体位：站在患者右侧髋关节旁，面向患者头部。

力的定位（治疗师手的位置）

- 右手支撑在患者屈曲的右肘关节下面，使手指能触碰到桡侧面。
- 左手握住患者旋前的前臂远端。
- 左手的手指包绕患者腕关节和手的背面并能触碰到腕骨。
- 拇指延伸到患者腕关节和手的前面，使手腕完全被固定。
- 患者近端桡尺关节旋转运动是由治疗师微屈的左肩关节通过左肩关节和肘关节伸展，从而使治疗师的手臂向前移动来产生的。
- 这个动作与治疗师腕关节和手指的完全屈曲相结合以产生旋前。
- 治疗师的右手稳定患者的上臂，防止其肩关节外展。

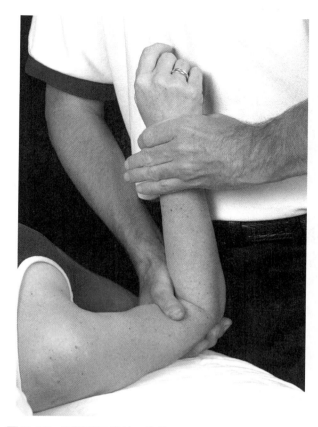

图 5.42　近端桡尺关节：旋前

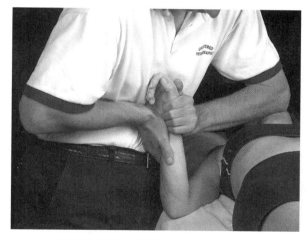

图 5.43　近端桡尺关节：旋前，Ⅳ + 级

Ⅳ − 级

- 治疗师起始体位：站于患者的肘关节旁，面向患者身体，将患者的肘关节屈曲 90° 并旋前。

力的定位（治疗师手的位置）

- 左手和右手分别握住患者桡骨和尺骨远端。
- 左手的大鱼际放在患者桡骨远端后面。

- 左手的拇指伸到患者腕关节的背面。
- 左手其余手指握住桡骨远端的前面。
- 右手完全旋后，握住患者尺骨的远端。
- 右手掌根和指向患者尺骨近端的拇指放在患者尺骨前面。
- 右手其余手指握住患者尺骨的后面。
- 两侧前臂相对。

治疗师力的应用（方法）

- 治疗师的前臂处于同一直线上，治疗师摇晃骨盆和躯干，通过手带动桡骨和尺骨使患者前臂再多旋前 2° ~3°，然后松开（Ⅳ +~ Ⅳ − 级，Ⅳ −~ Ⅳ + 级）。
- 使用一个小幅度的运动。
- 如果患者肘关节的旋前范围受限，治疗师的身体适当地向左转，从而改变患者前臂旋转的方向。

使用

- 主要用于近端桡尺关节疼痛或僵硬。

桡骨头前后向运动（图 5.44）

- *操作指南*：桡骨头相对于肱骨滑车和尺骨的前后向运动。
- 符号：↕
- 患者起始体位：仰卧于治疗床的中间。
- 治疗师起始体位：站于患者的右侧轻微屈曲的肘关节远端旁，面向患者头部。

在旋后位

力的定位（治疗师手的位置）

- 治疗师用身体右侧支撑患者旋后的前臂的后面。
- 双手拇指指腹放在患者桡骨头的前面。
- 左手和右手的其余手指覆盖患者前臂近端的桡侧和尺侧面。

治疗师力的应用（方法）

- 治疗师用拇指逐渐施加压力，按入患者松弛的肌肉组织中，直到接触到桡骨头。
- 这个振荡运动是由治疗师移动身体和手臂通

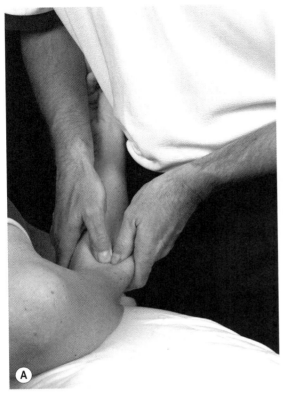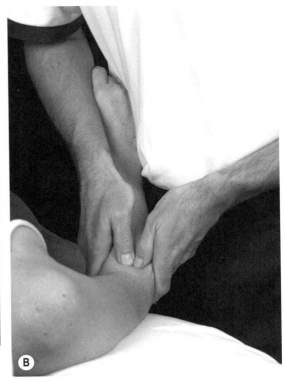

图 5.44 近端桡尺关节：A. 在旋后位置下前后向运动；B. 在旋前位置下前后向运动

过拇指产生的，就像按压弹簧一样。

- 治疗师不要用拇指屈肌做这个运动，因为这对患者来说不舒服，而治疗师也会因此对运动失去感知力。

在旋前位
力的定位（治疗师手的位置）

- 治疗师的右手从桡侧缘握住患者旋前的腕关节。
- 右手的拇指跨过患者腕关节的背面。
- 右手其余手指跨过患者腕关节的前面。
- 患者的前臂保持在旋前，因为前后向运动会产生旋后。
- 治疗师用身体侧面支撑患者的前臂。
- 左手拇指指腹放在桡骨头前面。
- 左手的其余手指在患者前臂的桡侧面伸展开。

治疗师力的应用（方法）

- 振荡运动是由治疗师的左臂运动通过稳定的左手拇指产生的，而治疗师用右手保持患者

前臂旋前。

使用

- 关节体征明显的肱骨外上髁疼痛。
- 由于急性损伤或机械性炎症而导致肘关节屈曲、伸展、旋前和旋后因疼痛使活动范围减少。
- 疼痛和僵硬关节的全范围前后向关节松动。
- 能在这个方向上再现的轻微症状。
- 结合后前方向运动。
- 最适用于肱桡关节和近端桡尺关节疾病。

桡骨头后前向运动（图 5.45）

- *操作指南*：桡骨头相对于肱骨滑车和尺骨的后前向运动。
- 符号：↓
- 患者起始体位：仰卧于治疗床的中间，肘关节屈曲 30° 并且完全旋后或完全旋前。
- 治疗师起始体位：站于患者的右侧，在轻微屈曲的肘关节远端旁，面向患者头部。

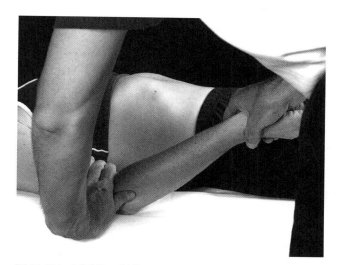

图 5.45　近端桡尺关节：在旋后位置下后前向运动

在旋后位

力的定位（治疗师手的位置）

- 治疗师的右手从内侧握住患者旋后的右侧腕关节。
- 右手拇指跨过患者腕关节。
- 其余手指伸至患者腕关节背面。
- 左手拇指指腹指向远端，放在患者桡骨头的背面。
- 左手其余手指放在患者上臂远端的前面，为运动提供反压力。
- 患者的腕关节被稳定在旋后位，因为操作会产生旋前运动。

治疗师力的应用（方法）

- 这种运动是由治疗师左侧肩关节轻微内收结合轻微的前臂旋后（治疗师）产生的，通过左手拇指对桡骨头施加压力。
- 这个振荡运动不能由治疗师的拇指屈肌产生，因为这对患者和操作者来说都不舒服，而治疗师也会对运动失去感知力。

在旋前位

- 力的定位和力的应用与腕关节在旋后位相同，只是患者的前臂和腕关节保持在旋前位。

使用

- Ⅲ级或Ⅳ级用于骨关节炎（非炎症或易激

惹）引起的僵硬和疼痛，或肱桡关节或近端桡尺关节病变引起的僵硬。
- 疼痛的关节症状导致腕关节和前臂伸肌疼痛性抑制。
- 能由这个运动方向再现的轻微症状。
- 结合前后向方向运动。
- 最适用于肱桡关节和近端桡尺关节。

尾向长轴运动（桡尺）（图 5.46）

- *操作指南*：桡骨相对于肱骨和尺骨在前臂线上的尾向长轴运动（在肘关节屈曲、伸展、旋前、旋后的任何位置；为获得最佳效果，先在所有这些运动的中间位置进行检查）。
- 符号：◄──► caud
- 患者起始体位：仰卧于治疗床的中间，肘关

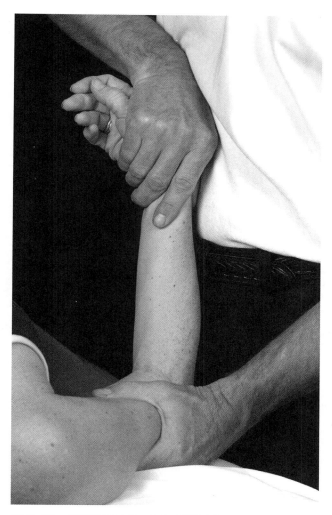

图 5.46　近端桡尺关节：尾向长轴运动

节在屈曲、伸展、旋前和旋后的中间位。

- 治疗师起始体位：站在患者右侧，肘关节旁。

力的定位（治疗师手的位置）

- 患者的右前臂靠在治疗师的身体右侧。
- 左手握住患者上臂邻近肘关节的前面。
- 左手手指在外侧展开。
- 左手拇指放在内侧。
- 虎口是与患者上臂主要的接触点。
- 右手握住患者中度旋前的腕关节前面。
- 右手拇指握住靠近患者第五掌骨基部的桡侧面。
- 中指和拇指尽可能地延伸到患者腕骨的后部。
- 右前臂必须与患者右前臂在同一直线上。

治疗师力的应用（方法）

- 当这项技术作为Ⅳ级治疗时，必须首先将软组织握紧。
- 当治疗师用右手拉动时，治疗师的左手深压入患者的屈肌组织并紧紧地抓住患者右上臂。
- 在腕关节处必须握紧。
- 小幅度的振荡运动是通过治疗师右臂的牵拉动作来完成的，治疗师的左手施予稳定的压力来对抗。
- 在牵拉动作时有节律地增加患者腕关节尺偏可提高松动的效果。

力的应用的变化

右手的位置调整，也能产生尾向长轴运动。

1. 同时握住桡骨和尺骨。

2. 进行单独尺骨尾向长轴运动时，用右手握住尺骨，结合对尺骨的牵拉和患者腕关节的桡偏以增强纵向运动。

3. 如上所述为单独桡骨的尾向长轴运动。

使用

- 当这个运动方向是疼痛和受限最严重处时。
- 对于疼痛剧烈的肱桡关节或肱尺关节的关节内病变，这种松动可以减轻疼痛。
- 补充肘关节屈曲、伸展、旋前或旋后的无痛运动。

- 在僵硬无痛的旋前或旋后的活动范围受限处作为Ⅳ级的附属运动（近端桡尺关节僵硬）。
- 作为在肘部关节鉴别测试的一部分。

动态关节松动术

再次强调，动态关节松动术（MWM）是无痛的附属运动（滑动）结合最具可比性的活动或运动（Mulligan 2010）。滑动成分总是与关节的治疗平面平行，这是一条穿过关节面凹面的线。如果技术成功，当维持滑动时患者将能够在可比较活动或运动无痛的情况下取得显著的效果（Vicenzino et al. 2011）。滑动力的大小将取决于该技术运用的结果。如果活动或运动范围改善，那么在不加滑动成分的再评估之前重复技术6~10次。如果对比体征可维持改善结果，那么这种技术就可以使用在治疗中。治疗将会进行3~5组。同时应制订居家运动计划，患者尽可能地模仿诊所的技术进行自助式松动，以获得更进一步的改善。该技术所伴加压操作应逐渐进行至最大活动范围。这些原则已经被回顾（Hing et al. 2008），并应用于所有以下的技术中。

肘关节伸展伴外侧滑动的MWM——评估（图5.47）

- *操作指南*：肘关节伸展运动。
- 符号：Elbow E MWM lat glide

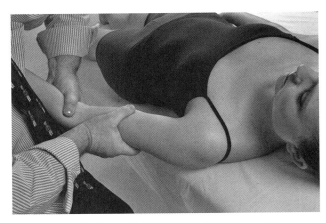

图5.47 肘关节伸展伴外侧滑动的MWM——评估

- 患者起始体位：仰卧于治疗床左侧。
- 治疗师起始体位：站于患者左侧，面向患者头部。

力的定位（治疗师手的位置）

- 将患者肘关节摆位在疼痛出现前的最大伸展受限点。
- 右手接触患者上臂的远端外侧面以支撑和稳定肱骨，将患者肩关节固定在外旋。
- 左手接触患者前臂最近端内侧面。
- 治疗师的两侧前臂与患者上肢垂直。

治疗师力的应用（方法）

- 左手将前臂近端向外侧滑动。
- 右手在肱骨远端向内侧方向施加稳定的反作用力。
- 当维持外侧滑动时，患者主动伸展肘关节。

使用

- 作为评估方法。
- 临床组 1、2、3a 和 3b 的治疗。
- 近期或慢性的损伤，或骨关节炎发作。
- 疼痛剧烈的肘关节疾病。

肘关节伸展伴外侧滑动的 MWM——治疗带（图 5.48）

- *操作指南*：肘关节伸展运动。
- 符号：Elbow E MWM belt lat glide
- 患者起始体位：仰卧于治疗床右侧。

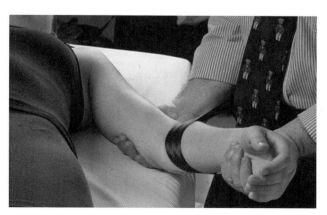

图 5.48　肘关节伸展伴外侧滑动的 MWM——治疗带

- 治疗师起始体位：站于患者肘关节左侧，面向患者。

力的定位（治疗师手的位置和手法治疗带）

- 将患者肘关节摆位在疼痛出现之前的最大伸展受限点。
- 右手接触患者肱骨最远端外侧面以支撑和稳定外旋的上臂。
- 左手接触患者前臂远端以控制肘关节的伸展运动。
- 手法治疗带环绕在治疗师的骨盆和患者左前臂最近端。
- 手法治疗带始终保持水平。

治疗师力的应用（方法）

- 治疗师通过治疗带在患者前臂近端施加外向滑动的力。
- 右手稳定患者肱骨远端。
- 当维持向外侧滑动时，患者主动伸展肘关节。
- 在伸展时治疗师向左移动自身骨盆以引起患者前臂的运动。

使用

- 作为评估方法。
- 临床组 1、2、3a 和 3b 的治疗。
- 近期或慢性损伤，或骨关节炎发作。
- 疼痛剧烈的肘关节疾病。

肘关节伸展伴内侧滑动的 MWM——评估（图 5.49）

- *操作指南*：肘关节伸展运动。
- 符号：Elbow E MWM med glide
- 患者起始体位：仰卧于治疗床左侧。
- 治疗师起始体位：站于患者左侧，面向患者头部。

力的定位（治疗师手的位置）

- 将患者肘关节摆位在伸展受限或疼痛出现之前。
- 左手接触患者肱骨远端内侧面，以支撑和稳定患者上臂，肩关节固定在外旋位。

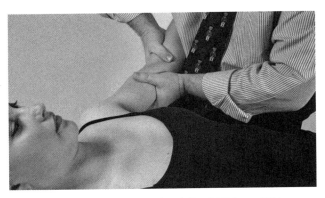

图 5.49 肘关节伸展伴内侧滑动的 MWM——评估

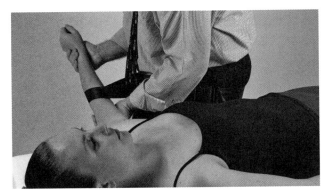

图 5.50 肘关节伸展伴内侧滑动的 MWM——治疗带

- 右手接触患者前臂近端外侧面。
- 治疗师的两侧前臂与患者上肢垂直。

治疗师力的应用（方法）

- 右手将患者前臂近端平行于肘关节线向内侧滑动。
- 左手在患者肱骨远端向外侧方向施加稳定的力。
- 当维持向内侧滑动时，患者主动伸展肘关节。

使用

- 当外侧滑动的 MWM 无效时通常适用。
- 作为评估方法。
- 临床组 1、2、3a 和 3b 的治疗。
- 近期或慢性的损伤，或骨关节炎发作。
- 疼痛剧烈的肘关节疾病。

肘关节伸展伴内侧滑动的 MWM——治疗带（图 5.50）

- *操作指南*：肘关节伸展运动。
- 符号：Elbow E MWM belt med glide
- 患者起始体位：仰卧于治疗床左侧，肩关节外展 90°，旋转中立位。
- 治疗师起始体位：站于患者左侧肘关节的内侧，面向患者。

力的定位（治疗师手的位置和手法治疗带）

- 将患者肘关节摆位在疼痛出现之前的最大伸展受限点。
- 左手接触患者肱骨远端内侧面以支撑和稳定

肱骨，防止患者肩关节运动。
- 右手握住患者前臂远端以控制肘关节伸展运动。
- 手法治疗带环绕在治疗师的骨盆和患者前臂最近端。
- 治疗带保持水平。

治疗师力的应用（方法）

- 治疗师通过治疗带在前臂近端施加内侧滑动的力。
- 左手稳定肱骨远端。
- 当维持滑动时，患者主动伸展肘关节。
- 治疗师移动自己的身体以带动患者前臂运动。

使用

- 当外侧滑动的动态关节松动术无效时通常适用。
- 作为评估方法。
- 临床组 1、2、3a 和 3b 的治疗。
- 近期或慢性损伤，或骨关节炎发作。
- 疼痛剧烈的肘关节疾病。

肘关节屈曲伴外侧滑动的 MWM——评估（图 5.51）

- *操作指南*：肘关节屈曲运动。
- 符号：Elbow F MWM lat glide
- 患者起始体位：仰卧于治疗床左侧。
- 治疗师起始体位：站于患者左侧，面向患者头部。

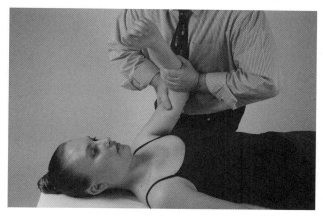

图 5.51　肘关节屈曲伴外侧滑动的 MWM——评估

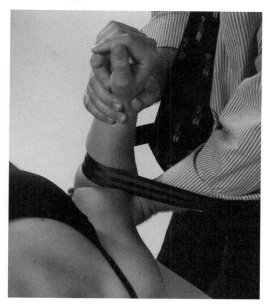

图 5.52　肘关节屈曲伴外侧滑动的 MWM——治疗带

力的定位（治疗师手的位置）

- 将患者肘关节摆位在疼痛产生之前的最大屈曲受限点。
- 右手接触患者上臂的最远端外侧面以支撑和稳定肱骨，将患者肩关节固定在外旋位。
- 左手接触患者前臂最近端内侧面。
- 治疗师的两侧前臂与患者上肢垂直。

治疗师力的应用（方法）

- 左手将患者前臂近端向外侧滑动。
- 右手在患者肱骨远端向内侧方向施加稳定的反作用力。
- 当维持外侧滑动时，患者主动屈曲肘关节。

使用

- 作为评估方法。
- 临床组 1、2、3a 和 3b 的治疗。
- 近期或慢性损伤，或骨关节炎发作。
- 疼痛剧烈的肘关节疾病。

肘关节屈曲伴外侧滑动的 MWM——治疗带（图 5.52）

- 方向：肘关节屈曲运动。
- 符号：Elbow F MWM belt lat glide
- 患者起始体位：仰卧于治疗床左侧。
- 治疗师起始体位：站于患者肘关节右侧，面向患者。

力的定位（治疗师手的位置和手法治疗带）

- 将患者肘关节摆位在疼痛产生之前的最大伸展受限点。
- 左手接触患者肱骨最远端外侧面，以支撑和稳定外旋的上臂。
- 右手接触患者前臂远端以控制肘屈曲运动。
- 手法治疗带环绕在治疗师的骨盆和患者右前臂最近端。
- 手法治疗带始终保持水平。

治疗师力的应用（方法）

- 治疗师通过手法治疗带在患者前臂近端施加内侧滑动的力。
- 左手稳定肱骨远端。
- 当维持滑动时，患者主动屈曲肘关节。
- 在肘关节屈曲时治疗师向左移动自身骨盆，以带动患者前臂运动。

使用

- 作为评估方法。
- 临床组 1、2、3a 和 3b 的治疗。
- 近期或慢性损伤，或骨关节炎发作。
- 疼痛剧烈的肘关节疾病。

肘关节屈曲伴内侧滑动的 MWM——评估（图 5.53）

- *操作指南*：肘关节屈曲运动。
- 符号：Elbow F MWM med glide
- 患者起始体位：仰卧于治疗床左侧。
- 治疗师起始体位：立于患者左侧，面向患者头部。

力的定位（治疗师手的位置）

- 将患者肘关节摆在屈曲受限或疼痛出现之前。
- 左手接触患者肱骨最远端内侧面以支撑和稳定患者上臂，肩关节固定在外旋位。
- 右手接触患者前臂近端外侧面。
- 治疗师的前臂处于与患者上肢垂直的位置。

治疗师力的应用（方法）

- 右手将患者前臂近端向内侧滑动，平行于肘关节线。
- 左手在患者肱骨远端向外侧方向施加稳定的反作用力。
- 当维持内侧滑动时，患者主动屈曲肘关节。

使用

- 当外侧滑动的 MWM 无效时通常适用。
- 作为评估方法。
- 临床组 1、2、3a 和 3b 的治疗。
- 近期或慢性损伤，或骨关节炎发作。
- 疼痛剧烈的肘关节疾病。

肘关节屈曲伴内侧滑动的 MWM——治疗带（图 5.54）

- *操作指南*：肘关节伸展运动。
- 符号：Elbow F MWM belt med glide
- 患者起始体位：仰卧于治疗床右侧，肩关节外展 90°，旋转中立位。
- 治疗师起始体位：站于患者右侧肘关节的内侧，面向患者并与患者上臂垂直。

力的定位（治疗师手的位置和手法治疗带）

- 将患者肘关节摆在疼痛出现前的最大屈曲受限点。
- 右手接触患者肱骨最远端内侧面以支撑和稳定肱骨，以及防止肩关节运动。
- 左手握住患者前臂远端以控制肘关节屈曲运动。
- 手法治疗带环绕在治疗师的骨盆和患者前臂最近端。
- 手法治疗带保持水平。

治疗师力的应用（方法）

- 治疗师通过手法治疗带在前臂近端施加内侧滑动的力。
- 右手稳定患者肱骨远端。
- 当维持滑动时，患者主动屈曲肘关节。
- 在屈曲肘关节时治疗师向左移动自身骨盆以带动患者前臂运动。

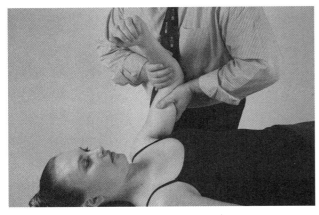

图 5.53 肘关节屈曲伴内侧滑动的 MWM——评估

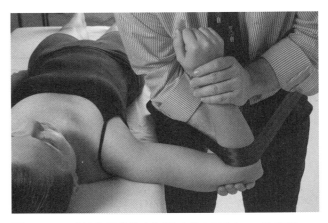

图 5.54 肘关节屈曲伴内侧滑动的 MWM——治疗带

使用

- 当外侧滑动的 MWM 无效时通常适用。
- 作为评估方法。
- 临床组 1、2、3a 和 3b 的治疗。
- 近期或慢性损伤，或骨关节炎发作。
- 非常疼痛的肘关节疾病。

肘关节伸展伴尺骨外倾的 MWM（图 5.55）

- *操作指南*：肘关节伸展运动。
- 符号：Elbow E MWM ulnar lat tilt
- 患者起始体位：仰卧于治疗床左侧，手放在身两侧。
- 治疗师起始体位：站于患者左侧，面向患者头部。

力的定位（治疗师手的位置和手法治疗带）

- 将患者肘关节摆在伸展受限或疼痛出现之前。
- 左手大鱼际接触患者尺骨内侧缘。
- 右手接触患者肱骨远端外侧面。
- 治疗师的手从后面握住患者的前臂和肱骨。

治疗师力的应用（方法）

- 通过治疗师左前臂的旋后动作，左手将患者尺骨向外侧方向倾斜，沿长轴旋转尺骨。
- 右手在患者肱骨远端施加一个稳定的反作用力。
- 当维持外侧倾斜时，患者主动伸展肘关节。

使用

- 作为评估方法。
- 肘关节伸展受限，特别是与投掷相关的活动。

肘关节伸展伴尺骨内倾的 MWM（图 5.56）

- *操作指南*：肘关节伸展运动。
- 符号：Elbow E MWM ulnar med tilt
- 这一技术与之前的技术相似，但治疗师的左手通过接触尺骨的外侧缘向内倾斜尺骨。治疗师的右手现在稳定了肱骨的外侧面。

肘关节屈曲伴尾向长轴滑动的 MWM（图 5.57）

- *操作指南*：肘关节屈曲运动。
- 符号：Elbow F MWM ulnar ◄—► caud
- 患者起始体位：仰卧于治疗床右侧，手放在

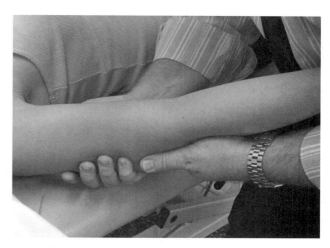

图 5.56　肘关节伸展伴尺骨内倾的动态关节松动术

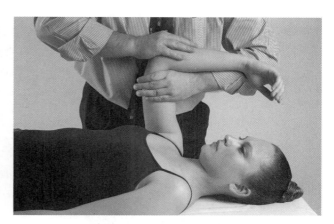

图 5.57　肘关节屈曲伴尾向长轴滑动的动态关节松动术

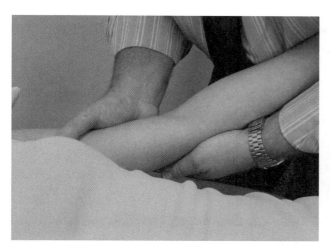

图 5.55　肘关节伸展伴尺骨外倾的动态关节松动术

身体两侧。肩关节屈曲 90° 并外旋。

- 治疗师起始体位：站在患者右肩外侧，面向患者。

力的定位（治疗师手的位置）

- 将患者肘关节摆在屈曲受限或出现疼痛之前的位置。
- 治疗师右手掌（大小鱼际之间）接触患者鹰嘴的近端，将软组织拉紧以确保稳定接触。
- 左手接触患者肱骨远端的前面。
- 治疗师的双侧前臂位于相互平行的位置，治疗师的右前臂与患者右前臂成一直线。

治疗师力的应用（方法）

- 右手在长轴尾向方向滑动鹰嘴。
- 左手在患者肱骨远端前面施加稳定反作用力，以稳定上臂。
- 当维持滑动时，患者主动屈曲肘关节。

使用

- 作为评估方法。
- 肘关节屈曲受限。

肘关节旋前或旋后伴桡骨后向（↓）或前向（↑）的动态关节松动术（图 5.58）

- 符号：Elbow Sup. MWM ↓ radius; elbow Sup. MWM ↓ radius; elbow Pro. MWM ↑ radius
- 患者起始体位：仰卧于治疗床左侧，肩关节屈曲 90°。

- 治疗师起始体位：站在患者左侧，面向患者。

力的定位（治疗师手的位置）

- 将患者肘关节摆在旋前或旋后受限或出现疼痛之前。
- 治疗师的双手拇指（叠压）接触患者桡骨近端的前面或后面。

治疗师力的应用（方法）

- 双手拇指在桡骨上施加后前向或前后向的滑动。
- 治疗师的手指和手掌稳定患者前臂近端和肘关节。

使用

- 前臂旋前或旋后受限。

肱骨外上髁疼痛治疗技术

以下描述的技术适用于握拳为疼痛激惹活动的肱骨外上髁疼痛患者。同样的技术也可应用于手指和（或）腕关节伸展激惹疼痛的患者。

握拳伴外侧滑动的动态关节松动术（图 5.59）

- 符号：Lat glide grip MWM
- 患者起始体位：仰卧于治疗床右侧，手臂放在身体两侧，肘关节伸直，前臂旋前。
- 治疗师起始体位：站于患者右肘关节外侧，面向患者头部。

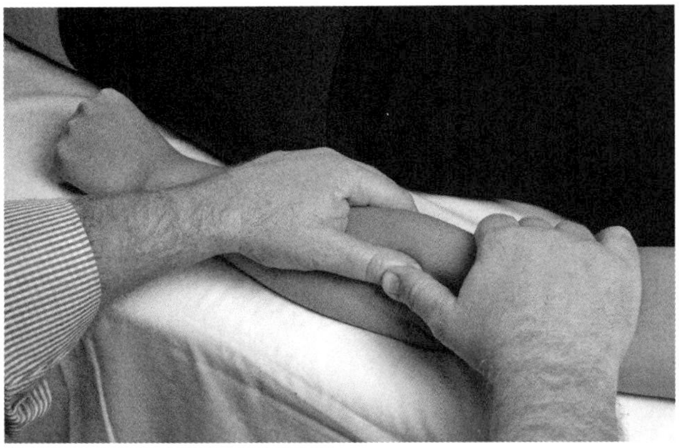

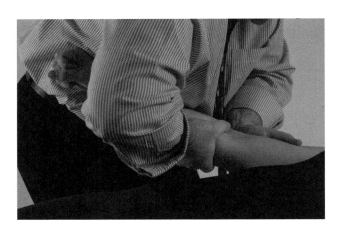

图 5.58 肘关节旋前或旋后伴桡骨前向或后向滑动的动态关节松动术

图 5.59 握拳伴外侧滑动的动态关节松动术

力的定位（治疗师手的位置）

- 肘关节完全旋前和伸直。
- 左手接触患者上臂最远端的外侧面，以支撑和稳定肱骨，将患者肩关节被固定在外旋的位置。
- 右手接触患者前臂最近端的内侧面。
- 治疗师的前臂与患者上肢垂直。

治疗师力的应用（方法）

- 右手向外侧滑动患者前臂近端。
- 左手在肱骨远端向内侧方向应用稳定反作用力。
- 当维持外侧滑动时，患者握拳。

使用

- 作为评估方法。
- 消除与握拳和腕或手指等长伸展相关的疼痛。

这个技术的变化包括利用治疗带应用外侧滑动的力，而不是治疗师用手施力（图 5.60）。在一些患者当中必须去调整滑动力的角度，因为单纯在外侧方向用力不能达到完全无痛的滑动。为达到最佳的改善，至少需要 66% 的最大滑动力（McLean et al. 2002）。

教导患者将在握拳时外侧滑动肘关节作为居家运动训练。这些将会大大地促进恢复。

当前面所提的技术有效时，辅助贴扎治疗会有益。用两条 38mm 的无弹性运动贴布从前臂的内侧面贴起，向近端旋绕横跨过肘关节前面，最后贴在肱骨外侧的后面（图 5.61）。两条贴布重叠在一起。为达到一定程度的拉力，应该在肘关节轻微屈曲和最大限度的旋后位置下应用贴布。如果贴布在拉张下应用，那么当肘关节在伸展 / 旋前位时，将会产生更多的拉力，这样就会产生一定程度的外侧滑动力。

在贴扎被应用之前和之后应评估患者的症状。无痛握力的显著改善表明结果积极。在这种情况下，贴布通常在移除之前能保留 48 小时，注意观察皮肤，必要时可再次使用。在第一次使用之前，应对任何禁忌证（如皮肤过敏、开放性伤口、感染等）进行评估，并且提醒患者如出现副作用时，需要立即小心地移除贴布以防止皮肤破损。

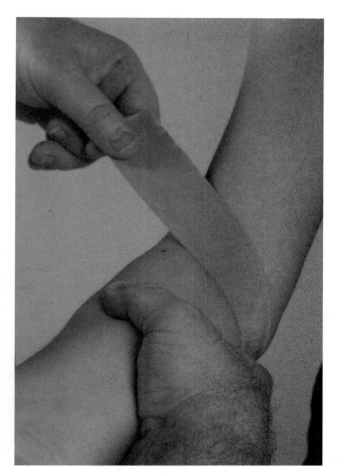

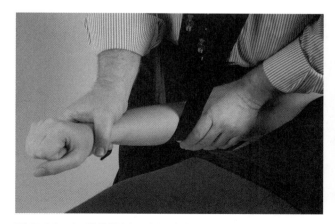

图 5.60　握拳伴外侧滑动的动态关节松动术——治疗带

图 5.61　网球肘外侧滑动贴扎

握拳伴桡骨滑动的动态关节松动术（图5.62）

- 符号：↓ radius grip MWM
- 患者起始体位：仰卧于治疗床左侧，手臂放在身体两侧，肘关节伸直，前臂旋前。
- 治疗师起始体位：站于患者左肘关节外侧，面向患者。

力的定位（治疗师手的位置）

- 肘关节完全旋前和伸直。
- 双手拇指（叠压）接触近端桡骨的后面。

治疗师力的应用（方法）

- 治疗师的两个拇指在桡骨上施加后前向的滑动。
- 治疗师的手指和手掌为前臂近端和肘部提供整体稳定。

使用

- 作为评估方法。
- 消除与握拳和腕或手指等长伸展相关的疼痛。

教导患者将在握拳时后前向滑动桡骨作为居家运动训练。这些将会大大地促进恢复。

贴扎能模仿桡骨后前向滑动（图5.63）。应用两条短的38mm无弹性运动贴布，从桡骨头后面贴起，环绕前臂，最后贴在前臂内侧面。贴布在拉张时贴下，向前方拉贴布同时在桡骨头施加后前向滑动。

神经动力学技术

治疗周围神经敏感化为疼痛来源的肘关节疾病，应该包含涉及神经组织周围结构的温和手法治疗进行轻柔地松动。颈椎侧滑松动术是治疗上肢周围神经敏感化患者的选择技术（Hall & Elvey 2011）。

颈椎侧滑松动术（图5.64）

- *操作指南*：颈椎侧向滑动。
- 符号：Cx lat glide。

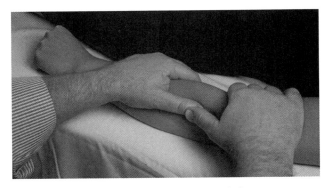

图5.62 握拳伴桡骨滑动的动态关节松动术

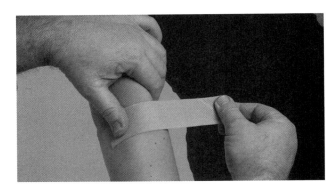

图5.63 桡骨后前向滑动贴扎

- 患者起始体位：仰卧于治疗床中间，头顶在治疗床边缘。双手放在腹部。
- 治疗师起始体位：站于患者头向，治疗师腹部对着患者头顶。

力的定位（治疗师手的位置）

- 颈椎中立位，敏感的周围神经干置于无刺激位置（手放在腹部，肘关节屈曲90°）
- 左手接触颈椎的后侧，拇指和其余四指围绕在颈部两侧。示指接近最敏感的颈椎节段。
- 右手接触患者右肩峰的上面，以稳定肩胛骨和防止其抬高。

治疗师力的应用（方法）

- 左手向对侧方向平移头和颈椎，再回到中立位，在两个末端点之间振荡。
- 在接下来的治疗过程中，随着机械敏感度的降低，患者的手臂放在神经组织刺激逐渐增加的位置。

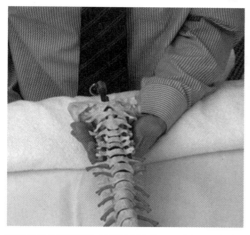

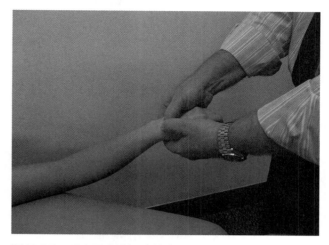

图 5.65　手舟骨高速闪动技术

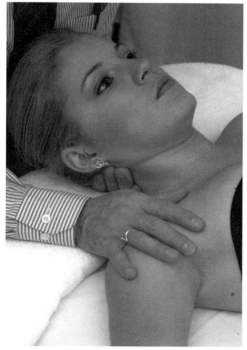

图 5.64　颈椎侧向滑动

使用

- 当疼痛主要来自涉及肘关节周围正中神经、桡神经或尺神经干周围神经敏感化时。

手舟骨Ⅳ级和Ⅴ级动态关节松动术（图 5.65）

- *操作指南*：腕关节伸展运动。
- 符号：PA Scaphoid Ⅳ and Ⅴ
- 患者起始体位：仰卧，肩关节外展，肘关节伸直，前臂旋前。
- 治疗师起始体位：站于患者左侧，正好在肘关节部，面向患者头部。

力的定位（治疗师手的位置）

- 治疗师握住患者的左手。
- 双手拇指重叠，接触手舟骨的背侧。
- 双手示指重叠，接触手舟骨的掌侧。
- 其余手指支撑手和控制腕关节的运动。

治疗师力的应用（方法）

- 治疗师同时屈曲患者的肘关节和腕关节，随后伸展腕关节和肘关节。当这个技术作为Ⅳ级使用在治疗中时，必须首先拉紧松弛的软组织。
- 当治疗师伸展患者腕关节时，拇指向手舟骨掌侧施加压力。
- 小幅度的振荡动作可以在整个腕关节伸展的范围执行。
- 高速闪动（Ⅴ级）可以通过快速抖动患者伸展的腕关节加上在手舟骨施加快速、小幅度的后前向压力来应用。

力的应用的变化

在对手舟骨应用力时，可以使用温和的牵引来分离腕关节表面。

使用

- 肱骨外上髁疼痛。
- 当腕关节伸展最疼和最受限时。
- 桡骨–舟骨关节局部疼痛和活动受限。

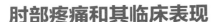

肘部疼痛和其临床表现

概述

最常见的肘部神经肌肉骨骼疾病可分成以下几大类。

- 外伤，尤其是桡骨头和鹰嘴骨折及桡骨头半脱位和儿童的骨突分离。
- 过度使用损伤，尤其是肱骨内上髁和外上髁疼痛（表5.2），以及投掷或使用球拍造成的外翻伸展过度负荷（Ellenbecker et al. 2010a）。
- 周围神经敏感化，尤其是尺神经和桡神经。
- 周围神经压迫，尤其是在肘管的尺神经。
- 骨关节炎（机械性、退化性、创伤性或系统

性），可能包括因游离体造成的损伤。
- 风湿性关节炎。
- 骨软骨病——佩吉特病（肱骨内上髁炎）是 10 岁以下儿童最常见的肘部疼痛原因（Atanda et al. 2011）。
- 不太常见的疾病，包括骨软骨炎、鹰嘴滑囊炎和骨化性肌炎。

Maitland（2001）根据肘部疾病的常见临床特征对它们进行了分类。目的是帮助确定关节松动术 / 手法操作术在这些疾病中充当的角色。要考虑的主要特点如下。

- 肱骨外上髁疼痛。
- 关节僵硬。
- 慢性轻微的关节疼痛。

表5.2 临床表现：肱骨外上髁疼痛

检查	临床证据/"砖墙"思维
障碍类型	主要是多层面的，涉及三个相互关联的组成部分。其中包括：①伸肌腱病变；②疼痛系统的变化；③运动系统损伤（Coombes et al. 2009）。最常见的肘部桡侧疼痛发生在抓握、前臂旋前和腕 / 指伸展活动时
身体图示特点	肘关节桡侧疼痛 *关节*：关节内的深层疼痛；僵硬的感觉 *桡神经*：疼痛向近端 / 远端扩散；疼痛线；伴随触觉过度敏感（触摸痛、痛觉过敏）。桡神经感觉支分布区域的疼痛，感觉迟钝，偶发感觉异常 *肌肉 / 肌腱*：位于伸肌总腱的浅表局部疼痛；疼痛、受伤的感觉；手臂无力和前臂肌肉疲劳的感觉 *其他来源*：整个手臂沉重感、弥漫性疼痛；感觉障碍；颈椎神经根病变时，特征性的皮节分布区域的神经根疼痛
活动受限 /24 小时症状行为	握力减弱常伴有疼痛 在涉及抓握或肘关节伸展的抬举情况时再现疼痛和无力的症状行为 关节疾病伴随僵硬和活动因疼痛受限，依赖于主要涉及的关节，受限的活动包括肘关节伸展、旋前或旋后，例如伸手抬起一个沉重的平底锅或打开一扇难开的门。晨僵在关节炎或炎性关节病中很常见 桡神经受累的疾病将受到增强受影响神经机械敏感性的活动的影响，包括延长敏感神经组织的活动，如使用键盘、提购物袋、伸展肌肉等 肌肉 / 肌腱疾病会在抓握活动中表现为疼痛或疼痛抑制。然而，抓握也会导致桡神经在旋后肌管内受压和拉伤疼痛的关节。单纯的颈椎牵涉性疼痛通常不受应力肘关节周围组织活动的影响
现病史 / 既往史	尽管通常被称为网球肘，但这种情况影响的产业工人多于运动员（Van Hofwegen et al. 2010）。涉及非中立的手和手臂姿势、使用重型手持式工具，以及高强度体力活动的职业 / 活动的风险更高（Haahr & Andersen 2003）。这种疾病容易复发并且病史持久
特殊问题	要排除其他疾病应该考虑使用 MRI，如骨软骨病变、非移位的骨骺骨折和其他潜在的骨问题（Van Hofwegen et al. 2010）。如果没有怀疑，建议不要再进行进一步的检查
症状产生的来源 / 机制	原发性退化肌腱病，化学 / 机械伤害感受，神经敏感化所致的周围神经性疼痛或非常少见的桡神经卡压。还要考虑颈椎神经根痛
来源的原因	应考虑颈椎（Berglund et al. 2008, Cleland et al. 2004）、涉及的神经组织（Berglund et al. 2008, Buzzi&Moskowitz 2005, Waugh et al. 2004, Yaxley&Jull 1993）和不佳的动态控制（Bisset et al. 2006b, Ellenbecker et al. 2010b）

检查	临床证据/"砖墙"思维
成因	职业；肌腱结缔组织中之前存在的退行性改变；伤害感受性组织的中枢敏感化
视诊	肱骨外上髁的肿胀或突起；桡侧腕短伸肌的过度激活（肘关节屈曲时）；肌肉萎缩更可能与失用相关，而很少是由真实的后骨间神经卡压造成（Rosenbaum 1999）
功能演示	肘关节伸直和旋前位置下的握力测试；关节活动轻微受限（屈曲、伸展、旋前、旋后）；桡神经的主动神经动力学筛查可能有帮助（Hall & Elvey 2011）
如有必要测试	下颈椎象限测试用于再现与颈神经根压迫一致的症状（无手臂疼痛再现时，考虑合并轴向压迫）；如运动时无症状，在肘关节屈曲、伸展、旋前、旋后的活动范围末端加压
其他相关结构	肩关节、腕关节和手、胸椎的筛查测试
等长测试/肌肉长度检查	握力测试、腕关节伸展和手指伸展时疼痛和无力；在抓握时伴增加腕关节屈曲的对线错误（Bisset et al. 2006b）；无疼痛握力是一种更有效的结果测量方法（Stratford et al. 1995）
神经病学检查	如果肘部神经卡压，会出现周围神经支配区域的感觉和运动受损；如果神经根损伤会出现反射、皮节或肌节的改变
神经动力学测试	在桡神经动力学测试时疼痛再现、活动范围改变和动作的阻力增加
被动运动	能被触摸到鹰嘴窝的松质骨的增厚和肿胀并能引起肘关节桡侧疼痛
触诊发现	如果关节受累，则肱桡关节线上的软组织改变明显。伸肌总腱的压痛和肿胀可被触及，对桡神经的温和压力可能显示出对触觉的异常敏感性（Berglund et al. 2008）
附属运动/生理运动	轻微的体征。合并运动再现症状和关节征，伸展/内收，伸展/外展，屈曲/内收，屈曲/外展，旋前和旋后的末端，桡骨头的前后/后前向加压
关节松动术/手法操作	通常适应于慢性轻微的症状，在这种情况下，首选的技术将是动态关节松动术。应尝试肘关节外侧滑动或桡骨头后前向滑动时结合抓握的动态关节松动术。另外，IV 到 IV + 级的肘关节伸展/内收和在活动范围末端附属运动关节松动术，通常在旋前位置下的桡骨头前后/后前向也是有帮助。这些技术预期的效果是减轻疼痛和恢复适当的功能。在呈现明显的桡神经周围敏感化时，颈椎关节松动术（侧向滑动）和神经松动术的滑动是考虑的技术。近来，肘关节手法操作术和 Cyriax 横向摩擦按摩并没有被发现是有效的（Stasinopoulos & Johnson 2004, Stasinopoulos & Stasinopoulos 2006）。可考虑腕关节手法操作术
其他干预措施	可的松注射有短期疗效，中期和长期疗效差（Coombes et al. 2010）；治疗性运动训练有效，但通常需结合手法治疗（Coombes et al. 2009, Bisset et al. 2005）和运动贴扎（Vicenzino et al. 2003）
预后/自然病程	预测恢复的预后因素已经确定。这些因素包括与工作有关的疾病、病史长度、人体工效学风险暴露、工作压力、工作支持水平和疼痛应对方式（Feuerstein et al. 2000）。另一份报道表明，患者的心理状况很重要（Alizadehkhaiyat et al. 2007a）。存在手臂神经症状和颈椎关节征，与不良的短期结果相关（Waugh et al. 2004）
循证医学证据	由于病理生理的复杂性和多变的临床表现，治疗肱骨外上髁疼痛推荐使用多模式的治疗方法（Coombes et al. 2009）。此外，有证据表明，多模式的治疗方法比单独局部治疗更有效（Cleland et al. 2004）

肱骨外上髁疼痛

与腕关节和手的活动有关的肱骨外上髁疼痛通常被称为网球肘，但正确的术语是肱骨外上髁疼痛。这种疾病常见于 35~54 岁的人群，尤其会影响到球拍运动和手工作业的优势臂（Shiri et al. 2006）。尽管临床表现相对简单，但潜在的病理生理学机制很复杂（Vicenzino 2003），可以概念化为三个相互关联的组成部分（Coombes et al. 2009）：①伸肌病变；

②疼痛的变化；③运动系统损伤。肌腱病可能是由于过度使用、失用或拉伸、压迫或剪切力所致，使肌腱处于无力状态（Coombes et al. 2009）。

尽管机制很复杂，但在一些试验中已经证明了局部应用手法治疗有助于减轻疼痛和恢复功能（Amro et al. 2010, Bisset et al. 2006a, Drechsler et al. 1997, Kochar & Dogra 2002）。仔细检查手肘通常会发现许多可能会导致患者出现症状的关节体征。专栏 5.5 标出了一些诊断肱骨外上髁疼痛的变化，以及基于变化出现时的临床信息要首先选择的治疗技术。

当小的关节体征出现时，它们可以被用作被动运动治疗技术的依据。特别是由桡骨头后前向滑动（图5.62）或肘关节外侧滑动（图5.60）结合抓握组成的动态关节松动术已经被证明是一种有效的治疗技术（Bisset et al. 2006a）。贴扎（图5.61和5.63）可长期缓解疼痛，并促进恢复正常的活动。与此结合的是进行刺激肌腱重塑、产生肌肉适应性反应和改善整个上肢动力链动态控制的运动。此外，如果发现涉及这种疾病，治疗应该指向进行脊柱松动和桡神经脱敏。多方面的手法治疗，如此处所示，已经被证明比局部治疗更有效（Cleland et al. 2004）。

专栏5.5

肱骨外上髁疼痛：各种临床表现

临床表现

1. 端起平底锅时引起肘关节外侧的局部疼痛。是在端起较重的锅之后出现的这种情况。
- 颈椎、胸椎√√
- 肩关节√√，肘关节伸展/外展①轻微疼痛
- 腕关节背伸等长收缩疼痛①++
- 动态关节松动术——在桡骨头执行↓减轻腕关节背伸时的疼痛

可能是肘关节局部问题。

2. 整个手臂疼痛，尤其是肘部桡侧和前臂。偶尔拇指发麻和有针刺感。存在一些颈部僵硬。坐位时手臂疼痛。
- 肘关节√√，等长收缩√√
- 颈椎旋转到疼痛手臂侧——活动范围减少一些
- 椎间孔挤压试验（Spurling试验）阳性，检查时手臂疼痛
- 神经动力学测试仅仅产生手臂感觉异常
- ↓C6/7，局部疼痛和僵硬

可能是颈椎神经根涉及——压迫性神经病变（CN）。

3. 伸手够物时肱骨外上髁疼痛并向近端放射。一天工作结束时疼痛。
- 肘关节——伸展/内收疼痛①++
- 肘关节——伸展/旋前疼痛，肩关节外展/颈椎侧屈时加重①
- 桡神经动力学测试阳性，检查时手臂疼痛和活动范围减少
- 肘关节近端和远端的桡神经痛觉过敏
- C4~C5僵硬，局部疼痛
- 神经病学检查正常

可能是周围神经敏化。

关节僵硬

很明显，明智的、深思熟虑的、可控的肘关节牵拉（Ⅲ级和Ⅳ级）不太可能造成创伤和骨化性肌炎。

如有患者存在肘关节僵硬和疼痛（临床组3a和3b），那么关节松动术应该先处理影响运动的相关疼痛，直到疼痛激惹性和疼痛行为的清晰画面出现。一旦了解了这些，治疗应在所有方向牵伸肘关节，使用不会改变疼痛模式的渐进性力量训练。在这种情况下，拉伸技术将是完全安全的。

僵硬的肘关节的牵伸技术应该包括以下内容：

1. 产生最小疼痛的Ⅳ级或Ⅳ+级生理运动。

2. 关节在生理活动范围受限处的Ⅳ级或Ⅳ-级附属运动。

3. 在活动范围受限处交替Ⅳ级生理运动和Ⅳ级附属运动。

4. 通过大范围的Ⅲ+级运动来尽量减少治疗性疼痛的影响。

慢性微小关节疼痛

当患者的肘部症状相对较轻或长期存在，但仍对患者的日常生活产生影响时，必须进行一些被动运动测试（专栏5.6）。

检查和治疗中，在不同运动范围受限处的附属运动可以帮助确定三个肘部关节中的哪一个是主要问题。在这种情况下，伸展/外展和伸展/内收能提供最可比较的关节体征；在受限处的附属运动和伸展/外展及伸展/内收最常被使用在治疗中。

肘关节很容易被过度治疗，无论是疼痛还是僵硬都是首要考虑的因素。如果正在使用一种技术，例如伸展，那么患者的手臂在治疗过程中完全放松是至关重要的，并且技术应该完全无痛，避免哪怕是最轻微的不适感（Ⅲ-级）（图5.35A）。

如果患者的症状相对较轻，并且正在使用伸展技术，那么可以考虑把轻柔的Ⅳ级运动作为治疗方

法，比平常应用得慢一些，这样只会引起轻微的疼痛。这将确保患者的疼痛不会加重。

确认肘关节未受影响

对肘关节进行彻底的检查以证明它们在上肢疾病中未受影响，或者证明肘关节可能是患者症状的来源或原因（专栏 5.7）。三个被动运动应该执行为Ⅳ－级运动。

肘关节复合体

个案研究 5.1 列出了在不清楚三个肘部关节中哪一个对患者的症状负责时需要进行的测试运动。进一步的鉴别测试动作应该可明确哪个关节是症状来源。例如，在旋前的末端疼痛。这可能是由于肱尺关节扭转或桡骨头对着尺骨旋转和桡骨头在桡骨小头下滑动。然后可以在确定哪个关节是患者疼痛原因的方式下执行旋前。

专栏5.6

肘部症状的重要被动运动测试

- 旋后：屈曲和伸展，加外展和内收
- 旋后和旋前加↑和加↓
- 在肘关节屈曲90°的位置尾向长轴牵引运动
- 鹰嘴动作
- 功能性测试，在屈曲、伸展、旋后、旋前位置下抓握（小和大）
- 等长收缩和肌肉长度测试

测试动作从Ⅳ－开始，并观察疼痛反应。如果无痛，适当加压直到疼痛产生或动作被判定为"正常"。

当产生阳性的疼痛反应时，测试动作需要被鉴别以确定异常时的具体关节，和（或）其他动作是否可能需要测试，以便排除或证明其他关节是否是导致症状的原因。

如果所有测试动作在第一次检查时都正常，那么它们应该被更强烈地重复。

专栏5.7

证明肘关节实际上没有受到影响

- 仰卧：伸展/外展。伸展/内收和"冲刷试验"
- 旋后和旋前联合Ⅳ+加压
- 鹰嘴试验

个案研究5.1

临床案例记录——肘部区域

K先生是一名25岁的汽车修理工，每周冲浪2~3次。

疾病的种类

肘关节伸展和旋后时肘部疼痛。

身体图示

症状的范围如图5.66所示。

活动受限/24小时症状行为

**①在健身房做俯卧撑——立即疼痛，在几分钟内就能缓解疼痛。
②肘关节伸直时用螺丝刀——在10秒内发作，疼痛持续1分钟。

睡眠

工作是小型汽车修理工——①，每隔1日。

既往史/现病史

- ①在12周前冲浪时掉落在沙滩后开始的。摔倒在伸出来的手臂侧，没有过伸。

- 立即感觉到疼痛，虽然能够继续冲浪30分钟。
- 之前没有①的病史。第二天早晨疼痛剧烈。此后，出现了波动的症状，但目前大致相同。
- ②开始于1周后，此后一直保持不变。
- 4周前咨询了医师，医师给他开了必要的镇痛药和X线检查。
- 在这一阶段，他还没有得到任何治疗。
- 没有相关的上肢损伤病史或问题。

特殊问题

一般健康——没有异常发现。
4周之前的X线检查——没有异常发现。
药物——镇痛药。

假设

- 由于摔倒在伸出来的手臂上造成肘关节扭伤。
- 病史提示肱尺关节、肱桡关节和近端桡尺关节可能残留功能障碍。
- 其严重程度和激惹性较低，提示检查和治疗可以达到活动方向的极限。

个案研究5.1（续）

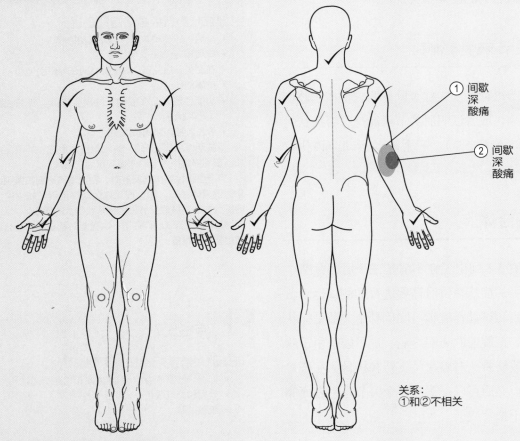

① 间歇
深
酸痛

② 间歇
深
酸痛

关系：
①和②不相关

图5.66 K先生的身体图示

理学检查

视诊：与左侧相比，右侧肘关节保持在轻微增加屈曲的位置。

现在疼痛：0分

功能演示和鉴别诊断

- 快速测试：
  肘关节动作
  肘关节伸展产生疼痛①和受限
  屈曲√√
  旋前√√
  旋后：活动范围末端产生疼痛 ② 和受限

肩关节动作
  通过屈曲上举√√
  外展√√
  手放在后背√√

颈椎
  象限测试√√

腕关节
  屈曲√√，背伸√√，尺偏√√，桡偏√√

- 主动运动：
  肘关节伸展：P1 5° 屈曲伴加压P2R2
  肘关节屈曲：√√

前臂旋后：P1 75° P2 加压 ②
前臂旋前：√√

- 触诊（肘部）：
  鹰嘴近端压痛
  肱桡关节线上压痛

- 等长收缩测试：√√（肌肉长度没有检查）

- 神经动力学主动筛查测试：桡神经√√，正中神经√√，尺神经√√

- 神经病学检查：√√

- 被动运动（关节）：
  伸展R1 10° 屈曲P1 5° 屈曲 P2R2 加压0° 屈曲（①）
  旋后：R1 70° P1 80° R2P2 加压 90° ②
  桡骨头 ↓ ② ++

- 使用动态关节松动术评估肘关节伸展
  内和外侧滑动——肘关节伸展没有改变
  在鹰嘴上应用外倾——无疼痛
  主动肘关节伸展时维持在鹰嘴上外倾——肘关节伸展无疼痛并能够伸直到主动伸展的活动范围末端0°。
  重复动态关节松动术10次。
  治疗后主动全范围伸展，只在加压时出现疼痛①
  旋后没有改变

个案研究5.1（续）

第1次治疗计划

开始使用动态关节松动术治疗肘关节伸展疼痛。评估对旋后的影响并根据对动态关节松动术的反应渐进后续的治疗。

Rx1

治疗

鹰嘴外倾的肘关节伸展动态关节松动术——10次/组，2组。

治疗后

主动伸展只在加压时P1R2。旋后没有改变。

Rx2a

评估

主诉——肘关节疼痛①改善40%，②没有改变。

在加压时，肘关节伸展疼痛①，旋后没有改变。

Rx2a

鹰嘴外倾的肘关节伸展动态关节松动术——10次/组，3组。

治疗后

主动伸展 √√

旋后没有改变。桡骨头 ↓②++

Rx2b

3×Ⅲ-级桡骨头 ↓

第2次治疗b后

主动伸展 √√

旋后P1 85° P2 加压

桡骨头 ↓②

Rx3

评估

主诉肘关节疼痛①改善80%，②改善30%

加压时肘关节伸展疼痛①

旋后 P1 85° P2 加压

桡骨头 ↓② +

治疗

伴加压的鹰嘴外倾的肘关节伸展动态关节松动术——10次/组，3组。

3×Ⅲ级桡骨头 ↓

居家运动：尺骨外倾的肘关节伸展动态关节松动术——10次/组，3组/天。

治疗后

主动伸展 √√

旋后P1加压

桡骨头 ↓②

Rx4

评估

主诉肘关节疼痛①改善100%，②改善80%

肘关节伸展√√

旋后 P1 加压

桡骨头 ↓②

治疗

5×Ⅲ+级桡骨头 ↓

治疗后

肘关节伸展 √√

旋后 √√

桡骨头 ↓②

Rx5

评估

主诉肘关节疼痛①改善100%，②改善100%

肘关节伸展 √√

旋后√√

建议通过非特定的伸展和旋后ROM训练来保持疗效。

（杨钦杰　译）

参考文献

Alizadehkhaiyat O, Fisher AC, Kemp GJ, et al: Pain, functional disability, and psychologic status in tennis elbow, *Clin J Pain* 23:482–489, 2007a.

Alizadehkhaiyat O, Fisher AC, Kemp GJ, et al: Strength and fatigability of selected muscles in upper limb: assessing muscle imbalance relevant to tennis elbow, *J Electromyogr Kinesiol* 17:428–436, 2007b.

Amro A, Diener I, Omar Bdair W, et al: The effects of Mulligan Mobilisation with movement and taping techniques on pain, grip strength and function in patients with lateral epicondylitis, *Hong Kong Physiother J* 28:19–23, 2010.

An KN, Chao EY, Morrey BF, et al: Intersegmental elbow joint load during pushup, *Biomed Sci Instrum* 28:69–74, 1992.

Angst F, Goldhahn J, Drerup S, et al: How sharp is the short QuickDASH? A refined content and validity analysis of the short form of the disabilities of the shoulder, arm and hand questionnaire in the strata of symptoms and function and specific joint conditions, *Qual Life Res* 18:1043–1051, 2009.

Armstrong AD, Dunning CE, Faber K, et al: Rehabilitation of the medial collateral ligament-deficient elbow: an in vitro biomechanical study, *J Hand Surg (Am)* 25:1051–1057, 2000.

Atanda A, Jr, Shah SA, O'brien K: Osteochondrosis: common causes of pain in growing bones, *Am Fam Physician* 83:285–291, 2011.

Bennett M: The LANSS Pain Scale: the Leeds assessment of neuropathic symptoms and signs, *Pain* 92:147–157, 2001.

Berglund KM, Persson BH, Denison E: Prevalence of pain and dysfunction in the cervical and thoracic spine in persons with and without lateral elbow pain, *Man Ther* 13:295–299, 2008.

Bisset L, Paungmali A, Vicenzino B, et al: A systematic review and meta-analysis of clinical trials on physical interventions for lateral epicondylalgia, *Br J Sports Med* 39:411–422; discussion 411-422, 2005.

Bisset L, Beller E, Jull G, et al: Mobilisation with movement and exercise, corticosteroid injection, or wait and see for tennis elbow: randomised trial, *BMJ* 333:939, 2006a.

Bisset LM, Russell T, Bradley S, et al: Bilateral sensorimotor abnormalities in unilateral lateral epicondylalgia, *Arch Phys Med Rehabil*, 87:490–495, 2006b.

Bissett L, Vicenzino B: A recalcitrant case of aircraft engineer's elbow. In: Vicenzino B, Hing W, Rivett D, et al, editors: *Mobilisation with Movement: The Art and the Science*, Sydney, 2011, Elsevier.

Blake R, Beames T: Management of cervical disorders. In: Hengeveld E, Banks K, editors: Maitland's Vertebral Manipulation: Management of Neuromusculoskeletal Disorders (vol 1), Edinburgh, 2012, Elsevier Heinemann, 2012.

Bove G, Light A: The nervi nervorum: missing link for neuropathic pain?, *Pain Forum* 6:181–190, 1997.

Bove GM, Ransil BJ, Lin HC, et al: Inflammation induces ectopic mechanical sensitivity in axons of nociceptors innervating deep tissues, *J Neurophysiol* 90:1949–1955, 2003.

Bove GM, Zaheen A, Bajwa ZH: Subjective nature of lower limb radicular pain, *J Manipulative Physiol Ther* 28:12–14, 2005.

Bryce CD, Armstrong AD: Anatomy and biomechanics of the elbow, *Orthop Clin North Am* 39:141–154, v, 2008.

Buzzi M, Moskowitz M: The pathophysiology of migraine: year 2005, *J Headache Pain* 6:105–111, 2005.

Calley DQ, Jackson S, Collins H, et al: Identifying patient fear-avoidance beliefs by physical therapists managing patients with low back pain, *J Orthop Sports Phys Ther* 40:774–783, 2010.

Clavert P, Lutz JC, Adam P, et al: Frohse's arcade is not the exclusive compression site of the radial nerve in its tunnel, *Orthop Trauma Surg Res* 95:114–118, 2009.

Cleland J, Whitman J, Fritz J: Effectiveness of manual physical therapy to the cervical spine in the management of lateral epicondylalgia: a retrospective analysis, *J Orthop Sport Phys* 34:722–724, 2004.

Cleland JA, Fritz JM, Whitman JM, et al: The reliability and construct validity of the Neck Disability Index and patient specific functional scale in patients with cervical radiculopathy, *Spine* 31:598–602, 2006.

Coombes BK, Bisset L, Vicenzino B: A new integrative model of lateral epicondylalgia, *Br J Sports Med* 43:252–258, 2009.

Coombes BK, Bisset L, Vicenzino B: Efficacy and safety of corticosteroid injections and other injections for management of tendinopathy: a systematic review of randomised controlled trials, *Lancet* 376:1751–1767, 2010.

Curatolo M, Arendt-Nielsen L, Petersen-Felix S: Central hypersensitivity in chronic pain: mechanisms and clinical implications, *Phys Med Rehabil Clin N Am* 17:287–302, 2006.

Defranca GG, Levine LJ: The T4 syndrome, *J Manipulative Physiol Ther* 18:34–37, 1995.

De-La-Llave-Rincon AI, Fernandez-De-Las-Penas C, Palacios-Cena D, et al: Increased forward head posture and restricted cervical range of motion in patients with carpal tunnel syndrome, *J Orthop Sports Phys Ther* 39:658–664, 2009.

Dilley A, Lynn B, Pang SJ: Pressure and stretch mechanosensitivity of peripheral nerve fibres following local inflammation of the nerve trunk, *Pain* 117:462–472, 2005.

Donnelly C, Carswell A: Individualized outcome measures: a review of the literature, *Can J Occup Ther* 69:84–94, 2002.

Doornberg JN, Ring D, Fabian LM, et al: Pain dominates measurements of elbow function and health status, *J Bone Joint Surg (Am)* 87:1725–1731, 2005.

Drechsler W, Knarr J, Snyder-Mackler L: A comparison of two treatment regimens for lateral epicondylitis: a randomized trial of clinical interventions, *J Sport Rehabil* 6:226–234, 1997.

Ellenbecker TS, Pieczynski TE, Davies GJ: Rehabilitation of the elbow following sports injury, *Clin Sports Med* 29:33–60, table of contents, 2010a.

Ellenbecker TS, Reinold M, Nelson CO: Clinical concepts for treatment of the elbow in the adolescent overhead athlete, *Clin Sports Med* 29:705–724, 2010b.

Fernandez-Carnero J, Fernandez-De-Las-Penas C, Cleland JA: Immediate hypoalgesic and motor effects after a single cervical spine manipulation in subjects with lateral epicondylalgia, *J Manipulative Physiol Ther* 31:675–681, 2008.

Feuerstein M, Huang GD, Haufler AJ: Development of a screen for predicting clinical outcomes in patients with work-related upper extremity disorders, *J Occup Environ Med* 42:749–761, 2000.

Gummesson C, Atroshi I, Ekdahl C: The disabilities of the arm, shoulder and hand (DASH) outcome questionnaire: longitudinal construct validity and measuring self-rated health change after surgery, *BMC Musculoskelet Disord* 4:11, 2003.

Haahr JP, Andersen JH: Physical and psychosocial risk factors for lateral epicondylitis: a population based case-referent study, *Occup Environ Med* 60:322–329, 2003.

Haker E: Lateral epicondylalgia: Diagnosis, treatment and evaluation, *Crit Rev Phys Rehabil Med* 5:129–154, 1993.

Hall T, Elvey RL: *Neural Tissue Evaluation and Treatment*, New York, 2011, Churchill Livingstone.

Hariri S, Mcadams TR: Nerve injuries about the elbow, *Clin Sports Med* 29:655–675, 2010.

Hengeveld E, Banks K: *Maitland's Peripheral Manipulation*, London, 2005, Butterworth-Heinemann.

Herd CR, Meserve BB: A systematic review of the effectiveness of manipulative therapy in treating lateral epicondylalgia, *J Manipulative Physiol Ther* 16:225–237, 2008.

Hing WRB, Bremner T: Mulligan's mobilisation with movement: a review of the tenets and prescription of MWMs, *N Z J Physiother* 36:144–164, 2008.

Hong QN, Durand MJ, Loisel P: Treatment of lateral epicondylitis: where is the evidence?, *Joint Bone Spine* 71:369–373, 2004.

Hyland S, Nitchke J, Matyas T: The extension–adduction test in chronic tennis elbow: soft tissue components and joint biomechanics, *Aust J Physiother* 36:147–153, 1990.

Jepsen J, Laursen L, Hagert C: Diagnostic accuracy of the neurological upper limb examination 1: Interrater reproduceability of selected findings and patterns, *BMC Neurol* 6:1–11, 2006.

Jepsen JR, Thomsen G: A cross-sectional study of the relation between symptoms and physical findings in computer operators, *BMC Neurol* 6:40, 2006.

Kelley JD, Lombardo SJ, Pink M, et al: Electromyographic and cinematographic analysis of elbow function in tennis players with lateral epicondylitis, *Am J Sports Med* 22:359–363, 1994.

Kochar M, Dogra A: Effectiveness of a specific physiotherapy regimen on patients with tennis elbow, *Physiotherapy* 88:333–341, 2002.

Kumar B, Pai S, Ray B, et al: Radiographic study of carrying angle and morphometry of skeletal elements of human elbow, *Rom J Morphol Embryol* 51:521–526, 2010.

Lindenhovius AL, Buijze GA, Kloen P, et al: Correspondence between perceived disability and objective physical impairment after elbow trauma, *J Bone Joint Surg (Am)* 90:2090–2097, 2008.

Lockard M: Clinical biomechanics of the elbow, *J Hand Ther* 19:72–80, 2006.

Longo UG, Franceschi F, Loppini M, et al: Rating systems for evaluation of the elbow, *Br Med Bull* 87:131–161, 2008.

Maitland GD: *Neuro/musculoskeletal Examination and Recording Guide*, Adelaide, 1992, Lauderdale Press.

Maitland GD: *Maitland's Vertebral Manipulation*, Oxford, 2001, Butterworth Heinemann.

Maitland GD, Hengeveld E, Banks K, et al: *Maitland's Vertebral Manipulation*, London, 2001, Butterworth Heinemann.

Mcclure P, Tate AR, Kareha S, et al: A clinical method for identifying scapular dyskinesis, part 1: reliability, *J Athl Train* 44:160–164, 2009.

Mclean S, Naish R, Reed L, et al: A pilot study of the manual force levels required to produce manipulation induced hypoalgesia, *Clin Biomech* 17:304–308, 2002.

Mulligan B: *Manual therapy – 'NAGS', 'SNAGS', 'MWMS' etc.*, ed 6. Wellington, 2010, Plane View Services.

Nandi S, Maschke S, Evans PJ, et al: The stiff elbow, *Hand* 4:368–379, 2009.

Noteboom T, Cruver R, Keller J, et al: Tennis elbow: a review, *J Orthop Sports Phys Ther* 19:357–366, 1994.

Pagorek S: Effect of manual mobilization with movement on pain and strength in adults with chronic lateral epicondylitis, *J Sport Rehabil* 18:448–457, 2009.

Pascarelli EF, Hsu YP: Understanding work-related upper extremity disorders: clinical findings in 485 computer users, musicians, and others, *J Occup Rehabil* 11:1–21, 2001.

Pengel LH, Refshauge KM, Maher CG: Responsiveness of pain, disability, and physical impairment outcomes in patients with low back pain, *Spine* 29:879–883, 2004.

Pienimaki TT, Tarvainen TK, Siira PT, et al: Progressive strengthening and stretching exercises and ultrasound for chronic lateral epicondylitis, *Physiotherapy* 82:522–530, 1996.

Pienimaki T, Sura P, Vanharanta H: Muscle function of the hand, wrist and forearm in chronic lateral epicondylitis, *Eur J Phys Med Rehabil* 7:171–178, 1997.

Pienimaki T, Karinen P, Kemila T, et al: Long-term follow-up of conservatively treated chronic tennis elbow patients: a prospective and retrospective analysis, *Scand J Rehabil Med* 30:159–166, 1998.

Rath AM, Perez M, Mainguene C, et al: Anatomic basis of the physiopathology of the epicondylalgias: a study of the deep branch of the radial nerve, *Surg Radiol Anat* 15:15–19, 1993.

Rehak DC: Pronator syndrome, *Clin Sports Med* 20:531–540, 2001.

Rineer CA, Ruch DS: Elbow tendinopathy and tendon ruptures: epicondylitis, biceps and triceps ruptures, *J Hand Surg (Am)* 34:566–576, 2009.

Rosenbaum R: Disputed radial tunnel syndrome, *Muscle Nerve* 22:960–967, 1999.

Roy JS, Macdermid JC, et al: Measuring shoulder function: a systematic review of four questionnaires, *Arthr Rheum* 61:623–632, 2009.

Schmid AB, Brunner F, Luomajoki H, et al: Reliability of clinical tests to evaluate nerve function and mechanosensitivity of the upper limb peripheral nervous system, *BMC Musculoskelet Disord* 10:11, 2009.

Schäfer A, Hall T, Briffa K: Classification of low back-related leg pain – a proposed patho-mechanism-based approach, *Man Ther* 14:222–230, 2009a.

Schäfer A, Hall TM, Ludtke K, et al: Interrater reliability of a new classification system for patients with neural low back-related leg pain, *J Manipulative Physiol Ther* 17:109–117, 2009b.

Schäfer A, Hall TM, Briffa K, et al: *Changes in somatosensory profiles in subgroups of patients with sciatica after 4 weeks of manual therapy – an observational cohort study. International Association for the study of pain*, Glasgow, 2009c, IASP Press.

Schäfer A, Hall T, Muller G, et al: Outcomes differ between subgroups of patients with low back and leg pain following neural manual therapy: a prospective cohort study, *Eur Spine J* 20:482–490, 2011.

Schäfer A, Hall TM, Briffa K, et al: *QST profiles of subgroups of patients with low back related leg pain – do they differ? (Submitted for publication)*, 2013.

Shaaban H, Pereira C, Williams R, et al: The effect of elbow position on the range of supination and pronation of the forearm, *J Hand Surg Eur* 33:3–8, 2008.

Shiri R, Viikari-Juntura E, Varonen H, et al: Prevalence and determinants of lateral and medial epicondylitis: a population study, *Am J Epidemiol* 164:1065–1074, 2006.

Silcock J, Rivett D: Lateral epicondylalgia: a problem for rural workers, *Rural Remote Health* 4:269, 2004.

Silcock J, Rivett D, Chiarelli P: *Surface electromyographic muscle activation patterns in lateral epicondylalgia*. 13th Biennial Conference, 2003 Sydney. Musculoskeletal Physiotherapy

Australia, 2003.

Slater H, Arendt-Nielsen L, Wright A, et al: Sensory and motor effects of experimental muscle pain in patients with lateral epicondylalgia and controls with delayed onset muscle soreness, *Pain* 114:118–130, 2005.

Slipman CW, Plastaras CT, Palmitier RA, et al: Symptom provocation of fluoroscopically guided cervical nerve root stimulation: are dynatomal maps identical to dermatomal maps? *Spine* 23:2235–2242, 1998.

Slobogean GP, Noonan VK, O'brien PJ: The reliability and validity of the Disabilities of Arm, Shoulder, and Hand, EuroQol-5D, Health Utilities Index, and Short Form-6D outcome instruments in patients with proximal humeral fractures, *J Shoulder Elbow Surg* 19:342–348, 2010.

Smart KM, Blake C, Staines A, et al: Clinical indicators of 'nociceptive', 'peripheral neuropathic' and 'central' mechanisms of musculoskeletal pain: a Delphi survey of expert clinicians, *Man Ther* 15:80–87, 2010.

Soucie JM, Wang C, Forsyth A, et al: Range of motion measurements: reference values and a database for comparison studies, *Haemophilia* 13:1–8, 2010.

Standring S, editor: *Gray's Anatomy: The Anatomical Basis of Clinical Practice*, New York, 2008, Elsevier.

Stasinopoulos D, Johnson MI: Cyriax physiotherapy for tennis elbow/lateral epicondylitis, *Br J Sports Med* 38:675–677, 2004.

Stasinopoulos D, Stasinopoulos I: Comparison of effects of Cyriax physiotherapy, a supervised exercise programme and polarized polychromatic non-coherent light (Bioptron light) for the treatment of lateral epicondylitis, *Clin Rehabil* 20:12–23, 2006.

Sterling M, Jull G, Kenardy J: Physical and psychological factors maintain long-term predictive capacity post-whiplash injury, *Pain* 122:102–108, 2006.

Stratford P, Gill C, Westaway M, et al: Assessing disability and change on individual patients: a patient specific measure, *Physiother Can* 47:258–263, 1995.

Struijs PA, Damen PJ, Bakker E, et al: Manipulation of the wrist for management of lateral epicondylitis: a randomized pilot study, *Phys Ther* 83:608–616, 2003.

Svernlov B, Larsson M, Rehn K, et al: Conservative treatment of the cubital tunnel syndrome, *J Hand Surg Eur* 34:201–207, 2009.

Tate AR, McClure P, Kareha S, et al: A clinical method for identifying scapular dyskinesis, part 2: validity, *J Athl Train* 44:165–173, 2009.

Uhl TL, Kibler WB, Gecewich B, et al: Evaluation of clinical assessment methods for scapular dyskinesis, *Arthroscopy* 25:1240–1248, 2009.

Van Hofwegen C, Baker CL, 3rd, et al: Epicondylitis in the athlete's elbow, *Clin Sports Med* 29:577–597, 2010.

Van Rijn RM, Huisstede BM, Koes BW, et al: Associations between work-related factors and specific disorders at the elbow: a systematic literature review, *Rheumatology (Oxford)* 48:528–536, 2009.

Vicenzino B: Lateral epicondylalgia: A musculoskeletal physiotherapy perspective, *Man Ther* 8:66–79, 2003.

Vicenzino B, Collins D, Wright A: The initial effects of a cervical spine manipulative physiotherapy treatment on the pain and dysfunction of lateral epicondylalgia, *Pain* 68:69–74, 1996.

Vicenzino B, Collins D, Benson H, et al: An investigation of the interrelationship between manipulative therapy-induced hypoalgesia and sympathoexcitation, *J Manipulative Physiol Ther* 21:448–453, 1998.

Vicenzino B, Brooksbank J, Minto J, et al: Initial effects of elbow taping on pain-free grip strength and pressure pain threshold, *J Orthop Sports Phys Ther* 33:400–407, 2003.

Vicenzino B, Smith D, Cleland J, et al: Development of a clinical prediction rule to identify initial responders to mobilisation with movement and exercise for lateral epicondylalgia, *Man Ther* 13:5–10, 2008.

Vicenzino B, Hing W, Rivett D, et al: *Mobilisation with Movement: The Art and the Science*, 2011, Elsevier.

Viikari-Juntura E: Interexaminer reliability of observations in physical examinations of the neck, *Phys Ther* 67:1526–1532, 1987.

Viikari-Juntura E, Porras M, Laasonen EM: Validity of clinical tests in the diagnosis of root compression in cervical disc disease, *Spine* 14:253–257, 1989.

Vroomen PC, De Krom MC, Knottnerus JA: Consistency of history taking and physical examination in patients with suspected lumbar nerve root involvement, *Spine* 25:91–96; discussion 97, 2000.

Wainner RS, Gill H: Diagnosis and nonoperative management of cervical radiculopathy, *J Orthop Sports Phys Ther* 30:728–744, 2000.

Wainner RS, Fritz JM, Irrgang JJ, et al: Reliability and diagnostic accuracy of the clinical examination and patient self-report measures for cervical radiculopathy, *Spine* 28:52–62, 2003.

Walsh J, Hall T: Reliability, validity and diagnostic accuracy of palpation of the sciatic, tibial and common peroneal nerves in the examination of low back related leg pain, *Man Ther* 14:623–629, 2009.

Waugh EJ, Jaglal SB, Davis AM, et al: Factors associated with prognosis of lateral epicondylitis after 8 weeks of physical therapy, *Arch Phys Med Rehabil* 85:308–318, 2004.

Wolff AP, Groen GJ, Crul BJ: Diagnostic lumbosacral segmental nerve blocks with local anesthetics: a prospective double-blind study on the variability and interpretation of segmental effects, *Reg Anesth Pain Med* 26:147–155, 2001.

Yaxley G, Jull G: Adverse tension in the neural system: a preliminary study in patients with tennis elbow, *Aust J Physiother* 39:15–22, 1993.

Yung E, Asavasopon S, Godges JJ: Screening for head, neck, and shoulder pathology in patients with upper extremity signs and symptoms, *J Hand Ther* 23:173–185; quiz 186, 2011.

Zusman M: Mechanisms of peripheral neuropathic pain: implications for musculoskeletal physiotherapy, *Phys Ther Rev* 13:313–323, 2008.

手和腕关节障碍的管理

6

Pierre Jeangros

 关键词

远端桡尺关节；桡腕关节；腕中关节；腕骨间关节；腕掌关节；掌骨间关节；掌指关节；指骨间关节

引言

手部相对于身体的其他任何部分具有最主要的生物–心理–社会作用。触觉运动系统在人类发展中的作用被 Hofer（2009）验证已久。手和脑扮演着一个功能单位。手在"感觉侏儒"图中占据中心位置而且被突出表现。从"感觉侏儒"图中可以看出，手部在维持内稳态以及与社会心理环境和功能方面相关的平衡中扮演着重要的角色。

人类的发展的特点是人作为一个个体与环境和无限的活动范围之间的互动为特征。几个世纪以来，通过手我们了解了许多不同的感觉并完成了功能应用类型的演化。

许多职业完全依赖完美的手功能，手具有极好的适应性，同时具有大范围功能分化能力，这是多年发展而获得的结果。这些特性不仅可以在艺术家（音乐家、宝石匠等）身上能找到，而且也可以在一些职业中找到，如木匠、钟表匠及外科医师等。

手不仅仅是个工具，它也是一种表达方法，可以完成非语言的交流。它是一种能够完成工作的手段，实际上，代表着生命的本质，且定义了一个人的存在。

手法治疗师，也明显是这样的一群专业人士，如果他们丧失了一小部分的手功能，那他们的参与感（工作和爱好）及生活质量（满足感）会受到很大的影响。微小的退变及疾病的影响对功能和残损都是至关重要的。ICF 提供了一个理想的框架，用以识别手部疾病对功能、参与及个体生活中社会和环境因素的影响。

对于那些临床上采取这个框架的手法治疗师而言，结果是驱使这些临床人员不仅考虑疼痛的伤害感受、输入机制及周围神经性的疼痛，而且也要考虑到与个人经历关联的和相应的处理，以及对他们获取满意生活能力的影响。

在处理疼痛体验的过程中，慢性疼痛将是导致疼痛中枢敏感化的主要因素。反之，这一因素也增加了人群手部疾病的发生率和患病率。了解疼痛的机制，以及其是如何影响患者的体验和反应，在手功能障碍管理中有着很重要的作用。

Moseley 等人（2008）提出慢性疼痛会降低触觉敏感性，也提出疼痛强度、触觉敏感性以及皮层的重组之间存在着清晰的关系。他们的研究显示当疼痛解决后，触觉功能随之改善，皮层重组也会正常化，这再一次证明了手和脑的密切关系。

如果，与疼痛机制有关，主要的问题是某一疼痛的伤害感受器造成了局部的疼痛体验，手法物理治疗师的目标就是减少、缓解和解除疼痛。如果手部的症状是由慢性的中枢敏感化驱使，那么管理的目标就是试图让患者学会如何应对并接受它，并且能够进行适应性的功能训练，包括自主松动。

手部需要非常特殊和详细的检查，并尽可能地关注鉴别诊断。手功能是复杂的，且可以根据众多的适应能力进行微调，如双手为了在钢琴上弹出美妙旋律而提升精细动作和感觉，双手也有能力打造和搬运钢琴，那么，双手同样具有砍树造琴的能力。

检查者必须展现出丰富的创造力和想象力以再现双手尽可能多的功能，且他们必须热衷于回顾和分析手功能的微妙、细致和活力。

手和腕的抓握和非抓握功能，以及这个结构在感觉精细度和运动表现方面的复杂和细致的作用，要求临床上研究中应特别关注关节、肌肉和手腕部的神经之间的关系。

相较于其他的康复策略，松动术／操作术在手腕的神经肌肉骨骼系统紊乱的管理中占有一席之地。本章为临床工作者提供了检查和物理治疗学关节的方法，同时相关人员也要认识到神经、肌肉／肌腱、筋膜和血管系统在疾病中的影响。因此，手法治疗师的目标就是促进患有手腕损伤的患者在身体、心理及社会层面的康复。

为了能达到期望的干预效果，有必要考虑以下列举的手法物理治疗师对于手和腕的检查要点。

症状来源

手法物理治疗师需要确认症状是否源自手腕本身的结构损伤或是由较远的结构损伤引起或牵涉产生的。

使用比正常体图更加大的手腕体图，可以记录症状的确切区域。这种情况下，已知的解剖结构（关节、神经、肌肉／肌腱）与症状之间的关系就显得清晰明显。感觉异常的描述就可以展现，例如，如果是正中神经的皮节分布区，那么诊断的假设会更加地偏向于腕管综合征，而非 C5、C6 神经根损伤。

发现功能表现的一致性

手和腕关节有着众多种类的功能。这使得重复功能表现测试的一致性充满挑战。因此，利用功能表现来识别损伤影响的运动方向是至关重要的，这样，相关详细的关节运动模型就建立起来了。

例如，患者可能会主诉在开罐头的时候手腕疼痛。通过对相关功能活动的分析，可以确定手腕的旋前是一个疼痛活动。通过对疼痛活动的鉴别，可以确定疼痛的来源是否来自远端桡尺关节、桡腕关节、腕骨间关节或掌指关节等。如果桡腕关节是疼痛的来源，进一步的鉴别就将确定这种疼痛的活动是否在手舟骨、月骨或三角骨与桡骨或桡骨纤维软骨盘之间。这样，特定方向的关节松动技术更有可能影响关节的症状。然而手腕旋前时的局部疼痛，有时会在肘关节伸直时加重。运用肩胛骨下压或颈椎向对侧侧屈的动作进一步鉴别有助于发现是否有周围神经的参与，也将决定治疗是应用在手还是颈椎，或者决定治疗师是否应该寻找其他造成神经问题的不良机械性出口（adverse mechanical interface）。

另一个案例是患者表现为非抓握类功能活动受限。患者不能完全伸直手腕（例如挥手）。手腕后面的疼痛和僵硬会显示出局部的损伤。首先，需要治疗师区分症状的来源是肌肉或肌腱、神经还是关节面。然后，鉴别还表明需要哪些进一步的检查来确定症状的来源是否来自桡腕关节、腕骨间关节或腕掌关节。

显性疼痛机制的定义

回顾最近几十年手法治疗的历史，关于疼痛起源的两个观点都完全是与组织相关的。关于手部功能障碍，从流行病学角度来讲，疼痛是患者咨询卫生从业人员的首要原因。然而，在本章的介绍中也提到过，显然痛觉应该更多地从生物 – 心理 – 社会的角度考虑。因机械或化学进程，牵张敏感性的增加可能会影响到手部的关节及软组织的病理。

临床推理的过程应该整合不同的疼痛机制，这些疼痛机制总是表现为不同形式的组合，且在重要性上不断变化、动态改变和转换。

疼痛且使人虚弱的骨骼肌肉状况大多都是以下三种机制的组合：输入、输出和加工。

输入

1. 伤害性疼痛：伴随着创伤或损伤的近期发作症状，常伴有炎症的主要症状，如肿胀、发热、发红和交感神经活动表现（如出汗）。接着会进入下一个分类——输出（见下文）。

2. 周围神经源机制：不只是感觉异常或肌肉萎缩才显示神经的病理过程，也包含血管、机械（牵拉、压迫等）或全身性的因素。上面这些都可以增加神经的化学或机械敏感性，可能使之成为疼痛或运动障碍的来源。Upton &McComas（1973）在研究了 115 例腕管综合征的患者中，发现 81 例是颈源性的，并描述了双重挤压（double crush）的假设，特别适用于上肢的隧道综合征或压迫性神经病变。Mumenthaler（1979）发现 4958 例腕管手术患者中 9% 有肩部疼痛，Narakas（1990）发现 1916 例腕管手术患者中 26% 有肩部疼痛。

输出

复杂性区域疼痛综合征（complex regional pain syndrome, CRPS）患者表现为感觉、运动及自主神经功能紊乱，因此，CRPS 影响患者交感神经是显而易见的。当发现交感神经持续受到影响而产生和持续存在各种疼痛时治疗会变得很棘手，特别是交感神经持续性疼痛（sympathetically maintained pain, SMP）。肿胀、血流的变化、出汗和皮肤或指甲营养的变化通常是确认自主神经受影响的体征。

T4 综合征是由 Maitland 所描述的另一种通常发生的包含源自自主神经的综合征，分布于手或上肢的全部，在皮节之外，但在交感神经分布范围之内。

加工

中央敏感化处理过程发生在慢性周围神经病变，对其他结构是潜在的高"输入"行为或损伤。如同之前所提到的，这也取决于中枢神经的敏感性，这种敏感性会因情感和认知而改变。

理想的腕关节活动范围（图 6.1）

Kapandji（1982）提出了以下活动范围被视为手腕活动范围的平均值。

- 腕关节屈曲和伸展都是 85°（活动主要发生在桡腕关节和腕骨间关节）。
- 腕关节桡偏 15°，尺偏 45°（活动主要发生在桡腕关节上，同时也伴随桡尺关节、腕骨关节和腕掌关节的活动）。
- 腕关节旋前 85°，旋后 90°（活动主要发生在近端和远端桡尺关节，同时也伴随围绕腕关节、腕骨间关节和腕掌关节的旋转）。

为了便于进行检查、鉴别和治疗的局部定位，可以依据腕骨的排列来描述（图 6.2）：近侧列的腕骨包括舟骨、月骨、三角骨和豌豆骨；远侧列的腕骨包括有大多角骨、小多角骨、头状骨和钩骨。这些排列组成了桡腕关节、腕骨间关节和腕掌关节。

腕骨也可以用"柱"来描述（图 6.3）：外侧柱包括舟骨和大多角骨或小多角骨；中间柱包括月骨和头状骨；内侧柱包括有三角骨、豌豆骨和钩状骨。这种形式描述的意义是，当我们对个体进行腕骨活动测试的时候，要知道理想状态下中间柱的活动范围应该大于外侧柱和内侧柱。

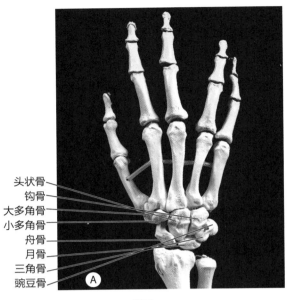

图 6.1 A. 左手的腕骨和掌骨；B. 掌侧；C. 背侧 [经许可，图 B 和 C 引自 Willams and Warwick 1973.]

头状骨
钩骨
大多角骨
小多角骨
舟骨
月骨
三角骨
豌豆骨

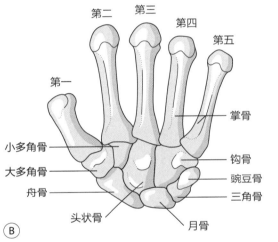

第二　第三
第四
第五
第一
小多角骨
大多角骨
舟骨
头状骨
掌骨
钩骨
豌豆骨
三角骨
月骨

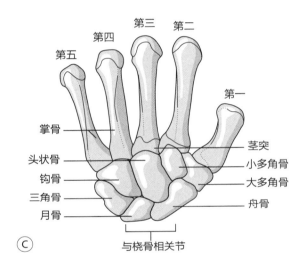

第三　第二
第四
第五
第一
掌骨
头状骨
钩骨
三角骨
月骨
茎突
小多角骨
大多角骨
舟骨
与桡骨相关节

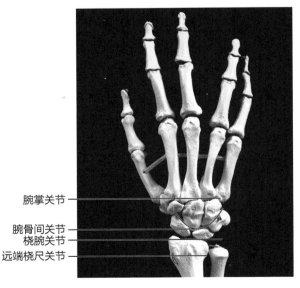

腕掌关节
腕骨间关节
桡腕关节
远端桡尺关节

图 6.2 腕骨排列

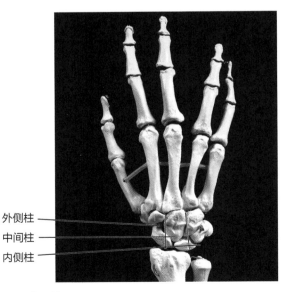

外侧柱
中间柱
内侧柱

图 6.3 腕骨柱

腕骨关节和掌骨间关节也可以展现出一种"凹平"的运动，在本书中，被描述为水平屈曲和水平伸展。

掌指关节可以平均屈曲到 90°（与指骨间关节相似），也可以被动旋转 60°。关于掌指关节和指骨间关节检查和治疗的顺序在后文会有详细描述。

具有良好的体表解剖知识可以提高临床人员进行腕关节活动分析时定位和力度应用的精确度（Hoppenfeld 1976, Kesson & Atkins 1998）。

主观检查（C/O）

程序化和互动式的推理可以允许治疗师提出假设以便识别问题。从患者手腕症状的主观检查获得的信息，有助于确定现存功能紊乱的种类、患者症状的来源、患者症状的显性疼痛机制以及日常活动的受限程度、激惹性和障碍的性质。症状相关的病史有助于确定症状发作时的性状，以及造成损伤的力量的程度和方向。一些特殊的问题可用来确定所有的注意事项和治疗禁忌证，也有助于确定是否存在内在或外在的暴露因素或影响恢复速度的阻碍等。

障碍种类：确定患者的主要问题

- 具有良好的手腕体表解剖知识有助于识别患者的腕关节、周围神经和肌肉的症状。
- 腕关节和手的抓握或非抓握功能的活动受限，加强了局部功能障碍的假设。
- 临床人员应预料到手腕的机械创伤和压力与症状之间有密切联系，尤其是患者主诉手腕有疼痛、僵硬、肿胀、功能缺失、感觉丧失以及力弱时。

症状区域

前面的章节也讨论过，应该使用一个较大的或"真实大小"的手腕体图，这样患者症状的确切区域就可以被更加精确地描绘（图 6.4）。这样的话，患者描述的疼痛区域通常就可以"自我诊断"了。沿着手腕区域的带状区域疼痛通常是桡腕关节的障碍；远端桡尺关节的疼痛通常是局部和深层的。所有牵涉痛通常会沿着关节直达肘部。任何腕骨间关节引起的疼痛通常会感觉比较局部，虽然它有可能以障碍关节为中心向周围放射。掌骨间关节引起的疼痛通常会感觉在基底部的局部位置，且绕过关节。拇长展肌和拇短伸肌的肌腱肿胀和疼痛提示是狭窄性腱鞘炎。拇指、示指、环指及中指的一半感觉异常通常是腕管综合征的临床表现（图 6.5 和 6.6）。

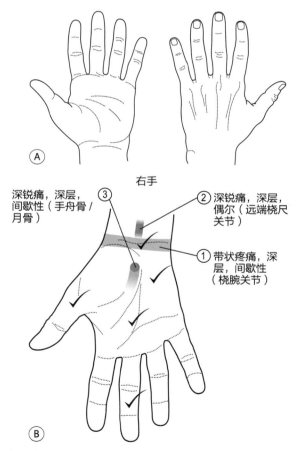

图 6.4　A. 手部症状图示；B. 右手：症状的区域

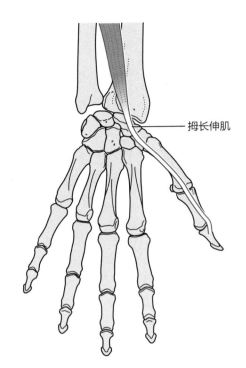

图6.5 拇长伸肌

拇长伸肌

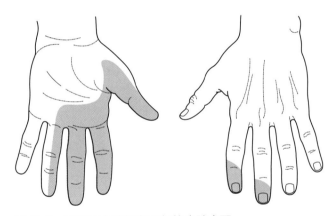

图6.6 手部正中神经在手部的皮肤支配

全手皆有症状，偶尔伴有整只手、前臂或整个手臂的沉重和疲劳，依此就可怀疑是胸廓出口综合征或T4综合征，"输出"是主要的疼痛机制。

症状表现

如果活动加重症状，可以轻易被发现且很多，这有助于确定力学障碍的共同特征，也可以确认疼痛的"输入"机制，为治疗和预后提供了假设依据。

如果腕关节是患者症状的来源，手功能将会因为疼痛、僵硬、保护性痉挛或者其他的相关症状，如力弱、疼痛抑制或感觉丢失等情况受到限制或损害。

抓握功能可能会受到损害，包括前臂的旋转（旋前、旋后）、对掌功能和操作或抓握活动；非抓握功能包括推、拉或负重类的活动也可能会受到损害。

疾病所处阶段和症状的激惹性及严重程度，决定了患者功能残损的程度。例如，一只手腕严重扭伤后1周的患者的手部使用会比另一位科利斯（Colles）骨折12周的患者要少。

如前所述，手部功能的丧失也可能会引起患者的认知和情感方面的损害。作为一个重要的感觉和沟通器官，受损的手会影响到患者日常生活的方方面面。

患者夜间通常会摆脱机械性疼痛症状。然而，因周围神经源机制而产生症状的患者在夜间时症状往往会更严重。在骨关节炎或退化性疾病中，早晨的僵硬是意料之中的，因炎症而导致的晨间肌肉酸痛也是如此。

病史（现病史和既往史）

从患者症状最近和过去的信息可以提供关于中枢神经系统敏感状态的宝贵证据，以及这种敏感化对患者生物–心理–社会的影响。这些信息有助于支持临床诊断和预后。

通常，患者的症状史与Corrigan和Maitland 1983年描述的不同的认知模式相符合。

- 自发的隐匿性发作，大多数与风湿相关的退行性疾病相符，如因过度使用或重复磨损导致的关节炎或肌腱病等。
- 可能也要考虑周围神经源机制，但这更难以检测，特别是如果它们没有伴随感觉异常或肌肉萎缩时。

- 创伤性事件、骨折（科利斯骨折、舟骨坏死等）、内部和关节周围损伤、软组织（肌腱、韧带等）损伤应该被考虑。

医疗筛查的问题

腕关节和手症状主要关注的问题是：是否发生了神经系统的损害，是否受体格检查和治疗的影响。血管或代谢性疾病也可能出现手部症状。

在没有 X 线检查的情况下，特别应该关注是否存在肩胛骨坏死。

体格检查计划

在进行体格检查时，治疗师必须首先确定哪一结构应该在第一天检查。如若假设是周围神经源机制，那么可能在第一天就进行颈椎检查和治疗。在这种情况下，检查肢体的神经传导状态（感觉、反射和运动能力）是很重要的，而这在腕关节和手的检查中并非总是必要。在检查颈椎前，观察手的活动或看手的功能表现是很有用的。重新评估产生症状的手部运动，或者是一个可比的体征，就可以显示出脊椎治疗对手的影响。

如果假设提示了疼痛的伤害性根源，那么关注点就会集中在最受影响的结构局部或远端：关节、肌腱、肌肉或韧带。

如果假设是"输出"的疼痛机制，可能有必要在第一次治疗时决定治疗胸椎，或者通过松动术或其他操作来降低交感神经干的敏感性。这种治疗也可以在长坐位进行（交感神经坍塌试验体位）。（Jeangros 2011）

需要做一个决策，即是否应该遵守激惹性原则，或者是否很难找到症状，而接下来手的治疗应该是温和还是激进。在某些情况下，如类风湿关节炎，更有力的松动术是禁忌证。在这种情况下，管理应指向人体工程学问题、运动和自我松动和稳定化策略。

体格检查（P/E）（专栏 6.1~6.9）

观察

- 当患者进入房间并握手时，观察就开始了。此时，治疗师已经在评估患者是否愿意移动和使用手。治疗师也会关注到患者握手的力量。
- 观察主要的体征——皮肤的颜色变化、炎症、畸形、营养状况（皮肤、指甲、头发），其他的循环变化，以及一般的灵巧性或精细功能。

专栏6.1

手腕关节复合体
　A. 活动到出现疼痛或活动到极限
　B. 慢性——较小的手腕症状
当慢性症状占据了从尺骨和桡骨下1/3到掌骨中段（拇指除外）的任何区域时，要进行被动运动测试。

仰卧位

- 屈曲和伸展
- 旋后和旋前（通过掌骨）
- 尺偏和桡偏
- 前后向及后前向活动
- 水平屈曲（HF）和水平伸展（HE）
- 延长轴向尾向和头向的活动

活动的测试从Ⅳ-级开始，并观察疼痛的反应，如果无疼痛，施加适当的压力直到疼痛产生或者说判断这个活动不会产生疼痛

当疼痛的反应呈阳性，那么测试的活动可能需要鉴别以确定特定关节出了问题，和（或）其他活动可能需要测试以便排查其他关节是否产生了症状。

当所有的活动测试在第一次检查时都出现了"阴性"的测试结果时，可能需要再一次进行更加细致的评估。如果仍然是"阴性"，它们也有可能在下一次的诊疗过程中表现为阳性。

　C. 证明腕关节或手未受影响
　　◆ 屈曲和伸展（手指或手腕）
　　◆ 旋前和旋后
　　◆ 手腕的侧偏
　　◆ ◀▬▶尾向，头向

[经Maitland（1992）许可复制]

专栏6.2

近端尺桡关节的体格检查

检查的程序中必须包含腕关节，因为旋前和旋后动作也包含有腕关节的附属运动。

观察

*功能演示/测试
- 因疾病影响的功能活动的演示
- 对所演示的功能活动进行鉴别

简短评估
主动活动（活动到出现疼痛或活动到极限）

常规：
- 腕关节外展、内收（屈曲和伸展）
- 旋前、旋后
- 记录活动范围及疼痛

等长测试

"计划"中的其他结构

- 胸廓出口
- 神经卡压
- 腱鞘

被动活动

生理运动

常规
- 旋前、旋后
记录活动范围、疼痛、抗阻阻力、痉挛、症状表现。

附属运动

1. $\updownarrow$, $\downarrow$ $\uparrow$
a. 中立位（同样 $\downarrow$ ）
b. 在旋前受限的位置
c. 在旋后受限的位置
2. 旋前或旋后加压
3. 旋前和旋后的腕关节细分动作
记录活动范围、疼痛、抗阻阻力、痉挛、症状表现。
4. slump试验
5. 鉴别试验
6. ULNT

触诊

- +当"可比的症状"定义不明确时，重新评估"受伤的运动"。
重新检查病例记录。
把主要的问题用星号来标识。
指导患者。

[经Maitland（1992）许可复制]

专栏6.3

腕关节体格检查

检查的程序中必须包含下桡尺关节和腕骨间关节。

观察

*功能演示/测试
- 因疾病影响的功能活动的演示
- 对所演示的功能活动进行鉴别

简短评估
主动活动（活动到出现疼痛或活动到极限）

常规：
- 屈曲、伸展、内收、外展、旋前、旋后
- 记录活动范围及疼痛
- 握拳

等长测试

"计划"中的其他情况

适用于：
- 全关节活动范围的抗阻运动检查腱鞘

- 胸廓出口
- 神经卡压

被动活动

生理运动
常规：
- 屈曲、伸展、尺偏、桡偏、旋前和旋后
- 记录活动范围、疼痛、抗阻阻力、痉挛、症状表现
附属运动
常规：$\uparrow$, $\downarrow$, $\longrightarrow\bullet$ $\bullet\longleftarrow$, $\longleftrightarrow$头向和尾向滑动
适用于：
1. 屈曲和伸展鉴别
2. 旋前和旋后鉴别
3. 关节盘
4. 豌豆骨
5. 腕关节的 $\uparrow$, $\downarrow$, $\longrightarrow\bullet$ $\bullet\longleftarrow$, $\longleftrightarrow$运动在旋后位。中立位及旋前位和各种屈曲及伸展不同位置下的活动
6. slump试验
7. 鉴别试验
8. ULNT

专栏6.3（续）

触诊

- 包括肌腱腱鞘和解剖鼻烟窝
- +当"可比的症状"定义不明确时，重新评估"受伤的运动"

重新检查病例的记录。
把主要的问题用星号来标识。
指导患者。

[经Maitland（1992）许可复制]

专栏6.4

腕骨间关节的体格检查

常规的检查程序中必须包含腕关节、腕掌关节和豌豆骨的活动。

观察

*功能演示/测试
- 因疾病影响的功能活动的演示
- 对所演示的功能活动进行鉴别

简短评估

主动活动（活动到出现疼痛或活动到极限）

等长测试

"计划"中的其他情况

- 全关节活动范围的抗阻运动检查腱鞘
- 胸廓出口
- 神经卡压

被动活动

生理运动
常规：
1. 腕关节屈曲、伸展、尺偏、桡偏、旋前和旋后
2. 腕中关节的屈曲和伸展
3. 区分屈曲和伸展
4. 分开测试各腕掌关节的屈曲和伸展

记录活动范围、疼痛、抗阻阻力、痉挛、症状表现。
附属运动
常规：
1. ↕，↕（不同的角度和接触点），↕（各邻近腕骨间的滑动）
2. 腕骨间关节的水平屈曲和水平伸展
3. **豌豆骨，加压和不加压，——▶ ◀—— ◀—▶，头向和尾向，分离等
4. 腕掌关节
 a. ↕ 和 ↑（不同的角度和接触点）
 b. 在或不在内收和外展位时，掌骨在腕骨上 ●——▶ ◀—●
 c. 掌骨
 d. 记录活动范围、疼痛、抗阻阻力、痉挛、症状表现
5. slump试验
6. 鉴别测试
7. ULNT

触诊

- 包括肌腱腱鞘
- +当"可比的症状"定义不明确时，重新评估"受伤的运动"

重新检查病例的记录。
把主要的问题用星号来标识。
指导患者。

[经Maitland（1992）许可复制]

专栏6.5

腕掌关节的体格检查

常规检查的程序中必须包含腕骨间关节和近端及远端的掌骨间关节和掌骨间间隙。

观察

*功能演示/测试
- 因疾病影响的功能活动的演示
- 对所演示的功能活动进行鉴别

简短评估

主动活动（活动到出现疼痛或活动到极限）

等长测试

"计划"中的其他情况

- 全关节活动范围的抗阻运动检查腱鞘

专栏6.5（续）

- 胸廓出口
- 神经卡压

被动活动

生理运动
常规：
1. 分开检查各腕掌关节的屈曲和伸展
2. 腕骨间关节的水平屈曲和水平伸展 ⎤
3. 掌骨间关节的水平屈曲和水平伸展 ⎦ 鉴别

记录活动范围、疼痛、抗阻阻力、痉挛、症状表现。

附属运动
常规：
1. ↑、↓（多种角度、内侧、外侧、头向及尾向），↕
2. ——▶和◀——
3. 内收和外展

4. 结合（2）和（3）
5. 掌骨在加压和不加压时的 ↻ 和 ↺。

记录活动范围、疼痛、抗阻阻力、痉挛、症状表现。
1. slump试验
2. 鉴别测试
3. ULNT

触诊

包括肌腱腱鞘。

+当"可比的症状"定义不明确时，重新评估"受伤的运动"。

重新检查病例的记录。

把主要的问题用星号来标识。

指导患者。

[经Maitland（1992）许可复制]

专栏6.6

掌骨间关节活动的体格检查

观察

*功能演示/测试
- 因疾病影响的功能活动的演示
- 对所演示的功能活动进行鉴别

简短评估

主动活动（活动到出现疼痛或活动受限处）

等长测试

"计划"中的其他情况

- 全关节活动范围的抗阻运动检查腱鞘
- 胸廓出口
- 神经卡压

被动活动

生理运动
常规：
- 掌骨关节（基底和头）的水平屈曲和水平伸展

记录活动范围、疼痛、抗阻阻力、痉挛、症状表现。

适用于
1. slump试验
2. 鉴别测试
3. ULNT

附属运动
常规：
1. ↑ 和 ↓ 每一个掌骨与邻近掌骨之间的关节（头和基底）
2. 分开测试各掌骨基底部和头的水平屈曲和水平伸展

触诊

- 包括肌腱腱鞘
- +当"可比的症状"定义不明确时，重新评估"受伤的运动"

重新检查病例的记录。

把主要的问题用星号来标识。

指导患者。

[经Maitland（1992）许可复制]

专栏6.7

掌指关节和指骨间关节的体格检查

观察

*功能演示/测试
- 因疾病影响的功能活动的演示
- 对所演示的功能活动进行鉴别

简短评估

主动活动（活动到出现疼痛或活动到极限）

常规：
- 屈曲、伸展、分指、握拳、抓握
记录活动范围、疼痛，重复且迅速。

等长测试

"计划"中的其他情况

适用于：
- 全关节活动范围的抗阻运动检查腱鞘
- 关节活动受限，掌指肌肉或肌腱的活动受限
- 胸廓出口
- 神经卡压

被动活动

生理运动
常规：

- 屈曲、伸展
记录活动范围、疼痛、抗阻阻力、痉挛、症状表现。
适用于：
- 关节活动受限情况，掌指肌肉或肌腱的活动受限
附属运动
常规：
1. 头向和尾向、外展、内收、⟶、◀⟶、↑ ↓、↺、↻
2. 上述活动在不同生理运动位置的情况
适用于：
1. 上述活动在加压下的情况
2. 外展，伴随 ⟶ 和 ◀⟶
3. 内收，伴随 ⟶ 和 ◀⟶
4. slump 试验
5. 鉴别测试
6. ULNT

触诊

- 包括肌腱腱鞘
- ＋当"可比的症状"定义不明确时，重新评估"受伤的运动"
重新检查病例的记录。
把主要的问题用星号来标识。
指导患者。

[经Maitland（1992）许可复制]

专栏6.8

拇指腕掌关节的体格检查
这个关节的常规检查必须包括腕关节和腕关节邻近部分。

观察

*功能演示/测试
- 因疾病影响的功能活动的演示
- 对所演示的功能活动进行鉴别

简短评估

主动活动（活动到出现疼痛或活动到极限）

常规：
- 拇指主动内收运动，包括握拳和抓握

等长测试

"计划"中的其他情况

- 全关节活动范围的抗阻运动检查腱鞘
- 关节活动受限，掌指的肌肉或肌腱的活动受限

- 神经卡压

被动活动

生理运动
常规：
1. 拇指的屈曲、伸展、外展、内收
2. 鉴别屈曲、伸展、外展、内收、内旋和对掌
3. 腕骨间关节的水平屈曲和水平伸展
记录活动范围、疼痛、抗阻阻力、痉挛、症状表现。
附属运动
常规：
1. 第一掌骨相对大多角骨 ↕ 和 ↕
2. 掌骨相对腕骨 ⟶ 和 ◀⟶ ，包括内收和外展，以及加压和不加压
3. 掌骨 ↺ 和 ↻ ，加压和不加压
4. 邻近腕骨间关节，第一腕掌关节 ↕
记录活动范围、疼痛、抗阻阻力、痉挛和症状表现。

专栏6.8（续）

适用于：

1. 掌骨间关节测试
2. 腕掌关节在伸展位 ↕
3. slump试验
4. 鉴别测试
5. ULNT

触诊

- 包括肌腱腱鞘

- +当"可比的症状"定义不明确时，重新评估"受伤的运动"

重新检查病例的记录。

把主要的问题用星号来标识。

指导患者。

[经Maitland（1992）允许复制]

专栏6.9

手腕复合体的体格检查

观察

*功能演示/测试
- 因疾病影响的功能活动的演示
- 对所演示的功能活动进行鉴别

简短评估

主动活动（活动到出现疼痛或活动到极限）

- 握拳和抓握
- 手腕屈曲、伸展、外展和内收
- 旋前和旋后

等长测试

"计划"中的其他情况

被动活动

根据需要
全手

1. 屈曲、伸展
2. 尺偏和桡偏
3. 旋前和旋后
4. ←→尾向和头向
5. 水平屈曲和水平伸展
6. 豌豆骨
7. 手腕旋前、旋后、屈曲和伸展不同位置时 ↕, ↓, —→,
←—
8. 腱鞘
9. 肌腱长度和功能
10. 三角纤维软骨
根据需要进行鉴别
1. 屈曲和伸展

   a. 桡腕关节
   b. 腕中关节
   c. 腕掌关节
2. 桡偏和尺偏
   a. 桡腕关节
   b. 腕中关节
   c. 腕掌关节
3. 旋前和旋后
   a. 桡腕关节
   b. 近端尺桡关节
4. ←→头向和尾向
   a. 桡腕关节
   b. 腕中关节
   c. 腕掌关节
5. 水平伸展和水平屈曲
   a. 桡腕关节
   b. 腕中关节
   c. 腕掌关节
其他的活动测试
1. ↕, ↘, ↗, ↓, ↗, ，（从远端桡尺关节到腕中关节）
2. slump试验
3. ULNT

触诊

- 包括肌腱腱鞘
- +当"可比的症状"定义不明确时，重新评估"受伤的运动"

重新检查病例的记录。

把主要的问题用星号来标识。

指导患者。

[经Maitland（1992）允许复制]

功能演示

- 让患者演示能再现疼痛的活动或产生某种程度上被认为是异常的、受限或损伤的不适感。
- 查看抓握的对位不良，包括完全对掌和手指全范围屈曲的能力。
- 查看腕关节屈曲位时的抓握能力，以及腕关节侧偏时的抓握能力（通常是桡偏，因为受限于桡侧腕短伸肌的牵拉）。
- 分析并记录关节的活动范围、症状反应以及动作的质量。
- 如负重活动加剧疼痛，可以证实存在更多关节内致病因素。
- 对于由近端尺桡关节产生的疼痛，功能演示可能涉及拧水龙头的动作。当确定旋后会出现一个痛点时，在这个位置可以进一步移动尺骨以确定是否会加剧疼痛。

手部整体的主动运动

- 检查手部整体的主动运动，并且在必要时配合Ⅲ＋级的被动加压，记录活动范围、症状反应及动作的质量（掌屈 85°、背伸 85°、尺偏 45°、桡偏 45°），简短的评估测试也应包括在内，如旋前、旋后、水平屈曲和水平伸展等。

必要时的测试

等长测试（握力测试）

- 使用这个测试的指征有，一方面是识别典型模式（例如，重复运动后的疼痛和休息后的僵硬）或某个肌肉或肌腱的定位（大多数的拉伸都发生在肌肉和肌腱连接的部位）。
- 另一方面，由于松动腕关节时，要保证治疗师的手不影响到肌腱几乎是不可能的，如果疼痛是由肌腱或其他结构引起的，首先进行区分是很重要的。

- 其他使用等长测试的适应证包括桡骨茎突狭窄性腱鞘炎、掌腱膜挛缩、过度使用、近期的拉伤、创伤事件或已经经过或没经过 MRI 确诊的肌肉拉伤。
- 握拳尺偏（Finkelstein）试验：用以检查狭窄性腱鞘炎（拇长展肌和拇短伸肌的功能障碍），测试时屈曲（和内收）拇指并伴有强力的尺偏。这个测试和 ULNT 2b（Butler 1991）非常相似，ULNT 2b 是用来测试桡神经的，且需要进一步伸肘、上提肩或侧屈颈椎来进行鉴别。症状很少只和单一结构相关。
- 手部的大部分肌肉和肌腱交叉超过一个或两个关节，并表现为离心收缩。这意味着手的动作肌肉比稳定肌肉的比例要大得多。
- 等长测试首先在中立位进行，然后再到功能位。症状的定位和直接的触诊（或深层摩擦）可以帮助区分症状来自肌肉还是肌腱。
- 肌腱通过完全拉伸和最大伸长来进行测试，肌腱和腱鞘的进一步鉴别（腱鞘炎）可以通过在疼痛的部位压迫肌腱，让肌腱在全范围内移动。
- 握力测试可用于再评估，但它并不是确定诊断的测试。

神经学检查

如果患者的症状分布符合皮节分布区（图 6.7）或有颈椎病史，那么有必要进行彻底的上肢神经学检查。这样的话，需要进行周围神经敏感性检查，包括轻触觉和针刺觉、反射和力量（将会被评估）（图 6.8）。

神经动力学测试

神经动力学测试（neurodynamic tests）是必须的，在这种情况下，需要区分导致上肢症状的结构。症状的分布将决定是否需要检查 ULNT 1（正中神经）、ULNT 2b（桡神经）或 ULNT 3（尺神经）（Butler 1991）。

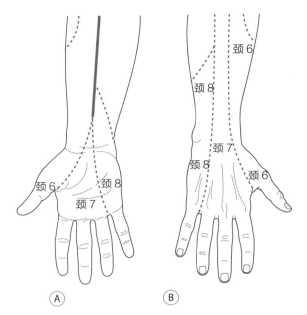

Ⓐ Ⓑ

图 6.7 皮节（经许可引自 Willams and Warwick 1973.）

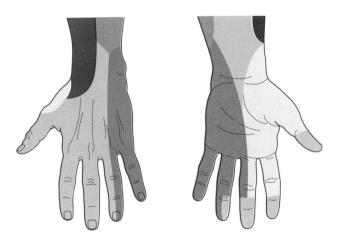

图 6.8 周围神经的皮肤支配（引自 Putz and Pabst 2006.）

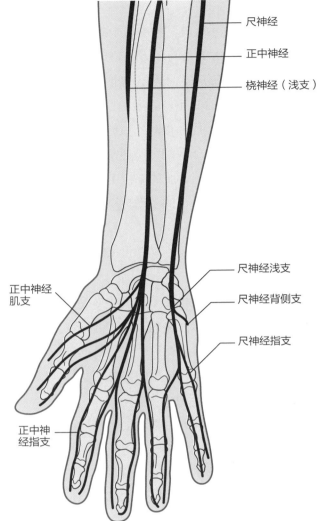

尺神经

正中神经

桡神经（浅支）

尺神经浅支

尺神经背侧支

尺神经指支

正中神经肌支

正中神经指支

图 6.9 浅表神经

展肌和拇短伸肌）。

- 触诊肱动脉及桡动脉的脉搏以检查血液循环情况。

仰卧位

观察和触诊

- 识别体表解剖标志（Hoppenfeld 1976）。
- 识别运动系统损伤的症状［皮肤温度改变，出汗过多，软组织改变（包括肿胀、软组织增厚），骨骼异常（如外生骨赘）］。
- 触诊手和腕周围的正中神经、尺神经及桡神经，观察机械敏感性触诊、症状再现和肿胀或软组织增厚的症状（图 6.9）。
- 触诊易发腱鞘炎的肌腱和腱鞘（特别是拇长

鉴别重现疼痛的活动

- 旋前和旋后：鉴别远端桡尺关节、桡腕关节、腕中关节和掌指关节之间的活动（图 6.10~6.15）。
- 屈曲和伸展：鉴别桡腕关节和腕中关节的活动（图 6.23~6.28）。
- 桡偏和尺偏：鉴别远端桡尺关节、桡腕关节和腕中关节（图 6.29~6.32）。
- 水平屈曲和伸展：鉴别近排和远排腕骨及腕骨间关节的活动（图 6.37~6.38）。

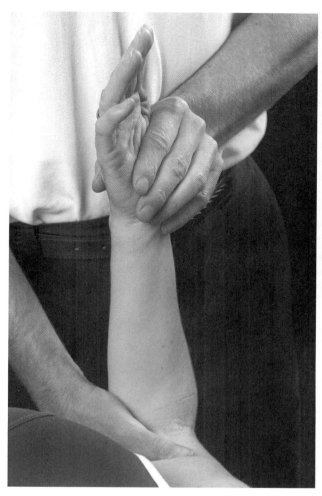

图 6.10　整个手旋后

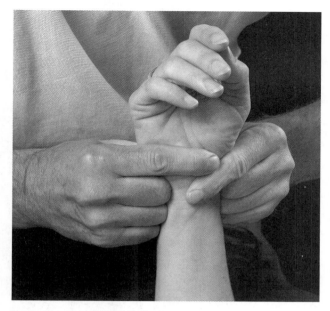

图 6.12　松开桡腕关节旋后

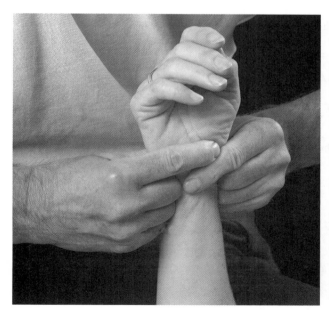

图 6.11　远端桡尺关节和桡腕关节旋后

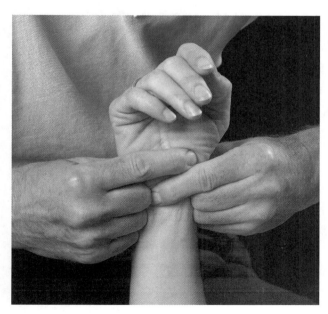

图 6.13　松开桡尺关节旋后

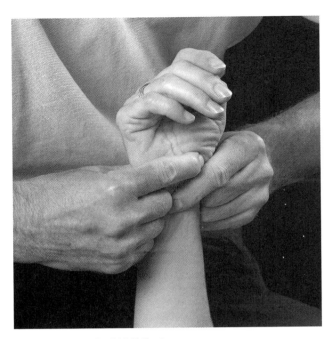

图 6.14 增加桡腕关节旋后

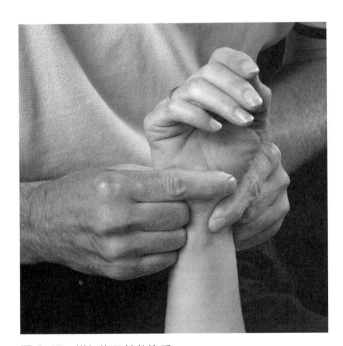

图 6.15 增加桡尺关节旋后

手和腕关节的被动活动——检查和治疗技术
全手的活动，鉴别不同的排列

- 近端尺桡关节：旋前、旋后、前后向或后前向的活动，尾向和头向的纵向活动，以及加压下的活动。
- 桡腕关节：屈曲、伸展、桡偏、尺偏、内

旋、外旋、前后向及后前向的活动、横向向内活动、横向向外活动、水平屈曲、水平伸展，以及加压/牵引状态下的活动。

- 腕中关节：屈曲、伸展、水平屈曲、水平伸展。
- 腕骨间关节：各腕骨沿着关节面前后向或后前向的活动。
- 掌骨间关节：前后向或后前向的活动、水平屈曲、水平伸展。
- 腕掌关节、掌指关节、指骨间关节：屈曲、伸展、外展、内收、内旋、外旋、前后向或后前向、横向向内及横向向外，以及加压/牵引状态下的活动。

鉴别桡偏和尺偏
- 尺偏，见图 6.29 和 6.30。
- 桡偏，见图 6.31 和 6.32。
- 近端桡尺关节的尾向/头向滑动，见图 5.46 和 6.22。
- 桡腕关节、中腕关节和腕掌关节的局部施力示意，见图 6.30 和 6.32。

鉴别水平屈曲和水平伸展
- 腕骨间关节，见图 6.37 和 6.38。
- 掌骨间关节，见图 6.46。

旋后（图 6.16 和 6.17）
方法

这一技术在第 5 章中有同样的描述，见图 5.40 和 5.41。

旋前（图 6.18 和 6.19）
方法

这一技术在第 5 章中有同样的描述，见图 5.42 和 5.43。

近端桡尺关节的后前向和前后向活动（图 6.20）

- *操作指南*：后前向（posteroanterior，PA）和前后向（anteroposterior，AP）的活动被定义为尺骨沿着桡骨的活动，因为相对较大

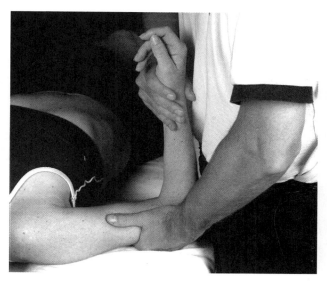

图 6.16　远端桡尺关节：Ⅰ～Ⅳ级旋后

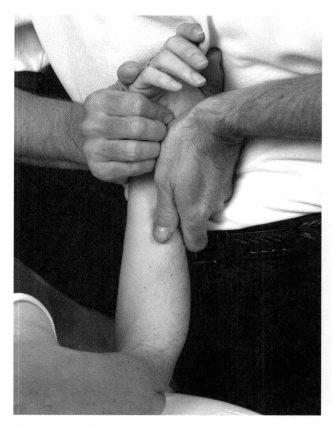

图 6.17　远端桡尺关节：Ⅳ + 级旋后

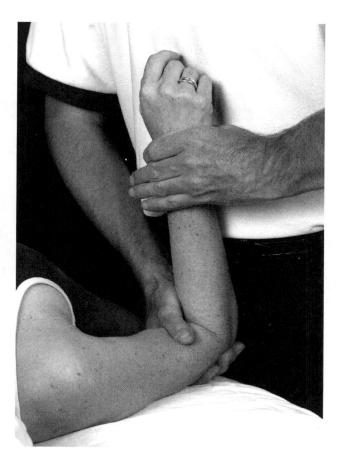

图 6.18　远端桡尺关节：旋前

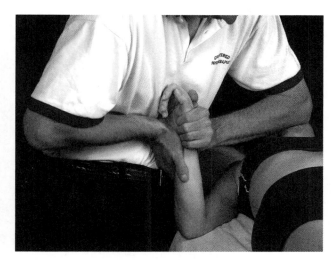

图 6.19　远端桡尺关节：Ⅳ + 级旋前

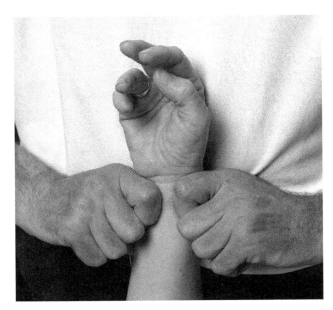

图 6.20 近端桡尺关节的后前向和前后向活动

的桡骨远端容易被固定，而尺骨远端容易被推动。

- 符号：⇕, ⇑

- 患者起始体位：仰卧于治疗床的中间，肘关节屈曲 90°。后前向和前后向的活动在旋前和旋后的中间位时振幅最大。这个活动在旋前及旋后的任何位置都可以产生。

- 治疗师起始体位：站于患者右侧，刚好超过屈曲的肘关节，面向患者的右侧肩膀。

力的定位（治疗师手的位置）

- 用双手的拇指和示指固定患者的前臂于旋前和旋后的中间位。

- 左手的拇指置于患者桡骨远端的后侧，左手的示指弯曲置于桡骨远端的前侧。

- 其余手指屈曲以支持作为主要接触点的示指。

- 右手用同样的方法固定患者尺骨的远端。

治疗师力的应用（方法）

- 尺骨相对桡骨后前向的活动是治疗师用右手的拇指在患者尺骨的后表面施加向前的力，左手的示指在患者桡骨的前表面施加相等的反方向的力。

- 尺骨相对桡骨前后向的活动则与上面相反。

力的应用的变化

- 对于需要更加有力的牵伸活动，治疗师可使用鱼际来固定，这要比用拇指和示指的固定更紧一些，这样的话，利用手臂的推拉动作，会让后前向和前后向的牵伸变得更加有力。

使用

- 主要应用于临床群组 2 和 3b。

- 患者旋前或旋后时僵硬或疼痛伴僵硬。

- 骨折后或制动后旋前和旋后出现疼痛和僵硬。

近端桡尺关节加压（图 6.21）

- *操作指南*：尺骨和桡骨在近端桡尺关节处的相互挤压。

- 符号：>—•—<

- 患者起始体位：仰卧于治疗床的中间，肘关节屈曲 90°，前臂置于旋前和旋后的中间位。

- 治疗师起始体位：跪于患者右侧，刚好超过屈曲的肘关节。

力的定位（治疗师手的位置）

- 双手抓握患者的右手。

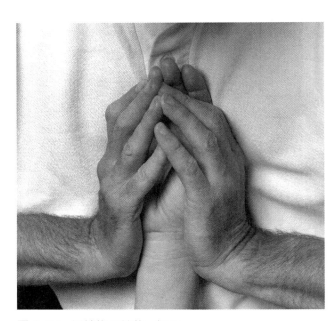

图 6.21 近端桡尺关节：加压

- 拇指和鱼际朝着患者的手指，且两侧在患者的手腕背面接触。
- 双手其他手指绕向患者手腕的掌侧接触。
- 用左手的掌根兜住患者桡骨远端的外侧。
- 用右手的掌根兜住患者尺骨远端。
- 在患者前臂的任何角度，治疗师的双手都施加相反的力。

治疗师力的应用（方法）

- 首先，旋前和旋后动作是由治疗师兜住患者前臂的双侧掌根围绕拇指和示指施加相反方向的旋转力而产生。
- 患者前臂的旋前是由治疗师的左前臂旋前和右前臂旋后产生。
- 患者前臂的旋后是由治疗师的左前臂旋后和右前臂的旋前产生。
- 治疗师的双手进行加压，并且使患者的前臂在旋前和旋后动作之间进行反复振荡。

力的应用的变化

- 当对关节做简要评估的时候，在对尺骨、桡骨进行反复摇摆的同时，可以对桡骨施加比尺骨更强的压力。
- 同样的抓握方式也可以用来对尺骨、桡骨远端进行牵引和分离。

使用

- 当抓握活动引起近端桡尺关节疼痛时。
- 当在近端桡尺关节处用力挤压尺骨、桡骨引起疼痛时。

近端桡尺关节尾向及头向的纵向运动

方法

　　这个技术和图 5.46（尾向）和图 6.22（头向）描述的一致。

力的应用的变化

　　纵向的活动描述为桡骨在尺骨上的纵向运动，原因如下。

- 在肘关节处，尺骨相对更稳固。
- 产生这个活动最好的方式之一就是进行手腕

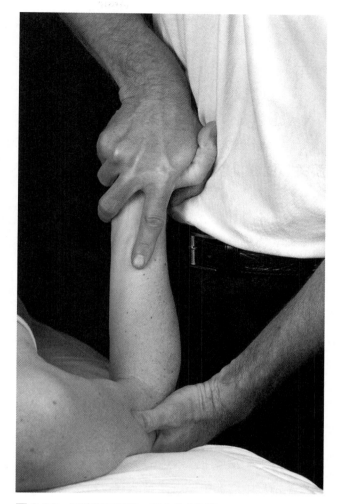

图 6.22　近端桡尺关节：纵向头向运动

的尺偏活动，这样可以使桡骨向尾向活动。桡骨的头向活动是在腕关节桡偏时产生的。

头向的纵向活动

- 重点放在患者手部位置的放置和治疗师的手施加力的方向。
- 患者的手必须向桡偏的方向倾斜，治疗师应该主要通过鱼际来施加力量，这样力量就会和桡骨的骨干在一条线上。
- 当患者的手桡偏时，桡骨相对尺骨的头向活动就发生了。

纵向尾向运动

- 治疗的手绕着患者的第一掌骨基底部和豌豆骨握住患者的手。
- 在这个活动中，患者的腕关节应朝向尺偏。

- 当患者的腕关节尺偏时，桡骨相对尺骨的尾向活动就发生了。

使用

- 手和腕的尺偏和桡偏受限或疼痛时。
- 近端桡尺关节处桡骨在尺骨上的纵向活动因疼痛受限。

腕关节屈曲（整体）（图6.23）

- *操作指南*：手和手腕的整体屈曲
- 符号：F
- 患者起始体位：仰卧于治疗床的中间，肘关节屈曲90°，前臂置于旋前和旋后的中间位。
- 治疗师起始体位：站在患者右侧，刚好超过屈曲的肘关节。

力的定位（治疗师手的位置）

- 治疗师的右手绕着患者的右手内侧边缘进行抓握。
- 治疗师的拇指贴近患者的掌骨背侧放置。
- 其余手指放于患者手的掌侧。
- 治疗师的左手贴近患者腕骨，将其前臂固定于旋前及旋后的中间位。

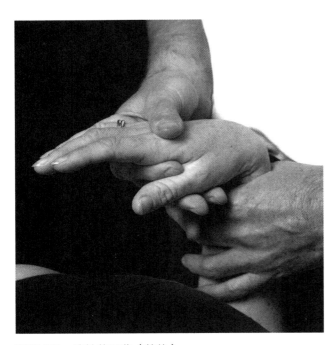

图6.23 腕关节屈曲（整体）

治疗师力的应用（方法）

- 从屈曲和伸展的中间位开始，治疗师用拇指将患者的腕关节屈曲到终末受限位置，之后用其余手指将患者的手腕带回到起始位。
- 治疗师的示指贴近患者的掌指关节，以便控制返回的关节活动。

使用

- 在需要时，可以进行腕关节屈曲加压检查。
- 腕关节屈曲的整体关节松动。
- 科利斯骨折后屈曲活动的恢复。
- 腕关节炎患者的关节松动。
- 上肢神经松动术（ULNPT 2b）中的应用（桡神经松动术）。

桡腕关节屈曲（图6.24）

- *操作指南*：仅限于桡腕关节的局部屈曲。
- 符号：Radiocarpal F
- 患者起始体位：仰卧于治疗床的中间，前臂置于旋前和旋后的中间位。
- 治疗师起始体位：贴近患者右侧髋部站立，面向患者右侧肩部。

力的定位（治疗师手的位置）

- 患者的手臂伸直，前臂旋后，治疗师的手握住患者的手腕。
- 双侧拇指紧贴患者腕骨的近侧列前面。
- 其余手指绕向腕骨的背侧放置。
- 双侧示指屈曲形成主要的接触点，与患者腕骨近侧列的后面相接触。
- 示指与拇指对指抓握，分别主要绕着舟骨和月骨，也可以包括三角骨。
- 拇指通过远节指骨的基底部接触，而不是指尖。

治疗师力的应用（方法）

- 从屈曲和伸展的中间位开始，将患者的腕关节朝地板的方向向下移动，治疗师的双手拇指和示指紧紧地固定患者的腕骨，这时腕骨就会在尺骨和桡骨上进行屈曲运动。

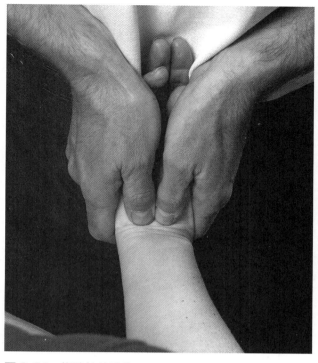

图 6.24 桡腕关节屈曲

力的应用的变化

- 拇指接触的点，可以进行调整以引起舟骨、月骨或三角骨更多的活动。
- 利用屈曲进行的松动也可以在尺偏或桡偏不同的位置进行重复。

使用

- 桡腕关节的局部松动术。
- 舟骨骨折后的桡腕关节松动。
- 结合水平伸展运动，辅助腕管综合征患者的康复。
- 可作为鉴别腕关节疼痛是来源于桡腕关节还是腕中关节过程的一部分。

腕中关节屈曲（图 6.25）

- *操作指南*：腕中关节局部的屈曲，如近排腕骨和远排腕骨之间的活动。
- 符号：Midcarpal F
- 患者起始体位：仰卧于治疗床的中间，手臂和腕关节旋后。
- 治疗师起始体位：站在患者的右侧，面向患者的右侧肩部。

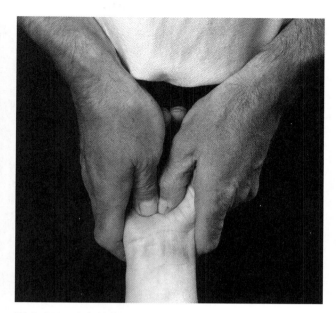

图 6.25 腕中关节屈曲

力的定位（治疗师手的位置）

- 治疗师双手拇指放在患者远排腕骨（包括大多角骨、小多角骨、头状骨和钩骨）的前面。
- 治疗师双侧示指相对放于患者近排腕骨（包括舟骨、月骨、三角骨和豌豆骨）的后面，由双侧中指重叠加强。

治疗师力的应用（方法）

- 腕中关节的屈曲活动由患者的手绕着治疗师的拇指指尖进行倾斜的动作产生，拇指指尖则在患者远排腕骨的前面施加压力。
- 对抗的压力由治疗师的示指在患者近排腕骨后方施加而产生。
- 如果施力正确，桡腕关节和腕掌关节应该没有活动产生。

摘要

- 拇指贴近远排腕骨的前面。
- 示指贴近近排腕骨的后面。

使用

- 腕中关节的屈曲。
- 鉴别疼痛是来源于桡腕关节还是腕中关节。

腕关节伸展（整体）（图 6.26）

- *操作指南*：手和腕关节的整体伸展。

- 符号：E
- 患者起始体位：患者仰卧在治疗床中间，肘关节屈曲至90°，前臂位于旋前和旋后的中间位。
- 治疗师起始体位：站在患者右侧肘关节外侧。

力的定位（治疗师手的位置）

- 治疗师的右手绕着患者的右手内侧边缘进行抓握。
- 治疗师的拇指贴近患者的掌骨背侧放置。
- 其余手指放于患者手的掌侧。
- 治疗师的左手贴近患者腕骨，将其前臂固定于旋前及旋后的中间位。

治疗师力的应用（方法）

- 从屈曲和伸展的中间位开始，治疗师用拇指将患者的腕关节伸展到终末受限位置，之后用其余手指将患者的手腕带回至起始位。

使用

- 在需要时，可以进行腕关节伸展加压（至Ⅲ＋级）的检查。
- 手腕伸展的整体关节松动。
- 骨折制动后或损伤后伸展活动的恢复。

- 腕关节炎患者的关节松动。
- 上肢神经松动术（ULNPT 1）中的应用（腕管综合征）。

桡腕关节伸展（图6.27）

- *操作指南*：桡腕关节的局部伸展。
- 符号：E
- 患者起始体位：仰卧于治疗床的中间，前臂部分旋前。
- 治疗师起始体位：贴近患者右侧髋部站立，面向患者右侧肩部。

力的定位（治疗师手的位置）

- 患者的手臂伸直，前臂旋前，治疗师的手握住患者的手腕。
- 双侧拇指紧贴患者腕骨的近排后面。
- 其余手指绕向腕骨的前侧放置。
- 双侧示指屈曲形成主要的接触点，与患者近排腕骨的前面相接触。
- 示指与拇指对指抓握，分别主要绕着舟骨和月骨，也可以包括三角骨。
- 拇指通过远节指骨的基底部接触，而不是指尖。

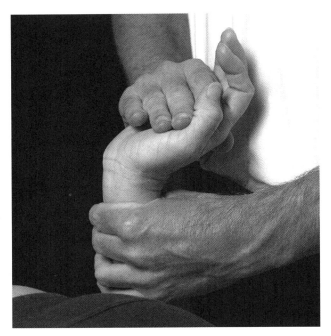

图6.26 腕关节伸展（整体）

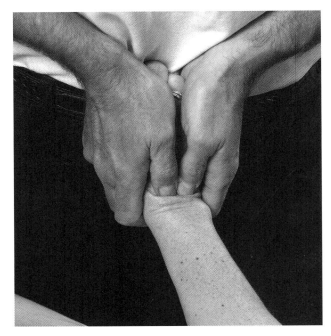

图6.27 桡腕关节伸展

治疗师力的应用（方法）

- 从屈曲和伸展的中间位开始，将患者的腕关节朝地板的方向向下移动，治疗师的双手拇指和示指紧紧地固定患者的腕骨，这时腕骨就会在尺骨和桡骨上进行屈曲。

力的应用的变化

- 可以进行调整拇指接触的点，以引起舟骨、月骨或三角骨更多的活动。
- 利用屈曲进行的松动也可以在尺偏或桡偏不同的位置进行重复。

使用

- 桡腕关节的局部松动术。
- 舟骨骨折后的桡腕关节松动。
- 结合水平伸展运动，辅助腕管综合征患者的康复。
- 可作为鉴别腕关节疼痛是来源于桡腕关节还是腕中关节过程的一部分。

腕中关节伸展（图 6.28）

- *操作指南*：腕中关节局部的伸展，如腕骨近排和远排之间的活动。
- 符号：Midcarpal E
- 患者起始体位：仰卧于治疗床的中间，手臂和腕关节旋前。
- 治疗师起始体位：站于患者的右侧，面向患者的右侧肩部。

力的定位（治疗师手的位置）

- 治疗师双手拇指放在患者近排腕骨（包括大多角骨、小多角骨、头状骨和钩骨）的背面。
- 治疗师双侧示指相对放于患者远排腕骨（包括舟骨、月骨、三角骨和豌豆骨）的前面，由双侧中指重叠加强。

摘要

- 拇指贴近近排腕骨的后面。
- 示指贴近远排腕骨的前面。

治疗师力的应用（方法）

- 腕中关节的伸展活动由治疗师的示指顶着远

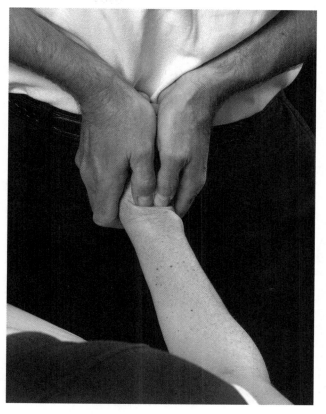

图 6.28　腕中关节伸展

排腕骨进行倾斜的动作产生，同时拇指阻止患者近排腕骨的活动。

- 如果施力正确，桡腕关节和腕掌关节应该没有活动产生。

使用

- 腕中关节局部的伸展。
- 鉴别疼痛是来源于桡腕关节还是腕中关节。

腕关节尺偏（整体和局部）（图 6.29 和 6.30）

- *操作指南*：手和腕关节的尺偏
- 符号：Ulnar deviation – general and localized
- 患者起始体位：仰卧于治疗床的中间，肘关节屈曲 90°，前臂置于旋前和旋后的中间位。
- 治疗师起始体位：站于患者右侧，面向患者的足。

力的定位（治疗师手的位置）

- 右手握住患者前臂的远端。
- 右手示指固定住尺骨茎突。

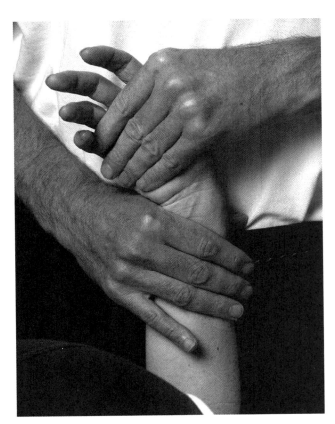

图 6.29 腕关节尺偏（整体）

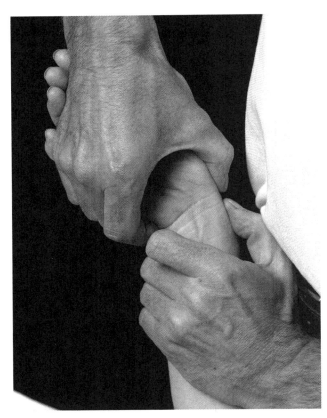

图 6.30 腕关节尺偏（局部）

- 左手握住掌骨的前面和后面。
- 右手的手指环绕住患者的尺骨体。
- 左手的拇指通过患者的第一骨间隙固定。

治疗师力的应用（方法）

- 在活动范围内任何角度的振荡动作都是由治疗师右手的旋后和左手的旋前，以及返回到开始位置而产生。

力的应用的变化（可以鉴别腕关节痛的来源）

桡腕关节

- 治疗师的左手拇指和示指分别捏住桡骨的外侧和尺骨的内侧。
- 右手的拇指和示指指尖从内外侧捏住患者近排腕骨。
- 左手拇指和示指固定患者的尺骨和桡骨，右手的拇指和示指使腕骨近排倾斜至腕关节尺偏。

腕中关节和腕掌关节

- 用上述同样的定位方式和施力方式，然而，如用于鉴别腕中关节，则近排腕骨固定，倾斜远排；如用于鉴别腕掌关节，则远排腕骨固定，倾斜掌骨至尺偏。

使用

- 整体手和腕关节的尺偏或局部特定关节的尺偏。
- 尺偏时出现疼痛和僵硬（主要临床群组 2、3a、3b）。

腕关节桡偏（整体和局部）（图 6.31 和 6.32）

- *操作指南*：手和腕关节的桡偏。
- *符号*：Radial deviation – general and localized

力的定位（治疗师手的位置）

- 与尺偏一样，只不过治疗师是左手的拇指握住桡骨茎突，右手抓住掌骨。

治疗师力的应用（方法）

- 与尺偏一样，只不过活动是由治疗师的桡偏产生的。

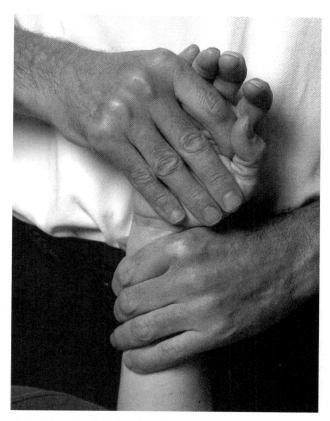

图 6.31　腕关节桡偏（整体）

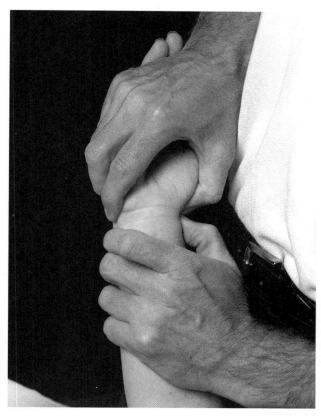

图 6.32　腕关节桡偏（局部）

力的应用的变化

- 桡腕关节、腕中关节和腕掌关节等局部关节的活动方法和尺偏一样，只不过活动方向都改成了桡偏。

使用

- 和尺偏的一样。

桡腕关节后前向运动（图 6.33）

- *操作指南*：近排腕骨在桡骨和纤维软骨盘上的后前向活动。
- 符号：$\updownarrow$
- 患者起始体位：仰卧于治疗床的中间，肘关节屈曲 90°，前臂置于旋前和旋后的中间位。
- 治疗师起始体位：站于患者的右侧髋关节处，面向患者的头部。

力的定位（治疗师手的位置）

- 左手握住患者手的背侧。
- 右手握住患者前臂远端的前侧。
- 右手充分旋后且腕关节背伸。
- 右手的手指指向近端。
- 右手的掌根放置于桡骨和尺骨远端同一水平。
- 右手手指抓握住患者的前臂。
- 左手的掌根位于患者腕骨处。
- 左手的手指环绕抓握住患者的拇指。
- 左手的拇指抓握住患者手的尺侧边缘。
- 治疗师应该把患者的腕和手拉向自身，然后微蹲，把两侧前臂相对。

治疗师力的应用（方法）

- 振荡动作从腕关节和手的中立位开始，到达受限位或合适的位置，动作由治疗师前臂力量均等但方向相反的运动产生。
- 患者的手应该保持竖直，以避免患者腕关节的伸展和屈曲。

力的应用的变化

- 这个动作也可以利用床和左手来固定尺骨和桡骨，同时右手抓住患者腕骨的背侧，并通过掌根朝向地板产生后前向的运动。

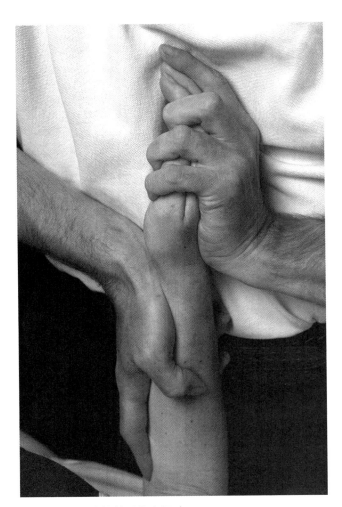

图 6.33 桡腕关节后前向运动

使用

- Ⅰ级和Ⅱ级应用于腕关节疼痛剧烈的情况。
- Ⅲ级和Ⅳ级应用于腕关节僵硬。
- 体格检查中的筛查测试，利用加压（通常为Ⅲ+级）

腕关节前后向运动（图 6.34）

- *操作指南*：腕骨在桡骨和纤维软骨盘上的前后向活动。
- 符号：$\updownarrow$
- 患者起始体位：仰卧于治疗床的中间，肘关节屈曲 90°，前臂置于旋前和旋后的中间位。
- 治疗师起始体位：站于患者的右侧肘部，面向患者左侧。

力的定位（治疗师手的位置）

- 右手从前面抓住患者的手掌。
- 右手的拇指在患者手的尺侧缘。
- 右手手指放在患者手的桡侧缘。
- 患者的拇指位于治疗师的环指和中指之间。
- 右手的掌根形成了与患者腕骨掌面的主要接触点。
- 左手拇指的基底部放于患者桡骨远端的后面。
- 左手的手指握住患者桡骨。
- 治疗师应该把患者的侧腕和手拉向自身，然后微蹲，把两侧前臂相对。

治疗师力的应用（方法）

- 振荡动作从腕关节和手的中立位开始，到达受限位或合适的位置，动作由治疗师前臂力

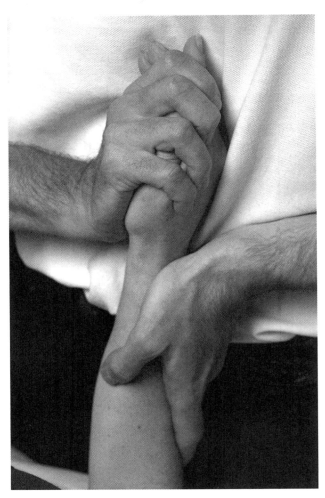

图 6.34 腕关节前后向运动

量均等但方向相反的运动产生。

力的应用的变化

- 这个动作也可以利用床和左手固定患者尺骨和桡骨,同时右手抓住患者腕骨的前面,并通过掌根朝向地板产生前后向的运动。

使用

- Ⅰ级和Ⅱ级应用于腕关节疼痛剧烈的情况。
- Ⅲ级和Ⅳ级应用于腕关节僵硬。
- 利用加压作为体格检查中的筛查测试(通常为Ⅲ+级)。

桡腕关节旋后(外旋)(图6.35)

- *操作指南*:指的是腕骨在桡骨和尺骨上的旋后或外旋。
- 符号:Sup / ↻
- 患者起始体位:仰卧于治疗床的中间,肘关节屈曲,前臂置于旋前和旋后的中间位。
- 治疗师起始体位:站于患者屈曲的前臂右侧。

力的定位(治疗师手的位置)

- 左手贴近腕关节握住患者的前臂。
- 左手的拇指环绕着桡骨远端的外侧边缘,至桡骨的后表面。
- 左手的示指紧贴尺骨远端的前表面。
- 右手握住腕骨近排的后表面。
- 右手的拇指弯曲从前面紧紧环绕患者的舟骨。
- 右手的示指贴着近排腕骨,和三角骨紧紧贴合。

治疗师力的应用(方法)

- 近端尺桡关节的进一步旋后被治疗师的左手阻挡了。
- 桡腕关节的旋后或外旋由治疗师的右侧腕和手施力产生。
- 治疗师右手拇指的指尖和示指近节指骨的末端是与腕骨相接触的主要部位,而左手的拇指和示指提供对抗的压力。

力的应用的变化

- 旋后或外旋活动可以在患者前臂旋前或旋后

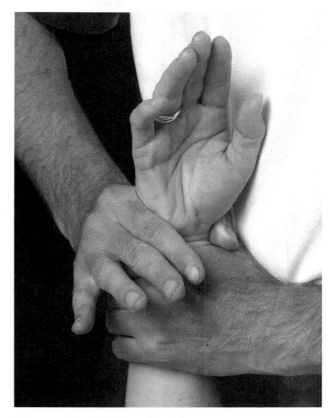

图6.35 桡腕关节旋后(外旋)

的任意位置用这种方式进行松动。

使用

- 增加桡腕关节旋后的活动范围(如Colles骨折或舟骨骨折后)。

桡腕关节旋前(内旋)(图6.36)

- *操作指南*:指的是腕骨在桡骨和尺骨上的旋前或内旋。
- 符号:Pron/ ↻
- 患者起始体位:仰卧于治疗床的中间,肘关节屈曲,前臂置于旋前和旋后的中间位。
- 治疗师起始体位:站于患者的右侧髋关节位置,面向患者的肩部。

力的定位(治疗师手的位置)

- 左手握住患者前臂的远端。
- 左手的拇指环绕着尺骨的后面。
- 左手示指的基底部紧贴桡骨的前表面。
- 右手环绕腕骨进行抓握。
- 右手拇指从前面环绕三角骨。

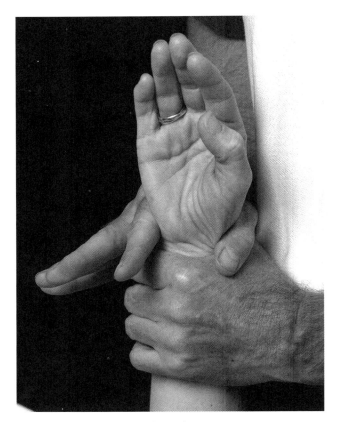

图 6.36 桡腕关节旋前（内旋）

- 右手的示指紧贴舟骨的后表面。

治疗师力的应用（方法）

- 活动由治疗师的右手对患者的腕骨施加压力而产生，同时治疗师的左手稳定患者的前臂，提供一个相等且相反的对抗压力。

力的应用的变化

- 桡腕关节的旋前或内旋活动可以在患者任何前臂旋前或旋后的任意位置进行。

使用

- 增加桡腕关节旋前或内旋的活动范围。

桡腕关节横向外侧运动

- *操作指南*：腕骨相对尺骨和桡骨的外侧横向活动。
- 符号：⟶
- 患者起始体位：仰卧于治疗床上，右侧手臂外展至腕关节位于床的边缘，手超出床沿，且拇指朝着地板。
- 治疗师起始体位：站于患者的右侧，超过患

者手腕位置，面向患者的足。

力的定位（治疗师手的位置）

- 左手紧握患者的尺骨、桡骨远端，直接环绕尺骨和桡骨茎突。
- 用位于患者前臂远端与床面之间的左手指节稳定患者的手腕。
- 必要时治疗师前臂也可以沿着患者的前臂或肘关节放置，以稳定患者的手臂。
- 右手环绕患者手的背面进行抓握。
- 右手的拇指和示指沿着邻近尺骨茎突的三角骨和豌豆骨握住患者的腕骨。

治疗师力的应用（方法）

- 通过治疗师左侧手臂和肩膀施加力，使患者的手朝着地板活动。
- 相对于患者的手，治疗师的左手应该作为单独的活动单元。

力的应用的变化

横向外侧活动可以由以下方式产生。

- 可以在手尺偏或桡偏的任何位置。
- 方向可以斜向前面或后面。
- 可以在腕关节旋前和旋后之间的任何位置。
- 桡腕关节关节面可以被加压或牵引。

依据效果或是否能最好地再现患者的症状来进行选择。

使用

- 这项活动应用Ⅳ或Ⅳ + 级的振荡或Ⅲ级的大幅度振荡效果最佳。

桡腕关节横向内侧运动

- *操作指南*：腕骨相对尺骨和桡骨的内侧横向活动。
- 符号：⟵
- 患者起始体位：仰卧于床上，右侧手臂外展至腕关节位于床的边缘，手超出床沿，且拇指朝着天花板。

力的定位（治疗师手的位置）

- 左手紧握患者的尺骨、桡骨远端，直接环绕

尺骨和桡骨茎突。

- 用位于患者前臂远端与床面之间的左手指节稳定患者的手腕。
- 必要时治疗师前臂也可以沿着患者的前臂或肘关节放置，以稳定患者的手臂。
- 右手环绕患者手的背面进行抓握。
- 右手的拇指和示指沿着邻近尺骨茎突的三角骨和豌豆骨握住患者的腕骨。

治疗师力的应用（方法）

- 通过治疗师左侧手臂和肩膀施加力，使患者的手朝向地板活动。
- 相对于患者的手，治疗师的左手应该作为单独的活动单元。

力的应用的变化

横向内侧活动可以以下方式产生。

- 可以在手尺偏或桡偏的任何位置。
- 方向可以斜向前面或后面。
- 可以在腕关节旋前和旋后之间的任何位置。
- 桡腕关节关节面可以被加压或牵引。

依据效果或是否能最好地再现患者的症状来进行选择。

使用

- 这项活动应用IV或IV + 级的振荡或III级的大幅振荡效果最佳。

腕骨间关节水平伸展（图6.37）

- *操作指南*：腕骨水平面上的伸展。
- 符号：Intercarpal HE
- 患者起始体位：仰卧于治疗床的中间，肘关节屈曲90°，前臂旋后。
- 治疗师起始体位：站于患者的右侧，超出旋后及屈曲的肘关节，面向患者的头部。

力的定位（治疗师手的位置）

- 从后面稳定患者的手，双侧拇指的指腹放于腕骨后侧的中心。
- 双侧示指和中指分别稳定外侧的拇指腕掌关节和内侧的豌豆骨。

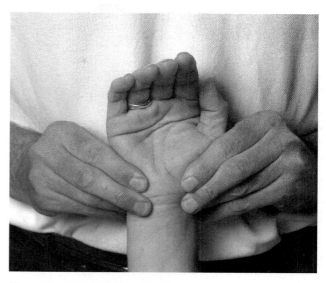

图 6.37　腕骨间关节水平伸展

治疗师力的应用（方法）

- 拇指从腕骨背面中心的位置施加压力，同时双侧的手指对腕骨内外侧施加拉力，产生振荡。
- 动作由治疗师的手腕伸展产生，可由双侧拇指推离患者的手腕来加强。

力的应用的变化

- 利用拇指的指尖可以产生近排或远排腕骨的局部活动。

使用

- 单个腕管向水平伸展的松动。
- 牵伸腕部前侧结构。
- 用作腕管正中神经卡压的治疗技术。

腕骨间关节水平屈曲（图6.38）

- *操作指南*：腕骨水平面上的屈曲。
- 符号：Intercarpal HF
- 患者起始体位：仰卧于治疗床的中间，肘关节屈曲90°，前臂旋后。
- 治疗师起始体位：站于患者的右侧肘关节，面向患者的身体。

力的定位（治疗师手的位置）

- 右手抓握住患者手的后面，手指指向远端。
- 右手接触腕骨的内外侧缘。

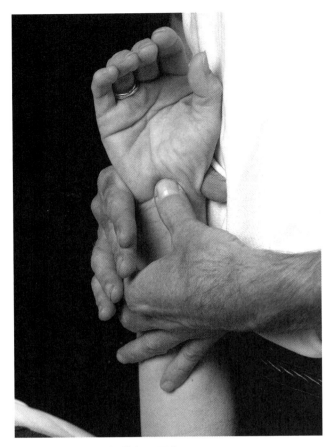

图6.38 腕骨间关节水平屈曲

- 左手的拇指指尖靠着腕骨掌侧放置,对腕骨施加一个前后向的压力。
- 双侧前臂相对。

治疗师力的应用(方法)

- 振荡活动由前臂相对的压力产生。
- 右手沿着左手拇指形成的轴心成杯状。

力的应用的变化

- 左侧拇指指尖和右手可以产生整个腕骨以及近排或远排腕骨的活动。
- 左手的拇指可以从掌面针对单个腕骨施加压力,方向也可以斜向内侧、外侧、头向、尾向或对角方向。

使用

- 局部的腕骨疼痛或僵硬(一排或单个腕骨)。
- 骨折后或制动后水平屈曲的恢复。
- 复杂性区域疼痛综合征引起的腕骨间关节的僵硬。

- 作为腕管正中神经卡压的治疗技术。

腕骨间关节的后前向和前后向运动(图6.39和6.40)

- *操作指南*:单个腕骨相对邻近的腕骨、桡骨、尺骨或邻近的掌骨的后前向或前后向方向的松动。
- 符号:Intercarpal ↕, ↑
- 患者起始体位:仰卧于治疗床的中间,前臂放于床上,旋前(后前向运动)或旋后(前后向运动)。
- 治疗师起始体位:站于患者的右侧,超出患者的手,面向患者的头部。

力的定位(治疗师手的位置)

后前向

- 拇指的指尖最宽处贴近,放置于患者合适的腕骨或掌骨间关节。
- 手指分散开放于患者手部邻近的部位以起到稳定的作用。
- 手臂和拇指以后前向的方向放置。

前后向

- 双侧拇指贴紧患者旋后的手部的掌面,放置于患者合适的腕骨或掌骨间关节上。
- 手指分散开放于邻近的部位以起到稳定作用。
- 手臂和拇指以前后向的方向放置。

治疗师力的应用(方法)

- 后前向或前后向运动是由治疗师的手臂通过拇指对适当的腕骨或腕骨关节的弹簧状动作所产生的压力引起的。

力的应用的变化

- 后前向或前后向活动可包括内侧、外侧、头向、尾向或对角线的运动。
- 一个腕骨的后前向活动和邻近腕骨的前后向活动的结合可以同时由治疗师用拇指和示指抓住单个的腕骨产生,然后可以执行相反的动作。

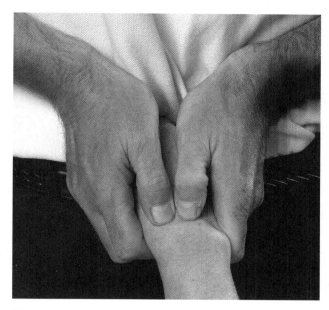

图 6.39　腕骨间关节的后前向运动

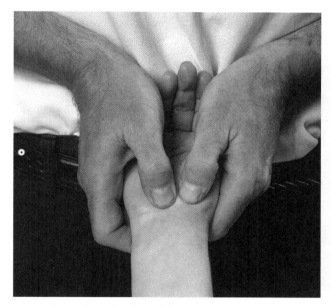

图 6.40　腕骨间关节的前后向运动

- 单个腕骨的后前向活动可以由拇指放在腕骨背面进行水平伸展的活动来进行强化。
- 单个腕骨的前后向活动可以由拇指放在腕骨掌面进行水平屈曲的活动来进行强化。

使用

- 腕关节活动时疼痛剧烈。
- 预防复杂性区域疼痛综合征引起的僵硬。
- 损伤或制动后腕骨间关节的松动。

手和腕关节头向及尾向的纵向运动（图 6.41 和 6.42）

- *操作指南*：腕骨和手相对尺骨和桡骨的纵向尾向（牵引）和纵向头向（加压）松动。
- 符号：◂•▸
- 患者起始体位：仰卧于治疗床的中间，肘关节屈曲 90°，前臂置于旋前和旋后的中间位。
- 治疗师起始体位：站于患者的右侧，面向患者的右侧肩部。

力的定位（治疗师手的位置）

- 左手从后面握住患者肱骨的远端。
- 左手拇指在做纵向头向活动时放在患者肘关节的外侧，做纵向尾向的活动时，左手拇指放在患者前臂的肱二头肌的肌腱处。
- 左侧的手指分散开，绕着患者肱骨远端外侧。

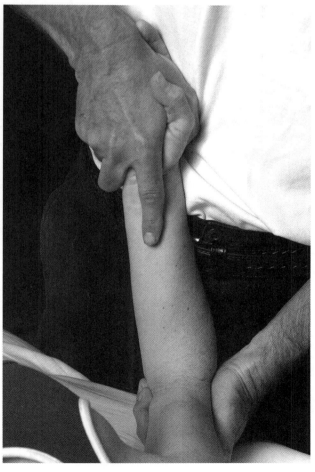

图 6.41　手和腕关节纵向头向运动

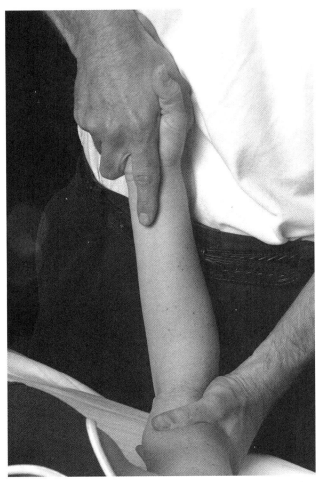

图 6.42 手和腕关节纵向尾向运动

- 右手采用"握手式"抓握，用拇指和示指从患者的掌骨握住患者的手。
- 右手的示指向下延伸至患者的前臂，以确保正常的腕关节休息位。

治疗师力的应用（方法）

- 治疗师的手握住患者的掌骨，稳定上臂，保持患者的腕关节在中立位，纵向的头向松动（加压）是由治疗师的手通过沿着尺骨和桡骨纵向的力施加在腕骨上产生的。
- 纵向尾向运动（牵引）是由治疗师的手通过沿着尺骨和桡骨长轴对患者的掌骨施加拉的动作产生。

力的应用的变化

- 纵向运动可在腕关节屈曲、伸展和尺偏或旋转状况下进行。

- 纵向的活动可以结合单个腕骨前后向和后前向的松动。
- 也可尝试在单个的腕关节"关节柱"方向进行松动（如通过钩骨、头状骨和第三掌骨的轴）。

使用

- 手和腕关节活动时疼痛剧烈。
- 和其他的活动结合。

豌豆骨活动（图 6.43）

- *操作指南*：与三角骨相对的多方向的运动。
- 符号：↘, ↙, ↖, ↗
- 患者起始体位：仰卧于治疗床的中间，前臂旋后，手背放于床面上或靠着治疗师的身体。
- 治疗师起始体位：站于患者的右侧髋部位置，面向患者的身体。

力的定位（治疗师手的位置）

- 治疗师用身体和一只手稳定患者的手和前臂，同时另一只手的拇指指腹直接从不同方向沿不同平面按压豌豆骨。

治疗师力的应用（方法）

- 振荡运动由治疗师的拇指产生，通常是 Ⅲ～Ⅳ 级。

力的应用的变化

- 方向可以是绕着豌豆骨为中心的"时钟图"，依据受限或疼痛的方向进行改变。
- 拇指活动引发了豌豆骨的活动，也可以在豌豆骨活动的过程中提供一个加压的力。
- 用拇指和示指从外侧抓住豌豆骨，按照远离三角骨的方向进行提拉，可形成一个附加的牵引力。

使用

- 豌豆骨疼痛僵硬。
- 用作邻近豌豆骨或腕关节的尺神经卡压干预技术。
- 损伤后或尺侧腕屈肌撕裂后正常伸展能力的恢复。

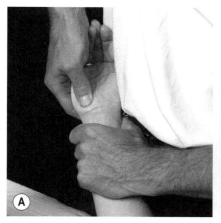
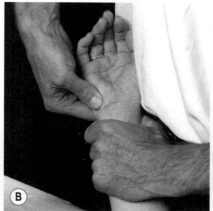
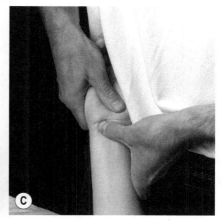

图 6.43　豌豆骨活动

腕掌关节的伸展和屈曲（图 6.44 和 6.45）

- *操作指南*：掌骨相对于对应的腕骨的伸展和屈曲。这个技术同样也可以应用于掌骨的后前向、前后向、横向内侧和外侧、内旋和外旋、纵向头向活动（挤压）和纵向尾向（牵拉）活动。
- 符号：Carpometacarpal E，F
- 患者起始体位：仰卧于治疗床的中间，前臂贴近治疗师的身体，做伸展治疗时旋前，做屈曲治疗时旋后。
- 治疗师起始体位
  - ◆ 做伸展活动时，站于患者微微屈曲的右侧前臂位置，面向患者的身体。
  - ◆ 做屈曲活动时，站于患者上臂位置，面向患者的足。

力的定位（治疗师手的位置）

伸展（桡侧掌指关节）

- 从患者部分旋前的手的外侧握住患者的手。
- 左手抓住相关的腕骨。
- 右手抓住相关邻近的掌骨。
- 右手通过第一掌骨间隙进行掌握。
- 右手拇指的指尖贴近患者掌骨基底部放置。

伸展（小指掌指关节）

- 和上面一样抓握，只不过拇指的指腹放在患者钩骨上。
- 右手握住患者手的尺侧缘，抓住第五掌骨。
- 示指从远端和前方支持住第五掌骨。

- 右手的拇指从后方接触掌骨基底部。

屈曲

- 双手握住患者旋后的手。
- 左手握住患者手腕的尺侧缘。
- 左手拇指的指尖放在患者手掌面，贴近合适的腕骨。

屈曲（第二掌指关节）

- 右手通过患者第一掌骨间隙握住第二掌骨。
- 右手拇指的指尖贴近掌骨基底部的前方。
- 右手示指握住掌骨远端的后方。

治疗师力的应用（方法）

伸展

- Ⅲ级和Ⅳ级手法应用最常见。
- 活动是通过治疗师的拇指施加压力产生，示指产生对抗力来辅助伸展。

屈曲

- 松动的产生是由治疗师推开患者手的同时，治疗师内收盂肱关节和伸肘，将力量转移到拇指，传至患者的手掌来完成。
- 活动的产生也可以是由双侧拇指或左手握住腕骨，右手屈曲掌骨间关节来完成。

力的应用的变化

- 同样的抓握方式也可以应用于掌指关节的其他活动，如前后向、后前向的附属运动及牵引和挤压等。
- 变换拇指和示指的位置可以产生横向的附属

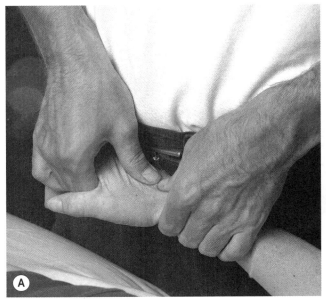

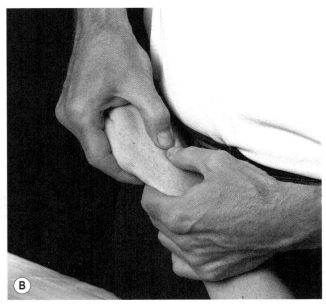

图 6.44 腕掌关节的伸展

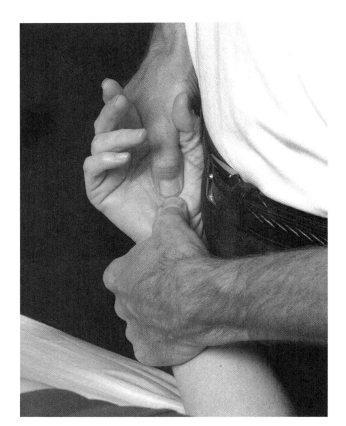

图 6.45 腕掌关节的屈曲

运动，包括外侧和内侧的横向滑动。

- 一只手固定合适的腕骨，另一只手固定屈曲至 90° 的近端指骨间关节，用掌指关节的旋转动作使患者腕掌关节产生内旋和外旋。

- 也可以包含组合动作，如屈伸和前后向或后前向的组合，或旋转的组合，或挤压或牵引的组合。

使用

- 主要是Ⅲ级和Ⅳ级手法，应用于僵硬或疼痛的腕掌关节。

掌骨间关节运动（图 6.46）

- *操作指南*：掌骨间关节的运动主要包括整体和局部的水平屈曲、水平伸展、前后向和后前向的活动，还有横向的挤压等。

- 符号：HF，HE，$\updownarrow$，$\updownarrow$，$\rightarrowtail\bullet\leftarrowtail$

- 患者起始体位：仰卧于治疗床上，肘关节屈曲 90°，前臂旋后靠着治疗师的身体。

- 治疗师起始体位

  ◆ 做水平屈曲、前后向和后前向活动时：面对患者旋后的前臂背侧站立。

  ◆ 做水平伸展、横向挤压时：站在患者的屈曲和旋后的前臂外侧，面向患者手的背侧。

力的定位（治疗师手的位置）

整体的水平屈曲（整列的掌骨）

- 左手的拇指放在患者手的手掌面，紧贴第三

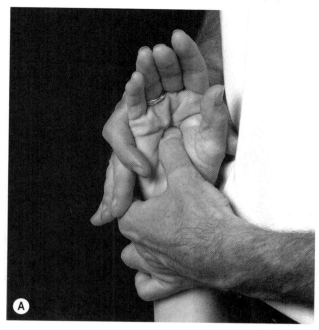

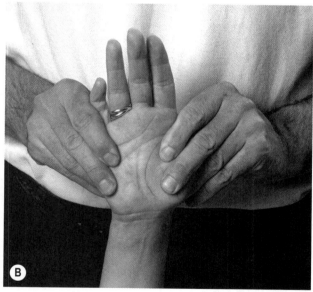

图6.46 掌骨间关节运动：A. 水平屈曲；B. 水平伸展

掌骨的远端。

- 右手成杯状绕着患者掌骨远端的背侧抓握。
- 右手的拇指对患者第二掌骨的背面施加压力。
- 右手的其他手指（尤其是示指）对患者第五掌骨的背面施加压力。
- 如果左手拇指放在第四掌骨，将会改变动作最大幅度的位置。

局部的水平屈曲

- 双手均抓握患者的手。

- 右手的拇指顶住患者第五掌骨的背面。
- 右手的示指和中指的指尖顶住患者第五掌骨的掌面。
- 左手握住邻近的第四掌骨，同样示指和中指在掌面，拇指在背面。

整体的水平伸展

- 双手均抓握患者的手。
- 双侧的拇指指腹放于第三掌骨背面的远端。
- 其余手指绕着患者手外侧和内侧的边缘到达第二掌骨和第五掌骨远端的掌面。

局部的水平伸展

- 力的定位与水平屈曲一样。

前后向或后前向活动

- 力的定位与水平屈曲一样。

横向挤压

- "握手式"抓握（如右手对右手的抓握）。
- 一只手绕着患者掌骨头抓握。
- 另一只手稳定掌骨，保持掌骨和尺骨和桡骨成一条直线。

治疗师力的应用（方法）

整体的水平屈曲

- 治疗师的双手向相反方向运动，产生小或大的振荡。

局部的水平屈曲

- 治疗师的左手稳定住第四掌骨，同时右手绕圆形的方向活动第五掌骨。
- 当第二掌骨绕着第三掌骨松动时，治疗师的左手产生活动，然而当松动第四掌骨和第五掌骨时，左手是用来固定第四掌骨的，右手绕着第四掌骨松动第五掌骨。
- 当第三掌骨绕着第四掌骨松动时，治疗师的左手产生活动，右手用于固定。
- 当第四掌骨绕着第三掌骨时，恰好相反。

整体的水平伸展

- 治疗师双手手指用一个拉的动作，使患者的掌骨绕着治疗师的拇指产生旋转，同时治疗

师的拇指把患者的手推开（如同Ⅲ级大幅度
振荡手法）。

局部的水平伸展

- 和前面水平屈曲的施力方式一致，只不过动
  作方向改为绕着固定的邻近掌骨旋转伸展。

前后向或后前向松动

- 和前面水平屈曲的施力方式一致，只不过动
  作方向改为沿着平行线的前后向或后前向
  活动。

横向挤压

- 松动的产生由治疗师的手用交替的方式挤压
  患者的掌骨头来完成。

使用

- 这类活动一般不发生紊乱，除非是创伤所致。

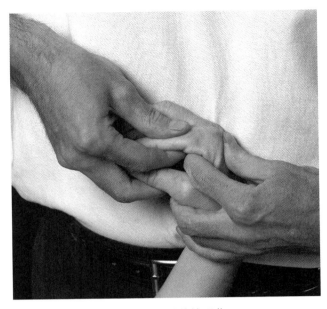

图 6.47 掌指关节和指骨间关节的屈曲

掌指关节和指骨间关节的屈曲和伸展（以下描述为 MCP 关节）（图 6.47 和 6.48）

- *操作指南*：近端指骨相对于掌骨或指骨间关
  节的屈曲和伸展。
- 符号：MCP，IP F，E
- 患者起始体位：仰卧、肘关节屈曲、前臂
  旋后。
- 治疗师起始体位：站在患者肘关节旁，面向
  患者的身体。

力的定位（治疗师手的位置）

- 右手的拇指和示指握住患者示指近节指骨的
  近端。
- 左手固定住患者的手，尤其是要用拇指和示
  指固定患者的第二掌骨。

治疗师力的应用（方法）

屈曲

- 需要时，在关节受限的位置，被动且舒适地
  屈曲关节（如治疗师在稳定住掌骨的情况
  下，右手施加Ⅳ级小幅度振荡的手法）。

伸展

- 伸展活动，近节指骨相对掌骨做伸展及掌骨
  相对近节指骨做伸展活动的组合。

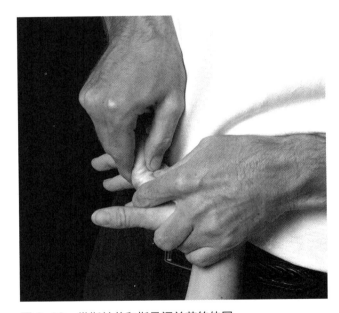

图 6.48 掌指关节和指骨间关节的伸展

- 或者，稳定掌骨，向伸展的方向活动指骨。
- 较小或较大幅度振荡都可以应用。

施力方法的变换

- 伸展和屈曲松动，可以在受限位结合前后
  向或后前向的松动，以及挤压和牵伸的
  松动。

使用

- 僵硬的手指关节。

掌指关节和指骨间关节的外展和内收（以下描述为 MCP 关节）（图 6.49 和 6.50）

- *操作指南*：近节指骨相对于相近掌骨的内收和外展活动，或指骨间关节的内收和外展活动。
- 符号：MCP，IP，Ab，Ad
- 患者起始体位：仰卧于治疗床的中间，屈曲肘关节。内收松动时，前臂旋前；外展松动时，前臂旋后。

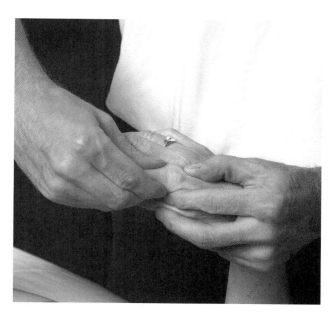

图 6.49　掌指关节和指骨间关节的外展

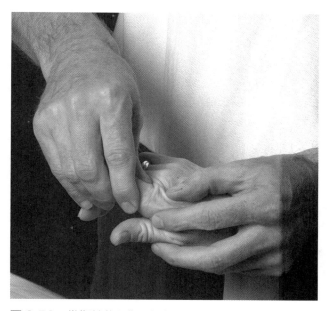

图 6.50　掌指关节和指骨间关节的内收

- 治疗师起始体位：站于患者的肘关节水平，面向患者的身体。

力的定位（治疗师手的位置）（松动示指）

外展

- 左手握住患者右手的后表面。
- 右手握住患者的示指。
- 左手从桡侧握住患者右手后表面。
- 左手拇指朝向远端，紧贴第二掌骨远端的桡侧面。
- 左手的其余手指握住患者手的尺侧。
- 右手的拇指朝向近端，紧贴近节指骨的尺侧面。

内收

- 左手从患者手的桡侧缘握住手的后表面。
- 左手拇指尽可能地卡进第二掌骨间隙。
- 左手的其余手指绕着患者的拇指，通过第一掌骨间隙来稳定患者的手。
- 右手抓握患者的示指。
- 右手的拇指朝向近端，指腹贴紧近节指骨的尺侧表面。

治疗师力的应用（方法）

外展

- 振荡活动由治疗师的双手产生，用手指将患者的手推开而产生手指外展。
- 可以是较小或较大的幅度。

内收

- 振荡活动由治疗师的双手产生，用手指将患者的手推开而产生手指内收。

力的应用的变化

内收和外展活动可以结合以下松动方法。

- 挤压和牵伸。
- 横向滑动。
- 斜向的前后向或后前向松动。

使用

- 手指僵硬。
- 侧副韧带损伤后活动的恢复。

掌指关节和指骨间关节的内旋和外旋（以下描述为 MCP 关节）（图 6.51 和 6.52）

- *操作指南*：近节指骨相对于相近掌骨的内旋和外旋松动，或指骨间关节的内旋和外旋松动。

- 符号：MCP，IP ↱，↰

- 患者起始体位：仰卧于治疗床的中间，肘关节屈曲，前臂置于旋前和旋后的中间位。

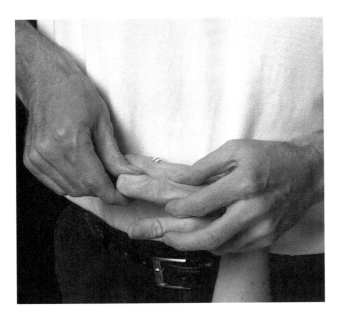

图 6.51 掌指关节和指骨间关节的内旋

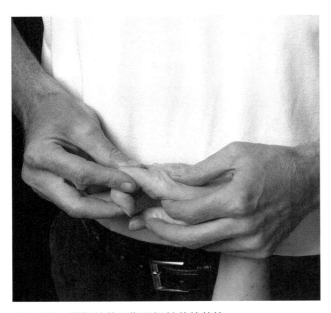

图 6.52 掌指关节和指骨间关节的外旋

- 治疗师起始体位：站在患者的肘关节水平，面向患者的身体。

力的定位（治疗师手的位置）

内旋

- 左手稳定住患者的第二掌骨，拇指在掌骨的后面，其余手指在掌骨的前面。

- 右手握住患者微微屈曲的示指（掌指关节屈曲 10°，近端指骨间关节屈曲 80°）。（掌指关节在微微屈曲的位置，也就是屈曲和伸展的中间位时，将会获得最大范围的内旋和外旋。当然在治疗中屈曲或伸展的角度取决于疼痛和僵硬的情况。）

- 右手拇指的指尖放在近端指骨间关节的尺侧。

- 右手示指和中指的指尖放在患者中节指骨和远节指骨的桡侧。

外旋

- 左手从患者手的后表面握住患者的手。

- 左手的手指绕着患者手的外侧缘穿过。

- 左手示指穿过第一掌骨间隙到达患者手的掌侧。

- 其余手指握住患者鱼际。

- 右手握住患者屈曲的示指。

- 右手拇指的指尖放在近端指骨间关节的桡侧。

- 右手示指指尖放在患者远端指骨间关节的尺侧。

治疗师力的应用（方法）

内旋

- 松动完全由治疗师的右手产生，同时左手固定患者的手。

- 治疗师将患者远节指骨绕着治疗师的拇指指尖进行旋转，使患者近节指骨内旋。

外旋

- 治疗师左手和前臂产生活动，同时右手固定住患者的手。

力的应用的变化

- 旋转松动可以伴随挤压或牵伸，或任何位置的屈曲、伸展、外展和内收等。

使用

- 手指僵硬。

- 关节炎造成的轻度压迫症状。

掌指关节和指骨间关节的纵向尾向运动（牵伸）和头向运动（挤压）（以下描述为 MCP 关节）（图 6.53 和 6.54）

- *操作指南*：近节指骨相对于相近掌骨的纵向尾向运动（牵伸）和头向运动（挤压），或指骨间关节的纵向尾向运动（牵伸）和头向运动（挤压）。

- 符号：MCP，IP ◄─►，＞─●─＜

- 患者起始体位：仰卧于治疗床的中间，肘关节屈曲 90°，前臂置于旋前和旋后的中间位。

- 治疗师起始体位：站于患者的肘关节水平，面向患者的身体。

力的定位（治疗师手的位置）（松动示指的运动）

纵向尾向运动

- 左手绕着桡侧缘紧紧抓住患者的右手。

- 右手握住患者的示指。

- 左手示指和拇指弯曲握住患者的第二掌骨。

- 左手示指的近端指骨间关节紧贴患者第二掌骨远端的前面。

- 左手拇指紧贴患者第二掌骨骨干的后面。

- 右手用同样的方式握住患者的示指，如完全弯曲的示指紧贴患者近节指骨的前面，拇指握住同一指骨的骨干。

- 患者的掌指关节摆在中间位，允许最大范围的尾向运动。

纵向头向运动

- 纵向头向运动，采取同样的施力定位方式，除了用手指和手掌固定住患者示指的全部，保持示指指骨间关节微微弯曲。

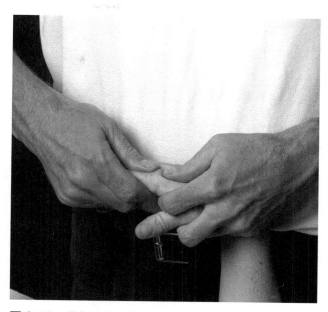

图 6.53　掌指关节和指骨间关节的纵向尾向运动（牵伸）

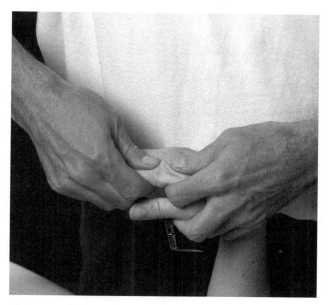

图 6.54　掌指关节和指骨间关节的纵向头向运动（挤压）

治疗师力的应用（方法）

纵向尾向运动

- 运动由治疗师将两手拉开而产生，在掌指关节微微弯曲的情形下，产生牵伸。

- 治疗师的示指紧紧贴在患者掌骨、指骨的前面，以保障轻微的掌指关节屈曲。

纵向头向运动

- 运动由治疗师将两手相互挤压产生，使掌骨和指骨保持得很紧。

力的应用的变化

- 活动可以单独执行，也可以伴随屈曲、伸展、外展和内收、前后向和后前向以及旋转等。

使用

- 手指僵硬。
- 伴有剧烈疼痛的关节表面障碍（牵引）。
- 症状轻微的关节表面障碍（挤压）。

掌指关节和指骨间关节的后前向和前后向运动（以下描述为MCP关节）（图6.55和6.56）

- *操作指南*：近节指骨相对于相近掌骨的前后向和后前向运动，或指骨间关节的前后向和后前向运动
- 符号：MCP，IP ⬇，⬆
- 患者起始体位：仰卧于治疗床的中间，肘关节屈曲90°，前臂置于旋前和旋后的中间位。
- 治疗师起始体位：站于患者身边，处于前臂水平，面向患者的身体。

力的定位（治疗师手的位置）（松动示指）

- 左手紧握患者的第二掌骨，示指屈曲放在前面，拇指在后面。
- 左手拇指与关节近端的后表面接触。
- 治疗师近端指骨间关节与关节近端的前表面接触。
- 右手握住患者示指的近节指骨。
- 右手的手指环绕过指骨的前表面。
- 右手拇指指尖贴紧近节指骨的后方。

治疗师力的应用（方法）

- 后前向——力量是直接通过治疗师右侧拇指向着患者靠近掌指关节的近节指骨后表面施加，并非拇指的屈肌产生这个运动。
- 前后向——力量是通过治疗师示指的指骨间关节向着患者近节指骨的前面施加。

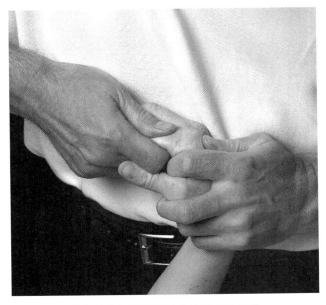

图 6.55 掌指关节和指骨间关节的后向前运动

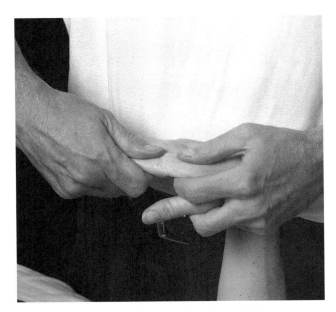

图 6.56 掌指关节和指骨间关节的前向后运动

力的应用的变化

- 活动也可以在关节面被牵拉或挤压的情况下进行。
- 运动可以斜向不同的方向。
- 通常会结合屈曲、伸展、外展、内收或内旋的运动。

使用

- 手指僵硬（生理运动僵硬受限）。
- 临床群1，疼痛剧烈的关节。

掌指关节和指骨间关节的总体屈曲、伸展和环转

- *操作指南*：掌指关节和指骨间关节的总体屈曲、伸展及环转运动。

- 符号：MCP, IP F, E, circumduction（general）

- 患者起始体位：仰卧于治疗床的中间，肘关节屈曲90°，前臂置于旋前和旋后的中间位。

- 治疗师起始体位：站于患者的身边，处于前臂水平，面向患者的身体。

力的定位（治疗师手的位置）

- 左手从尺侧绕过患者的右手背侧抓握。

- 左右四指在患者手的掌侧抓握住第一掌骨间隙。

- 治疗师右手的鱼际和拇指绕着患者手的背侧抓握。

- 右手从桡侧握住患者的四指，治疗师的四指在患者手的掌侧，鱼际在背侧。

治疗师力的应用（方法）

掌骨紧紧固定时，可以做下面的整体活动。

- 掌指关节屈曲伴随指骨间关节伸展。

- 掌指关节伸展伴随指骨间关节屈曲。

- 掌指关节环转。

使用

- 手部整体松动活动的 II 级手法。

- 患者治疗时的酸胀。

- 骨关节炎或风湿性关节炎引起的关节整体僵硬和疼痛。

- 制动后僵硬的松动（如科利斯骨折）。

拇指的运动（第一腕掌关节）（图 6.57~6.59）

- *操作指南*：尽管拇指的运动平面与其余四指不同，但拇指的松动与其余四指相同。对指松动是拇指的额外活动，由屈曲、外展和旋转的活动组合而成。

- 符号：1st CMC joint F，E，Ad，Ab

- 患者起始体位：仰卧于治疗床的中间，肘关节屈曲90°。

- 治疗师起始体位：站于患者的身边，处于肘关节水平，面向患者的身体。

力的定位（治疗师手的位置）

屈曲

- 左手稳定住患者的手腕，拇指位于患者手背侧，其余四指位于前表面。

- 左手示指绕到大多角骨的掌面，当拇指屈

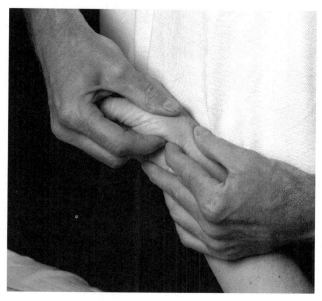

图 6.57　第一腕掌关节屈曲

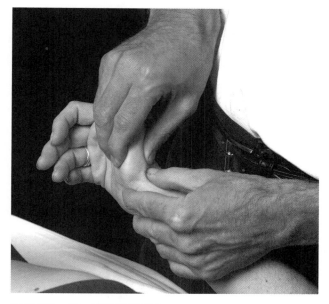

图 6.58　第一腕掌关节屈曲

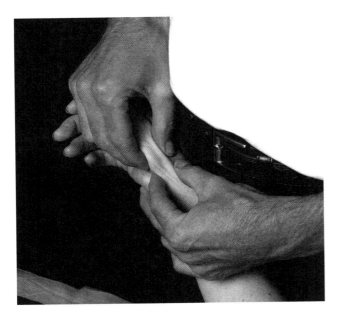

图6.59 腕掌关节的后前向运动

曲时起稳定作用，且不阻碍掌骨的运动。

- 右手的拇指和示指抓住患者的拇指，治疗师的拇指位于患者第一掌骨的背面，示指位于第一掌骨的掌面。

伸展

- 和屈曲松动时同样的定位，只不过此时治疗师左手拇指的指尖是紧贴着患者的大多角骨和小多角骨的背面。

内收、外展、对掌

- 和前面一样，一侧手在患者腕关节处稳定大多角骨和小多角骨，另一侧手产生所需要的第一掌骨的活动。

纵向头向运动（挤压）

- 力的定位与之前描述的示指的纵向头向松动一样。

旋转

- 力的定位与之前描述的示指的旋转松动一样。

后前向运动（包括前后向、横向内侧和外侧松动）

- 右手抓握患者拇指。
- 左手在桡侧缘握住患者的手腕。
- 两侧拇指放置：①紧贴患者第一掌骨的背面，靠近腕掌关节；②紧贴大多角骨；③在关节线位置。

治疗师力的应用（方法）

- 屈曲：屈曲活动由治疗师的右手产生，左手稳定住关节的近端。
- 伸展：伸展活动主要由治疗师在患者第一掌骨前面的接触产生，患者第一掌骨绕着治疗师右手拇指做旋转活动，治疗师左手稳定住患者掌指关节的近端。
- 内收、外展、对掌：治疗师的左手示指和拇指稳定住患者大多角骨和小多角骨，右手的拇指和示指移动患者第一掌骨，使其产生合适的运动。值得注意的是，这包含作为振荡运动部分的内旋关节松动。
- 纵向头向运动和旋转：施力的方式和之前描述的示指的此类活动一致。
- 后前向运动（前后向、横向内侧和外侧运动）：后前向运动是由治疗师的拇指或示指针对掌骨施加相对的压力产生的。施加的压力是由治疗师的手臂发出，并不是拇指本身。

力的应用的变化

- 上面所描述的松动，都可以组合进行使用，取决于疼痛和僵硬出现的活动方向。

使用

- 拇指通常会有骨关节炎，故当症状轻微时，上述包括挤压的松动都会比较有效。
- 关节过度使用、创伤或骨折后引起的疼痛和僵硬。

专栏6.10概括了慢性轻微手腕症状出现时所需要的检查范围。

专栏6.11展示了证明手腕没有受到影响所需要的一些筛查测试。

专栏6.12展示了如何针对拇指的慢性轻微症状进行检查。

专栏6.10

慢性轻微手腕症状
- 仰卧：屈曲和伸展
- 旋转和旋后（通过掌骨）
- 尺偏和桡偏
- 前后向和后前向活动
- 水平伸展和水平屈曲
- 纵向尾向和头向运动

专栏6.11

证明手腕没有受到影响
- 屈曲和伸展（手指到腕关节）
- 旋前和旋后
- 腕关节尺偏和桡偏
- ◄───► 纵向尾向和头向运动

专栏6.12

拇指慢性轻微症状
- 旋转拇指，屈曲和伸展实际上不受影响，伸展伴随后前向或前后向运动，旋转伴随挤压

筛查测试

通常在第一次治疗后进行筛查。每一种新的治疗方法都可以对一个新的结构进行筛查，可以单独对这一结构进行评估。

需筛查的结构如下。

- 颈椎：主动屈曲、伸展、左右旋转，下颈椎象限测试和被动椎间关节附属运动。
- 肩关节：主动屈曲、外展，手放于背后（HBB），水平屈曲，90° 外展位被动内旋，盂肱关节象限测试和锁定位测试。
- 肘关节：主动屈曲、伸展、旋前、旋后，以及被动屈曲内收和屈曲外展，伸展内收和伸展外展，90° 位伴随关节挤压的旋前和旋后。
- 胸椎：咳嗽，主动伸展、左右旋转，被动椎间关节附属运动。

- 第 1 肋：颈椎伸展、侧屈和被动附属运动。筛查测试还包括每次筛选后的重新评估。

手和腕关节治疗小结

对于治疗，特异的功能分析和治疗师的创新能力相对各种不同的生物力学原则更加有意义。

上面所描述的技术都有着可以被组合、改编和自由修改的弹性空间。因此，在对 50 岁患有第二腕掌关节关节炎的女患者的治疗中，发现旋转和前后向等重要的附属运动有障碍，如果只是单独做一种治疗，可能是无效的。有效治疗应完全消除症状，减少捻发音。这需要用到旋转和前后向的松动术，首先结合牵伸，然后挤压并结合全范围生理活动，随后进行施力方式和各个角度的变换（例如，旋转和前后向活动在伸展或外展Ⅳ－级、挤压Ⅳ级的情况下进行）。在本例中，成功治疗的关键是对松动方式的组合和从功能角度进行逐级实施，以确保腕关节最终获得完全无痛苦的运动能力。

有时微小的运动系统障碍会伴有很大的社会心理因素，会导致手法治疗的效果变弱，甚至限制其效果。有一位患者，是一位 40 岁的手法治疗师，拇长屈肌的力量和运动控制障碍，没有疼痛，没有其他的活动受限。这使他已经无法继续工作，因为他不能使用拇指来施展附属运动操作技术。他被推荐给精神科专家，因为他的医师认为他是在试图进行欺诈性的保险索赔。医学影像和徒手检查并没有显示出他有什么问题。但一位神经学家发现他有着牧师特纳综合征（Parsonage–Turner syndrome）的一种表现——先天性或病毒性的臂丛神经肌萎缩神经痛。在这个案例中，受影响的肌肉只有拇长屈肌，其会变弱且萎缩，需要一年半的时间可以完全解决问题。

在这种比较罕见的病例中（发生率约 1.5/10000，Beghi et al. 1985），手法治疗显得比较无力。在几乎所有其他的周围神经病变中，手法治疗都会显示

具有疗效。此外，手法治疗成功的潜力来自结合以下不同的可能。

- 神经张力高的体位下，做神经卡压同侧的附属运动。
- 功能体位做神经滑动。
- 特定上肢神经张力检查体位的颈椎滑动。
- 坍塌体位的胸椎松动。

管理

除了上面描述的松动技术之外，与 95% 的被动松动技术相对应的手法操作术，可以用于关节活动范围仍然受限或卡顿的情况。手部主要的手法操作术有以下几种：

- 牵伸操作术（Thrust）（V级）：掌指关节（图6.53）、腕掌关节（图6.44B）、桡舟关节、桡月关节、桡骨三角骨关节（图6.42）。
- 后前向操作术（Thrust）（V级）：掌指关节（图6.55）、手舟骨、月骨、三角骨、头状骨（图6.27或6.39强调的是各腕骨之间的松动）。

- 横向操作术：第一腕掌关节（图6.58）。

操作术包含在关节解剖极限范围内的高速、低振幅手法。与松动术相比是速度的差别，而不是力量的差别。掌指关节需要大约 8.3kg 的分离力量来产生"空穴现象"的声音（Roston & Wheeler-Haines 1947）。

稳定在创伤后病变或功能性不稳时可能需要。通过教育患者如何进行运动，活动长且浅层的肌肉（如长屈肌、伸肌等）以强化短且深层的肌肉。松动手指时，增加负荷以稳定腕骨和掌骨于中立位，然后在有症状的位置增加其功能性。最开始，可以使用支具或贴扎来进行稳定。

对于真正的肌腱病，加上渐进性的离心负荷，结合电疗或冰敷进行运动，有时很有用。

此外，如果疼痛的"输入"机制仍占优势，可能通过把手越过中线进行交叉以调节这个"输入"的强度（手臂交叉的止痛效应）（Gallace et al. 2011）。

个案研究6.1

障碍的种类

I女士，56岁，当被询问到"你现在感觉到的主要问题是什么"时，得到的回答是"我现在仍然不能完全地使用我的手，我跌倒时压到了它，它现在仍然疼痛"。

这个病例分析突出了手和腕功能障碍的主要临床特征，通过细致地体格检查来识别运动损害的模型，以及在康复进程中使用松动术或操作术的背景。

症状区域

图6.60应用手部体图来详细展现患者手和腕疼痛的确切位置及传导模式。使用较大的体图也可以让治疗师推测症状的来源是否与解剖结构有关。

症状表现

I女士最担心的是在必需的日常生活活动中，如抓门把手、推开门等动作，不能合适的使用自己的手。作为一名家庭主妇，即使在晾衣绳上晾衣服时也会有很大的困难。I女士感觉无法忍受，她不能完成家务活动，且在努力尝试完成这些家务活动后的数小时后，仍会有很严重的疼痛。

然而，她很欣慰她还能够正常使用手指，白天经历的大部分症状发生在她试着使用手掌时。她的睡眠不会因为疼痛受到干扰。

这提示问题所在是在腕骨、腕掌关节或桡尺关节，因为手指功能正常。抓握和非抓握功能都受损很严重。该病变看上去有一定程度的激惹性。

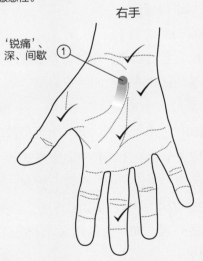

图6.60 右手：症状区域

个案研究6.1（续）

现病史和既往史

现病史

症状开始于接受物理治疗咨询之前6周。她当时在购物，被一块翘起的路砖绊倒了。她摔倒时手臂伸开着地，路过的人帮她打电话叫了救护车，然后她被送到了当地的急诊室。

X线检查显示没有发生科利斯骨折，但影像学医师怀疑有舟骨骨折。手腕使用石膏固定了10天，然后复查。复查时没有发现舟骨骨折。在拆除石膏后，I女士马上就又感觉到了腕关节疼痛，且在后续的1周中逐渐地或当她尝试使用手和腕时疼痛变得更加严重。因此，急诊室医师决定重新进行石膏固定，且持续3周。I女士觉得有石膏固定手腕时感觉很舒适。当移除石膏时，手腕的疼痛是尚可以忍受的，但是当她试着使用手时，疼痛变得无法忍受。

既往史

I女士不记得过去腕关节上出现过问题，但"颈椎病"有几次发作过。现在还存在一些普通的僵硬问题。

特殊问题

I女士表示整体健康状况一向良好，近期无明显体重下降。她吃过镇痛药，但帮助不大，腕关节仍然还是很痛。据她所知，没有骨质疏松的家族史，医师也没有建议她进行骨骼扫描。

总的来说，从病史上看，她存在腕关节和腕骨的局部软组织损伤或骨骼损伤。可能存在与颈部功能障碍相关的机制。这提示着可能需要进一步确认。

体格检查

整体和局部的观察

从整体观察，比较明确的是I女士不是很情愿使用她的右手全部功能，从她脱外套的动作中就可以看到。

从局部观察，腕骨和腕关节周围存在明显的肿胀，但没有其他异常的特征。

功能演示

I女士演示了尝试抓住门把手开门的动作，因为腕关节的严重疼痛导致她不能完成这个动作。针对她这个功能动作进行分析，显示腕关节的伸展和前臂或腕关节的旋后动作是主要的动作成分。

当腕关节处于中立位时，I女士可以进行强力的抓握且无痛，这提示了问题在腕关节或腕骨，而不是手指。

简短评估

因疼痛，主动腕关节伸展活动受限于40°，主动腕关节屈曲受限于70°。前臂和腕关节在旋后85°时产生疼痛。

这清晰地反映了腕关节的疼痛主要是在伸展和旋后动作时重现。

筛查评估

对I女士颈椎、肩关节和肘关节进行了筛查。肘关节没有发现任何损害。肩关节在象限测试时感到不适和僵硬。颈椎在向右旋转、右侧侧屈和伸展时有僵硬。

考虑到患者跌倒时手臂伸开的损伤性质，以及肩和颈部障碍对恢复的潜在影响，因此将这些区域作为康复部分进行治疗是非常必要的。然而，由于这些治疗是与腕和手的治疗相结合的，在此例中未介绍这些治疗。颈部、肩部和手部被分别单独治疗。

被动活动

手腕整体伸展到40°时，I女士再现了疼痛。对腕关节伸展进行了进一步鉴别，显示桡腕关节的单独伸展可以再现疼痛，而腕中关节和腕掌关节的伸展疼痛相对较轻。前臂和手旋后到85°时再现了同样的腕关节疼痛。

进一步的鉴别显示出，当桡腕关节和近端桡尺关节在疼痛位置更加（更少）旋后时，桡腕关节活动的疼痛比桡尺关节更重（或更轻）。

从这个过程得出的结论是，疼痛似乎与施加于桡腕关节的机械应力有关，很可能是腕骨近排骨骼受影响。

腕关节其他的整体活动相对无痛。对腕骨间关节活动进一步的探究显示，在关节活动范围初始，当舟骨相对于月骨前后向活动时产生了同样的腕关节疼痛。

于是，指定的关节松动技术就是Ⅱ级的腕骨间关节松动术，舟骨相对于月骨的前后向松动，目的是减少活动时的疼痛，增加无痛范围的腕关节伸展和旋后。此外，补充并加强了一套家庭训练方案以使患者重获手和腕关节的全部功能。

（张小波　译）

参考文献

Beghi E, Kurland LT, Mulder DW, Nicolosi SO: A brachial plexus neuropathy in the population of Rochester, Minnesota, 1970–1981, *Ann Neurol* 18(3):320, 1985.

Butler DS: *Mobilisation of the Nervous System*, Edinburgh, 1991, Churchill Livingstone.

Corrigan B, Maitland GD: *Practical Orthopaedic Medicine*, London, 1983, Butterworths.

Gallace A, Torta DME, Moseley GL, Ianetti GD: The analgesic effect of crossing the arms, *Pain* 152:1418–1423, 2011.

Gifford LS: Pain, the tissues and the nervous system, *Physiotherapy* 84(1):27–36, 1998.

Hofer A: *Das Affolter-Modell*, München, 2009, Richard Pflaum Verlag.

Hoppenfeld S: *Physical Examination of the Spine and Extremities*, New York, 1976, Appleton Century Crofts.

Jeangros P: *T4-Syndrom. in: Klinische Muster in der manuellen*

Therapie, New York, 2011, Georg Thieme Verlag, Stuttgart, pp 354-369.

Kapandji IA: The physiology of the joints: annotated diagrams of the mechanics of the human joints. In The Upper Limb, vol 1, ed 5, Edinburgh, 1982, Churchill Livingstone.

Kesson M, Atkins E: *Orthopaedic Medicine: A Practical Approach*, Oxford, 1998, Butterworth-Heinemann.

Maitland GD: *Neuro/musculoskeletal Examination and Recording Guide*, ed 5, Adelaide, 1992, Lauderdale Press.

Maitland GD, Hengeveld E, Banks K, English K, editors: *Maitland's Vertebral Manipulation*, ed 6, Oxford, 2001, Butterworth-Heinemann.

Moseley L, Zalucki NM, Wiech K: Tactile discrimination, but not tactile stimulation alone, reduces chronic limb pain, *Pain* 137:600–608, 2008.

Mumenthaler M: *Neurologie 5*, Aufl. Stuttgart, 1979, Georg Thieme Verlag.

Narakas AO: The role of thoracic outlet syndrome in the double crush syndrome, *Annals of Hand Surgery* 9(5):209–214, 1990.

Putz R, Pabst R, editors: *Sobotta Atlas of Human Anatomy*, ed 14, 2006, Elsevier Urban & Fisher Publishers.

Roston JB, Wheeler-Haines R: Cracking in the metacarpophalangeal joint, *Journal of Anatomy* 81:165, 1947.

Upton ARM, McComas AJ: Double Crush in Nerve-Entrapment Syndromes, *Lancet* ii:359–362, 1973.

WHO: *International Classification of Functioning Disability and Health*, Geneva, 2001, World Health Organization.

Williams PL, Warwick R, editors: *Gray's Anatomy*, ed 36, Philadelphia, 1973, WB Saunders, pp 802–1216.

髋关节障碍的管理

7

Di Addison

 关键词

临床骨科疾病和相关研究；关节内疾病；关节周围疾病；单因素临床骨科疾病；多因素动作障碍；功能性疾病

引言

　　髋关节区域的症状可能由多个结构、多种功能性因素导致。单独的疼痛可能起自不同的结构，而相关的功能性因素（例如，错误的动作模式）可能会进一步影响形态、加重症状或转为慢性疾病。病理生理学过程也同样能导致或者影响症状。因此，帮助患者解决问题的最佳处理方式是，区分出所有致病因素并且根据各自的重要性"对症下药"。Maitland 概念中的临床推理过程为处理一系列复杂问题提供了临床工具。

髋关节疾病的构成

结构来源

　　能引起髋关节区域疼痛的近端及远端结构已经列在表 7.1 中。为了区分不同的结构来源，需要具备临床模式、鉴别测试、筛查过程等相关知识。

表7.1　髋关节疾病的构成：症状结构

结构	近端来源	远端来源
关节	髋关节，包括关节盂唇及韧带撕裂	腰椎 骶髂关节 耻骨联合 尾骨关节
肌肉，肌腱	臀肌 梨状肌 孖肌 髂肌和腰肌 阔筋膜张肌 股直肌 缝匠肌、内收肌 盆底肌	远端肌肉的触发点： 腰方肌 腹外斜肌 腰髂肋肌 阔筋膜张肌 梨状肌 臀肌
筋膜，滑囊	髂胫束 大转子滑囊 髂腹股沟滑囊 坐骨滑囊 耻骨滑囊	腹部筋膜（运动员腹股沟疝）
神经结构	髂腹股沟神经（L1） 生殖股神经（L12） 股外侧皮神经（L23） 股神经（L2~L4） 闭孔神经（L2~L4） 坐骨神经（L4~S1） 臀上神经（L4~S1）	腰丛／腰骶丛 脊神经／腹支（L1~S3） 交感神经（神经干和神经节）
内脏	动脉（如股动脉） 淋巴管	主动脉和髂动脉（动脉瘤） 深静脉血栓形成 腹部和腹膜后病变（疝气）

功能性因素（影响因素）

这些因素可分为运动障碍和运动过量两类。

1. 运动障碍：根据 Sahrmann（2002），错误姿势和动作模式障碍不仅仅是疼痛和病理状况的结果，也可能是造成这些损伤的原因。如果仅仅治疗症状产生的部位（例如，通过被动运动），而功能障碍或者说"制造病因的因素"（Maitland 1991）会被忽略，症状还是会再次出现。事实上，像关节轻微失稳或撞击的情况，根据症状的变化轻轻地做关节松动，可以在某种程度上暂时减轻疼痛。如果对疼痛部位采用较重的关节松动手法，则有可能突然加重症状。这也是为什么临床上要先明确功能性因素的原因。表 7.2 列举了一系列因功能性因素导致的疾病。

2. 过度负荷或过度使用：其本身可能随着时间导致退行性改变或压力性骨折。如果同时存在错误排列那么即便是正常的压力也可能使髋关节的某一个部位、周围的神经或肌筋膜结构承受过度负荷。重体力劳动的人群（如家具搬运工）或技术较差、训练不够充分的运动人群（如在坚硬的路面上跑步）可能会让他们的髋关节承受过度负荷。同样的，有报告指出像感觉异常性股痛这样的神经受阻症状也存在过度负荷的作用因素：肥胖、穿过紧的牛仔裤，以及过宽的皮带都会导致神经压迫（Butler 1991）。

病理生理性疾病

一系列病理生理性疾病同样会造成髋关节的活动障碍（表 7.3）。这些疾病整理如下。

- 躯体性疾病伴自发产生的急性症状。这种情况下医疗处理是非常重要的。
- 发育障碍和结构障碍：先天性发育不良和股骨头骨骺骨软骨病（Perthes 病）都有可能影响结构形态的改变和股骨髋臼撞击征的发展（Fraitzl et al. 2007, Rab 1999, Friend & Kelly 2009, Li & Ganz 2003），并与接下来发展成退行性骨关节炎密切相关（Ganz et al. 2003,

Beck et al. 2005, Bardakos & Villar 2009）。由于存在结构性改变，首选的治疗方式为手术治疗。
- 外伤性损伤时软组织修复的时间将会影响治疗量和治疗进展。

利用 Maitland 理论的原则，治疗师能够决定先解决问题的哪些方面，并指示应该结合哪些治疗方式。

理论应用

结构性和功能性疾病的整合

为了选择初步治疗措施，可参考作者提出的模型（图 7.1）。主要的功能障碍已在该模式中列出。它们均通过测试受累关节在产生症状的活动方向上的活动量得出。例如，髋关节或某个与髋关节活动相关的基本结构，会在坐、下蹲或爬楼梯时出现症状。这些前屈活动包括单纯的髋屈动作的活动量，都会参照标准的关节活动范围进行，来确定相应活动范围的活动量是否存在过度或受限。

1. +运动功能障碍表明产生症状的运动过度了或失去控制了。这种功能障碍还可以进一步被划分为过度的生理运动（成角运动）和过度的附属运动（滑动运动）。

- +生理运动功能障碍。这里的生理运动由于不受控制，使得终末端活动范围增大（过于灵活）。过度的生理运动能逐渐被观察到。如果同一个运动链的相邻关节也过于灵活，由于力会沿着运动链均匀分布，髋关节可能不会表现出相应症状。然而，如果邻近的腰椎关节、骶髂关节和膝关节比较僵硬，那么运动中重复性的弯腰动作或用力的髋部前屈动作可能会导致髋部损伤，如撞击到包括关节盂唇在内的髋部前面的软组织。根据

表7.2 髋关节疾病的构成：功能性因素

功能性因素	疾病
过度运动功能障碍	全身肌肉失衡
功能性前侧或前内侧髋关节撞击	由于缺少拮抗肌群［例如，深层臀大肌或后侧臀中肌（稳定肌群）］提供的减速力量，导致髋关节过度前屈或前屈/内收时引发的髋部疼痛（芭蕾和武术中的高抬腿）
功能性后侧髋关节撞击	由于髋关节过度后伸/外展/外旋动作撞击到后侧盂唇和后侧其他软组织导致的臀部疼痛。表层臀大肌（主动肌）被过度激活；髂肌和内收短肌（稳定肌群）被抑制
髂胫束炎和（或）转子滑囊炎（髋前屈时引发症状）	浅层臀大肌或其筋膜（髋外侧）有不适感或拉扯痛/灼烧痛，伴随髋前屈受限或前屈时伴随髋关节内收运动。浅层臀大肌被过度激活或存在短缩。坐在狭小空间时由于患者不能使腰椎前屈（缺少膝部空间）或不能使髋部外展，将不可避免地拉伸此肌肉。滑雪时的急转弯或患侧卧时（软组织受到挤压）或非患侧卧时（肌肉被拉伸）都可能激惹该症状
髂胫束炎和（或）转子滑囊炎（髋后伸时引发症状）	重复性的髋后伸/旋转动作如慢跑引发的髋外侧疼痛。这是由过度激活阔筋膜张肌（主动肌）把髂胫束向前拉而导致与转子产生摩擦。后侧臀中肌（稳定肌）受到抑制。患侧或非患侧卧位都有可能激惹该症状
股外侧皮神经和腹股沟神经阻滞	持续的髋关节过度前屈导致的大腿外侧或腹股沟疼痛，尤其是肥胖人群或骨盆较宽的人群，可能导致神经挤压和激惹
运动员髋	疼痛可能广泛分布于耻骨联合、髋部、大腿内侧和骶髂关节，或局限于耻骨联合单侧的镰形区域。通常是由于腹直肌下方镰形区域的筋膜不完整导致的骨盆稳定功能障碍。用力转身动作、骤停骤起的活动及用力的仰卧起坐动作可能引发疼痛
坐骨滑囊炎/股二头肌肌腱病，滑囊炎，肌肉撕裂（尤其是内收肌群、腰肌和股二头肌及其相关滑囊）	受累部位局部疼痛，通常伴有骨盆稳定功能障碍，并在用力骤停骤起的活动中，髋部肌群试图通过过度激活来稳定骨盆
受限性功能障碍	
退行性骨关节炎	因承重（关节面挤压）和终末端活动范围的运动（关节囊紧张）引起的髋部疼痛或广泛性疼痛。因此，受限可能出现在深坐位、二郎腿坐姿及上、下车时。特别是，相比单方向运动，多维度的运动更容易受限
关节内过度滑动（轻度关节失稳）	局部肌肉失衡
	以腰肌、孖肌和闭孔肌为一个整体的紧张活动受到抑制
前向滑动功能障碍	通常为非特异性的疼痛，有时因广泛性的滑膜炎或拉伸/撞击到前方结构而产生髋部锐痛。如果股骨头保持在较前方的位置，伴随髋前屈运动的正常后向滑动便不能进行，否则会发生关节卡锁。开链髋前屈运动（如爬楼梯）可能导致关节盂唇、关节软骨及其他软组织受激惹，包括髂腰肌肌腱病。腰肌受抑制（局部稳定肌群，负责拉紧关节囊从而防止它被撞击）是该功能障碍的一个特征。在开链或闭链的髋后伸运动中，髋关节前方结构同样会受到压力。患者可能还会避免站立时伴随髋外旋的身体动作
后向滑动功能障碍	由于髋关节内过度后向滑动引起的臀部疼痛。由于反应抑制和恐惧（害怕髋关节后方半脱位），髋关节前屈或前屈/内收运动可能受到限制。患者可能会避免坐或下蹲，或干脆把受累的髋关节后伸在座位外侧，只用一侧臀部坐。站立或仰卧时，患者通常会把受累侧下肢摆在轻微髋后伸加外旋的位置上。这种情况的发生通常与外伤有关，如仪表盘损伤［开车时急刹车或受到前方冲击，身体由于惯性使膝关节撞到仪表盘导致髋关节后向脱位］或跳远时落在坚硬的地面上
外侧滑动功能障碍	广泛性疼痛或髋部外侧疼痛，通常发生在单腿站立时伴髋内收（髋上倾）或对侧卧时。缺少以腰肌、孖肌和闭孔肌为一个整体的紧张活动。该情况可能合并有髋关节结构发育异常

表7.3　髋关节疾病的构成：病理生理过程

躯体性疾病	脓毒性关节炎 风湿性关节炎 急性骨质疏松症 变形性骨炎 骨坏死 青少年慢性多发关节炎 强直性脊柱炎 克罗恩病
发育性疾病和 结构障碍	Perthes 病（股骨头骨骺骨软骨病） 先天性发育不良 股骨头骨骺滑脱 结构性股骨髋臼撞击征 结构性后侧撞击征 注意：结构性股骨髋臼撞击征是由髋臼或股骨颈上的骨性外生骨赘导致的（分别称为钳夹型撞击和凸轮型撞击）。这种情况的腹股沟疼痛由受限的髋前屈运动引发，如深坐位、坐位时身体向前倾、弯腰和下蹲。被动或用力地髋前屈会导致髋部疼痛（Macfarlane & Haddad, 2010） 注意：结构性后侧撞击征。这种情况的腹股沟疼痛由前方盂唇和关节软骨被撞击而产生的过度髋后伸、外展、外旋运动引发。这是由于后方凸轮型撞击的存在，股骨头利用杠杆作用向前移动产生的。也可存在髋骨后侧疼痛
血管性疾病	股骨头坏死
外伤性损伤	股骨头、股骨颈、髋臼和盂唇骨折 半脱位 脱位 撞伤 股疝或腹股沟疝

Martin 等人（2006），在关节镜下发现 90% 的机械性髋关节疼痛个案存在关节盂唇撕裂——但并不是单独存在。有不少作者认为关节盂唇损伤与关节囊松弛有关（Schenker et al. 2005, Martin et al. 2006），因此他们认为改善终末端活动的运动控制有助于减轻症状并减少复发。其他与过度生理性活动有关的功能障碍已经在表 7.2 中列出。

- + 附属运动功能障碍。这里由于滑动运动不受控制，导致旋转运动的中心改变，无法固

定在某一点。这同样也会影响生理运动，可能出现无法连贯地完成全关节范围的运动控制，例如，如果患者试图单腿站立，并使髋关节处于自然生理性位置（自然前屈/后伸，外展/内收，内旋/外旋），髋关节会出现"突然卡顿"或"齿轮样颤动"而无法保持稳定。这些关节可能不一定表现出终末端活动范围的增大，但由于缺失了可滑动的中立位（三维滑动运动的中间位置），导致"中立位区间"增加（Panjabi 1992）。这可以算是"稳定性功能障碍"。除此之外，过度的滑动运动可能与在正常生理方向增加的终末端活动范围有关。髋关节做前屈运动时会伴随一定程度的后向滑动。如果滑动运动过多，那么髋关节前屈运动很有可能也是过度的。事实上，髋关节实际产生的成角运动可能受到限制，但受损的滑动会产生一个类似铰链的间隙运动以及看上去增加了活动范围的前屈运动。再者，这种情况可能引出保护性反应，导致在受影响的活动方向上关节活动范围减少。然而，这两种情况下，增加的剪切力对软骨是有损害的，同样也会刺激到滑膜，这些都会导致关节积液，随着时间推移还会发展成骨关节炎。这些关节就被分类为"不稳定关节"。

2. – 由保护性反应引起的活动功能障碍。根据 Maitland 概念的定义，被归纳进这个种类的情况必须是"可激惹的"。这种情况下，在单个或多个方向上的保护性反应是十分必要的。不管是由于急性创伤、关节活动过度，还是错误使用导致的，在这个阶段，矫正有明显症状的运动可能是有害的。一旦激惹因素得到控制，该功能障碍可能要被重新归类到其他分类。

3. – 由受限引起的运动功能障碍。该功能障碍可以进一步被划分为受限的生理运动（或成角运动）或受限的附属运动（或滑动）。

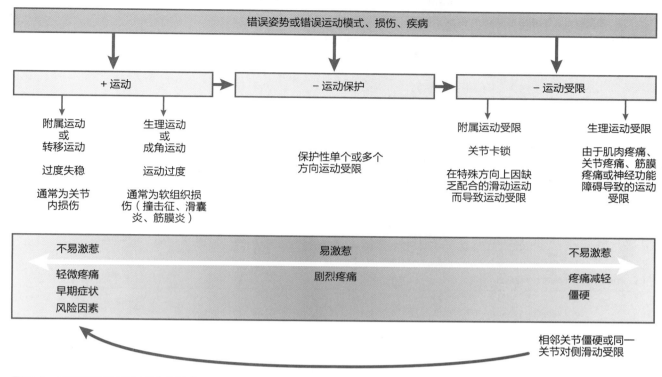

图 7.1　结构性和功能性疾病的整合

- – 生理运动功能障碍。如果某个关节活动范围失用，那么随着时间的推移，就会产生适应性关节活动受限。失用现象可能由习惯性运动模式或保护性反应导致。习惯性运动模式可能由邻近的非症状关节的活动受限导致（见图 7.1 的箭头所指）。对于病理性疾病的个案（如强直性脊柱炎），保护性反应的产生是恰当的，并且不可避免地产生一些活动受限。在其他个案中，受限的运动模式可能继续存在，因为即使疾病已经不再受到激惹，患者可能还是无法使用全关节活动范围。

- – 附属运动功能障碍——关节卡锁。如果滑动（如前向滑动）在关节某个方向上产生过多，随着时间推移可能导致关节对侧方向上的活动受限（后向滑动）（见图 7.1 中的曲线）。由于髋关节前屈伴随着股骨头后向滑动，如果滑动过度最终可导致前屈动作会受到限制。患者通常描述为在活动终末端出现爆破感。

肌群分类及相关肌群失衡

肌群分类

根据肌肉系统的生物力学特征，很大程度上肌肉通常被分类成局部稳定肌群、主要稳定肌群和主动肌群（见表 7.4 和专栏 7.1）。腰部和髋部肌群的分类见专栏 7.2。

肌肉失衡及相关功能障碍

肌肉失衡及相关功能障碍已在图 7.2 中列出。根据该图，可做出如下假设。由于髋关节的过度滑动（不管生理运动是过度灵活还是受限）导致的疼痛可以通过改善局部稳定肌群的募集来进行治疗。在某个关节的特异性生理运动中，主要稳定肌群的有效工作显得尤为重要。如果由于髋关节主要稳定肌群受到抑制，跨越多关节的主动肌群占优势，使髋关节产生过度生理运动，那么髋关节相对于同一运动链上的邻近上、下关节，将会产生运动过度。因此，过度灵活性问题需要主要稳定肌群的募集/短缩，以及主动肌群的抑制/拉长。

表7.4　主要稳定肌群和主动肌群的生物力学特征

主要稳定肌群	主动肌群
单关节	跨越双关节或多关节
深层	表层
肌肉收缩产生关节挤压	肌肉收缩产生特定方向的运动
肌肉长度：长	肌肉长度：长
最适于关节挤压的力矢量和力臂（对肌肉量或肌肉力量的需求很小）	最适于产生大范围运动，速度，加速度和关节分离的力矢量和力臂（对肌肉量或肌肉力量的需求大）
肌纤维分布较宽，并呈斜向走行（减震）	肌纤维呈直线走行（肌肉力量最大化）
控制旋转——尤其是减速时	产生强有力的前屈／后伸动作（主要在矢状面排列）
控制某个特殊周围关节的生理运动（负责特异性运动）或控制一个椎节的曲度	沿着运动链产生运动，因此某种程度上是非特异性的运动
（Comerford & Mottram 2001）	

专栏7.1

局部稳定肌群的生物力学特征

- 单关节（阶段）
- 深层肌群——通常与关节囊相连接
- 肌肉长度：很短（Mcgill & Norman 1993, McGill 1991）
- 收缩方向：肌纤维走向和关节初始运动方向并不一致
  - 收缩很少
- 杠杆作用较少：用来控制挤压和平移
  - 基本不需要大的肌肉量
- 持续工作——与动作方向无关

（改编自Richardson et al. 1995）

专栏7.2

腰部和髋部肌群分类

主要稳定肌群

腹内斜肌和腹外斜肌
多裂肌（表层纤维）
竖脊肌
腰方肌（外侧纤维）
髂肌
内收短肌
耻骨肌
大收肌
臀中肌和臀小肌
臀大肌（深层纤维）
股四头肌

主动肌群

腹直肌
最长肌
髂肋肌
腰方肌（内侧纤维）
阔筋膜张肌
股直肌
缝匠肌
股薄肌
梨状肌
臀中肌（表层纤维）
腘绳肌群

局部稳定肌群

腹横肌
多裂肌（深层纤维）
横突间肌
棘间肌
回旋肌
腰肌
闭孔内肌和闭孔外肌
上孖肌和下孖肌

［改编自Bergmark（1989），Sahrmann（2002），Richardson et al.（1995），Comerford & Mottram（2001）.］

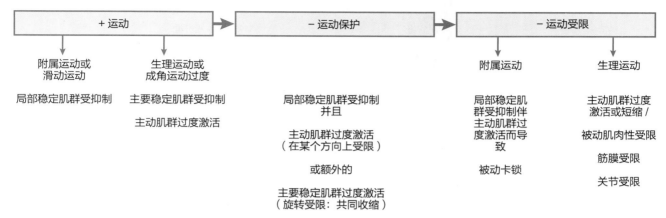

图 7.2　肌肉失平衡及相关功能障碍

局部稳定肌群可能会被激惹性疾病抑制（见下文"运动控制"）。这种情况下，关节囊会扩张以适应过度的关节内肿胀。大肌肉群的共同收缩或保护能够确保关节暂时不受损伤。然而，这会导致关节几乎接收不到本体感觉输入，使得募集局部稳定肌群更加困难，尤其是当疼痛和肿胀逐渐消除后，关节囊却维持在之前的扩张状态。

与此同时，如果这种策略持续的时间长于必要的适应性改变所需的时间，可能会导致肌肉、关节囊和筋膜短缩（反应性短缩及被动性短缩），从而导致生理运动受限。

在关节某个方向上的过度滑动运动会随着时间推移最终固定在某个特定的方向上。如果局部组织（神经和血管）能够适应新的位置，那么在这个方向上的过度滑动则不会再产生症状。受限的滑动可能会引起相应症状：耦合的生理运动若出现卡锁，可能导致关节僵硬或在活动终末端出现"爆破"症状。

运动控制

为了获得充分的运动控制，应该要募集恰当的肌纤维类型。人类所有的肌肉都含有快肌纤维和慢肌纤维。这两者的特征已在图 7.3 中列出。

在较低强度活动（活动需要近 25% 的最大自主收缩）中选择性地募集慢肌纤维对维持稳定很有必要。高强度活动中需要最大限度地募集慢肌纤维和快肌纤维。绝大多数日常生活活动只需要募集慢肌纤维。如果单独募集快肌纤维，不论是低强度还是高强度活动都会感到很费力。

某些人的慢肌纤维含量水平较低，这可能是由久坐不动的生活方式导致的：本体感觉输入（可随着运动尤其是与地心引力的对抗而增强）可帮助募集慢肌纤维。这种不正常的现象经常发生于主要稳定肌群。之后主动肌群便试图作为最后一道防线提供稳定。然而，由于主动肌群的力臂不足以利用十分低效的快肌纤维的募集，使得这道防线变得非常的不堪一击。

病理状态的存在同样会抑制局部稳定肌群中慢肌纤维的激活，并对收缩时间进行干扰。现已证明疼痛和肿胀会延迟肌纤维的活动（Stokes & Young 1984）。

由此可以推论治疗效果：如果低强度的活动能产生症状，那么慢肌纤维将被募集，此时力量训练可能会变得不太适合。而能诱发症状的高强度活动则会募集快肌纤维和慢肌纤维，如力量训练。

治疗原则

关于治疗技术的选择和进展的详细信息见第 1 章。

图 7.4 总结的建议整合了功能性因素。

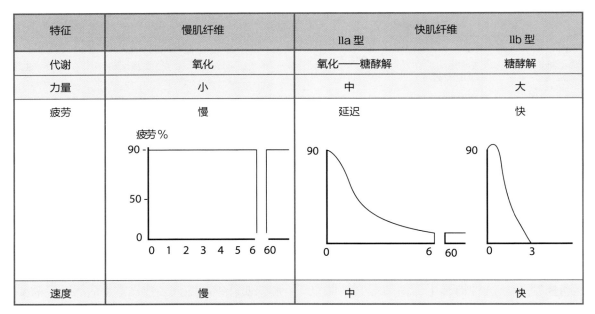

特征	慢肌纤维	快肌纤维	
		IIa 型	IIb 型
代谢	氧化	氧化——糖酵解	糖酵解
力量	小	中	大
疲劳	慢	延迟	快
速度	慢	中	快

图 7.3 肌纤维特征

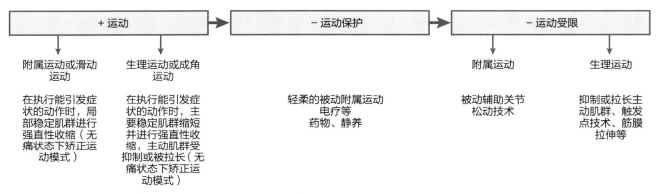

图 7.4 整合治疗原则（经允许改编自 Addison 2002）

- 如果症状是易激惹的或较为严重的，并且有疼痛产生，那么轻柔地被动附属运动关节松动（尤其是牵伸和旋转技术）可以用来缓解疼痛，并帮助消除肿胀。保护性形态改变可能暂时是有利的。药物和静养——包括步行辅具的使用可能还是有必要的。

- 如果症状不易激惹或并不严重，下面的指导方针可能对确定治疗方案有所帮助。

  ◆ 主动稳定性训练可作为在能引发症状的运动方向上的过度生理运动（过度灵活）的治疗方案（如针对特殊的关节盂唇损伤或运动员腹股沟病，需加强对外旋活动终末端运动的控制）。如果疼痛在低强度活动中发生，通过强直性募集和短缩主要稳定肌群，以及抑制主动肌群的过度激活来纠正运动模式，可以帮助实现无痛的运动模式。例如，髋关节过度外旋，募集臀中肌前束和臀小肌，缩短内收肌群，同时抑制梨状肌和表层臀大肌，可以实现无痛运动模式。

- 如果髋关节由于邻近关节的限制而代偿性活动过度，可针对这些邻近关节采用某一程度的关节松动进行处理（例如，在打高尔夫时，过度的髋关节外旋可代偿腰椎或膝关节旋转受限）。

- 由过度滑动运动（轻微的不稳定）造成的

在引发症状的运动方向上的功能障碍，无痛状态下收缩这部分的稳定肌群，同时维持正常会出现疼痛的体位，并作出疼痛的活动，可以帮助限制过度的滑动运动。同样的，往对侧方向实施被动附属运动关节松动至疼痛出现，或能帮助改善同侧方向的活动受限。

◆ 由耦合的滑动运动受限引起的生理运动受限，可选择使用被动附属运动关节松动进行治疗。因为滑动运动和生理运动是互为耦合关系（Matles 1975, Simoneau G, Hoenig K Lepley J et al. 1998 cited in Sims 2003），对于利用后前向滑动之类的附属运动进行关节松动操作可以重新实现后伸运动。Sims（2003）指出，骨关节炎"向外向上"迁移的症状表现可能存在纵轴末端的运动的缺失，而向内迁移的症状表现则存在外侧滑动运动的缺失。

◆ 结合肌肉的拉伸、触发点技术或肌筋膜技术等，可以帮助缓解生理运动受限。

在由于压力而产生相应症状的活动受限关节，某种程度上应该把挤压结合到治疗过程中去。Maitland（1991）建议，关节松动术配合关节挤压可以刺激滑液流动并改善软骨营养，这对骨关节炎早期是非常重要的。股骨头前方周围是软骨损伤的好发区（Bullough et al. 1973 cited in Sims 2003）。Sims（2003）认为，这个部位在髋关节内旋和内收运动时会产生碰撞，这也许可以用来解释髋关节前屈/内收技术的效果。

某些症状产生的部位若是与神经功能障碍相关，那么把相应的神经技术结合到治疗中去也是可行的（例如，俯卧位屈膝股神经测试）。

有证据支持的实践

在转诊给物理治疗师的患者当中，患有骨关节炎的患者是最为常见的。表 7.5 列举了有证据支持的治疗建议。

在软组织损伤的情况下（包括关节盂唇损伤），越来越多的人开始关注神经肌肉训练的效果，而不是拉伸训练和力量训练。比如由用力地髋关节外旋运动导致的关节盂唇撕裂，尤其是在高尔夫、足球和舞蹈这些活动中。根据 Martin 等人（2006），通过关节镜下检查，尽管不是单独发生，但机械性髋部疼痛患者中，已经发现有 90% 的案例存在关节盂唇撕裂。

很多作者将关节盂唇损伤和关节囊松弛互相联系起来（Schenker et al. 2005, Martin et al. 2006），主张改善关节终末端活动的控制将有助于减轻疼痛，减少复发。有不少个案研究（已在表 7.6 中列出）支持神经肌肉训练和动作再教育（尤其是相应主要稳定肌群的激活）对活动过度功能障碍的治疗效果。

主观检查

在主观检查中，"寻找合适的特点"（Maitland 1991）是十分重要的：一个合理的假设要建立在从体格检查中搜集到的信息碎片，并试图通过体格检查得到确认。

主要问题（第一问）

站在患者的角度理解主要问题，可以有效地引导评估和治疗的重点。基本上，可以把疾病种类做如下分类。

1. 患者可能主要表现为明显的"疼痛"，从而限制日常生活活动。这可以指示该疾病的严重程度和激惹程度。然而，持久的疼痛可能与持续存在的功能障碍有关——有限的失能伴随明显的疼痛报告，表明限制全功能恢复的为心理-社会风险因素。类似的，低疼痛报告却可能与相当大的失能有关。实际上，当患者学会通过限制活动而与疼痛共

表7.5　有证据支持的骨关节炎临床干预

干预措施	结果	评价	参考
髋部力量训练	对缓解疼痛、改善功能有显著作用	对9个研究进行荟萃分析	Hernandez-Molina et al. 2008
髋部力量训练	对缓解疼痛有长期作用，自评和他评表明生理功能改善	系统综述：中等质量的证据支持；结果适用于髋部和膝部的骨关节炎	Pisters et al. 2007
手法治疗、力量训练和松动训练	缓解疼痛，增加被动关节活动范围，具有临床性意义的功能改善	7例病例分析	MacDonald et al. 2006
运动训练 vs 传统治疗	经 Harris 髋关节疼痛量表评估，站起－行走测试以及步行测试检查发现临床效果甚微	中等质量的随机对照测试	Tak et al. 2005
被动关节松动与运动训练相结合 vs 单独运动训练	在缓解疼痛，改善功能方面，手法治疗结合运动训练（灵活性训练、力量训练和有氧训练）有更好的疗效	中等质量的随机对照测试，但退出率较高	Hoeksma et al. 2004
运动训练 vs 标准化医疗宣教	在缓解疼痛、改善功能方面，运动训练（灵活性训练、力量训练和有氧训练）效果更好	中等质量的随机对照测试	van Baar et al. 1998
水疗和标准化医疗宣教	水疗能在初期降低 WOMAC 疼痛评分，并在12周内提升 WOMAC 生理功能评分；但12个月时的效果甚微，18个月后几乎没有作用	高质量的单盲随机对照测试；结果适用于髋部和膝部的骨关节炎	Cochrane et al. 2005
水疗 vs 等待对照组	水疗能在6周降低动作的视觉模拟评分和 WOMAC 疼痛评分，以及改善僵硬和生理功能，并保持至12周	中等质量的单盲随机对照测试；结果适用于髋部和膝部的骨关节炎	Hinman et al. 2007
水疗 vs 太极拳 vs 等待对照组	水疗和太极拳能提高 WOMAC 功能评分；单独进行水疗能降低 WOMAC 疼痛评分	中等质量的临床随机对照测试；结果适用于髋部和膝部的骨关节炎	Fransen et al. 2007
对侧手拄拐杖	缓解髋部疼痛，改善功能	随机对照测试	Neumann 1989

WOMAC（Western Ontario and McMaster Universities Arthritis Index），西安大略和麦克马斯特大学骨关节炎指数
[Royal Australian College of General Practitioners（2009），Cibulka（2009），Zhang et al.（2008）]

存时，可能会低估了激惹因素。这些患者可能在走路、园艺劳动或开车时感到疼痛或不适，但如果他们长时间进行该活动，可能会产生急性恶化。

2. 有一小部分患者会报告由于疼痛而导致关节活动范围受限，从而影响日常生活活动。Soames（2003）列出了下列特殊活动所需的髋关节活动范围。

在水平面步行：前屈30°，后伸10°，外展5°，内收5°，内旋5°，外旋5°。

- 上楼梯：前屈65°，后伸5°。
- 下楼梯：前屈65°，后伸5°。
- 坐：前屈90°。
- 系鞋带：50°。

Magee（2008）给出了不同的测量结果。这可能是由于多因素导致的，例如台阶的高度和椅子的高度，以及周围关节允许的代偿程度。例如，Soames（2003）称系鞋带需要髋关节前屈50°，但是 Magee 却称是120°。我们可以认为 Soames 的患者的邻近关节产生了更大的代偿。然而，增加的负荷可能会令邻近关节受到损伤。事实上，如果关节活动功能进一步受损的话，整个下肢的运动系统都会面临出现相应症状的风险。

权宜之计是把重点放在对患者最为重要的问题上：在评估运动的时候，难免会发现很多与目前问题无关的功能障碍。

然而，一个经过简化而有效的训练计划可以纠正相关的功能障碍。例如，如果主要问题是坐和下蹲，那么就要详细评估因疼痛受限的前屈动作或带

表7.6　有证据支持的对于活动过度综合征的临床干预

疾病	治疗	研究设计	结果/评价	参考
梨状肌综合征	髋关节力量训练和动作再教育	个案研究	无痛 下肢功能量表问卷评分从 65/80 提升至 80/80 台阶测试的运动轨迹有所改善	Tonley et al. 2010
腘绳肌损伤	臀大肌力量训练和神经肌肉训练	个案研究	消除运动相关的肌肉抽搐 髋关节后伸肌群力量增强 摆动相末期的腘绳肌激活减少	Wagner et al. 2010
腘绳肌损伤	渐进性敏捷性训练和躯体稳定性训练（神经肌肉控制训练）vs 渐进性力量训练和拉伸训练	对两组康复计划进行前瞻性随机对照试验	在恢复运动后第 1 年内，渐进性敏捷性训练和躯体稳定性训练比单独进行腘绳肌的力量训练和拉伸训练能更为有效地预防损伤的再次发生	Sherry & Best 2004
运动员腹股沟损伤	内收肌和腹肌的力量训练 vs 被动的局部应用	高质量的随机对照试验	7 个月时： 主动组：79% 回归运动，并无残留症状 被动组：14%	Holmich et al. 1999
运动员腹股沟损伤	压力型短裤	回顾性对照研究	客观疼痛评分增高；功能表现无改善	McKim and Taunton 2001
运动员腹股沟损伤	结合被动关节松动和主动训练	病例分析，无对照组	即时治疗后：77% 回归运动且无症状 长期效应：中高度的复发风险	Jansen et al. 2008
运动员腹股沟损伤	内收肌和腹肌的力量训练 vs 对照组	高质量的随机对照试验	有短期正面效应 无明显长期效应	Ekstrand & Ringborg 2001
耻骨炎	局部被动治疗（电刺激、超声波、冷疗）和渐进性物理负荷	低质量的案例分析	10 周后无明显症状	Rodriguez et al. 2001
运动员腹股沟损伤	休息、躯体稳定训练和分级回归运动	病例分析	5 个月时：63% 回归运动（41% 无症状） 2 年时：74% 无变化	Verrall et al. 2007

有疼痛的不受控制的活动过度（尤其是同一个运动链涉及其他关节时）。髋关节前屈时产生的附属运动的质量可能也是相关联的。因此，治疗目标就是利用某些特定的被动运动技术、动作训练等方式，矫正在坐下或下蹲时产生的受限的或过度的前屈运动模式。

症状区域（身体图示）

典型的疼痛模式以及相关的髋关节功能障碍已在图 7.5 中表明。"C 指征"——用拇指和其他手指围成 C 形卡在髋关节上以指出疼痛的区域，可以用来提示关节内病变，如关节炎、软骨和盂唇损伤、圆韧带坏死等（Magee 2008）。尤其是，由于退行性关节炎导致的疼痛，通常是深处的钝痛，并且经常会弥漫性地放射到大腿前侧和（或）膝关节（Wroblewski 1978, Poppert & Kullig 2011）。前上方关节盂唇损伤产生的疼痛通常会限制在腹股沟处，并且在支撑体重时出现突发性的刺痛（Liebold et al. 2010）。如果存在放射性的刺痛或灼烧痛，则要考虑神经压迫，虽然筋膜炎症（髂胫束炎）也可能产生灼烧痛或"麻木感"，但却不存在真正的麻木。伴随疼痛的关节弹响和力量减退也需引起注意。

重要的是，其他来源，如骶髂关节、腰椎、神经运动系统，有时胸椎也会有疼痛传导到相同或相似的身体部位。臀部疼痛伴随或不伴随大腿后侧的传导痛是 L4 神经根损伤或椎间盘损伤的典型症

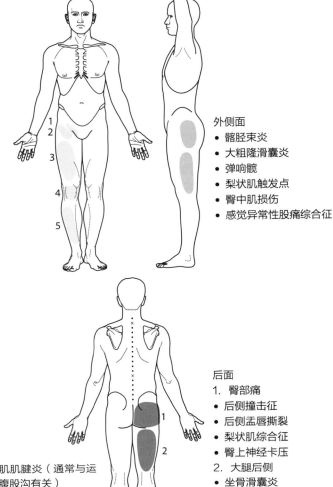

前面
1. **运动员腹股沟**
* 腹部筋膜和耻骨联合损伤
2. **腹股沟痛**
* 盂唇撕裂
* 前上方软骨损伤，游离体
* 撞击征（结构性/功能性）
* 圆韧带坏死
* 弹响髋（腰肌腱、盂唇弹响）
* 神经压迫（髂腹股沟神经等）
3. **大腿前方**
* 关节内损伤、股神经损伤
4. **膝关节**
* 髋关节内损伤，常为慢性
5. **小腿**
* 急性严重髋关节内结构损伤
* 神经损伤

外侧面
* 髂胫束炎
* 大粗隆滑囊炎
* 弹响髋
* 梨状肌触发点
* 臀中肌损伤
* 感觉异常性股痛综合征

内侧面
* 内收肌肌腱炎（通常与运动员腹股沟有关）
* 耻神经压迫（大腿至膝关节内侧）
* 股神经压迫（内侧大腿远端向小腿和足部放射）

后面
1. **臀部痛**
* 后侧撞击征
* 后侧盂唇撕裂
* 梨状肌综合征
* 臀上神经卡压
2. **大腿后侧**
* 坐骨滑囊炎
* 腘绳肌肌腱炎
* 弹响髋：
半腱肌肌腱与坐骨结节产生摩擦

图 7.5　与髋关节运动功能障碍相关的症状区域

状。而且，直接接触患者的物理治疗师应该考虑内脏或血管来源的症状，这就需要其他医疗人员的介入。

症状表现

这里可以通过疾病的激惹性、临床模式和检查搜集信息，提供再评估的参考因素。

与临床模式有关的因素如下。

1. 疾病

* 根据 Maitland 等人（2001）的观点，如果

症状表现较为持续，局限于关节深处，更多的是使日常生活受限，并需要时不时地改变休息位，则可能要考虑关节内疾病伴一定程度的炎症。系统性炎症，如风湿性关节炎，可能更容易产生偶然自发的晨起痛和长达 1 小时以上的僵硬症状。特点是同时发生的多关节受累。

2. 结构

* 盂唇撕裂：这通常在用力地旋转髋关节时发生，并可能伴随腹股沟的咔啦声。

* 肌腱病和肌肉损伤：患者可以明确指出疼

痛部位，并且通过拉伸或收缩肌肉，或骤停骤跑动作重现症状（Agre 1985）。

- ◆ 髋关节的关节面：在负重状态下可重现症状，尤其是在站立位。关节面的突然负荷，如当从持续坐姿状态下站起时，可能产生疼痛（Arnold et al. 1972）。
- ◆ 关节囊过紧：终末端活动可能刺激症状产生。
- ◆ 筋膜：被拉张时，可能会产生灼烧感或刺痛感。
- ◆ 神经压迫（如感觉异常性股痛综合征）：典型症状是夜间灼烧痛。

3. 运动功能障碍

- ◆ 产生症状的活动，以及随后对运动方向、症状类型和区域的分析（图 7.5）可以帮助明确该功能障碍。

这也帮助治疗师把仔细评估和后期治疗的重点放在运动方向上。特定方向的激惹运动及其典型运动功能障碍已在表 7.7 中列出。

明确缓解因素与明确激惹因素一样很有必要：

目前为止患者学会了用什么方法或本能地做了什么以缓解疼痛？例如，患者可能会抓住大腿，摇晃或者摩擦，这可能提示髋部被运动功能障碍限制了活动。如果患者凭直觉抓着背部或坐着时把身体重量转移到另一侧臀部，则可能存在腰椎或骶髂关节运动功能障碍。

病史

病史可以为判断创伤部位、损伤机制提供重要的信息。

- 在确诊为后向滑动功能障碍之前（表 7.7），询问病史，通常有仪表盘损伤或类似的损伤导致的髋关节半脱位。
- 摔倒时若大转子外侧着地，根据受力大小可能导致外侧软组织损伤、内侧关节软骨损伤（Magee 2008）或骨折。尤其是在老年患者中，还要考虑骨质疏松症。而肌肉、肌腱损伤则通常由创伤直接导致（Agre 1985）。

如果不存在明显创伤，则应考虑如下情况。

表7.7 特定方向的激惹运动及其典型运动功能障碍	
动作	**功能障碍**
前屈和前屈 / 内收	
例如，深坐位、交叉腿坐、坐位体前屈、坐姿站起、弯腰，下蹲、上下出租车、滑雪、高抬腿	前内侧撞击征 结构性股骨髋臼撞击征（钳夹型或凸轮型） 前向滑动功能障碍 后向滑动功能障碍 退行性骨关节炎 髂胫束炎和（或）大粗隆滑囊炎（前屈位） 股外侧皮神经和腹股沟神经压迫
后伸和后伸 / 外旋及负重	
例如，久站、步行、越野行走、慢跑、快跑、高抬腿时单腿负重、高尔夫挥杆及其他站立位的变向运动	髂胫束炎和（或）大粗隆滑囊炎（后伸位） 功能性后方撞击征 结构性后方撞击征 前向滑动功能障碍 退行性骨关节炎
侧卧	
例如，下方关节受到挤压，上方关节内收 / 内旋被拉伸	大粗隆滑囊炎 / 髂胫束炎 侧方滑动功能障碍

- 内源性的症状发展，可能与重复性的关节活动终末端负荷有关。这种情况在足球、武术、芭蕾和高尔夫等运动和活动中最为典型。

- 由单腿的旋转动作引发的急性症状，指示关节盂唇撕裂（Sims 1999）或局部肌肉韧带损伤。例如，腘绳肌损伤通常发生在快速有力的由向心收缩转变为离心收缩时（Verrall et al. 2001），大约占34%（Croisier 2004）。

- 过度使用和错误使用可能导致症状随着时间呈渐进性发展，而并不会对日常生活活动造成初步干扰。在进行园艺工作时过度前屈髋关节（折叠刀姿势），而不是将一部分前屈分担到膝关节和腰椎，会给髋关节造成压力。

- 步行时对髋关节的控制太差也是一个例子（Gunn 1980, Weinstein 1992）。为了代偿邻近关节的僵硬或疼痛而使髋关节产生过度活动的话，随着时间推移，症状会由最初的腰椎或膝关节向髋关节转移。因此，尽快纠正代偿与控制疼痛及损伤程度一样，显得尤为重要。

而且，腰椎、骨盆或髋部原发的单成分运动障碍，可能随着时间推移发展成多成分运动障碍（Ekberg et al. 1988）。例如，骨盆带的不良运动控制，随着时间推移，会在骶髂关节和耻骨联合产生症状，并刺激薄弱的腹部筋膜和引发内收肌肌腱炎（Holmich 1990）。同样的，产生的并发症可能导致骨盆肌群损伤和整个髋关节及骨盆区域的不对称性改变，这会导致长期的不良症状（Hungerford et al. 2004）。在前三次体格检查时这些因素都需要考虑到。

在既往史中，可能已诊断出发育障碍。髋关节发育异常（尤其是女性）在之后可能发展成为股骨髋臼关节钳夹型撞击征，而Perthes病（股骨头骨骺骨软骨病）或股骨头骨骺脱离（通常为男性）则会发展成股骨髋臼关节凸轮型撞击征（Ganz et al. 2003）。这些结构性撞击征可能一开始会表现为间歇性的腹股沟疼痛，并会随着关节活动或持续久坐而加剧（Leunig & Ganz 2005）。

特殊问题和医学检查问题

- 除了依据惯例采集的关于患者的整体健康状况、体重减轻、影像学检查、服用药物等信息之外，还需要特别关注泌尿生殖系统和消化系统的功能检查（Boissonnault 1995, Goodman & Snyder 2000）。

- 尤其是那些看起来与运动功能没有直接关系的病症，更要考虑这些检查方面。

体格检查

专栏7.3提供了髋关节及相关结构的检查程序概述。以下是一些测试程序的详细信息。

视诊

体格检查通常从前方、两侧、后方开始进行整体观察。

- 姿势
- 肌肉轮廓——提示可视的肌肉萎缩，尤其是臀部肌群、股四头肌、腹肌。
- 局部皮肤和软组织可能存在肿胀、增厚或变色。
- 结构改变。

见专栏7.4的排列检查。对于理想排列目前仍存在相当大的争议（Klein-Vogelbach 1983, Kendall & McCreary 1993, Sahrmann 2002, Magee 2008）。而且必须有参照物。这应该得到充分理解，并且需要考虑到相关症状的鉴别诊断。

纠正姿势性错误排列要先确定是否存在下列

专栏7.3

髋关节体格检查

观察

- 存在的疼痛

功能性测试

- 包括区分运动成分

简评
主动运动

- 步态分析
- 站姿
  - 负重：前屈、后伸、外展、内收、内旋、外旋
  - 摆动动作：前屈，后伸，外展，内收，内旋，外旋
  - 躯干动作：评估运动链的相对灵活性
- 上下台阶测试
  - 上下楼梯
  - 下蹲
- 坐姿
  - 屈曲膝关节靠近胸口
  - 屈曲膝关节靠近对侧肩膀（前屈/内收）
  - 弯腰靠近足
  - 内旋、外旋
- 俯卧位和仰卧位（包括过度受压）
  - 仰卧位：在屈髋90°时做前屈、内旋和外旋、外展、内收
  - 俯卧位：后伸、内旋、外旋

肌肉测试

- 等长肌力测试
- 肌肉长度测试（主要稳定肌群和主动肌）

检查其他"计划内"的情况

- 腰椎
- 骶髂关节激惹测试
- 胸椎

- 如适用，则进行神经动力学测试（或后期做被动测试）

触诊

- 关节周围肌群的止点有触痛
- 神经（例如，位于腹股沟韧带的股外侧皮神经）
- 滑囊

被动运动

如适用，包括后续的再评估过程。

- 神经动力学测试
  - 直腿抬高试验
  - slump试验
  - 俯卧屈膝试验
  - 侧卧位改良版屈膝试验（侧卧位slump试验），包括改良版股外侧皮神经、闭孔神经试验
- 相关主动测试的动作图解：在屈髋90°时前屈，内旋或外旋、外展、内收
- 生理运动
  - 前屈/内收（如果所有测试均为阴性：加上内旋、外旋；通过股骨干和股骨颈施加压力）
  - 屈髋位：做外展；前屈/外展作为被动环转运动的一部分
- 伸髋位：做外展、内收、内旋或外旋；或结合3个方向（尤其是后伸、内收、内旋）

附属运动

如适用：←→从头向到尾向；不同的髋关节位置↕，↑，
→·→，←·←，⟲，⟳

在适用的部位增加压力（向上、向内）

稳定测试

- 前向、后向、侧向滑动功能障碍

检查病例报告等。

用星号标记出主要发现。

最后向患者解释。

专栏7.4

体格检查：观察姿势

前面观

- 骨盆——无侧移（两足跟的中间点、耻骨联合、肚脐和胸骨应该在同一直线上）。
  - 水平面自然旋转（足趾连线——如果双足是对称的，应该要与髂前上棘连线平行）。这个测量方式可以发现髋部的隐藏旋转
  - 冠状面无前后倾
- 股骨/髋——大腿应该是垂直的（股骨干成斜向，并有

10°的外旋）

- 髌骨/膝关节/胫骨——髌骨应与第二足趾对齐（髌骨应该位于冠状面上）
  - 大腿和小腿的纵轴应该都是垂直排列并相对齐
- 足——第二趾有8~10°的外旋

功能性屈膝：为了更准确地检查下肢排列，可能会要求患者轻轻地屈曲膝关节（图7.6）。这能更容易确定髌骨是否与第二足趾对齐。

专栏7.4（续）

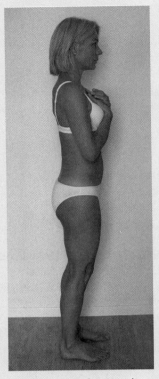

图7.6 姿势（矢状面）

侧面观（两侧）

沿着身体中线、股骨大转子、膝关节中线稍稍前方的位置及外踝的前缘做垂线，与两侧的髂前上棘和耻骨联合构成的平面在同一个平面上。

- 骨盆——髂前上棘和髂后上棘之间的连线是水平的或有5°的前倾：这与自然的腰椎曲度以及髋、膝关节的中立位角度相一致
- 膝——自然伸直
- 足——保持自然纵弓

后面观

- 骨盆——水平面上自然旋转（穿过足跟的垂线要与穿过髂前上棘的垂线平行）
- 膝——膝关节后面的皮肤折痕是水平的（或倾斜不超过10°）。过大的差异提示结构性或功能性的旋转排列不齐
- 足——距下关节在冠状面上处于中立位

（改编自Klein-Vogelbach 1983, Kendall & McCreary 1993, Sahrmann 2002 and Magee 2008.）

情况。

- 存在保护性反应（表现为症状加剧）
- 错误排列导致症状（纠正后症状减轻）
- 错误排列仅与疾病本身有关（症状无改变）

如果因为关节僵硬而难以实现姿势纠正，那么在僵硬持续存在的部位会出现关节受限或结构性功能障碍。

如果怀疑存在结构性功能障碍，可能需要特殊检查或影像学检查。可参考表7.8的特殊结构性功能障碍的相关标志。

功能性示范测试

- 存在疼痛——在实施任何可引发症状的检查之前，需要确定疼痛是否存在，以及疼痛的程度。
- 功能性示范——嘱患者示范一个能引发主要

疼痛的动作。该动作可用星号标记。采用辨别性措施，在某些部位施加更多压力或移除某个部位单个运动成分，有助于辨别某个运动成分可能是造成主要症状的原因。这是Maitland概念的必要准则。

- 有疼痛症状的弹响髋患者如果不能明确指出症状的来源，那么治疗师可以嘱患者做出激惹性动作，并逐步触诊腰椎、骶髂关节、大转子外侧、腹股沟及坐骨结节等部位，从而明确弹响的部位和症状来源。
- 要明确测试是否能够区别疼痛的部位（症状来源）和导致症状的功能障碍。
  - 在伴有疼痛的深坐位，如果将患者的骨盆后倾能减轻疼痛的话，则说明可能的疼痛来源是髋关节而不是腰椎。
  - 在台阶向下跨步测试中，如果在足跟内侧或纵弓处放一个楔形垫片可以缓解髋部症

表7.8　特殊结构性功能障碍的相关标志

标志	相关的结构性功能障碍
明显的髋内旋，通常伴随膝外旋和足趾向外	股骨前倾
明显的髋外旋伴随足趾向外	股骨后倾
髋内收时大转子明显突出	内翻
大转子突出不明显，大腿垂直位	外翻
髋关节前屈或前屈位内旋受限	股骨髋臼关节撞击（钳子 / 凸齿）
"弓形腿"——膝关节或胫骨形态改变	股骨内翻和胫骨内翻
"膝外翻"畸形： 1. 如果髋关节表现为内旋并且纠正后能使足旋前变为中立位，那么可能存在功能性形态改变 2. 如果纠正髋内旋，使得足部从明显的旋前位变为内翻，并且胫骨从斜位变为竖直位，那么可能存在距下关节外翻受限或前足旋前受限 3. 如果无法纠正膝关节或髋关节，那么很有可能存在膝或髋关节的结构性功能障碍	股骨内翻
如果足掌朝前，胫骨外旋可能表现为足趾向外或髋关节内旋	胫骨旋转
双足内侧缘对齐，膝关节对准第 2 个足趾，股骨大转子有一侧较高	结构性长短腿

注：这些情况的描述可见 Sahrmann（2002）

状的话，则提示距下关节或前足存在功能障碍，而这很可能是导致髋关节疼痛的因素之一。

- 简评——通过鉴别测试得出的结果，可以帮助判断检查方法是按原定计划进行，还是对检查步骤进行改进。

主动运动

在主动测试期间，会对多种参数进行评估和记录。这些参数如下。

- 活动的意愿和能力。
- 动作质量，包括肌肉募集模式。
- 主动活动范围。
- 任何症状反应。

步态分析

步态分析是有髋、膝或足部症状的患者的基本检查方法。如果偏差与患者症状存在直接关系，则须予以纠正。

从侧面、前方和后方进行观察。经常需要对支撑相和摆动相的不同阶段进行仔细观察（Whittle 1991）：

- 支撑相
  - 足跟触地
  - 全足底着地
  - 支撑相中期
  - 足跟离地
  - 足趾离地（在足跟离地和足趾离地之间的阶段，称为"晚期摇杆"）
- 摆动相
  - 摆动相中期
  - 摆动相末期

根据症状和功能示范测试，可能要求患者以不同的方式行走，如下：

- 前向、侧向、后向行走
- 快速走
- 小步走或大步走
- 双腿交叉走
- 用足尖走或用足跟走
- 用足底的内侧或外侧走
- 使小腿处于内旋或外旋位行走

仔细观察步态的各种影响因素是否存在任何不

对称是至关重要的（Whittle 1991, Rose & Gamble 1994），例如：

- 身体重心的转移
- 骨盆、躯干、足、膝关节和髋关节运动
- 步幅长度和宽度
- 足部位置
- 动作的顺序、步频
- 支撑时间和步幅时间
- 平均步行速度

如果怀疑髋关节存在运动功能异常，需要特别注意以下几个方面。

- 在支撑相——杜兴（Duchenne）征，特伦德伦保堡征，骨盆转移，特别是髋关节旋转、内收和后伸时。根据 Grimaldi 等人（2009），杜兴征是由于臀中肌后束的萎缩和无力而导致的，而特伦德伦堡征提示臀中肌肥大并且被过度拉长。
- 在支撑相末期——髋关节后伸、内收和内旋动作（Klein-Vogelbach 1983）。
- 如果向前行走看起来是正常的，那么嘱患者尝试向后走、大步走或交叉腿走，由于疼痛、僵硬或肌肉损伤引起的步态偏差则会有更详细的指征。

站立位主动测试

如果患者的症状与站立或行走有关，提供关于运动质量和移动能力的信息会比卧位下的测试更具有功能上的作用，这一点很重要。

承重（图 7.7）

物理治疗师引导患者移动站立腿部上方的骨盆，嘱咐患者做髋关节前屈／后伸、内收／外展，以及内旋／外旋动作或组合动作。

这些运动可能会频繁地再现症状或出现受损的运动，如在外旋结合后伸动作时出现不适（通常提示存在过度向前滑动或过度应力进入关节前方结

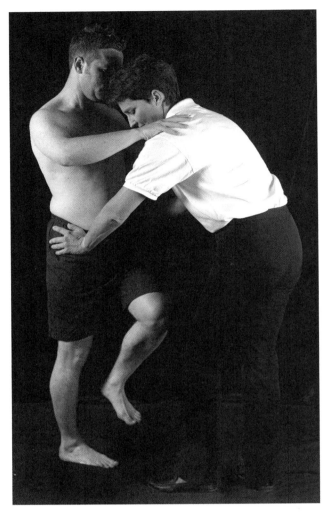

图 7.7 承重情况下的主动运动

构）；内收活动范围的减少；平衡困难；或者在做外展动作时臀中肌和臀小肌的肌肉募集减少。

技术

- 患者起始体位：患侧腿站立，抓住物理治疗师的肩膀以保持平衡。
- 治疗师起始体位：站在患者面前。
- 用力固定：物理治疗师双手握住患者骨盆的左右髂骨。
- 用力方式：治疗师引导患者的骨盆做髋关节前屈／后伸、内收／外展及内旋／外旋。

若该测试采用单腿站立来检查平衡反应，则会更具挑战性。

摇摆动作

类似于负重测试，物理治疗师握住患者的手帮

助其保持平衡。患者的患侧腿做主动摆动动作，即分别做髋关节前屈、后伸、外展、内收、内旋和外旋。对于运动员或舞者，还可以加上高踢腿动作。在过度灵活的活动范围产生疼痛可能表明在摆动相和支撑相分别存在关节囊前方或后方功能性撞击，如果存在活动受限和疼痛，则可能提示存在结构性撞击或由于附属运动受限导致的关节卡锁。这些结论可以给物理治疗师对这些功能障碍进行更详细的测试提供一些说明。

躯干动作：运动链的相对灵活性评估

对躯干和腿部肌肉在躯干前屈、后伸、侧屈和旋转时的募集模式的标准化主动检查，能为后续针对致病因素的治疗提供信息。然而，这些测试在初诊时也并非强制要求。检查运动链中不同结构的相对灵活性（sahrmann 2002）可以提示累及相邻组织的僵硬也需要纳入治疗的考虑范围。在其他主动测试过程中也对肌肉募集模式进行了分析。

下台阶测试（图 7.8）

测试腿在上，从一个小台阶上向下迈步，会立刻引发负重侧的髋关节问题。髋外展肌群无力时，髋部会明显内收、内旋或躯干明显偏向患侧。

上下台阶

评估台阶的高度、距离、运动质量和活动范围。

躯干向前倾斜，腰椎和髋关节过度屈曲时，患者必须用力收缩股四头肌近端将身体重心向上推。这时膝关节屈曲的程度要大于正常范围，髋伸肌群也处于拉长位置去进行收缩。一种更高效的模式是用对侧小腿肌肉做更大程度的后伸。

下台阶

遵循与下台阶测试相同的步骤。

下蹲

患者可以扶住治疗床底座以保持平衡，然后做下蹲动作至出现疼痛或所能达到的最大范围。

仔细观察纠正运动中出现的任何偏差是至关重要的：髋关节外展和外旋通常在避免髋关节撞击时发生；由于需要过度内收，可能导致骨盆在回缩旋

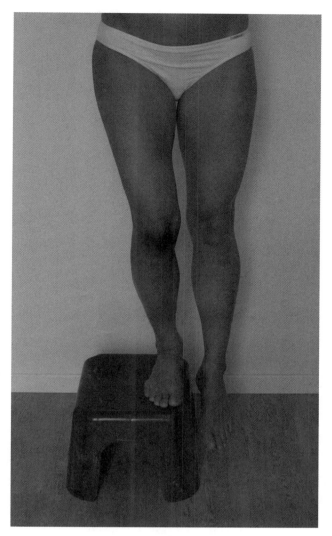

图 7.8 下台阶测试显示过度的髋关节内收、内旋

转时产生疼痛。同时应该注意到患者是否有恐惧心理（例如，后滑功能障碍患者可能会害怕做下蹲动作）。如果将身体重心转移到患侧，此髋关节处于过度的前屈和内收位（功能障碍的原因可能是过度前屈或内收），而典型的保护性反应则是将身体重心移至健侧。

观察患者在动作末尾是稳定在足趾还是足跟。下蹲时足趾承重意味着相比于髋部（前屈方向），膝关节要参与更多，而下蹲时足部放平则意味着髋部和腰椎需要承受相对更多的应力。

进一步检查

进一步检查方式可以用摇摆动作测试。物理治疗师站在患者身后帮助其稳定躯干，引导患者从足

趾到足跟前后摇摆，测试期间扶住患者的膝关节。

还有另一种检查方式，要求患者在下蹲结束时做摆动动作。

坐位主动测试

许多患者在坐位（如穿袜子、下车）时腿的运动有困难。

下面的主动测试可能会激惹症状出现，如髋关节前部撞击征（腹股沟疼痛）或髂胫束炎或髂胫束过紧（转子和大腿外侧痛）等。

- 屈膝靠近胸部
- 屈膝靠近对侧肩部（髋关节前屈/内收）
- 躯干前屈靠近双足
- 大腿内收或外展
- 大腿内旋、外旋

注意：如果患者习惯坐在骨盆后倾位并且无法纠正骨盆位置至中立位，表层臀大肌可能会被过度激活或缩短，关节也可能会受到限制。为了鉴别诊断，可以使患者膝关节稍稍分开多一些，然后再让患者纠正骨盆位置。如果骨盆位置得到纠正，则提示表层臀大肌紧张或过度激活；如果无法纠正，则提示关节僵硬。

仰卧位和俯卧位主动测试，包括加压测试

髋关节的主要生理运动（尤其是在会产生疼痛的方向上的运动）应详细检查。如无症状再现，则在活动末端加压。

知道每一个方向上的关节活动范围的参考标准，将有助于确定该测试动作是否正常，是否存在活动过度或活动受限。然而，文献研究存在较大差异〔美国骨科医师学会（1966）——关节运动（基于四个不同的研究委员会），Kendall and McCreary（1993），Sahrmann（2002），Magee（2008），

Klein-Vogelbach（1983），Hoppenfeld（1976）、Kapandji（1988）〕。导致差异的因素有很多，如下。

- 未能明示测量的活动范围是主动还是被动。
- 起始位置的差异——测量髋屈曲时要求患者把腰椎放平在床上的或嘱患者把手放在腰部下方以保证腰椎前凸，也有部分治疗师嘱患者从休息位开始做屈髋动作。
- 未能明示末端位置是以患者能承受的最大拉伸范围为标准还是以肌肉紧张度为标准（Mens et al. 2006）。

然而，在寻找存在功能障碍的动作时，明确一个表明活动过度或活动受限的标量区间，要比一个单纯理想角度的标量更重要。因此，对于下面描述的每一个主动运动，基于上述作者所描述情况给出了一个标量区间。例如，髋关节屈曲范围为110°~125°。若主动屈曲范围在90°~95°之间，表明存在明显关节活动受限（特别是在加压时存在异常的末端感觉），以及当屈曲范围为140°时，则明显存在活动过度（尤其是如果缺乏在活动末端逐渐降低的阻力感）。屈曲范围在95°~110°之间时则需要更为谨慎的考量。

下面的测试内容描述了详细的检查方法。

仰卧位

- 髋关节前屈。
- 髋关节屈曲90°时内旋和外旋。
- 仰卧位做髋关节外旋。
- 外展。
- 内收。

俯卧位

- 髋关节后伸。
- 髋关节内旋和外旋。

四点跪位

- 髋关节前屈。

坐位

- 髋关节内旋和外旋。

仰卧位主动髋关节屈曲（图 7.9）

- 提示：在髋关节屈曲活动时疼痛。
- 患者起始体位：仰卧位，双手置于腰椎下方（脊柱自然前凸）。
- 测试：患者主动做单侧屈髋屈膝。治疗师观察髋关节外展、内收或旋转是否存在偏差。
- 如果没有动作偏差，屈髋可总结如下。
    - 110°~125°——可接受范围。
    - > 125°——活动过度（深层臀大肌受抑制）
    - < 110°——反应性抑制，可由疼痛导致（如果存在股骨头过度后滑，患者可能出现恐惧反应），也可由表层臀大肌的过度激活或短缩导致。
- 鉴别：患者于髋关节轻度外展位重复该测试（约 5cm 横向偏差）。
    - 如果髋关节可以做进一步屈曲，那么该活动受限是由表层臀大肌短缩引起的。
    - 如果髋关节屈曲依旧受限，那么该活动受限是由于后侧关节囊挛缩或关节卡压引起的。
        a）后向滑动受限（股骨头位置过于靠前）。
        b）侧向滑动受限（股骨头陷入髋臼过深）。

偏差

- 在测试过程中，应纠正其他运动平面上的偏差，以便准确评估髋关节屈曲范围。观察疼痛反应以协助功能障碍确定。
    - 屈髋时自动外展。如果纠正活动范围下降和（或）腹股沟疼痛加剧，说明存在保护性反应，也表明患者有意回避前内侧髋关

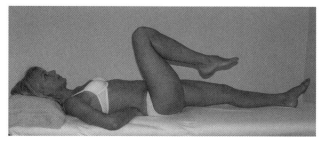

图 7.9　主动髋关节屈曲

节撞击点。如果由于阻力和股骨转子疼痛而无法纠正，可能是由于表层臀大肌过度激活或受限导致的摩擦症状。

- 屈髋时自动内收。如果纠正活动范围增加和（或）腹股沟疼痛缓解，则表明前内侧撞击是由髋屈曲时过度内收引起的。自发的撞击点是不可避免的。这可能是因为运动模式在中枢神经系统中根深蒂固，或者疼痛还可承受或并不严重。这种习惯性的运动模式可以在其他的日常生活活动中有迹可循。这表明臀中肌和股四头肌（稳定肌群）受到抑制，阔筋膜张肌或长内收肌（主动肌群）过度激活或短缩。

附加操作

- 重复上述主动屈髋测试，保持膝后伸位，评估腘绳肌长度和受累神经。
    - 80°~90°——正常肌腱的长度，良好的神经动力学。

四点跪位时髋关节屈曲

- 患者起始体位：四点跪位，腰椎自然前凸，膝关节并拢，双足靠近床沿。
- 测试：患者将身体重心从双手向膝关节转移，大腿向双足的方向摆动，并保持腰椎前凸。当腰椎开始变直，患者停止动作并测量髋关节屈曲角度。
    - 110°~125°——可接受范围。
    - > 125°——活动过度：由于深层臀大肌（稳定肌群）受到抑制或由于肌肉被延长，相比于腰椎，髋关节在前屈方向上有更大的灵活性
    - < 110°——活动受限，由于关节或肌肉僵硬（如浅层臀大肌）。
- 鉴别诊断：膝关节微微分开，两足并拢重复测试。如果现在髋关节有更多的屈曲，那么浅层臀大肌是主要原因（由于髋关节外旋，肌肉的限制得到缓解，而关节位置几乎没有

变化）。如果屈曲范围相同，说明是关节僵硬（限制来自后方关节囊）。

比较仰卧位和四点跪位时的髋关节屈曲测试

1. 如果髋关节屈曲在仰卧位比四点跪位受到更大限制（如仰卧位 90°，四点跪位 110°），那么可能是前向滑动障碍的原因：股骨头位置前移，无法产生足够的后向滑动，导致正常动作无法实现。四点跪位时股骨头后向滑动是在体重对股骨头加压下实现的。此外，仰卧位时轻微的软组织阻力在四点跪位时可能不太影响，从而允许更多的活动。

2. 如果仰卧位髋关节屈曲范围大于四点跪位，则考虑后向滑动功能障碍。患者可能更害怕屈膝，因此跪姿动作受到限制。

90° 屈髋时做内旋和外旋（图 7.10）

- 提示：旋转时疼痛。
- 患者起始体位：仰卧位屈髋屈膝 90°，患者的手位于腰椎下方（脊柱自然前凸）。
- 测试：患者做主动髋关节内旋和外旋，内旋可定义如下。
  - 30°~45°——可接受的。
  - >45°——活动过度（臀肌后部或股四头肌受到抑制）。
  - <30°——关节囊挛缩或结构性股骨髋臼撞击（femoral acetabular impingement，FAI），尤其是关节严重受限的情况下。
- 鉴别：如果中立位屈曲或伸展时测试的内旋范围更大，则提示结构性 FAI（Ames & Heikes 2010, Enseki et al. 2010）。这是因为股骨颈或髋臼骨性外生骨赘会阻碍屈髋运动，但不会阻碍伸髋运动。

髋关节外旋

- 测试：髋外旋可定义如下。
  - 40°~60°——可接受的。
  - >60°——活动过度（臀肌前部受到抑制）。
  - <40°——关节囊挛缩或梨状肌过度激活或缩短。

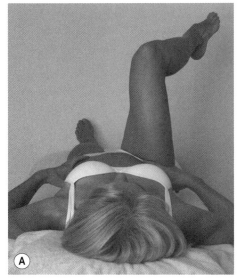

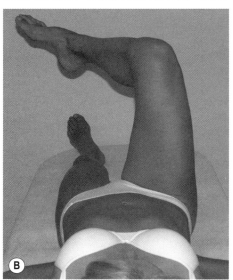

图 7.10 A. 屈曲 90° 时髋内旋；B. 屈曲 90° 时髋外旋

坐位下髋关节内旋和外旋

- 这是 90° 屈髋旋转测试的替代方法。

仰卧位髋关节外旋（相对灵活性测试）（图 7.11）

- 提示：旋转活动中出现疼痛，包括躯干旋转向对侧。
- 患者起始体位：仰卧位，大腿放在检查床上；膝关节伸直，患者将手放在腰椎下方（使腰椎自然前凸）。
- 测试：在髂前上棘没有运动或膝关节没有屈曲的前提下，患者尽最大可能做主动髋关节外旋。髋关节旋转可做如下定义。

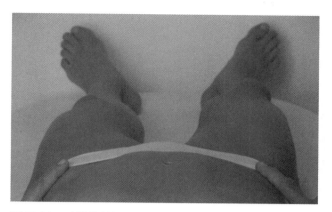

图 7.11 髋关节外旋表明髋关节和膝关节相对松弛

- ◆ 30°~45°——可接受的。
- ◆ > 45°——活动过度［（髂股韧带松弛（Philippon & Schenker 2005, Kelly et al. 2007）］。
- ◆ < 30°，髋关节活动受限。
- 注意：如果髋关节外旋受限，但患者需要更大的活动范围，那么他可能会通过膝外旋来进行代偿。而膝关节必须稍微屈曲才可以进行外旋。
  - ◆ 如果膝关节在髋外旋范围达到 30°~35° 之前出现轻微屈曲，那么相比于髋关节，膝关节的活动性更好。
  - ◆ 如果髋关节外旋范围达到 40°~45°，而膝关节能保持伸直，那么相比于膝关节，髋关节在这个方向上灵活性更好。

仰卧位髋关节外展（图 7.12）

- 提示：在外展动作时产生疼痛。
- 患者起始体位：患者仰卧位，并把双手放在腰椎下方（使腰椎自然前凸）；双腿平行并与髂前上棘对齐。
- 测试：患者尽最大可能做主动髋关节外展，保持髂前上棘稳定。
  - ◆ 30°~50°——可接受的。
  - ◆ > 50°——活动过度（单关节内收肌受抑制或被拉长）。
  - ◆ < 30°——关节囊过紧或双关节内收肌过紧。

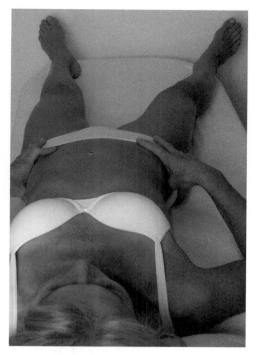

图 7.12 仰卧位髋关节外展

仰卧位髋关节内收（图 7.13）

- 提示：髋关节做内收动作时产生疼痛。
- 患者起始体位：患者仰卧位，双手置于腰部下方（使脊柱自然前凸）；测试腿与髂前上棘连线成 90°；对侧膝关节屈曲，足置于测试腿的膝关节外侧。必要时治疗师可以固定住对侧腿。
- 测试：患者尽最大可能做主动髋关节内收，保持髂前上棘稳定。
  - ◆ 10°~30°——可接受的。
  - ◆ > 30°——活动过度［一侧关节外展肌受到抑制或延长（臀中肌、臀小肌）］。
  - ◆ < 10°——关节囊挛缩或阔筋膜张肌紧张。

俯卧位髋关节伸展（图 7.14）

- 提示：在伸展时产生疼痛。
- 患者起始体位：俯卧位保持腰椎自然前凸，测试腿屈膝 90°，治疗师触诊髂前上棘。
- 测试：患者做主动伸髋，保持髂前上棘稳定。
  - ◆ 10°~15°——可接受的。
  - ◆ > 15°——活动过度（髂肌受到抑制）或

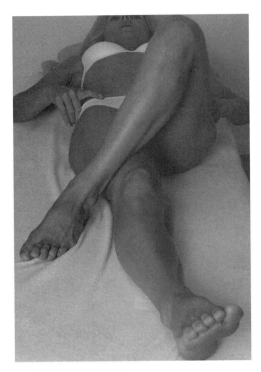

图 7.13 仰卧位髋关节内收

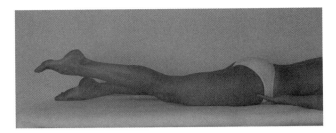

图 7.14 俯卧位髋关节伸展

少，则提示阔筋膜张肌短缩。

股骨头过度前滑（见稳定测试）。

◆ ＜ 10° ——关节囊挛缩或股直肌和（或）
阔筋膜张肌过度激活或短缩。

● 鉴别：轻度外展位重复测试。如果受限减

● 注意：观察活动范围、动作质量和症状反
应，观察结果可因臀大肌、腘绳肌和腰竖脊
肌募集模式评估而增加。

◆ 如果症状再现，可通过分别在髋关节、骶
髂关节和腰椎加压进行进一步鉴别。

俯卧位髋关节内旋和外旋（图 7.15）

● 提示：旋转活动时产生疼痛。当与屈髋位的
旋转测试共同使用时，可以确定为上文提及
的结构性撞击综合征或梨状肌长度发生改
变。（髋后伸位时，梨状肌是髋外旋肌；髋
前屈位时，梨状肌是髋内旋肌。）

● 患者起始体位：俯卧位，髋关节和腰椎处于

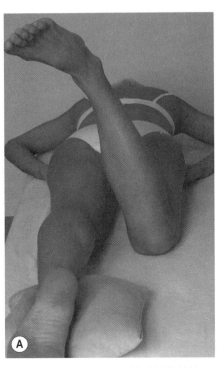

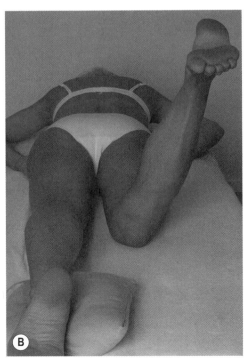

图 7.15 A. 俯卧位髋关节内旋；B. 俯卧位髋关节外旋

中立位，测试腿膝关节屈曲至 90°。

- 测试：患者做主动髋关节内旋和外旋。
- 内旋
  - 20°~45°——可接受的。
  - > 45°——活动过度（臀中肌后束受到抑制）。
  - < 20°——关节囊挛缩或梨状肌过度激活或短缩。
- 外旋
  - 30°~45°——可接受的。
  - > 45°——活动过度（臀中肌前束、臀小肌受到抑制）。
  - < 30°——关节囊挛缩或阔筋膜张肌、髂胫束过度激活或短缩。
- 注意：内旋和外旋允许有 10° 的偏差。
- 屈髋约 60° 或 70° 时，臀部肌肉的旋转功能会发生变化。
  - 屈髋 0° 时——只有臀中肌前束和臀小肌是髋内旋肌群（稳定肌群）。
  - 屈髋 90° 时——大部分的臀肌包括梨状肌，都是髋内旋肌群（主动肌群）。
- 注意：如果存在前倾或后倾，旋转活动范围的测试结果可能会有误差。
- 早期，用于测量前倾角 / 后倾角的 Graig 测试与旋转测试联合使用。然而，Souza 和 Powers（2009）的研究表明，这个相当流行的临床测试与 MRI 测量的结果一致性却只有中等级别。尽管它比 X 线片更可靠更准确（Ruby et al. 1979），但该测试却由于可靠区间（11.8°）太广，而在临床应用上受到质疑。这个测试的具体描述也因此被省略。然而，Souza 和 Powers 采取的受试者是美国成人，相比于早期研究中的受试者（年轻的英国男孩），肥胖对美国成人造成了一定影响。因此，当评估身体质量很小的个体时，这个测试应该是准确的：股骨大转子比

较容易被触及。

- 注意：如果同时出现髋关节内旋过大和外旋严重减少，则考虑股骨前倾。然而，要想准确定义，MRI 是必不可少的。

肌肉测试

等长测试

如果怀疑有肌肉病变，则可进行等长测试。但需要结合其他激惹测试，例如触诊特定的肌肉来定位压痛点。然而，要筛查肌肉还需要进一步的鉴别测试。

Mens 等人（2006）发现，运动相关性腹股沟疼痛的患者，在用力做等长内收时会出现疼痛，而使用骨盆稳定带进行重复测试时，68% 的患者腹股沟疼痛明显减轻。此外，有 39% 的患者其髋关节内收力量增加超过预期。根据这些案例，他们认为，内收肌肌腱炎并不是造成疼痛的原因。相反，他们认为不稳定的骨盆环结构（骶髂关节、耻骨联合、腹部筋膜）在将身体负荷从躯干转移至下肢的过程中受到了损伤。在这个层面上，Verrall 等人（2005）描述了三种等长内收的疼痛激惹测试，当结果为阳性时，表明该患者很可能存在耻骨联合区域 MRI 可探查的骨髓水肿。参见第 7 章的骨盆带疼痛 Hengeveld and Banks（2014）。

注意：如果肌肉体征与关节体征同时出现，首先要治疗关节体征，然后利用那些重复症状的等长测试作为重新评估的参数。

可以预见的是（Mens et al. 2006），在一个不稳定的骨盆带中，不受控制的运动不仅会伤害到肌腱，周围肌肉的紧张也会使关节受到挤压，这使内收肌肌腱病成为腹股沟疼痛综合征涉及不同症状结构的不可或缺的一个组成部分（Biedert et al. 2003, Ekberg et al. 1988 and Albers et al. 2001）。

肌肉长度测试

读者应参阅本章中关于肌群分类及相关肌群失衡的章节。

- 这些测试可在确立关节运动状态后进行。
- 在检测方向上，若存在活动过度或在活动末端缺乏正常积聚的阻力，则表明稳定肌群无法主动缩短。若在症状出现的方向上存在活动受限，则说明主动肌群无法放松或延长。
- 明显过度激活或缩短的肌肉可能表明神经组织的反应性保护，可方便事先通过神经动力学机制测试机械感受器。

稳定肌群

双下肢在承重情况下，如果肌肉有下列表现，则说明测试结果良好。

- 处于最大缩短位（关节的主动末端位置与被动末端位置近乎相等）。
- 强直性收缩（不费力地进行收缩，保持正常呼吸；不需要治疗师或周围环境的额外反馈，收缩维持至少30秒，无疲劳、抽筋、震颤）。
- 返回起始位置做离心收缩的运动模式是正确的。
- 没有疼痛。

髂肌（图7.16）

- 提示：髋关节过度后伸，功能性后方撞击，复发性腘绳肌腱损伤。
- 患者起始体位：坐位，腰椎自然前凸，大腿放在治疗床上，双足悬空。
- 说明：要求患者拉低腹部并尽可能使髋部弯曲，而不改变躯干位置。
- 测试
  - 主动和被动的范围大致相同。治疗师一手支撑髂骨，另一手帮助髋关节屈曲，测试被动运动。
  - 无异常运动模式，例如：
    » 躯干向后倾斜
    » 腰前屈（骨盆后倾）
    » 腰后伸（骨盆前倾）
    » 腰椎和骨盆顺时针旋转（腰方肌过度激活）

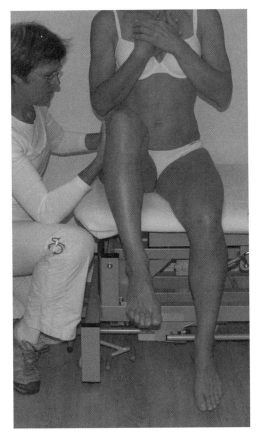

图 7.16 髂肌测试

» 髋外旋（缝匠肌过度激活）
» 髋内旋（阔筋膜张肌过度激活）
» 重量转移到对侧（腰方肌、髂肋肌过度激活）
» 屈膝伸髋（腘绳肌过度激活）
» 所有臀部肌肉共同收缩
- 能轻易收缩并能维持30秒，没有疲劳或震颤。

深层臀大肌（Wagner et al. 2010）（图7.17）

- 提示：过度屈髋，前部撞击。
- 患者起始体位：俯卧位，躯干在治疗床正上方，下肢位于治疗床远端，屈膝；腰椎中立位。双足与地面之间无压力。患者可抓住治疗床两侧。
- 治疗师起始体位：面对患者站在非测试侧，一只手分别扶住患者髂前上棘，远端足与患

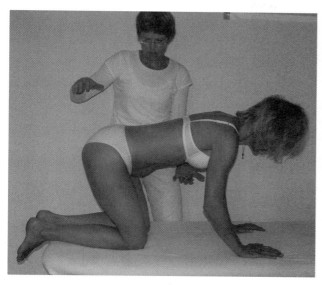

图 7.17　深层臀大肌测试

者的非测试足对齐。

- 说明：嘱患者收紧下腹部，收缩臀部肌肉，尽可能把患侧足向后滑动，而不需要治疗师改变手上的压力或推她的足部。如果患者能做到这一点，则伸出的腿屈膝至 90°，而不改变其他部位位置。当屈膝到达 90° 时，患者尽可能向上伸展髋关节。
- 测试
    - 主动和被动的活动范围（10°~15°）区别应该很小，操作时治疗师一手稳定患者坐骨结节，另一手帮助增加髋关节向后伸展。
    - 异常运动模式如下：
        » 腰椎后伸或脊柱剪切运动
        » 腰椎旋转动作
        » 腘绳肌痉挛或占优势
    - 收缩保持 30 秒钟。

臀中肌后束（图 7.18）

- 提示：髋关节内收、内旋过度，前内侧撞击，髂胫束问题。
- 患者起始体位：侧卧位，测试腿在上，骨盆中立位（可在腰部下方放一条小毛巾）；两侧股骨大转子处于同一垂直面上；下方腿屈膝；上方腿伸直，髋关节于屈伸中立位做外旋。

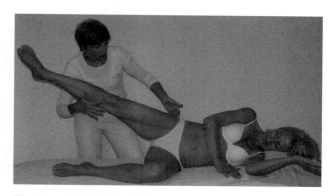

图 7.18　臀中肌后束测试

- 治疗师起始体位：站在患者后侧，监护患者的位置。
- 说明：嘱患者收紧下腹部，收紧臀部肌肉，保持骨盆不动，将上方腿朝天花板方向抬起，股骨大转子在垂直方向上保持一致，腿与躯干对齐并做全范围的髋外旋。
- 测试
    - 主动和被动的活动范围差别应该很小。操作时治疗师一手稳定患者髂骨，另一手帮助增加髋外展。
    - 异常运动模式如下：
        » 髋关节屈曲或内旋（阔筋膜张肌过度激活）
        » 骨盆向后旋转（阔筋膜张肌过度激活）
        » 躯干侧屈（躯干肌群代偿）

臀中肌前束和臀小肌（图 7.19）

- 提示：过度的髋关节内收、外旋，前盂唇撕裂，髂胫束问题。

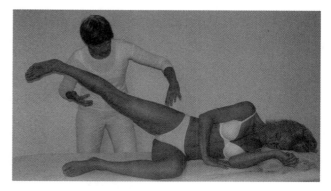

图 7.19　臀中肌前束和臀小肌测试

- 患者起始体位：侧卧位，测试腿在上，骨盆中立位（可在腰部下方放一条小毛巾）；两侧股骨大转子处于同一垂直面上；下方腿屈膝；上方腿伸直，髋关节于屈伸中立位做内旋。
- 治疗师起始体位：站在患者后侧，监护患者的位置。
- 说明：嘱患者收紧下腹部，保持骨盆不动，将上方腿朝天花板方向抬起，股骨大转子在垂直方向上保持一致，腿与躯干对齐并做全范围的髋内旋，足跟朝向天花板。
- 测试
  - 主动和被动的活动范围差别应该很小，治疗师一手稳定髂骨，另一手帮助增加髋外展。
  - 异常运动模式如下：
    » 髋关节后伸或外旋（浅层臀大肌过度激活）
    » 骨盆向前旋转（浅层臀大肌过度激活）
    » 躯干侧屈（躯干肌群代偿）

髋内收肌：耻骨肌、内收短肌、内收长肌、大收肌和股四头肌（图 7.20）

- 提示：运动性腹股沟疼痛、复发性内收肌肌腱炎。
- 患者起始体位：侧卧位，测试腿在下方，腰椎和骨盆中立位（可在腰部下方放一条小毛巾）；两侧股骨大转子处于同一垂直面上；下方腿伸直；髋关节于屈伸中立位做外旋；上方腿屈髋屈膝90°，大腿与治疗床平行，足尖轻轻地放在治疗床上。
- 治疗师起始体位：可站在患者后侧，监护患

者的位置（图中无）。
- 说明：嘱患者保持骨盆不动，将下方腿朝天花板的方向抬起，股骨大转子在垂直方向上保持一致，腿与躯干对齐并做全范围的髋内旋，足跟朝向天花板。
- 测试
  - 主动和被动的活动范围差别应该很小。操作时，治疗师一手稳定髂骨，另一手帮助增加髋关节内收
  - 异常运动模式如下：
    » 髋内旋
    » 腰椎侧屈
    » 骨盆倾斜

主动肌群

- 在肌肉延长位置，髋或膝关节的运动如果能够达到基准，就说明测试结果良好。

腘绳肌（图 7.21）

- 提示：伸膝状态下屈髋受限的疾病、深层臀大肌无力、后摆姿势、复发性腘绳肌损伤。
- 患者起始体位：仰卧位，患者骨盆中立位，髋关节屈曲到 90°，膝关节屈曲。

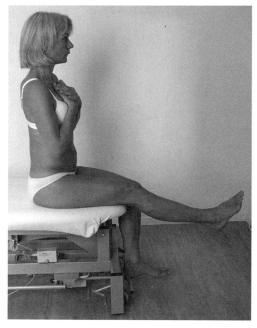

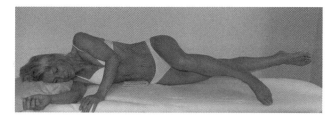

图 7.20 内收肌测试

图 7.21 腘绳肌测试

- 替代起始体位：坐位，腰椎和骨盆中立位，坐骨结节与肩峰垂直对齐，屈髋屈膝 90°，双足悬空。
- 说明：嘱患者尽量伸直膝关节，并保持腰部处于中立位。
- 测试结果：膝关节能够接近到屈曲 10° 的基准位置，而不改变近端关节位置（如出现骨盆前倾和腰椎前凸增加）。
- 神经性鉴别诊断：坐位 slump 试验。

浅层臀大肌 / 髂胫束（Wagner et al. 2010）（图 7.22）

- 提示：坐位时屈髋受限的疾病，髋内收位无

法维持坐姿，没有座椅靠背或者不能抓住座椅前方时无法保持坐姿，大幅度屈髋时做旋转动作导致的髂胫束问题。例如，滑雪时的转向动作。
- 这项测试是在四点跪位让患者做主动屈髋。以 110°~120° 为基准判断是否存在活动受限。

站立位阔筋膜张肌测试（图 7.23）

- 提示：限制髋关节伸展、内收并外旋的相关疾病（如髂胫束问题、前向滑动功能障碍）。
- 患者起始体位：患者背靠墙站立，膝关节伸直；双足分开与髋部同宽，离墙 5~7 cm。
- 说明：嘱患者做骨盆后倾，将腰椎推向墙面。
- 测试结果：腰椎和胸椎下段贴平在墙上。
  - 功能障碍：如果脊椎不能平贴墙面，提示髋屈肌群或腰最长肌和髂肋肌过度激活或短缩。
  - 鉴别
    - 屈曲髋关节和膝关节，重复测试：如果

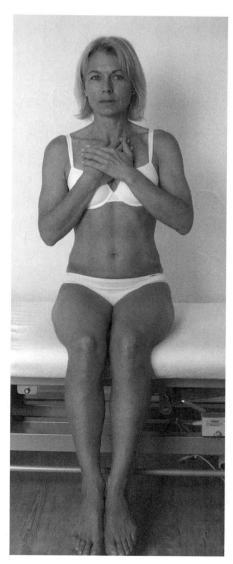

图 7.22 浅层臀大肌 / 髂胫束测试

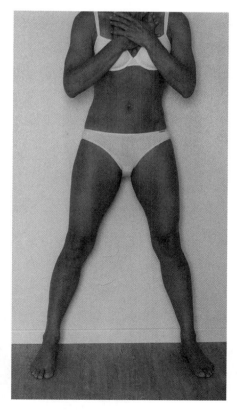

图 7.23 站立位阔筋膜张肌测试

腰椎还是无法平贴墙面，提示腰最长肌和髂肋肌过度激活或短缩，或腰椎关节僵硬；如果可以平贴墙面，提示髋屈肌过度激活或短缩。

» 膝关节伸直，双足分开更多，重复测试。如果腰椎后放可贴平在墙面上，则提示阔筋膜张肌过度激活或短缩。

改良托马斯（Thomas）试验（Sahrmann 2002）（图7.24）

- 提示：限制髋关节伸展、内收并外旋的相关疾病（如髂胫束问题、前向滑动功能障碍、前部撞击）。
- 患者起始体位：站立位，患侧大腿中段向后靠在治疗床边缘。治疗师用手支撑住患者双腿，患者向后倒下躺在治疗床上。腰椎中立位，可通过以下方式达到：治疗师用患者双腿作为杠杆将其骨盆向后倾。现在治疗师的近端手现在放在患者腰椎下方，再次将骨盆向后倾。用患者双腿作为杠杆，让腰椎做屈曲和伸展，直到患者骨盆轻放在治疗师的手上方。一旦找到骨盆中立位，嘱患者在测试过程中用力抱住非测试腿的大腿近端，保持腰椎中立位。治疗师的近端手放在非测试侧的髂前上棘，以监测其位置；远端手抓住胫

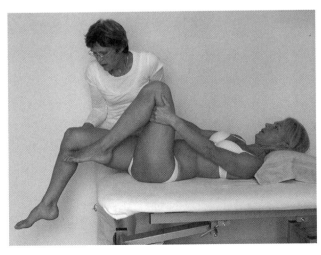

图7.24 改良 托马斯试验

骨近端后方，内收髋关节，直至股骨内侧髁位于身体中线。

- 说明：嘱患者缓慢放下大腿，靠近治疗床，尽量保持膝关节屈曲位（90°）或髋部和腰椎的中立位。治疗师要监视这些位置。
- 测试结果：大腿应可放回到治疗床上，休息位代表伸髋10°~15°。
  - ◆ 功能障碍：大腿未能接触到治疗床。
    » 股直肌、阔筋膜张肌、髂肌或髋关节囊过度激活或短缩。
  - ◆ 鉴别：重复测试。
    » 膝关节伸展——此时如果大腿能接触到治疗床，甚至髋关节能进一步后伸，提示之前丧失的髋关节后伸活动范围主要由于股直肌的阻力。
    » 膝关节伸展，髋关节外展——如果大腿能接触到治疗床，提示髋关节后伸范围受限是由于阔筋膜张肌的阻力。
  - ◆ 如果仍无法靠近治疗床，则提示阻力源自髂肌或髋关节囊。在该位置给髋关节加压，询问患者终末感是否与掌指关节伸展加压的终末感相似（适用于关节囊），或与手指、掌指关节、腕关节加压的终末感类似（适用于肌肉，如髂肌）

改良奥伯（Ober）试验：阔筋膜张肌（Ferber et al. 2010, Milner et al. 2010）（图7.25）

- 提示：同托马斯试验。
- 患者起始体位：侧卧位，测试腿在上，左右两侧的股骨大转子处于同一垂直面上；下方腿屈膝；测试髋位于屈伸中立位，全范围外展外旋，微微屈膝。治疗师固定患者的腰部，并压向治疗床（腰椎侧屈）。
- 治疗师起始体位：站在患者身后。近端手稳定患者骨盆，右下臂托住测试腿的膝关节内侧（手放在膝关节近端），治疗师身体重心

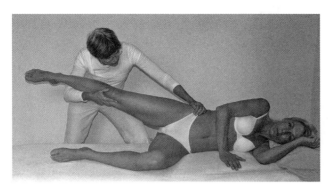

图 7.25 改良 Ober 试验

向骨盆方向倾斜。

- 说明：嘱患者保持骨盆与治疗床接触，同时允许测试腿向下靠近治疗床。同时治疗师屈曲膝关节，让腿下沉。
- 测试结果：髋内收 10° 且足跟可接触到治疗床（男性），或测试腿下降距离大于 2.5cm（女性）。如果没能达到这个基准，则提示阔筋膜张肌过度激活或短缩。

股直肌（Sahrmann 2002）（图 7.26）

- 提示：髋关节伸展受限。

- 患者起始体位：非测试侧单腿站立；腰椎和髋关节中立位。
- 说明：嘱患者屈曲测试侧膝关节，而不改变近端关节的位置。
- 测试结果：膝关节屈曲应达到 120° 基准。

梨状肌（Tonley et al. 2010）（图 7.27）

- 提示：髋关节外旋过度。
- 患者起始体位：仰卧位，髋关节屈曲约 85°，膝关节屈曲 90°，被动内收至第一阻力点，轻轻加压。
- 治疗师起始体位：站在治疗床一侧，足跨至患者非测试腿的膝关节外侧，放在治疗床上。治疗师握住患者测试腿的大腿并靠近自己的躯干，远端手和大腿托住患者测试腿的足跟。治疗师将患者髋关节内收，将重量转移到髂前上棘即将移动的位置。通过轴向加压来稳定髋关节位置，将放在治疗师腿上的小腿作为杠杆，小心地做髋关节外旋。
- 测试结果：外旋接近 45°。活动范围减小提示梨状肌过度激活或短缩。

内收肌（图 7.28）

- 提示：髋关节前屈、外展、外旋受限。
- 患者起始体位：仰卧位，腰椎中立位，非测试腿在治疗床上伸直。测试腿屈髋 45°、屈膝 90°，足底平放在治疗床上，与对侧膝关节对齐。

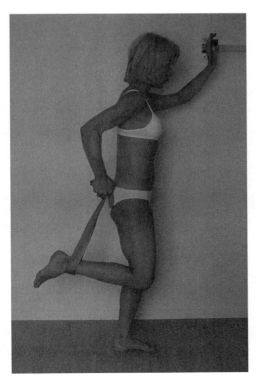

图 7.26 股直肌测试

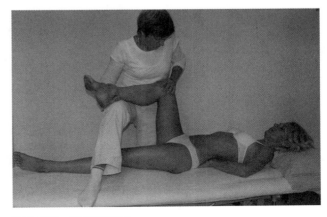

图 7.27 梨状肌测试

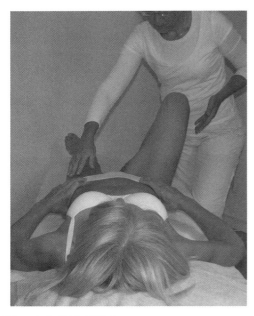

图 7.28 内收肌长度测试

- 说明：嘱患者将测试腿的膝关节向外尽可能向下放，而不改变髂前上棘或足的位置。
- 测试结果：以外旋到 45°~50° 为基准，且不改变近端关节位置。活动范围减小提示内收肌过度激活或短缩。

按"计划"筛查其他情况

检查其他可能参与患者的症状和运动障碍的因素是十分有必要的。这些因素可能在首诊时检查到；然而，由于它们也包括被动测试及主要体表标志的后续评估，因此建议把这些筛查放到第二、第三次治疗计划中。

- 腰椎：屈曲、伸展、旋转。如适用，也需测量腰围。PAIVM，包括主要体表标志的后续再评估。
- 骶髂激惹试验，如前屈／内收加压，骶髂关节分离试验（Patrick test；前屈、外展、外旋和后伸测试），前倾和后倾，被动附属运动，包括后续的再评估。
- 注意：由于前屈／内收加压也是髋关节运动障碍的一个重要检查手段，在骶髂关节检查

之前，用相关的被动测试检查髋关节是很有效的。

- 胸椎：伸展、旋转、PAIVM，包括后续的再评估。
- 神经动力学测试：直腿抬高试验（straight leg raise，SLR）、俯卧屈膝试验（prone knee bend，PKB）、slump 试验、侧卧位 slump 试验（图 7.29），包括闭孔神经或股外侧皮神经的改良测试。它们可以用被动测试执行，如有指征，则需再评估。

该项检查的详细描述请参照 Butler（2000）和 Maitland（2001）等人的文章。

膝关节和足踝复合体问题作为可能影响髋关节和骨盆区域运动障碍的因素，经常需要快速地检查它们的排列和募集模式。

触诊

关节周围结构的触诊可能发生在检查过程中的各个阶段。

- 在体格检查开始时，触诊通常作为第一种检查方法。如果有炎症体征，这一点尤其重

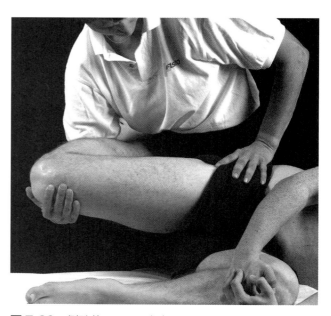

图 7.29 侧卧位 slump 试验

要。在随后的主动和被动测试过程中，发现的指征可采取预防措施加以监控。

- 在被动检查之前，触诊结果可以用来与再评估的结果进行比较。
- 被动检查之后。

以下几个方面可通过触诊检查。

- 骨性标志，如髂嵴、髂前上棘、股骨大转子、坐骨结节、耻骨结节。也可触到腹股沟韧带正下方、股动脉外侧的深部髋关节。
- 温度和肿胀。由于髋关节位于肌肉深部，滑膜肿胀可被触及为一种模糊的丰满感或压痛感。滑膜囊肿可能表现为腹股沟前方的肿胀，需要与如股疝、大隐静脉曲张、动静脉瘘、腰大肌缺失和髂腰肌滑囊炎相鉴别（Corrigan & Maitland 1983）。
- 股动脉和腹股沟淋巴结。
- 股骨大转子压痛，提示转子滑囊炎；内收肌压痛提示内收肌腱炎；股骨小转子或深层股动脉外侧有压痛点提示腰大肌肌腱炎；耻骨联合压痛提示腹肌止点问题。
- 神经。坐骨神经位于大转子和坐骨结节之间；股神经位于关节上方股动脉外侧；股外侧皮神经位于髂前上棘内侧、腹股沟韧带下方。

被动测试过程

利用被动测试动作对髋关节运动障碍进行检查是必要的。

生理运动和辅助运动的检查需要建立在行为以及症状（symptoms，P）、阻力（resistance，R）与运动反应（"抽搐"，spasm，S）这三者的关系上。这些测试的结果将指导治疗师选择和应用合适的治疗技术（参见第 1 章和第 8 章）。

由于许多被动测试也可以用作治疗方法，因此经常需要对测试动作进行再评估，以确定获得的主要物理参数。

通常建立一个最有可比性的主动测试动作示意图是比较有效的方法，以此来获得更多详尽的参数，这些参数是确定行为及疼痛、阻力和运动反应的内在联系的依据，以判断症状行为、活动范围和动作质量。例如，可以更详细地检查屈曲、旋转、内收、外展或伸展，这些发现可以用动作示意图来表示（见附录 1）。

髋关节的生理运动包括：

- 屈曲 / 内收和变异
- 屈曲 / 外展和变异
- 伸展 / 内收 / 内旋
- 伸展 / 外展 / 外旋

辅助运动可发生在各种关节位置，包括：

- 后前向运动（股骨大转子上）
- 前后向运动（股骨大转子上）
- 横向外侧运动（股骨）
- 横向内侧运动
- 纵向远端运动（平行于股骨轴）
- 纵向近端运动（平行于股骨轴）
- 内旋
- 外旋，包括倾斜

如果没有再现任何症状，则需要加压测试，特别是怀疑存在关节内运动障碍的情况下。

神经动力学测试可能包含在被动测试当中。

选择被动的检查方法如下：

- 屈曲、内收，包括鉴别方法
- 辅助运动和加压测试

屈曲 / 内收

- *操作指南*：髋关节在屈曲 80°~140° 的运动弧内各个点的屈曲 / 内收运动。
- 符号：F/Ad。
- 患者起始体位：仰卧位，躺在治疗床右侧边沿，髋关节屈曲至 90°，膝关节自然屈曲。
- 治疗师起始体位：站在患者右侧大腿边上，面对患者。

力的定位（治疗师手的位置）

- 双手手指交叉成杯状轻轻包住患者屈曲的膝关节（如果患者有膝痛的话，治疗师可以用一只手从下方托起膝关节，避免疼痛）（图7.30）。
- 治疗师的右膝放置在治疗床上，与患者的膝关节保持平衡。
- 左大腿紧紧地靠在床边，与患者的髋关节对齐，以增加对患者骨盆运动的控制，防止治疗师的体重完全落在患者的右大腿上。

治疗师力的应用（方法）

- 患者的髋关节完全内收，直到右侧髂骨离开床面。
- 治疗师靠在患者股骨的外侧表面，治疗师的下颌向手靠拢。
- 利用小幅度运动进一步内收髋关节。放松，然后进一步屈曲髋关节，重复内收动作，直到整个活动范围（80°~140°）均测试完毕（图7.31）。
- 第一组：患者的髋关节内收到治疗师感到阻力增加（第一阻力点）。然后在整个范围内进行第二组振荡屈曲/内收运动，治疗师检查阻力表现和可能的疼痛表现，直到到达受限的活动范围。

屈曲/内收检查技术的变化

检查技术扩展

如果髋关节屈曲/内收是正常的，在真正判断

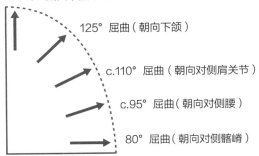

图7.31 屈曲/内收——测试动作的方向

该活动是正常或理想之前，应该在几个不同的位置加上内旋或外旋动作检查，和（或）沿着股骨轴向加压，或沿着股骨颈加压，行Ⅳ−到Ⅳ+级的关节松动。（图7.32和7.33）。

可以有不同的组合，如利用MR：做屈曲/内收；在股骨轴向加压下，做屈曲/内收等。

为了找到疼痛受限的位置，髋关节从不到90°的屈曲/内收位置开始，在80°~140°的活动范围内做屈曲/内收动作，膝关节对准左侧肩膀。在屈曲和内收方向上始终保持沿股骨干的轴向恒定施压，同时使患者的大腿进一步屈曲60°~70°。股

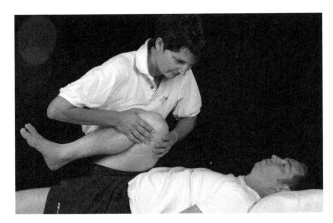

图7.30 屈曲/内收

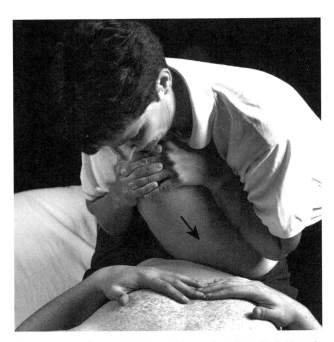

图7.32 屈曲/内收测试，施加一个沿股骨轴向的压力（纵向向下运动）

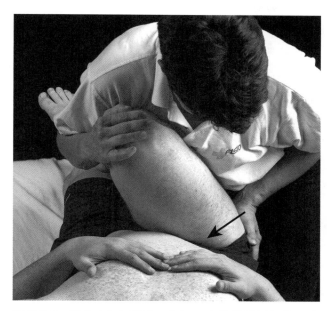

图 7.33　屈曲 / 内收测试，施加一个横贯股骨颈的压力（横向内向下运动）

骨应位于内旋和外旋之间。

　　如果运动是正常或理想的，膝关节的运动轨迹会是一个圆弧（图 7.34A）。任何小的异常都会在这段圆弧上发现一个凸点（图 7.34B）。在凸点处也可能出现疼痛。患侧动作测试应与健侧髋关节对比。

　　进一步内收髋关节使右髂骨抬离床面。通过对患者的膝关节施加股骨轴向下的压力，从而增加髋关节内收，将患者的右髂骨再次推到治疗床上。如果股骨干能保持垂直方向的位置，那么骨盆会在髋关节处相对于股骨做内收。这种方法会将股骨头推向髋臼

后方。该技术可使正常髋关节的腹股沟出现疼痛。然而，如果患者的主要问题是腹股沟疼痛，与正常髋关节相比，疼痛将在更早的活动范围内再现。

鉴别测试

　　屈曲 / 内收可以被认为是髋关节的主要测试和治疗技术，然而，其他运动成分也可能造成该测试失败。在将腿维持在疼痛激惹位置或疼痛激惹位置之前，可以进行不同的鉴别测试，以确定其他运动成分对疼痛运动的影响。

- 神经动力学系统：可增加伸膝和足背伸；也可增加颈屈（图 7.35）。
- 腰椎：向患侧髋旋转或远离。替代方法：患者可将手置于腰部下方，防止腰椎进一步屈曲。
- 骶髂关节：骨盆做前倾或后倾。替代方法：可增加髂骨分离牵引。
- 当髂骨做后倾时骶髂关节运动增加，而髋关节处的应力会略有降低。如果症状增加，可能存在骶髂关节运动障碍；如果症状减轻，

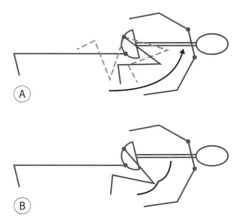

图 7.34　示意图：A. 髋关节屈曲 / 内收；B. 髋关节内收

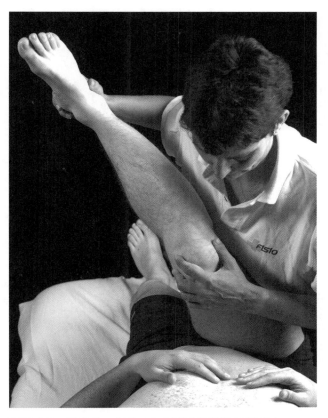

图 7.35　髋关节：屈曲 / 内收测试伴直腿抬高试验

问题可能存在于髋关节。（注：如果症状增加，可以重复相同的动作，将手放在患者的腰椎下方，使腰椎处于伸展位。）如果骨盆前倾，则症状相反。

- 髋关节：增加附属运动。

屈曲 / 内收的用法及其变化

屈曲 / 内收可能是用于检查和治疗最有效的技术。它对于髋关节如同象限运动对于肩关节一样重要。

屈曲 / 内收可以被视为第 1 章所描述的"功能角"之一。屈曲 / 内收的运动弧在环转运动中很容易被分辨出来（Kapandji 1988）（图 7.36）。功能

角的活动范围决定了躯干在行走和奔跑时的旋转运动，这在许多髋关节功能中是必不可少的，如移动身体或躯干、坐着、穿上袜子等。当所有的动作都是无痛时，这个运动仍有可能出现疼痛和受限。

测试过程可能发现微小的损伤，如局部疼痛和阻力及关节活动范围的微小变化。如前所述，在一个阶段尽早治疗导致退行性改变的损伤是很重要的。因此，屈曲 / 内收的检查和治疗可能在退行性骨关节炎的治疗中发挥重要作用。图 7.37 给出了一些损伤的进展的迹象，它们可能发生在某些病状中，或者无法维持原有的关节活动范围。

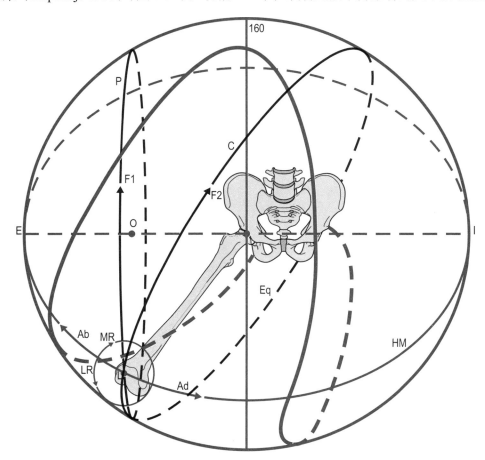

图 7.36 髋关节环转运动。F，屈曲；Ab，内收；Ad，外展；MR，内旋；LR，外旋；HM，水平经线；C，圆周；P，平行线；E，东经；Eq，赤道；L，长度；F1，沿平行线的屈曲；F2，沿圆围的屈曲 [经许可引自 Kapandji（1998）]

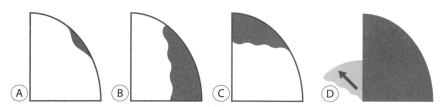

图 7.37 屈曲、内收时的变化

附属运动

为了方便起见，这些测试中的大部分被描述为后文将提到的治疗技术。

滑动受限特定测试

如果存在角度受限或生理运动受限的关节卡锁（耦合的附属运动或滑动运动），可以进行特定测试。关节卡锁可由旋转轴错误导致，它可能与股骨头向对侧滑动过度有关。

后向滑动受限（图 7.38）

- 提示：髋关节生理性屈曲受限通常发生在大约 90°（注意：屈曲会伴随股骨头后向滑动，这是由于髋臼关节表面的弧度同样也会产生小幅度的侧向滑动）。这可能是内侧移位的骨关节炎的一个特征（参见本章后面的治疗部分）。
- 屈曲测试：右髋（改良自 Sahrmann，2002）。
- 患者起始体位：仰卧位，患者的手放在髂骨下方或者用一块楔形垫代替。膝关节伸直。
- 治疗师起始体位：站在测试侧。
- 患者做主动直腿抬高至受限的角度，髋关节不旋转。治疗师托住患侧腿，保持在该位置，嘱患者放松，然后往回移动 10°。左手外侧缘放在患者腹股沟的位置，对股骨头施加前后向的压力，随后治疗师进一步抬高测

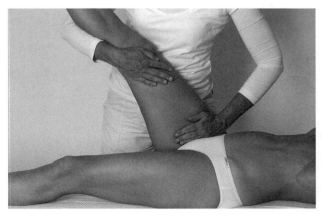

图 7.38 后向滑动受限功能障碍

试腿。

- 功能障碍
  1. 如果屈髋动作明显增加，那么限制可能源于关节后方肌群过度激活或关节前方稳定肌群受抑制而引起的后方附属运动受限。
  2. 如果髋关节前屈范围没有增加或受限更多，那么限制可能源于被动组织受限导致的后向附属运动受限，如关节后方肌肉或后方关节囊挛缩。为了便于确认，可以进行俯卧位前向滑动过度测试（Addison 2004），治疗师的拇指放在患者的髂前上棘下方，其他手指触摸股骨头的前方（治疗师的拇指放在第二掌骨掌侧）。如果患侧的股骨头相对髂前上棘明显突出，而在主动伸展髋关节时没有进一步向前移动，则表明股骨头可能被卡在前向滑动位。

屈曲 / 内收测试：右髋（Addison 2004）

使用下面描述的测试位置来测试过度的后向滑动功能障碍（见图 7.41），在测试结束后，观察是否存在受限。

前向滑动受限

- 提示：生理性髋关节伸展明显受限（注：伸展与前向滑动同时产生）。
- 这个前向滑动附属运动的测试会在下面的治疗部分进行描述，并比较左、右两侧的活动受限。

稳定性测试

 临床提示

局部稳定肌群（短而深的单关节肌肉常止于关节囊内）已被证明无须通过限制角度或生理运动来稳定单个关节（Panjabi 1992）。例如，腰大肌会通过收紧髋关节囊来预防过度的附属运动，但同时也产生前屈或后伸动作。这种向心效应能确保运动的支点位于关节内。存在局部稳定肌群受抑制和主动肌群（如阔筋膜张肌、股直肌）过度激活或短缩的情况下，这个支点会产生移动，从而允许杠杆作用或前向滑行的发生。

前向滑动过度功能障碍（Sahrmann 2002）（图 7.39）

- 提示：见表 7.8。
- 患者体位：俯卧位。
- 治疗师体位：治疗师站在测试侧对面，身体下压固定患者骨盆。在测试侧的髂前上棘下方，放置一个楔形垫，以提供更多的稳定性。治疗师用右手的手指抓住股骨转子的前方和后方。
- 患者把腿伸直抬高 10°~15°，无髋关节旋转。
- 功能良好：转子的位置保持不变。
- 功能障碍
  - ◆ 转子向治疗床方向移动：前向滑动功能障碍。
- 改良：患者不需要后伸髋关节，只需要屈曲膝关节。
- 测试变式：参见图 7.40。

后向滑动过度功能障碍（图 7.41）

- 提示：见表 7.8。

- 测试：右髋（Addison 2004）。
- 患者体位：仰卧位，髋关节屈曲 80°，膝关节放松。
- 治疗师体位：治疗师站在患侧面对患者，托住患者股骨靠近自己躯干。右手中指触摸患者坐骨结节，掌根位于股骨大转子外侧。借助躯干的运动，治疗师将患者髋关节做内收，直到感觉患者右侧髂前上棘出现移动。

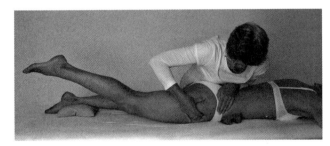

图 7.39 前向滑动过度功能障碍

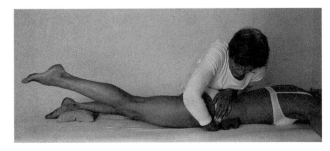

图 7.40 股骨头触诊测试变式

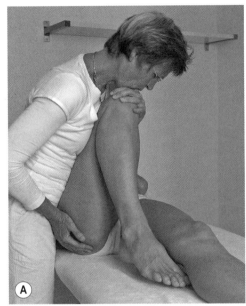

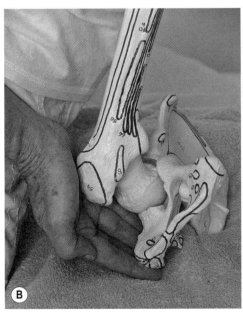

图 7.41 A. 后向滑动过度功能障碍；B. 后向滑动过度功能障碍示范

- 治疗师在股骨干方向上进行被动的纵向向心运动，同时触摸股骨大转子相对于坐骨结节的运动轨迹。
- 功能良好：转子微向后移动，直到它接触到髋臼关节面（相对较硬的末端感觉），然后稍向侧面移动，触诊到正常的末端感觉。侧向运动的活动范围应与对侧进行比较。
- 功能障碍：与对侧相比，股骨大转子的侧向运动过度，且末端感觉异常。
- 这个测试可以用来检查后向滑动受限，最初可能是由过度前向滑动引起的：上述测试中，转子微向后移动，直到它接触到髋臼关节面，却没有进一步的侧向运动，且末端感觉是硬的。如果测试髋关节屈曲，也会发现存在受限。

侧向滑动过度功能障碍

- 提示：健侧卧位时出现疼痛，特别是髋关节内收过度的情况下；患侧卧位时出现疼痛，特别是身体习惯性向前趴时；身体偏向患侧站立时疼痛；患侧转子突出；因髋关节外展受限而不能盘腿坐。这可能是"向上和向外"移位的骨关节炎的一个特点。
- 测试：这种侧向滑动的测试会在下文被动关节松动技术中进行具体描述，并附左、右两侧对比。

治疗

被动关节松动和主动稳定技术如下所述。

被动关节松动技术：附属运动

侧向运动（图 7.42 和 7.43）

- *操作指南*：股骨头相对于髋臼向外侧移动。
- 符号：━━▶
- 患者起始体位

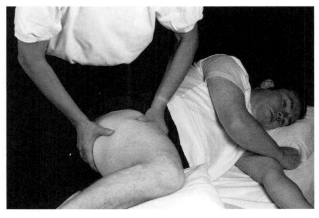

图 7.42　侧向运动，I 级和 II 级

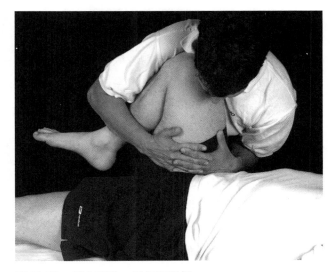

图 7.43　侧向运动，III 级和 IV 级

- ◆ 侧卧位（I 级和 II 级）：侧卧，两腿间放一枕头，双腿自然弯曲。
- ◆ 仰卧位（III 级和 IV 级）：仰卧，髋关节屈曲至特定角度，膝关节自然弯曲。
- 治疗师起始体位
  - ◆ 侧卧位：站在患者身后，面朝股骨干。
  - ◆ 仰卧位：站在患者身边，对齐患者髋关节，面对患者。

力的定位（治疗师手的位置）
侧卧位

- 双手握住患者大腿的前方和后方，尽可能靠近髋关节。
- 双手的手指分开，抱住患者大腿内侧。

- 双手的拇指外展，抱住大腿外侧。

仰卧位

- 用胸骨压住患者的膝关节。
- 双手手指交叉，握住患者大腿内侧，尽可能靠近髋关节。
- 用手臂和胸部稳定患者的小腿。

治疗师力的应用（方法）

侧卧位

- 治疗师用整个手掌握住大腿内侧，借助身体的动作，带动患者大腿产生小幅度侧向振荡运动。

仰卧位

- 在该位置，股骨在髋臼内的侧向运动是通过治疗师向外侧移动股骨产生的，同时确保内收、外展角度不变。
- 因为治疗师的手会将股骨头向外侧拉，这可能需要患者膝关节有相当大的移动，以避免患者骨盆出现转动。
- 当治疗师来回摆动身体（特别是Ⅲ级和Ⅳ级松动）时，患者的整个下肢和治疗师的手、臂及胸部应作为一个整体移动。

力的应用的变化

- 同一动作可在髋关节屈曲或伸展的任何角度进行，或在不同的外展和内收角度或在不同的旋转角度进行。
- 在产生髋关节横向运动的同时，治疗师也可以进行以下操作。
  - ◆ 稳定患者的膝关节，防止其横向运动，这样产生的是髋关节的横向运动与水平内收的复合运动。
  - ◆ 膝关节与髋关节平行，使髋关节产生小幅度的水平外展。
- 通过附属侧向运动增加受限的生理性活动范围（如内旋），治疗师可以首先屈曲和旋转髋关节至极限；然后治疗师的躯干转向患者的足，以此引出髋关节的侧向运动。这样，

患者的整个肢体和治疗师的手、臂和躯干是作为一个整体移动的，因为所需的运动是由治疗师身体的摆动动作产生的。

- 可以使用关节松动术辅助带，但治疗师可能会失去关于运动质量和范围的反馈信息。然而，个子小的治疗师在治疗体型较大患者时，可能需要较强的Ⅳ级松动，这时可以使用这样的设备。

使用

- 股骨或髋臼骨折后的关节活动范围恢复。
- 关节囊紧缩或内侧移位的髋关节骨关节炎，伴有屈曲活动范围丧失。
- 髋关节疼痛或活动范围减少。

尾向长轴运动（图7.44~7.47）

- *操作指南*：相对于髋臼，股骨头做纵向向下的运动。
- 符号：◆▸◂
- 患者起始体位
  - ◆ 仰卧位：躺在治疗床中间，膝关节稍微屈曲，足跟放在治疗床上。

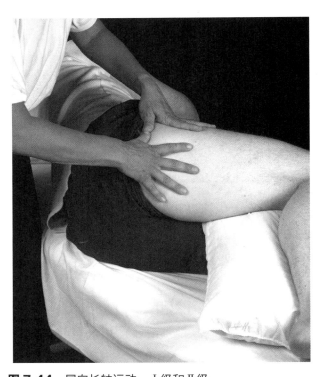

图7.44 尾向长轴运动，Ⅰ级和Ⅱ级

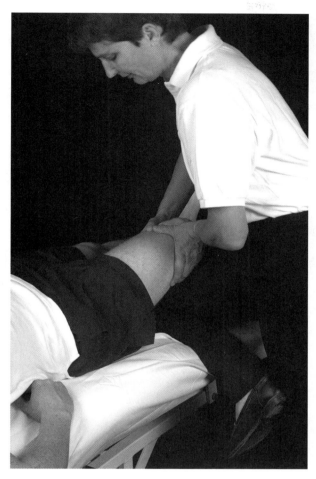

图 7.45　尾向长轴运动

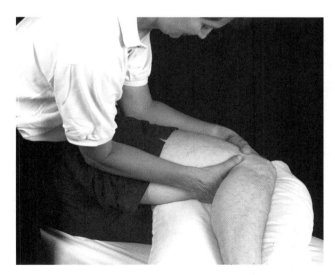

图 7.46　尾向长轴运动，替代方法，Ⅰ级和Ⅱ级

◆ 侧卧位：左侧卧位，两腿中间放一枕头，髋关节位于屈伸中立位，膝关节微微屈曲。

◆ 屈曲：仰卧位，屈髋 90° 或屈曲至极

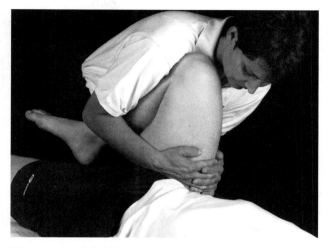

图 7.47　尾向长轴运动伴髋关节屈曲，Ⅲ级和Ⅳ级

限，膝关节充分屈曲。

● 治疗师起始体位

◆ 仰卧位：站在患者的右膝外侧，面向患者头部。治疗师的右膝放在治疗床上，支撑患者轻微屈曲的髋关节和膝关节（图 7.45）。

◆ 侧卧位：如果使用拇指接触，治疗师则站在患者身后，与患者股骨对齐（图 7.44）。如果将患者的股骨作为杠杆，治疗师站在患者身后，身体压向患者对侧，使患侧骨盆对准治疗师的左腋下（图 7.46）。

◆ 屈曲：站在患者侧面，面向患者的头部（图 7.47）。

力的定位（治疗师手的位置）

仰卧位

● 治疗师跪位（右胫骨放在治疗床上）。

● 右侧大腿斜置于患者膝下。

● 或者，治疗师坐在治疗床的边缘。

● 右侧膝关节充分屈曲，髋关节充分外旋，置于患者大腿下。

● 双手环绕住患者股骨远端。

侧卧位

● 两侧拇指都放在大转子上。

● 手指张开，帮助稳定拇指。

● 前臂与患者的股骨方向对齐。

- 如果把患者大腿作为杠杆，双手握住患者股骨近端的股骨髁。

屈曲位

- 双手手指交叉，抓住患者大腿的前面，距离尽可能靠近。
- 用头部和肩部固定患者膝关节，以稳定髋关节和膝关节的角度。

治疗师力的应用（方法）

仰卧位

- 纵向振荡运动是通过轻轻地拉动患者股骨产生的。
- 这项技术可以通过治疗师位于患者大腿下的支撑腿在治疗方向上做滚动或滑动运动来辅助。
- 对疼痛非常剧烈的疾病，应轻柔地进行这项操作，在不同的屈曲角度上应均无不适感。

侧卧位

- 如果治疗师使用拇指，可以产生非常温和舒适的纵向运动。
- 治疗师的拇指不应该是主要的施力部位，应该像弹簧的接触点一样，感受正在进行的运动。
- 治疗师的手臂和身体与患者的股骨对齐，轻轻地来回摇晃。
- 如果要通过患者股骨进行操作，治疗师必须用左腋稳定患者的骨盆，以防止在操作时产生骨盆移动。
- 通过治疗师用手抓住患者股骨的末端来产生一个纵向振荡运动。
- 运动应该由治疗师的手臂产生。
- 不能借助于治疗师的身体，因为可能会使患者的骨盆失去控制。

屈曲位

- 治疗师若是用这种方式抓住患者的腿，那么治疗师可以通过前后振荡自己的脚来带动患者的腿进行振荡。

力的应用的变化

- 屈曲时的纵向运动可以做出调整，以便在任何外展或内收角度进行。
- 屈曲时，随着纵向运动的产生，可以增加更多的屈曲角度（组2）或减少几度（组3b）。屈曲也可以合并在屈曲/内收或屈曲/外展位置（组2）。

使用

- 缓解髋关节疾病疼痛。
- 进行性移位的骨关节炎和关节囊挛缩。

后前向运动和前后向运动（图7.48和7.49）

- *操作指南*：股骨头相对髋臼做后前向运动和前后向运动。
- 符号：↕，↟
- 患者起始体位：侧卧，大腿中间放一枕头，大腿置于中立位或受限角度（如果以腿作为杠杆则采用仰卧位或侧卧位）。
- 治疗师起始体位
  - 后前向——站在患者后面；前后向——站

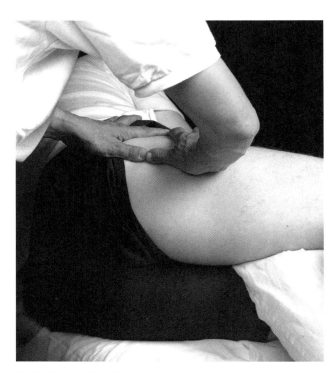

图7.48 后前向运动

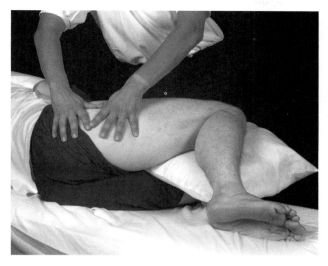

图 7.49　前后向运动

在患者面前（如果以腿作为杠杆则站在患者身侧）。

力的定位（治疗师手的位置）

后前向

- 两侧拇指指腹相对，分别放置在大转子的后表面（Ⅰ级和Ⅱ级）。
- 其余手指分布在拇指周围，应直接与股骨接触。
- 或者，将掌根置于大转子的后表面（Ⅲ级和Ⅳ级）。

前后向

- 两侧拇指指腹相对，分别放置在大转子的前表面（Ⅰ级和Ⅱ级）。
- 其余手指分布在拇指周围，应直接与股骨接触。
- 或者，将手掌根置于大转子的前表面（Ⅲ级和Ⅳ级）。

治疗师力的应用（方法）：后前向滑动和前后向滑动

- Ⅰ级和Ⅱ级松动时，治疗师将拇指固定在大转子上，通过身体和手臂产生轻柔温和的小幅度振荡运动。
- 运动不应该由拇指内在肌肉产生，因为该动作既要有些许不适，又要无痛。

- Ⅲ级和Ⅳ级松动时，手掌根通过身体和手臂产生拉伸运动，而另一只手置于髂前上棘以稳定患者骨盆。

力的应用的变化

- 可使用拇指产生后前向和前后向运动，与上述方式相同，但患者仰卧位。
- 当患者俯卧时，治疗师一只手用掌根从大转子的后面做后前向滑动，另一只手用来增加患者髋关节和腿的后伸角度。
- 手掌根与大转子周围的接触点可以有所改变，以探索各个方向的运动。
- 仰卧位：双手固定住大腿———一只手置于坐骨结节下方，另一只手置于腹股沟褶皱处。通过躯干的轻柔动作产生运动。

使用

- 股骨头在髋臼内的后前向运动和前后向运动非常少。然而，这些运动可能对治疗疼痛剧烈的髋关节疾病（Ⅰ级和Ⅱ级）很有用。
- 可在受限的生理屈曲或伸展范围内做辅助运动（Ⅲ级和Ⅳ级）。
- 可考虑将其作为治疗转子下滑囊炎、梨状肌综合征的一项技术。
- 加压下的治疗技术。

沿着股骨线（纵向运动）（图 7.50）

- *操作指南*：沿着股骨干的方向将股骨头压向髋臼（纵向头向运动）。
- 符号：>——•——< femur, 或 ◄—► ceph
- 患者起始体位：仰卧位，躺在治疗床上。
- 治疗师起始体位：站在患者略微屈曲的右膝关节前方，面向患者头部。

力的定位（治疗师手的位置）

- 治疗师的大腿支撑在患者略微屈曲的膝关节下方。
- 右手包住患者的胫骨结节。
- 左手从患者膝关节下方给予支撑。

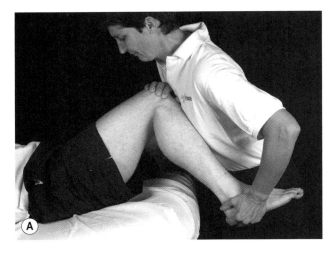

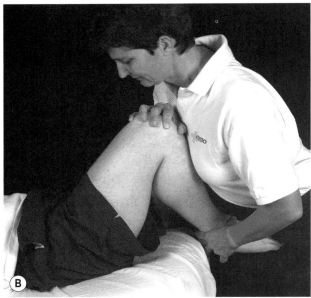

图 7.50 纵向头向挤压结合旋转：A. 内旋；B. 外旋

治疗师力的应用（方法）

- 治疗师将右手置于患者胫骨前方，对准股骨线，将股骨头推向髋臼并做振荡运动。
- 反向振荡运动由治疗师的左手从患者膝关节后方引导出来。
- 用力增加将产生骨盆运动。
- 运用该技术时一般会出现轻微疼痛、不适或短暂但剧烈的激惹痛。

力的应用的变化

- 该加压技术也可应用在其他运动上，如旋转、屈曲和伸展。

- 在保持加压的同时，还可以增加其他运动。
- 通过膝关节给股骨干持续加压时，利用患者的小腿和足部可以内旋或外旋髋关节。

使用

- 承重时髋关节轻度疼痛。
- 再现和治疗关节面疼痛。

向内侧挤压（横向内侧运动）（图 7.51）

- *操作指南*：将股骨头沿内侧方向压入髋臼。
- 符号：$\rangle\!-\!\bullet\!-\!\langle$ neck, 或 $\bullet\!\!\longrightarrow$ medial
- 患者起始体位：躺在无疼痛的一侧（在这种情况下是左侧）。
- 治疗师起始体位：从患者前面倾斜身体。

力的定位（治疗师手的位置）

- 右手掌根包住患者的左侧股骨大转子。
- 右肩位于右手正上方。
- 左手及前臂从内侧环抱住患者小腿，以产生最大接触面积。

治疗师力的应用（方法）

- 治疗师持续地将股骨头向内挤压至髋臼外侧关节面。
- 通过治疗师的右肩，股骨头以振荡超压的方式朝地板的方向挤压。
- 加压时间及再现患者症状的时间，应根据在察觉到症状之前患者能够保持患侧卧位的时间而定（图 7.51A）。
- 在持续加压时，治疗师利用身体和右手绕过患者的右侧髋以产生伸展（图 7.51B）和屈曲运动（图 7.51C）动作。
- 治疗师侧屈身体，使患者的髋关节做外展运动（图 7.51D）。
- 髋关节外旋时，治疗师的身体弯曲向前，位于患者的右侧髋关节上方，使患者的左足降低靠近地板，膝关节保持在屈伸中立位及外展和内收中立位（图 7.51E）。
- 髋关节内旋时，治疗师身体做反方向运动，

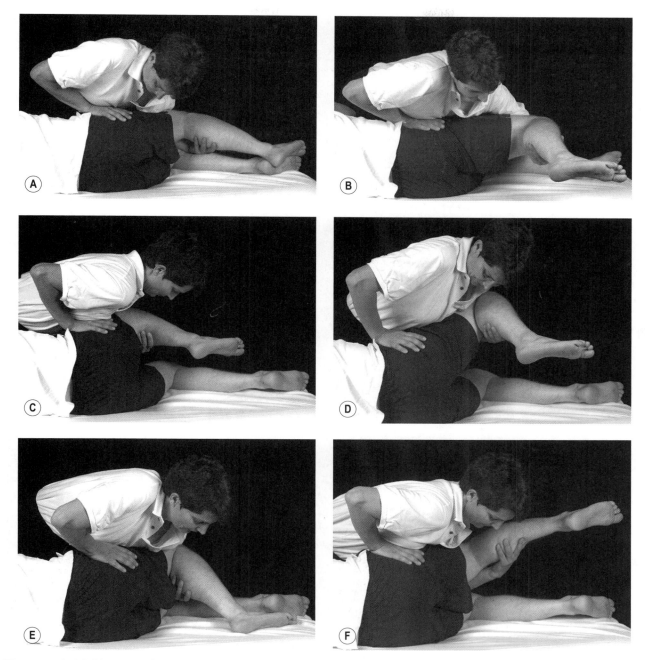

图 7.51　向内侧挤压：A. 中立位；B. 做伸展；C. 做屈曲；D. 做外展；E. 做外旋；F. 做内旋

即可使患者髋关节产生内旋运动（图 7.51F）。

使用

- 慢性髋关节症状，患者患侧卧位时有不适感。
- 髋关节炎，患侧卧位时出现疼痛。
- 无法盘腿坐，或无法在坐位把足放到对侧膝关节上。

前屈 / 内收作为一项治疗技术

作为一种治疗技术，可分为Ⅱ级、Ⅲ级和Ⅳ级进行（图 7.52）。

Ⅳ级

在关节活动末端的小范围振荡（Ⅳ级）可以

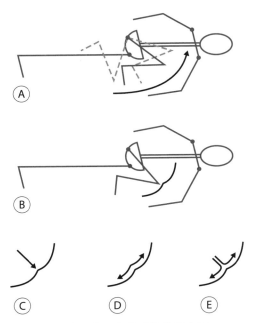

图 7.52 不同的髋屈曲、内收动作的示意图

从以下 3 种方式中任选其一，治疗因疼痛产生的受限。

- 朝受限方向做屈曲 / 内收（单箭头）（图 7.52C）。
- 沿着屈曲 / 内收的运动弧，在受限部位向前和向后运动（双箭头）（"滚动"）（图 7.52D）。
- 作小范围的振荡运动，在受限角度的两边分别来回滑动（双箭头）（"勺状"）（图 7.52E）。

如果患者的膝关节疼痛剧烈，治疗师可以用一只手从患者膝关节下方做支撑，使之避免疼痛的屈曲角度。

使用

- 可能是髋关节检查和治疗技术中最有效的一种。对于髋关节的重要性就像象限运动对于肩关节同样重要。
- 当所有其他运动都是无痛的时候，若髋关节是轻微症状的来源，这个动作可能仍会引发疼痛和受限。
- 髋关节屈曲和内收在此不做单独描述。
- 该技术可用于临床组 3b、2 和 4，结合内旋加压。

Ⅱ级和Ⅲ级（图 7.53 和 7.54）

- 患者起始体位：仰卧位，分别屈髋至对应角度，屈膝 90°。
- 治疗师起始体位：
  - ◆ Ⅱ级：站在患者的右侧，面对患者。治疗师的身体用来阻挡患者在屈曲 / 内收髋关节时的大腿外侧移动（在Ⅲ级中距离会更远）。
  - ◆ Ⅲ级：站在患者的右侧，面对患者。右膝平放在治疗床上，左膝向外侧倒下靠近床沿。

力的定位（治疗师手的位置）

Ⅱ级

- 左手扶住患者的右膝关节。
- 右手扶住患者的足跟。
- 调整身体位置，以便使患者髋关节做屈曲 / 内收运动。

Ⅲ级

- 双手先握住患者屈曲的膝关节，以便在弧线

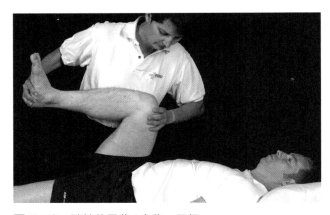

图 7.53 髋关节屈曲 / 内收，Ⅲ级

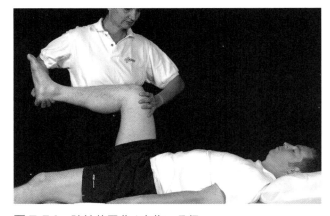

图 7.54 髋关节屈曲 / 内收，Ⅱ级

上选定的点将髋关节屈曲和内收到范围的极限。

- 握把被改变，使：
    - 左手支持患者的膝关节；
    - 右手支持患者的足以保持中度旋转位的位置。

治疗师力的应用（方法）

Ⅱ级

- 大幅度振荡运动不应达到活动范围的极限，且由治疗师的手臂来回振荡产生。
- 动作的深度取决于疼痛开始和增加时关节的活动角度，并且没有任何阻力。
- 返回运动及其振荡弧是由治疗师的身体位置决定的。

Ⅲ级

- 大幅度的振荡运动约为 30°（至 90°），朝受限的方向运动。患者足部的运动幅度必须和膝部相当。
- 治疗师的身体用来定位动作的外侧范围边缘。
- 治疗师将患者的膝关节向屈曲／内收的受限处移动，直到患者的骨盆开始从床上抬起，并感受到一定程度的阻力。
- 原则是在没有髋关节旋转的情况下平稳地完成操作。

用处

- 临床组 3a（Ⅱ级）、3b（Ⅲ级）。
- 缓解髋关节疼痛或在损伤后帮助恢复活动范围。
- 缓解骨关节炎恶化。
- 缓解治疗中的酸痛。

其他被动治疗技术

内旋（图 7.55~7.60）

髋关节内旋时常发生受限和疼痛，且在髋关节屈曲位比伸展位受限更多，反之亦然，检查时应注意这些变化。

作为一种治疗技术，内旋可分为Ⅰ级、Ⅱ级、Ⅲ级和Ⅳ级进行，并且可以在不同的位置上有所变化。

内旋

- *操作指南*：髋关节在各种生理位置内旋。
- 符号：
- 患者起始体位
    - 仰卧位（Ⅰ级和Ⅱ级）：仰卧，躺在治疗床右侧（图 7.55）。
    - 侧卧位（Ⅰ级和Ⅱ级）：左侧卧，两腿之间放一个枕头，使髋关节处于中立无痛的位置（图 7.56）。

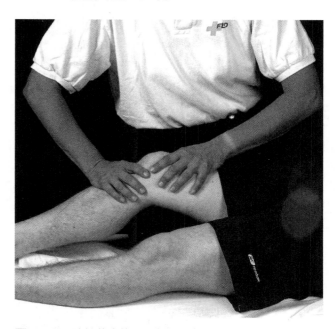

图 7.55　髋关节内旋，Ⅰ级和Ⅱ级

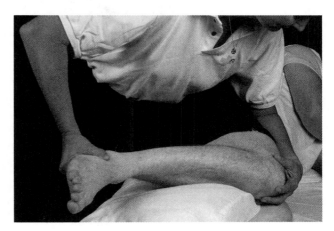

图 7.56　髋关节内旋，Ⅰ级和Ⅱ级的替代方法

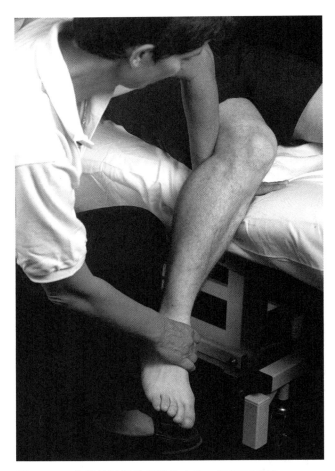

图 7.57 仰卧位髋关节后伸伴内旋，Ⅲ级和Ⅳ级

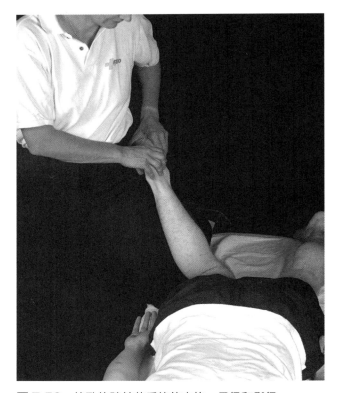

图 7.58 俯卧位髋关节后伸伴内旋，Ⅲ级和Ⅳ级

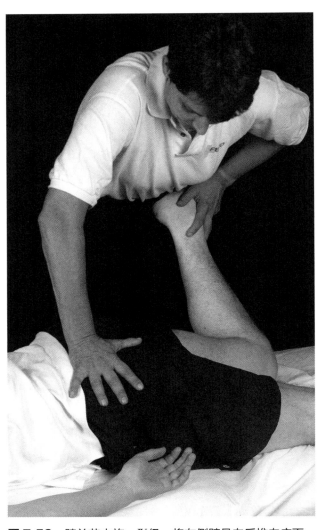

图 7.59 髋关节内旋，Ⅳ级，将左侧髂骨向后推向床面

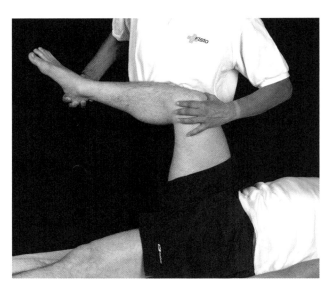

图 7.60 髋关节屈曲伴内旋，Ⅲ级和Ⅳ级

◆ 仰卧位髋关节后伸（Ⅲ级和Ⅳ级）：仰卧，躺在治疗床右侧，让患者的左足靠近治疗床右侧，右膝关节悬在床外（图 7.57）。

◆ 俯卧位髋关节后伸（Ⅲ级和Ⅳ级）：俯卧，膝关节屈曲呈 90°（图 7.58 和 7.59）。

◆ 仰卧位髋关节屈曲（Ⅲ级和Ⅳ级）：仰卧，躺在治疗床右侧，屈髋屈膝 90°（图 7.60）。

- 治疗师起始体位

  ◆ 仰卧位：站在患者的右膝外侧，面对患者。右膝放在治疗床上，大腿仔细摆放在患者腿下，以支撑患者，使患者的髋关节和膝关节稍微屈曲，以便患者的足跟平放在治疗床上（图 7.55）。

  ◆ 侧卧位：治疗师斜靠在患者的髋部后方（图 7.56）。

  ◆ 仰卧位髋关节后伸：跪在患者的右大腿外侧，面朝左膝（图 7.57）。

  ◆ 俯卧位髋关节后伸：站在患者的右膝外侧，面朝髋部（图 7.58 和 7.59）。

  ◆ 髋关节屈曲：站在患者的右侧髋关节外侧，面朝左膝（图 7.60）。

力的定位（治疗师手的位置）

仰卧位

- 双手握住患者的右膝关节。

侧卧位

- 左侧腋窝摆放在支撑患者髋关节的位置。
- 左手从下方握住患者膝关节，使之稳定，并感觉到髋关节的转动。
- 右手从下方握住患者的右踝和足，使之稳定。

仰卧位髋关节后伸

- 左前臂置于患者膝关节下。
- 右手握患者右足。
- 左前臂稳定患者的膝关节。

俯卧位髋关节后伸

- 左膝平放在治疗床上。
- 左大腿在患者髋部内旋末端形成一个舒适的

阻挡。
- 右手握住患者的足跟。
- 左手握住患者的前足。
- 左腿调整到所需的高度，以防止进一步的内旋。

屈曲位

- 左手支撑患者的膝关节。
- 右手支撑患者的足跟。

治疗师力的应用（方法）

仰卧位（Ⅰ级和Ⅱ级）

- 患者股骨或小或大幅度振荡运动，是通过治疗师对患者膝关节外侧面的轻微压力产生的。

侧卧位（Ⅰ级和Ⅱ级）

- 治疗师用左手抱住患者的膝关节。
- 必须保持髋关节外展 / 内收和屈曲 / 伸展的恒定位置。
- 用右手抬高和降低患者的足，产生或小或大幅度振荡运动。
- 髋部没有疼痛或不适。

仰卧位髋关节后伸（Ⅲ级和Ⅳ级）

- 治疗师通过向外抬高患者足跟来内旋其髋关节。
- Ⅳ级的动作是治疗师用左前臂将患者的足部向外移动至活动末端，同时在患者膝关节外侧保持一个大小相等、方向相反的挤压力。
- 内旋的振荡运动由治疗师的左手控制；左臂的压力应相当有力。
- Ⅲ级大幅度的运动是通过降低患者的右足而产生的，这样做减轻了对治疗师左前臂施加的压力。在降低足的同时，治疗师必须注意保持患者大腿处于一个恒定的位置，这样才能做单独内旋。

俯卧位髋关节后伸（Ⅲ级和Ⅳ级）

- 内旋是将患者的足向治疗师的方向移动，直到接触治疗师的腿部为止。然后治疗师用手将患者的足和腿来回振荡。

- 当患者的足靠近治疗师时，便于更好地操作。
- 在内旋髋关节过程中，治疗师可能需要将右手置于患者大腿外侧，以防止髋关节外展。

髋关节屈曲位（Ⅲ级和Ⅳ级）

- 治疗师内旋患者的髋关节，同时用左手对患者的膝关节外侧施加压力，防止髋关节外展。
- 然后治疗师的右手将患者的足绕着膝关节做弧形运动。

力的应用的变化

俯卧位髋关节后伸

- 与几乎所有的被动运动治疗技术一样，关节的运动可以由形成关节的任一关节面产生。
- 在髋关节内旋（Ⅳ级）的情况下，可采用与俯卧位内旋相同的开始位置（图 7.58, 7.59），但内旋的范围需要足够大，以使患者的髂骨从床上抬起几厘米。
- 稳定患者的下肢，治疗师可以通过施加在患者左臀部的振荡压力使右髋关节内旋，同时将左髂骨推向床面（图 7.59）。

使用

- 极度疼痛的髋关节疾病（临床 1 组和 3a 组）。
- 髋关节僵硬，需要关节松动术来改善活动范围（临床 2 组和 3b 组）。
- 经常存在活动受限的多种髋关节疾病。
- 如果与前后向附属滑动共同使用，可能对高抬腿时（武术和芭蕾舞）容易引发的关节卡锁有所帮助。
- 髋关节骨关节炎。
- 作为一种轴向旋转技术，股骨头在髋臼中做滚动和滑动，包括由于腿的滚动而产生的微小外展和内收。

外旋（图 7.61 和 7.62）

- *操作指南*：股骨头在髋臼内做外旋。
- 符号：
- 患者起始体位
  - – 仰卧位髋关节屈曲：仰卧，屈髋屈膝呈

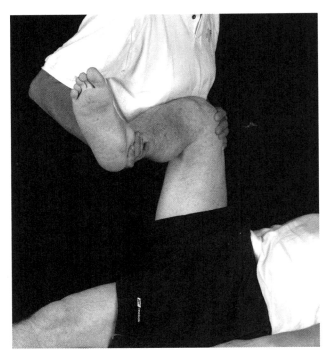

图 7.61 仰卧位，屈髋屈膝 90° 做外旋

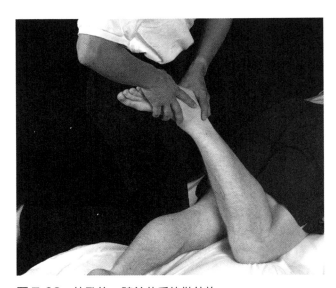

图 7.62 俯卧位，髋关节后伸做外旋

90°。

  - 俯卧位髋关节后伸：俯卧，屈膝 90°。
- 治疗师起始体位
  - 仰卧位髋关节屈曲：站在患者的右侧髋关节外侧，面对左膝关节。
  - 俯卧位髋关节后伸：站在患者的左膝关节外侧，面对右侧髋关节。治疗师的右膝平放在治疗床上，用大腿在患者髋关节外旋

的末端位置形成一个阻挡。

力的定位（治疗师手的位置）

仰卧位髋关节屈曲

- 左手握住患者屈曲的膝关节并使之稳定。

- 右手握住患者的足。

- 当髋关节处于外旋极限时，治疗师调整身体，面对患者的左肩。

俯卧位髋关节后伸

- 右手握住患者前足。

- 左手握住患者的足跟。

治疗师力的应用（方法）

仰卧位髋关节屈曲（Ⅲ级和Ⅳ级）

- 通过把患者的足沿膝关节周围的弧线做来回移动而产生振荡运动。

- 治疗师的左手和躯干帮助维持患者膝关节的位置始终在运动弧线的中心。

- 如果髋关节在振荡内旋阶段屈曲几度，然后在外旋阶段向后伸展几度，那么这种技术有时更容易完成。这个动作减少了右手所需的工作量。

俯卧位髋关节后伸

- 髋关节外旋是通过将足向下推直到达到活动范围极限为止。

- 外旋振荡是由治疗师手臂的前后向运动来完成的。

- 可以通过把足外翻来加强髋关节外旋。

力的应用的变化

- 侧卧位：侧卧位可以做外旋，类似于髋关节内旋所描述的那样（图 7.56），不同之处是患者的足是通过被推入枕头来进行Ⅰ级和Ⅱ级外旋振荡的。

使用

- 比内旋和屈曲、内收用得少。

- 通常在髋关节屈曲时最容易操作。

- 可作为有效的疼痛调节技术，如仰卧位和侧卧位的髋关节内旋。

- 用于治疗髋关节屈曲或伸展俯卧位时的僵硬疗效最好。

外展（图 7.63）

- *操作指南*：髋关节外展运动（在屈曲或伸展位）。

- 符号：Ab，Ab/E，Ab/F

- 患者起始体位
  - ◆ 屈曲：仰卧平躺，对于异常疼痛的疾病，髋关节屈曲 20° 或更大角度（所有可能的位置）。
  - ◆ 伸展：仰卧平躺，伸展髋关节和膝关节，髋关节做舒适外展。

- 治疗师起始体位
  - ◆ 屈曲：站在患者屈曲的膝关节和髋关节旁边，与患者膝关节对齐并靠近患者的腿以形成阻挡。
  - ◆ 伸展：站在患者右小腿旁边，面对患者髋关节，右小腿放在治疗床上，向后坐在右足跟上。

力的定位（治疗师手的位置）

屈曲

- 左手放在患者股骨上支撑其膝关节。

- 右手置于患者的胫骨上方。

- 患者的腿外展至需要治疗的角度。

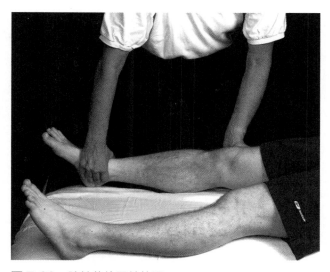

图 7.63 髋关节伸展并外展

伸展（图 7.63）

- 左手支撑在患者的膝关节下。
- 右手在患者踝关节下做支撑。

治疗师力的应用（方法）

屈曲

- 手置于患者膝关节上，产生振幅或小或大的振荡运动。
- 注意动作不要过大，避免使患者骨盆开始移动。

伸展

- 振荡运动通常不超过 10° 或 15°，由治疗师的手臂产生，患者的腿放在治疗床上即可。
- 治疗师用右腿限制患者髋关节外展范围。

力的应用的变化

- 在患者的臀部下方放一条毛巾，可以增大振荡范围。

使用

- 改善由疼痛或关节僵硬导致活动受限的关节的活动范围。
- 外展受限并出现疼痛的髋关节炎。特别是对于向上移位的髋关节骨关节炎。在这里，髋关节外展可与纵向离心滑动和内侧滑动相结合。
- 腹股沟拉伤，髋关节外展时疼痛。

伸展

- *操作指南*：髋关节伸展。
- 符号：E
- 患者起始体位：仰卧在治疗床的边沿，髋关节和膝关节伸展。
- 治疗师起始体位：站在患者一侧膝关节外侧，面对患者。

力的定位（治疗师手的位置）

- 左手握住患者膝关节的左右两侧。
- 右手从内侧握住患者的足跟。

治疗师力的应用（方法）

- 治疗师的左手将患者的膝关节抬离治疗床

15~20 cm。

- 右手保持患者足跟离开治疗床，并将足跟向患者的臀部靠近 7~10 cm。
- 治疗师随后把患者的足跟远离臀部，逐步伸直膝关节直到受限角度。
- 如果髋关节疾病引发的疼痛较剧烈，治疗师的大腿可以放在患者的膝关节下做支撑。

力的应用的变化

- 在患者臀部下放置毛巾可以增加伸展的范围。
- 患者的左侧髋关节和膝关节可以舒适地屈曲。

使用

- 行走时伸髋困难的患者。
- 特别是髋关节骨关节炎活动严重受限的患者。

伸展 / 外展

- *操作指南*：髋关节伸展 / 外展运动。
- 符号：E / Ab
- 患者起始体位：仰卧，伸髋伸膝。
- 治疗师起始体位：站在患者一侧膝关节外侧，面对患者对侧肩膀。

力的定位（治疗师手的位置）

- 左手支撑在患者的膝关节下。
- 右手放在患者踝关节下做支撑。

治疗师力的应用（方法）

- 治疗师身体向后摇摆，将患者的腿置于伸展 / 外展位。
- 髋关节置于中度旋转位，治疗师通过手臂和身体行 20° ~40° 的 II 级旋转动作。

使用

- 髋关节伸展和外展受限于疼痛或僵硬。

主动技术

体位和运动模式的主动矫正

这对有轻微不稳定或活动过度的患者来说是特别重要的。然而，一旦有髋关节和（或）膝关节受累，因关节僵硬或卡锁而出现代偿患者也可以通过恢复髋关节活动范围来进行主动矫正（合并更多的髋关节运动）（见专栏 7.5 中的临床提示）。

节段稳定肌群（改编自 Comerford & Mottram 2001, Gibbons 2001）

腰肌（图 7.64）

- 患者起始体位：仰卧，右侧髋靠近治疗床的边缘。
- 治疗师起始体位：面对患者站立。
  - 治疗师用右手掌握住患者的膝关节后表面，用拇指和其余四指捏住股骨内侧髁和外侧髁
  - 左手固定髂骨。
- 方法：治疗师进行非常温和的髋关节分离牵

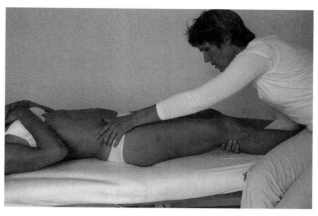

图 7.64　募集腰肌

引和被动挤压。然后，嘱患者用尽可能小的力缓慢、轻柔地将股骨头拉回到髋臼中。同时，治疗师对髋关节施以持续温和的牵拉力。患者应保持 30 秒钟的收缩，无疼痛、疲劳、震颤或痉挛。在此期间，治疗师测试髋

专栏7.5

临床提示：体位和运动模式的主动矫正

A. 活动过度障碍

矫正有症状的体位

- 如果可能的话，矫正应在无痛苦的体位进行。最初，可以使用临时的外部支撑（骨盆带）或调整体位以减轻疼痛（高坐而不是深坐；侧卧时身体微微前倾，而不是笔直）。
- 谨慎地矫正排列对位
  - 用最少的力。
  - 简单且轻松完成。
  - 保持10秒，重复10次。
  - 无疲劳、震颤或痉挛。
- 刚开始可用视觉反馈来检查排列对位（使用镜子、身体上的参考点）。
- 首先使用易化技术合并触觉和本体感觉输入：贴布（例如，McConnell髋部贴法）；使用护具（例如，SERF带）来控制过度内旋或用骨盆带提供挤压力；手法刺激；轻微拉伸和平衡反馈的应用。
- 最初侧重于单个动作成分。稍后，可以同时矫正多个动作成分。
- 一天中多次重复。
- 鼓励和积极反馈将会有所帮助。
- 锻炼强度不应超过患者的能力。

矫正有症状的活动

- 运动应在无痛下进行，使用张力募集，以及上文提到的反馈和易化技术。
- 运动应该非常缓慢地进行，最初是15~20次；逐渐增加

速度。

- 最开始可能合并分解练习（Sahrmann 2002）：活动过度的髋关节保持在中立位，而受限的近端关节（腰椎）或远端关节（膝）做主动运动，例如，在高尔夫挥杆向左转身的动作中，右髋关节外旋可能出现活动过度并伴有疼痛，而腰椎和膝关节则显示旋转受限。可以给患者两种不同的分解运动。
  - 在保持髋关节和下肢在旋转中立位（从骨盆到足没有运动）的情况下，患者将腰椎和躯干旋转到左侧。
  - 在保持髋关节和躯干在旋转中立位时，膝关节相对于胫骨向外侧旋转，将大腿、骨盆和躯干作为一个整体。
- 现在可以合并全身运动。对于上述例子，可以通过先旋转躯干，而膝关节、髋关节不参与动作；逐渐地髋关节在一定范围内做旋转。
- 可以在没有过度髋关节旋转的情况下进行模拟症状性活动，最后用球杆和球来进行高尔夫挥杆练习。

B. 轻度不稳定障碍

矫正有症状的体位

- 如上所述，在矫正全身排列对位时，增加节段稳定肌群的强直收缩，可以矫正过度的滑动运动。

矫正有症状的活动

- 一旦节段稳定肌群可有意识地收缩，则可遵循上文矫正活动过度的步骤来保持收缩。

关节的被动旋转，以确保它是相对自由的，而且牵引运动不是由大肌群执行的。不应该有明显的表面肌肉活动。为了确保收缩持续30秒钟而不会慢慢消失，治疗师需比较在收缩期间和收缩释放后的关节牵引的量。

- 训练
  - 患者实行10次10秒的收缩。建议每天至少进行2次，这种运动可以尽可能经常地进行。
  - 不同体位（坐、站立、侧卧等）的练习有助于整合到日常活动的控制中。

孖肌和闭孔肌（图7.65）

- 患者起始体位：俯卧，膝关节分开，屈曲90°，足跟并拢。
- 治疗师起始体位：站在患侧，将一根手指放在患者的两足跟之间；另一只手触诊梨状肌下方及股直肌上方的孖肌和闭孔肌。
- 方法
  - 嘱患者遵从如下指令："轻轻地把两侧髋关节拉进它们的髋臼""让髋部的宽度变小，或者用足跟轻柔地缓慢地挤压放在中间的手指"。
  - 治疗师可感觉到患者足跟之间轻柔的张力挤压，以及孖肌和闭孔肌的收缩。触诊其他臀部肌肉以检查是否存在相对不活跃状态。
- 训练

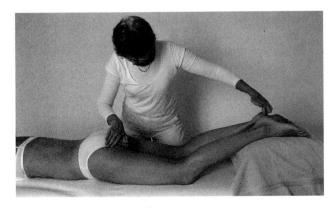

图7.65 募集孖肌和闭孔肌

- 患者实行10次10秒的收缩。建议每天至少进行2次。然而，这项运动可以尽可能经常地进行。
- 不同体位（坐、站立、侧卧等）的练习有助于整合到日常活动的控制中。

稳定肌群

- 可以在一个特定的位置募集和缩短稳定肌群并不一定意味着这个募集会自动发生在症状性活动期间。大脑关注的是目标导向性活动和肌肉募集的运动模式。因此，这些孤立的肌肉练习不能代替整体训练来矫正有症状的体位和有症状的活动。尽管如此，它们还是很有帮助的。

- 对于理想的张力功能，目标是在评估中使每一个稳定肌群达到完美的测试结果。测试体位在不负重体位，相比于负重训练，不负重时由于本体感觉输入减少，张力募集会更难实现。因此，患者在平卧时要比站立时更难维持张力稳定。因此，在稳定功能障碍的情况下，侧卧或在床上翻身可能比站立或行走更痛苦。例如，股骨转子滑囊炎或髂胫束综合征患者，往往很难保持健侧卧位，使患侧处于内收悬挂位。如果臀中肌后束可以募集和收缩，患者会自动选择向前滚动更多的体位作为休息位，从而减轻对受累组织的挤压或拉伸。

- 如果测试体位的训练过于困难，首先可以通过负重来促进肌肉收缩。如果患者不能负重进行测试，那么通过足底的接触也会增加输入：将足底轻压向墙面或通过将腿伸出床沿，用脚接触地板来促进仰卧位臀大肌收缩的练习。

- 如果测试体位的训练太困难，可以通过缩短力臂，如通过在测试体位屈曲膝关节来调整测试体位（深层臀大肌除外，因为这样屈曲膝关节可以收紧已经缩短了的股直肌和阔筋膜张肌，使得其收缩变得更为困难）。

- 在负重体位（坐位或站立位）的训练通常更容易操作，并确保患者更经常地练习，如在排队等候时。臀肌的募集可以简单地通过单腿站立，保持骨盆水平位和髋关节中立位进行训练。要进阶该训练的话，可以增加髋关节外旋，以使更多的肌肉收缩。

- 如果可能的话，训练应该是无痛的：这可能需要患者在较低水平的活动中进行。例如，由髂胫束过度摩擦导致的转子滑囊炎（由被抑制或加长的臀中肌后束和被过度激活或短缩的阔筋膜张肌导致），可能会通过侧卧时臀中肌后束强烈收缩加剧，告知患者运动是没有用的。另一方面，站立位或坐位时轻柔地强直性收缩可能导致软组织随着时间的推移承受更大的力量。

- 肌肉的强直收缩最好在缩短位保持 10 秒。回到起始体位时，肌肉应放松，然后立即重复动作。理想状态下一共需要重复 10 次。然而，如果患者不能保持收缩而没有疲劳或阶段性活动（震颤、抽筋），那么运动应该以更短的间隔进行，减少重复次数，但在一天中更频繁地进行。最低要求是每天重复 10 次，每次维持 10 秒。

- 耐心是至关重要的：如果训练水平太高或患者感到永远无法达到准确的表现，其很可能自我放弃。因此，坚持完美往往有害无益，患者应该得到更多积极的反馈，以便在轻松、积极的心态下进行锻炼。

主动肌群

- 通过主动延长拮抗肌或近段的稳定肌群，可同时抑制主动肌群被延长。下面描述的体位应保持 30 秒，重复 3 次。

腘绳肌

- 起始体位：结束测试体位已在本章评估中做了描述。
- 方法：嘱患者保持在被动伸膝的最大范围，在腰椎开始失去中立位时主动收缩浅层的多裂肌和髂肌来调整腰椎，从而抑制腘绳肌。

臀大肌（浅层纤维）

- 起始体位：坐位并使大腿支撑在座椅上，腰椎中立位，髋关节做最大内收至腰椎开始失去中立位。
- 方法：主动恢复腰椎中立位并保持（浅层的多裂肌和髂肌应主动抑制臀大肌）。

阔筋膜张肌

利用改良托马斯试验来拉长阔筋膜张肌是有可能的。然而，并不推荐，因为这个动作不便于操作，还可能会导致产生关节过度前滑的应力，使其变得不稳定。如果存在任何关节内病变，局部稳定肌群（腰肌）因此而受到抑制，则关节内滑动会取代主动肌（阔筋膜张肌和股直肌）的延长。

- 背靠墙站立：这个测试姿势有时也会产生过度前滑的风险。然而，它便于操作，因此可用于关节内病变训练（如髂胫束综合征或臀大肌滑囊炎）。
  - 起始体位：背靠墙站立，膝关节伸直；双足分开与髋同宽，足跟离开墙面 5~7cm。患者小心地外展髋关节，寻找使腰椎难以维持与墙面接触的点。
  - 方法：患者进一步主动屈曲腰椎，利用腹斜肌和深层臀大肌抑制阔筋膜张肌。
- 采用改良奥伯试验体位：这个测试体位是安全的，但不方便操作。
- 起始体位：侧卧位，测试侧髋位于上方。患者的腰部保持压向床面（腰椎侧屈）。左、右两侧的股骨转子垂直在同一平面上；下方腿屈曲；测试侧髋维持在屈伸中立位并完全外旋，用毛巾支撑在躯干侧弯的部位下方，否则髋关节进一步内收的话，会使髋关节外旋位很难维持。

- 方法：患者保持腰部放在治疗床面上，利用腹斜肌、表层多裂肌维持躯干侧屈，或利用臀中肌后束、股直肌抑制阔筋膜，外旋髋关节。

股直肌

- 起始体位：用非测试腿站立；腰椎和髋关节处于中立位。膝关节屈曲至阻力点，同时保持腰部和臀部的中立位。
- 方法：嘱患者被动地抱住膝关节（如用一根治疗带），最大限度地屈曲膝关节，在保持髋关节位置不变的情况下，主动收缩臀肌以抑制股直肌。

梨状肌

- 起始体位：仰卧，屈髋约85°，屈膝90°，髋关节先内收至阻力点然后再向外旋至阻力点（患者需要家人的帮助才能保持这个位置）。
- 方法：要求患者在不改变髋关节位置的情况

下上抬髋关节。

- 放松时，治疗师试着向外旋转髋关节到一个新的起始体位。

长收肌

- 起始体位：仰卧位，腰椎中立位，非测试侧腿伸展在治疗床上。测试侧髋关节屈曲约45°，膝关节屈曲90°，脚放在对侧膝关节侧的床面上。患者将膝关节尽可能向外下压，而不改变髂前上棘或足的位置。
- 方法：在骨盆开始旋转的点，嘱患者重新调整骨盆位置并保持。

与髋关节运动功能障碍有关的常见疾病的临床表现如下所示：

- 骨关节炎（表7.9）
- 运动性腹股沟疼痛（表7.10）
- 髋臼盂唇撕裂（表7.11）
- 股骨转子滑囊炎（表7.12）
- 感觉异常性股痛（表7.13）

表7.9 临床简介：骨关节炎

检查	临床证据/"砖墙"思维
障碍类型	在各种日常生活活动中存在疼痛和活动受限
身体图示特点	腹股沟区的症状，辐射到大腿内侧至膝关节。右侧臀部和下背部区域也有症状，这似乎与大腿区域的症状无关。腹股沟区的症状是"针刺感"，腿部有牵拉感
活动受限/24小时症状行为	可能包括驾驶、园艺劳动和步行等活动。僵硬，尤指早晨起床后或长时间坐或蹲下后站起时。缓解因素：腿部的旋转运动。患者可能觉得避免此症状的方法是找到休息和活动之间的平衡（但两者都不要太多）
现病史/既往史	长期持续的不适症状逐渐加重。一些患者表示疼痛和失能随着时间的推移而增加，他们可能不再是无症状的。对于这些患者，在负重活动期间出现的症状进一步出现在休息时（尤其是夜间）。然而，其他患者可能会说，这些年来他们已经有所改善，如从久坐的工作退休后，正在进行更多的活动（如步行）
特殊问题	
症状产生的来源/机制	疼痛因关节周围软骨缺损引起软骨下骨暴露。此外，关节囊和韧带结构问题可能导致疼痛性活动。神经源性机制和骨内血管机制也可能在症状的产生中发挥作用
来源的原因	
成因	习惯性的步态、缺乏肌肉控制、缺少关节活动、有氧运动减少，均可作为神经肌肉骨骼的影响因素
视诊	无可见的局部变化（如骨或滑膜增厚）。姿势改变，尤其是因骨盆位置问题导致髋关节屈曲。可能萎缩的肌肉：臀肌、股四头肌。腹部肌肉的活动低下
主动动作的功能演示	疼痛性的腿部运动（如穿袜子、下蹲、盘腿坐）。许多运动，特别是屈曲、内收、内旋和伸展，可能受到限制，引起疼痛。捻发音是罕见的。步态分析是必不可少的。如果症状很难再现，盘腿坐可能特别具有指示性。负重位测试，特别是内收、内旋和伸展可能会引发"通过范围"内出现的症状
如有必要测试	在加压下进行测试时，症状可能会增加

续表

检查	临床证据/"砖墙"思维
其他相关结构	基本测试：腰椎、骶髂关节的筛查。进一步测试：肌肉募集和肌肉长度测试
等长测试/肌肉长度测试	在症状再现方面大多没有定论
神经病学检查	
神经动力学测试	神经动力学测试需要作为一种常规的程序执行；但可能与运动障碍无关
触诊发现	
被动运动检查/附属运动	全活动范围的疼痛和僵硬。特别是屈曲/内收、内旋和伸展可能均有受限和疼痛。附属运动会根据全关节活动范围的阻力和疼痛情况，做出相应的反应。对被动运动的无摩擦感可能与关节面压缩在一起有关
关节松动术/手法操作	附属运动在活动末端和活动范围内的位置，如果有首选技术和充分的活动范围：可使用前屈/内收振荡治疗，作为活动末端振荡的变式。轻微症状也可由被动关节活动产生，只需加上间歇性关节加压进行处理
其他干预措施	非甾体抗炎药和镇痛药物可能是必要的。对于严重的病例考虑关节置换。通过协调训练、有氧训练、关节自我松动和肌肉伸展等疼痛应对策略，恢复对肌肉的控制。建议参加定期的、中等强度的活动（如散步、骑自行车、游泳）
预后/自然病程	骨关节炎可分为机械性、退化性、创伤性或系统性疾病。在机械型中，如果疼痛和功能障碍是由关节内的机械障碍引起，并且如果被动关节松动术和运动可以缓解机械因素，患者的症状应相应得到解决。创伤性和退行性可能有一些残余的活动受限，但经过适当的管理和治疗，患者可以长时间保持无症状。该病类型与全身性骨关节炎有关，通常伴有渐进的自然病史。在这样的情况下，关节松动术可以缓解症状，但全面的风湿治疗对于这种类型的关节炎是至关重要的
循证医学证据	见第 8 章，被动运动和关节软骨修复的证据；van Baar et al.（1998），Hoeksma（2004）

表7.10　临床简介：运动性腹股沟疼痛（重点放在肌腱炎）

检查	临床证据/"砖墙"思维
障碍类型	腹股沟和耻骨区的症状与某些体育活动有关
身体图示特点	腹股沟和耻骨区的局部症状
活动受限/24 小时症状行为	在所有需要突然旋转和加速的运动（如橄榄球、英式足球）中。症状可能出现在踢球、扭转腿部等活动中。在长距离奔跑时发生，通常在加速或上坡时。如果在肌肉起点，症状可能出现在肌肉收缩或伸展时（如内收肌肌腱炎：双膝用力并拢；髂腰肌肌腱炎：坐位抬腿）
现病史/既往史	急性：与某些体育活动和频繁地收缩或伸展肌肉群相关（如内收肌肌腱炎：足球运动中的带球过人）
特殊问题	
症状产生的来源/机制	以下结构/病理过程需要被视为症状的来源
	相关症状结构：腰椎、胸椎、骶髂关节；神经动力学系统
	髋关节以外的局部： 　内收肌肌腱病，长收肌 　髂腰肌肌腱病 　股直肌肌腱病 　腹直肌肌腱病 　耻骨炎 　骨盆应力性骨折 　耻骨不稳定（特别是当内收肌肌腱炎与腹直肌肌腱炎同时发生时） 神经卡压：髂腹股沟神经、闭孔神经 　腹股沟疝 　泌尿生殖系统疾病（如前列腺炎）
来源的原因	
影响因素	重复性疲劳活动
视诊	肌肉止点肿胀或突出

检查	临床证据/"砖墙"思维
主动运动的功能演示	扭转动作、踢球。肌腱炎病例中，髋部运动轻微受限
如有必要测试	
其他相关结构	腰椎、骶髂关节、胸椎的筛查
等长测试/肌肉长度测试	等长收缩测试可能引起症状。如果在进行等长检查时仔细触诊，就可以准确地定位疼痛部位
神经病学检查	
神经动力学测试	在神经压迫病例中，改良的股神经检查可能再现症状
触诊发现	肌腱炎病例中，肌肉止点压痛
被动运动、附属运动/生理性复合运动	肌腱炎案例中，经常未明
关节松动术/手法操作	软组织技术、方式
其他干预措施	急性期：休息、冰敷、加压约 48 小时。在无痛范围内轻轻增加牵伸和收缩活动。肌肉募集，关于热身/降温和自我管理（疼痛应对策略，如温和牵伸、软组织治疗）的指导
预后/自然病程	取决于识别实际成分和机制之间的相互关系。病史简短的局部肌腱炎的案例预后良好
循证医学证据	在诊断、病理生理或治疗方面还没有达成共识（Orchard et al. 2000）

表7.11 临床简介：髋臼盂唇撕裂

检查	临床证据/"砖墙"思维
障碍类型	负重时扭转动作，腹股沟区域疼痛
身体图示特点	腹股沟尖锐的"抓"痛，可能会辐射到大腿。通常在关节前面。随着时间的推移，疼痛可能会扩散，难以定位
活动受限/24 小时症状行为	经常被轴向旋转的动作激惹。最初症状只持续几分钟，之后可能变得更频繁，持续时间更长。可能存在相关的咔嗒声。经常出现在足球或其他体育活动中
现病史/既往史	症状可能是急性的，但通常会持续几个月。与足球等体育活动有关；也可能因过度使用或因髋部剧烈撞打击而引发的急性创伤而发生
特殊问题	
症状产生的来源/机制	髋臼盂唇
原因	
影响因素	反复扭转动作导致的劳损
视诊	
主动运动的功能演示	负重姿势的扭转运动可能会引起主动运动的疼痛和（或）咔嗒声。症状可能是轴向压迫引起的。髋关节屈曲、内收、内旋及组合运动时可能出现针刺感
如有必要测试	
其他相关结构	与其他运动成分区别，症状可能指向同一区域
等长测试/肌肉长度测试	通常不能够确定
神经病学检查	
神经动力学测试	
触诊发现	
被动运动、附属运动/生理运动	撞击激惹试验中出现疼痛，包括屈曲、内收和内旋（前上方撕裂）；过伸、外展、外旋的组合动作（后下方撕裂）。将髋关节从完全屈曲、外旋、外展位运动到后伸、内旋、内收位时，疼痛再现和（或）出现咔嗒声，可能提示盂唇撕裂
关节松动术/手法操作	根据疼痛程度的不同，轻柔地被动运动和附属运动可减少疼痛的活动范围，疼痛形式
其他干预措施	根据在体格检查时发现的其他障碍和习惯性的运动模式

检查	临床证据/"砖墙"思维
预后/自然病程	在少数情况下，可实现功能恢复。然而，在一些持续的情况下，应考虑关节镜检查。术后处理：恢复全关节活动范围，控制肌肉，指导活动和运动恢复正常水平
循证医学证据	Fitzgerald（1995）

表7.12 临床简介：股骨转子滑囊炎

检查	临床证据/"砖墙"思维
障碍类型	局限于大转子局部区域的疼痛
身体图示特点	疼痛通常是局部的，可能放射到大腿外侧或后外侧
活动受限/24 小时症状行为	爬楼梯、患侧卧位、交叉腿时出现症状。特别是侧卧、长时间行走时会出现疼痛
现病史/既往史	症状逐步发生；期间有加重和缓解，往往与活动相关
特殊问题	
症状产生的来源/机制	可能是局部结构。可能是来自下腰椎、骶髂关节、髋关节的症状
原因	
影响因素	这种劳损往往发生在两种患者中：那些参与活动的（如高强度跑步）或中年（通常是女性）超重的患者伴有下腰椎的退行性改变
视诊	肌肉萎缩；髂胫束过紧
主动运动的功能演示	交叉双腿、患侧卧位可再现症状。髋关节内收、主动伸展可再现症状。腰椎主动试验出现局部症状
如有必要测试	
其他相关结构	筛查腰椎、骶髂关节、神经动力学结构
等长测试/肌肉长度检查	髋外展肌可能重现部分症状
神经病学检查	
神经动力学测试	若腰椎受累，则可能有症状
触诊发现	局部温度可能增加
被动运动、附属运动/生理性复合运动	髋部的活动经常伴随疼痛，如前屈/内收；特别是 L_4~L_5 支配的附属运动可部分引起症状
关节松动术/手法操作	联合治疗腰椎和髋关节病征是有必要的
其他干预措施	软组织的技术和应用；治疗肌肉失衡，尤其是臀肌、股四头肌和腹部肌肉，牵伸阔筋膜张肌、髂胫束。指导患者自我管理策略。运动人群：给出热身/放松方案的建议
预后/自然病程	根据运动障碍的组成成分之间的相互关系进行判断

表7.13 临床简介：感觉异常性股痛（股外侧肌皮神经压迫）

检查	临床证据/"砖墙"思维
障碍类型	大腿外侧有灼痛
身体图示特点	症状特征：大腿近端外侧灼痛、刺痛、麻木、感觉异常。其他症状可能出现在膝关节区、臀部和腰部
活动受限/24 小时症状行为	受累侧腿部承重坐位会出现症状，长时间坐、蹲，以及步行增多、久站都会加重症状
现病史/既往史	逐步自发性产生的症状，与肥胖、系宽腰带、穿紧身牛仔裤、妊娠、糖尿病和腹股沟手术有关。有时可能因外伤造成
特殊问题	
症状产生的来源/机制	• 周围神经源性机制的典型症状。可能与腰椎、髋关节症状导致运动障碍有关

检查	临床证据/"砖墙"思维
原因	
影响因素	体重过大，着装
视诊	
主动运动的功能演示	经常不能确定，因为症状可能会长时间保持在同一体位后出现。腰椎、髋关节运动需要例行检查
如有必要测试	
其他相关结构	
等长测试/肌肉长度测试	
神经病学检查	运动功能完整无缺。大腿外侧感觉过敏，轻触觉增强，针刺感增加
神经动力学测试	侧卧位（包括髋关节后伸和内收）的 slump 试验可能引起症状。改良试验：患者可患侧卧位（Butler 2000）
触诊发现	深层触诊髂前上棘下方可再现症状
被动运动、附属运动/生理性复合运动	髋部运动经常伴随疼痛或受限（如屈曲/内收）。
关节松动术/手法操作	联合治疗腰椎和髋关节症状是有必要的。根据症状，优先采用神经动力学技术进行处理
其他干预措施	腹股沟韧带处的神经治疗。着装建议、减肥。外科手术则很少考虑
预后/自然病程	一些作者指出，在许多情况下，自发缓解可能在 2 年内发生。然而，结果可能取决于该疾病其他促成因素之间的相互关系
循证医学证据	参见案例（Butler 2000）

个案研究7.1

退行性骨关节炎相关的运动障碍合并轻微腰椎运动障碍

B先生是一位67岁的退休建筑工人，他的爱好包括园艺劳作、骑自行车（每周2~3次，每次2~3小时）、山地徒步（至少每周1次）、冬天滑雪。

障碍类型

腿部症状，特别是走路、起床、园艺劳作时出现。日常活动能力量表：有困难，但照常进行。

体格图

如图7.66所示，臀部和腹股沟区域的症状似乎没有关系。

活动受限/24小时症状行为

园艺劳作（特别是拔杂草）持续2小时后，部位①症状加重。

站起来，稍微晃动下腿；约15分钟后症状完全缓解。

蹲（如在地板陪孙子玩耍）5分钟后，部位①开始出现不适。

迅速在地板上改变体位，部位①症状恢复。

穿袜子（坐姿）时——右腿跨在左腿上，部位①症状加重，"感到困难"。

一旦腿伸直，部位①症状立即恢复，目前只有当开车超过

2~3小时或在电影院坐2~3小时后，部位②③才会出现症状。

站起来四处走动：症状会迅速缓解。

晚上：夜间无症状，早上起床后部位①有僵硬，尤其是走路时，休息30分钟后症状缓解。

白天：同上；下午/上午：没有区别；一般来说：需要运动多于休息。

现病史/既往史

短期（现）病史如图7.67所示。

既往史

- 从来没有出现部位①①ⓐ的症状，也没有活动受限。
- 部位②③的症状出现自20年前。5年前，因为部位②③++症状加重，去看过医师和物理治疗师，通过被动关节松动术治疗和自我管理，效果良好；之后没有继续练习。
- 现在比4~5年前更好，将此归因于活动水平的提高（目前已退休）：定期骑自行车、徒步旅行和滑雪。

特殊问题

一般健康：√；药物：无；无事故或疾病史；左右两侧髋关节X片示：双侧关节退行性改变（左/右无差异）。

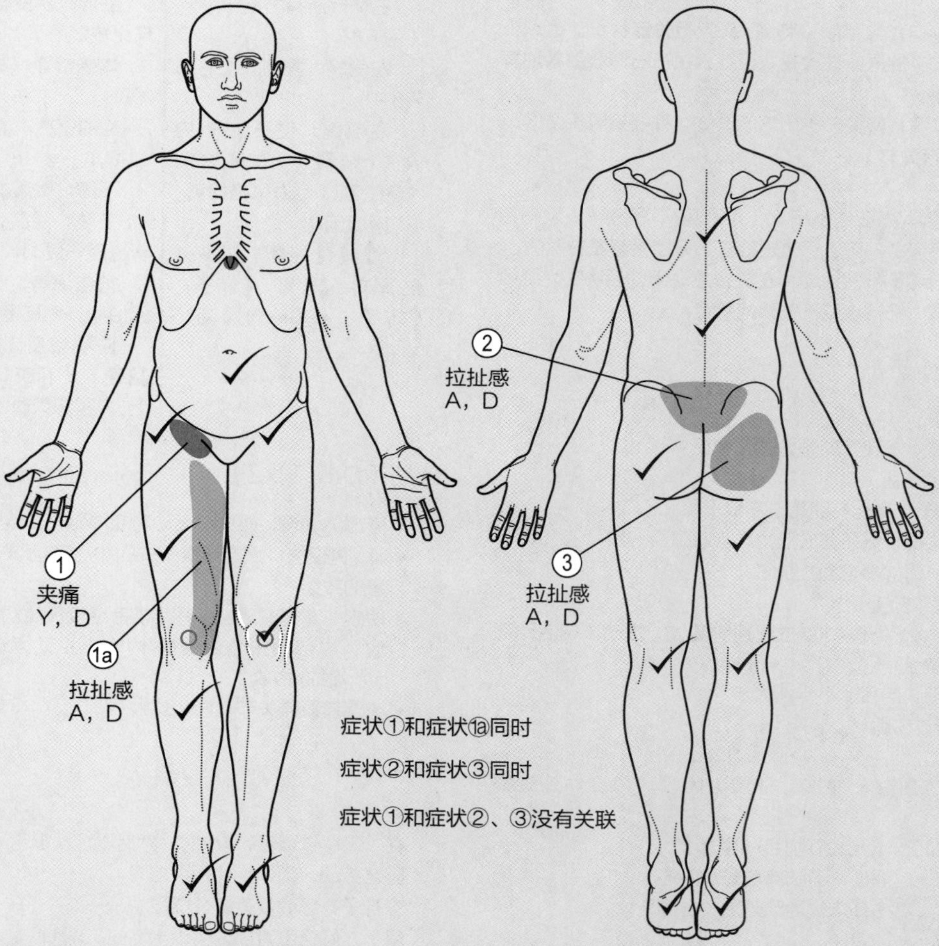

图7.66　B 先生的身体图示

拉扯感
A, D

② 拉扯感
A, D

① 夹痛
Y, D

① a 拉扯感
A, D

③ 拉扯感
A, D

症状①和症状①a同时

症状②和症状③同时

症状①和症状②、③没有关联

何时开始	发生时的细节	随着时间推移	现在：发病
3 个月前部位① 开始出现症状	初次发现是在早上，部位①较僵硬；部位②③无变化；那段时间滑雪较多；摔倒2~3 次；感觉腿部稍有僵硬，滑雪正常	逐渐发现部位①①a出现症状（部位②③无变化），特别是下蹲、穿鞋袜、园艺劳作时困难，转至全科，再转至物理治疗	现在：日常生活不受影响；然而 2 个月前部位①①a开始加重

图7.67　短期（现）病史

个案研究7.1（续）

体格检查计划

假设

- 症状机制：伤害性机制（刺激-反应相关症状）。组织机制：骨关节炎的退行性改变，但症状是在右侧髋部着地摔倒后才出现。

  症状的主要来源：髋关节①；下肢②③，神经系统①②③；（随后：筛查骶髂关节）。

检查方法

- 没有明显的禁忌证/注意事项（不严重/不易激惹；没有特定的先天因素）→可进行常规检查：分别检查左右两侧。
- 检查髋关节和下肢的运动；在进行主动测试后决定：继续进行髋关节体格检查或下肢体格检查。

体格检查（D1）

- 出现疼痛√
- 检查：无特殊发现；前倾骨盆：修正√
- 功能演示和鉴别
  - *穿上袜子（坐；右腿跨过左腿）①
  - 鉴别：腰椎、骶髂关节压力：症状是否一致
  - 颈前屈：臀部感觉到拉扯②
  - *髋关节（右腿）①↑
  - *下蹲：√，外展/外旋位出现偏离，①主动末端活动范围校正偏差：√，①①ª[+][+]
- 步态：向前、向后、小步、大步：
  - *左腿跨过右腿：↓↓，①
- 主动测试

1 主动测试：屈曲、伸展、外展、内收、内旋、外旋都√，√]

腰椎：*屈曲10cm，②主动1颈前屈②↑

伸展20°，L_1~L_5僵硬，下肢部分局部疼痛

*左侧屈：√，②主动末端活动范围；右侧：√，√

作旋5右侧↓，√

左侧腰椎象限测试↓，↓（局部疼痛）；右侧√，√（局部疼痛）

髋关节仰卧	髋关节俯卧
屈曲120°，①Ⅳ-	伸展10°（右侧20°），√Ⅳ[11]
90°屈曲：内旋↓↓，①Ⅳ-	内旋↓，√；外旋√，√
90°屈曲：外旋√	
外展40°，√	
内收25°，√	

决定：神经动力学测试；然后继续髋关节体格检查。

神经动力学测试

右侧直腿抬高试验80°，+踝背伸；+颈前屈

左侧直腿抬高试验60°，+踝背伸 PKB

侧卧：左侧=右侧

（决定：当右侧在测试中好像有改变时，快速做一次再评估）

主诉：症状是否一致

体格检查：功能演示（穿袜子）

下蹲

步态（交叉左腿）

髋屈曲90°，做内旋

腰椎：屈曲5cm，主动颈前屈②↑☺

左侧屈，症状是否相同

被动/前屈内收测试

右侧髋所有方向√，√（图7.68）

左侧髋：限制，①（图7.69）

左侧髋：位于屈曲/内收（c位置）-在P_1之前（图7.70）：做体格检查

附属运动：

*↑股骨外侧，→►外侧/尾向，股骨↓转子，↑转子，◄—►向尾向：√，√

主诉："变轻了""动起来比较舒服了"

体格检查：屈曲125°，①Ⅳ+☺

屈曲90°：内旋范围↑，①Ⅳ-☺

下蹲：偏离

下肢：屈曲，左侧屈：症状是否一致

警告患者：疼痛可能有局部加剧，尤其是①

应观察及比较：*上午的僵硬；*下蹲；*坐在地板上；*园艺劳动

计划（D4，Rx2）

- 考虑的假设：髋关节运动功能障碍①，伴有活动受限
- 计划第2次：筛查腰椎——PAIVM对髋关节及下肢功能改善的效果
- 决定：继续Rx腰椎吗？或者继续Rx髋关节？（屈曲/内收；在活动末端做屈曲/内收：主动运动；自我关节松动，屈曲/内收）
- （筛查骶髂关节：Rx 3）

D4，Rx2

- 主诉

在①区感觉减轻，4小时，然后看症状是否一致

园艺劳动、蹲：症状是否相同

穿袜子：好像没有那么僵硬①

早上：好像没有那么僵硬①——30分钟

腰椎：没有变化（无变化，不能坐更久）

- 体格检查
  - 腰椎前屈5cm
  - 腰椎左侧屈
  - 穿上袜子①有一点点改善（施加压力：①）
  - 下蹲：外展外旋稍有偏离，①有一点点改善
  - 侧面观察步态：Rx1后症状是否有改变
  - 在仰卧位：屈髋125°，①Ⅳ-
  - 仰卧，屈髋90°：做内旋20°，①Ⅳ-
- 触诊和体格检查PAIVM T_{10}~L_5/S_1（图7.71）：

体温，出汗，皮肤张力，骨骼排列，肌肉张力：√

棘突间隙

$L_{2~5}$，左右两侧L_2~L_5：'增厚'、'变满'↓T_{10}~L_2；T_{10}~L_5；T_{10}~L_2√，√；L_3~L_5↓；L_3~L_5

主诉：症状是否一致

体格检查：腰椎前屈、侧屈活动范围↑，②症状是否相同

髋：下蹲、穿袜子、步态、屈曲、内旋：症状是否相同

MRI：LSQ

决定：继续Rx髋关节，如计划Rx2所述。

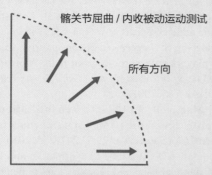

图 **7.68**　被动运动测试：髋关节屈曲 / 内收

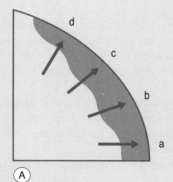

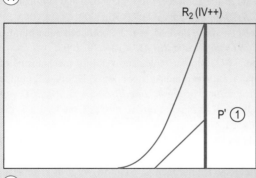

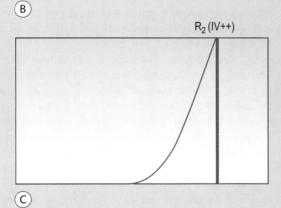

图 **7.69**　左髋关节：活动受限

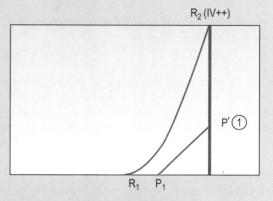

图 **7.70**　左髋关节：屈曲 / 内收

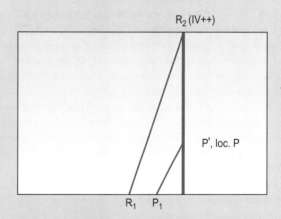

图 **7.71**　触诊和体格检查被动椎间附属运动测试，$T_{10} \sim L_5/S_1$

剩余治疗疗程摘要

- 通过屈曲/内收技术对髋关节进行治疗和作为停止治疗的指示（IV、IV+级，在疼痛开始之前），联合在屈曲/内收的活动末端的附属运动。那些在Rx1中受损的附属运动将作为治疗干预。
- 下面为屈曲/内收的自我关节松动术：
  - 坐位髋关节屈曲/内收
  - 站位髋关节屈曲/内收，腿放在椅子上；身体前屈，通过在股骨上前后向加压来进行自我关节松动

当症状①加剧，这些练习每天进行2~3次。
- 用激惹测试和被动动作检查骶髂关节：无效果。
- 尽管腰椎病不是完全无损伤，但还是决定重复5年前患者学习的一些自我管理策略。患者表示有改善，坐着的时间比以前更长。在第8次回顾性评估中，左侧屈曲仍然受到轻微的限制，然而，施加压力时无症状。腰椎屈曲时出现的症状已消失。
- 患者在完成治疗后，维持腰椎和髋关节的自我管理策略（主要是自我关节松动）。为了加强长期的依从性，在可能发生动作执行困难和动作适应困难的练习中与患者沟通并进行调整（附录2）。

（杨潇俊　译）

参考文献

Addison D: *Muscle Balance: Fine Tuning the Neuromuscular System: Kurs Handbuch, Rifferswil*, 2002.

Addison D: *Muscle Balance: The Hip: Kurs Handbuch, Rifferwil*, 2004.

Agre JC: Hamstring injuries: proposed aetiological factors, prevention, and treatment, *Sports Med* 2(1):21–33, 1985.

Albers SL, Spritzer CE, Garrett WE Jr, et al: MR findings in athletes with pubalgia, *Skeletal Radiol* 30(5):270–277, 2001.

American Academy of Orthopaedic Surgeons: *Joint Motion: A Method of Measuring and Recording*. 1966, Churchill Livingstone.

Arnold C, Linderholm H, Mussbichler H: Venous engorgement and intraosseous hypertension in osteoarthritis of the hip, *J Bone Joint Surg* 54B:409–421, 1972.

Ames PS, Heikes CS: Femoroacetabular impingement in a running athlete, *J Orthop Sports Phys Ther* 40(2):120, 2010.

Bardakos NV, Villar RN: Predictors of progression of osteoarthritis in femoroacetabular impingement: a radiological study with a minimum of ten years follow-up, *J Bone Joint Surg Br* 91(2):162–169, 2009.

Beck M, Kahlor M, Leunig M, et al: Hip morphology influences the pattern of damage to the acetabular cartilage: femoroacetabular impingement as a cause of early osteoarthritis of the hip, *J Bone Joint Surg Br* 87:1012–1018, 2005.

Bergmark A: Stability of the lumbar spine: a study in mechanical engineering, *Acta Orthop Scand* 230(60):20–24, 1989.

Biedert RM, Warnke K, Meyer S: Symphysis syndrome in athletes: surgical treatment for chronic lower abdominal, groin, and adductor pain in athletes, *Clin J Sports Med* 13(5):278–284, 2003.

Boissonnault W: *Examination in Physical Therapy Practice: Screening for Medical Disease*, New York, 1995, Churchill Livingstone.

Butler DS: *Mobilisation of the Nervous System*, ed 1, Melbourne, 1991, Churchill Livingstone, pp 222.

Butler DS: *The Sensitive Nervous System*, Adelaide, 2000, NOI-Group.

Cibulka MT, White DM, Woehrle J, et al: Hip pain and mobility deficits – hip osteoarthritis: clinical practice guidelines linked to the International Classification of Functioning, Disability, and Health from the Orthopaedic Section of the American Physical Therapy Association, *J Orthop Sports Phys Ther* 39(4): A1–A25, 2009.

Cochrane T, Davey RC, Matthes Edwards SM: Randomised controlled trial of the cost-effectiveness of water-based therapy for lower limb osteoarthritis, *Health Technol Assess* 9(31):1–114, 2005.

Comerford MJ, Mottram SL: Movement and stability dysfunction: contemporary developments, *Man Ther* 6(1):15–26, 2001.

Corrigan B, Maitland GD: *Musculoskeletal and Sports Injuries*. Oxford, 1983, Butterworth-Heinemann.

Croisier JL: Factors associated with recurrent hamstring injuries, *Sports Med* 34(10):681–695, 2004.

Ekberg O, Persson NH, Abrahamsson P, et al: Longstanding groin pain in athletes, *Sports Med* 6:56–61, 1988.

Ekstrand J, Ringborg S: Surgery versus conservative treatment in soccer players with chronic groin pain: A prospective randomised study in soccer players, *Eur J Sports Traumatol Rel Res* 23:141–145, 2001.

Enseki KR, Martin R, Kelly BT: Rehabilitation after arthroscopic decompression for femoroacetabular impingement, *Clin Sports Med* 29(2):247–255, 2010.

Ferber R, Kendall KD, McElroy L: Normative and critical criteria for iliotibial band and iliopsoas muscle flexibility, *J Athl Train* 45(4):344–348, 2010.

Fitzgerald R: Acetabular labral tears, *Clin Orthop Relat Res* 311:60–68, 1995.

Fraitzl C, Käfer W, Nelitz M, et al: Radiological evidence of femoroacetabular impingement in mild slipped capital femoral epiphysis: a mean follow-up of 14.4 years after pinning in situ, *J Bone Joint Surg Br* 89B(12):1592–1596, 2007.

Fransen M, Nairn L, Winstanley J, et al: Physical activity for osteoarthritis management: a randomized controlled clinical trial evaluating hydrotherapy or Tai Chi classes, *Arthritis Rheum* 57(3):407–414, 2007.

Friend L, Kelly BT: Femoroacetabular impingement and labral tears in the adolescent hip: diagnosis and surgical advances, *Curr Opin Pediatr* 21(1):71–76, 2009.

Ganz R, Parvizi J, Beck M, et al: Femoroacetabular impingement, *Clin Orthop Relat Res* 417:112–120, 2003.

Gibbons SG: Biomechanics and stability mechanisms of psoas major. In Vleeming A, Moooney V, Dorman T, et al, editors: *Proceedings of the 4th Interdisciplinary World Congress on Low Back & Pelvic Pain Montreal*, Canada, 2001, ISBN 90-802551-1-4.

Goodman CC, Snyder TEK: *Differential Diagnosis in Physical Therapy*, Philadelphia, 2000, WB Saunders.

Grimaldi A, Richardson C, Stanton W, et al: The association between degenerative hip joint pathology and size of the gluteus medius, gluteus minimus and piriformis muscles, *Man Ther* 14(2009):605–610, 2009.

Gunn CC: Prespondylosis and some pain syndromes following denervation supersensitivity, *Spine* 5:185–192, 1980.

Hengeveld E, Banks K: *Maitland's Vertebral Manipulation*, ed 8, Edinburgh, 2014, Elsevier Butterworth-Heinemann.

Hernández-Molina Reichenbach S, Zhang B, et al: Effect of Therapeutic exercise for hip osteoarthritis pain: results of a meta analysis, *Arthritis Rheum* 59:1221–1228, 2008.

Hinman RS, Heywood SE, Day AR: Aquatic physical therapy for hip and knee osteoarthritis: Results of a single-blind randomized controlled trial, *Phys Ther* 87(1):32–43, 2007.

Hoeksma H: *Manual Therapy in Osteoarthritis of the Hip*, Amsterdam, 2004, Vrije Universiteit.

Hoeksma H, Dekker J, Ronday HK, et al: Comparison of manual therapy and exercise therapy in osteoarthritis of the hip: a randomized clinical trial, *Arthritis Rheum* 51(5):722–729, 2004.

Hölmich P, Uhrskou P, Ulnits L, et al: Effectiveness of active physical training as treatment for long-standing adductor-related groin pain in athletes: randomised trial, *Lancet* 353:439–443, 1999.

Hoppenfeld S: *Physical Examination of the Spine and Extremities*, 1976, Appleton-Century-Crofts.

Hungerford B, Gilleard W, Lee D: Altered patterns of pelvic bone motion determined in subjects with posterior pelvic pain using skin markers, *Clin Biomech* 19(5):456–464, 2004.

Jansen JA, Mens JM, Backx FJ, et al: Treatment of longstanding groin pain in athletes. A systematic review, *Scand J Med Sci Sports* 18:263–274, 2008.

Kapandji IA: *The Physiology of the Joints: volume 2 – Lower Limb*, Edinburgh, 1988, Churchill Livingstone.

Kelly MP, Kitamura N, Leung SB, et al: The natural history of osteoarthritic bone cysts after uncemented total hip arthroplasty, *J Arthroplasty* 22(8):1137–1142, 2007.

Kendall FP, McCreary EK: *Muscles, Testing and Function*, Baltimore, 1993, Williams and Wilkins.

Klein-Vogelbach S: *Funktionelle Bewegungslehre*, Berlin, 1983, Springer-Verlag.

Leunig R, Ganz R: Femoroacetabuläres Impingement, *Unfallchirurgie* 108(1):9–10, 2005.

Li PL, Ganz R: Morphologic features of congenital acetabular dysplasia: one in six is retroverted, *Clin Orthop Relat Res* 416:245–253, 2003.

Liebold MR, Huijbregts PA, Jensen R: Concurrent criterion-related validity of physical examination tests for hip labral lesions: a systematic review, *J Man Manip Ther* 16(2):24–41, 2010.

MacDonald CW, Whitman JM, Smith M, et al: Clinical outcomes following manual physical therapy and exercise for hip osteoarthritis: a case series, *J Orthop Sports Phys Ther* 36:588–599, 2006.

Macfarlane RJ, Haddad FS: The diagnosis and management of femoro-acetabular impingement, *Ann R Coll Surg Engl* 92(5):363–367, 2010.

Magee D: *Orthopaedic Manual Assessment*, ed 5, 2008, Saunders Elsevier.

Maitland GD: *Peripheral Manipulation*, ed 3, London, 1991, Butterworth-Heinemann.

Maitland GD, Hengeveld E, Banks K, et al, editors: *Maitland's Vertebral Manipulation*, ed 6, Oxford, 2001, Butterworth-Heinemann.

Martin RL, Enseki KR, Draovitch P, et al: Acetabular labral tears on the hip: examination and diagnostic challenge, *J Orthop Sports Phys Ther* 36:503–515, 2006.

McGill SM: Kinetic potential of the lumbar trunk musculature about three orthogonal orthopaedic axes in extreme postures, *Spine* 16:809–815, 1991.

McGill SM, Norman RW: Low back biomechanics in industry: the prevention of injury through safer lifting. In Grabiner MD, editor: *Current Issues in Biomechanics*, Champaign, IL, 1993, Human Kinetics, 69–120.

McKim KR, Taunton JE: The effectiveness of compression shorts in the treatment of osteitis pubis, *N Z J Sports Med* 29:70–73, 2001.

Mens J, Inklaar H, Koes BW, et al: A new view on adduction-related groin pain, *Clin J Sports Med* 16(1):15–19, 2006.

Milner CE, Hamill J, Davis IS: Distinct hip and rearfoot kinematics in female runners with a history of tibial stress fracture, *J Orthop Sports Phys Ther* 40(2):59–66, 2010.

Neumann DA: Biomechanical analysis of selected principles of hip joint protection, *Arthritis Care Res* 2:146–148, 1989.

Orchard J, Read J, Verall G, et al: Pathophysiology of chronic groin pain in athletes, *Int Sports Med J* 1(1):(abstract), 2000.

Panjabi M: The stabilising system of the spine. Part 11. Neutral zone and instability hypothesis, *J Spinal Disord* 5(4):390–397, 1992.

Pisters MF, Veenhof C, van Meeteren NL, et al: Long-term effectiveness of exercise therapy in patients with osteoarthritis of the hip or knee: a systematic review, *Arthritis Rheum* 57:1245–1253, 2007.

Philippon MJ, Schenker ML: Athletic hip injuries and capsular laxity, *Oper Tech Orthop* 15(3):261–266, 2005.

Poppert E, Kullig K: Hip degenerative joint disease in a patient with medial knee pain, *J Orthop Sports Phys Ther* 41(1), 2011.

Rab GT: The geometry of slipped capital femoral epiphysis: implications for movement, impingement and corrective osteotomy, *J Pediatr Orthop* 19:419–424, 1999.

Richardson CA, Jull GA, Richardson BA: A dysfunction of the deep abdominal muscle exists in low back pain patients. In: *Proceedings of the World Confederation of Physical Therapists*, Washington, DC. 1995, p 932.

Rodriguez C, Miguel A, Lima H, et al: Osteitis pubis syndrome in the professional soccer athlete: a case report, *J Athl Train* 36(4):437–444, 2001.

Rose J, Gamble J: *Human Walking*, Baltimore, 1994, Williams and Wilkins.

Royal Australian College of General Practitioners: *Guideline for the non-surgical management of hip and knee osteoarthritis*, South Melbourne, 2009, RACGP.

Ruby L, Mital MA, OConnor J, et al: Anteversion of the femoral neck, *J Bone Joint Surg Am* 61:46–51, 1979.

Sahrmann S: *Diagnosis and Treatment of Movement Impairment Syndromes*, St Louis, 2002, Mosby.

Schenker ML, Martin RL, Weiland DE, et al: Current trends in hip arthroscopy: a review of injury diagnosis, techniques and outcome scoring, *Curr Opin Orthop* 16:89–94, 2005.

Sherry MA, Best TM: A comparison of 2 rehabilitation programs in the treatment of acute hamstring strains, *J Orthop Sports Phys Ther* 34(3):116–125, 2004.

Sims K: Assessment and treatment of hip osteoarthritis, *Man Ther* 4:136–144, 1999.

Sims K: Assessment and treatment of hip osteoarthritis: implications for conservative management. In Beeton KS, editor: *Manual Therapy Masterclasses. The Peripheral Joints*, 2003, Edinburgh. Churchill Livingstone, pp 35–47.

Soames R: *Joint Motion. Clinical Measurement and Evaluation*,

Edinburgh, 2003, Churchill Livingstone.

Souza RB, Powers CM: Concurrent criterion-related validity and reliability of a clinical test to measure femoral anteversion, *J Orthop Sports Phys Ther* 39(8):586–592, 2009.

Stokes M, Young A: Investi gations of quadriceps inhibition: implications for clinical practice, *Physiotherapy* 70(11):425–428, 1984.

Tak E, Staats P, Van Hespen A, et al: The effects of an exercise program for older adults with osteoarthritis of the hip, *J Rheumatol* 32(6):1106–1113, 2005.

Tonley J, Yun S, Kochevar R, et al: Treatment of an individual with piriformis syndrome focusing on hip muscle strengthening and movement reeducation: a case report, *J Orthop Sports Phys Ther* 40(2):103–111, 2010.

van Baar M, Dekker J, Oostendorp RA, et al: The effectiveness of exercise therapy in patients with osteoarthritis of the hip or knee: a randomized clinical trial, *J Rheumatol* 25:2432–2439, 1998.

van den Berg F: *Angewandte Physiologie: 1. Das Bindegewebe des Bewegungsapparates verstehen und beeinflussen*, Stuttgart, 1999, Georg Thieme Verlag.

Verrall GM, Slavotinek JP, Fon GT: Incidence of pubic bone marrow oedema in Australian Rules football players: relation to groin pain, *Br J Sports Med* 35:28–33, 2001.

Verrall GM, Slavotinek JP, Barnes PG, et al: Description of pain provocation tests used for the diagnosis of sports-related chronic groin pain: relationship of tests to defined clinical (pain and tenderness) and MRI (pubic bone marrow oedema) criteria, *Scand J Med Sci Sports* 15:36–42, 2005.

Verrall GM, Slavotinek JP, Fon GT: Outcome of conservative management of athletic chronic groin injury diagnosed as pubic bone stress injury, *Am J Sports Med* 35:467–474, 2007.

Wagner T, Behnia N, Ancheta W-KL, et al: Strengthening and neuromuscular reeducation of the gluteus maximus in a tri-athlete with exercise-associated cramping or the hamstrings, *J Orthop Sports Phys Ther* 40(2):112–119, 2010.

Weinstein J: The role of neurogenic and non-neurogenic mediators as they relate to pain and the development of osteoarthritis, *Spine* 17(10S): S356–S361, 1992.

Whittle M: *Gait Analysis: An introduction*, Oxford, 1991, Butterworth-Heinemann.

Wroblewski B: Pain in osteoarthrosis of the hip, *The Practitioner* 1315:140–141, 1978.

Zhang W, Moskowitz RW, Nuki G, et al: OARSI recommendations for the management of hip and knee osteoarthritis, *Osteoarthritis Cartilage* 16: e137–e162, 2008.

膝关节障碍的管理

8

Gerti Bucher-Dollenz，Elly Hengeveld

关键词

生活方式改变；关节炎；髌股关节疼痛；胫股关节；近端胫腓关节；髌股关节

引言

膝关节疼痛是物理治疗师治疗的最常见病症之一，是一种常见的非传染性疾病。由于近几十年人类寿命的增加，生活方式和饮食结构的变化，导致非传染性疾病的发病率也在上升。全球肌肉骨骼疾病或风湿性疾病作为发病主要因素，对人类健康和生活质量有重大影响，同时给健康服务带来了很大的负担。其中，70 岁以上的人中有 40% 患有膝骨关节炎，主要表现为运动和日常生活中的运动受限（WHO 2003）。

此外，工业化社会中，人们的生活方式趋于久坐，饮食结构也发生了改变。定期锻炼可以帮助预防原发性和继发性疾病，如心肺疾病、癌症、高血压、肥胖、抑郁症、关节炎及骨质疏松。除此之外，日常锻炼也可以帮助提高老年人的独立生活能力（Warburton et al. 2006）。

由于生活方式的改变，这些健康问题不仅在成

年人群中常见，在儿童中也渐渐出现。据观察，儿童从早期开始日常活动量就在逐步降低，这种现象正在造成严重的健康问题。儿童早期缺乏锻炼和饮食习惯的改变会对健康产生不良影响，并且这些不良影响会延续至成年阶段。儿童时期的生活方式选择可能会对未来多年的个人健康产生影响（Thein-Brody & Thein-Nissenbaum 2007）。

正如预期的那样，在未来的时间里，肌肉骨骼疾病患者数量将会增加，全球联盟组织"2000—2010 骨骼和关节 10 年关爱"（Bone and Joint Decade 2000—2010）已经设定了目标，希望通过提高对疾病和社会成本的认知，增强患者参与相关医疗决策，促进有效的疾病预防和治疗，并提高对肌肉骨骼疾病的理解，发展骨骼肌肉疾病相关研究以提高大众相关健康生活质量（WHO 2003 p.3）。这个组织将其任务期限延长到 2020 年，其座右铭是"保持运动"（WTO 2010）。

物理治疗师在治疗疼痛、损伤和残疾方面起着至关重要的作用，而且在预防长期残疾和指导个人健康、积极的生活方式方面发挥着关键作用。然而，尽管在许多指导方针中物理治疗被推荐为一线治疗，但在解决膝关节问题方面仍未被充分利用（Jordan et al. 2004）。

鉴于膝关节的功能复杂性，物理治疗师可能面临很多方面的问题，如失用性萎缩、膝关节的不正确使用、缺乏运动而导致的膝部运动功能障碍，除此之外还包括意外创伤引起的疼痛和残疾。在这些情况下，康复的最终目标应该是恢复运动功能以及保持身体健康。

健康涉及社会、职业、身体、精神、智力和情感等多方面因素。身体健康和规律运动、健康饮食，以及避免对健康有害的习惯有密切联系（Moffat 2007）。

体能包含以下几个方面（Moffat 2007）：

- 有氧运动能力（身体对氧的摄取、运输和能量释放能够适应长时间运动的能力）。
- 肌肉力量（肌肉发力以及抵抗阻力的能力）。
- 肌肉耐力（肌肉能够持续工作的能力）。
- 力量（肌肉在高速运作下发挥爆发力量的能力）。
- 平衡（身体静止或移动时保持平衡的能力）。
- 敏捷性（在相反方向快速移动的能力）。
- 灵活性（拉伸、弯曲或柔韧的能力）。

应用理论与实践证据

许多膝关节的运动障碍可能与伤害感受过程和运动能力、运动控制和有氧状况的变化有关。因此，在本章中，会简要概述膝关节复合体的一些解剖和生物力学知识，以及物理治疗师在临床实践中遇到的一些常见的膝关节疾病。

膝关节是人体最大的滑膜关节，具有相当大的灵活性，同时具有使膝关节保持直立状态所必需的稳定性。膝关节是双髁关节，由3个功能单位组成：内侧和外侧胫股间隔，以及髌股关节。

近端胫腓关节也包括在膝关节复合体中。它作为腿外侧和膝关节疼痛的来源经常被忽视，因此在诊断足部和膝关节疾病时，近端胫腓关节也需要被常规检查（Corrigan & Maitland, 1994）。

解剖学

股骨髁位于胫骨上，外侧的髁间沟较内侧的稍宽。股骨髁从前到后、从一侧到另一侧均成凸状。内侧髁比外侧髁更突出。胫骨髁相对平坦，轻微向后下方倾斜。外侧髁较小且圆，两侧为凹形，但从前到后凹凸。胫骨的关节面被外侧和内侧半月板加深（Palastanga et al. 1994）。

膝关节的解剖结构允许关节内可进行大量滑动和滚动的附属运动。在正常关节中，轴向旋转在30°~60°的范围，这表示关节内有大量的滑动运动。然而，旋转运动在关节间的运动中也发挥重要作用，它实现了在承重时维持膝关节直立的稳定性（Kapandji I987, Nordin & Frankel 2001）。

髌骨的关节面呈椭圆形，髌骨垂直的嵴将关节面分成较小的内侧区域和较大的外侧区域。在膝关节屈曲时，髌骨内侧和股骨内侧髁接触更多。髌骨软骨需传递非常大的应力，因此，可能是身体最厚的软骨（Palastanga et al. 1994）。

稳定性和活动性

稳定性（特别是膝关节伸展）和活动性对于膝关节承重至关重要。两个功能都通过韧带、半月板、肌肉的相互作用和关节面的复杂滑动和滚动来实现（Palastanga et al. 1994, Nordin & Frankel 2001）。

然而，这个关节很容易发生脱位、韧带拉伤和关节内结构异常，如半月板结构异常而导致相对较差的互锁程度（Palastanga et al. 1994）。

在运动中，膝关节伸展和屈曲与踝关节的运动在推动身体和应力传播方面起着重要的作用（包括关节的侧移和旋转）（Palastanga et al. 1994）。

膝关节的运动同时沿着3个轴发生，大部分发生在矢状面——屈曲和伸展（Nordin & Frankel 2001）。然而，关于膝关节的许多功能运动和引起症状的活动需要分析其复合运动，例如，从伸展和内收或外展组合、屈曲和旋转组合等来考虑，因为这些复合运动在被动运动治疗中发挥着重要作用。

运动模式和运动控制模式

在膝关节的屈曲/伸展运动中，髌骨表现出复杂的三维运动模式，其在股骨髁上的滑动伴随着旋转和侧移（Kapandji 1987, Van Eijden 1990）。当膝关节从完全伸展到屈曲140°时，髌骨相对于股骨髁滑动约7cm，屈曲超过90°时髌骨会侧方移动（Nordin & Frankel 2001）。

稳定训练应有助于膝关节支持带的愈合，加强周围的肌肉组织，并重新建立运动控制和正确的运动模式（Magee & Zachazewski 2007）。有研究表明，在伸展最后几度或屈曲20°以内，股斜肌和股外侧肌会激活，从而实现髌骨在股骨髁间最佳的运动（McConnell 1996）。其中股斜肌比股外侧肌更早更快地被激活（Witvrouw et al. 2004）。强化较大的肌肉群，如腘绳肌、内收肌、腓肠肌，特别是阔筋膜张肌及髂胫束都对膝关节的运动控制有帮助。

膝关节的运动模式受到足部和躯干-骨盆-髋关节区域的力线的影响，因此经常需要评估髋部的外展肌和外旋肌群、稳定骨盆和躯干的肌肉，以及足部内细小的肌肉和控制踝关节内旋的肌肉（Sahrmann et al. 2011）。

膝关节在水平面和冠状面上细微运动时腘肌是激活的，控制外侧半月板前后向运动，并在屈膝时解锁和内旋膝关节。在站立时，腘肌可协助腿部的三维动态姿势稳定性，并调整姿势平衡性。腘肌协同控制髋关节内旋和内收，并协同控制胫骨外展、外旋或内收、内旋。腘肌辅助股四头肌、绳肌和腓肠肌维持矢状面上的稳定（Nyland et al. 2005）。

关节活动范围

关节活动范围描述如下（Soames 2003）。

- 从屈曲到伸展的主动关节活动范围：屈髋时，膝关节可屈曲140°；伸髋时膝关节可屈曲120°。被动关节活动范围可能会增加到160°，足跟可触及臀部。
- 内旋和外旋受膝关节屈曲角度的影响。在伸膝时旋转范围最小。在屈曲90°时内旋为30°，外旋为45°。屈膝超过90°，旋转范围再次减小。

神经支配

膝关节由来自$L_2 \sim L_3$（膝前部）至S_3（膝后部）的腰骶丛神经纤维支配。股神经、隐神经、闭孔神经后支和胫骨神经发出分支到膝关节（Palastanga et al. 1994）。

神经动力学功能障碍可导致膝关节运动障碍，如隐神经髌下分支、大腿内收肌内的隐神经、腓骨头部和腘窝处的腓总神经的功能障碍（McCrory et al 2002）。

病理生理过程

物理治疗师治疗的常见运动障碍包括：过度使用或错误使用胫股关节和（或）髌股关节及其关节内和关节外结构、创伤后膝关节疾病、退行性病变（如膝骨关节炎和全膝关节置换）。

膝骨关节炎

骨关节炎是一种影响关节软骨、软骨下骨、软组织和关节内滑液的退行性关节疾病（Flores & Hochberg 1998）。这些变化导致生物力学性质的改变（Sims 1999, Pearle et al. 2005），如关节的灵活性、压缩性、剪切性和软骨渗透性的变化，以及软骨下骨的硬化（Flores & Hochberg 1998）。

关于骨关节炎是机械磨损过程的假设已经在几十年前被质疑了（Bullough 1984, Dieppe 1994）。机械、化学、免疫、激素和遗传因素都可能导致骨关节炎的恶化（Martin 1994）。

美国风湿病学会定义了以下膝骨关节炎的诊断标准（Hochberg et al. 1995）。

- 膝关节疼痛和影像学上可见骨赘伴至少以下其中一项：
  - 年龄在 50 岁以上
  - 晨僵 30 分钟以上
  - 运动时有捻发音
- 在这一分类中，膝关节疼痛和 X 线检查显示存在骨赘或膝关节疼痛且年龄 >40 岁，晨僵和运动捻发音同时存在。

然而，膝关节疼痛和膝骨关节炎症状的发生率在过去 20 年内显著增加，而影像学上关于膝骨关节炎却没有观察到这种趋势（Nguyen et al. 2011）。由此可见影像学的变化与膝关节疼痛之间不存在直接的相关性，尽管影像学诊断和疼痛及功能障碍的逐渐增加可作为膝骨关节炎进展的指征（WHO 2003）。因此，建议通过其症状而不是通过影像学单独诊断膝骨关节炎（WHO 2003）。有关膝骨关节炎的定义指出："膝骨关节炎以使用过度而导致疼痛为特征，其他原因并不明显（WHO 2003 p.55）。"

除了疼痛之外，患者可能会表现为关节活动范围受限、运动时有捻发音、偶发性关节积液、局部炎症（Flores & Hochberg 1998）、功能性活动受限和社会参与度降低（WHO 2003）。由于疼痛而导致的生活质量的下降和独立生活能力下降是患有膝骨关节炎老年患者面临的主要问题（WHO 2003）。骨关节炎常会影响以下几个方面。

- 身体健康：身体功能、工作、疼痛与疲劳。
- 社会健康：社会功能。
- 心理健康：情绪、自我形象、性欲。
- 社会参与度。

主要健康指标如下。

- 疼痛或不适。
- 活动能力。
- 身体活动或功能。
- 步行。
- 社会参与受限。
- 社会活动或角色（WHO 2003）。

以下几类危险因素或相关因素会导致疼痛和功能障碍。

- 长时间或反复屈膝，特别是某些屈膝时伴有机械性应力的工作（Cooper et al. 1994）。英国的一项研究中描述过以上问题，在中国西藏的一项观察性研究中也表明，膝关节疼痛的发生率很高可能与长时间下蹲，导致膝关节长时间承受过大负荷有关。鞋的质量差、营养不良也可造成膝关节疼痛（Hoy et al. 2010）。
- 肥胖、无助和疼痛的严重程度（Creamer 2000）。
- 缺乏运动、肥胖、压力、吸烟、家族史、年龄（老年人中更常见膝骨关节炎）和关节受过外伤。在社会经济地位较低的人群中似乎问题更大，可能与肥胖等因素有关（WHO 2003）。
- 步行时髋－膝－踝力线异常可能与进行性膝骨关节炎有关（Sharma et al. 2001）。
- 股四头肌与膝关节疼痛和功能障碍密切相关。焦虑和抑郁比影像学改变更能影响膝关节疼痛（O'Reilly et al. 1998）。在有症状的膝骨关节炎患者中步态质量和股四头肌的激活均低于没有症状的对照组（Rudolph et al. 2007）。
- 肌肉感觉运动功能障碍（无力、疲劳、本体感觉缺陷）可能与骨关节炎的复杂和多因素病因有关（Hurley 1999, 2002）。

目前已经有许多关于治疗膝骨关节炎的指南，

其中运动疗法被大部分指南认可（Altman et al. 2000, Pendleton et al. 2000, Ottawa Panel 2005）。治疗应注重提高运动水平、减重、减少吸烟和合理饮食。

以运动疗法为主的治疗的主要目标如下。

- 优化运动功能。
- 恢复总体功能和运动表现。
- 防止疼痛和功能障碍的复发。
- 增强体能和健康。
- 维持老年人独立自主的生活（WHO 2003, Moffat 2007）。

关节软骨可能具有一定的再生能力，虽然再生能力很有限。因此，对于青少年来说治疗重点应包括软骨的重塑，提高骨和软组织的抗拉强度。从中年起，治疗应着重于维持和优化骨质、软骨和韧带及其支撑、保护性肌肉结构的质量。治疗方案的目标应该是逐渐增加负重，特别是在不负重或者穿戴石膏或者其他辅助器具制动之后。可以通过专业的康复计划来逆转不负重所造成的关节僵硬、肌肉萎缩，从而增加关节周围组织的负重能力（Lundon & Walker, 2007）。

对于轻度的骨关节炎应尽可能早地处理，重点放在以下几个方面（Moncur 1996, Dieppe 1998）。

- 有氧耐力，心血管健康。
- 改善和（或）维持关节活动范围。
- 优化运动控制模式来保护关节。
- 运动模式调整，如步态、上下楼梯。
- 运动、饮食、吸烟、减重和其他生活方式因素的教育和指导，以及自我管理。
- 本体感觉训练，如关节位置感（Sharma et al. 1997, Felson et al. 2009）。

骨关节炎相关研究

根据 Van Baar 等人（1998）的研究，某些特殊的训练对髋关节或膝关节患者的疼痛和功能障碍有很大益处。这些运动的目的是加强肌肉的力量、协调性和耐力。低负荷反复运动，如双腿轻微抗

阻，可能会影响关节内代谢，并可在损伤的软骨基质和（或）细胞，或软骨下骨合成新的基质大分子（Buckwalter, 1998）。建议在负重活动（如步行和骑行）中调整运动模式和力线，这样可促进关节内负荷的平衡分布（Moncur 1996, Sharma et al. 2001）。

可增加神经肌肉控制，包括促进本体感觉也是骨关节炎治疗中的重要部分。Sharma 等人（1997）在对 28 例膝骨关节炎患者和 29 例对照组的研究中得出结论，膝骨关节炎患者在本体感觉测试中表现出较差的结果。

然而，Felson 等人（2009）通过对膝骨关节炎患者或存在高风险的患者是否能够准确判断出膝关节活动角度来测试本体感觉。在 30 个月的随访中，他们得出结论，本体感觉敏感度可能对具有疼痛和功能障碍的膝骨关节炎的运动轨迹具有中度影响，但影响并不强烈。虽然结果有些不确定，但在治疗方案中包括增强平衡和本体感觉的练习是有意义的，因为这些练习在不同情况下增强了患者的信心和功能（Harrison 2004）。

有证据表明，积极治疗与被动治疗的联合方法可带来更好和更持久的结果。

Deyle 等人（2005）在针对膝骨关节炎患者的研究中得出的结论是，手法治疗联合个性化运动（物理治疗师监督下）可更好地缓解症状。此研究在 12 个月的随访中比较了个性化运动联合手法治疗与只有家庭训练计划的患者的康复效果，虽然两组在 6 分钟步行测试和 WOMAC 评分时都有显著改善，但第一组人群服用药物控制疼痛的需求降低，对整体治疗效果更加满意。总之，治疗膝骨关节炎患者时建议在手法治疗和个性化运动之外增加额外的临床随访及家庭康复方案。

Alamri（2011）得出结论，手法治疗可以增强治疗效果，特别是在增加关节活动范围方面。在两组对照研究中：一组接受手法治疗和治疗师监督下运动练习，为期 4 周；另一组仅接受监督下运动练习。两组在 WOMAC 评分和 VAS 评分中均有显著

改善,但第一组的关节活动范围改善更明显。

关于疼痛控制,有证据支持在治疗膝骨关节炎中使用被动振荡关节松动术(手法治疗)。Moss等人(2007)提供了实验证据,即对膝骨关节炎患者进行关节松动术具有即刻局部和更广泛的镇痛作用。在38名伴有轻度到中度疼痛的受试者研究中,将手法治疗与非手法治疗进行了比较,结果发现压力性疼痛阈值在手法治疗组中显著提高。

许多膝骨关节炎患者也可能伴有髋关节、踝关节或腰椎损伤。Rocha等(2006)在临床病例研究中描述了严重膝关节疼痛患者的腰椎治疗。前6个疗程膝关节疼痛有改善,最后6个疗程着重治疗腰椎的功能障碍,受试者在12个月的随访中疼痛完全缓解。因此,除了外周关节如膝关节的治疗外,还建议对患者脊柱的症状进行治疗,从而更好地帮助患者恢复功能。

Currier等(2007)提出将髋关节松动术纳入膝骨关节炎治疗方案的临床预测准则(包含以下任意2个即可进行关节松动术):

- 髋关节或腹股沟疼痛或感觉异常
- 大腿前部疼痛
- 被动膝关节屈曲小于122°
- 被动髋关节内旋小于17°
- 髋关节脱位性疼痛

Hopman-Rock和Westhoff(2000)对膝关节疼痛患者的宣教作用进行了调查,得出结论:健康教育计划,包括健康生活方式和运动方案的信息,对患者疼痛、生活质量、肌肉功能、自我管理效能、体重指数、保持运动的生活方式和就诊物理治疗师的次数方面均有影响。在关节活动范围和功能活动方面无可观察到的明显改变。

关于参与体育运动、健身计划和适度活动,研究结果显示:

"对于老年人,几乎每天都进行中等强度活动锻炼20~30分钟者身体功能比不做额外运动锻炼的老人更加健康。任何类型的活动均比没有活动更好,运动对身体素质的改善有很大益处(Brack et al. 2004)。有研究表明,太极可能对骨关节炎的疼痛和功能障碍有改善(Hall et al. 2009)。研究中,老年妇女进行十二式太极拳运动,12周后受试者的关节炎症状有改善,平衡和身体功能均有提高(Song et al. 2003)。中等强度的太极运动可增加身体的灵活性,并增强患有骨关节炎的老年人的自我管理效能,以及提高生活质量,但此类研究质量较低。"

Hall et al. 2009, Hartman et al. 2000

Buckwalter(2003)建议在采取措施帮助骨关节炎患者降低关节损伤的风险,并帮助其定期进行运动,包括中低强度运动。Buckwalter认为终身参与那些不会对关节产生较大扭转力和不会损伤关节的体育运动,不会增加创伤后骨关节炎的发生风险。

相比之下,参与那些对关节产生较大冲击和扭转力的运动会增加关节损伤和关节退化的风险。他建议运动者采取以下措施来降低关节损伤和退化的风险。

- 选择对关节产生冲击力和扭转负荷较低的运动或锻炼计划。
- 使用设备来降低对关节的冲击力和扭转负荷。
- 维持和(或)改善肌肉力量和耐力,以减少关节冲击负荷并保护关节免受损伤。
- 维持和(或)改善身体整体状况,以减少疲劳引起的关节损伤风险。
- 不同运动交替(交叉训练),以减少相同模式的反复运动给关节带来的损伤。

总而言之,制订膝骨关节炎患者的治疗方案需根据患者的个体症状和体征,并选择主动和被动运动相结合的方法。对患者的教育可促进患者对相关因素和生活方式对膝关节疼痛影响的理解,增加其运动动力。运动计划必须个性化,适应患者的需求、偏好和运动能力。在进行监督的治疗早期阶段,短期依从性和其他自我管理策略会更好,然而，一旦患者独立执行康复计划，依从性可能会降低（Campbell et al. 2001）。

关于训练和活动，主要的是让患者体验康复方案的好处，Hurley（2002）热切地指出：

"即使治疗师很用心地建议患者多运动，但患者的日常活动参与始终有限。为了使患者提高运动水平，必须要让他们相信锻炼的好处，并相信他们有能力进行有效的体育锻炼。要实现这一点，他们需要体验一种简单、切实可行和令人愉快的康复方案，治疗师需要把各种运动与患者日常生活中的活动相结合，其中包括如何在家庭或在社区进行锻炼。"

此外：

"锻炼不一定要在健身房进行剧烈、长时间的训练。短时间的慢跑对患者也是有益的，但这样低强度的运动需要患者几乎每天的坚持，最好是每周坚持 7 天。这种低强度的运动可以靠很多日常活动来积累，如 30 分钟的快速步行、30 分钟的园艺劳作或家务活动或室外活动。对于患者来说，这样的建议比健身房里的"燃脂运动"更加容易实现和接受，更有可能增加患者依从性，并带来心理上的益处——增加自我成就感、自信心、自尊心和个人独立性。"

Hurley 2002, p.674

另见本章"维持功能和运动表现"部分内容。

膝前痛

膝前痛是在研究和临床实践中受到相当关注的一种症状，尤其是自从 McConnell 描述了髌股疼痛综合征的治疗方法之后（McConnell，1996）。

建议改善髌骨的运动控制模式，特别是在膝关节伸展时的最后 30° 和膝关节屈曲的前 30°，重点在于股内侧肌（vastus medialis obliquus, VMO）与股外侧肌（vastus lateralis, VL）之间的关系，这两块肌肉在此范围内主要发挥稳定肌的功能。有人建议，患者应该在闭链运动或开链运动中训练相关肌肉的募集，矫正骨盆-下肢-踝关节力

线（Witvrouw et al. 2004, Herrington & Al-Sherhi, 2007）。如果无法进行无痛运动，可在髌骨处进行贴扎处理（McConnell 1996）。股四头肌的训练重点在于 VMO-VL 关系，同时关注下肢运动链（骨盆-膝关节-踝关节）的相关稳定肌群（Cowan, 2002）。腘肌在下肢运动链中的作用越来越受重视（Nyland et al. 2005）。

贴扎技术的很多效应都可以帮助缓解髌股疼痛综合征。然而，最主要还是用在缓解运动中的膝关节疼痛（Crossley et al. 2000）。

在 65 名患有髌股疼痛综合征受试者的研究中，探讨了股内、外侧肌的肌电图（EMG，记录肌肉激活时间）与疼痛减轻的相关性。结果显示：在治疗前，在治疗组和对照组中，VL 的激活时间均早于 VMO。治疗后，离心收缩时（屈膝）VMO 的激活时间要早于 VL，然而在对照组中没有观察到 EMG 变化。EMG 结果的改变和膝关节疼痛症状的减少是相关联的（Cowan, 2002）。除了肌肉激活训练，髌骨的被动关节松动术和软组织松解技术在短期内也会有助于缓解疼痛。Van den Dolder 和 Roberts（2006）调查了 6 组手法治疗（关节松动和软组织技术）在一组患者中的效果。治疗组中患者的疼痛、主动屈膝活动范围、上下楼梯时的疼痛和速度均有显著改善。

治疗时需要注意改善运动控制模式和治疗局部症状，但同时我们也需要考虑其他会诱发膝前痛产生发展的原因。该区域的疼痛可能来自腰椎、骨盆、髋部、神经动力学因素和软组织的伤害感受（周围神经源性）机制，如扳机点。所以治疗师在检查患者时需要考虑这些因素并进行相关评估（Collins, 2012）。

有关临床资料的更多信息，请参见表 8.1 和 8.2 以及个案研究。

全膝关节置换

全膝关节置换是许多退行性关节炎和创伤性关节炎常见的外科手术治疗方法。

表8.1 临床简介：骨关节炎

检查	临床证据和"砖墙"思维
障碍类型	各种日常生活中的疼痛和活动受限
身体图示特点	患者可能会抓住膝关节周围，表明疼痛感觉在关节或骨深处。疼痛在膝关节前侧表浅部位则提示髌骨疼痛
活动受限及24小时症状行为	从矮的椅子上站起、上下楼梯、长时间行走 患者表示适当活动有益——需要在活动和休息之间寻找一个平衡点。疼痛可能会夜间加重（血管机制?）
现病史/既往史	病程较长的患者中一般症状逐渐出现，有时症状会加重 有些患者表示，随着时间的推移，疼痛和功能障碍会逐渐增加。对于这些患者，症状可能已经从负重活动时发展到休息时也会出现症状（特别是在夜间）。然而，其他患者可能会说，多年来症状已经有所改善，如从久坐的工作退休后，正在进行更多的活动（如步行）
特殊问题	
症状产生的来源/机制	疼痛起源于软骨下骨损伤。关节囊和韧带结构改变可能引起伤害性活动 神经源性机制和骨内血管机制也可能导致疼痛
成因	习惯性的步态、关节活动范围丧失（特别是伸展）、肌肉力量丧失（如由多年未进行过的下蹲动作引起）、有氧运动减少
视诊	膝内翻、膝外翻、股四头肌失用性萎缩、髂胫束紧张
主动运动的功能演示	负重活动（如从椅子上站起来）和下蹲可能会引起症状。有必要进行胫股关节和髌股关节的鉴别诊断。然而，通常两个关节都会涉及。屈曲、伸展、旋转（特别是在压力下）可能会引起疼痛。通常情况下可能会出现捻发音（可能是胫股关节深处或髌股关节浅表）
如有必要测试	参考上文：加压
其他相关情况	腰椎、髋关节、神经动力学测试
等长测试/肌肉长度测试	这些因素通常不会重现症状，一般不作为影响因素
触诊发现	关节周围软组织压痛
被动运动、附属运动/生理性复合运动	胫股关节（可能还有髌股关节）的生理运动和附属运动可能会引起疼痛和活动受限。加压后可能会诱发疼痛加重和出现捻发音
关节松动术/手法操作	附属运动活动末端和全范围活动。可能需要大幅度运动及进阶到加压。如果症状未改变，可以增加复合运动（如伸展）
其他干预措施	非甾体抗炎药及镇痛药 增加有氧运动（如功率自行车） 肌肉控制 对习惯性步态进行纠正 鼓励定期运动 维持关节活动范围、肌肉力量、有氧耐力 疼痛处理策略：自我松动、重复运动
预后和自然病程	尽管影像学显示关节退化，主动或被动运动也可以帮助功能性运动恢复
循证医学证据	有证据表明应用于膝关节的被动振荡技术会影响疼痛感知（Moss et al. 2007）。还有研究表明，主动运动对疼痛、运动和功能等都有益（Moncur 1996, van Baar et al. 1998）。然而，有研究表明，与单独使用主动或被动技术相比，采用主动治疗和被动治疗相结合的方法会带来更好的远期疗效（Deyle et al. 2005, Alamri 2011）

表8.2　膝前痛（由于关节周围或关节内髌股关节运动障碍）

检查	临床证据和"砖墙"思维
障碍类型	膝前痛会严重限制各种日常生活活动
身体图示特点	症状可能出现在髌骨前方表浅处或髌骨下深处
活动受限及 24 小时症状行为	下蹲、上下楼梯、骑自行车、滑雪、跳跃可能会不同程度因疼痛受限
现病史 / 既往史	症状可能是缓慢加重，通常在运动后加重（如跑步），也可能出现在外伤后（如打排球时摔倒）
特殊问题	
症状产生的来源 / 机制	［关节周围和（或）关节内定向］髌股运动，或周围软组织也可能是疼痛来源
成因	肌肉失衡：股内侧肌（VMO）募集模式。VMO 延迟激活。髋外展肌、足旋前肌也会影响 VMO 激活 Q 角对疼痛的影响因素不确定
视诊	有必要进行姿势分析——股骨胫骨力线；足部是否有旋前？骨盆是否有倾斜？
主动运动的功能演示	观察下蹲、下楼梯的动作：下肢可能内收及髋关节内旋。疼痛可能在屈曲 0°~60° 内出现。膝关节伸展、内收或胫骨外旋时出现疼痛：可能提示髂胫束和阔筋膜张肌紧张和短缩
如有必要测试	
其他相关情况	腰椎、髋关节、神经动力学测试
等长测试 / 肌肉长度测试	测试股四头肌，尤其是 VMO；协调性是否有改变
触诊发现	软组织压痛。屈曲 20° 髌骨的位置：是否与冠状面或矢状面平行？是否在股骨髁之间？
被动运动、附属运动 / 生理性复合运动	髌股关节的附属运动可能会诱发症状，包括捻发音，尤其是加压后
关节松动术 / 手法操作	附属运动；如果轻微的大幅度的活动会引起剧烈疼痛。进阶：在膝关节屈曲或者屈曲 / 外展时，在活动范围末端可加压。外侧软组织也需要被牵伸（例如，在侧卧时将髌骨向内推或沿着纵轴旋转）
其他干预措施	恢复髌骨的运动轨迹，在下肢运动链中激活 VMO。牵伸髂胫束和阔筋膜张肌。使用贴布可能会帮助缓解负重下的疼痛。正确使用贴布可以帮助减轻疼痛
预后和自然病程	因保守治疗有效，髌股疼痛综合征无须手术。贴布、VMO 训练、臀肌训练都是很有效的治疗方式。然而，患者要知道需要管理这些症状，因为疼痛可能会复发，特别是在活动增加或训练不当时（McConnell 1996,p.65）
循证医学证据	McConnell 1996, Stiene et al. 1996, Witvrouw et al. 2004, Herrington and Payton 1997, Ernst et al. 1999

虽然许多方案中把维持和提高关节活动范围作为治疗目标之一，但它们在使用中并未明确阐述主动关节运动或被动关节运动的使用情况（Moncur 1996, Atkinson et al. 1999, Trudelle-Jackson et al. 2002, Thomas 2003）。

轻微的被动关节运动可以作为术后的辅助治疗。然而使用关节松动技术时需要考虑以下几种情况（Higgs & Jones 2008；参考第 2 章临床推理部分。

- 主要应用附属运动的关节松动术。
- 发力点应尽可能接近关节线。
- 施加外力时应尽可能平行于关节线。
- 应避免长杠杆动作，因为这可能会使假肢在断端移动（常见的长杠杆运动如膝关节松动治疗中在胫骨远端施力，髋关节松动时在股骨远端施力，肩关节松动时在肱骨远端施力）。
- 治疗的步骤参见本章后续内容。

如果主动运动实现了治疗目标，则不需要进行被动运动。然而，在手术后的早期阶段，治疗重点应为无痛范围内的主动运动，轻微的被动运动可以辅助主动运动，如许多髋关节置换的患者长期仰卧位可能会导致髋关节主动屈曲困难。轻微的辅助被动运动可帮助患者提高屈髋的活动范围。膝关节置换术的许多患者由于肌肉萎缩可能无法很好地屈伸膝关节。轻微的关节松动可以帮助其提高关节活动范围。在后期阶段，当组织发生粘连导致关节活动范围受限严重，被动运动可作为提高关节活动范围的首选治疗。

临床上，对于膝关节置换术后的患者，轻度的被动关节松动术并未被很好地使用，这可能是受主导的被动运动的生物力学观点所影响。然而，尚未找到这些理论准确的科学依据（Twomey 1992）。近些年，被动运动的神经生理学效应在许多文章中受到重视（Wright 1995）。在全膝关节置换的情况下，可根据中枢学习理论和神经可塑性来考虑采纳被动运动。

1. 反复的刺激输入（例如，被动运动振荡技术及其进阶）可引起神经系统的脱敏并伴随正常的感觉系统的恢复。

2. 基于中枢学习理论和神经可塑性，运动感觉处理的适应性，包括突触学习，都将导致神经对外界的反复刺激的反应能力下降。

3. 不利的行为记忆重塑——运动感觉神经元的保护模式消失，通过主动和被动的关节活动可对神经系统进行正常的运动刺激（Zusman 2004）。

临床推理

物理治疗师可处理很多膝关节问题，包括膝关节的过度使用或错误使用问题，如髌股关节疼痛综合征（patellofemoral pain syndrome, PFPS）、膝关节创伤性损伤和退行性病变（如膝骨关节炎）。这些问题常常是基于伤害感受器，需要用被动关节松

动术进行治疗，以使关节功能正常化，同时需要进行肌肉控制训练、有氧耐力训练、灵敏性和本体感觉训练来恢复功能活动。为达到个性化治疗，治疗师需考虑所有可能引起疼痛和功能障碍的运动，以及患者的运动依从性和意愿。

读者应参考本书第一章和第二章手法操作部分。表8.1和8.2中的临床简介表明了如何对不同的假设进行临床检查并治疗膝关节一些常见运动障碍。

主观检查

正如本书中其他章节中对运动功能障碍的检查一样，在对膝关节进行检查时需要确定症状可能的来源、影响因素、禁忌证，制订治疗计划时需考虑患者整体功能障碍水平并参考《国际功能、残疾和健康分类》（ICF）中对活动和参与水平的分类（WHO 2001）。

在主观检查和体格检查中，主要运动成分分析包括：

- 胫股关节，包括关节周围和关节内结构；
- 髌股关节，包括关节周围和关节内结构；
- 软组织和肌腱结构；
- 近端胫腓关节（通常需要对踝关节和足部进行检查）。

但是，有时患者症状非常模糊，难以定位，或症状的产生并不基于明确的损伤，这时需要考虑其他相关因素（如髋关节、腰椎、神经动力系统）而导致的膝关节疼痛。这种情况导致的膝关节疼痛常常恢复较慢。

主观检查的重点包括（Corrigan & Maitland, 1994）：

- 疼痛出现时是急性还是慢性；
- 疼痛与创伤之间的关系，以及创伤机制；
- 肿胀及其发生速度；
- 患者主诉关节不稳；
- 膝关节绞锁；

- 膝关节弹响，特别是弹响时再现疼痛；
- 症状是否为稳定、进展、反复发作或间歇性，或是在某些特定活动下加重；
- 存在任何僵硬；
- 是否涉及其他关节；
- 以前是否接受过治疗，以及治疗效果。

主要问题（问题 1）

除了疼痛之外，患者可能会主诉一些其他问题。

绞锁

在碰到此类患者时一定要仔细评估。绞锁可能是由于半月板损伤、关节内碎片（如分离性骨软骨炎）、交叉韧带撕裂或胫骨前棘撕脱、髌骨软骨软化、髌骨脱位或内侧皱襞引起的。绞锁不是意味着膝关节完全不能活动，它通常意味着膝关节突然不能完全伸展，但仍然能够全范围屈曲。这种情况通常发生在伸展活动的最后 30°，伴随着膝关节锁定机制缺失。绞锁的膝关节终末感有一种弹性感，并伴有肌肉痉挛的运动反应。

捕获

捕获是一种类似于某些因素正在阻碍关节运动的感觉，可伴随疼痛。其产生机制类似于绞锁。

关节不稳——"突然发软"

关节的稳定性由韧带（被动稳定性）和周围肌肉（动态稳定性）提供。对于膝关节不稳患者来说，这种突然发软的感觉是常见的症状。它可以由髌骨软骨软化、半月板损伤、关节内碎片或关节炎引起。交叉韧带撕裂后也会产生膝关节扭转时不稳定的感觉。

膝关节通常会突然发软，没有任何前兆和疼痛，但经常感到股骨头在胫骨上移动或滑动。当下楼梯或走在不平坦的地面上时，支撑腿常常会出现突然发软的情况。尤其是当跑步者突然改变方向或迈步时也较常见。

肿胀

肿胀提示存在一些关节内损伤。损伤后，关节内淤血比滑膜炎发生更快，损伤后几分钟即可出现。膝关节通常伴随剧烈疼痛、发热、压迫感，并且维持在轻微屈曲的位置。关节内淤血最常见的原因是前交叉韧带断裂。在关节囊韧带或软骨骨折时不太常见。非创伤性原因罕见，如血液病、抗凝治疗、滑膜炎或肿瘤。关节内淤血需要与晶体沉积病、炎性关节炎和化脓性关节炎鉴别，需要抽取关节积液进行诊断。

症状区域（身体图示）

症状的定位可提示引发症状的动作。

- 胫股关节疾病通常会在膝关节引发疼痛。患者可能会用手抓住膝关节，提示有膝关节深部疼痛。疼痛可能与僵硬有关，特别是在久坐后。
- 髌股关节疾病通常会在膝关节前侧引发疼痛，疼痛通常比胫股关节疼痛表浅，有时症状也会出现在膝关节后侧深部。
- 软组织损伤（如韧带结构或肌腱及其肌肉止点处）疼痛经常出现在局部，并且患者可以通过触摸来确定疼痛位置。

身体近端关节的功能障碍也可以引起膝关节症状。这种情况下，膝关节的疼痛通常表现为模糊、钝痛、难定位。尤其是髋关节功能障碍可导致膝关节内侧疼痛，而腰椎的问题可以放射到膝关节后侧。在某些情况下，神经动力学结构的功能障碍可能导致放射症状。

症状行为——活动受限

虽然在主观检查时可能已经有了关于症状来源的假设，但症状的表现和伴随的活动受限可有助于证实这些假设（原则："症状与假设吻合"）。

- 胫股关节出现的症状通常是在患者站起来行走或走一段距离后，往往因为患侧腿负荷加重而疼痛加剧，上下楼梯时更加明显。疼痛也可能与僵硬有关，特别是在久坐后。
- 髌股关节疼痛通常会因为步行、跑步、骑行、上下楼梯时加剧。症状也可能发生久坐之后，例如开车或看电影久坐后。
- 局部韧带病变可能会影响拉伸韧带的活动。此外，肌腱损伤可在收缩或牵拉肌肉时出现疼痛。

确定目前的活动水平和患者首选的活动很重要。特别是在膝骨关节炎的情况下，需要了解患者动作特点，如步行、爬楼梯、自我照顾、提重物、屈膝等，以便基于患者的主诉、功能受限情况和动作倾向来制订相应的运动计划。

病史

如果是创伤性因素引起的症状，了解患者的损伤机制十分重要。在急性案例中，它可能指示所涉及的结构。如果韧带完全断裂，可能怀疑是半月板撕脱或骨折，物理治疗师可能需要在治疗之前咨询医师。如果症状较轻或症状恢复到一定程度，而且不再限制大多数日常生活活动，了解受伤机制可能成为体格检查的基本要素，可用于关节松动治疗（Maitland, 1991）。

如果症状是自发的，则有必要调查是否有过度使用或错误使用或关节受压能力降低（例如，由于肌肉失衡或缺乏有氧运动）导致伤害感受过程的发展。

髌骨下区域疼痛可提示以下情况。

- 离心负荷增加（如球类运动或跑步上坡时间增加）主要引发髌骨肌腱问题。
- 在游泳池内翻滚转身或用力踢腿后出现的症状可能表明存在髌下脂肪垫激惹（McConnell 1996）。

医疗和健康检查问题

除了关于患者健康、体重减轻、放射学检查结果、药物使用情况等常规信息外，还应该对患者血管和神经源性疾病，如静脉曲张、深静脉血栓形成或多发性神经病变进行筛查［可参见第 2 章临床推理部分，Hengeveld & Banks（2014）］。

体格检查

主观检查后，物理治疗师应将检查范围缩小在某个特定的部位，如髌股关节、胫股关节、近端胫腓关节。首先，主动关节活动范围可为治疗师和患者提供重新评估的参数。可对这些关节进行被动检查，随后再次评估主动关节活动范围来确定一个或多个关节的运动障碍。

如果怀疑软组织损伤，通常建议首先检查关节，因为软组织是构成关节的一部分，可被附属运动和生理运动影响。

在许多情况下筛查髋关节、腰椎和神经动力结构的运动功能是必要的。

专栏 8.1 概述了膝关节复合体及其相关结构的检查程序。以下给出了有关测试步骤的详细信息。

现病史

在进行任何检查之前，有必要确定患者是否存在静息状态下的疼痛。

视诊

患者必须适当脱下衣服。如果患者能够耐受，视诊应该在站立位下进行。观察主要包括如下内容。

- 结构改变、肿胀、体表温度。
- 站立位下左右是否对称？是否需要任何辅具帮助站立？

专栏8.1

膝关节的体格检查

视诊

- 首先触诊温度、肿胀或积液
- 疼痛

*功能演示/测试，包括鉴别运动成分。

简要评估

主动运动

- 步态分析：向后、向前、足跟着地（尤其是向后）、足趾着地情况；可能会评估冲刺、跑步
- 下蹲：足趾着地、足跟着地、弹起
- 步高
- 四点跪位：坐于足跟上
- 上下楼梯（向前、向后、侧方移动）
- 跳跃
- 站立时伸展膝关节
- 仰卧位、躺卧位，包括加压
    - F，E，90° F，MR和LR
    - 如果有必要测试：
    F/Ab，F/Ad，含旋转组合；F+Ab，F+Ad
    E/Ad，E/Ab（=胫骨上的伸展）
    在F或E的不同位置：MR、LR
    Ab/Ad（在E和20° F）
    "受损的运动"

肌肉测试

- 等长测试：症状重现。股四头肌、股二头肌、半腱肌、半膜肌、内收肌
- 肌肉募集模式：VMO、VL在站立位膝关节屈曲的不同位置
- 肌肉长度测试（主要在被动测试结束，即在神经动力学测试后）
- 运动控制和肌肉募集模式：VMO、VL等

按"计划"筛查其他情况

- 髋关节、腰椎、骶髂关节、神经动力学结构

触诊

- 温度、肿胀、积液
- 压痛

被动运动

- 神经动力学测试
- 相关主动测试的移动图：F、E、90° F、MR或LR
- 半月板测试、韧带测试（稳定性测试）
- 胫股关节
    - 生理运动：F组合；E／Ab，E/Ad作为治疗技术
    - 附属运动：Ab，Ad（在E和20° F），↓，↑，→，←，◄►，头向和尾向（，）
    - 加压测试
- 髌股关节
    - 附属运动：◄►头向和尾向，→，◄►，>◄◄
    - 分离，（，），纵向和矢状面
    - 在不同的位置
    - 加压测试
- 近端胫腓关节
    - 附属运动：↕，◄►，头向和尾向，（，）>—
    - 在不同的位置，包括直腿抬高和足内翻（腓总神经）
    - 加压测试。

检查治疗记录等。

用星号突出显示主要发现。

在治疗结束时向患者说明。

- 警告：症状可能恶化
- 说明：观察和比较症状和活动
- 其他建议：自我管理策略等

（注：F，屈曲；E，伸展；MR，内旋；LR，外旋；Ab，内收；Ad，外展）

- 下肢、骨盆、脊柱的力线。
- 患者的活动意愿。

力线

患者的膝关节力线是诊断的一个重要因素。力线评估应包括其他骨性结构和软组织部分相互作用或引起代偿时出现的力线异常（Nguyen & Shultz 2009, Daneshmandi & Saki 2009）。

已经显示下肢力线不良是膝关节损伤的危险因素，尤其是女性（Loudon 等，1996），以及患有膝骨关节炎（Brouwer et al. 2007, Sharma et al. 2001）和髌股关节疼痛的患者（Powers et al. 2012）。力线评估不仅包括骨性标志的方向，还包括肌肉和筋膜轮廓。在临床实践中，通常使用 6 种力线测量方法。

- Q 角（quadriceps angle）：由从髂前上棘到髌骨中心的力线和从髌骨中心到胫骨结节的力线形成的夹角，可以在卧位、站立位和单腿站立时测量。女性的正常 Q 角小于 20°，男性小于 15°（Horton & Hall 1989, McKeon & Hertel 2009）。Q 角的改变可影响胫股关节和髌股关节动力学（Mizuno et al. 2001）。Q 角受骨盆、髋关节、膝关节和踝关节位置及其相关肌肉控制的影响。Shultz 等人

（2006）报道了一个组内相关数据（intra-class correlation coefficient，ICC），测试者内信度为 0.89～0.98。Q 角决定了髌骨上股四头肌的横向牵拉力线。临床上会测量单腿站立或下蹲时的动态 Q 角（Massada et al. 2011）。

此外，必须评估髌骨在滑动、倾斜旋转和前后倾斜时的力线。这样的评估需要患者先是站立位，然后仰卧位，同时膝关节轻微屈曲。Kalichman 等人（2007）已经表明，髌骨力线问题可能导致髌股关节关节面上承受过多应力，这可能是导致膝关节退行性变化的原因。

- 胫股角（tibiofemoral angle）是指通过股骨轴线与胫骨轴线交叉形成的角度。胫骨内翻（O 形腿）股胫角小于 5°。正常力线为 5°～7°。胫骨外翻（X 形腿）胫股角大于 7°（Karachalios et al. 1994）。Sharma 等人（2001）研究显示，膝关节内翻的人，内侧筋膜室损伤风险增加，而膝关节外翻的人则有较高的外侧骨关节炎的风险。

- 舟骨坠落测试（navicular drup test）（Brody 1982）：坐位，膝关节和髋关节屈曲 90°，找到距下关节中立位置。测量足舟骨中点距离地面的距离。然后让患者站立，测量站立位的足舟骨与地面之间的距离。然后计算站立位和坐位的差。据报道，该方法对于测试者内可信度 ICC 为 0.91～0.97（Shultz et al. 2006）。据统计，最小（Trimble et al. 2002）和最大（Moul 1998）舟骨坠落测试的平均测量值分别为 7mm 和 9mm。

- 膝过伸（genu recurvatum）测量时应尽可能在站立位；要求患者尽可能地伸展膝关节。测量从大转子的中心点到股骨外上髁的中心点，及从膝关节近端关节线的最外侧点到外踝两线交叉形式的角度（McKeon & Hertel 2009）。据报道，该方法对于测试者信度 ICC 为 0.88～0.97。据统计，正常的胫骨过伸

角平均值范围为 4°～8.7°。超过 10° 的膝关节过伸是下肢过度使用损伤的潜在危险因素（Devan et al. 2004）。

- 骨盆前倾（anterior pelvictilt）的评估是测量髂前上棘至髂后上棘的连线与水平面的夹角。骨盆倾斜度是指骨盆在矢状面中前倾的程度。据报道，该方法的测试者内信度 ICC 为 0.77～0.99（Shultz et al. 2006, Krawiec et al. 2003）。平均骨盆倾斜度为 10°～15°（Shultz et al. 2006）。

- 股骨前倾（femoral anteversion）的评估是通过让患者俯卧位，膝关节屈曲 90° 来进行。在髋外侧触诊大转子（可通过被动股骨内旋辅助定位大转子），假想从大转子至地面之间有一垂线。股骨前倾角是指胫骨与垂线之间的夹角（锐角）。Shultz 等人（2006）报道了股骨前倾角测试的测试者内信度 ICC 为 0.77～0.97。正常股骨前倾角范围为 8°～15°（Magee 1987）。

据报道，与男性相比，女性表现出较大的 Q 角、膝过伸、骨盆前倾和股骨前倾（McKeon & Hertel, 2009）。

视诊时还需注意以下方面。

- 任何肿胀或炎症的指征（在某些情况下，视诊时要快速感触皮肤表面的温度和肿胀），如果发现阳性，在体格检查中需要再次检查温度和肿胀情况以确保检查时不会加重炎症反应（参见下文的"触诊"）。

- 需要注意肌肉失衡和萎缩（如股内侧肌和髋外展肌的力量是否减弱，髂胫束是否有短缩）。注意评估躯干及下肢。目前的证据表明，核心稳定性下降可能会导致下肢损伤（Willson et al. 2005）。

功能演示测试

在主观检查中要求患者演示引起疼痛的功能性

活动。这个活动可以作为一个功能性再评估参数（"星号指征"）。

活动时加压或减压可以辅助鉴别诊断。例如，在网球运动（前手）动作示范中，患者可能在膝关节的内侧表现出症状。可通过内侧或外侧滑动并加压来检查髌股关节。胫股关节加压可以通过股骨在胫骨上方的内旋而额外受到应力，导致骨盆在股骨上的旋转运动髋关节因此会承受更多的压力（同时治疗师控制膝关节以控制其位置）。操作过程中症状的变化表明这些动作是引起症状的原因。

简短评估

在鉴别诊断后，物理治疗师需要进行简短评估以确定体格检查是否按照最初的假设进行，或者需要调整。

主动活动

负重

建议在进行仰卧位或俯卧位的主动测试之前，对膝关节进行站立位的主动运动测试（除非有禁忌证）。

- 步态分析：步态分析的某些内容已在第 7 章进行了描述。在检查膝关节运动障碍时，应特别注意向前、向后、足跟行走（特别是向后）和足趾行走。如有必要，以不同的速度执行步态分析。在体育运动中，也需要对跑步和突然变换方向进行评估。
- 单腿负重：单腿负重时应特别注意骨盆、髋关节、膝关节（Q 角）和足部的力线。应评估肌肉激活（下降或增加）和肌肉募集是否正常。
- 单腿负重并半屈或完全屈曲：只有在症状尚未完全重现且患者情况稳定的情况下，才能进行完全屈曲测试。最常用于运动员测试。
- 单腿负重加旋转测试：如果症状尚未重现，则

可以使用该测试来增加膝关节上的旋转应力。

- 上下台阶测试（前方、后方、侧方）与单腿负重测试一样，应特别注意功能性 Q 角、骨盆、膝关节和足部的力线及肌肉活动。
- 膝关节下蹲（重心在足趾）、髋关节下蹲（重心在足跟）。评估运动质量、活动范围和症状。如果有必要的话，可以进行前向或侧向跳跃（可观察到骨盆会偏离患侧移动）。
- 足跟坐位测试。患者从四点支撑位逐渐将臀部向足跟移动。此测试也可以从跪位开始。
- 站立位主动伸膝测试：患者应将双足与髋同宽，并主动伸膝或过伸。
- 齐足跳、双腿或单腿跳：如有必要，可通过双腿和单腿跳或任何其他体育相关活动来增加膝关节的压力。

膝关节主动测试（不负重测试）

如果负重下主动测试没有获得不充足的临床信息或仍然需要测量活动范围，则进行不负重下膝关节的主动运动测试。标准测试包括伸展、屈曲和屈膝 90° 时内、外旋。如果没有再现症状，则可以在主动运动范围末端施压。

伸膝（仰卧位）

- 患者主动伸展膝关节。观察活动范围、活动质量（包括肌肉募集模式）和症状反应。
- 加压应以 3 种不同的方式进行：
  - 在胫骨近端施压（图 8.1A）
  - 在股骨远端施压（图 8.1B）
  - 在关节线上施压（图 8.1C）
- 可以用不同方式评估终末感，如膝关节完全伸展和放松。被动屈曲膝关节约 20°，然后让膝关节顺着惯性完全伸展。正常的膝关节可以完全伸直，具有典型的无痛并且坚硬的终末感。在骨关节炎患者中，可能会发现类似的终末感，但是关节不能完全伸展。半月板损伤可能产生较软的终末感，并且一旦从屈曲进入伸展，腿部可能有轻微反弹现象。

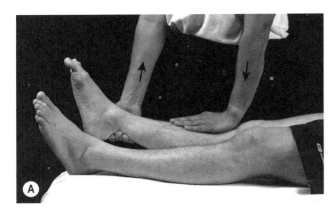

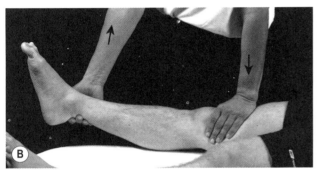

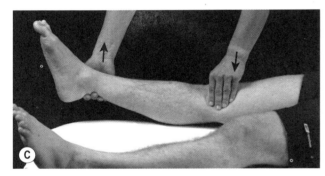

图 8.1 伸展施压：A. 胫骨近端；B. 股骨远端；C. 在关节线上

屈曲（图 8.2）

- 要求患者将足跟拉向臀部。观察活动范围、活动质量和症状反应。
- 可用测角器测量关节活动范围，也可以用"cm"为单位来测量足跟和坐骨结节之间的距离。

屈曲 90° + 内外旋

- 测试可以在仰卧位（图 8.3）下进行，也可以在坐位下进行。

如需测试

　　如果"标准"测试不足以重现症状，则需要进行以下测试。通常包括主动或被动生理运动组

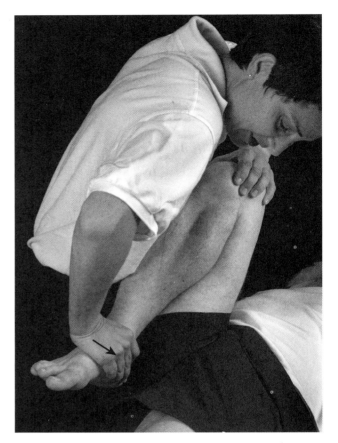

图 8.2 屈曲加压

合，如下。

- 在不同的髋关节屈伸位置下内旋和（或）外旋。
- 被动外展和内收。
- 伸展 / 内收、伸展 / 外展（包括胫骨上的前后向移动）（图 8.4）。
- 屈曲 / 外展、屈曲 / 内收，包括旋转组合运动（图 8.5）。
- 这些测试可以加压。

肌肉测试

肌肉测试可以根据不同的目的进行。

- 症状重现。
- 肌肉力量、耐力、协调和募集模式。
- 肌肉长度。

等长测试——症状重现

　　如果怀疑肌肉或肌腱损伤，则进行等长测试。

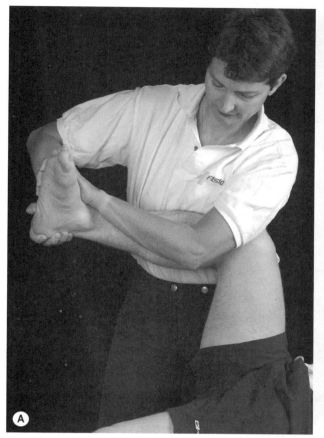

图 8.3　主动旋转，包括加压：A. 内侧；B. 外侧

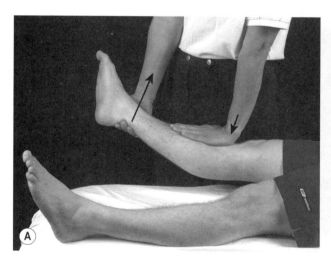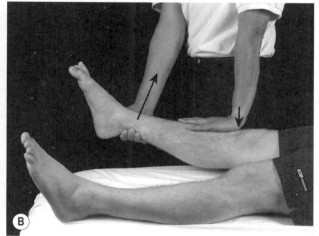

图 8.4　如果需要的测试：A. 伸展 / 内收；B. 伸展 / 外展

测试经常需要结合触诊压痛点来确认是否伴有结构损伤。以下结构损伤可能经常引起症状并需要软组织治疗。

- 股二头肌在腓骨头止点处。

- 股四头肌，连同髌韧带。

- 内收肌（缝匠肌和股薄肌）。

注意：如果软组织损伤与关节功能障碍同时出现，建议首先治疗关节症状，可将等长测试诱发疼痛作为再评估程序中的一个参数。

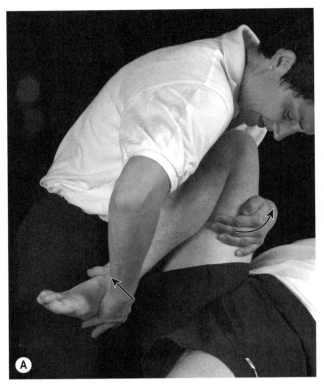 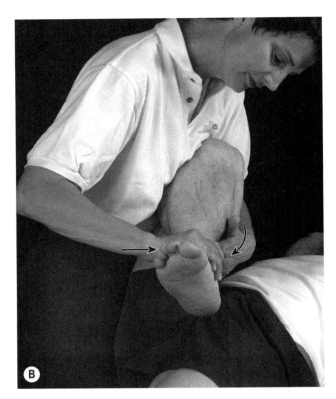

图 8.5 屈曲时的胫股关节运动：A. 屈曲 / 外展；B 屈曲 / 内收

肌肉募集模式、髌骨力线和症状重现

在胫股关节和髌股关节的运动障碍中，在负重位下募集股内侧肌（VMO）需要特别注意。在高坐位下（如膝关节屈曲 0°、20° ~30°、60°、90°）的不同体位，可观察到以下因素（Hilyard 1990）。

- 症状重现。

- 髌骨运动：髌骨矫正（手法或贴扎）是否可以减轻症状？

- 在整个肌肉链中股四头肌活动：VL 与 VMO 的激活时间和活动量。VL 中有更多的活动吗？ McConnell（1996）提出在 VL 和 VMO 中应该有相等的活动量和相似的激活时间。在膝前痛的受试者中观察到 VMO 相对于 VL 激活延迟（Cowan et al. 2002, Tang et al. 2001）。在物理治疗中，如果 VL 和 VMO 存在差异，VMO 训练将成为治疗的重要组成部分（图 8.6）。

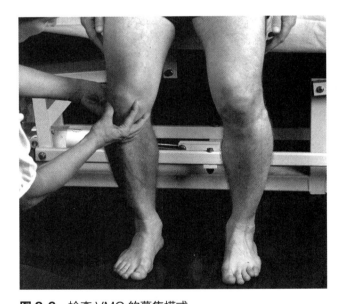

图 8.6 检查 VMO 的募集模式

肌肉功能和力量测试

不仅需要评估膝关节肌肉的功能和力量，还需要评估相邻关节的肌肉，例如髋部和足踝。通常髋部肌肉（如臀中肌、髋外旋肌群、臀大肌）力量不足和足踝不稳与膝关节疼痛相关（特别是髌股关节问题）（Powers 2010, Prins & van der Wurff 2009）。

肌肉长度测试

体格检查时可进行股直肌、阔筋膜张肌（包括髂胫束）、腘绳肌、内收肌、腓肠肌和比目鱼肌的长度测试。然而，常建议首先测试神经动力学的机械敏感性（Edgar et al. 1994），并且在被动关节活动范围内进行肌肉长度测试。

按"计划"筛查其他情况

进行筛查测试以确定其他运动成分是否对膝关节的运动障碍有影响。同时还有必要确定这些成分是否应该包括在治疗中。以下提到的测试是需要常规筛查的，如果某些测试和膝关节损伤有关，则需要更详细地检查。

- 髋关节：关节活动范围测量应在大多数自发性运动障碍中常规进行。主动运动包括屈曲、90°屈曲、内外侧旋转、伸展。被动测试包括屈曲 / 内收，含组合运动以及再评估。
- 腰椎：后伸、旋转、组合运动（如有必要进行）。PAIVM，包括随后的重新评估。
- 骶髂关节：骶髂部激发试验，如屈曲 / 内收加压试验、4 字试验（Patrick 试验或 FABER 试验）、前 / 后倾、关节被动附属运动测试，以及再评估。
  （注：由于屈曲 / 内收加压试验也是检查髋关节活动障碍的重要方法，因此在骶髂关节筛查之前，通常有必要先完成髋关节检查。）
- 神经动力学：直腿抬高试验及改良直腿抬高试验（神经、腓总神经）。俯卧位屈膝（PKB）和侧卧 slump 试验，包括改良版试验（股神经、隐神经、闭孔神经）（见 Butler 2000）。专栏 8.2 描述了对神经系统的测试。

触诊

温度

触诊膝关节周围各个区域的皮温，并与健侧的温度进行比较。温度下降是自主神经输出功能障碍的表现。

积液

- 将一侧手的拇指和示指放在髌骨两侧，将另一侧手的虎口放置在髌骨上方并向远端挤压

专栏8.2

神经系统测试

临床上可以通过3种方式评估神经系统：神经学检查、神经动力学测试和神经触诊（Butler 2000）。

- 如果怀疑有周围或中枢神经系统传导问题，那么进行感觉、运动和反射测试检查神经系统是必要的。对于骨科中膝关节疼痛患者，神经系统检查通常不做要求。
- 神经动力学测试旨在测试周围神经的机械敏感性及其活动性。对于膝关节前内侧疼痛患者，使用股神经和隐神经的神经动力学测试。对于膝关节后侧疼痛，进行坐骨神经和胫神经的神经动力学测试。膝关节外侧疼痛则应测试腓神经。

股神经测试（图8.7）

- 患者起始体位：俯卧位，上肢在身体两侧。
- 施力方式：治疗师被动屈曲膝关节。
- 注意：在屈曲时很难区分股神经和股四头肌问题。因此，这种测试通常在侧卧屈曲位（躯干屈曲和颈部屈曲）进行。

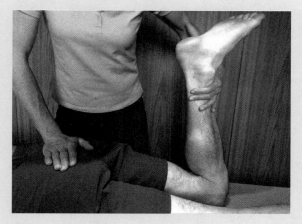

图8.7　股神经测试

专栏8.2（续）

侧卧位的slump试验（图8.8）

- 患者侧卧位，治疗师将患者上侧大腿摆在伸髋位，被动屈曲膝关节。如果再现症状，则通过释放颈部弯曲（以此减少神经紧张）并询问患者是否有症状的变化进行判断。

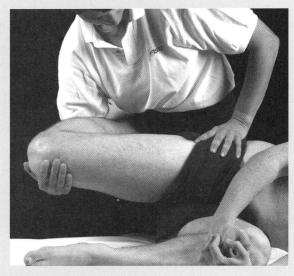

图 8.8 侧卧位的 slump 试验

隐神经测试（图8.9）

- 患者和治疗师的起始体位：同上。
- 施力方式：治疗师伸展和外展患者的髋关节，同时伸展膝关节，外旋髋关节，并使足部外翻和跖屈或外翻和背伸（大隐静脉可以在屈曲/伸展轴线的前侧或后侧）。

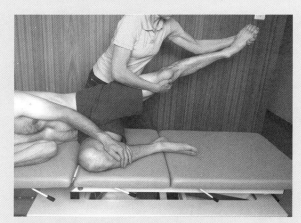

图 8.9 隐神经测试

坐骨神经测试，着重测试胫神经（图8.10）

- 患者起始体位：仰卧位，双腿伸直。
- 治疗师起始体位：治疗师站在被测试腿的一侧。

- 施力部位：治疗师的双手分别放在足趾下和足跟处。
- 施力方式：从背伸和外翻开始，然后是膝关节伸展和髋关节屈曲。膝关节和（或）小腿症状可能需要通过改变颈部屈曲以及躯干或髋部运动来区分。
- 不同施力方式：治疗师首先进行直腿抬高，然后背伸、外翻踝关节。

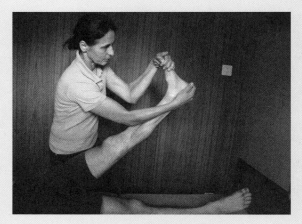

图 8.10 坐骨神经测试，着重测试胫神经

坐骨神经测试，着重测试腓总神经（图8.11）

- 患者起始体位：仰卧位，腿伸直。
- 治疗师起始体位：治疗师站在被测试腿的一侧。
- 施力部位：一只手放在患者足背部，另一只手放在患者足跟上。
- 施力方式：先将足跖屈和外翻，然后是膝关节伸展和髋关节屈曲。膝关节和（或）小腿症状可能需要通过颈部屈曲，以及躯干或髋部运动来区分。
- 不同施力方式：治疗师首先进行直腿抬高，然后跖屈并外翻踝关节。

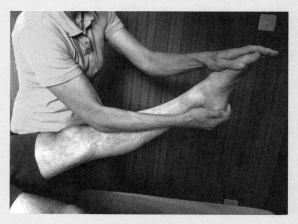

图 8.11 坐骨神经测试，着重测试腓总神经

如果患者的症状重现（加剧或减轻），则神经动力学测试为阳性。

- 神经触诊：周围神经及其周围组织的触诊，横向滑动和机械敏感性将通过神经触诊评估。神经触诊的先决条件是了解周围神经的解剖。如果能够重现患者的症状和（或）在周围神经的触诊过程中出现变化，则神经触诊为阳性。此时将怀疑有周围神经病变。如果有创伤史或手术史，症状的临床表现显示神经源性损伤（见主观检查），神经触诊可以在中立位下和其他任何体位进行，如功能性活动体位。此外，可以结合神经动力学测试进行神经触诊。经常触诊以下部位。
  - 股神经：腹股沟内和沿着股四头肌（图8.12）。
  - 隐神经：在股薄肌和缝匠肌之间的膝关节线附近（图8.13）。
  - 隐神经的髌下分支（图8.14）：在胫骨平台的前面。
  - 胫神经：位于膝关节中心后方。当神经系统通过髋关节（屈曲）和足部（背伸和外翻）摆位处于张力位置下，触诊更容易（图8.15）。
  - 腓总神经：位于股二头肌腱后方（足跖屈、内翻）和腓骨头附近（图8.16）。

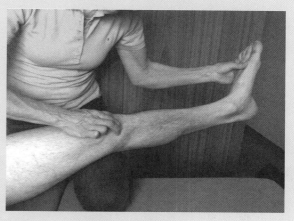

图 8.14　触诊隐神经的髌下分支

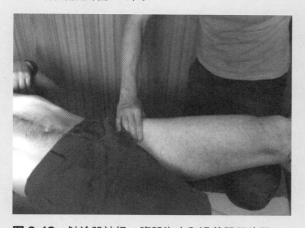

图 8.12　触诊股神经：腹股沟内和沿着股四头肌

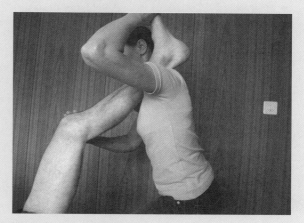

图 8.15　触诊胫神经

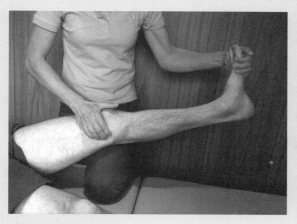

图 8.13　触诊隐神经

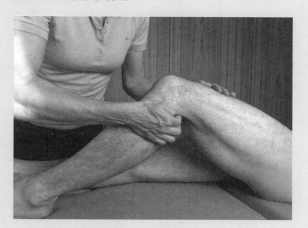

图 8.16　触诊腓总神经

液体。如果髌骨两侧的手指分离加大并且产生波动感，则提示有较多积液。

- 如果出现小的突起提示少量积液：

1. 积液沿髌骨内侧自下向上移动；

2. 接下来按压髌骨上方（1）；

3. 积液会在按压后移向髌骨内侧（2）；

4. 或者重复步骤（1），按压髌骨外侧，积液也会沿髌骨内侧移动形成小的突起。

肿胀

大多数肿胀可通过视诊来鉴别，但以下情况有必要进行触诊。

- 胫骨粗隆骨软骨病（Osgood-Schlatter disease）可能出现胫骨结节肿胀。
- 半月板囊肿，涉及外侧半月板，肿胀在关节线上。
- 前壁滑囊炎：髌骨前方软组织肿胀。
- 慢性滑膜增厚：手指沿髌上囊滚动时在髌骨内侧沟的内侧关节间隙，即关节线头部会有面团感。

压痛

- 压痛有时会伴有韧带和肌肉止点局部肿胀（图8.17）。阳性结果可作为重新评估的参数，可能提示需要进行软组织治疗。压痛最好在仰卧位屈膝时进行触诊。
- 半月板损伤可能会在关节线的前部、中部或后部产生压痛。压痛点可能会随着膝关节的伸展改变。
- 韧带损伤通常在韧带附着点上方和下方出现压痛。如果疼痛在关节线上，可能难以与半月板损伤引起的压痛区分。

神经激惹引起的压痛（如隐神经的髌下分支、胫神经、腓总神经）。

被动测试

被动测试运动包括生理性运动和附属运动。许

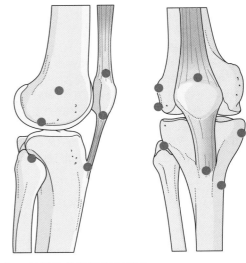

图8.17 膝关节软组织病变区域

多被动测试运动可以用作治疗技术，因此，这些运动通常会被进行一系列再评估。

被动测试运动如果可以重现症状，则可被用作再评估的参数。

运动图示

建立最大可比性的主动运动的运动图示可以提供关于疼痛、阻力和可能的运动反应（"痉挛"）的行为及相互关系的详细信息。这样的信息可以指导治疗师通过被动运动确定治疗技术；此外，测试可以在再评估中作为重要参数。

稳定性、完整性和半月板检查

在急性创伤性病变中，可能需要进行稳定性和半月板检查。然而，需要强调的是，许多主动和被动运动检查可能已经提供了关于上述结构中是否存在病变的信息。对于这些骨科检查的描述总结在专栏8.3中。

各种膝关节的被动测试运动

如前所述，在某些情况下，测试时可能需要加压。

许多被动测试运动也可以用作治疗技术，因此这些运动通常需要进行一系列再评估。

胫股关节

生理运动可能包括如下。

- 伸直及复合运动：

专栏8.3

韧带和半月板的稳定性和完整性测试

　　如果有必要，对前交叉韧带、后交叉韧带、内侧和外侧副韧带、内侧和外侧半月板，以及前内侧、前外侧和后外侧不稳定情况进行稳定性和完整性测试。

前抽屉试验（前交叉韧带完整性测试、后斜韧带、后内侧和后外侧关节囊、内侧副韧带、髂胫束）

- 患者起始体位：仰卧位，屈膝90°。
- 治疗师起始体位：坐在治疗床的边缘，稍微靠在患者的足部以使其稳定。
- 施力部位：治疗师将拇指放在髌腱两侧的关节线上。
- 施力方式：治疗师向前拉胫骨。这种运动将股骨在胫骨近端缓慢向前滑动或快速猛推进行。
- 阳性结果：与未受影响的膝关节相比，存在过度前移（超过6mm）或前移位末端感觉柔软。
- Benjaminse等人（2006）在28项研究的meta分析中发现，该测试的灵敏度为92%（合并值），特异性为91%（合并值）。

Lachman试验（前交叉韧带完整性测试）

- 患者起始体位：长坐位或仰卧位，膝关节置于15°屈曲位置，足放在治疗床上。
- 治疗师起始体位：站在患者腿部一侧，面向患者头部。
- 施力部位：治疗师用一只手稳定股骨，另一只手抓住患者小腿。患者必须放松腘绳肌和股四头肌，否则可能会产生假阳性结果。
- 施力方式：治疗师在小腿上做一个向前"猛推"动作，以便迅速将胫骨拉向前方。
- 阳性结果：与未受影响的膝关节相比，前侧平移过度或前移位末端感觉柔软。
- 该测试的灵敏度为85%（从28项研究中汇总），特异性94%（Benjaminse et al. 2006）。

轴移试验（pivot shift test，前交叉韧带完整性测试）

- 患者起始体位：仰卧位或长坐位，膝关节屈曲45°，治疗师提供支撑。
- 施力部位：治疗师对腿的外侧施加压力，从关节线的正下方到达腓骨头部。另一只手向内侧施加压力，从而导致膝外翻。同时，当治疗师缓慢伸展膝关节时，在小腿处施加一个内旋的力。
- 阳性结果：在膝关节屈曲10°~20°时出现明显的"滑脱"或明显的"阻碍"。
- 该测试灵敏度为24%，特异性为98%（Benjaminse et al. 2006）。

胫骨后沉征（posterior sag sign）（后交叉韧带完整性标志、腘肌弓状复合体、后斜韧带、前交叉韧带）

- 患者起始体位：仰卧位，膝关节屈曲90°，足放在治疗床上，放松腘绳肌和股四头肌。
- 治疗师起始体位：治疗师从膝关节外侧观察膝关节。
- 阳性结果：股骨上可见胫骨后凹。

- 该测试的灵敏度为79%，特异性为100%（Malanga et al. 2003）。

后抽屉试验（后交叉韧带完整性检查、腘肌弓状复合体、后斜韧带、前交叉韧带）

- 治疗师和患者的起始体位：与前抽屉试验的体位相同。
- 施力部位：治疗师一只手稳定胫骨，另一只手向关节线正下方的胫骨施加前后滑动。
- 阳性结果：与未受影响的膝关节相比，胫骨后向滑行增加。
- 该测试的灵敏度为51%~100%，特异性为99%（Malanga et al. 2003）。

股四头肌主动试验（后交叉韧带完整性检查和后关节复合体）

- 患者起始体位：仰卧位，膝关节屈曲80°~90°，足部平放在治疗床上。
- 治疗师起始体位：治疗师在患者收缩大腿肌肉的同时，从侧面观察患侧膝关节是否有胫骨前移。
- 阳性结果：如果胫骨位移超过2mm。
- 该测试的灵敏度为54%~98%，特异性为97%~100%（Malanga et al. 2003）。

外展（外翻）压力试验（内侧副韧带）

- 患者起始体位：仰卧位。
- 治疗师的起始体位：站在患者腿部的一侧，面向患者头部。
- 施力方式：治疗师在患者膝关节屈曲20°时对膝关节施加外翻力，与0°伸展时外翻进行比对。
- 阳性结果
  - 20°时关节线内侧疼痛——内侧副韧带轻度损伤。
  - 20°时关节线内侧疼痛和部分松弛——内侧副韧带部分撕裂。
  - 20°时疼痛伴不稳——内侧副韧带完全撕裂，并累及后斜韧带、后交叉韧带、后内侧关节囊。
  - 0°——此位置的任何不稳定都表明可能存在内侧副韧带撕裂，前交叉韧带、内侧股四头肌扩张，半膜肌、后斜韧带、后交叉韧带、后内侧关节囊损伤。
- 该测试的灵敏度为86%~96%，特异性未报道（Malanga et al. 2003）。

内收（内翻）压力试验

- 与内侧副韧带压力试验类似，但治疗师在20°~30°范围内对膝关节施加内翻力，与0°伸展内翻进行比对。
- 阳性结果
  - 20°时关节线外侧疼痛，无松弛——外侧副韧带轻度损伤。
  - 20°时关节线外侧疼痛，部分松弛——外侧副韧带中度损伤。
  - 20°时关节线外侧疼痛和总体不稳定——可能表明外侧副韧带、腘肌弓状复合体、后外侧关节囊、髂胫束、股二头肌腱完全撕裂。

专栏8.3（续）

- 0°——此位置的任何不稳定性都表明可能存在外侧副韧带撕裂，交叉韧带、外侧腓肠肌、髂胫束或股二头肌腱受累。
- 该检查的灵敏度为25%，特异性未报道（Malanga et al. 2003）。

半月板回旋挤压试验（McMurray test，半月板完整性检查）

- 患者起始体位：患者仰卧，膝关节完全屈曲。横向旋转胫骨，被动屈曲90°，同时触诊关节线。
- 阳性结果：内侧疼痛并伴有"咔嗒"声，可能表明内侧撕裂。

- 据报道，该检查的灵敏度为10%~66%（Scholten et al. 2003），特异性为57%~98%（Malanga et al. 2003, Scholten et al. 2003）。

研磨试验（半月板完整性检查）

- 患者起始体位：患者俯卧，膝关节屈曲90°。首先，治疗师将在膝关节处施加一个牵引力，然后增加内侧和外侧旋转。其次，对膝关节挤压并向内侧和外侧旋转。
- 阳性结果：在加压和旋转时患者出现疼痛，可能表明半月板损伤；分离牵引时出现疼痛可能提示韧带拉伤。
- 该检查的灵敏度为13%~58%，特异性为80%~99%（Malanga et al. 2003, Scholten et al. 2003）。

- 伸展（见图 8.1A）
- 伸展 / 内收（图 8.18A）
- 伸展 / 外展（图 8.18B）
- 伸展 / 内收，包括前后向运动（见图 8.1B）
- 伸展 / 外展，包括前后向运动（见图 8.4B）

可以用两种不同的方式来评估末端感受，即膝关节完全伸展或被动地屈曲约 20°，然后慢慢恢复到完全伸展。正常的膝关节在完全伸展时会有典型

的无痛僵硬感。在骨性关节炎患者中，可能会发现类似的终末感，但是关节不能完全伸展。半月板损伤可能出现较软的终末感，并且从屈曲到伸展时腿部可能有轻度反弹现象。

- 屈曲以及复合动作：
  - 屈曲（见图 8.2）
  - 屈曲 / 内收，包括旋转（见图 8.5B）
  - 屈曲 / 外展，包括旋转（见图 8.5A）

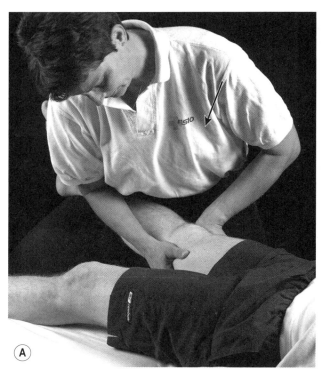

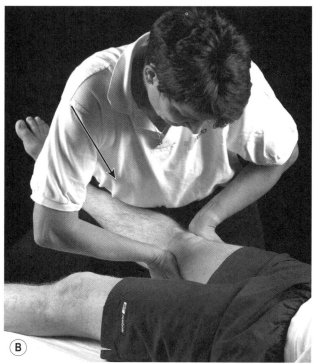

图 8.18 伸展时胫股关节运动：A. 伸展 / 内收；B. 伸展 / 外展

◆ 内旋、外旋（见图 8.3，8.32）（也可作为
附属运动进行）

- 附属运动可能包括：
  ◆ 外展、内收
  ◆ 后前向运动、前后向运动
  ◆ 头向纵向运动、尾向纵向运动
  ◆ 横向内侧、外侧运动
  ◆ 内侧、外侧旋转
- 附属运动最常用于胫骨；然而，也可以在股
  骨上进行。

检查和治疗技术的详细描述见本章后文。

髌股关节

髌股关节需要通过附属运动来检查，包括（图
8.19）：

- 头尾向纵向运动，包括倾斜（见图 8.40）
- 内外侧横向运动，包括倾斜（见图 8.39）
- 分离（图 8.20）
- 加压（图 8.21）
- 围绕矢状轴（图 8.22）和纵轴旋转

检查（和治疗）通常需要在不同的膝关节屈曲
或屈曲 / 外展体位进行。此外，可能需要对运动加
上一定程度的压力，有些情况下可能需要在负重位
进行运动（见图 8.41）。

检查和治疗技术的详细描述见本章后文。

触诊髌股关节时需要注意膝关节屈曲和伸展时
是否有捻发音。在髌骨软骨软化症（有细沙或玻璃

感）中可能存在捻发音（"干木头"
感），提示患者可能有骨关节炎。如果捻发音同时伴有疼痛，在
治疗和再评估过程中必须进行评估。

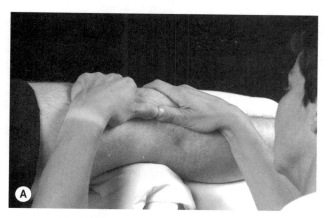

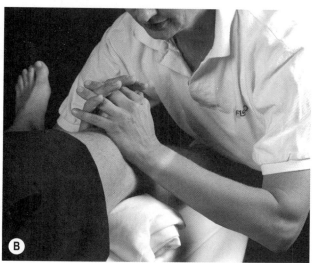

图 8.20　髌股运动：A. 分离；B. 分离——替代

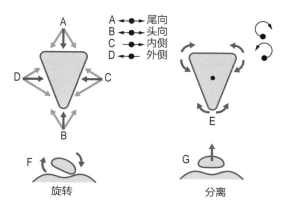

图 8.19　髌骨的附属运动

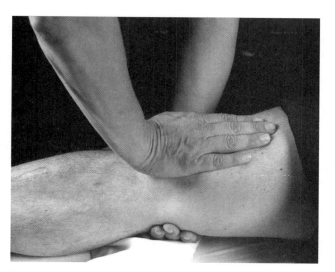

图 8.21　髌股关节加压

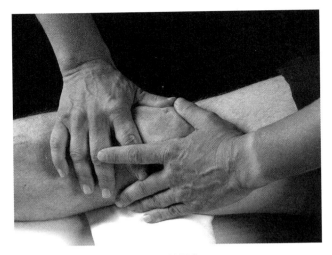

图 8.22 髌股旋转（围绕矢状轴）

 临床提示

如果在应用被动运动的过程中，捻发音减轻，则提示被动运动可能对减轻捻发音有帮助。

在某些髌骨反复半脱位的情况下，髌骨的横向运动可能引起疼痛。然后，患者可能敏锐地意识到髌骨即将脱位，此时任何进一步移动髌骨的尝试都由于股四头肌的收缩而被主动抵抗。

近端胫腓关节

寻找腿部和膝关节外侧疼痛的来源时，往往会忽视检查近端胫腓关节。尽管它不是常见疼痛来源部位，但是还是需要进行常规检查。检查和治疗技术的详细描述见本章后文。

- 关节需要通过附属运动进行检查。
- 检查（和治疗）可能需要在不同的足部位置和不同的膝关节屈曲位置进行。此外，可能需要进行加压。
- 通常情况下，这些不同位置的检查应在侧卧位下进行，患侧在上方。

近端胫腓关节的检查和治疗可能包括如下：

- 前后向运动（图 8.23）
- 后前向运动（图 8.24）
- 尾向纵向运动（图 8.25）
- 头向纵向远动（可以利用足部作为杠杆或直接在腓骨头上进行）

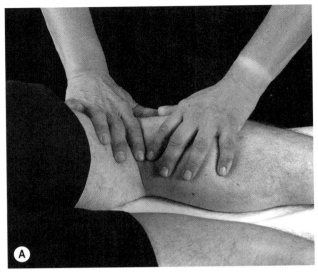

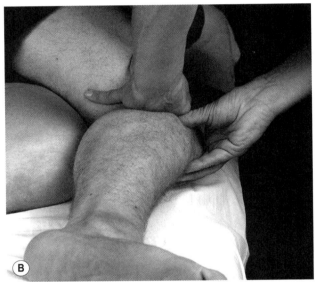

图 8.23 近端胫腓关节：A. 前后向运动；B. 加压的前后向运动

- 加压
- 旋转运动（利用足部作为杠杆）

治疗

在临床实践中，物理治疗师已经具备了处理节段运动（关节发育）、运动控制和姿势稳定（肌原性），以及神经机械敏感性损伤的能力和技能。物理治疗师应该根据现在的临床实践范畴，设计个性化的治疗方案，与患者合作，包括了解疼痛和功能障碍的原因，以及了解它们是否可以改善。所有以

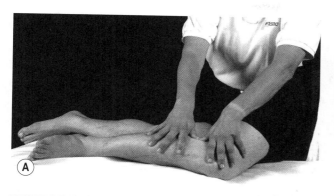

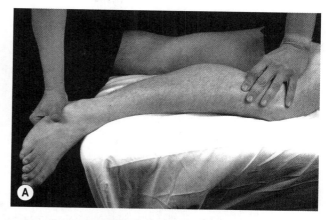

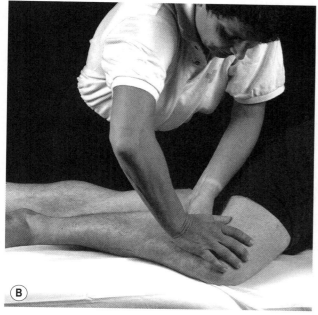

图 8.24 近端胫腓关节：A. 后前向运动；B. 加压的后前向运动

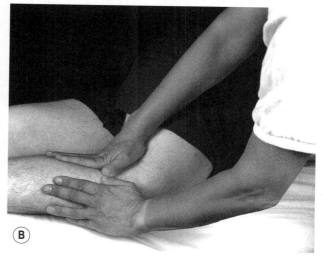

图 8.25 近端胫腓关节：A. 利用足部作为杠杆的纵向运动；B. 腓骨头局部的纵向运动

损伤为导向的治疗都应该强调恢复功能，指导患者从满足基本健康需求转向健康的生活方式。

被动关节松动可能在许多膝关节运动障碍的治疗中起到核心作用；然而，治疗往往需要自我活动、训练，以恢复运动控制和本体感受反馈、规范步态，并指导日常生活活动，以及积极的生活方式以保持健康的运动来维持获得的疗效。综合的治疗方法包括髋股关节或胫股关节的被动运动，同时结合软组织治疗或神经动力学治疗技术。很多文献中有记载关于膝关节和下肢运动控制的策略（Sahrmann et al. 2011）。

对 Maitland 概念来说，治疗的选择和应用是一门艺术，在这个艺术中必须知道"何时应用，以及采取哪种技术和哪种形式"（Maitland，1986）。这个观点是基于生物力学理论选择治疗技术。治疗技术应该综合考虑患者的功能障碍和局部的损伤，如症状、运动反应（"痉挛"）和运动阻力。治疗技术必须始终适应相关运动障碍症状和体征的变化。

以下部分描述了被动关节松动的选择和进阶，基于主观检查及主动和被动关节活动测试获得的信息。

选择

在治疗四肢关节运动障碍方面可以进行选择的被动运动如下。

- 生理运动：
  - 屈曲和伸展
  - 旋转
- 局部附属运动，可通过直接将压力施加到胫骨或股骨，以及近端胫腓关节的腓骨上。对这些附属运动加压的方向如下。
  - 胫骨和（或）股骨：前后向运动、后前向运动、横向运动、横向内侧运动、内侧轴向旋转、外侧轴向旋转、头尾向纵向运动。
  - 髌骨：头向和尾向纵向运动、外侧横向运动、内侧横向运动、内侧旋转运动、外侧旋转运动，以及分离运动。
  - 腓骨：主要位于前后向和后前向、头向和尾向纵向运动。

上述加压的方向可以根据接触点轻微改变而向内侧、外侧、头向和尾向倾斜。

- 关节松动结合主动运动（见第 5 章）。所有上述运动都可以用于不同的等级和节奏，并且可以按照不同的顺序进行组合，通常与患者的功能表现或受伤运动有关。这些运动可以用来治疗以下四组症状。
  - 疼痛
  - 僵硬
  - 与僵硬有关的疼痛
  - 运动时的刺痛

这些组合与 Maitland（1986）概念中的组合相同。

由于所提及的症状的严重程度变化范围大，以下两种情况我们需要选择不同的活动量。第一种情况是疼痛主导（组 1），这类情况下疼痛较严重并且会限制运动，但没有僵硬或肌肉痉挛限制运动。第二种情况是由僵硬主导，而不是疼痛，尽管被动拉伸时会引起疼痛（组 2），但是即使活动到末端，疼痛也并不是十分剧烈。

组 1——疼痛主导

组 1 患者有严重的疼痛且会限制运动，而不受任何其他因素的限制。此时关节松动应按照以下方式进行。

在没有任何疼痛或不适的部分范围内的附属运动

要治疗的关节必须置于完全无症状的位置。运动的幅度应该是在无痛范围内尽可能实现最大运动幅度。为了使关节松动幅度变大，可能要回到无痛范围内的起点。运动的节奏必须平稳缓慢。

随着患者症状的改善，治疗运动范围可以进一步增加，治疗师需要小心地将幅度增大到邻近疼痛出现的活动极限。该技术也可能被进阶到大振幅运动并引起一定程度的不适。

生理运动

当使用生理运动来治疗疼痛时，也必须在不引起疼痛或不适的情况下进行。与附属运动一样，被治疗的关节必须置于无痛的位置，一般位于治疗方向的中间位置，如膝关节屈伸的中间位置。生理运动的治疗应该是向无痛的方向、大幅度、缓慢平稳、在引起任何不适之前结束。

随着患者的症状和运动改善，治疗运动可以加大范围，运动幅度也因此增加。如上所述，进阶后使运动可以在一定范围内产生轻微的不适。治疗技术应用的持续时间主要取决于评估。在应用该技术期间，治疗师应该监测疼痛、不适、阻力和运动反应的任何变化。如果变化是有益的，技术可以继续。如果发生不良影响（如不适），则应停止该技术，并再评估治疗效果。在下一次治疗中，进阶的首要标志往往是所使用的技术可以较长时间应用而不会引起任何不良影响。

组 2——僵硬主导

组 2 是指由于僵硬限制正常功能或因为僵硬关

节在强烈拉伸时轻微疼痛而寻求治疗的患者。他们不是因为剧烈的疼痛，而是因为不能完全下蹲或伸膝寻求治疗。还有很多其他类似的情况。当治疗师正在检查患者的运动时，所有运动都显示受限。当这些部位被拉伸时，疼痛表现较轻或无痛。

当选择治疗僵硬的关节时，治疗师应该使用两种牵伸运动并交替使用。在选择需要牵伸的主要运动之后（如伸膝），第一种方式是在生理运动范围的极限处做伸展或伸展 – 外展振荡。大约进行 1 分钟，同时监测疼痛、轻微不适和运动反应的变化。第二种运动涉及附属运动（同样是伸展和不同程度的振荡运动），而膝关节尽可能伸直。所有方向的附属运动都应该被使用。在附属运动之后，应该重复生理运动。所以按照惯例，在生理范围的极限内把附属运动和主要的生理运动交替进行。同样的原则可以与任何主要的生理运动结合使用。

有时患者的运动范围可能受到限制，其中限制是由一种特定的附属运动引起的，而不是由生理运动本身引起的。在评估过程中要确定附属运动的范围是在僵硬运动范围的极限下进行。在这样的检查中，发现特定方向的附属运动比其他方向的运动更加僵硬，如果以同样的强度牵伸所有方向，那么主要的附属运动不仅不会产生良好效果，可能还会引起更大的不适。

组 3——僵硬伴随疼痛

以上讨论了两种情况——只有疼痛和只有僵硬，我们现在讨论第 3 组患者，疼痛和僵硬同时发生。这是最大的群体，也是最难处理的。这些患者会有疼痛，疼痛可能是一个持续的症状，也可能和运动有关。在这两个例子中，都会伴随僵硬。在运动测试时，疼痛产生和关节活动范围有关。患者的症状与检查膝关节活动的结果之间应该进行比较。具有持续症状的患者在一定范围的运动中出现疼痛，并且疼痛将持续并加剧，直到达到该范围的极

限（即全范围疼痛）。由于大部分疾病只会导致患者在运动时感到疼痛，所以在活动范围末端会引起这种疼痛（即末端疼痛）。

除了患者有全范围疼痛或末端疼痛之外，还有一个特征需要澄清。对于末端疼痛患者，治疗师需要确认是疼痛还是僵硬限制了关节活动范围。

运动图示（见附录 2）的使用清楚地解释了这一点。

当疼痛是主导因素时，P_1 将在 R_1 之前开始，并且即使是 R_2 限制运动，P'（"P prime"，是一个工程学和数学术语）在 R_2L 垂直线上将是非常高的。

当僵硬是主导因素时，P_1 可以在 R_1 之前、R_1 之后或在与 R_1 的范围中的相同点处开始，但 R_2 将是限制活动范围的因素，而 P' 将在 R_2L 上的任何水平 L 以上的垂直线上，远低于 R_2。然而，僵硬程度越明显，在 R_2L 垂直线上 P' 将会越低。

当疼痛是更主要的因素时，技术的选择将与上面已经描述的"疼痛组"（组 1）相同。

当僵硬和疼痛同样占主导时，经验较少的治疗师通常会采用"疼痛占主导"（组 1）的治疗方式。只有当治疗不能改善患者的症状时，才会考虑使用治疗僵硬的技术。当僵硬是主导因素时，则采用"僵硬占主导"（组 2）的治疗方式。唯一的区别是以下几点。

1. 最初只使用附属或生理运动（不能同时使用），因为在开始时应该限制治疗的数量，并且使技术相关的评估更有效。

2. 有必要确定是否应该选择疼痛最明显以及最受限的生理运动和附属运动方向。

3. 关节松动术的力度和节奏可能需要根据治疗过程中患者的不适感进行调整。进行关节松动时患者的不适应该减轻或至少保持不变，但决不允许加重。

4. 最初，牵伸技术不应该重现患者的牵涉性疼痛。

临床经验表明，一些已经扭伤或拉伤的结构在

某个阶段需要以运动的方式促使其愈合。这可能和骨折后通过力学方式促进愈合有相似之处。当这样的技术被执行时，患者会经常说："这很痛，但这是一个很好的痛。"这样的评论意味着采取的技术是正确选择，但是需再次通过评估来确认。其他的一些疼痛障碍也需要因治疗目标而引发一定的疼痛。如果第一步是选择治疗先前描述的"疼痛"的技术，在进阶过程中通过诱发一定程度的疼痛来进行关节松动是没有问题的。如果无法确定是否需要诱发患者疼痛，治疗师可以采取在短时间内使用引起极小不适的技术并在24小时内评估其效果的方式进行治疗。因此，这意味着当第一次使用引发局部疼痛的技术时，需要注意以下问题。

1. 不适必须保持在最低限度。

2. 这项技术必须缓慢而平稳地进行，患者完全放松。

3. 在技术应用的前几次振荡中，在恒定的节奏和范围内进行，手法物理治疗师必须知道：①如果疼痛只是轻微的，那么技术可持续10秒，如果疼痛加剧则立刻停止；②如果该技术正在引起明显疼痛，则不管是否造成伤害，需立刻停止；③只有当疼痛降低或保持不变的情况下，此技术才会继续。

4. 在重新评估患者的症状和体征之前，该技术仅执行最多半分钟。

5. 重要的是要记住，最好只做短时间治疗，利用24小时评估发现有无改善，这样比长时间治疗后发现患者在治疗结束后半小时症状加重更好。评估类型中最有用的信息来自24小时后再评估。

组4——短暂性疼痛

患者有时感到突发的意外刺痛。通常与运动有关，但有时运动并非很明显，患者可能没有意识到疼痛是由运动引起。

在这种情况下选择技术完全取决于引起这种疼痛的运动测试。这种运动通常是生理运动和体位，也包括附属运动。

选择的治疗技术是在复合运动中重现"短暂性疼痛"。该技术相当于关节松动Ⅳ级手法，然后再做Ⅲ级手法，以减轻任何治疗疼痛。

胫股关节

当膝关节疼痛剧烈时，行走时或者在休息之后的前几步时疼痛加重，应针对疼痛（组1）选择治疗技术。尽管可以考虑附属运动，但作为初始治疗，旋转运动可能是最有效的。

- 膝关节应摆放在舒适无痛的中立位。治疗师用一只手触诊关节线，另一只手抓住踝关节进行胫股关节的旋转运动。
- 对轻微疼痛，可以使用伸展/外展、伸展/内收、屈曲/内收和屈曲/外展。
- 如果运动受限严重，但疼痛并不明显，则需要考虑生理运动（如外展和内收时的伸展或屈曲组合）。
- 如果屈曲非常有限，胫股关节和髌股关节需要在关节活动范围末端进行。

髌股关节

髌股关节疾病的治疗需要很高的技巧和精确性。当髌股关节运动时出现疼痛，最初的治疗需要非常轻柔地进行。短时间轻柔的治疗技术比剧烈的手法治疗效果更好。

- 如果髌骨的任何其他运动似乎对于患者的当前状况都过于剧烈，则振荡分离可能是治疗的首选。一旦确定了患者对这种温和的治疗反应良好，就可以进行缓慢的治疗。
- 另一方面，有时候应该在一个或多个方向上进行最大振幅运动，同时在髌骨上保持一定压力。有关使用加压的被动运动，请参见专栏8.4。
- 例如，如果发现患者能够完全无痛地下蹲并且所有运动测试仅显示出轻微症状，则可能需要在胫股关节屈曲大约40°并且加压的同时施加更大的力量移动髌骨。

在检查和治疗中使用被动运动和加压

Maitland对手法治疗最初的贡献之一是被动关节松动术，即对关节面保持一定程度的加压（Maitland 1980, 1985）。

检查滑动关节运动的指征：

- 当主观检查的信息表明存在关节面损伤时（如膝关节：特别是下蹲时髌股关节存在障碍时或上下楼梯时或胫股关节运动障碍时）
- 病史表明关节存在负重损伤性活动
- 当其他动作不能重现患者的症状
- 当存在全范围疼痛时，加压时疼痛反应较大，因此确认存在与关节表面相关的问题
- 当关节运动时无摩擦感但加压时可能会有症状
- 选择进行关节疼痛治疗最合适的技术
- 寻找治疗关节疼痛最舒适的治疗方法（Maitland 1991）

加压可应用于任何滑囊或非滑囊关节。在膝关节中，这些技术可以应用于胫股关节和髌股关节。

髌股关节的加压案例（图8.26~8.29）：

- 患者起始体位：胫股关节应位于伸展位或不同的屈曲位其原因是，在胫股关节屈曲的不同位置，髌骨的下表面将与股骨髁具有不同的接触面
- 治疗师起始体位：站在治疗床一侧，面对患者的身体
- 施力部位：治疗师一侧手形成杯状扣在髌骨正上方，另一侧手掌根与髌骨边缘接触，并朝向运动方向。如需要加压，围绕髌骨周围的手通过掌面施加压力，而另一侧手移动髌骨。检查者的肘部应该与要进行的运动方向平行
- 施力方式：髌骨应向头向、尾向、内侧、外侧和轴向旋转方向运动（特别是髌骨的内侧边缘向前移动到股骨髁间区域）。关于运动的流畅度和疼痛反应应该与患者的主诉和正常的膝关节比较
- 治疗中的应用：机械性或退行性原发性髌股关节疾病对被动关节松动和加压治疗反应良好，允许移动时无痛或只有轻微不适。该技术如上所述进行，并监测症状的改变、全关节范围的活动流畅性和捻发音。治疗效果和加压程度基于患者的反应有所不同。有些时候可能加压力度大但不会加剧不适。患者应该注意症状和功能的改善情况

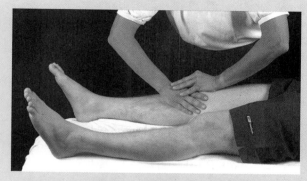

图 8.27　膝关节伸展时加压下的尾向运动

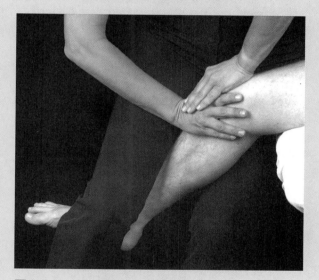

图 8.28　膝关节屈曲时加压下的尾向运动

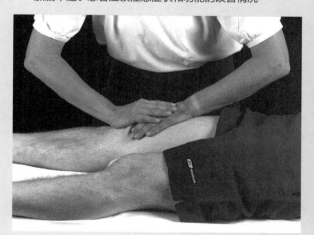

图 8.26　膝关节伸展时的纵向头向运动与加压

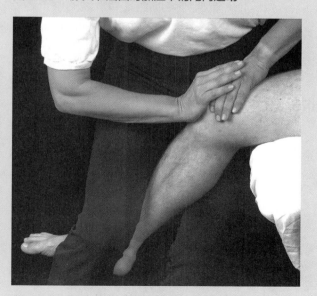

图 8.29　膝关节屈曲时加压下的头向运动

专栏8.4（续）

有时可能有必要在负重位下进行加压（图8.30，另见图8.41C）。

许多文章描述了静态和动态加压如何对关节产生有益的影响。关节软骨的机械负荷刺激固有软骨细胞的代谢并诱导分子合成以维持软骨的完整性。机械信号通过机械转导调节生物化学活性和细胞行为的变化。软骨的加压导致组织内部的复杂变化，包括基质和细胞变形、静水压和渗透压、液体流动、基质含水量改变、离子浓度和固定电荷密度在组织内的复杂变化。这些变化由细胞表面的机械感受器检测，包括机械敏感性离子通道和整合素，其在激活时启动细胞内信号传导促进组织重塑。过度的机械负荷也影响软骨细胞代谢，但不同于生理刺激（导致合成代谢和分解代谢活性之间的定量失衡，导致基质被消耗）（Ramage et al，2009）。

然而，似乎还没有足够的研究来支持应用"负荷"结构（意思是被动地移动关节，同时轻轻地保持关节表面被加压）的临床概念比仅反复加压和分离具有更好的临床结果。

在软骨修复后的康复过程中，应该通过运动范围来控制负荷，在早期康复阶段的承载负荷之前有足够的休息时间。据描述，包括长时间低强度的动态负荷比短时间高强度负荷更好（Lundon & Walker 2007）。有研究显示，静态和机械性振荡压缩和振荡组织剪切可以增强或抑制软骨细胞中的细胞外基质合成和基因表达（Leipzig & Athanasiou 2005）。振荡张力在纤维蛋白构建体培养体系中影响了软骨细胞和纤维软骨细胞的增殖和基质产生（Vanderploeg et al，2004）。

在这种情况下，可以在监测患者症状的同时进行关节表面加压的被动运动，可逐渐增加关节负荷。但是，需要进一步的研究来支持这一临床观察。

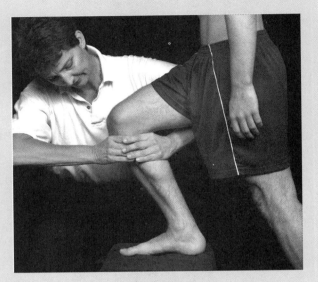

图8.30 在负重位置松动胫股关节

- 除了髌骨的关节松动，也应尽早恢复肌肉控制，以便在最初的 20°~30° 屈曲范围内能实现髌骨的最佳运动轨迹。特别要注意股内侧肌相对于股外侧肌在足和骨盆的整个运动链中的募集情况。如果动作在早期阶段疼痛明显的话，可以在髌骨处采用贴扎技术（Hilyard 1990, McConnell 1996）。

近端胫腓关节

通常可能不容易确定近端胫腓关节问题是否对患者的症状有影响。一般需要通过对关节进行有力的加压并与健侧比较来确诊。

- 当发现与健侧比较有异常时，应该使用加压进行治疗。
- 最初的治疗应该是稳定但不剧烈的手法。
- 可以进行前后向和后前向运动。在治疗过程中，可以通过增加压力来进阶。但是，需要强调的是，在治疗过程中症状重现应该伴随

着活动的节奏出现，一旦症状消失也应该立刻停止操作。

- 当近端胫腓关节问题是症状来源时，常常会对关节松动反应良好。

在下面的章节中描述了胫股关节、髌股关节、近端胫腓关节的生理运动和附属运动。

技术说明

胫股关节的生理运动：检查和治疗技术

伸展（图 8.31）

- *操作指南*：在股骨上伸展胫骨。
- 符号：E。
- 患者起始体位：仰卧位。
- 治疗师起始体位：站在患者的右侧，面朝患者双足方向，治疗师左膝屈曲将患者股骨远

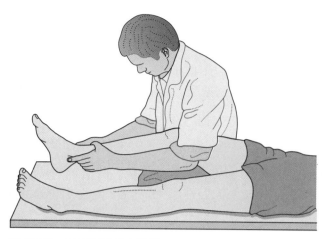

图 8.31　胫骨在股骨上伸展

端放在自己膝关节上方。当患者屈曲膝关节时，治疗师将左侧大腿移动到患者的小腿处。

力的定位（治疗师手的位置）

- 双手从后方握住患者小腿远端。
- 左肘放置在患者膝关节内侧，以便治疗师左臂的轴线与患者膝关节运动的轴线一致。

治疗师力的应用（方法）

- 治疗师将患者的腿下降然后抬起，使小腿在 25°~30° 的范围内移动。治疗师通过手臂运动带动患者的腿运动。

力的应用的变化

- 可以根据需要施加外展和内收的力，这需要治疗师双侧肘关节和前臂能够很好地控制患者股骨旋转。
- 或者，按照下面膝关节伸展 / 外展和伸展 / 内收的描述进行伸展。

使用

- Ⅲ级手法最有用。
- 可用于缓解疼痛和僵硬，特别是对骨关节炎患者。
- 帮助受伤后制动和失用性萎缩的恢复。

伸展 / 外展、伸展 / 内收（见图 8.18）

方法举例

一些手法治疗师认为，在所有的被动关节活动的检查和治疗中，关节的滚动、滑动、旋转只在关节的生理运动中产生。事实上，Maitland 概念正好相反，他认为"运动时引起痛苦"这一原则很重要。"适当"的疼痛反应总是在附属运动中出现而非生理运动。

- *操作指南*：胫股关节的伸展 / 外展、伸展 / 内收（和伸展）。
- *符号*：E/Ab，E/Ad（E）。
- 患者起始体位：仰卧在治疗床中央。
- 治疗师起始体位：
  - 对于Ⅲ级和Ⅳ级手法（图 8.18）：治疗师站在患者右踝旁，面向患者左髋，治疗师屈曲右侧膝关节并放置于患者腿下方，将患者的足跟置于治疗师髂前上棘处。
  - 对于Ⅳ级或Ⅳ + 级手法（见图 8.1 和 8.4）：治疗师站在患者右膝侧。

力的定位（治疗师手的位置）

Ⅲ级和Ⅳ级——伸展 / 外展

- 右手保护患者膝关节内侧。
- 右手手指放在胫骨内侧髁后内侧。
- 右手大鱼际放在胫骨内侧髁前内侧。
- 左手掌根放在：①股骨外上髁下方；②胫骨外髁上；③关节线外侧。
- 左手手指放在膝关节后方。
- 左手大鱼际放在膝关节前侧。
- 左前臂需要与股骨和胫骨的轴线成一定角度以实现外展。

Ⅲ级和Ⅳ级——伸展 / 内收

- 左手保护患者膝关节外侧。
- 左手手指放在胫骨外侧髁后外侧。
- 左侧大鱼际放在胫骨内侧髁前外侧。
- 右手掌根放在：①股骨内上髁下方；②胫骨内髁上；③关节线内侧。
- 右手手指放在膝关节后方。
- 右手大鱼际放在膝关节前侧。
- 右前臂需要与股骨和胫骨的轴线成一定角度以实现内收。

Ⅳ级和Ⅳ+级——伸展/外展（见图8.1和8.4）

- 患者腿部内旋。
- 右手握在患者的足跟外侧。
- 左手放置在前外侧：①在股骨上；②在胫骨上；③在关节线上。

Ⅳ级和Ⅳ+级——伸展/内收（见图8.1和8.4）

- 患者腿部外旋。
- 右手握在患者的足跟内侧。
- 左手放置在前内侧：①在股骨上；②在胫骨上；③在关节线上。

治疗师力的应用（方法）

Ⅲ级和Ⅳ级——伸展/外展

- 治疗师用双手将患者的膝关节抬起然后降低13~15cm的距离。
- 将左手掌根放在上述三个位置并给患者膝关节外侧施加一个恒定的压力。
- 三个位置中的每一个都会产生不同的胫股关节运动。

1. 当左手掌根以强大的外展力（胫骨干外展）抵住股骨时，股骨会相对于胫骨在伸展/外展时轻微内移。

2. 当左手掌根抵住胫骨时，胫骨在伸展/外展运动过程中会向内侧移动。

3. 当左手掌根在关节线上时，整个动作只是伸展/外展。

- 请注意，外展力越大，治疗师需要下蹲幅度越大，才能使左肩靠近患者的膝关节。

Ⅲ级和Ⅳ级——伸展/内收

- 施力方式和伸展/外展的施力方式基本一致，除了胫骨和股骨的内侧运动变成外侧移动外，伸展/外展变成伸展/内收，外展变为内收，左肩换成右肩。

Ⅲ级和Ⅳ+级——伸展/外展

- 在患者腿部向内旋转的情况下，支撑患者足跟，并将左肘稍微弯曲抵住患者膝前外侧，治疗师的躯干向左旋转再返回以产生小的伸展/外展方向的振荡运动。

Ⅳ级和Ⅳ+级——伸展/内收

- 在患者腿部向外旋转的情况下，治疗师用手支撑患者足跟，并将左肘稍微弯曲抵住患者膝前内侧，治疗师的躯干向左侧弯曲再回到中立位以产生小的伸展/内收方向的振荡运动。

力的应用的变化：伸展

- 上述方法可以调整，使胫股关节的运动只产生伸展动作。
- 例如，对于Ⅲ级手法，左手放置在关节周围，右手在上移和下移膝关节时放在关节内侧。这样的动作就仅仅是伸展膝关节。
- 对于Ⅳ级手法，为了方便起见，患者的腿不旋转，治疗师用右手支撑患者足跟，左手可放在三个位置：股骨正前方、关节线前方（髌骨周围）或胫骨结节前方。当在股骨上方施力时，股骨将相对于胫骨前后向移动。当左手放在上方关节线上时，胫股关节的运动为伸展，而左手在胫骨上时，胫骨在伸展过程中会相对股骨做前后向移动。

使用

- 当进行特殊测试检查膝关节并显示症状很轻微且有一个完全无痛的全活动范围时。
- 作为功能性测试，还可针对损伤和错误使用膝关节后恢复理想的关节活动的治疗方式。
- 作为排除或筛查膝关节问题的测试。
- 确认韧带损伤或内部机械紊乱。

屈曲/外展，屈曲/内收（见图8.5）

- *操作指南*：在膝关节完全屈曲时，胫骨在股骨上外展或内收。
- 符号：F/Ab，F/Ad
- 患者起始体位：仰卧位，髋部屈曲至90°以上，膝关节完全屈曲（见图8.2）。

- 治疗师起始体位：站在患者右膝一侧，面朝患者头部。

力的定位（治疗师手的位置）

- 左手支撑患者的大腿。
- 右手抓住患者足跟前方。

对于屈曲 / 外展

- 右手的手指将患者跟骨的后内侧向外推。
- 右拇指抓住患者的踝周围。

对于屈曲 / 内收

- 右手的手指勾住患者的内踝。
- 右手拇指和示指的掌指关节在胫骨前方施加向后的压力。

治疗师力的应用（方法）

- 在维持胫骨内旋（用于屈曲 / 外展）或胫骨外旋（用于屈曲 / 内收）时，可以进行对角线方向上小幅或大幅振荡运动来实现屈曲 / 外展和屈曲 / 内收。
- 患者的足跟应该移动到坐骨结节外侧（屈曲 / 外展）和坐骨结节的内侧（屈曲 / 内收）。
- 需要对大腿采取反压，以防止髋关节转动（施压部位可位于大腿的软组织上或通过物理治疗师的腿抵住大转子）。
- 治疗师需要靠近患者的小腿，以控制施加在患者足踝的压力。

使用

- 检查评估是"必要的"程序。
- 当存在轻度间歇性膝关节症状时，可用于恢复屈曲 / 外展和屈曲 / 内收的活动范围。
- 帮助彻底筛查膝关节。
- 可用于膝关节损伤后制动和失用性功能障碍的恢复。

内旋、外旋（图 8.32，也可见图 8.3）

- *操作指南*：胫骨相对于股骨髁的内旋和外旋。
- 符号：
- 患者起始体位
  - ◆ 屈曲仰卧：仰卧，髋关节和膝关节屈曲至

90°，足悬在空中（见图 8.3）。
  - ◆ 屈曲俯卧：膝关节屈曲至 90°（见图 8.32）。
- 治疗师起始体位
  - ◆ 屈曲仰卧：站在患者的右髋外侧，面向患者的足（见图 8.3）。
  - ◆ 屈曲俯卧：站在患者右腿外侧，面向患者的足（见图 8.32）。

力的定位（治疗师手的位置）

屈曲仰卧

- 左臂托住患者的膝关节。
- 左手旋前，从外侧抓住患者的前足。
- 右手握住患者的足跟和内侧。

屈曲俯卧

- 右手掌根握住患者足跟的后内侧。
- 手指伸开放在患者足底。
- 左手抓住患者前足的背部。
- 左手的掌根贴着足的外侧边缘。
- 拇指放在足底上。
- 双侧前臂彼此相对。

治疗师力的应用（方法）

屈曲仰卧

- 治疗师的身体抵住患者膝关节并双手施力产生内旋或外旋运动。
- 可进行 30° 左右的大范围活动。
- 在此体位下也可以很容易地进行小振幅Ⅳ级伸展运动。
- 膝关节旋转时也伴随足和踝关节运动。

俯卧屈曲

- 通过双手向相反方向的拉和推的动作可以产生小幅度和大幅度的移动。
- 当对足部外侧或内侧施加压力时，防止前足内翻（内旋）和外翻（外旋）。
- 此手法涉及足部、踝关节及膝关节运动。这并不会影响膝关节旋转时的效果。
- 以不同方式施力。
- 如果足和踝关节非常疼痛，可能需要通过抓

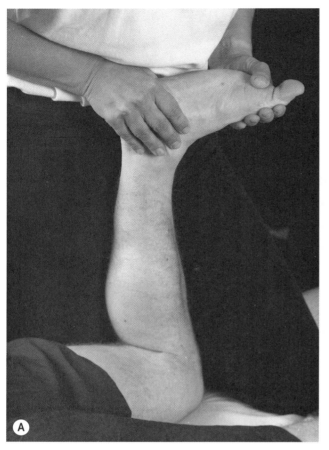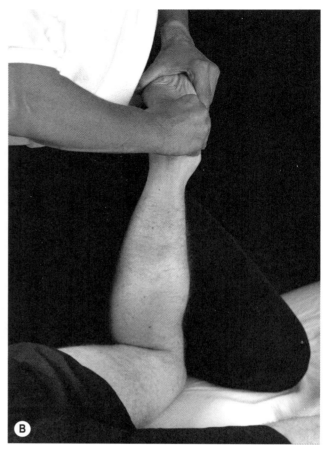

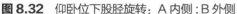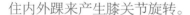

图 8.32 仰卧位下股胫旋转：A 内侧 ; B 外侧

住内外踝来产生膝关节旋转。

- 轻微屈曲膝关节时可以进行前后向和后前向调整，以便产生内旋和外旋的 I 级和 II 级手法（见图 8.34 和 8.35 ）。
- 在此体位下，对于 I 级和 II 级的胫骨内侧旋转，治疗师拇指在胫骨内侧髁施加后前向压力的同时，其他手指指尖在胫骨外侧髁后方和关节线附近施加一个前后向压力。外旋时，拇指在胫骨外侧髁施加前后向压力，同时指尖在胫骨内踝后方施加一个后前向的压力。
- I 级和 II 级：仰卧，膝关节放在软枕上。治疗师的一只手触诊关节线，另一只手抓住踝关节周围的胫骨远端部分。通过轻轻旋转踝关节并固定膝关节和股骨来施加旋转。

使用

- IV 级牵伸手法最为有效。

- 对于疼痛等级较高的关节（根据情况选择手法等级，以 I 级和 II 级为主 ）。
- 内旋通常比外旋更有效。
- 前交叉韧带会限制胫骨内旋；内侧副韧带和后交叉韧带会限制胫骨外旋。
- 功能受限常伴随着膝关节旋转剧烈疼痛或僵硬。
- 作为半月板切除术后康复的一部分。
- 作为胫骨后平台骨折康复的一部分。
- 支持恢复本体感觉功能。

胫股关节的附属运动：检查和治疗技术

外展和内收（见图 8.18 ）

- *操作指南*：胫骨相对于股骨的外展和内收，

最好在膝关节伸展约 10° 的情况下进行。

- 符号：Ab，Ad。
- 患者的起始体位、治疗师的起始体位、施力点
  - ◆ 所采用的体位与伸展 / 外展所描述的相同。
  - ◆ 治疗师用手指在患者膝关节处保护，维持膝关节 10°~20° 的屈曲。

治疗师力的应用（方法）

- 外展是由治疗师的左手抵住患者膝关节外侧施加压力产生的。
- 内收是由治疗师的右手压住患者膝关节内侧施加压力产生的。

使用

- 检查内收和外展的末端感觉：在膝关节伸展时应该只有非常微小内收、外展移动。如果副韧带撕裂，关节活动范围可能会增加，此时终末感会变得柔软（Corrigan & Maitland 1994）。
- 在膝关节屈曲 10° 时恢复外展和内收失去的范围。

纵向运动：尾向和头向（图 8.33）

- *操作指南*：胫骨平台相对于股骨髁和股骨关节面朝纵向尾向方向上的运动。
- 符号：◄•►
- 患者起始体位：仰卧位，膝关节在软枕上微屈。
- 治疗师起始体位：站在患者右足外侧，面向膝关节（见图 8.33A）。

力的定位（治疗师手的位置）

- 双手尽可能靠近关节线抓住胫骨。
- 双手拇指放在胫骨结节两侧。
- 其余手指触及胫骨的内侧和外侧后方。

治疗师力的应用（方法）

- 向关节线轻微或强烈地拉动胫骨以产生小幅或大幅振荡运动。

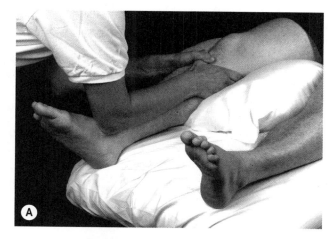

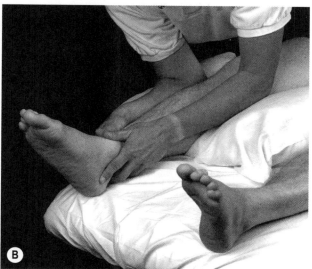

图 8.33　胫股关节纵向运动：A. 尾向；B. 尾向——替代

力的应用的变化

- 治疗师站在患者右膝侧且面向足的方向。双手抓住踝关节，治疗师的前臂支撑胫骨。治疗师的手臂和上身产生振荡运动（见图 8.33B）。

纵向运动：头向

- 在治疗关节表面疼痛时，关节面加压（纵向头向运动）与其他附属运动或生理运动结合十分重要（见专栏 8.4）。
- 加压方式与上面描述的方式相同，不同之处在于胫骨与股骨轴一致地朝向股骨髁移动。
- 当关节面接触时（可用于重现关节面产生的疼痛），可以进行其他运动，如前后向运动、后前向运动、屈曲 / 伸展、外展 / 内

旋、旋转。

使用

- 关节疼痛（纵向尾向）。
- 关节表面负荷轻微疼痛（纵向头向）。
- 与其他附属运动或生理运动结合。
- 牵伸僵硬的侧副韧带或减轻引发关节表面疼痛的疾病（纵向尾向）。
- 增加如伸展／外展以暂时重现疼痛症状——临床组 4（纵向头向）。

后前向运动（图 8.34）

- *操作指南*：胫骨平台相对于股骨髁在后前向上的运动。
- 符号：⇕
- 患者起始体位
  - Ⅰ级和Ⅱ级：仰卧位，膝关节在软枕上微屈（图 8.34A）。
  - Ⅲ级和Ⅳ级：俯卧位，膝关节屈曲至约 70° 或到达屈曲极限（图 8.34B，C）。
- 治疗师起始体位
  - Ⅰ级和Ⅱ级：站在患者一侧，面向患者头部（见图 8.34A）。
  - Ⅲ级和Ⅳ级：站立在患者一侧，面向患者头部，治疗师左腿放在治疗床上，膝关节完全屈曲，以便用大腿支撑患者的小腿远端（见图 8.34B，C）。

力的定位（治疗师手的位置）

Ⅰ级和Ⅱ级

- 双手从两侧抓住患者的膝关节。
- 双手拇指和掌根放在膝关节的内外侧。
- 拇指在关节线上向前伸出。
- 双手其余手指指尖沿着胫骨的后方放置在靠近关节线的位置。

Ⅲ级和Ⅳ级

- 双手拇指指腹放置在胫骨内侧髁和外侧髁的后表面，其余手指在胫骨外侧、内侧和前面伸展开。

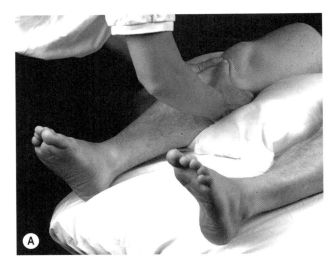
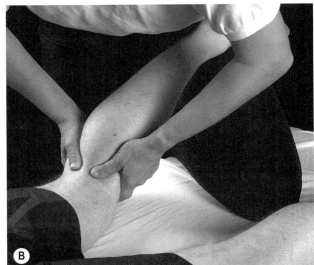
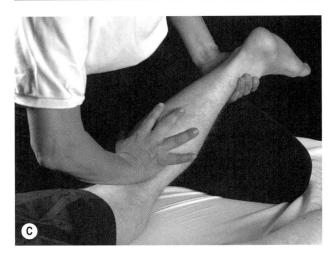

图 8.34 胫股关节后前向运动

- 左手支撑患者右侧胫骨，右手掌根尽可能靠近胫骨后表面，右手指在腓肠肌上方。

治疗师力的应用（方法）

Ⅰ级和Ⅱ级

- 治疗师的压力通过指尖传递到胫骨近端后方并产生轻柔的后前向振荡。

Ⅲ级和Ⅳ级

- 伸展振荡运动是由治疗师的手臂和身体通过拇指（不应该使用拇指屈肌，因为这可能会产生不适，治疗师将无法评估运动幅度和末端感觉）或掌根施加力产生的。
- 如果要用掌根来产生运动，对胫骨的压力应该来自治疗师的手臂和躯干。
- 在这种情况下可以产生 3 种不同的运动。

1. 当胫骨向前移动时，治疗师可以用右手将胫骨的远端移动一个相等的距离，以便整个小腿平行移动。
2. 治疗师的左手施加后前向的力，此时治疗师可以稍微抬起患者的胫骨远端，从而与后前向移动结合，会发生一定程度的膝关节屈曲。
3. 随着胫骨后前向运动的发生，治疗师的右手可以放在胫骨远端，从而在后前向运动发生时存在一定程度的膝关节伸展。

使用

Ⅰ级和Ⅱ级

- 关节运动疼痛。
- 临床组 1 和 3a。
- 骨关节炎的急性损伤或发作。
- 术后或制动后的关节松动。

Ⅲ级和Ⅳ级

- 恢复僵硬关节在屈曲或其他方向上的活动范围。
- 临床组 2 和 3b。
- 损伤后或制动后的僵硬。

前后向运动（图 8.35）

- *操作指南*：胫骨平台相对于股骨髁在前后向上的运动。最大限度达到膝关节屈曲 10°~70°。
- 符号：$\updownarrow$
- 患者起始体位
  - ◆ Ⅰ级和Ⅱ级：仰卧位，将患者膝关节放在软枕上，枕头靠近股骨端，并且屈膝不超过 10°。
  - ◆ Ⅲ级和Ⅳ级：仰卧位，使膝关节屈曲至大约 70° 或最大极限。
- 治疗师起始体位
  - ◆ Ⅰ级和Ⅱ级：站在患者右腿侧，面向患者

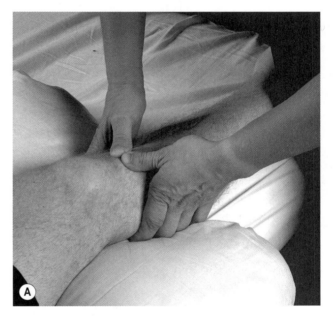

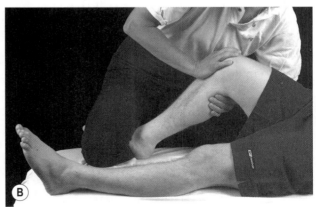

图 8.35 胫股关节前后向运动：A. Ⅰ级；B. Ⅱ级

的膝关节。

◆ Ⅲ级和Ⅳ级：站在患者的右踝处，治疗师右侧小腿放在治疗床上，患者将右足放在治疗师右小腿上，以稳定足部。

力的定位（治疗师手的位置）

Ⅰ级和Ⅱ级

● 双手拇指指腹放置在胫骨粗隆两侧的胫骨前方。

● 其余手指靠在胫骨和腓骨的相邻表面上。

● 拇指的掌指关节几乎垂直于拇指指腹上方，以便通过此关节施加压力。

Ⅲ级和Ⅳ级

● 右手掌根位于紧邻关节线的胫骨表面前上方。

● 右手手指在患者膝关节的前部伸展开。

● 左手放在患者的膝关节后面，手掌放在小腿后上方。

治疗师力的应用（方法）

Ⅰ级和Ⅱ级

● 治疗师的手臂通过拇指产生轻微或大幅度的振荡运动。

● 这些精确控制的运动不应由拇指的屈肌完成。

Ⅲ级和Ⅳ级

● 大幅或小幅前后向运动是通过对胫骨上端施加压力产生的。

● 手放在胫骨后方作为支撑，并在大幅振荡时提供一个返回运动。

使用

Ⅰ级和Ⅱ级

● 膝关节疼痛剧烈。

● 临床组 1 和 3a。

● 急性损伤。

● 急性发作的骨关节炎。

● 关节成形术或其他手术后关节活动。

Ⅲ级和Ⅳ级

● 用于恢复僵硬关节的屈曲活动范围（可以在

其他体位下进行，如伸展、旋转、外展、内收）。

● 临床组 2 和 3b。

● 损伤后或制动后的僵硬。

外侧运动和内侧运动（图 8.36）

● *操作指南*：在膝关节屈曲或伸展的任何位置下（如 90° 屈曲）胫骨平台相对于股骨髁的外侧或内侧运动。

● 符号：$\longrightarrow$ $\longleftrightarrow$

● 患者起始体位：仰卧位，膝关节和髋关节屈曲，双足放在治疗床上。

● 治疗师起始体位：站在患者足部并面向患者头部。

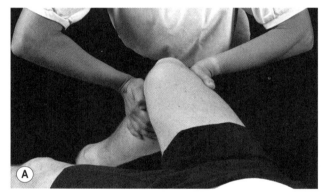

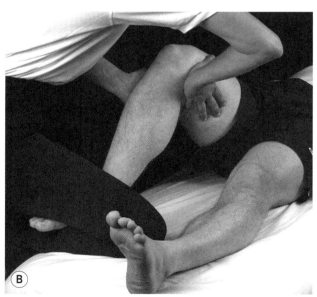

图 8.36 胫股关节运动：A. 外侧；B. 内侧

力的定位（治疗师手的位置）

外侧运动（图 8.36A）

- 右手掌根放在胫骨内侧髁上。
- 左手掌根放在股骨外上髁上。
- 治疗师身体向前倾斜并伸展双侧腕关节，使前臂相互平行。
- 右前臂位于左手稍低的平面上。

内侧运动（图 8.36B）

- 右手掌根放在股骨内髁附近。
- 左手掌根放在胫骨外侧髁上。
- 左前臂位于比右侧稍低的平面上。

治疗师力的应用（方法）

- 双侧手臂向对侧施压。
- 对于外侧运动，必须沿着每侧前臂的力线在正确的平面上施加压力，右臂需要始终与膝关节平行，但略低于左臂。
- 对于内侧运动，左臂平行于膝关节，但在右臂下方。

使用

- 膝关节外侧和内侧方向运动时疼痛和僵硬。
- 恢复外展或内收、伸展 / 外展、伸展 / 内收、屈曲 / 外展、屈曲 / 内收。
- 帮助恢复膝关节损伤后关节面本身的剪切力。
- 副韧带损伤后的恢复。

胫股关节加压治疗技术

图 8.37 和 8.38 是关于如何进行加压治疗技术举例。

髌股关节的附属运动：检查和治疗技术

加压（见图 8.21）

- *操作指南*：将髌骨后表面压在股骨髁间关节面上。
- 符号：>—•—<
- 患者起始体位：仰卧位，膝关节放在枕头上

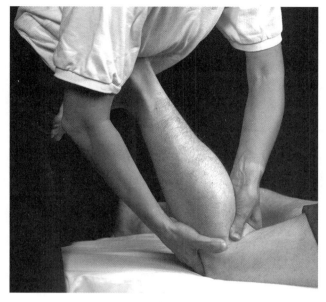

图 8.37　加压治疗演示：膝关节屈曲位下的附属运动

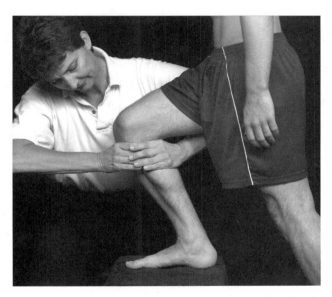

图 8.38　负重位下的治疗演示：屈曲或后前向 / 前后向运动

并轻微弯曲。

- 治疗师起始体位：站在患者的右膝旁，面对患者的头部。

力的定位（治疗师手的位置）

- 左手放在患者股骨远端后方。
- 右手掌根放在髌骨上。
- 髌骨的中心位于治疗师的大鱼际和小鱼际之间。
- 右前臂应与患者的膝关节垂直。

治疗师力的应用（方法）

- 该技术是通过轻柔地将髌骨挤压在股骨上而实现的。
- 应轻缓地对髌骨施加压力。
- 施加压力时，患者对任何不适或疼痛应做出反馈。
- 如果无不适感，可以对髌骨施加最大压力，产生强烈的小幅Ⅳ＋级松动。

力的应用的变化

- 当这种技术无痛或只有轻微疼痛时，可以用掌根以较大的力挤压髌骨，使髌骨猛烈地撞击股骨。
- 第一次治疗时间应该很短（不超过 20 秒），并在次日进行再评估，以判断是否可以使用更强烈的手法，或者是否有症状加重而需要采取更加轻柔的手法。
- 通常作为一种有效的鉴别方法——判断某些功能性活动在对髌骨加压时是否会引起疼痛。也可以用作鉴别髌股疼痛的方法，还可以作为治疗进阶方法。

使用

- 下蹲、下楼梯或由坐到站立等活动可能诱发髌股关节出现疼痛。
- 可重现来自髌股关节表面的疼痛。
- 与其他髌骨运动，如纵向运动相结合。
- 髌股关节骨关节炎。

分离（见图 8.20）

- *操作指南*：髌骨远离股骨关节面的运动。
- 符号：Distr
- 患者起始体位：仰卧位，伸膝（或无疼痛位置）。
- 治疗师起始体位：站在患者膝关节旁，面向患者的身体。

力的定位（治疗师手的位置）（见图 8.20A）

- 两侧拇指放在髌骨和股骨之间内侧的间隙（或外侧）。

- 两手示指放置在与拇指相对侧间隙上。
- 然后手指（第 2～4 指）和拇指轻轻地挤压，直到髌骨下方。
- 同时腕关节伸展并桡偏，使手指（第 2～4 指）和拇指将髌骨下表面抬起。

治疗师力的应用（方法）

- 该技术是一种非常温和、缓慢的振荡运动，包括抬高和降低髌骨。
- 髌骨不应下降至与股骨充分接触的程度。
- 应注意避免引起髌骨下的不适感。

力的应用的变化

- 治疗师将双手掌根部放在髌骨的外侧和内侧，并通过轻轻地将两侧肘部靠近来执行分离运动（见图 8.20B）。
- 除了分离髌骨本身之外，髌骨的分离可以伴随着其他的髌骨运动（如内侧、外侧、纵向、旋转和斜向）。

使用

- 髌股关节疼痛疾病（临床组 1 和 3a）。
- 缓解髌骨软骨软化症疼痛。
- 作为髌骨向其他方向无痛运动的一种进阶手段。
- 牵伸髌骨周围的韧带和软组织（临床组 2 和 3b）。

内侧和外侧的横向运动（图 8.39）

- *操作指南*：髌骨相对于股骨髁间关节面横向向内侧运动。
- 符号：⟶ ⟶ ⟷ ⟷
- 患者起始体位：仰卧位，膝关节伸直。
- 治疗师起始体位：站在患者的右膝侧，面向患者的身体。

力的定位（治疗师手的位置）

- 两侧拇指相对，指腹放在靠着髌骨的外侧边缘。
- 左右手的其余手指展开放在患者股骨远端和胫骨近端。

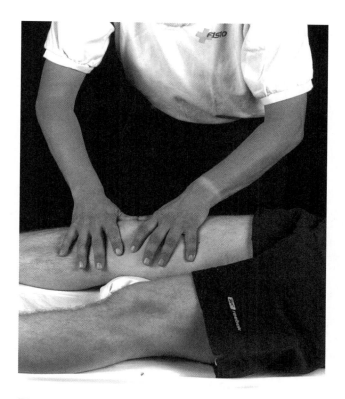

图 8.39　髌股关节向内侧横向运动

- 拇指在指骨间关节处过度伸展，以尽可能多地与髌骨外侧边缘接触。

治疗师力的应用（方法）

- 髌骨的振荡运动由治疗师的手臂通过拇指产生。
- Ⅰ级手法应将髌骨从休息位向内侧移动5mm。
- 对于其他等级的运动，髌骨移动更加平缓，Ⅲ级和Ⅳ级运动达到运动的最大范围。

力的应用的变化

- 向外侧横向运动是为了将髌骨内侧横向运动回复。
- 当患者在某些体位下（如下蹲）时有膝关节疼痛或僵硬时，也可以采用髌骨横向运动的手法。
- 另外，患者的髌骨可以在某些疼痛活动中（如上楼梯）进行横向压力调整。
- 如果疼痛随着横向压力调整而缓解，治疗师可以将其用于治疗和康复。

使用

- 疼痛或横向运动受限。
- 可与缓解疼痛的分离或引起不适的加压手法结合。

纵向运动：尾向和头向（图 8.40）

- *操作指南*：髌骨相对于股骨髁间关节面在纵向尾向运动。
- 符号：◀▪▶
- 患者起始体位：仰卧位，膝关节伸展。
- 治疗师起始体位：站在患者右膝外侧，面向患者身体或面向患者的足。

力的定位（治疗师手的位置）

- 靠近豌豆骨的左手掌根靠在患者髌骨上缘。
- 左手腕关节伸展。
- 左前臂指向远端。
- 右手置于髌骨上方，手指朝向股骨近端。
- 右手的手指（第 2～5 指）和拇指跨过左

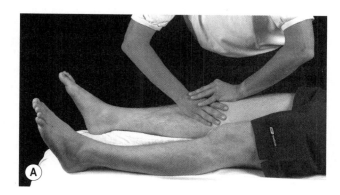

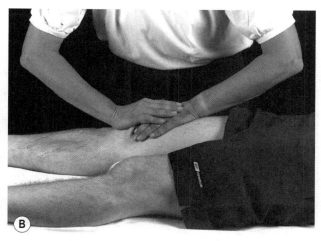

图 8.40　髌股关节的纵向运动：A. 尾向；B. 头向

手掌。

- 右手有 3 个用途：

1. 为左手提供稳定性；

2. 在运动过程中引导髌骨；

3. 如果需要，给髌骨加压。

治疗师力的应用（方法）

- 髌骨的尾向运动由治疗师左手掌根产生，而运动的方向由右手引导。
- 治疗师的双手和患者的髌骨应作为一个整体移动。

力的应用的变化

- 纵向头向运动：手部位置与尾向技术相同，但运动通过治疗师右手的尺骨边缘产生。治疗师使用右手掌（在髌骨上方形成杯状）和左手掌形成的杯状底部来引导运动。
- 如果在运动过程中需要加压，治疗师的右手可将髌骨按压在股骨上。
- 如有必要，上述运动可增加一个向内侧倾斜的运动，由此与髌骨上缘的接触点可稍微向外侧移动，并且改变手臂的方向，以便执行对角线运动。类似地，可以进行外侧倾斜。

使用

- 髌股关节骨关节炎（临床组 3b）。

- 缓解倾斜的纵向移动方向的疼痛。
- 与加压和分离相结合，作为治疗的进阶。
- 围绕纵轴或矢状轴旋转。

特殊测试

特殊测试的目的是通过全方位移动髌骨，同时对髌骨的前表面施加压力，从而使髌骨的后表面摩擦股骨。

两个旋转运动

旋转运动的方向如图 8.19 所示。

- 髌骨围绕解剖纵轴旋转，使得髌骨内侧关节面与股骨内侧髁之间接触。
- 围绕矢状轴在冠状面旋转（见图 8.22）。

膝关节屈曲时髌股关节活动（治疗案例）（图 8.41）

- *操作指南*：患者膝关节屈曲时髌骨相对于股骨任何方向运动。
- 符号：In knee F 60°，DId P/F ◄──► caud and ceph，──► med
- 患者起始体位：坐在治疗床上，膝关节悬空或着地负重。
- 治疗师起始体位：站在患者膝关节的一侧。

力的定位（治疗师手的位置）

- 右手掌扣在患者髌骨上。

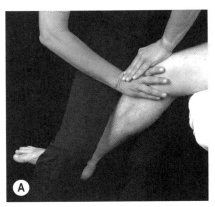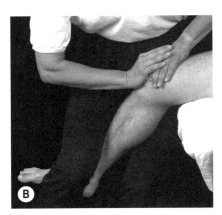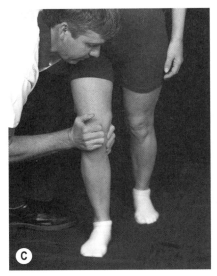

图 8.41 治疗案例：膝关节屈曲 60°，髌股关节的纵向运动：A. 尾向；B. 头向；C. 横向内侧

- 左手掌根和尺骨边缘靠在患者髌骨上缘上。
- 治疗师适当屈曲膝关节以稳定患者小腿。

治疗师力的应用（方法）

- 从这个起始位置，治疗师可以产生各种方向的振荡运动（头向、尾向、成角、旋转、内侧、外侧，并伴随加压）。
- 运动是通过手臂对手部施力产生的。

使用

- 受伤或长时间制动后膝关节屈曲僵硬（图8.41A，B）。
- 轻微症状（Ⅳ级）（图8.41A~C）。

近端胫腓关节的附属运动：检查和治疗技术

检查和治疗技术可以在任何体位进行：仰卧、俯卧或侧卧。侧卧位下可以进行膝关节和足部位置的调节。

前后向运动（见图8.23）

- *操作指南*：腓骨头部相对于胫骨关节面进行前后向运动。
- 符号：$\updownarrow$
- 患者起始体位：右侧髋关节和膝关节屈曲，小腿放松并置于治疗床上。
- 治疗师起始体位：站立在患者膝关节前方（如果患者仰卧位同时膝关节屈曲，治疗师则坐在患者的足上，以稳定患者的膝部）。

力的定位（治疗师手的位置）

- 两侧拇指指腹放置在患者腓骨头前缘。
- 两侧拇指指向后方。
- 双手的手指在患者膝关节周围伸展，以帮助稳定拇指。

治疗师力的应用（方法）

- 通过拇指向腓骨头部施加使之前后向运动。
- 要区分不同等级的运动是极其困难的，但可以通过改变压力的强度来实现。

力的应用的变化

- 如果需要加压，则左手掌根放在腓骨头上，手指放在膝关节上。右手拇指保持与腓骨前缘的接触。左前臂可通过对腓骨头部施加一个内侧压力以协助右手拇指的前后向运动（见图8.23B）。
- 患者在侧卧位时可以进行加压或无加压的前后向运动。小腿的内侧应完全支撑在治疗床上，患者的足踝必须保持中立位放松。然后通过治疗师的拇指或双手产生运动，其方式与远端胫腓关节所示的方式大致相同。

使用

- 近端胫腓关节的疼痛和僵硬。
- 帮助腓骨头部存在腓骨神经卡压的康复。
- 辅助远端胫腓关节的活动，从而辅助足踝关节的运动。

后前向运动（见图8.24）

- *操作指南*：腓骨头部相对于胫骨关节面进行后前向运动。
- 符号：$\updownarrow$
- 患者起始体位：侧卧位，右侧髋关节和膝关节屈曲，小腿放在治疗床上（若俯卧，则靠近治疗床右侧边缘，膝关节屈曲约30°）。
- 治疗师起始体位：站在患者后方。

力的定位（治疗师手的位置）

- 两侧拇指指腹放置在腓骨头后缘。
- 左手手指（第2~5指）向内侧延伸至患者的小腿上部。
- 右手手指伸至腓骨前方。

治疗师力的应用（方法）

- 治疗师手臂施加力量并通过拇指将压力传导至腓骨头，从而产生后前向的运动。
- 运动不能由拇指的肌肉产生，因为这会使患者感到不适。

力的应用的变化

- 治疗师改变手的位置从而使整个运动在加压

个案研究8.1

膝前痛

John D是一名24岁的学生，其爱好包括排球、山地自行车、慢跑和越野滑雪。

障碍类型

膝关节症状：刺痛。关节镜显示无异常。经过一系列股四头肌开链式运动治疗后，症状加重。步行和跑步有困难。无法运动。

身体图示

如图8.42所示。

活动受限和24小时的症状行为

①正常行走约50米后症状↑，可以继续，稍微跛行。坐下时症状立刻↓。

*① ⓐ 当坐下约10秒后出现轻微疼痛。需要不断移动腿部。

*不能进行跑步、跳跃、排球训练，因为疼痛会↑。2周前试过排球训练，症状加重约2天。

现病史和既往史

现病史

约4个月前在排球比赛中跌倒损伤膝关节；在接下来几天轻微疼痛①ⓐ。医师建议强化和牵伸股四头肌。健身房（自费）：在开链式股四头肌运动后疼痛加剧。骨科检查：X线、MRI、关节镜均未显示异常。全科医师：转诊到物理治疗。

既往史

既往从来没有膝关节、髋关节或腰椎问题（久坐后轻度腰痛，未寻求帮助）。

特殊问题

身体状况√；未用药；X线、MRI检查正常；关节镜检查（6周前：正常。报告：关节软骨可有轻度凹陷）。

体格检查计划

- 中度症状：→测试到P_1停止（P_1指患者最开始感到疼痛的范围）

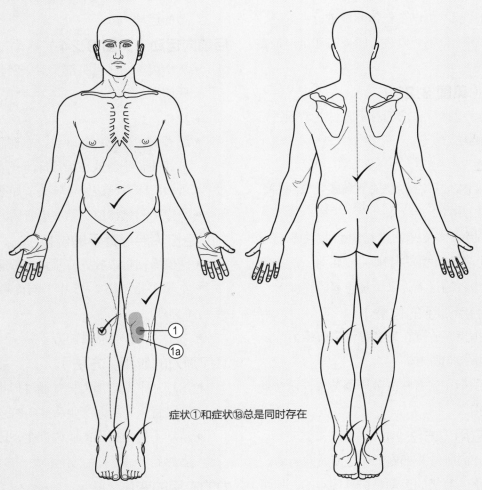

症状①和症状ⓐ总是同时存在

图8.42 John D 的身体图示

个案研究8.1（续）

- 症状机制：伤害感受（刺激—反应相关）
- 可能的功能障碍来源：髌股关节、胫股关节（可能与髋关节、腰椎、神经动力学相关）

体格检查

- 视诊：股四头肌内侧萎缩
- 触诊：√
- 功能活动：上台阶——一侧承重（约30°膝关节屈曲）①①a ↑
- 膝关节主动运动：屈曲、屈曲/内收、伸展、伸展/内收 √，√
- 屈曲/外展，伸展/外展：稍有受限，①Ⅳ−
- 在20°屈曲时负重VMO募集①；髌骨向内侧矫正：①略微↓
- 胫股关节附属运动在EOR F及EOR E：所有√，√
- 髌股关节：在约15°屈曲时（无痛）

进行：P / E附属运动	PP：ISQ
◄─► 头向，尾向，头向/内侧，尾向/外侧（图8.43）	
──► 内侧，内侧/头向（图8.43）	
所有其他P / F运动√√	

决策：治疗髌股关节，减轻P₁。

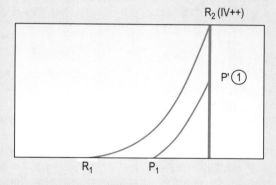

图8.43　髌股关节附属运动

D1，Rx1

仰卧位，15°屈曲（疼痛产生之前）	主诉：症状减轻
做P / F	体格检查：功能活动演示，上台阶有疼痛但是仍然可以上楼☺
◄─► 头向，尾向，头向/内侧，尾向/内侧	E/Ab √,√☺
──► 内侧，尾向/内侧	F/Ab √,①↓ ☺
Ⅲ−，节奏相对 速度慢约5秒，替代技术	
评估时间：在3~4秒P₁后期约5分钟内：ISQ	提示患者：症状可能会增加，需要与行走、夜间疼痛、坐位下进行对比

治疗计划（D2，Rx2）

- 来源假设：髌股关节（P/F）功能障碍证实；胫股关节（T/F）功能障碍随P/F治疗有所改善（髋关节、腰椎、神经症状：可能不涉及，但是在接下来还需要快速筛查）
- P/E

弧度：可能会失去P/E**！加入下蹲，从椅子上站起来

筛查：髋关节、腰椎（如果重新评估没有变化；如果有变化：只筛查一部分，其余在第3组中进行）

Rx：P/F（可能与第1组相同）

自我管理：降低主观疼痛

- 牵伸股直肌（？）
- 自我松动髌骨（？）
- 可以考虑用贴布以提高负重时VMO的募集

D2，Rx2

- 主诉：第1组之后感觉更轻；*步行可能更远（约500m无痛）

*坐位：疼痛↓（约7/10之前，现在约4/10）

*可上下楼梯，但是大概在6层台阶之后疼痛加重

- 体格检查：* PP√

功能活动演示：上台阶——可完成，①①a 30°~60°屈曲

*下蹲（手扶治疗床）：约50°屈曲，①①a

*20°屈曲VMO测试，双腿负重：①

E/Ab√，√

*F/Ab√，①轻

- 筛查髋关节（图8.44）：

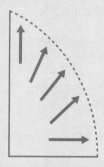

图8.44　髋关节屈曲 / 内收

F；F90°：MR；90° F；LR：全部√，√	C/O：股关节疼痛√（ISQ）
	P/E：功能演示 深蹲 VMO测试 F/Ab }ISQ

筛查腰椎：

F，E，左右侧股四头肌象限测试：全部√，√	C/O：股关节疼痛√（ISQ）
◄•↓•►	P/E：功能演示 深蹲 VMO测试 F/Ab }ISQ
T10~L5：全部√，√	

- 在治疗结束时：进行股直肌训练，至少3~4次/天；每次1组×5次；此外，可尝试练习3~5次

个案研究8.1（续）

Rx2a

和第1组相同－Ⅲ级约5秒（疼痛在4分钟后出现，第一个阻力点R₁在关节活动范围后半段出现）	主诉：目前的疼痛缓解 体格检查：功能活动演示：（上台阶） ①↓↓30°~60°屈曲☺ 下蹲①①ᵃ50°（程度↓）☺ VMO测试①，20°（程度↓）☺ 屈曲/外展√，√☺

Rx2b

站立位下牵伸股直肌 膝关节伸展10° 屈曲全范围 向前方拉动 10秒x5次	主诉：无变化 体格检查：功能活动演示（上台阶） 第1层：√，√☺ 第2层：P₁①①ᵃ大腿 第3层：①①ᵃ++ 下蹲①①ᵃ70°（程度↓）☺

治疗计划（Rx3）
- 继续髌股关节的治疗；被动松动可能会向30°~40°屈曲的位置进阶
- 检查股直肌RF运动
- 自我松动：是否有必要？
- VMO练习？（也许用矫正带？）

D5，Rx3
- 主诉："更好""走路几乎没有痛苦"
*上楼梯：1层楼梯（15步）可能无痛；第2阶梯（15步）①增加，但可继续
*下楼梯：①+约10步后疼痛增加
*下蹲：可能更容易
仍然不能跑和跳
- RF练习的效果：3次/天；忘记在台阶上做运动时疼痛↑

体格检查 *功能活动演示：上台阶：10× P₁①30°~60°屈曲 下楼梯： 5×P₁①30°~60°屈曲 *下蹲：全范围，①①ᵃ 70°屈曲-EOR *VMO 20°屈曲：负重无痛；约3次后P₁①	PP√

Rx3a

和Rx2a一样：无症状 治疗期间：进阶 30°屈曲：◄─►头向，头向/内侧；/─► 外侧/头向；◄─►外侧/头向 Ⅲ－，疼痛缓解5~6秒 4秒后P₁出现在关节活动范围后半段；约5秒后无改变	主诉：↑ 体格检查： 爬楼↓20×无痛☺ 爬楼↓10×无痛☺ 下蹲：范围无变化，疼痛程度↓↓（5/10）☺ 跳跃：小幅度，可能疼痛☺

Rx3b

同第3a组一样进阶到45°屈曲	主诉：↑ 体格检查： 爬楼↑30×无痛☺ 爬楼↑20×无痛☺ 下蹲：范围无变化，P程度↓↓（2/10）☺ 跳跃：小幅度，可能疼痛☺

Rx3c

RF训练；5x/ca 10秒无痛	跳跃疼痛减轻 下蹲时疼痛仍然存在

Rx3d

PF自我松动——大幅度尾向运动无痛约2秒	跳跃疼痛减轻 下蹲：无痛

Rx3e
5组VMO训练，然后出现疼痛；自我松动。PF：可以继续练习
在5组VMO训练之后再次出现疼痛：尝试RF运动后→疼痛缓解；感觉PF自我松动帮助缓解疼痛。

治疗结束：对患者的指导
- 如果有症状，应该进行RF练习/自我松动
- VMO训练：5组；如果出现症状，则执行RF或PF调整如果可能应练习3~4组

治疗计划（第4组）
- 按照Rx3继续治疗
- 可以进阶到跳跃和跑步活动。如果疼痛增加则执行自我松动和（或）RF练习

Rx4：回顾性评估
- 患者自我感觉缓解：下蹲无痛；可大概上2层楼梯无痛。但是，如果移动较快，疼痛可能会触发
- 尝试跑步1千米后症状开始出现；疼痛加剧时会不做练习
- 整体活动水平有所提高，特别是正常的步行和上下楼梯。但是，没有继续跑步，没有开始排球训练和跳跃。想尽快开始训练
- 患者觉得被动关节松动效果最好。知道运动可以控制日常生活中的疼痛，但经常会忘记练习
- 体格检查**维持在Rx3之后

后续治疗摘要
- 整体治疗持续了9次
- 被动关节松动继续如上，直至第8次治疗；向屈曲60°方向进展；6次治疗后开始进行关松Ⅳ级加压
- VMO募集训练在Rx3中开始
- 控制疼痛的自我管理包括RF拉伸和轻型大振幅髌骨矫正
- 第4次治疗后恢复排球训练。然而，在跳跃时仍有疼痛，直到第10次治疗时仍然不能完全跳跃

- 第9次治疗后：日常生活活动100%正常；在排球训练时还没有完全的爆发力。牵伸和PF自我松动直接影响疼痛，患者将这些策略整合在热身和排球训练期间的运动中
- 第9次治疗后：中断治疗；2周后重新评估：患者症状持续改善。95%的日常生活活动和体育活动恢复正常

- 4周后重新评估：100%正常日常生活活动和体育活动。患者继续进行自我管理训练和VMO训练，特别是在排球训练（3次/周）期间

下完成，如掌根抵住患者腓骨头外侧，同时另一侧拇指进行后前向运动（见图8.24B）。

- 后前向运动也可以在患者侧卧位下进行，加压或不加压均可，方式与之前描述基本一致，除了拇指或掌根放置在腓骨头前缘。
- 如果是以检查关节活动为目的，后前向运动可以在患者仰卧位时进行测试，屈曲髋关节和膝关节，然后用左手的手指在腓骨头后面施加拉力。
- 后前向关节松动也可以在患者仰卧位下使用左手拇指进行，同时为了防止神经卡压，要一定程度地抬高患者腿部。

使用

- 近端胫腓关节在这个方向上的疼痛和僵硬。
- 帮助恢复腓骨头部的腓神经卡压。
- 辅助远端胫腓关节的活动范围，从而辅助足踝关节的运动。

纵向运动：尾向和头向（见图8.25）

- *操作指南*：腓骨相对于胫骨进行纵向头向和尾向运动。
- 符号： ←→
- 患者起始体位：侧卧位，膝关节屈曲。
- 治疗师起始体位：站在患者足的一侧，面向患者的身体。

力的定位（治疗师手的位置）

- 一侧手握住患者的足，另一侧手触诊腓骨头的运动。

治疗师力的应用（方法）

- 尾向运动是用力内翻患者足跟产生的（见图8.25A）。

- 治疗师将患者的足跟外翻，同时用两侧拇指指腹推动腓骨头向下以产生头向运动。
- 当用力内翻或外翻患者的足跟时，腓骨头的运动是很容易被触诊到的。

力的应用的变化

- 腓骨的纵向运动可以通过加压来产生。一侧手可用于侧向加压腓骨头，另一侧手则内翻或外翻患者的足跟。
- 纵向运动（加压或不加压）也可以在患者侧卧位时进行，患者足悬在治疗床边缘，治疗师可进行内翻或外翻患者足跟。
- 纵向尾向运动可局部应用于腓骨头（见图8.25B）。

使用

- 腓骨在纵向运动上存在僵硬，主要与踝关节的内翻和外翻损伤有关。

（夏德曼 译）

参考文献

Alamri SA: *Exercises versus manual therapy in elderly patients with knee osteoarthritis. MSc Thesis, Department of Health Rehabilitation, College of Applied Medical Sciences*, Riyadh, Saudi Arabia, 2011, King Saud University.

Altman RD, Hochberg MC, Moskowitz RW, et al: Recommendations for the medical management of osteoarthritis of the hip and knee, *Arthritis Rheum* 43:1905–1915, 2000.

Atkinson K, Coutts F, Hassenkamp A-M: *Physiotherapy in Orthopaedics: A Problem Solving Approach*, Edinburgh, 1999, Churchill Livingstone.

Benjaminse A, Gokeler A, van der Schans CP: Clinical diagnosis of an anterior cruciate ligament rupture: a meta-analysis, *J Orthop Sports Phys Ther (JOSPT)* 36(5):267–288, 2006.

Brach JS, Simonsick E, Kritchevsky S, et al: The association between physical function and lifestyle activity and exercise in health, aging and body composition study, *J Am Geriatr Soc* 52(4):502–509, 2004.

Brody DM: Techniques in the evaluation and treatment of the injured runner, *Orthop Clin North Am* 13(3):541–558, 1982.

Brouwer GM, vanTol AW, Bergink AP, et al: Association between valgus and varus alignment and the development and progression of radiographic osteoarthritis of the knee, *Arthritis Rheum* 56:1044–1047, 2007.

Buckwalter JA: Articular cartilage: injuries and potential for healing, *J Orthop Sports Phys Ther (JOSPT)* 28(4):192–202, 1998.

Buckwalter JA: Sports, Joint Injury, and Posttraumatic Osteoarthritis, *J Orthop & Sports Phys Ther (JOSPT)* 33(10):578–588, 2003. (available online at: www.jospt.org/members/getfile.asp?id=1772 (accessed 23 April 2013).

Bullough P: Osteoarthritis: pathogenesis and aetiology, *Br J Rheumatol* 23:166–169, 1984.

Butler D: *The Sensitive Nervous System*, Adelaide, 2000, NOI Group.

Campbell R, Evans M, Tucker M, et al: Why don't patients do their exercises? Understanding non-compliance with physiotherapy in patients with osteoarthritis of the knee, *J Epidemiol Community Health* 55:132–138, 2001.

Collins NJ, Bisset LM, Crossley KM, et al: Efficacy of nonsurgical interventions for anterior knee pain: a systematic review and meta-analysis of randomized trials, *Sports Med* 42(1):31–49, 2012.

Cooper C, McAlindon T, Coggon D, et al: Occupational activity and osteoarthritis of the knee, *Ann Rheum Dis* 53:90–93, 1994.

Corrigan B, Maitland GD: *Musculoskeletal and Sports Injuries*, Oxford, 1994, Butterworth-Heinemann.

Cowan SM, Bennell KL, Crossley KM, et al: Physical therapy alters recruitment of the vasti in patellofemoral pain syndrome, *Med Sci Sports Exerc (MSSE)* 34(12):1879–1885, 2002.

Creamer P, Lethbridge-Cejku M, Hochberg MC: Factors associated with functional impairment in symptomatic knee osteoarthritis, *Rheumatology* 39:490–496, 2000.

Crossley K, Cowan SM, Bennell KL, et al: Patellar taping: is clinical success supported by scientific evidence? *Man Ther* 5(3):142–150, 2000.

Currier LL, Froehlich PJ, Carow SD, et al: Development of a clinical prediction rule to identify patients with knee pain and clinical evidence of knee osteoarthritis who demonstrate a favorable short-term response to hip mobilization, *Phys Ther* 87:1106–1119, 2007.

Daneshmandi H, Saki F: The study of static lower extremity posture in female athletes with ACL injuries, *Harkat Sport Med* 1:75–91, 2009.

Devan MR, Pescatello LS, Faghri P, et al: A prospective study of overuse knee injuries among female athletes with muscle imbalances and structural abnormalities, *J Athl Train* 39(3):263–267, 2004.

Deyle GD, Allison SC, Matekel RL, et al: Physical therapy treatment effectiveness for osteoarthritis of the knee: a randomized comparison of supervised clinical exercise and manual therapy procedures versus a home exercise program, *Phys Ther* 85:1301–1317, 2005.

Dieppe PO: Osteoarthritis: are we asking the wrong questions? *Br J Rheumatol* 23:161–165, 1994.

Dieppe PO: Osteoarthritis: time to shift the paradigm, *BMJ* 318:1299–1300, 1998.

Edgar D, Jull G, Sutton S: The relationship between upper trapezius muscle length and upper quadrant neural tissue extensibility, *Aust J Physiother* 40:99–103, 1994.

Ernst GP, Kawaguchi J, Saliba E: Effect of patellar taping on knee kinetic of patients with patellar femoral pain syndrome, *J Orthop Sports Phys Ther (JOSPT)* 29(11):661–667, 1999.

Felson DT, Gross KD, Nevitt MC, et al: The effects of impaired joint position sense on the development and progression of pain andstructural damage in knee osteoarthritis, *Arthritis Rheum (Arthritis Care Res)* 61(8):1070–1076, 2009.

Flores RH, Hochberg MC: Definition and classification of osteoarthritis. In Brandt KD, Doherty M, Lohmander LS, editors: *Osteoarthritis, Oxford*, 1998, Oxford Medical Publication, pp 13–22.

Hall A, Maher C, Latimer J, et al: The effectiveness of tai chi for chronic musculoskeletal pain conditions: a systematic review and meta-analysis, *Arthritis Rheum (Arthritis Care Res)* 61(6):717–724, 2009. DOI 10.1002/art.24515.

Harrison AL: The influence of pathology, pain, balance, and self-efficacy on function in women with osteoarthritis of the knee, *Phys Ther* 84:822–831, 2004.

Hartman CA, Manos TM, Winter C, et al: Effects of T'ai Chi training on function and quality of life indicators in older adults with osteoarthritis, *J Am Geriatr Soc* 48(12):1553–1559, 2000.

Hengeveld E, Banks K: *Maitland's Vertebral Manipulation: Management of Neuromusculoskeletal Disorders Volume 1*, ed 8, Butterworth-Heinemann, Edinburgh, 2014, Elsevier.

Herrington L, Al-Sherhi A: A controlled trial of weight-bearing versus non-weight-bearing exercises for patellofemoral pain, *J Orthop Sports Phys Ther (JOSPT)* 37(4):155–160, 2007.

Herrington L, Payton CJ: Effects of corrective taping of the patella on patients with patellofemoral pain, *Physiotherapy* 83(11):566–572, 1997.

Higgs J, Jones MA: Chapter 1 Clinical decision making and multiple problem spaces. In Higgs J, Jones MA, Loftus S, et al, editors: *2008 Clinical Reasoning in the Health Professions*, ed 3, Butterworth-Heinemann, Amsterdam, 2008, Elsevier.

Hilyard A: Recent developments in the management of patellofemoral pain: the McConnell Programme, *Physiotherapy* 76:559–565, 1990.

Hochberg MC, Altman RD, Brandt KD, et al: Guidelines for the medical management of osteoarthritis, *Arthritis Rheum* 38(11):1541–1546, 1995.

Hopman-Rock M, Westhoff MH: The effects of a health educational and exercise program for older adults with osteoarthritis for the hip and knee, *J Rheumatol* 27(8):1947–1954, 2000.

Horton MG, Hall TL: Quadriceps femoris muscle angle: normal values and relationships with gender and selected skeletal measures, *Phys Ther* 69:897–901, 1989.

Hoy DG, Fransen M, March L, et al: In rural Tibet, the prevalence of lower limb pain, especially knee pain, is high: an observational study, *J Physiother (Aust)* 56:49–54, 2010.

Hurley MV: The role of muscle weakness in the pathogenesis of osteoarthritis, *Rheum Dis Clin North Am* 25:283–298, 1999.

Hurley MV: Muscle, exercise and arthritis, *Ann Rheum Dis* 61:673–675, 2002.

Jordan KM, Sawyer S, Coakyley P, et al: The use of conventional and complementary treatments for knee osteoarthritis in the community, *Rheumatology* 43:381–384, 2004.

Kapandji I: *The Physiology of Joints – Lower Limb*, Edinburgh, 1987, Churchill Livingstone.

Kalichman L, Zhang Y, Niu J, et al: The association between patellar alignment on magnetic resonance imaging and radiographic manifestations of knee osteoarthritis, *Arthritis Res Ther* 9: R26, 2007. http://arthritis-research.com/content/9/2/R26 (accessed 23 April 2013).

Karachalios T, Sarangi PP, Newman JH: Severe varus and valgus deformities treated by total knee arthroplasty, *J Bone Joint Surg* British Volume 76-B:938–942, 1994.

Krawiec CJ, Denegar CR, Hertel J, et al: Static innominate asymmetry and leg length discrepancy in asymptomatic collegiate athletes, *Man Ther* 8(4):207–213, 2003.

Leipzig ND, Athanasiou KA: Unconfined creep compression of chondrocytes, *J Biomech* 38(1):77–85, 2005.

Loudon JK, Jenkins W, Loudon KL: The relationship between static posture and ACL injuries in female athletes, *J Orthop Sports Phys Ther (JOSPT)* 24:91–97, 1996.

Lundon K, Walker HM: Cartilage of human joints and related structures. In Magee DJ, Zachazewski JE, Quillen WS, editors: *Scientific Foundations and Principles of Practice in Musculoskeletal Rehabilitation*, St-Louis, 2007, Saunders-Elsevier.

Magee DJ: *Orthopedic Physical Assessment*, Philadelphia, PA, 1987, WB Saunders.

Magee DJ, Zachazewski JE: Principles of stabilisation training. In Magee DJ, Zachazewski JE, Quillen WS, editors: *Scientific Foundations and Principles of Practice in Musculoskeletal Rehabilitation*, St-Louis, 2007, Saunders-Elsevier.

Maitland GD: The hypothesis of adding compression when examining and treating synovial joints, *J Orthop Sports Phys Ther (JOSPT)* (Summer):7–14, 1980.

Maitland GD: Passive movement techniques for intra-articular and periarticular disorders, *Aust J Physiother* 31(1):3–8, 1985.

Maitland GD: *Vertebral Manipulation*, ed 5, Oxford, 1986, Butterworth-Heinemann.

Maitland GD: *Peripheral Manipulation*, ed 3, London, 1991, Butterworth-Heinemann.

Malanga GA, Andrus S, Nadler SF, et al: Physical examination of the knee: a review of the original test description and scientific validity of common orthopaedic tests, *Arch Phys Med Rehabil* 84:592–603, 2003.

Martin DA: Pathomechanics of knee osteoarthritis, *Med Sci Sports Exerc* 26(12):1429–1434, 1994.

Massada M, Aido R, Magalhaes C, et al: Volleyball injuries: a survey of the Portuguese female national team, *Br J Sports Med* 45:546–547, 2011.

McConnell J: Management of patellofemoral problems, *Man Ther* 1:60–66, 1996.

McCrory P, Bell S, Bradshaw C: Nerve entrapments of the lower leg, ankle, foot in sport, *Sports Med* 32(6):371–391, 2002.

McKeon JM, Hertel J: Sex differences and representative values for 6 lower extremity alignment measures, *J Athl Train* 44:249–255, 2009.

Mizuno Y, Kumagai M, Mattessich SM, et al: Q-angle influences tibiofemoral and patellofemoral kinematics, *J Orthop Res* 19(5):834–840, 2001.

Moffat M: Clinicians' roles in health promotion, wellness and physical fitness. In Magee DJ, Zachazewski JE, Quillen WS, editors: *Scientific Foundations and Principles of Practice in Musculoskeletal Rehabilitation*, St-Louis, 2007, Saunders-Elsevier.

Moncur C: Physical therapy management of the patient with osteoarthritis. In Walker JM, Helewa A, editors: *Physical Therapy in Arthritis*, Philadelphia, 1996, WB Saunders.

Moss P, Sluka K, Wright A: The initial effects of knee joint mobilisation on osteoarthritic hyperalgesia, *Man Ther* 12:109–118, 2007.

Moul JL: Differences in selected predictors of anterior cruciate ligament tears between male and female NCAA division I collegiate basketball players, *J Athl Train* 33:118–121, 1998.

Nguyen AD, Shultz SJ: Identifying relationship among lower extremity alignment characteristics, *J Athl Train* 44:511–518, 2009.

Nguyen US, Zhang Y, Zhu Y, et al: Increasing prevalence of knee pain and symptomatic knee osteoarthritis: survey and cohort data, *Ann Intern Med* 155:725–732, 2011.

Nordin M, Frankel V: *Basic Biomechanics of the Musculoskeletal System*, Philadelphia, 2001, Lippincott, Williams and Wilkins.

Nyland J, Lachman N, Kocabey Y, et al: Anatomy, function, and rehabilitation of the popliteus musculotendinous complex, *J Orthop Sports Phys Ther (JOSPT)* 35(3):165–179, 2005.

Ottawa Panel: Evidence-based clinical practice guidelines for therapeutic exercises and manual therapy in the management of osteoarthritis, *Phys Ther* 85:907–971, 2005.

O'Reilly S, Jones A, Muir KR, et al: Quadriceps weakness in knee osteoarthritis: the effect on pain and disability, *Ann Rheum Dis* 57:588–594, 1998.

Palastanga N, Field D, Soames R: *Anatomy and Human Movement. Structure and Function*, Oxford, 1994, Butterworth-Heinemann.

Pearle AD, Warren RF, Rodeo SA: Basic science of articular cartilage and osteoarthritis, *Clin Sports Med* 4(1):1–12, 2005.

Pendleton A, Arden N, Dougados M, et al: EULAR recommendations for the management of knee osteoarthritis:

report of a task force of the Standing Committee for International Clinical Studies Including Therapeutic Trials (ESCISIT), *Ann Rheum Dis* 59:936–944, 2000.

Powers CM: The influence of abnormal hip mechanics on knee injury: a biomechanical perspective, *J Orthop Sports Phys Ther (JOSPT)* 40(2):42–51, 2010.

Powers CM, Bolgla L, Callaghan M, et al: Patellofemoral pain: proximal, distal, and local factors. 2nd International Research Retreat, *J Orthop Sports Phys Ther (JOSPT)* 42(6): A1–A20, 2012.

Prins MR, van der Wurff P: Females with patellofemoral pain syndrome have weak hip muscles: a systematic review, *Aust J Physiother* 55:9–15, 2009.

Ramage L, Nuki G, Salter DM: Signalling cascades in mechanotransduction: cell-matrix interactions and mechanical loading, *Scand J Med Sci Sports* 19: 457–469, 2009.

Rocha RCG, Nee R, Hall T, et al: Treatment of persistent knee pain associated with lumbar dysfunction: a case report, *N Z J Physiother* 34(1):30–34, 2006.

Rudolph KS, Schmitt LC, Lewek MD: Age-related changes in strength, joint laxity, and walking patterns: are they related to knee osteoarthritis? *Phys Ther* 87:1422–1432, 2007.

Sahrmann S and Associates: *Movement System Impairment Syndromes of the Extremities, Cervical and Thoracic Spines*, St Louis, 2011, Elsevier Mosby.

Scholten RJ, Opstelten W, van der Plas CG, et al: Accuracy of physical diagnostic tests for assessing ruptures of the anterior cruciate ligament: a meta-analysis, *J Fam Pract* 52(9):698–6694, 2003.

Sharma L, Pai YC, Holtkamp K, et al: Is knee joint proprioception worse in the arthritic knee versus the unaffected knee in unilateral knee osteoarthritis? *Arthritis Rheum* 40:1518–1525, 1997.

Sharma L, Song J, Felson DT, et al: The role of knee alignment in disease progression and functional decline in knee osteoarthritis, *JAMA* 286:188–195, 2001.

Shultz S, Nguyen DM, Windley T, et al: Intratester and intertester reliability of clinical measures of lower extremity anatomic characteristics: implications for multicentre studies, *Clin J Sport Med* 16(2):155–161, 2006.

Sims K: The development of hip-osteoarthritis: implications for management, *Man Ther* 4(3):127–135, 1999.

Soames R: *Joint Motion: Clinical Measurement and Evaluation*, Edinburgh, 2003, Churchill Livingstone.

Song R, Lee EO, Lam P, Bae SC: Effects of tai chi exercise on pain, balance, muscle strength, and perceived difficulties in physical functioning in older women with osteoarthritis: a randomized clinical trial, *J Rheumatol* 30(9):2039–2044, 2003.

Stiene HA, Brosky T, Reinking MF, et al: A comparison of closed kinetic chain and isokinetic joint isolation exercise in patients with patellofemoral dysfunction, *J Orthop Sports Phys Ther (JOSPT)* 24:136–142, 1996.

Tang SF, Chen CK, Hsu R, et al: Vastus medialis obliquus and vastus lateralis activity in open and closed kinetic chain exercise in patients with patellofemoral pain syndrome: an electromyographic study, *Arch Phys Med Rehabil* 82:1441–1445, 2001.

Thomas K: Clinical pathway for hip and knee arthroplasty, *Physiotherapy* 89:603–609, 2003.

Thein-Brody L, Thein-Nissenbaum JM: Effects of ageing: growth changes and life span concerns (0–40). In Magee DJ, Zachazewski JE, Quillen WS, editors: *Scientific Foundations and Principles of Practice in Musculoskeletal Rehabilitation*, St-Louis, 2007, Saunders-Elsevier.

Trimble MH, Bishop MD; Buckley BD, et al: The relationship between clinical measurements of lower extremity posture and tibial translation, *Clin Biomech* 17:286–290, 2002.

Trudelle-Jackson E, Emerson R, Smith S: Outcomes of total hip arthroplasty: a study of patients one year postsurgery, *J Orthop Sports Phys Ther (JOSPT)* 32:260–267, 2002.

Twomey L: A rationale for the treatment of back pain and joint pain by manual therapy, *Phys Ther* 72(12):885–892, 1992.

van Baar M, Dekker J, Ooostendorp R: The effectiveness of exercise therapy in patients with osteoarthritis of the hip or knee: a randomised clinical trial, *J Rheumatol* 25:2432–2439, 1998.

van den Dolder PA, Roberts DL: Six sessions of manual therapy increase knee flexion and improve activity in people with anterior knee pain: a randomised controlled trial, *Aust J Physiother* 261–264, 2006.

Vanderploeg EJ, Imler SM, Brodkin KR, et al: Oscillatory tension differentially modulates matrix metabolism and cytoskeletal organization in chondrocytes and fibrochondrocytes, *J Biomech* 37(12):1941–1952, 2004.

van Eijden T: Hoe werkt het patellofemorale gewricht, *Ned Tijdschr Ther* 9:67–72, 1990.

Warburton DER, Nicol CW, Bredin SSD: Health benefits of physical activity: the evidence, *Can Med Assoc J (CAMJ)* 174(6): 801–809, 2006.

WHO (World Health Organization): *ICF-International Classification of Functioning*, Disability and Health, Geneva, 2001, World Health Organization.

WHO (World Health Organization): *The burden of musculoskeletal conditions at the start of the new millennium*, Geneva, 2003, World Health Organization.

WHO (World Health Organization): *The bone and joint decade, the next ten years – 2010–2020. "Keep People Moving". WHO Collaborating Center for Evidence Based Health Care in Musculoskeletal disorders*, Geneva, 2010.

Willson JD, Dougherty DP, Ireland ML, et al: Core stability and its relationship to lower extremity function and injury, *J Am Acad Orthop Surg* 13:316–325, 2005.

Witvrouw E, Danneels L, Van Tiggelen D, et al: Open versus closed kinetic chain exercises in patellofemoral pain. A 5-year prospective randomized study, *Am J Sports Med* 32(5):1122–1130, 2004.

Wright A: Hypoalgesia post-manipulative therapy: a review of a potential neurophysiological mechanism, *Man Ther* (1):11–16, 1995.

Zusman M: Mechanisms of musculoskeletal physiotherapy, *Physiother Rev* 9(1):39–49, 2004.

足和踝关节障碍的管理

Jukka Kangas

9

 关键词

解剖学与生物力学；分类；临床实践框架；检查；干预；运动控制障碍；运动行为；运动障碍；治疗性运动；被动运动

引言

足踝关节的功能障碍非常普遍。人群研究表明，18%~63%的人表示他们的足部出现过疼痛、刺痛或僵硬的症状（Hill et al. 2008, Menz et al. 2010）。在首诊中，常见的足踝问题占所有肌肉骨骼问题的8%（Menz et al. 2010）。手法治疗作为一种干预方法在足踝的问题处理中已经比较成熟（Bronfort et al. 2010）。

在当代手法治疗实践中，足踝的肌肉骨骼问题应该结合多因素生物－心理－社会框架综合考虑（Kangas et al. 2011）。因此，手法治疗的作用远远超出手法技术本身。手法治疗实践应该是一个基于评价并且包括疾病的评估和治疗的实施过程。这个过程应该综合考虑疾病的物理和心理因素。

足踝区域解剖

足部由28块不规则形状的骨骼、30多个关节、32块肌肉和100多条韧带组成。这些结构必须协同工作才能满足足踝在功能上的高要求。在承重时，足部会通过结构和功能的改变而达到减震目的，也可在步态支撑相末期形成一个刚性杠杆而达到辅助前进的目的。在正常的日常活动中，相当大的力量会作用于足踝，如在步态的支撑相，距小腿关节（talocrural joint, TCJ）的应力可以达到体重的3~5倍（Kleipool & Blankevoort 2010）。

根据解剖结构、足弓、功能区域及检查和治疗目的，足部可以分为不同的部分。解剖学上，足可分为后足、中足和前足（图9.1）。后足由距骨和跟骨组成，中足由足舟骨、骰骨和楔骨构成；前足由跖骨和趾骨构成（Hamill et al. 1995）。传统上，足弓被分为内侧纵向、外侧纵向和横向足弓。从功能角度来看，足弓可分为内侧、中央和外侧（图9.2）。内侧足弓由距骨、跟骨、足舟骨、内侧楔骨和第一跖骨组成。第一跖骨、内侧楔骨和足舟骨形成足部第一趾列。中央足弓由中间和侧向楔骨及第二和第三跖骨组成。外侧足弓由跟骨、骰骨及第四和第五跖骨组成。

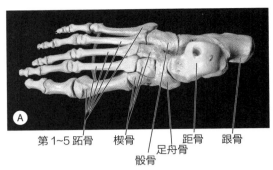
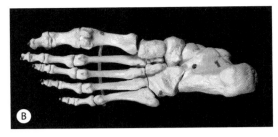

第1~5跖骨　楔骨　距骨　跟骨
骰骨　足舟骨

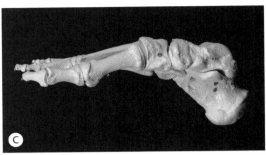
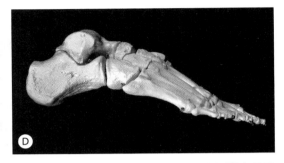

图9.1　足部骨性结构：A.足背面；B.足底面；C.足外侧及外侧纵向足弓；D足内侧及内侧纵向足弓

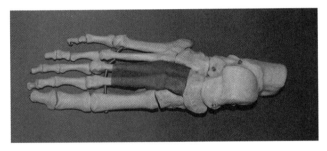

图9.2　内侧、中央及外侧足弓。阴影部分为中央足弓

足弓与足部的骨骼结构

内侧和外侧足弓更加灵活，并且在活动中承重。而中央足弓则更加坚固，在静态姿势中为足踝的承重做出贡献。

在徒手检查和治疗中，将足分为后足和前足则更加简单。后足由远端胫腓关节、距小腿关节（TCJ）、距下关节（subtalar joint，STJ）和周围软组织组成。前足由跗中关节（midtarsal joint，MTJ）、跗骨间关节、跗跖关节（tarsometatarsal，TMT）、跖间间隙、跖趾关节（metatarsophalangeal，MTP）、趾骨间关节（interphalangeal, IP）和周围软组织组成。

足和踝关节的运动

足踝功能的优化是基于各个关节的协同运动。各单关节有其不同且特有的活动方向。然而，在足踝的功能性运动中，单个关节保持独立运动基本是不可能的。各关节的运动是高度相关的，一个关节的运动会影响其他关节。并且，足部的运动常常由不同关节的运动合成。例如，在踝关节的内翻与外翻运动中，有1/3发生在TCJ，2/3发生在STJ（Kleipool & Blankevoort 2010）。

运动轴线与平面

在本文中，术语外翻和内翻［分别为EV（eversion）和INV（inversion）］用于描述足沿着矢状轴的运动。这些运动发生在冠状面。足跖屈和背伸用于描述足部围绕冠状轴的运动。这些运动发生在矢状面上。外展和内收是用来描述足部沿着垂直轴的运动。这些运动发生在水平面上（Arndt et al. 2004）。术语旋前和旋后（分别为Pron和Sup）是用于描述发生在STJ和MTJ三个平面的运动。

这些运动被假定发生在 STJ 和 MTJ 的轴线附近（Nester et al. 2001, Arndt et al. 2004）。这些术语及定义在全文中都有使用，除技术部分之外。在被动运动技术部分，旋前和旋后用于描述整个足踝在三个平面的运动。后足围绕垂直轴的运动称为"旋转"。这是为了更容易区分后足和前足的运动。此外，后足的旋转与下肢的旋转密切相关，因此在临床实践中可以使用相同的术语。在技术部分，运动方向在图 9.4 中描述。

单关节运动

远端胫腓关节

远端胫腓关节由 2 块骨和 4 条韧带组成。远端胫骨和腓骨形成远端胫腓关节的骨骼部分，并通过远端前胫腓韧带、远端后胫腓韧带、横韧带和骨间韧带连结（Hermans et al. 2010）。远端胫腓联合韧带的主要功能是为踝关节提供稳定性（Norkus & Floyd 2001, Hermans et al. 2010）。远端胫腓联合韧带的稳定性对于踝关节和下肢的正常功能是必需的。由于联合韧带长度的增加，踝关节扭伤可能导致踝关节间隙加宽（Hermans et al. 2010）。这种症状可以在远端胫腓关节的被动活动检查中体现出来。

在踝关节跖屈和背伸时，部分运动通常发生在远端胫腓骨关节处。当足部从跖屈位置移动到背伸位置时，关节间隙会变宽 1~2mm（Norkus & Floyd 2001）。腓骨移动发生在胫骨远端关节。踝部跖屈和背伸时，腓骨在胫骨腓骨沟中绕其垂直轴旋转。背伸时，腓骨会外旋 3°~5°；跖屈时，腓骨会内旋 3°~5°（Norkus & Floyd 2001）。

距小腿关节

距小腿关节（TCJ）由胫骨、腓骨远端和距骨组成。TCJ 被认为可能围绕单个轴运动。当 TCJ 处于中立位时，关节的轴线穿过内踝到达外踝正下方。由于外踝位于远端，因此 TCJ 的轴线在冠状面内成 20°~30° 角。因此，TCJ 的背伸伴随着外展、跖屈与内收（Hamill et al. 1995）。TCJ 背伸的正常运动范围为 20°~30°，跖屈为 40°~50°（Schuenke et al. 2006）。然而，也存在个体差异：专业芭蕾舞者的活动范围很难用平均值来判断，而其他不同职业的人即便没有任何损伤也可能具有低于平均值的活动范围。

距下关节

距下关节（STJ）位于距骨和跟骨之间，它有 3 个独立的关节。STJ 的旋转轴线从距骨的足底后外侧到距骨背面的内侧倾斜地延伸。STJ 的运动是旋前和旋后（Hamill et al. 1995）。STJ 正常的旋前运动范围是 10°，旋后范围是 20°（Schuenke et al. 2006）。

TCJ 和 STJ 的部分运动是结合在一起的。内翻－外翻的最大运动范围有 2/3 发生在 STJ，1/3 发生在 TCJ（Kleipool & Blankevoort 2010）。

跗中关节

跗中关节（MTJ）的运动能够发生在 3 个运动平面中，无论是单独或组合运动（Nester et al. 2001, Tweed et al. 2008）。MTJ 的主要运动平面在不同受试者之间有所不同。一些受试者的活动主要发生在冠状面，而另一些受试者的活动则主要发生在水平面（Nester et al. 2001）。在步态的支撑相，MTJ 外翻和内翻可以以不同的方式耦合。在足跟和前足接触地面时，MTJ 可以内翻、内收和背伸，相反，足跟离地时 MTJ 可以外翻、外展和跖屈。这说明了 MTJ 具有复杂和多变的功能特征（Nester et al. 2001）。在支撑相，MTJ 在冠状面发生的运动与后足的方向相反（Tweed et al. 2008）。

趾列

趾列形成于足部的纵向线。跗跖关节是趾列的主要关节。这些滑动平面关节编号为 1~5（Hamill et al. 1995）。内侧第一趾列包括楔骨内侧与足舟骨之间的距间关节。第一和第五趾列的轴线是倾斜的。第一趾列背伸与内收相结合，相反方向，跖屈与外翻和外展相结合。然而，在第五趾列中，背伸与外翻和外展相结合，相反方向，跖屈与内收相结合（Hamill et al. 1995）。值得注意的是，第一和第五趾列是唯一可以在趾屈过程中主动承重的。

第一跖趾关节

一共有 5 个跖趾（MTP）关节。然而，第一跖趾关节的运动在足踝功能中起着至关重要的作用。MTP 关节的运动是背伸和跖屈。第一跖趾关节正常运动范围为背伸 70°、跖屈 45°（Schuenke et al. 2006 年）。在步态摆动相前期，第一跖趾关节背伸 55°（Perry 1992）。第一跖趾关节的运动与第一趾列的运动相结合。当第一趾列背伸时第一跖趾关节背伸会减少（Roukis et al. 1996）。这意味着第一趾列的跖屈是第一跖趾关节在闭链运动中进行背伸的先决条件。这种现象在临床上很容易得到证明。正常情况下，第一跖趾关节在站立位的背伸会导致第一趾列屈曲和纵向足弓上升。然而，如果第一趾列不发生跖屈，它将限制第一跖趾关节的背伸。

跖趾关节的背伸与一个称作"锚机"机制的重要功能有关。这个机制在行进过程中提供了足的稳定性，并有助于行进过程中力的有效传递（Herrmann 1995）。

足踝的肌肉骨骼障碍

足踝的典型医学诊断

医学诊断的目的是识别导致疾病的结构病理或病理生理过程。跟腱病、足底筋膜炎、姆外翻和慢性踝关节不稳定都是足踝肌肉骨骼疾病的典型医学诊断。然而，识别病理结构并不能解释导致疾病的机制。以足底筋膜炎为例，阐述了具体结构诊断。慢性踝关节不稳定是描述足踝疾病多因素性的一个例子。

足底筋膜炎

足底足跟痛是一种常见的症状，据估计 10% 的普通人群曾有过足底足跟痛（Crawford & Thomson 2003）。足底筋膜炎的确切病因尚不清楚。然而，多个危险因素与足底筋膜炎相关，尤其是肥胖、长期负重、踝关节背伸受限（De Vera Barredo et al. 2007）。

足底足跟痛的诊断

足底筋膜炎影响后足，特别是足底筋膜在跟骨结节的止点（De Vera Barredo et al. 2007）。在某些情况下，足底足跟疼痛被诊断为跟骨骨刺综合征或足底足跟痛综合征。跟骨骨刺综合征是指足底跟骨骨刺导致的一系列症状。然而，50%~55% 有足底足跟痛的患者没有骨刺，以及 15%~20% 的有骨刺的患者不会表现出疼痛（Irving et al. 2006，De Vera Barredo al. 2007）。因此，结构病理改变（即跟骨骨刺）的存在并不一定与疼痛相关。

足底足跟痛综合征，顾名思义，是根据疼痛的部位进行的定义，但并没有具体说明疼痛的来源。其他的足部结构都可能是足底足跟痛的来源。跟骨的足底表面是几个不同软组织结构的止点。这些结构直接连接内侧跟骨结节、外侧跟骨结节或邻近这些结节的结构，其中有足底短韧带、足底长韧带、足底腱膜、趾屈肌（flexor digitorum brevis，FDB）、姆展肌（abductor halluces，AbdH）、足底方肌（quadratus plantae，QP）和小趾展肌（abductor digiti minimi，AbdDM）（Acland 2010）。因此，每次都将足底足跟痛简单诊断为足底筋膜炎往往会误导治疗。确定疼痛的具体来源是有困难的，甚至在可以识别疼痛的情况下也不能解释导致疼痛的机制。考虑到足跟的结构，我们有理由认为，足踝的不同运动模式可能会导致过度负荷和刺激，从而导致足底足跟痛。例如，在负重时，足趾的持续屈曲可能会刺激 FDB、QP 和 AbdH 止点。在负重过程中，外侧足弓的恒负荷可能会导致足底短韧带和长韧带及 AbdDM 肌肉的过度负荷。负重时足部内侧的恒负荷会使足部纵向足弓塌陷，从而导致足底腱膜的过度伸长。所有这些足部的负重模式都可能是导致足底足跟痛的机制。因此，在计划和实施治疗时，确定可能导致过度负荷和刺激的足踝运动模式是至关重要的。显然，上述所有例子都需要不同的治疗方法。除了对有症状的结构治疗外，还应针对导致或维持足底足跟痛的潜在机制进行治疗。

慢性踝关节不稳定

踝关节韧带损伤是最常见的肌肉骨骼损伤之一（Pijnenburg et al. 2000，Beynnon et al. 2001，Kerkhoffs et al. 2007）。功能性治疗在 20 世纪 90 年代初就被推荐为治疗踝关节韧带损伤的治疗方法（Kannus & Renström 1991, Kaikkonen et al. 1996）。功能治疗的要素包括：RICE（rest, ice, compression, elevation，休息、冰敷、加压、抬高）、保护受伤的韧带、早期负重和练习（Kaikkonen et al. 1996, Konradsen et al. 2002，van Rijn et al. 2010）。然而，尽管有功能性治疗，残留症状和残疾在内翻扭伤后依然很常见（Konradsen et al. 2002, van Rijn et al. 2010）。急性踝关节扭伤后，10%~20% 的人会发展为慢性踝关节不稳定（chronic ankle instability, CAI）（de Vries et al. 2006）。CAI 的两个主要原因是机械性踝关节不稳定（mechanical ankle instability, MAI）和功能性踝关节不稳定（functional ankle instability, FAI）（Hubbard et al. 2007）。MAI 是足踝运动超出了踝关节活动范围的生理极限，而 FAI 则被定义为踝关节不稳定（"突然无力"）和（或）反复的踝关节扭伤（Tropp 2002）。值得注意的是，MAI 是客观可测量的足踝运动，而 FAI 是主观症状和疾病。MAI 和 FAI 经常被视为慢性踝关节不稳定的两种原因。然而，最近的研究发现了 MAI 和 FAI 之间的关系。例如，增加背伸的强度和增加中心压力的偏移可以增加踝关节前部的松弛（Hubbard et al. 2007）。

慢性踝关节不稳定和踝关节运动

不稳定是指活动性增加。根据定义，在 MAI 中运动的生理范围是可以被动测量的。前抽屉试验和距骨倾斜试验常用来作为评估前部韧带松弛的客观方法（Hubbard et al. 2008）。然而，被动运动测试中机械松弛度的增加与踝关节的功能活动无关。同样，在 FAI 中，不稳定的主观感觉，即"突然无力"，并不意味着踝关节的功能性活动增加。根据临床证据，CAI 患者经常有踝关节运动障碍。CAI 的这一特点经常被忽略。与活动性增加相反，踝关节背伸范围减少程度可以预测未来踝关节外侧扭伤发生的可能性（DeNoronha et al. 2006），而全身性关节活动过度并不增加踝关节损伤的风险（Pacey et al. 2010）。

慢性踝关节不稳定和疼痛

疼痛是踝关节不稳定的一种常见相关症状（Kannus & Renström 1991, Konradsen et al. 2002, de Noronha et al. 2007）。

在踝关节损伤的初始阶段，疼痛的位置有很大不同，疼痛区域可能随着时间的推移而改变。不同的疼痛区域往往与内翻扭伤可能涉及的各种结构有关，而疼痛区的变化被认为是多组织损伤的表现（Konradsen et al. 2002）。随着时间的推移，疼痛区域的变化也可能与患者的行为有关。在最初的损伤之后，人们会有意识或本能地采取一些运动模式来避免疼痛。这些运动模式可以被认为是保护性的，也就是一种支持愈合过程的适应性机制。然而，如果这些运动模式持续时间超出正常组织愈合的时间，它们可能会导致疼痛。根据所采用的运动模式，足踝的不同部位易发生异常负荷。这可能是在踝关节扭伤后疼痛区域随时间变化的一个原因。

认知过程与损伤

在急性损伤中，逃离有害境况和相关的回避行为可以促进愈合过程。在一些人中，立即回避行为并不会产生预期的疼痛减轻，疼痛被认为是持续存在的威胁信号。负面解读可能并不总能反映真实的问题，良性身体感觉反而会导致更糟糕的情况。与疼痛相关的恐惧可能会引发一系列的心理和生理活动，包括高度警惕、肌肉反应、回避和防护行为及身体上的制动，而这反过来又会导致疼痛问题的持续存在（Vlaeyen & Linton 2002）。与疼痛有关的恐惧运动的行为，已被证明会导致患者足踝障碍（Lentz et al. 2010）。

CAI 中的物理因素、疼痛机制和认知因素的作用是因人而异的，同样的功能治疗不太可能对所有的 CAI 患者都有效。因此，确定患者持续存在 CAI 的多个因素是计划和实施适当治疗的关键。

足踝的慢性肌肉骨骼障碍

许多足踝疼痛障碍不符合现有的医学诊断范畴，而且在许多情况下，即使可以做出病理解剖诊断，也不能解释导致这种疾病的机制。本章前面给出的例子强调了需要考虑足和足踝肌肉骨骼疾病的多因素性质。慢性肌肉骨骼疾病的诊断特别具有挑战性，因为具体的诊断很难明确。疼痛和障碍在没有明显、持续的初始外周病变的情况下持续存在的趋势也会为诊断带来困难（Zusman, 2002）。因此，需要对慢性足踝疾病进行进一步的分类。一种新的关于足踝的慢性肌肉骨骼障碍分类系统被提出（Kangas et al. 2011）。这一新的方法是建立在确定疾病的潜在机制基础上的。在多因素生物心理模型中，所有导致这种障碍的因素都应被考虑。如果这些机制无法确定，就无法确定对患者疾病的最佳治疗方案（Zusman, 2002）。

慢性疼痛障碍可能会改变足踝周围的运动控制，并出现单一的运动和负荷模式，使足踝的特定部分持续负荷。通常，这些负荷模式以定向的方式呈现，并且在患者执行任务或活动时有其相对独立的运动方式（Kangas et al. 2011）。

识别障碍的方向是确定与足踝运动及运动控制相关的障碍机制及制订和实施一项具体的治疗措施

的基础（Kangas et al. 2011）。

不良的运动控制和运动障碍被认为是慢性足踝疾病的潜在机制。在这些障碍中，错误的运动模式和应对策略导致慢性组织负荷异常、疼痛、功能障碍。不同的运动控制障碍和运动障碍的潜在疼痛机制需要进一步的分类。这些障碍可以存在或不存在于病理解剖学的研究中（O'Sullivan 2005）。

在运动控制障碍中，缺乏运动控制会导致单一的负荷模式和足踝疼痛。在运动障碍中，在疼痛刺激方向的运动会减少。在运动控制和（或）运动障碍患者中，患者的不良运动行为是疼痛的潜在因素。对影响这种运动行为的所有潜在因素的分析应该建立在综合的主观和客观身体检查的基础上，并应以确定维持慢性足和足踝疾病的潜在机制为目标。识别潜在的机制还需要在临床推理过程中整合足和足踝疾病的拟议分类方法（Kangas et al. 2011）。

疼痛和障碍的心理社会因素

将心理社会因素纳入疼痛理论的概念框架有助于解释病理学与疼痛严重程度之间的有限联系（Turk & Wilson 2010）。

在短期内，回避行为可能通过减少与伤害性刺激有关的痛苦而得到加强。如果被允许持续下去，它可能成为一种适应不良的反应，导致恐惧、活动受限及其他导致残疾和持续疼痛的生理和心理因素（Turk & Wilson 2010）。

灾难化的解释，例如认为疼痛的存在或开始表明疾病和伤害，这种信念被认为会发展成为与疼痛有关的恐惧（Turk & Wilson 2010）。

慢性疼痛和残障发展的一个理论途径是恐惧回避模式。这一模式试图强调认知和行为因素在一系列将痛苦与障碍联系起来的事件中的重要性。该模式强调灾难化思维在痛苦经历之后的作用，以及随之而来的恐惧和过度警惕。回避行为是突出的特征，主要是由于担心活动会造成伤害，并会使疼痛问题恶化（Boersma & Linton 2006）。

恐惧回避、灾难化和抑郁被认为是疼痛问题的重要心理变量（Boersma & Linton 2006）。

在个体层面上，痛苦、灾难化、抑郁、恐惧回避和功能之间的关系是一个完整的、相互作用的、复杂的过程（Boersma & Linton 2006）。心理变量可能对不同的人有不同的影响。因此，在了解患者的过程中，就需要确定患者的心理因素的独特模式（Boersma & Linton 2006）。Boersma 和 Linton（2006）的一项研究提出不同的心理功能特征，这些特征与残障的发展有关。恐惧回避、信念和灾难化是密切相关的。这些因素可能，但不一定，伴随着抑郁症的迹象。与"中度疼痛相关恐惧"和"低风险"的亚组相比，在"疼痛相关恐惧""疼痛相关恐惧＋抑郁情绪"和"抑郁情绪"的亚组中，有更多的功能障碍、疼痛和病假需求。

心理社会因素与神经生理疼痛机制

疼痛过程受不同机制的调控，这种机制在脊髓平面对有害信息进行调节，这种调节基于脊髓灰质后角的内源性下行抑制和敏化通路（Weissman-Fogel et al. 2008）。事实证明，这些抑制途径受灾难化心理的负面影响（Weissman-Fogel et al. 2008）。

越来越多的证据表明，心理过程具有生物学效应。例如，灾难化结构中的认知和情感过程已被证明对神经肌肉系统、心血管系统、免疫系统和神经内分泌系统及脑内疼痛神经基质的活动产生影响（Campbell & Edwards 2009）。研究表明，更高程度的疼痛与较低的疼痛阈值、较低的疼痛耐受性、更高的疼痛强度和更多的疼痛时间总和有关（Weissman-Fogel et al. 2008）。

心理社会因素与足踝的肌肉骨骼障碍

疼痛引起的运动恐惧被认为是造成足踝障碍的

一个重要因素（Lentz et al. 2010）。

治疗通常包括对患者进行教育，同时鼓励其从事部分令他们害怕的活动或者和这种特定恐惧有关的活动。例如，一个足踝疼痛的患者，如果由于害怕足踝疼痛而不想跳跃一段距离，他可能会被鼓励在蹦床上跳起来或在站立时做主动的跖屈。一旦患者表示恐惧减轻，任务的复杂性和难度就可以系统地增加并且持续下去。

创伤性和非创伤性下肢疼痛的危险因素和后果不尽相同。下肢创伤性疼痛与剧烈运动和身体健康水平有关，而非创伤性疼痛与身心症状的相关性更大（El-Metwally et al. 2006）。

研究发现更多的抑郁症状与下肢功能的更严重损害有关（McDermott et al. 2003）。

生活方式因素与足踝的肌肉骨骼障碍

生活方式因素，如肥胖，与足踝疼痛障碍有关（Irving et al. 2006, Gaida et al. 2010）。有证据表明，体重指数的增加与慢性足底足跟疼痛有关（Irving et al.）。跟腱病变与男性核心脂肪分布和女性外周脂肪分布有关（Gaida et al. 2010）。

工作相关因素与足踝的肌肉骨骼障碍

从事长时间站立和步行活动工作的从业者常主诉足踝疼痛。在百货公司的销售人员中，足踝区被确定为最常受影响的身体区域（pensri et al. 2010）。长时间站立与销售人员的足踝症状有关（Pensri et al. 2010）。此外，长时间站立与慢性足底足跟痛的发生有关（Irving et al. 2006）。长时间步行与装配工厂工人的足踝障碍有关（Werner et al. 2010）。

主观检查

在足踝障碍的评估中，治疗师需要考虑肌肉骨骼疾病的多因素性质，主观检查是临床推理过程的基础，因此，需要进行彻底的主观检查，以考虑障碍的所有方面。

主观检查的目的是从患者的角度收集有关患者疾病的信息，因此，沟通方式应体现同情、尊重和理解，为患者营造出检查者值得信任的氛围。与患者的治疗关系可以通过有意义的交流形成。

从患者的主诉可能了解导致他们足踝障碍的心理社会因素。这些因素的作用是因人而异的。因此，使用标准化的问卷来进行筛查是合理的。例如，Örebro 肌肉骨骼疼痛问卷（Örebro musculoskeletal pain questionnaire, ÖMPQ）可以用来筛查"风险因素"，而坦帕运动恐惧症评分量表（Tampa scale of kinesiophobia, TSK）则被用来确定与疼痛有关的运动恐惧对足踝障碍的影响（Lentz et al. 2010）。

主观检查可以是有条理的但又是非正式的。当主观检查有条理时，它有助于治疗师收集有关患者症状的最相关信息。有条理的问诊适合明确问题，如急性踝关节扭伤。此外，有些患者可能会发现，当问诊有条理时，他们更容易解释他们的问题。但是，如果问诊太刻板，也可能会失去很多重要信息。

因此，非正式的问诊更有优势，而且更适合于慢性足踝障碍。它让患者可以自由地阐述他们的问题和经历。患者描述问题的方式往往非常有信息性，因为它包含了影响患者疼痛和运动行为因素的信息。例如，患者可能会觉得症状本身不是主要问题，但症状造成的障碍更令人不安。这种问题可能是由某些思想和信仰所致。非正式问诊的挑战是收集患者的相关信息，但患者不会自己主动阐述。这些信息可以通过反思性询问和后续询问获得。非正式问诊最好是由经验丰富的治疗师进行，并且它也

并非总是适用。作为编者之一，我意识到，治疗师的提问不应该总是关注于患者的疾病，而是应该从症状的出现开始进行问诊。问诊是制订治疗方案的基础。

以下对足踝障碍患者主观检查的描述是结构化的。临床上，同样的信息可以按任何顺序收集。治疗师应该找到适合自己的并且最有把握的方法来进行患者问诊。

障碍的类型

第一个问题的目的是确定患者的主要障碍是什么，换句话说，是什么使患者进行物理治疗，患者想从物理治疗中得到什么？第一个问题的答案用患者自己的话记录在身体图示上。

"问题 1"中的信息帮助区分了障碍的类型。许多患有足踝肌肉骨骼障碍的患者都会以疼痛为主要阐述问题。其他典型的症状是僵硬、踝关节扭伤和腿软。但是值得注意的是，有些患者没有经历过这些症状，而只是障碍，如功能丧失、活动受限。我们不应该假设一个症状导致了障碍或这个症状就是患者的障碍。

假设的产生始于"问题 1"的答案。例如，患者可能会回答第一个问题："我 2 周前扭伤了左踝，现在走路时仍然肿胀和疼痛"。这个信息立即揭示了症状的区域和可能导致症状的局部结构损伤。答案包括引发症状的活动的信息。疼痛机制的早期假设是可以从这些信息中产生的。此外，行走是一种受影响的活动。答案也提供关于损伤机制和组织健康的第一信息。治疗师甚至可以根据"问题 1"的答案为治疗和预后提出一个早期假设。

本章介绍了 4 种不同的临床表现。第一种临床类型是典型的躯体症状来源。躯体症状来自骨、韧带、关节或肌肉。第二种临床类型更多地与慢性局部症状有关，患者的适应不良行为会维持这种障碍。在第三种临床类型中，具有典型的神经根痛和

神经病变特征。第四种临床类型代表中枢敏化的足踝障碍。

症状区

症状区的主要问题是：症状在哪里？除了症状出现的部位外，每个症状区还应根据症状的性质、频率和深度进一步进行问诊。

需要具备详细的局部解剖学知识，才能将局部症状与足踝区可识别的结构相对应。在局部足踝症状中，患者可以很容易确定疼痛部位并描述疼痛的类型，可以假设具体的结构来源。浅表疼痛通常与软组织或神经结构有关，而深层痛往往与关节结构有关。这与机械刺激有关，感觉强弱最有可能与刺激强度有关，并暗示周围存在伤害性疼痛。这些局部症状可能与僵硬有关。僵硬的表现与运动方向一致，可能与疼痛有关，也可能与疼痛无关。

在某些情况下，局部足踝症状不符合任何一个解剖结构的症状，患者可能难以准确地定义症状区域。疼痛可能与其他症状有关，如失去控制或僵硬的感觉。此外，患者可能会描述症状，而不是心理，如失望、恐惧和焦虑。症状通常与足和足踝的负荷有关，但刺激强度和感觉之间的关系可能不一致。僵硬与疼痛或预期疼痛有关。这些局部症状可能表明外周介导的疼痛与中枢疼痛机制相关的物理因素无关。

足踝症状可能来自远端结构，这需要治疗师对神经解剖学有较好的认识，了解足踝区和躯体的神经支配。例如，前足内侧周围的疼痛，如果没有具体的结构损伤表现或 L5 神经根异常，那么疼痛可能由第一跖趾关节的恒定负荷引起。

然而，神经源性症状通常会涉及局部结构和障碍。症状因神经病变不同而表现各异。神经根病、脊髓神经传导阻滞或脊髓神经根传导阻滞，导致麻木或无力。神经根病变本身不会引起疼痛。在由于脊神经或其神经根受到刺激而产生的神经根性疼痛

中，疼痛可能是放射痛和带状疼痛。神经根性疼痛可能伴或不伴有神经根病变（Bogduk 1997）。在神经根病变中，与感觉神经支配有关的症状包括感觉丧失、感觉障碍和（或）感觉异常。感觉异常包括灼烧、刺痛、痉挛和悸动等症状。感觉异常中最典型的症状表现为自发性刺痛，通常被描述为如针扎样疼痛。重要的是要认识到，麻木和高敏感性部位可能是同一部位。涉及运动神经的神经病理过程将导致肌肉萎缩和无力（Bennett 2006）。与神经根性疼痛或神经病变有关的足踝症状通常是自发和（或）可变的，但与足踝负荷无关。

有时患者足踝部会出现大面积的疼痛。患者可能会将主要症状区描述为转移痛，疼痛类型模糊，并表现为担忧。疼痛是恒定但又是可变的，但负荷会使疼痛更严重，大多数活动都会加剧疼痛症状。疼痛可能与恐惧、灾难化和抑郁相关的心理社会因素有关。这些症状可能预示主要的中枢疼痛机制。

产生症状的行为

症状的主要问题是：是什么使症状恶化或好转？

局部足踝的疼痛症状经常是由足踝负重及活动引起的。典型的活动有站立、行走、跑步和跳跃。疼痛往往与某些活动密切相关，疼痛的强度与机械压力的大小相关，反之亦然——通常可以通过避免特定的活动来减轻疼痛。在运动员和舞者中，足踝疼痛只在剧烈的足踝运动中或在舞蹈所需的大量重复动作中出现。然而，重要的是要认识到相似的运动模式可能也存在于正常的日常活动中。在炎症的急性阶段，疼痛可能很容易产生，激发后可能会持续。

在局部足踝症状伴外周介导的疼痛及相关心理社会因素的情况下，足踝负重和运动会引起疼痛症状，但疼痛强度与机械应力大小不一定相

关，患者可能会描述许多机械应力不相等的活动但却引起了同样的疼痛。分析患者所描述的活动，可以发现活动中足踝运动都涉及相同的运动方向。例如，患者可能会说下楼、行走和下蹲的推进阶段都会有同样的疼痛，而这些活动都包括踝关节的背伸，这可能是所有运动的组成部分。此外，患者可能会发现，避免引发症状的活动并不能解决问题。这通常是因为难以识别疼痛触发因素或无法避免在正常日常活动中激发症状的运动成分。

在神经根性和神经性足踝疼痛症状中，除了肌肉无力外，足踝疼痛症状与足踝负荷和运动不一致。相反，神经根性足踝疼痛通常与损伤和下背部负荷有关。足踝神经根病变的症状通常是自发的或运动刺激反应异常。在 24 小时症状行为中，患者经常主诉夜间疼痛。改变姿势或缓慢行走等轻柔移动可以减轻症状。

在足踝症状分布广泛和中枢敏感的情况下，疼痛可能与足踝负荷和运动有关，但刺激 - 反应关系为非线性。对不同刺激的反应是不可预测和不一致的。同样地，今天能减轻症状的行为可能明天就不再能帮助缓解症状。

患者的疾病行为

主观检查这一阶段的主要问题是：患者如何处理问题？问题的目的是根据患者的处理方式建立该患者的应对策略。这个问题是开放的，引导患者关注疾病的心理效应，而不是只关注症状。

患者可能持有这样的信念：疼痛总是表示存在病理改变并且会造成伤害。这往往会导致患者避免做引起症状的活动。注意，特别是，如果患者描述引起症状的活动时表明他们正在避免这些活动，这可能反映灾难化思考和回避行为，这些是导致障碍及损害身体活动的表现。

症状史

这个阶段的主要问题是：症状是什么时候开始的？

在局部足踝疼痛症状中，症状的出现往往是可以确定的。发病可能与创伤或一些事件有关。在了解创伤情况中，治疗师可以对症状的进展与预期的组织愈合时间进行横向比较。足部存在多个症状区可能表明涉及多个结构。例如，在内翻扭伤后，多个结构可能受损。

可识别的事件通常与所谓的"使用类别"有关。"使用类别"包括：过度使用、错误使用、不良使用、新用法和不使用。患者并不总是清楚知道这些事件和症状的开始时间。因此，有时可以问："当症状开始时，你是否做了一些不同以往的事情？"在运动员和舞者中，训练、舞蹈设计和训练环境的变化可能在症状的发展中起关键作用。

在局部足踝症状伴随周围疼痛和相关心理社会因素的情况下，症状持续超过预期的组织愈合时间或没有确定的病理结构。通常情况下，症状开始时没有明确的事件或创伤后的症状和障碍与受伤的机制无关。有时患者可能会回忆起一次陈旧而轻微的损伤，但当时并未出现足踝症状。这里的主要思路是，目前的症状和障碍的关系并不能用过去任何一个单一因素来解释。

神经根性足踝疼痛的发作通常与腰痛和相关运动障碍有关。神经根性疼痛最常见的原因是椎间盘突出症（Bogduk 1997）。因此，神经根性足踝疼痛的进展往往伴随着腰痛的病理过程和相关症状。

不同患者神经性足踝疼痛的病史不尽相同。神经病理性疼痛可在受伤后立即显现或延迟数月或数年。有时神经性疼痛是由同一部位的二次损伤引起的。

在创伤、手术、固定术或长期过度使用后，广泛的足踝症状可能发展为中枢敏化症状。

患者疾病的行为史

现阶段主观检查的主要问题是：患者在症状出现后是如何处理这个问题的？在这个问题上，治疗师的目标是确定患者自疾病开始以来所采取的应对策略。这个阶段应该特别关注与疼痛感知和行为有关的心理过程，以及患者对伤害性刺激、应对策略和行为的关注程度和性质（Linton 2002）。这些信息对于了解患者的行为史，以及确定患者的应对策略是否会促进康复或加剧症状至关重要。

医学筛查问题

这些问题是为了筛查与身体检查和治疗有关的预防措施和禁忌证。应定期询问患者的一般健康状况、用药情况、疾病诊断情况和医疗筛查问题。对于足踝部，应对糖尿病患者特别关注。感觉运动神经病变和血管功能不良可能会导致糖尿病足出现感染（Powlson & Coll 2010）。

计划体格检查

计划体格检查是临床推理过程的关键部分。对初级物理治疗师而言，计划体格检查的阶段是至关重要的。同时，经验丰富的物理治疗师也必须如此，特别是在主观检查信息已表明存在足踝疾病的情况下。计划体格检查中的一个阶段是在不同的类别中建立假设。通过研究，这些类别中的信息一直都在发生变化。因此，所有的物理治疗师都必须及时更新检查步骤。这使得新信息能够应用到临床推理过程中。

计划体格检查包括 3 个阶段：关于主观检查的反思、提出假设和计划体格检查程序。

关于主观检查的反思

在对主观检查的反思中，物理治疗师证实主观检查提供了足够的信息来指导身体检查和检查的程度。此外，主要检查结果必须是可衡量的，以便在随后的治疗中重新评估。

提出假设

提出假设可以明确地帮助物理治疗师识别与疾病相关的所有因素。这有助于物理治疗师做出客观评估。在足踝区域，需要用不同假设来指导体格检查和随后的干预方法。每种假设都对检查过程和治疗有影响。这些假设包括以下内容：

- 障碍的起源
- 引起症状的因素
- 疾病导致神经疼痛的生理学机制
- 疾病导致的障碍
- 其他导致障碍的因素
- 干预方法
- 注意事项和禁忌证
- 疾病的预后

障碍的起源

足踝的肌肉骨骼障碍的起源是多因素的。"障碍"一词包含与疾病及影响因素有关的生理和心理因素（Elvey & O'Sullivan 2004）。例如，踝关节的内翻扭伤可能会导致距腓前韧带（anterior talofibular ligament，ATFL）损伤。这代表了疾病的病理。其物理表现是疼痛使患者不能踝背伸。损伤和由此产生的疼痛总是伴随着心理社会因素。疼痛会表现在心理层面，它会影响患者的行为。这些影响被认为是心理效应。运动障碍是与疾病相关的生理和心理因素相结合的后果。对于运动障碍损伤与疾病的相关性，疾病必定是障碍的原因。

引起症状的因素

在足踝肌肉骨骼疾病中，局部症状和损伤的来源涉及身体结构，即骨骼、关节和肌肉。足踝区域的周围神经也可归入这一子范畴。腰椎病变是最典型的导致足踝神经根症状的远程来源。然而，在许多情况下，不能确定足踝症状的具体来源。因此，症状的来源是"非特异性的"。这并不意味着疾病或障碍是"非特异性的"。

疼痛神经生理学机制

疼痛机制可分为周围和中枢机制。这种分类是人为定义的，因为不同的疼痛机制总是重叠的。然而，在临床情况中，可以很方便地去思考哪种机制是支配患者疾病的主要机制。

周围神经疼痛机制可进一步分为痛觉疼痛机制和周围神经源性疼痛机制。这些机制都与疼痛状态有关，而疼痛是症状和（或）病理生理过程的产物。第三个周围机制是周围神经传导性疼痛，而症状的具体来源并不能确定。与周围神经传导性疼痛有关的疾病通常与心理社会因素有关。

中枢疼痛机制可进一步划分为两个主要的子范畴。在第一类中，心理社会因素起着主导作用，某种精神疾病可以被诊断出来。在其他子范畴中，心理社会因素并不起主导作用，但中枢神经系统是敏感的。

所有这些疼痛机制都需要用不同的方法来检查和治疗。在 Jones（2014）、Blake 和 Beames（2014）的文献中详细解释了疼痛机制。

运动障碍的方向

这个假设范畴的目的是明确界定运动障碍的方向。对于运动障碍，应该表现在出现疼痛的运动方向上。在特定的方向上，运动范围可能会丧失或增加，或负荷增加。运动障碍的方向可能与疾病的生理或心理影响有关。例如，在急性内翻扭伤后，运动障碍的方向与相关的结构损伤有关，而在慢性疾病中，运动障碍的方向与足踝的运动模式有关。足踝的运动控制和运动障碍有着固定的方式（Kangas et al. 2011）。

导致障碍的因素

障碍产生的因素包括生物-机械因素（如前足的结构排列紊乱）、生活方式因素（如肥胖）、社会因素（如社区工作）和环境因素［如训练鞋和（或）地形］。

干预方法

干预方法是一个术语，包括手法治疗和疾病管理。治疗被认为是由临床医师进行的特殊干预。疾病管理是指患者在指导下或根据临床医师的处方进行的干预方法（Elvey & O'Sullivan 2004）。在这个假设范畴内，提出了关于治疗程序和管理策略的需要。例如，在足踝运动控制障碍上，管理策略（即运动干预）是主要方法，而足踝运动障碍恢复至正常生理活动范围通常需要在运动干预开始之前进行特定的治疗。

注意事项和禁忌证

在这个假设范畴内，假设是由两个方面构成的。第一个方面要考虑到可能需要的谨慎检查和（或）需要立即转介至医疗护理的严重疾病（即"禁忌证"）。第二个方面要考虑手法治疗的适应证，以及手法治疗是否有恢复障碍效果（Elvey & O'Sullivan 2004）。例如，在胫骨后肌腱损伤中，如果肌腱没有断裂，运动疗法可能有效，但在肌腱断裂的情况下，手术更能保证功能的恢复。

预后

预后可以被认为是对前几项的总结。在每一项假设中，会对有利于或不利于恢复的情况进行比较。显然，具有较好的康复特征的患者预后较好。例如，可识别的病理性急性创伤和适应性反应没有成为导致障碍的影响因素的患者更容易恢复。

计划体格检查程序

在提出假设后，计划进行体格检查。体格检查必须考虑与疾病有关的所有方面。体格检查旨在证明或否定假设。

体格检查

在主观检查和计划体格检查之后，物理治疗师对与疾病有关的各种因素进行了假设。对足踝的体格检查应在疾病背景下进行。在检查时，物理治疗师应确认所产生的假设。此外，体格检查能够提供有关疾病的身体因素、检查期间的症状和患者的疼痛和运动行为的信息。

足踝的体格检查可以分为几个部分。这些内容参见表 9.1 中（Kangas et al. 2011）。每一部分的检查都是为了建立患者足踝部疾病的档案。

不负重下观察患者

体格检查从对足踝的一般观察开始。观察有无任何损伤、炎症、皮肤颜色变化或肌肉萎缩 / 肥大的现象。在此之后，对足踝的观察在两种不同的情况下进行：不负重（non-weight bearing, n-WB）和负重（weight bearing, WB）。对不负重的观察是在足踝处于标准姿势下进行的。临床上距下关节中立位是临床足踝检查较好的位置（Elveru et al. 1988）。从这个位置可以检查足踝的结构形态，测量足部的结构紊乱的情况。例如，前足畸形，是典

表9.1　足和足踝的临床检查

主观检查 体格检查	不负重下的检查	负重下的检查	功能测试	步态观察	主动运动和肌肉测试	被动运动（诱导测试）	诱导和排除检查
障碍类型	距下关节的中立位	与地面接触的部位	单腿支撑	时间与运动的关系	踝关节的主动运动	足踝的系列检查	神经组织
症状区域	足跟的力线	足跟的力线	下蹲，单腿下蹲	步态与功能测试的比较	前足的主动运动	全足与踝关节的主动运动（生理运动）	肌腱检查
症状行为 疼痛表现	前足的力线	扁平足	前足站立，单腿前足站立	观察受损的部位	足趾的主动运动	足跟与前足的独立运动	神经筛查
症状史 疼痛行为史	第一趾列和跖趾关节的运动	内侧足弓	上楼梯 下楼梯 跳跃和着地	观察必需的运动成分	特定的肌肉测试	前足和足跟的附属运动	血管筛查
排除问题 注意事项和禁忌证	位置 第二和第三趾列的运动及第二和第三跖趾关节的运动	外侧纵弓	功能性展示（运动、舞蹈）	观察步态的主要影响因素			
问卷调查 FAAM TSK	第四和第五趾列以及第四和第五跖趾关节的活动	第一跖趾的背伸及其对纵弓和足跟力线的影响	前足的独立运动 足跟中立位的控制 前足和足跟分离运动的控制	在不平整的地面观察步态 观察跑步			
	组织结痂	比较负重以及不负重的检查结果		比较功能性测试和步态分析的结果			

注：引自 Kangas et al. 2011. FAAM.（Foot and Ankle Ability Measure），足踝能力测试量表。

型的造成疼痛及足踝障碍的重要因素。此外，跟骨脂肪垫不对称磨损和足底皮肤增厚可能反映了足踝关节的负荷模式。足底表面触诊可能会发现足底敏感性增加并发现患者负荷模式的方向。

负重下观察

观察的第二阶段是在负重位下进行的（图9.3）。

这一阶段的检查反映了足和踝关节在负重下的形态。这与不负重位下的检查没有相关性。例如，某些扁平足患者在不负重位下会表现为有足弓，但在负重位下足弓下降（Young et al. 2005）。此外，在负重位下，足的结构失调得到代偿，但代偿机制有很多。为了确定足和踝关节障碍患者的具体影响因素，确定个体的代偿机制是至关重要的。同一体

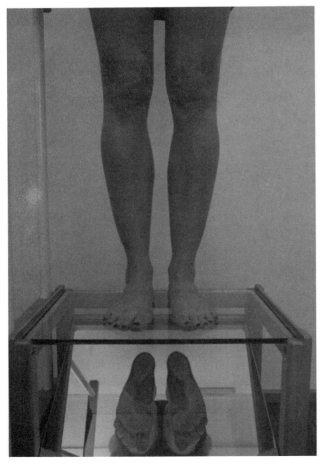

图9.3 患者站立位下的运动

位下，需要比较负重与不负重位下的差别。这将揭示足踝结构形态是否受负重变化的影响，或是否与功能因素有关，这将直接影响治疗方法的制订和实施。有异常结构变化的患者可能需要足部矫正器，而有更多功能障碍的患者将从治疗性运动中获益。此外，足部的接触区（足印）提供了有关负重结构的信息，并指明了足踝部负重的方向。然而，关键是要了解足踝的结构位置与功能是否直接相关（Kaufman et al. 1999）。

功能测试

检查的下一个阶段是功能测试。这些测试是检查简单的功能运动或活动，了解在运动过程中足和踝关节的功能、症状表现及患者在测试时的疼痛情况和运动行为。这将提供与疾病有关的生理和心理因素的相关信息。

一个特殊的功能测试是功能演示。功能演示是患者重现与障碍相关的活动。它可能是一种将患者的症状和患者的经历再现并且被患者理解为"不正常"或困难或具有挑战性的运动。功能演示通常是非正式的，因为它反映的是患者的运动障碍的个人体验。如果功能演示重现患者症状，则可用于肌肉骨骼结构的鉴别检查，以确定症状的来源。功能演示可用于识别功能障碍和障碍的具体方向。此外，功能演示将指导干预措施。功能演示可能是患者最需要正常化的运动和（或）活动。这可能意味着最终部分干预措施是根据功能演示而制订的。

常规的功能测试检查从单腿站立开始。单腿站立时，足和踝关节的位置和负荷方向、足的接触部位（足印）、患者控制平衡的能力和对情况的反应都可以被观察到。

在半蹲时，观察踝关节的活动范围、运动质量和踝关节背伸时的症状反应。此外，还应观察足和踝关节在运动过程中的状态。在前足站立的过程中也应检查和观察与半蹲时相同的检查参数。在运动

过程中可观察到患者的疼痛行为和运动行为。回避运动的行为可能预示存在运动障碍。对负荷模式的无法觉察可能意味着运动控制障碍。在一单腿上重复同样的测试往往会放大现有的障碍和行为。

如果出现了一种功能障碍的方向性模式，其他的测试可以用来评估运动行为的一致性。例如，利用跳跃和着地、上下楼梯、向后走、专项体育运动或舞蹈特定的动作进行功能测试。此外，观察患者自主活动前足、控制后足中立位和前足与后足分离控制的能力，可用于评估患者足和踝关节的运动能力。

步态观察

通过步态观察可以为足和踝关节的体格检查提供患者特殊的特征信息。这个特征显示患者步行周期中运动的时序关系（Perry 1992）。通过这个特征还可以用来观察患者的运动行为，并通过功能测试来证实这些发现。例如，一位患者的足部侧面负荷模式将会使足在支撑相末期和摆动相准备期失去正常的内旋。

在另一个例子中，有着踝关节背伸运动损伤的患者在支撑相的中期末和晚期初都会出现困难。背伸的代偿动作很可能在步行周期的这些阶段被观察到。

主动运动

检查的下一阶段是足和踝关节的主动运动。在这个阶段，运动检查体位是仰卧位或俯卧位。仰卧位运动可用于等距肌肉测试和肌腱测试。这些测试可以提供有关症状来源和疾病影响的信息。此外，还可以使用主动运动来检查患者的后足和前足之间及前足和足趾之间分离运动的能力。这可以证实有关障碍方向的假设。在俯卧位的运动中，可以用来检查运动的活动范围、活动质量和运动症状反应。

在主动运动期间应对患者的疼痛和运动行为进行观察。这些应该在被动运动之前进行测试。

被动运动

足和踝关节的被动运动测试是按顺序进行的。这个序列如图 9.4 所示。被动运动测试可用于足和踝关节的诱发试验。此外，被动运动测试的目的是识别运动障碍和障碍的方向。它可能提供进一步的关于障碍的潜在信息。

诱发测试

体格检查的最后阶段包括对足和踝关节相关结构的诱发试验、对其他身体部位进行的筛查试验和对神经及血管的筛查试验，以及其他肌肉骨骼结构的检查，例如神经组织。神经组织的检查在其他资料中有详细解释（Butler 2000）。其他身体部位的筛查可能包括膝、髋、腰椎和胸椎。如果患者有任何迹象表明神经传导特性发生变化，就需要进行神经系统检查。应定期对糖尿病患者进行血管检查。

治疗技术

足和踝关节的被动运动检查应遵循图 9.4 所示的顺序。在检查中，从足和踝关节的生理运动开始。在此之后，前足或足跟分别进行生理运动。前足和足跟活动进一步分为单关节运动和多关节运动。这一顺序使治疗师能够识别障碍的生理运动方向，将障碍定位到特定的关节，并在运动障碍的生理范围内确定障碍最相关的多关节运动的方向。这个过程将提供确定被动松动技术的方向和强度所需的信息。所有用于检查的被动运动都可以作为单独的或结合生理和多关节运动的治疗技术。因此，可能的组合很多。接下来，将介绍笔者在日常临床实践中最常用的治疗方法。

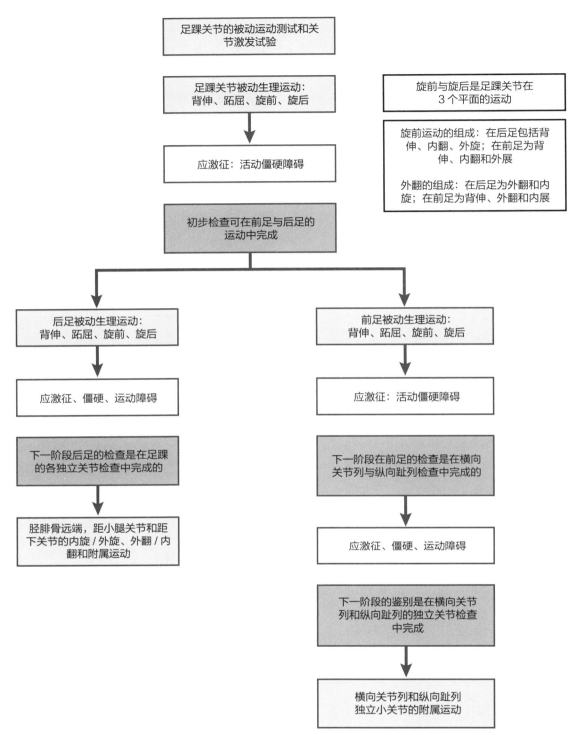

图 9.4 被动运动检查序列

足踝的被动生理运动

被动运动检查的第一阶段是整个足和足踝的生理运动。生理运动是指跖屈（plantar flexion PF）、背伸（dorsiflexion，DF）、旋后（supination，

Sup）和旋前（pronation，Pron）。

跖屈（图 9.5）

- *操作指南*：足踝跖屈。
- 符号：PF
- 患者起始体位：俯卧位，膝关节屈曲 90°。

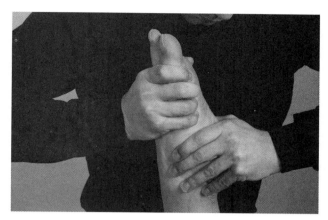

图 9.5　跖屈

- 治疗师起始体位：站在患者的膝关节旁，右膝置于治疗床上，支撑患者的左胫骨。

力的定位（治疗师手的位置）

- 左手握住患者足跟，拇指在外侧表面，其余手指在内侧表面。
- 右手放在患者跖骨的背面，拇指放在外侧表面，其余手指放在前足内侧表面。

治疗师力的应用（方法）

- 这一运动是由双臂同时发力产生的。左臂向下运动，右臂向上运动。

背伸（图 9.6）

- *操作指南*：足踝背伸。
- 符号：DF
- 患者起始体位：俯卧位，膝关节屈曲 90°。
- 治疗师起始体位：站在患者膝关节旁，右膝置于治疗床上，支撑患者的左胫骨。

力的定位（治疗师手的位置）

- 左手握住患者足跟，拇指在外侧表面，其余手指在足跟内侧表面。
- 右手放在患者跖骨的足底表面，拇指在外侧表面，其余手指在前足的内侧表面。

治疗师力的应用（方法）

- 这一运动是由双臂同时发力产生的。左臂向上运动，右臂向下运动。

旋后（图 9.7）

- *操作指南*：足踝外旋。
- 符号：Sup
- 患者起始体位：俯卧位，膝关节屈曲 90°。
- 治疗师起始体位：站在患者膝关节旁，右膝置于治疗床上，支撑患者的左胫骨。

力的定位（治疗师手的位置）

- 对于跖屈部分，治疗师左手握住患者足跟，拇指围绕外侧表面，其余手指围绕内侧表面。
- 右手放在患者跖骨的背面，拇指放在外侧表面，其余手指放在患者前足内侧表面。
- 在跖屈后，左手移动到足跟并且保持足部跖屈，改变握法是进行内翻和内旋的先决条件。

治疗师力的应用（方法）

- 旋后运动始于跖屈（即矢状面运动）。两只手臂同时并排移动，以产生跖屈运动。在保

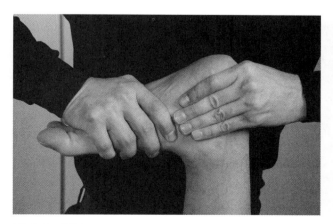

图 9.6　背伸

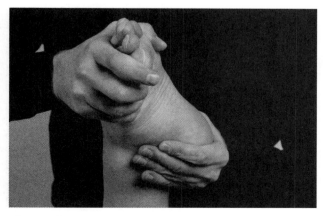

图 9.7　旋后

持跖屈位置的同时，足踝内翻后，双手同时和同等地施力。旋后运动的最后一个动作是后足内旋和前足内收（即水平面运动）。在进行水平面运动时，前面的部分保持不变。

旋前（图9.8）

- *操作指南*：足踝旋前。
- 符号：Pron
- 患者起始体位：俯卧位，膝关节屈曲90°。
- 治疗师起始体位：站在患者膝关节旁，右膝置于治疗床上，支撑患者的左胫骨。

力的定位（治疗师手的位置）

- 左手握住患者足跟，拇指在外侧表面，其余手指在足跟内侧表面。
- 右手放在患者跖骨的足底表面，拇指在外侧表面，其余手指在前足的内侧表面。

治疗师力的应用（方法）

- 旋前运动始于背伸（即矢状面运动）。两臂同时并排移动以产生背伸运动。在保持背伸位置时，足踝被动运动到外翻位置。旋前运动的最后一个动作是足跟的横向旋转和前足的外展（即水平面运动）。在做水平面运动时，前面的部分保持不变。
- 一般来说，旋前和旋后是足踝在3个运动平面上的结合。上面描述的运动顺序代表了常规的检查顺序。然而，患者如果有关节运动障碍的情况，运动顺序也会做出相应的改变。例如，当主要的运动成分为外翻时，以及前足处于外展情况下时，患者可能会出现保护性避痛运动模式。在这种情况下，在被动运动检查中同时结合这些运动方向可能有助于诊断。
- 如果整个足踝的生理运动可重现患者的症状或显示出运动障碍，则可以继续进行检查。下一阶段分别检查足跟和前足的被动生理运动。如果假设足跟的运动与患者的关节障碍有关，那么从足跟的生理运动开始检查是合理的。然而，同样需要检查前足以证明前足的被动生理运动与患者的疾病无关。

足跟的被动生理运动

足跟的运动涉及3个关节：远端胫腓关节、距小腿关节和距下关节。前足的运动涉及跗中关节、跗骨间关节、跗跖关节和跖骨间关节。

足跟跖屈（图9.9）

足跟的跖屈与整个足踝的跖屈运动基本相同。唯一的区别是，运动局限于足跟。因此，远端右手放置在与足踝相邻的距骨头部和颈部的背侧。前足将跟随运动，但前足结构不承重。

- *操作指南*：足跟跖屈。

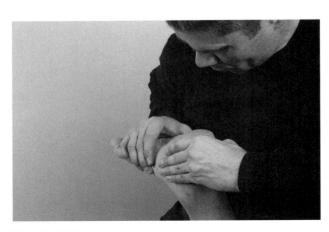

图9.8 旋前

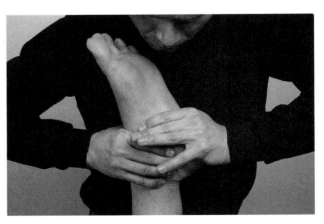

图9.9 足跟跖屈

- 符号：Hindfoot PF
- 患者起始体位：俯卧位，膝关节屈曲 90°。
- 治疗师起始体位：站在患者膝关节旁，右膝置于治疗床上以支撑患者的左胫骨。

力的定位（治疗师手的位置）

- 左手握住患者足跟，拇指在外侧表面，其余手指在内侧表面。
- 右手放在距骨头部和颈部的背侧，拇指在外侧表面，示指放在距骨颈的内侧表面。

治疗师力的应用（方法）

- 这一运动是由两臂同时发力产生的。左臂向下运动，右臂向上运动。

足跟背伸（图9.10）

对于足跟的背伸，右手放在远端跟骨的足底表面。

- *操作指南*：足跟背伸。
- 符号：Hindfoot DF
- 患者起始体位：俯卧位，膝关节屈曲 90°。
- 治疗师起始体位：站在患者膝关节旁，右膝置于治疗床上，支撑患者的左胫骨。

力的定位（治疗师手的位置）

- 左手从后面握住足跟，拇指在外侧表面，其余手指在足跟内侧表面。
- 右手放在远端跟骨的足底表面，拇指放在外侧表面，示指放在足跟和距骨的内侧表面。

治疗师力的应用（方法）

- 这一运动是由两臂同时发力产生的。左臂向上运动，右臂向下运动。

足跟旋后（图9.11）

对于足跟的旋后，右手放在与足踝相邻的距骨头部和颈部的背侧。

- *操作指南*：足跟旋后。
- 符号：Hindfoot Sup
- 患者起始体位：俯卧位，膝关节屈曲 90°。
- 治疗师起始体位：站在患者膝关节旁，右膝置于治疗床上以支撑患者的左胫骨。

力的定位（治疗师手的位置）

- 左手握住患者足跟，拇指在外侧表面，其余手指在内侧表面。
- 右手放在与足踝相邻的距骨头部和颈部的背侧。
- 踝关节跖屈后，左手移到足跟后方，同时保持足跟的跖屈位置。改变抓握方式是进行内翻和内旋的先决条件。右手转向左手。右手的拇指握着距骨的外侧表面，示指握着距骨的内侧表面。

治疗师力的应用（方法）

- 旋后运动始于跖屈（即矢状面运动）。两臂同时并排移动以产生跖屈运动。当保持跖屈的位置时，改变抓握方式。在这之后，足跟

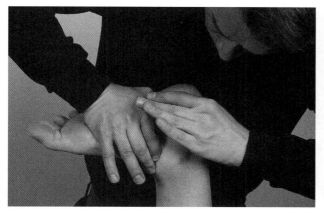

图 9.10　足跟背伸

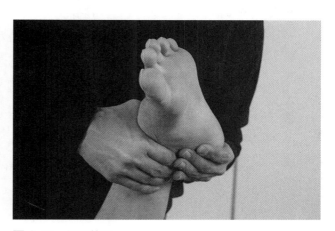

图 9.11　足跟旋后

被移动到内旋位置（即冠状面运动），与此同时双手发力。旋后运动的最后一个动作是足跟内侧旋转（即水平面运动）。在做水平面运动时，前面的部分保持不变。

足跟旋前（图 9.12）

对于足跟的旋前，右手放在远端跟骨的底部。

- *操作指南*：足跟旋前。
- 符号：Hindfoot Pron
- 患者起始体位：俯卧位，膝关节屈曲 90°。
- 治疗师起始体位：站在患者膝关节旁，右膝置于治疗床上以支撑患者的左胫骨。

力的定位（治疗师手的位置）

- 左手握住患者足跟，拇指在外侧表面，其余手指在足跟内侧表面。
- 右手放在远端跟骨的足底表面。

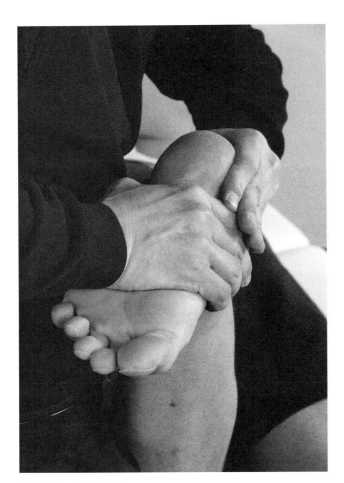

图 9.12 足跟旋前

治疗师力的应用（方法）

- 旋前运动始于背伸（即矢状面运动）。两只手臂同时并排移动以产生背伸运动。在保持背伸的同时，足跟被移到外翻位置（即冠状面运动）。旋前运动的最后一个动作是足跟横向旋转（即水平面运动）。在进行水平面运动时，前面的部分保持不变。

前足的被动生理运动

对于前足的独立检查，足跟应该保持在中立位。因此，近端手被用来固定足跟，而远端手则产生前足的生理运动。

前足跖屈（图 9.13）

对于前足的跖屈，位于近端的左手放在跟骨的足底表面。

- *操作指南*：前足跖屈。
- 符号：Forefoot PF
- 患者起始体位：俯卧位，膝关节屈曲 90°。
- 治疗师起始体位：站在患者膝关节旁，右膝置于治疗床上以支撑患者的左胫骨。

力的定位（治疗师手的位置）

- 左手将患者足跟保持在中立位。位于远端的右手放在跖骨的背面，拇指在外侧表面，其余手指在前足的内侧表面。

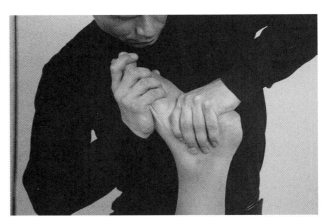

图 9.13 前足跖屈

治疗师力的应用（方法）

- 右臂向上运动时产生前足的跖屈运动。左臂向下产生相反的力，以保持足跟的中立位。

前足背伸（图 9.14）

对于前足的背伸，近端左手可以放在距骨头部和颈部的背面（图 9.14A）或跟骨的足底表面（图 9.14B）。

- *操作指南*：前足背伸。
- 符号：Forefoot DF
- 患者起始体位：俯卧位，膝关节屈曲 90°。
- 治疗师起始体位：站在患者膝关节旁，右膝置于治疗床上以支撑患者的左胫骨。

力的定位（治疗师手的位置）

- 左手握住前足使其保持在中立位。右手放在患者距骨的足底表面，拇指在外侧表面，其余手指在前足的内侧表面。

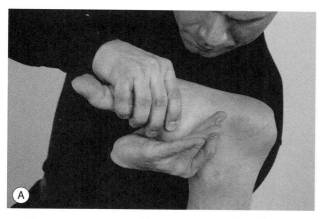

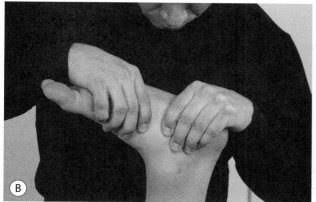

图 9.14　前足背伸

治疗师力的应用（方法）

- 运动是由右手和手臂向下运动产生的。左手和手臂产生反作用力来维持足跟的位置。如果左手放在距骨头部和颈部的背面，则产生向上的反作用力，反之，如果左手放置在跟骨的足底表面，则产生向下的反作用力。

前足旋后（图 9.15）

- *操作指南*：前足旋后。
- 符号：Forefoot Sup
- 患者起始体位：俯卧位，膝关节屈曲 90°。
- 治疗师起始体位：站在患者膝关节旁，右膝置于治疗床上以支撑患者的左胫骨。

力的定位（治疗师手的位置）

- 左手握住后足使其保持中立位。位于远端的右手放在距骨的背面，拇指在外侧表面，其余手指在前足的内侧表面。

治疗师力的应用（方法）

- 旋后运动以跖屈开始（即矢状面运动）。左手保持足跟在中立位，右手产生跖屈的力。在保持跖屈位置的同时，将前足内翻（即冠状面运动）。前足旋后的最后一个动作是内收（即水平面运动）。在做水平面运动时，前面的部分保持不变。

前足旋前（图 9.16）

- *操作指南*：前足旋前。

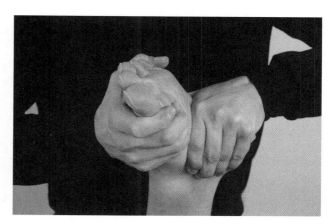

图 9.15　前足旋后

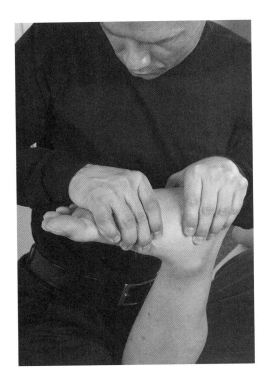

图 9.16 前足旋前

- 符号：Forefoot Pron
- 患者起始体位：俯卧位，膝关节屈曲 90°。
- 治疗师起始体位：站在患者膝关节旁，右膝置于治疗床上以支撑患者的左胫骨。

力的定位（治疗师手的位置）

- 左手握住患者后足使之处于中立位。位于远端的右手放在跖骨的足底表面，拇指在外侧表面，其余手指在前足的内侧表面。

治疗师力的应用（方法）

- 旋前运动以背伸开始（即矢状面运动）。左手保持足跟在中立位，右手产生背伸运动。在保持背伸位置时，前足被移动到外翻位置（即冠状面运动）。前足旋前运动的最后一个动作是外展（即水平面运动）。在做水平面运动时，前面的部分保持不变。
- 如果足跟或前足的被动生理运动重现患者的症状或显示运动障碍，则继续对单个关节进行测试。在后足对远端胫腓关节、距小腿关节和距下关节进行测试。跗中关节、跗骨间关节和跗跖关节是构成前足的 3 个横向排列

的关节。对纵向关节，即跖骨间关节，也应进行测试。

足跟的被动生理旋转和内 / 外翻运动

在足跟关节的分别测试中，应对不同关节进行内旋 / 外旋、内翻 / 外翻生理运动及附属运动检查。足跟在水平面和冠状面的生理运动应单独进行检查，并在背伸和跖屈的不同角度对这些运动进行筛查。

内旋和外旋（图 9.17）

- *操作指南*：距骨和跟骨内旋 / 外旋。
- 符号：MR and LR（ ⤵ and ⤴ ）
- 患者起始体位：俯卧位，膝关节屈曲 90°。
- 治疗师起始体位：站在患者膝关节旁，右膝置于治疗床上以支撑患者的左侧胫骨。

力的定位（治疗师手的位置）

- 左手握在跟骨后方，用拇指和其他手指内侧面固定患者跟骨。右手握在距骨前方，拇指在后外侧表面，示指在内侧表面。

治疗师力的应用（方法）

- 两只手臂同时向同一方向旋转，例如内旋（图 9.17A）。这将应用于距下关节和距小腿关节的内旋，并测试活动范围、活动质量和症状反应。在症状再现的情况下，可以采用旋转－脱位原理进行距下关节和距小腿关节的分别测试。外旋运动的测试与内旋相同，但方向相反（图 9.17B）。

内翻和外翻（图 9.18）

- *操作指南*：足内翻 / 外翻。
- 符号：INV/EV
- 患者起始体位：俯卧位，膝关节屈曲 90°。
- 治疗师起始体位：站在患者膝关节旁，右膝置于治疗床上以支撑患者的左胫骨。

力的定位（治疗师手的位置）

- 左手握在患者跟骨后方，用拇指和其他手指

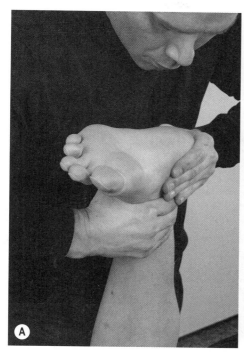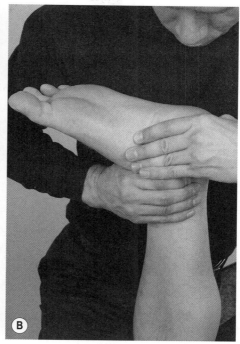

图 9.17 距骨和跟骨的内旋（A）和外旋（B）

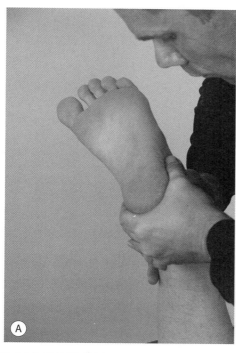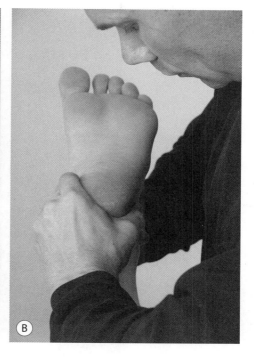

图 9.18 足内翻（A）和外翻（B）

内侧面固定跟骨。右手握在距骨前方，拇指在后外侧表面，示指在内侧表面。

治疗师力的应用（方法）

- 两侧手臂同时向同一方向转动，如内翻（图 9.18A）。这将应用于距下关节和距小腿关节

的内翻，并测试活动范围、活动质量和症状反应。在症状再现的情况下，可以采用与旋转相同的原理来对距下关节和距小腿关节分别测试。外翻的测试与内翻一样，但是方向相反（图 9.18B）。

足跟的被动附属运动

足跟的附属运动分为纵向尾向（牵张）和头向（压缩）运动、横向内旋和外旋运动，以及前后向（anteroposterior，AP）和后前向（posteroanterior，PA）运动。在检查和鉴别过程中，在后足发生生理运动限制的位置，进行附属运动的检查是很有用的。

远端胫腓关节

远端胫腓关节的附属运动是 PA、AP 和加压。假设远端胫腓关节也可以纵向运动。然而，这一运动必须以后足为杠杆来完成。下面介绍了远端胫腓关节的 PA、AP 和加压技术。

后前向运动（图 9.19）

- *操作指南*：腓骨相对于胫骨的后前向运动。
- 符号：PA ↓
- 患者起始体位：俯卧位，膝关节屈曲 90°。
- 治疗师起始体位：站在患者膝关节旁，右膝置于治疗床上以支撑患者的左胫骨。

力的定位（治疗师手的位置）

- 左手掌根或鱼际隆起放置在患者外踝后缘，

拇指向下，其余手指指向足趾。右手掌根放置在患者内踝前缘，手指指向足跟。

治疗师力的应用（方法）

- 两侧前臂的发力方向是相反的，运动由左臂发力产生。右臂发力用于保持胫骨的位置。

前后向运动（图 9.20）

- *操作指南*：腓骨相对于胫骨的前后向运动。
- 符号：AP ↕
- 患者起始体位：俯卧位，膝关节屈曲 90°。
- 治疗师起始体位：站在患者膝关节旁，右膝置于治疗床上以支撑患者的左胫骨。

力的定位（治疗师手的位置）

- 右手掌根放在患者外踝的前表面，拇指向下，其余手指向后延伸到踝关节周围。左手掌根放在内踝的后表面，手指在踝关节周围向前伸展。

治疗师力的应用（方法）

- 两侧前臂发力方向是相反的，运动是由右臂发力产生。左臂发力用于保持胫骨的位置。

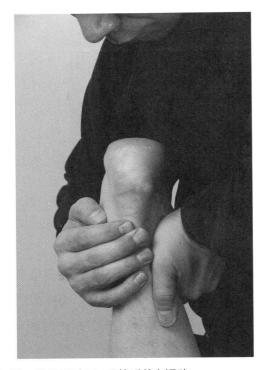

图 9.19 腓骨相对于胫骨的后前向运动

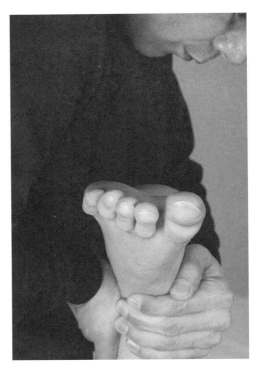

图 9.20 腓骨相对于胫骨的前后向运动

加压（图 9.21）

- *操作指南*：腓骨向胫骨运动。
- 符号：>—•—<
- 患者起始体位：俯卧位，膝关节屈曲 90°。
- 治疗师起始体位：站在治疗床的末端，面对患者的腿。

力的定位（治疗师手的位置）

- 左手掌根放在患者外踝上，右手掌根放在内踝上。手指沿着患者小腿的方向伸展，指向膝关节。

治疗师力的应用（方法）

- 两侧前臂的发力方向相反，运动是由两前臂沿直线同时用相等的力产生。

距小腿关节

距小腿关节的附属运动包括 PA、AP、分离和加压。如果距小腿关节也可以横向运动，那么幅度很小。因此，本文介绍了距小腿关节的 PA、AP、加压和分离技术。

后前向运动（图 9.22）

- *操作指南*：距骨相对于胫腓骨的后前向运动。

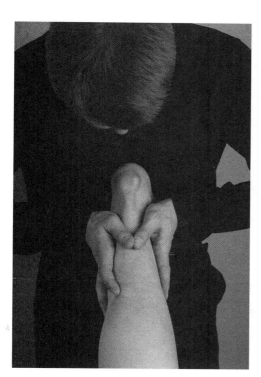

图 9.21　加压：腓骨向胫骨的运动

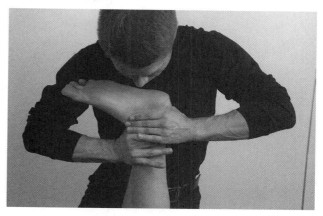

图 9.22　距骨相对于胫腓骨的后前向运动

- 符号：PA ↕
- 患者起始体位：俯卧位，膝关节屈曲 90°。
- 治疗师起始体位：站在患者膝关节旁，右膝置于治疗床上以支撑患者的左胫骨。

力的定位（治疗师手的位置）

- 右手放在患者胫腓骨的前表面上，拇指在外踝表面，其他手指在胫骨远端表面。

治疗师力的应用（方法）

- 两侧前臂的发力方向相反，运动由左臂发力产生，而右手发力则用于保持胫腓骨的位置。

前后向运动（图 9.23）

- *操作指南*：距骨相对于胫腓骨的前后向运动。
- 符号：AP ↕
- 患者起始体位：俯卧位，膝关节屈曲 90°。
- 治疗师起始体位：站在患者膝关节旁，右膝置于治疗床上以支撑患者的左胫骨。

力的定位（治疗师手的位置）

- 左手放在胫腓骨的后表面，拇指放在外踝表面，其余手指位于胫骨远端的内侧表面。右手放在距骨的前部，拇指放在外踝表面，示指和中指放在内踝表面。

治疗师力的应用（方法）

- 两侧前臂的用力方向相反，运动由右臂发力产生，而左手发力则用于保持胫腓骨的位置。

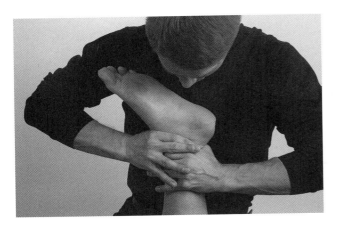

图 9.23 距骨相对于胫腓骨前后向运动

分离运动（图 9.24）

- *操作指南*：距骨沿胫骨线尾向运动。
- 符号：←•→
- 患者起始体位：俯卧位，膝关节屈曲 90°。
- 治疗师起始体位：站在患者膝关节旁，右膝置于治疗床上以支撑患者的左胫骨。

力的定位（治疗师手的位置）

- 右手放在患者距骨的前面，左手放在距骨后面。虎口与距骨接触。拇指在足跟外侧，其余手指放在足跟内侧。

治疗师力的应用（方法）

- 两侧前臂尽可能成直角，双臂均等用力将距骨向上方提起，左膝则维持住患者大腿的位置。

加压（图 9.25）

距小腿关节的加压技术通常包括对距下关节的

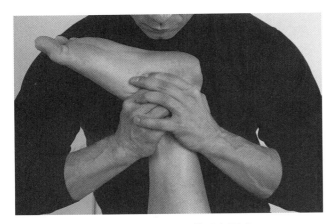

图 9.24 分离运动：距骨沿胫骨线尾向运动

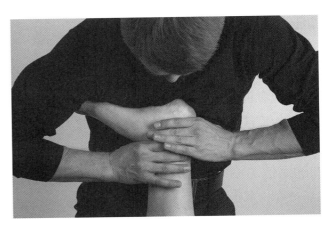

图 9.25 后足的加压

加压。因此，该技术被描述为后足的加压。然而，加压可以与后足的其他运动相结合。

- *操作指南*：足跟沿着胫骨线的头向运动。
- 符号：←•→
- 患者起始体位：俯卧位，膝关节屈曲 90°。
- 治疗师起始体位：站在患者的膝关节旁。

力的定位（治疗师手的位置）

- 双手支撑足踝并使其保持在中立位。

治疗师力的应用（方法）

- 治疗师把胸骨放在患者的后足上。压力是由治疗师的上半身的重量产生的。

加压运动

- 后足加压运动可与生理运动或附属运动结合。力的定位和抓握足踝的方式与没有加压运动相同，压力由治疗师的上半身的重量产生。

距下关节

- 对距下关节的操作，所有的附属运动都是可用的。加压技术已经在上文描述过了。距下关节的其他附属运动有 PA、AP、分离、水平向内和向外的运动。

后前向运动（图 9.26）

- *操作指南*：跟骨相对于距骨的后前向运动。
- 符号：PA ↓
- 患者起始体位：俯卧位，膝关节屈曲 90°。
- 治疗师起始体位：站在患者膝关节旁，右膝

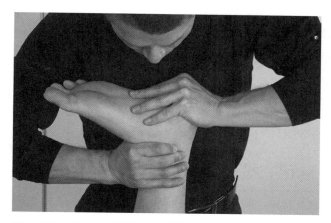

图 9.26　跟骨相对于距骨的后前向运动

置于治疗床上以支撑患者的左胫骨。

力的定位（治疗师手的位置）

- 右手放在距骨的前表面，拇指放在外侧表面，其余手指放在内侧表面。左手成杯状围绕跟骨的后表面，拇指和其余手指放在跟骨周围。

治疗师力的应用（方法）

- 两侧前臂的施力方向是相反的，运动由左臂施力产生，而右手施力则用于保持距骨的位置。

前后向运动（图 9.27）

- *操作指南*：跟骨相对于距骨的前后向运动。
- 符号：AP ↕
- 患者起始体位：俯卧位，膝关节屈曲 90°。
- 治疗师起始体位：站在患者的膝关节旁，右膝置于治疗床上以支撑患者的左胫骨。

力的定位（治疗师手的位置）

- 左手放在距骨的后表面，拇指在外踝的外侧表面，示指和中指在内踝的内侧表面。右手成杯状围绕在足底跟骨的前表面。

治疗师力的应用（方法）

- 两侧前臂的施力方向相反，运动由右手施力产生，而左手施力则用于保持距骨的位置。

纵向运动（图 9.28）

- *操作指南*：跟骨沿胫骨线尾向运动。
- 符号：◀▬▶
- 患者起始体位：俯卧位，膝关节屈曲 90°。
- 治疗师起始体位：站在患者膝关节旁，右膝置于治疗床上以支撑患者的左胫骨。

力的定位（治疗师手的位置）

- 右手放在患者距骨的前部。左手虎口放在跟骨后上角。

治疗师力的应用（方法）

- 左前臂尽可能与地面垂直，右臂水平放置。左臂将患者跟骨朝向上举起，而右手则保持距骨的位置。

横向内侧运动（图 9.29）

- *操作指南*：跟骨相对于距骨的水平向内的运动。
- 符号：▬▶，◀▬
- 患者起始体位：俯卧位，膝关节屈曲 90°。
- 治疗师起始体位：站在治疗床末端，面向患

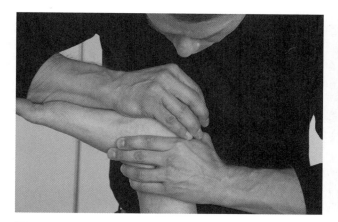

图 9.27　跟骨相对于距骨的前后向运动

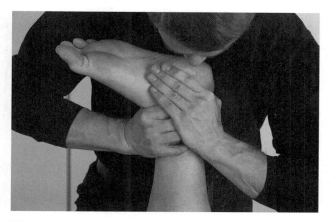

图 9.28　分离运动：跟骨沿胫骨线尾向运动

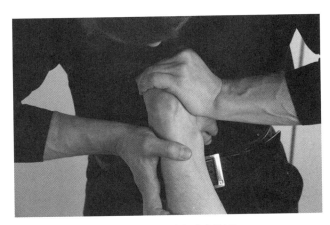

图 9.29 跟骨相对于距骨的横向内侧运动

者的腿。

力的定位（治疗师手的位置）

- 右手放在患者距骨和胫骨远端内侧，手指指向患者膝关节。左手成杯状握住患者跟骨的外侧，手指在跟骨上伸展开。

治疗师力的应用（方法）

- 两侧前臂的施力方向相反，运动由左臂施力产生，而右手施力则用于保持距骨的位置。

横向外侧运动（图 9.30）

- *操作指南*：跟骨相对于距骨横向外侧运动。
- 符号： ⟶▸，◂⟶
- 患者起始体位：俯卧位，膝关节屈曲 90°。
- 治疗师起始体位：站在治疗床末端，面向患者的腿。

力的定位（治疗师手的位置）

- 左手放在距骨和腓骨远端外侧，手指指向膝

关节。右手成杯状从内侧握住患者跟骨，手指在跟骨上伸展开。

治疗师力的应用（方法）

- 两侧前臂的施力方向相反，运动由右臂施力产生，而左手施力则用于保持距骨的位置。

前足的被动附属运动

如果前足的被动生理运动可再现患者的症状或显示运动障碍，关节之间的进一步鉴别检查就建立在附属运动的基础上。检查应开始于横向排列的关节——跗中关节、跗骨间关节和跗跖关节。纵向排列之间的鉴别检查，如跖骨间隙的检查也应进行。

横向排列关节的两个附属运动的例子描述如下：跗中关节的前后向运动和跗中关节的横向内侧运动。

跗中关节的前后向运动（图 9.31）

- *操作指南*：距骨和跟骨相对于足舟骨和骰骨的前后向运动。
- 符号：AP ⬍
- 患者起始体位：俯卧位，膝关节屈曲 90°。
- 治疗师起始体位：站在患者膝关节旁，右膝置于治疗床上以支撑患者的左胫骨。

力的定位（治疗师手的位置）

- 左手放在患者足底，将跟骨前表面靠近跗中关节。左手使足跟位于中立位，远端右手放

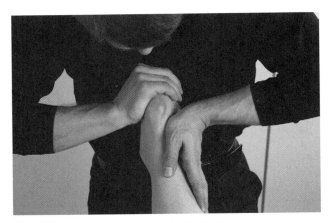

图 9.30 跟骨相对于距骨横向外侧运动

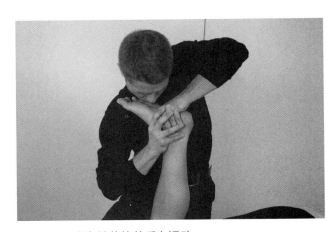

图 9.31 跗中关节的前后向运动

在足舟骨和骰骨的背侧表面。

治疗师力的应用（方法）

- 两侧前臂的施力方向相反，运动由右臂向上施力产生，左手施力则用于保持跟骨和距骨的位置。

跗中关节的横向内侧运动（图9.32）

- *操作指南*：跟骨和距骨相对于骰骨和足舟骨的横向内侧运动。
- 符号：⟶， ⟵
- 患者起始体位：俯卧，膝关节屈曲90°。
- 治疗师起始体位：站在治疗台的末端，面向患者的腿。

力的定位（治疗师手的位置）

- 右手成杯状握住患者跟骨和距骨的内侧，手指在跟骨外侧伸展开。右手靠近跗中关节。左手从足的外侧放在骰骨和足舟骨上。示指放在骰骨的背侧和足舟骨远端与跗中关节相邻。拇指在骰骨及足舟骨底部。

治疗师力的应用（方法）

- 两侧前臂的施力方向相反，运动由左臂施力产生，而右手施力则用于保持跟骨和距骨的位置。
- 如果横向排列关节的一个附属运动可再现患者的症状或显示运动障碍，则可以通过单关节重复附属运动来进行进一步的鉴别诊断。下面将描述一个例子。

内侧楔骨的前后向运动（图9.33）

- *操作指南*：内侧楔骨前后向运动。
- 符号：AP↑
- 患者起始体位：仰卧位，足跟放在治疗床的末端。
- 治疗师起始体位：站在患者膝关节旁。

力的定位（治疗师手的位置）

- 右手拇指放在患者足舟骨的背面，示指和中指握住足舟骨底部。左手拇指放在内侧楔骨的背面，示指和中指握住内侧楔骨底部。

治疗师力的应用（方法）

- 左手移动内侧楔骨，右手保持足舟骨的位置。
- 可用趾列的附属运动来完成跖骨间隙之间的鉴别检查，如下文描述的前后向运动。

第四趾列的前后向运动（图9.34）

- *操作指南*：第四趾列的前后向运动。
- 符号：AP↑
- 患者起始体位：仰卧位，足跟在治疗床的末端。
- 治疗师起始体位：站在治疗床的末端，面向患者的腿。

力的定位（治疗师手的位置）

- 左手拇指放在患者第三趾列背面，示指和中指放在同一趾列的足底一侧。左手垂直于患者跖骨。右手拇指放在与跖骨平行的第四

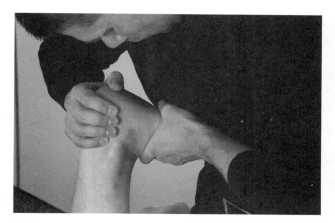

图9.32 跗中关节横向内侧运动

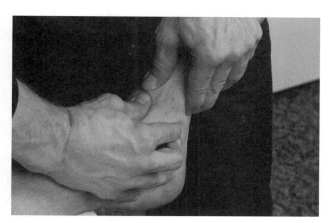

图9.33 内侧楔骨前后向运动

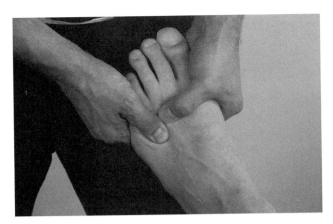

图9.34　第四趾列前后向运动

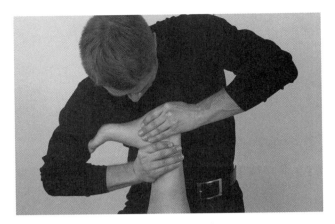

图9.35　距下关节背伸和后前向运动

趾列背面。示指和中指放在第四趾列足底一侧。

治疗师力的应用（方法）

- 右手移动第四趾列，左手保持第三趾列的位置。

结合运动技术

在治疗足踝的运动障碍时，可能需要结合多个方向的松动。当被动运动检查显示障碍方向时，这些结合多个运动方向的松动技术的使用是合理的或可用于后期的治疗。

距下关节的背伸和后前向运动（图9.35）

- *操作指南*：后足背伸的同时，跟骨相对于距骨后前向运动。
- 符号：Hindfoot DF + STJ PA
- 患者起始体位：俯卧位，膝关节屈曲90°。
- 治疗师起始体位：站在患者膝关节旁，右膝置于治疗床上以支撑患者的左胫骨。

力的定位（治疗师手的位置）

- 右手放置在距骨的前面，拇指放在外侧，其余手指放在内侧。左手放在跟骨后面，拇指放在外侧，其余手指放在跟骨内侧。

治疗师力的应用（方法）

- 两侧前臂施力的方向相反，左臂发力引发后前向运动，两臂同时共同发力使后足背伸。

通过增加膝关节的屈曲可以增加后足背伸的角度。

距小腿关节背伸和前后向运动（图9.36）

- *操作指南*：后足背伸的同时，距骨相对于胫腓骨前后向运动。
- 符号：Hindfoot DF+TCJ AP
- 患者起始体位：俯卧位，膝关节屈曲90°。
- 治疗师起始体位：站在患者膝关节旁，右膝置于治疗床上以支撑患者的左胫骨。

力的定位（治疗师手的位置）

- 左手放在患者胫腓骨的后面，拇指放在外踝的外侧，其余手指放在胫骨远端的内侧。右手放在距骨的前面，拇指放在足外侧，示指和中指放在足内侧（内踝远端处）。右腋支撑前足部。

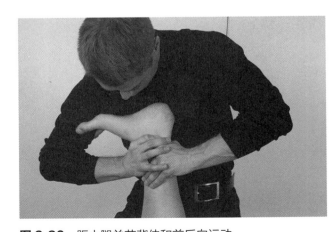

图9.36　距小腿关节背伸和前后向运动

治疗师力的应用（方法）

- 两侧前臂施力的方向相反，前后向运动是由右臂发力完成，而背伸是通过治疗师身体向右弯曲而产生。

后足的背伸和加压（图 9.37）

- *操作指南*：后足背伸的同时进行加压。
- 符号：>—•—<
- 患者起始体位：俯卧位，膝关节屈曲 90°。
- 治疗师起始体位：站在患者的膝关节旁。

力的定位（治疗师手的位置）

- 右手放在患者距骨的前面，拇指放在外侧，其余手指放在内侧。左手从后方握住足跟，拇指在足跟外侧，其余手指在足跟内侧。

治疗师力的应用（方法）

- 治疗师把胸骨放在患者的后足上。治疗师利用上半身的重量施加压力，双手和双臂同时用力使后足背伸。

后足的背伸和外旋（图 9.38）

- *操作指南*：后足背伸的同时进行外旋。
- 符号：Hindfoot DF+LR
- 患者起始体位：俯卧位，膝关节屈曲 90°。
- 治疗师起始体位：站在患者膝关节旁，右膝放在治疗床上以支撑患者的左胫骨。

力的定位（治疗师手的位置）

- 左手从后方握住跟骨，拇指放在外侧，其余手指放在内侧。右手从前方握住患者距骨，

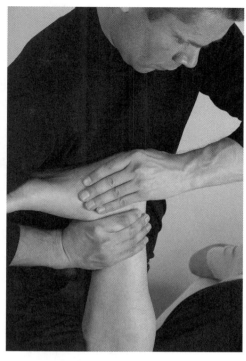

图 9.38 后足背伸和外旋

拇指放在足外侧，示指放在足内侧。

治疗师力的应用（方法）

- 两臂共同用力使后足在背伸的同时外旋。

距小腿关节的背伸和前后向运动及分离运动（图 9.39）

- *操作指南*：后足背伸时，距骨相对于胫腓骨进行前后向运动并且进行分离运动。
- 符号：Hindfoot DF+TCJ AP
- 患者起始体位：仰卧位，足跟位于治疗床末端，内踝或外踝置于治疗床上。

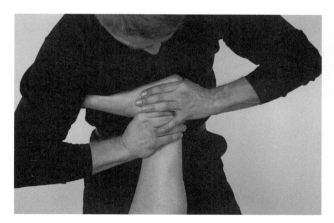

图 9.37 后足背伸和加压

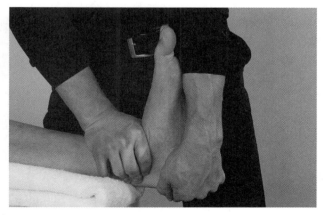

图 9.39 距小腿关节背伸和前后向运动及分离运动

- 治疗师起始体位：站在患者的足旁。

力的定位（治疗师手的位置）

- 右手放在患者距骨的前面，拇指放在外侧，其余手指在内侧。左手从后方握住患者足跟，并将前足置于左前臂上。

治疗师力的应用（方法）

- 左手沿胫骨线将足跟向尾向拉，距骨前后向松动由右手完成。左前臂同时在前足上用力，产生背伸运动。

距下关节的跖屈和前后向运动（图9.40）

- *操作指南*：距下关节的跖屈和前后向运动。
- 符号：Hindfoot PF+STJ AP
- 患者起始体位：俯卧位，膝关节屈曲90°。
- 治疗师起始体位：站在患者膝关节旁，右膝置于治疗床上以支撑患者的左胫骨。

力的定位（治疗师手的位置）

- 左手放置在距骨的后表面，拇指放在外踝下方，示指和中指放于内踝下方。右手成杯状从跟骨前方和足跟的足底侧握住跟骨。

治疗师力的应用（方法）

- 两侧前臂的施力方向相反，前后向松动是由右臂施力产生的，而跖屈则是通过治疗师身体向左侧弯曲产生的。

跖屈和内翻（图9.41）

- *操作指南*：内翻。
- 符号：INV
- 患者起始体位：俯卧位，膝关节屈曲90°。
- 治疗师起始体位：站在患者膝关节旁，右膝置于治疗床上以支撑患者的左胫骨。

力的定位（治疗师手的位置）

- 左手握住跟骨后面，拇指放在外侧，其余手指放在内侧。右手握住距骨前面，拇指放在足外侧，示指放在足内侧。

治疗师力的应用（方法）

- 当治疗师通过身体向左侧弯曲产生跖屈运动时，双臂同时旋转产生内翻运动。

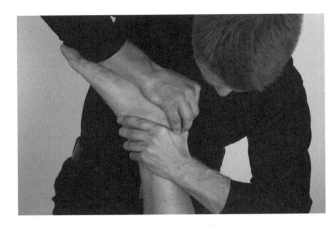

图9.40 距下关节跖屈和前后向运动

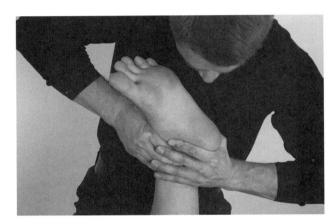

图9.41 跖屈和内翻

足踝的治疗性运动

　　足踝的治疗性运动是对足踝肌肉骨骼障碍运动干预的基础。需要通过运动来恢复患者的运动能力和运动表现。治疗性运动可能是足和踝关节障碍的主要治疗手段，可以采用被动的手法治疗来使足踝运动控制正常化。

　　物理治疗师在计划和实施治疗时，应考虑所有导致患者足踝障碍的因素。例如，后足背伸运动障碍患者可能需要在被动活动后进行踝关节活动，拉伸小腿肌肉，调动神经组织，恢复正常的放松运动模式。

　　运动的选择是根据障碍方向确定的。在下面的描述中，根据足和踝关节的功能来解释不同的练习。

活动性练习

踝关节背伸运动（图 9.42）

- *操作指南*：背伸。

- 患者起始体位：左足站立在地面上，右足站立在椅子上。右足处于中立位，小腿垂直或轻微向后倾斜。上身靠在右大腿上（图 9.42A）。

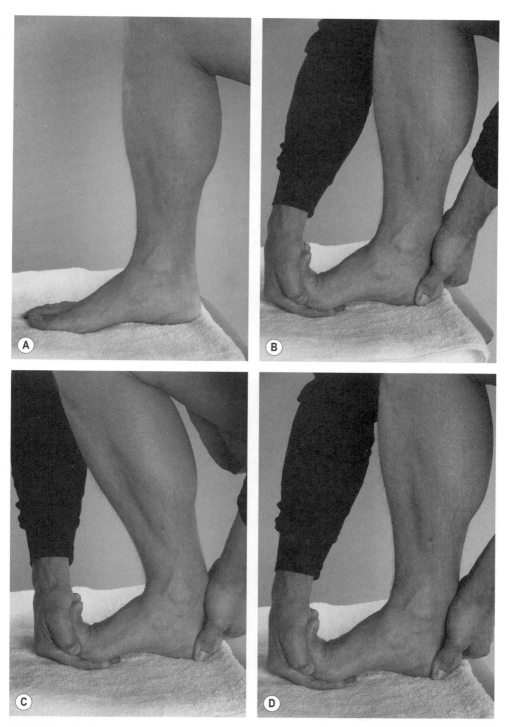

图 9.42　A. 起始体位。B. 患者用右手握住足趾使其背伸并且使趾列跖屈，即抬起足弓。C. 在整个运动过程中，用手保持足部固定，右下肢前倾。D. 右下肢前倾，完成重心转移。重心的转移是通过左下肢运动同时身体靠向右侧大腿来完成的

- 患者用右手握住足趾使其背伸并且使趾列跖屈，即抬起足弓。这将锁住跗中关节和前足的移动，并引导足踝的运动。要想达到一个合适的姿势，最好的方法就是用足趾抵住手掌根部，把手指放在距骨下面。患者可以通过左手直接向下稳定足跟，使足跟固定在椅子上。患者可以通过左手控制足跟的位置（图9.42B）。

- 练习目的：使踝关节向背伸方向运动。该运动的预期效果取决于限制运动生理范围的因素。限制因素可能是生理因素（如组织紧张或过度活动的退缩反射，造成踝关节的压迫和僵硬）或心理因素（即恐惧运动相关的疼痛）。在运动过程中，根据导致损伤的机制，患者的关注点可能差别很大。有些患者可能需要感受组织的牵拉感，而有些人可能需要在运动中集中精力保持足踝的放松。

- 练习方式：右足放在椅子上进行松动。在整个过程中，用手保持足部的固定。右下肢通过前倾完成重心转移。重心的转移是通过左下肢运动和身体靠向右大腿来完成的。

- 在运动过程中，适当地放松踝关节是至关重要的。通过放松运动，达到背伸的生理活动范围。运动是按节奏进行的，在从起始位置到背伸范围末端之间运动不停顿。通常该松动动作需要重复15~20次（图9.42C和9.42D）。

用平衡板在不同方向上运动踝关节（图9.43）

- *操作指南*：足和踝关节的任一方向运动或组合运动。

- 患者起始体位：坐位，右足放在平衡板上。足位于平衡板的中间。

- 练习目的：这种运动主要用于足踝运动障碍患者，他们由于恐惧运动引起的疼痛而导致足踝运动障碍。这项练习的目的是使足和踝关节逐渐在运动障碍方向增加运动，重新

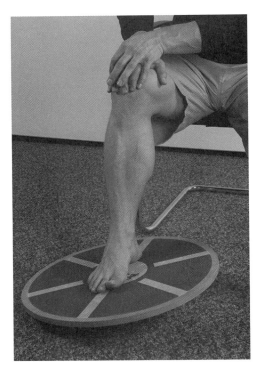

图9.43　踝关节在平衡板上进行不同方向的关节运动

获得运动信心，恢复正常的关节生理活动范围。

- 练习方式：鼓励患者逐渐向障碍方向增加运动。滑板的边缘用来限制运动，这样患者可以意识到运动不能超出正常的生理活动范围。通过激活前足的运动可以促进前足和足后跟之间独立运动的控制。激活前足运动也会增加控制感，让后足更自由地移动。

运动控制：坐位下练习

通常，运动控制练习是在坐位下开始的，大多数患者可以在不需要避免疼痛的情况下开始激活足和踝关节。因此，运动治疗从一开始就可以达到理想运动协调。患者在进入负重状态前，还可以重新体会和学习足和踝关节不同部位的运动控制。

前足的激活（图9.44）

- 图9.44显示了激活前足的第一个策略的详情方式。

- 患者起始体位：坐位，双足着地。下肢与地

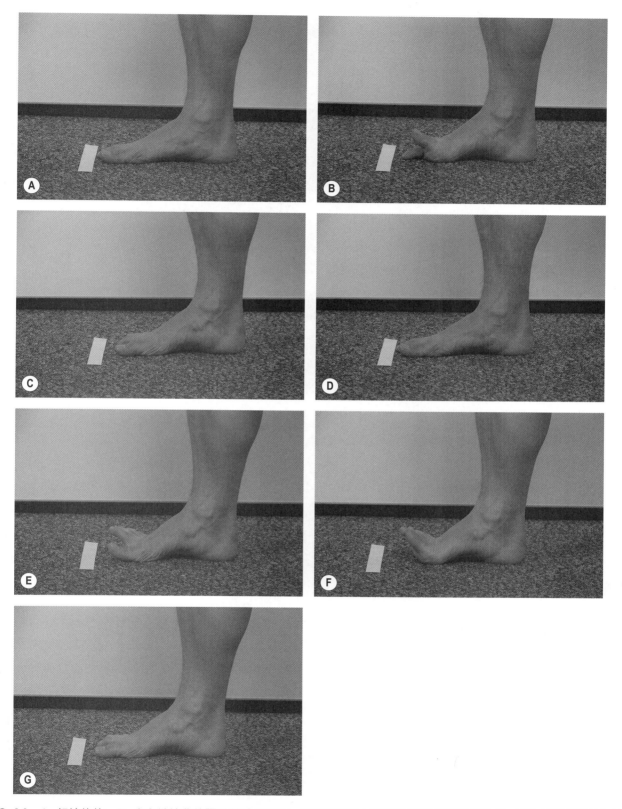

图 9.44　A. 起始体位。B. 患者继续背伸蹬趾并且保持第一和第五跖骨与地面接触直到足纵弓抬高，因为前足激活并与地面保持接触，足部短缩。C. 保持地面对第一和第五跖骨的支撑，蹬趾向下运动，所有足趾放松。D. 前足放松，这将使得足弓下降和足部延长，即回到运动的起始位置。E. 同样可以通过第二至第五趾的背伸进行。F. 与此同时，同样也可以在所有足趾背伸的情况下进行。G. 部分患者可以直接在无足趾背伸的情况下，在地面上活动第一和第五跖骨

面垂直的，足处于放松位（图 9.44A）。

- 练习目的：在地面上激活第一和第五跖骨。
- 练习方法：在第一阶段患者背伸蹬趾（第一跖趾关节）大约20°。在此之后，第一趾列开始跖屈，以加强第一跖骨与地面的接触。患者继续背伸蹬趾，在第一和第五跖骨与地面保持接触。保持下肢的垂直姿势。蹬趾背伸一直到足弓拱起。激活的前足与地面保持接触，可以使足部肌肉短缩（图 9.44B）。
- 在第二阶段的练习中，第一和第五跖骨保持与地面接触，蹬趾向下运动，所有足趾放松（图 9.44C）。在足趾放松后，纵弓应抬高，足部缩短，胫骨前肌放松。
- 在第三阶段的练习中，前足放松，使足弓下降和足部延长，即回到运动的起始位置（图 9.44D）。
- 简单地说，这个练习的阶段包括：激活前足，保持激活的同时放松足趾，接着放松前足。
- 也可以通过第二至第五趾的背伸（图 9.44E）或所有足趾的背伸（图 9.44F）进行。部分患者可以直接在没有足趾背伸的情况下，在地面上激活第一和第五跖骨（图 9.44G）。

分离后足旋后（图 9.45）

- 患者起始体位：坐位，双足垂直着地，足处于放松位。
- 练习目的：恢复和加强后足和前足之间的独立运动控制。当后足内侧负荷增加时，后足外侧负荷受限，或前足和后足的反向旋转在此方向受限时，可使用此练习。
- 练习方法：前足第二至第五趾背伸。主动保持第一和第五跖骨与地面接触。后足旋后。重量被转移到足跟外侧。同时，增加前足第一跖骨下压地面的力。这将导致内侧纵弓的提升和缩短。

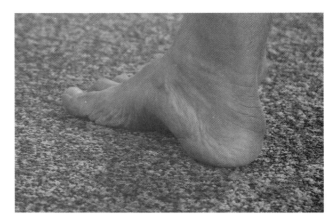

图 9.45 分离后足旋后

分离后足旋前（图 9.46）

- 患者起始体位：坐位，双足垂直着地。足处于放松位。
- 练习目的：恢复和加强后足和前足之间的独立运动控制能力。该练习适用于当后足外侧负荷增加时，后足内侧负荷受限，或前足和后足之间的反向旋转在此方向已经受限的患者。
- 练习方法：前足通过蹬趾的背伸激活。第一和第五跖骨与地面接触支撑，后足向内翻。重量被转移到足跟的内侧。同时，增加前足第一和第五跖骨下的主动支撑。至关重要的是，应在第五跖骨保持主动支撑。这将导致横向足弓的升高和缩短。

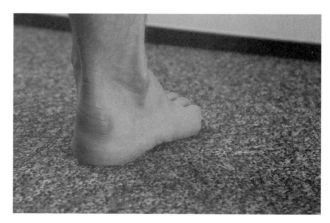

图 9.46 分离后足旋前

整合后足跖屈（图 9.47）

- 患者起始体位：坐位，双足垂直着地。足处于放松位。
- 练习目的：将提踵整合到前足的主动独立支撑中。这将加强前足和后足之间的独立运动控制。
- 练习方法：前足被激活，第一和第五跖骨通常与地面接触支撑。这个动作是通过将足跟向上抬起并在地面上激活前足来完成的。在两个方向上产生相等的力。开始时，在能够保持前足在地面上激活的活动范围内进行运动。重要的是在垂直方向引导运动，前足朝向地面，后足跟朝向天花板。在这个运动的中间范围内，第五跖骨离开地面。在此之后，通过对第一跖骨的主动支撑来保持对运动的控制。这项练习最具挑战性的部分是当踝关节的运动方向转向背伸时，开始重复并保持前足与地面接触并激活。控制前足运动直到足跟着地。在踝关节活动期间，足趾和胫骨前肌肉应该放松。

运动控制：站立位练习

所有在坐位中描述的练习都可以在站立位重复。站立位练习是坐位练习的进阶。然后患者可以进一步练习单腿站立。在站立位，患者区分前足负重和主动前足支撑不同是至关重要的。主动前足支撑是保持足弓的先决条件，这可以将负荷引导至为承重而设计的骨性结构上，为踝关节的运动提供一个稳定的基础，并使前足和后足之间的反向旋转得以实现。

站立位的一个重要练习就是下蹲。踝关节背伸障碍可能是足和踝关节疾病中最典型的表现。

下蹲（强调足和踝关节的控制）（图 9.48）

- 患者起始体位：站立位，身体放松，双足分开约与肩同宽。
- 练习目的：促进下蹲时前足的主动控制，使

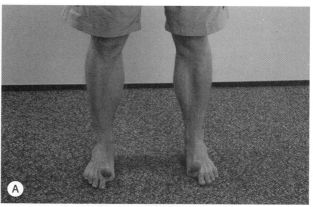

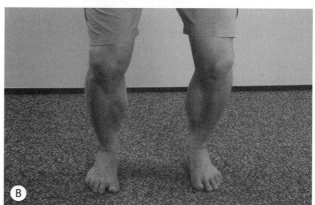

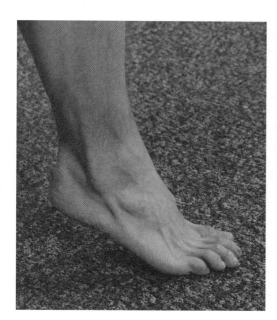

图 9.47　整合后足跖屈

图 9.48　下蹲（强调足和踝关节的控制）

踝关节充分活动至背伸。

- 练习方法：前足被激活，第一和第五跖骨支撑地面（图9.48A）。前足激活是实现前足和后足独立运动控制并达到踝关节完全背伸的必要条件。患者下蹲，用小腿肌肉控制小腿的运动。患者踝关节可自由活动。在踝关节运动过程中避免胫骨前肌激活（图9.48B）。小腿肌肉和胫骨前肌同时激活会造成踝关节受压和僵硬。开始时，患者在保持前足控制的范围内进行运动。运动逐渐进展到踝关节全范围背伸。

（蓝倩雯　译）

参考文献

Acland RD: *Acland's Video Atlas of Human Anatomy*, 2010, New York: Lippincott, Williams & Wilkins.

Arndt A, Westblad P, Winson I, et al: Ankle and subtalar kinematics measured with intracortical pins during the stance phase of walking, *Foot Ankle Int* 25(5):357–364, 2004.

Bennett MI: Diagnosing neuropathic pain in clinical practice. In: Bennett MI, editor: *Neuropathic Pain*, 2006, Oxford Pain Management Library, pp 25–35.

Beynnon BD, Renström PA, Alosa DM, et al: Ankle ligament injury risk factors: a prospective study of college athletes, *J Orthop Res* 19:213–220, 2001.

Blake R, Beames T: Management of cervical disorders: a neuro-orthopaedic perspective, Chapter 4. In Hengeveld E, Banks K, editors: Maitland's Vertebral Manipulation: Management of Neuromusculoskeletal Disorders (vol 1), Edinburgh, 2014, Elsevier Butterworth-Heinemann.

Boersma K, Linton SJ: Psychological processes underlying the development of a chronic pain problem, *Clin J Pain* 22(2):160–166, 2006.

Bogduk N: *Clinical Anatomy of the Lumbar Spine and Sacrum*. Edinburgh, 1997, Churchill Livingstone.

Bronfort G, Haas M, Evans R, et al: Effectiveness of manual therapies: the UK evidence report, *Chiropr Osteopat* 18:3, 2010. Doi:10.1186/1746-1340-18-3.

Butler DS: *The sensitive nervous system*, Adelaide, 2000, Noigroup Publications.

Campbell CM, Edwards RR: Mind-body interactions in pain: the neurophysiology of anxious and catastrophic pain-related thoughts, *Transl Res* 153(3):97–101, 2009.

Crawford F, Thomson CE: Interventions for treating plantar heel pain, *Cochrane Database Syst Rev* (3): Art. No.: CD000416, 2003. DOI: 10.1002/14651858.CD000416.

de Noronha M, Refshauge KM, Herbert RD, et al: Do voluntary strength, proprioception, range of motion, or postural sway predict occurrence of lateral ankle sprain? *Br J Sports Med* 40:824–828, 2006.

de Noronha M, Refshauge KM, Kilbreath SL, et al: Loss of proprioception or motor control is not related to functional ankle instability: an observational study, *Aust J Physiother* 53:193–198, 2007.

De Vera Barredo R, Menna D, Farris JW: An evaluation of research evidence for selected physical therapy interventions for plantar fasciitis, *J Phys Ther Sci* 19(1):41–56, 2007.

de Vries JS, Krips R, Sierevelt IN, et al: Interventions for treating chronic ankle instability, *Cochrane Database Syst Rev* (4): Art. No.: CD004124, 2006. DOI: 10.1002/14651858.CD004124.pub2.

El-Metwally A, Salminen JJ, Auvinen A, et al: Risk factors for traumatic and non-traumatic lower limb pain among preadolescents: a population-based study of Finnish schoolchildren, *BMC Musculoskelet Disord* 7:3, 2006. doi:10.1186/1471-2474-7-3.

Elveru RA, Rothstein JM, Lamb RL, et al: Methods for taking subtalar joint measurements – a clinical report, *Phys Ther* 68(5):678–682, 1988.

Elvey RL, O'Sullivan PB: A contemporary approach to manual therapy. In: Boyling JD, Jull GA, editors: *Grieve's Modern Manual Therapy – The Vertebral Column*, Edinburgh, 2004, Elsevier Churchill Livingstone, pp 471–493.

Gaida JE, Alfredson H, Kiss ZS, et al: Asymptomatic Achilles tendon pathology is associated with a central fat distribution in men and a peripheral fat distribution in women: a cross sectional study of 298 individuals, *BMC Musculoskelet Disord* 11:41, 2010. http://www.biomedcentral.com/1471-2474/11/41 (accessed 30 April 2013).

Hamill J, Holt KG, Derrick TR: Biomechanics of the foot and ankle. In: Sammarco GJ, editor: *Rehabilitation of the Foot and Ankle*, St Louis, 1995, Mosby, pp 25–44.

Hermans JJ, Beumer A, de Jong TAW, et al: Anatomy of the distal tibiofibularsyndesmosis in adults: a pictorial essay with a multimodality approach, *J Anat* 217:633–645, 2010.

Herrmann TJ: The foot and ankle in football. In: Sammarco GJ, editor: *Rehabilitation of the Foot and Ankle*, St Louis, 1995, Mosby, pp 259–268.

Hill CL, Gill TK, Menz HB, et al: Prevalence and correlates of foot pain in a population-based study: the North West Adelaide health study, *Journal of Foot and Ankle Research* 1:2, 2008. Doi: 10.1186/1757-1146-1-2.

Hubbard TJ, Kramer LC, Denegar CR, et al: Correlations among multiple measures of functional and mechanical instability in subjects with chronic ankle instability, *J Athl Train* 42(3):361–366, 2007.

Hubbard TJ, Hicks-Little CA: Ankle ligament healing after an acute ankle sprain: an evidence-based approach, *J Athl Train* 43(5):523–529, 2008.

Irving DB, Cook JL, Menz HB: Factors associated with chronic plantar heel pain: a systematic review, *J Sci Med Sport* 9:11–22, 2006.

Jones M: Clinical reasoning: from the Maitland Concept and

beyond, Chapter 2. In Hengeveld E, Banks K, editors: Maitland's Vertebral Manipulation: Management of Neuromusculoskeletal Disorders (vol 1), Edinburgh, 2014, Elsevier Butterworth-Heinemann.

Kaikkonen A, Kannus P, Järvinen M: Surgery versus functional treatment in ankle ligament tears, *Clin Orthop Relat Res* 326:194–202, 1996.

Kangas J, Dankaerts W, Staes F: New approach to the diagnosis and classification of chronic foot and ankle disorders: identifying motor control and movement impairments, *Man Ther* 16:522–530, 2011.

Kannus P, Renström PAFH: Treatment for acute tears of the lateral ligaments of the ankle, *J Bone Joint Surg* 73-A(2):305–312, 1991.

Kaufman KR, Brodine SK, Shaffer RA, et al: the effect of foot structure and range of motion on musculoskeletal overuse injuries, *Am J Sports Med* 27(5):585–593, 1999.

Kerkhoffs GMMJ, Handoll HHG, de Bie R, et al: Surgical versus conservative treatment for acute injuries of the lateral ligament complex of the ankle in adults, *Cochrane Database Syst Rev* (2): Art. No.: CD000380, 2007. DOI:10.1002/14651858.CD000380.pub2.

Kleipool RP, Blankevoort L: The relation between geometry and function of the ankle joint complex: a biomechanical review, *Knee Surg Sports Traumatol Arthrosc* 18:618–627, 2010.

Konradsen L, Bech L, Ehrenbjerg M, et al: Seven years follow-up after 581 ankle inversion trauma, *Scand J Med Sci Sports* 582 12: 129–135, 2002.

Lentz TA, Sutton Z, Greenberg S, et al: Pain-related fear contributes to self-reported disability in patients with foot and ankle pathology, *Arch Phys Med Rehabil* 91:557–561, 2010.

Linton SJ: Why does chronic pain develop? A behavioral approach. In: Linton SJ, editor: New Avenues for the Prevention of Chronic Musculoskeletal Pain and Disability. Pain Research and Clinical Management (vol 12), 2002, Elsevier, pp 67–82.

McDermott MM, Greenland P, Guralnik JM, et al: Depressive symptoms and lower extremity functioning in men and women with peripheral arterial disease, *J Gen Intern Med* 18:461–467, 2003.

Menz HB, Jordan KP, Roddy E, et al: Characteristics of primary care consultations for musculoskeletal foot and ankle problems in the UK, *Rheumatology* 49(7):1391–1398, 2010.

Nester CJ, Findlow A, Bowker P: Scientific approach to the axis of rotation at the midtarsal joint, *J Am Podiatr Med Assoc* 91(2):68–73, 2001.

Norkus SA, Floyd RT: The anatomy and mechanics of syndesmotic ankle sprains, *J Athl Train* 36(1):68–73, 2001.

O'Sullivan P: Diagnosis and classification of chronic low back pain disorders: maladaptve movement and motor control impairments as underlying mechanisms, *Man Ther* 10:242–255, 2005.

Pacey V, Nicholson LL, Adams RD, et al: Generalized joint hypermobility and risk of lower limb joint injury during sport: a systematic review with meta-analysis, *Am J Sports Med* 38(7):1487–1497, 2010.

Pensri P, Janwantanakul P, Chaikumarn M: Biopsychosocial factors and musculoskeletal symptoms of the lower extremities of saleswomen in department stores in Thailand, *J Occup Health* 52:132–141, 2010.

Perry J: *Gait Analysis: Normal and Pathological Function*, 1992, SLACK Incorporated.

Pijnenburg ACM, van Dijk CN, Bossuyt MM, et al: Treatment of ruptures of the lateral ankle ligaments: a meta-analysis, *J Bone Joint Surg* 82-A(6):761–773, 2000.

Powlson AS, Coll AP: The treatment of diabetic foot infections, *J Antimicrob Chemother* 65(3):3–9, 2010.

Roukis TS, Scherer PR, Anderson CF: Position of the first ray and motion of the first metatarsophalangeal joint, *J Am Podiatr Med Assoc* 86(11):538–546, 1996.

Schuenke M, Schulte E, Schumacher U: *Atlas of Anatomy: General Anatomy and Musculoskeletal System*, Stuttgart, 2006, Thieme.

Tropp H: Commentary: Functional Ankle Instability Revisited, *J Athl Train* 37(4):512–515, 2002.

Turk DC, Wilson HD: Fear of pain as a prognostic factor in chronic pain: conceptual models, assessment, and treatment implications, *Curr Pain Headache Rep* 14:88–95, 2010.

Tweed JL, Campbell JA, Thompson RJ, et al: The function of the midtarsal joint: a review of the literature, *The Foot* 18:106–112, 2008.

van Rijn RM, van Ochten J, Luijsterburg PAJ, et al: Effectiveness of additional supervised exercises compared with conventional treatment alone in patients with acute lateral ankle sprains: systematic review, *BMJ* 341: c5688, 2010. doi:10.1136/bmj.c5688.

Vlaeyen JWS, Linton SJ: Pain-related fear and its consequences in chronic musculoskeletal pain. In: Linton SJ, editor: New Avenues for the Prevention of Chronic Musculoskeletal Pain and Disability. Pain Research and Clinical Management (vol 12), 2002, Elsevier, pp 83–103.

Weissman-Fogel I, Sprecher E, Pud D: Effects of catastrophizing on pain perception and pain modulation, *Exp Brain Res* 186:79–85, 2008.

Werner RA, Gell N, Hartigan A, et al: Risk factors for foot and ankle disorders among assembly plant workers, *Am J Ind Med* 53(12):1233–1239, 2010.

Young CC, Niedfeldt MW, Morris GA, et al: Clinical examination of the foot and ankle, *Primary Care: Clinics in Office Practice* 32:105–132, 2005.

Zusman M: Forebrain-mediated sensitization of central pain pathways: 'non-specific' pain and a new image for MT, *Man Ther* 7(2):80–88, 2002.

自我管理策略：依从性和行为转变

Elly Hengeveld

正如本书多次提及的，在许多临床症状中，被动活动是促进主动活动的一个推动方式。因此，手法治疗师常常建议：一旦患者已经存在运动功能障碍的根源、建立了痛觉感受机制，自我管理策略应作为被动活动的补充，同被动活动治疗作为治疗方案与主动活动相辅相成。

正如第 1 章所概括的，自我管理策略应该能反映出疾病的临床阶段和症状，并可能遵循不同的目的：

- 控制疼痛、提高幸福感的自助策略；
- 防止症状的再发生；
- 提高整体身体素质，使活动水平正常化；
- 提高机体意识，放松；
- 修复运动损伤，如改善关节活动性、神经动力学和肌肉功能。

本书所述的指导方法、建议及运动训练，在疼痛造成的功能障碍二级预防中尤为重要。目前，这个概念在脊髓疾病治疗方面获得了很多关注，因为在 20 世纪 90 年代末的工业化国家中，下背痛造成劳动力长期丧失的情况显著增加（Waddell 2004）。也有证据表明，心理因素（如恐惧回避行为、信念）和临床医师提供的信息不明，都在这一发展中起重要作用（Kendall et al. 1997）。

特别是，通常很容易发展成无望感的无助感可能是一个重要促成因素。这个因素在任何急性期都应该避免出现（Harding et al. 1998）。因此，可以得出结论：在治疗早期阶段，通过自我管理策略指导患者获得对自身健康的控制感十分重要（Roberts et al. 2002）。

越来越多地把不同变量合并到控制轨迹（Rotter 1966）或自我效能信念（Bandura 1989）的研究被纳入物理治疗研究中（Crook et al. 1998, Frost et al. 2000, Roberts et al. 2002）。

控制感可能在患者遭受疼痛和功能限制期间不断改变，意识到这一点很重要。随着疼痛和功能障碍的持续，无助感可能也会增加。所以，物理治疗师在早期检查过程中，发现患者是否有（仍有）对疼痛的控制感、对已知日常生活限制的控制感，以及他们通过哪种策略去获得这种控制感是很重要的。

具有专业知识的物理治疗师有很多方式引导患者产生对疼痛和健康的控制感，例如：

- 重复运动
- 自主活动
- 放松技术
- 身体和本体感觉意识训练
- 肌肉募集运动训练
- 其他疼痛管理策略（热敷和冷敷）

依从性

在治疗师帮助患者应用自我管理策略的过程中，"依从性提高"这个概念起到很重要的作用。

"依从性"是指患者的行为在多大程度上符合临床医师的建议（Schneiders et al. 1998）。"坚持"有时也用于描述患者对医嘱的服从程度。然而，这两个描述词都有些不合适。因为它们过于强烈地表现出一种专制的、单维度的医患关系；在这种关系中，患者是被动的，必须遵循临床医嘱（Kleinamann 1997）。这种情况下，去关注日常生活不适宜（运动）行为的改变，以认知-行为的角度（cognitive–behavioural perspective）看待这种改变。这种角度下，依从性一词更多以积极的含义描述患者。

限制依从性的障碍

根据研究方式的不同，医疗干预和物理治疗的依从性似乎在 15%~94% 之间（Sluys & Hermans 1990, Ferri et al. 1998）。对于患者为什么没有遵从治疗师的建议或运动处方的解释多种多样。很多物理治疗师将此归因于患者缺乏积极性或自律性（Kok & Bouter 1990）。

然而，一个深入的研究提出了几类患者认为的限制依从性的障碍（Sluys 1991）。

- 把建议和运动训练融入日常生活的障碍（例如，在工作环境中，仰卧姿势下的运动无法实现；没有时间完成每天30分钟的训练；指令性目标，如"你应该为自己抽出更多时

间训练"；在一个治疗模块中，有太多的干预措施和建议）。
- 缺乏积极的反馈（对运动是否能以一种正确的方式进行并没有把握；对某个运动是否真的有效，没有经验）。
- 无助感（患者没有体会过可以积极地影响某种状况的能力）。

认知 - 行为方法

根据已知的障碍，建议治疗师遵循认知-行为方法去教育患者，并将教育内容融入总体的治疗计划中（Sluys 2000）。在这种方法中，建议去关注患者运动行为中的无益习惯改变（Harding & Williams 1995）。

然而，物理治疗师通常会选择一种单维度的方式去做治疗（图 A1.1）。在这种方式中，没有应用针对性的行为干预或交流策略。在单维度的方式中，人们认为由于治疗目标，如缓解疼痛和运动障碍正常化，而标准化了患者对运动训练和活动水平及参与信念。此外，人们似乎期望用单一运动训练纠正长时间形成的行为改变。在这种期望中，建议的干预措施被用在所有看起来皆是必要的情况下（Hengeveld 2000）。在这种情况下，治疗师似乎更愿意去告诉患者在日常生活中如何运动训练，而不是引导他们去体验这些运动训练（Treves 1998）。这不利于一些患者对日常生活活动重拾信心。

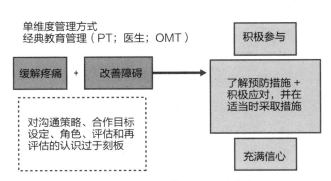

图 A1.1 单维度方式的治疗［经许可转载自 Hengeveld（2000）］

习惯改变不在一夕之间——改变的数个阶段

习惯很少能在一夕之间发生改变，人们将会经历数个阶段。在这几个阶段中，患者有改变行为的意愿，但是日常中分散注意力的事物及其他习惯可能阻碍了患者立即主动地实现目标行为。

在行为改变过程中，人们经历动机形成的不同阶段是理所当然的（Prochaska & DiClemente 1994, Van der Burgt & Verhulst 1997, Dijkstra 2002）（表 A1.1）。一个人在日常生活中能够成功地实现目标行为模式之前，会经历不同阶段。这包括以下几个阶段。

- 动机发展阶段。
- 短期依从阶段：只要治疗师和患者接触、有联系，就表现出目标行为。
- 长期依从阶段：治疗结束后，患者仍维持目标行为。

动机发展阶段

- 在这一阶段，患者常常需要教育，关于运动对骨关节炎病程或椎间盘问题的积极影响的教育。神经生理疼痛机制方面的教育在这一

阶段也可能是必要的。

- 为了能够成功地提供教育策略，物理治疗师首先需要确定患者对于运动的信念，并弄清楚患者是否善于接受新信息。
- 此外，建议物理治疗师在开始计划和实施教育方案之前，遵从协作性目标设定的初始过程（Brioschi 1998）。
- 在实施教育策略之后，治疗师应该评估患者是否明白和理解所提供的信息。
- 在经过一定时间后，有必要给患者足够的时间进行提问和理解相关内容。
- 在这一阶段，患者能够感受到运动和放松会帮助他们提升幸福感，这很重要。有成就感是增加运动依从性的相关因素（Courneya et al. 2004）。
- 主观检查和体格检查的再评估能够帮助提高成就感。

短期依从阶段

- 这一阶段开始于患者在日常生活中做一些简单的运动训练。
- 不要期望目标效果立刻实现或患者在日常生

表A1.1　行为改变阶段模型及治疗师的建议治疗

Prochaska & DiClemente（1994）——改变模型	Van der Burgt & Verhulst（1997）	Dijkstra（2002）
1. 前预期阶段：在这一阶段，不考虑行为的改变	1. 开放性：（物理治疗师介入：信念和期望度的调查。关于运动对如椎间盘问题或骨关节炎无用的信息	1. 无动力：（在这一阶段，患者需要一些"运动对提高健康有效"的信息和教育。患者需要直接体验运动有利于健康。关注教育过程的质量和认知目标的再评估，十分有必要——例如，患者是否已经理解治疗师想要解释的内容？）
2. 预期阶段：考虑行为的改变；但是没有具体计划	2. 明白和理解信息：（通常被物理治疗师忽略：让患者理解信息；患者认为他们得到的信息有用吗？）	2. 对目标行为是否有用的考虑（给患者时间去询问关于前一个阶段的问题）
3. 准备阶段：在短期内，主动形成计划去改变行为	3. 意图（制订计划）	3. 准备（计划的制订和目标的明确）：需要清晰的指导，明确在日常生活中什么时候做运动训练，询问可以做运动的时间，预测什么时候可能出现困难，监控所给的建议是否带来期望的结果
4. 行动阶段：在这一阶段，预想的行为形成	4. 能力（有能力）：运动应该是简单的；如果可能的话，赋予成就感	4. 在不同的日常生活情境中，尝试不同的行动
5. 巩固阶段：维持预想行为，以及预防已形成的行为消退	5. 行动：行为的改变，把运动训练和建议融入日常生活活动中	5. 行动：把运动训练及建议融入日常生活活动的行为改变中
	6. 维持行为：在完成治疗后，行为的持续	

改编自 Prochaska DiClemente（1994），Van der Burgt &Verhulst（1997），Dijkstra（2002）。

活所有恰当的时间都能进行运动训练。

- 通常情况下，在将其他运动结合到自我管理策略之前，最好先开始于一个或两个运动并检查该运动是否有帮助。

- 物理治疗师与患者定期的交流接触十分有必要。这样患者能够提一些问题，物理治疗师也会给予纠正和建议。

- 治疗师或许需要，在即使还没有出现效果的情况下，激励患者坚持运动下去。

在随访阶段再次进行主观检查时，物理治疗师需要发现，患者是否已经能够在恰当的时间段进行和完成该运动。患者或许能在一天某个固定的时间段完成该运动，然而在疼痛加剧的时间段，他们常常就会处于休息或用药的习惯性行为模式下，而不是尝试物理治疗师建议的干预措施。物理治疗师不要认为这是缺乏动机，而是应该认为这是一种寻求帮助的行为，而且这种行为还尚未形成习惯。交流方式可能会影响到不同日常生活场景下的运动学习和实践的过程。

长期依从阶段

- 患者在完成全部的治疗后，仍保持目标行为（长期依从性）。

- 该阶段需要充分准备。

- 这一阶段通常发生在治疗的末期；在最终分析性评估后，该阶段完成。

- 患者需要和物理治疗师协作，预期将来疼痛可能再发生的状况。

- 物理治疗师和患者一起讨论和重现如果疼痛再发生时可能对不适感有帮助的行为。

- 重复的预防措施在这一阶段通常也很有用。

依从性提高的策略

为了帮患者完成有效的运动训练，物理治疗师

可以遵循以下行动和决定的方法。

- 在评估和再评估的过程中，找到运动功能障碍的根源。

- 和患者协作，根据治疗目标和治疗手段做出决定。

- 在治疗手段的选择上，做出选择哪种物理治疗（如被动关节松动术）和哪种自我管理策略的决定。

- 在自我管理策略的选择上，如果患者需要做一段时间的运动或运动期限不确定，物理治疗师应该考虑到策略的客观性。

- 对于主诉疼痛的患者，应先教会患者"应对策略"，然后再进行对促进因素（如姿势、整体身体素质）有影响的治疗介入。

- 运用"应对策略"，患者可能感受到成就感和对自己身体健康的控制感；可能因此形成做运动训练的信心，而不是像最初那样认为这些运动训练是有害的。

控制疼痛和健康的"应对策略"的选择

- 应对策略的选择通常基于患者认为的日常生活活动的困难。

- 这种情况下，在做决定的过程中，从主观检查中获得的信息常常比从视诊和主动运动检查中所获取的信息更能起决定作用。

- 特别是从 24 小时症状行为中获取的信息和偶尔在病史中发现的促进因素，也非常有用（第 1 章）。知道患者能以哪种方式影响会产生疼痛的日常生活活动是很重要的。

- 为了能够确定一个有效的"应对策略"，物理治疗师有必要通过上述的主观检查阶段寻找信息。

案例

在缝纫机工厂工作的一位女士，工作 6 小时

后，胸椎区域出现疼痛。即使体格检查显示胸椎生理弯曲变平，该女士改善疼痛的自我管理策略仍然是反复伸展和旋转运动。

把运动融入日常生活情境中

- 在患者需要形成新的利于健康的行为的情况下，患者或许需要长时间或一生保持该行为。
- 因此，为患者提供简单、可实现的运动目标是十分必要的。这样的运动容易结合到日常生活情景中去，容易成为患者习惯性运动行为的一部分。
- 很遗憾，尽管因疼痛造成的困难是发生在工作场合（如坐位），但患者常常学习到的却是进行一些仰卧位的运动训练。这种情况下，因为患者没有在工作情况下感到有成就感，他们的无助感可能就会逐渐形成（例如，患者有时会主诉"我已经尝试过物理治疗了，但是真的没有用"）。
- 不要只给患者进行单一的治疗，而是和患者协调合作，根据不同日常生活情景的需求，对运动训练进行调整。患者需要知道，这种调整并不是做不同的运动，而是改变同一个运动训练中的某一"变量"。
- 尽管在一些案例中，如术后管理，运动训练仅需要在有限的期限内进行，但是患者也可将其融入日常生活中的家庭训练计划中。如果患者开始恢复日常生活或回归工作，和患者协作一起寻找家庭训练计划中的"变量"并将其融入繁忙的日常生活行程中，将十分有用。

基于一篇文献研究，推荐通过以下几个方面提高依从性，帮助患者在运动行为方面有一个持久的变化（Hengeveld 2003）。

- 遵循认知–行为观点：一种干预或治疗形成的行为方面的习惯改变不会一夕之间形成。

重视行为改变的不同阶段。

- 在治疗疼痛时，需要调查关于活动和运动必要性的信念。
- 遵循指导和教育计划，有必要让患者了解一个时间段内的指导。在不同的时间段，重复已知信息，逐一给出信息，而不是一次性告知患者所有信息。
- 协作性目标的设定和有意识的交流是有必要的。
- 自我管理策略最重要的目标之一就是引导患者具备对他们自身健康的控制感（Harding et al. 1998）。
- 如果患者认为，当日常活动或工作状况激惹了疼痛时，活动是有害的，那么物理治疗师应当将教育策略补充到被动活动或其他自我管理治疗中，以引导患者。有时物理治疗师在教育患者时，可以采用以下方式。
  - "不是要运动，而是如何运动。"（Sahrmann 1999）
  - "不是工作任务，而是工作方式引起了症状。"（Watson 1999）
- 花时间去教患者运动，而不是仅仅在一个时间段最后几分钟告诉患者做什么。给患者时间提问题。
- 通过进行运动后的再评估提高积极的反馈（有时候仅仅是找到关于疼痛感或健康的信息——"现有的疼痛"）。
- 在接下来的时间里，在再次主观评估阶段，询问患者是否已经能够进行运动训练，同时知道影响运动训练的因素是什么。以这种方式提出问题，患者会感觉放松，更愿意说出他们是否忘记运动训练。如果他们忘记运动训练，不应该直接把这归因于缺乏激励或自律。
- 书面信息作为一种帮助记忆的方式，可提高患者对信息的理解。有时，患者会将医生的建议自己整理成书面信息。也可将这种方式与一个包括疼痛、日常活动和运动训练的日志相结合。

- 确保运动训练能在日常生活中实施。患者常常需要以同一运动的不同方式进行训练，患者同样需要理解这些运动方式的区别。这在一些情况下对患者十分重要，如当一位患者需要发展一种长期持续的甚至持续一生的新行为时。

- 可预期的困难：在完成运动训练的选择和指导之后，物理治疗师需要和患者讨论是否会出现可预期的困难，并讨论困难可能会发生在哪些方面。一些运动或许很有用，但在工作环境中，可能就不适合进行运动训练。这种情况下，协作解决问题很有必要，同时应提出运动训练的调整方案。

- 在完成一系列治疗后，为了提高长期依从性，需要进一步预测症状再发生的可能性，并提出相关解决方法。

总结

在教育患者如何运动之前，治疗师应该思考下面几个步骤和问题。

- 运动训练的目标是什么？
- 运动训练应该安排在日常生活中的什么时间段？
- 是否向患者解释过运动训练的目的？
- 是否检查过患者已经完全理解信息？
- 有没有在实施运动训练以后立刻再次进行评估？评估结果有没有帮助患者提高成就感？
- 有没有和患者一起预测进行运动训练时出现困难，以及会在什么时候出现？

该附录改编自 Hengeveld, E. 2003. Compliance und Verhaltensänderung in Manueller Therapie. Manuelle Therapie, 7（3），122–132，并已获许可。

（刘　薇　译）

参考文献

Bandura A: Perceived self-efficacy in the exercise of personal agency, *Psychologist* 10:411–424, 1989.

Brioschi R: Kurs: die therapeutische Beziehung. In Brioschi R, Hengeveld E, editors: *Leitung*, Fortbildungszentrum Zurzach, Mai, 1998.

Courneya KS, Friedenreich CM, Sela RA, et al: Exercise motivation and adherence in cancer survivors after participation in a randomized controlled trial: an attribution theory perspective, *Int J Behav Med* 11:8–17, 2004.

Crook P, Rose M, Salmon P, et al: Adherence to group-exercise: physiotherapy-led experimental programmes, *Physiotherapy* 84:366–372, 1998.

Dijkstra A: Het veranderingsfasenmodel als leidraad bij het motiveren tot en begeleiding van gedragsverandering bij patienten, *NTvF* 112:62–68, 2002.

Ferri M, Brooks D, Goldstein RS: Compliance with treatment – an ongoing concern, *Physiother Can* 50:286–290, 1998.

Frost H, Lamb SE, Shackleton C: A functional restoration programme for chronic low back pain, *Physiotherapy* 86:285–293, 2000.

Harding VR, Williams ACDC: Extending physiotherapy skills using a psychological approach: cognitive–behavioural management of chronic pain, *Physiotherapy* 81:681–688, 1995.

Harding VR, Simmonds MJ, Watson PJ: Physical therapy for chronic pain, *Pain, Clinical Updates (IASP)* VI:1–4, 1998.

Hengeveld E: *Psychosocial Issues in Physiotherapy: Manual Therapists' Perspectives and Observations. MSc Thesis*, London, 2000, Department of Health Sciences, University of East London.

Hengeveld E: Compliance und Verhaltensänderung in Manueller Therapie, *Manuelle Therapie* 7:122–132, 2003.

Kendall NAS, Linton SJ, Main CJ, et al: *Guide to Assessing Psychosocial Yellow Flags in Acute Low Back Pain: Risk Factors for Long-Term Disability and Work Loss*, Wellington, New Zealand, 1997, Accident Rehabilitation & Compensation Insurance Corporation of New Zealand and the National Health Committee.

Kleinmann A: In Fadiman A, editor: *The Spirit Catches You and You Fall Down – A Hmong Child, her American Doctors and the Collision of Two Cultures*, New York, 1997, Farrar, Strauss and Giroux.

Kok J, Bouter L: Patientenvoorlichting door fysiotherapeuten in de eerste lijn, NTvF 100:59–63, 1990.

Prochaska J, DiClemente C: Stages of change and decisional balance for twelve problem behaviours, *Health Psychol* 13:39–46, 1994.

Roberts L, Chapman J, Sheldon F: Perceptions of control in people with acute low back pain, *Physiotherapy* 88:539–548, 2002.

Rotter J: Generalized expectancies for internal versus external control of reinforcement, *Psychol Monogr* 80:1–5, 1966.

Sahrmann S: *Course on the assessment and treatment of*

movement impairments, Zurzach, Switzerland, 22–25 August 1999, 1999.

Schneiders A, Zusman M, Singer KP: Exercise therapy compliance in acute low back pain patients, *Manual Therapy* 3:147–152, 1998.

Sluys E: Patient education in physiotherapy: towards a planned approach, *Physiotherapy* 77:503–508, 1991.

Sluys E: *Therapietrouw door Voorlichting– Handleiding voor Patiëntenvoorlichting in de Fysiotherapie*, Amsterdam, 2000, Uitgeverij SWP.

Sluys E, Hermans J: Problemen die patienten ervaren bij het doen van huiswerkoefeningen en bij het opvolgen van adviezen, *NTvF* 100:175–179, 1990.

Treves KF: Understanding people with chronic pain following whiplash: a psychological perspective. In Gifford L, editor: *Topical Issues in Pain – Whiplash: Science and Management. Fear-Avoidance Beliefs and Behaviour*, Adelaide, 1998, NOI Group.

Van der Burgt M, Verhulst H: Van therapietrouw naar zelf-management: voorlichting op maat, *Fysiopraxis* 12:4–7, 1997.

Waddell G: *The Back Pain Revolution*, ed 2, Edinburgh, 2004, Churchill Livingstone.

Watson P: Psychosocial Assessment, IMTA Educational Days, Zurzach, Switzerland, 1999.

Figure A1.1 • One-dimensional approach to treatment. Reproduced by kind permission from Hengeveld (2000).

记录

Elly Hengeveld

附录 2

关键词

记录；再评估；SOAP记录
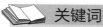

引言

评估和治疗过程中需要对每次治疗时的发现和结果进行深入的书面记录。在理想情况下，文档是系统的、有结果的并容易在短时间内阅读（再阅读），它提供给物理治疗师一个框架，在整个治疗过程中引导治疗师。系统的记录是帮助记忆和与其他专业人员沟通的一种方式。它们以下列各种方式支持物理治疗师。

- 反思所做的决定。

- 控制所采取的行动。

- 如有必要，可以迅速调整治疗方法以适应不断变化的情况。

因此，在进行质量管理的过程中，书面记录是必不可少的。

有争议的是，许多物理治疗师把治疗记录视为不情愿但是必须做的事情。因此，许多记录常常显得肤浅和不完整（Cohen 1997）。在学习"物理治疗的艺术"的过程中，虽然治疗记录可能不会伴有很多积极的期望，但物理治疗师们应该考虑他们进行疗程记录的多种原因。

- 记录帮助物理治疗师记忆已经完成的、思考的和计划的工作。

- 系统记录服务于临床推理和学习过程：把想法写在纸上，使治疗师能更精细而准确地思考，并整理自己的推理过程。它加强了治疗师对所做决策和所采取行动的反思和监测。

- 将检查结果和治疗发现写在纸上本身就是一种宝贵的学习经验。它促使人分别重要信息并进行记录，从而忽略掉一些无足轻重的内容。

- 把想法写在纸上，有系统地进行记录，有助于理清思绪，因为信息和记忆在整个过程中都是有组织的。

- 记录患者信息、干预措施和计划步骤，支持在记忆中发展临床模式。因此，记录可能是经验知识发展中的一个重要过程（Higgs & Titchen 1995, Nonaka & Takeuchi 1995）。

- 理想情况下，记录应该包括评估和治疗的进展情况。

- 全面、系统的患者记录可作为临床病例研究的基础。

- 记录也可能帮助患者记忆。在某些情况下，患者可能已经忘记了在治疗后，疾病得到了怎样的改善。如果由于其他原因，几天后症状复发，患者可能会轻易地将其解释为没有变化。在治疗后立即再评估并对结果进行记录可以指导物理治疗师和患者重新评估从上一次治疗后直到症状再次出现的那一刻期间的状况。

- 在团队协作中，记录有助于团队沟通协作。假如一位同事缺勤，而记录是清晰易懂的，那么其他物理治疗师就能够继续进行最初设定的疗程。

- 出于法律原因的记录——在许多国家，物理治疗师被法律强制要求在一定时间内保存患者的病历。此外，物理治疗记录可能被用于诉讼。

- 越来越多的专业协会宣称记录资料是物理治疗过程的组成部分（ÖPV 1998, WCPT 1999, Heerkens et al. 2003）。

SOAP 记录

治疗过程的记录必须包括详细的信息，但必须简短并提供一个简单的概述。在这个概念中，使用的是所谓的"SOAP"记录（Weed 1964, Kirk 1988）。"SOAP"这个缩写词是指评估过程的各个部分。

- 主观信息（subjective informations）的收集。
- 客观信息（objective information）的收集。
- 执行评估（assessment）。
- 发展并制订计划（plan）。

不一定要遵循本书中规定的指南和缩写，但是，必须确定一些方法来适应患者所说和治疗师的思维模式。SOAP 帮助记忆的基本元素可以作为一种有用的格式，以一种简单而全面的方式来跟踪治疗过程的所有步骤。

有人认为，SOAP 记录中的"客观"一词有些不合适，因为物理治疗师在执行测试动作时，会看重患者的主观体验。此外，有人认为，物理治疗师作为"测量工具"，将会把注意力放在当时看来最相关的测试方面，因此，测试过程中的真实客观性可能不存在（Grieve 1988）。因此，他们决定用"体格检查"（P/E）来代替"客观检查"这个词。

有人批评说，以问题为导向的医疗记录（problem oriented medical records，POMR）中的 SOAP 记录将物理治疗师局限于仅仅关注生物医学数据（French 1991）。然而，如果物理治疗师注意到指示患者疾病经历的关键词和具体的关键短语，则可以将它们记录在括号中，并将其整合到文档中，从而将患者个人疾病经历的要素纳入记录。

在任何时候，患者的记录都应该包括计划中的发现及步骤——对所做的事和所想的事进行追踪，理想的记录包括以下内容。

- 检查和评估程序的信息。
- 治疗干预措施和结果（重新评估）。
- 规划步骤和提出假设。
- 患者的重要关键词或短语。

星号

在主观检查中，患者可能会陈述与失能有关并且在再评估程序中可能被证明是有价值的参数的某些事实。这些应立即在记录中突出显示，并可使用"星号"标记。

虽然星号的使用不是强制性的，但它可能加快整个过程。它们能节省时间，提醒和指出对特定的人非常重要的事实。用一个大的、明显的星号来标记这些主要的评估，不仅是履行一项承诺，而且还会使再评估程序更快、更容易、更完整，从而更有价值。

使用星号对于体格检查参数同样有价值。同

样，建议在体格检查时逐步使用星号，而不是在检查后。这同样适用于以后的每一次治疗。

有时，"星号"一词似乎已成为行业术语，然而，它并不是这样的意思。用这个概念教学和工作的人可能经常使用"主观检查和体格检查星号"这一术语。这主要是指主观检查和体格检查参数的信息，这些参数将在整个治疗过程中定期进行重新评估，以监测康复的进展和治疗的效果（专栏 A2.1）。

专栏A2.1

星号的使用

星号在评估程序中非常有价值。在记录中使用星号突出了以下几个方面。

- 主要症状或活动受限。
- 再现患者症状的事件。
- 将在再评估过程中跟进其他重要的可比较的体征。
- 其他重要信息。
- 需要跟进的重要问题。
- "星号且行且用"表示，一旦获得了相关发现，就必须立即突出它们，而不是回顾它们。如果结果被立即记录下来，它将影响物理治疗师进一步的检查和评估程序。

条件

有些人可能更喜欢其他的记录方式。然而，无论采用何种记录方法，都需要满足下列条件：

- 有组织
- 清晰
- 全面
- 简单易懂
- 简明扼要地以电报文体形式写成
- 合乎逻辑

关于记录的一些词语

记录相关信息是很重要的，即使检查结果表明正常也是如此。由于它们已被记录在案，在将来查阅时能显示这些特定的问题已经被问及或这项体格检查已经执行。

在"记录表"上记录正常发现是一个快速而简单的过程。例如，如果患者肩部疼痛，治疗师对肩锁关节（acromioclavicular joint，AC）进行了全面的检查，发现它有正常的无痛运动，可记录如下：

AC √√

重点是，必须记录下来。

从首诊中记录下来的信息比随后治疗中的要多。但是，同样的细节是必需的，所以可以使用相同的细节和缩写。人们喜不喜欢这些符号并不重要，只要满足全面记录的标准就可以。

调查问卷和"备忘单"通常被认为是有优势和劣势的。主要的考虑是它们不应该管制太严，也不应该太详细。不应该使用一个需要打钩或画叉的问题备忘清单，因为太过呆板，并且破坏了检查者的独立思考，这会完全消除了跟随患者的思路或者追求更详细假设的机会。

主观检查发现的记录

每个患者都有许多问题和答案需要记录，即使这只是为了表明这个问题很重要，事实上已经有人提出并回答了。

在记录主观检查结果的过程中使用患者的语言是一个安全的过程。例如，如果一个患者主诉手臂在上举过头时被拉伤，那么这就需要像患者说的那样如实记录下来，而不是用"屈曲时的症状或疼痛"这样的物理治疗师语言，因为这可能会立刻限制物理治疗师的思维。

有关个人疾病经历的关键字和短语可以用引号标明。这些关键字和短语可能是治疗过程形成的必要信息，因此它们必须被相应地记录下来。在主观检查的主要类别内组织信息，对于主观检查过程的概览是至关重要的。当问到有关"主要问题"时，有可能患者会给出与病史有关的信息，例如，一些症状性行为。在这种情况下，有必要在文件上留出足够的空间来组织和记录"病史"或"行为"信息，而不是按时间顺序记录每一条。这将有助于物理治疗师对整个主观检查的过程进行概述，即使"平行"的沟通技术已经被选择。

身体图示

- 通常情况下，在确定患者的主要问题和收到关于失能的一般性陈述后，症状的范围、深度和性质、行为和症状时间顺序被查清并记录在一张"身体图示"上（图 A2.1）。
- 参照这样的身体图示可以快速清晰地提示患者的症状和主要问题。
- 一个精心绘制的身体图示有助于产生关于运动功能障碍根源或症状及神经生理疼痛机制的假设。此外，关于注意事项和禁忌证的第

一个假设可能会被提出。

- 原则上，身体图示由物理治疗师绘制，以方便记录和记忆。
- 有时，在患有慢性疼痛的患者中，身体图示可能由患者绘制。如果使用不同的颜色，作为对疼痛体验的标注，它们可能会成为重新评估过程的指南。
- 如果一个身体图示上的信息被一致地记录在同一部位，那么患者的自我监控机制就会更容易被激活。如果物理治疗师忘记问一些问题，当重新阅读信息时，可能会被更容易注意到。
- 在不同的症状区域使用阿拉伯数字可以简化以后的记录：如果需要提及症状区域，可以使用数字而不是冗长的症状区域描述。

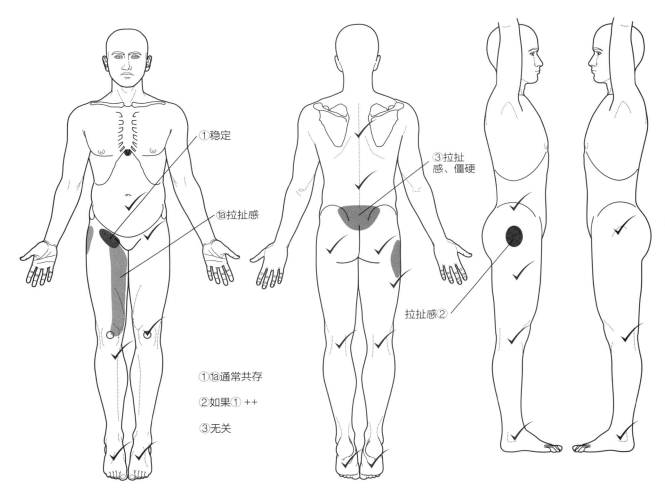

图 A2.1 身体图示

临床提示

总是把相同的信息记录在身体图示的同一位置上。这增强了自我监控——重新读取信息时，如果某些细节缺失，就更容易被注意到。

症状和活动的行为

关于"症状的行为"信息对于许多假设的表达是至关重要的。此外，这些信息通常用于后续治疗的重新评估程序。因此，需要充分详细地记录这些信息。

如果发现加重患者症状的活动或位置，必须仔细记录。然而，任何缓解因素也需要立即写下来，就像引发症状的活动一样。这可能听起来有些迂腐，然而，它将给物理治疗师一个即刻的概述——哪些活动和体位患者已经发展为有用的应对策略，哪些患者可能需要一些帮助。

一些例子如下。

* ① ↑园艺，除草，在下蹲体位；10 分钟后 P₁ ①，20 分钟后 P₁ ① [1]

   ↓起立，四处走动（几步或原地踏步）：
   ①↓ 100% 即刻。可继续做园艺。

* ① ↑穿袜子，在站立位——活动可能像平常一样

   ↓①↓ 100% 即刻。腿一旦放下来。

* ① ↑躺在床上——俯卧，右腿向上拉。大约 3:00 醒来① [1]

   ↓不知道如何缓解。起床，步行大约 20 分钟① "可忍受"

病史

有时，很难全面了解患者的病史，并监测是否获得了所有相关数据。特别是有多次发作，而且是在这个问题已经反复出现很多年的情况下。

虽然不是强制性的，物理治疗师可以画出一条指示时间过程的线，以保持对当前和过去病史的全面了解（图 A2.2，A2.3）。

体格检查发现的记录

体格检查结果需要详细和系统的记录，以便在随后的重新评估程序中能够迅速查阅。

使用符号有助于加快进程并增强快速引用（表 A2.1）。

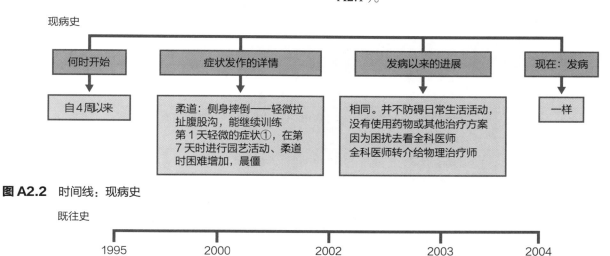

图 A2.2 时间线：现病史

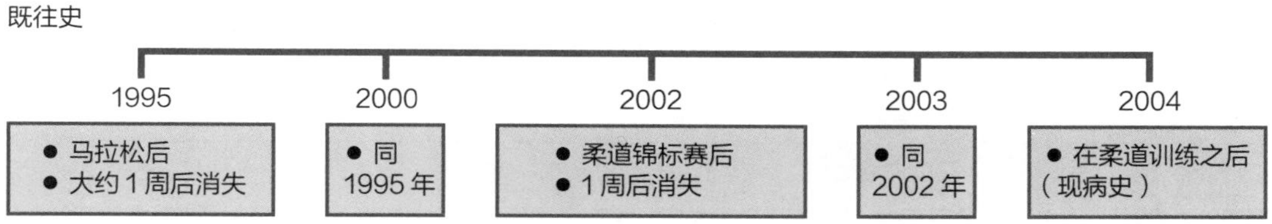

图 A2.3 时间线：既往史

表A2.1　记录符号

周围关节		脊柱	
F（flexion）	屈曲	↕	中央后前向加压合并向左下方倾斜 ↙
E（extension）	伸展		
Ab（abduction）	外展	↑	中央前后向加压
Ad（adduction）	内收		
↻	内旋	⌐↑	左侧的后前向加压合并内侧倾斜 ◁
↺	外旋	↑⌐	左侧单侧前后向加压
HF（horizontal flexion）	水平屈曲	◄—	左侧横向加压
HE（horizontal extension）	水平伸展		
HBB（hand-behind-back）	手摸背	↻	左侧旋转
Inv（inversion）	内翻	↖	左侧侧屈
Ev（eversion）	外翻	←→	纵向运动（向头向或尾向）
DF（dorsiflexion）	背伸		
PF（plantarflexion）	跖屈	⌐↓	在右侧第2肋的肋骨角单侧后前向加压
Sup（supination）	旋后	⌐↓	在第2肋更外侧的单侧后前向加压
Pron（pronation）	旋前		
El（elevation）	上举	⌐↑	右侧单侧前后向加压
De（depression）	下压	CT & ↗	屈曲位置下的颈椎牵引（cervical traction，CT）
Protr（protraction）	前突	CT & ↑	中立位置下的颈椎牵引（坐位）
Retr（retraction）	后缩	IVCT & ↑	坐位
Med（medial）	内	IVCT & ↗	仰卧位
Lat（lateral）	外		
OP（overpressure）	加压		
PPIVM（passive physiological intervertebral movements）	被动椎间生理运动	IVCT & ↗ 10 3/0 15	颈椎屈曲位置下的间歇式颈椎牵引，牵引强度为10kg，3秒保持期，无放松期，治疗时间持续15分钟
PAIVM（passive accessory intervertebral movements）	被动椎间附属运动		
ULNT（upper limb neural tests）	上肢神经测试		
LLNT（lower limb neural tests）	下肢神经测试	LT	腰椎牵引
Q（Quadrant）	象限	LT 30/15	腰椎牵引，牵引强度为30kg，一次治疗为15分钟
Lock（locking position）	锁定位置		
F/Ab	屈曲/外展	LT crk 15/5	髋关节和膝关节屈曲位置下的腰椎牵引：牵引强度15kg，牵引5分钟
F/Ad	屈曲/内收		
E/Ab	伸展/外展	IVLT 50 0/0 10	间歇性腰椎牵引，牵引强度为50kg，没有保持期和放松期，一次治疗时间持续10分钟
E/Ad	伸展/内收		
Distr（distraction）	分离牵引		
↕	后前向运动		
↑	前后向运动		

续表

周围关节	脊柱
⟶	符号所指方向的横向 运动
↕	相邻关节面的滑动
⟩—•—⟨	挤压
	纵向运动
Ceph	头向
Caud	尾向

纵向运动是指关节在解剖位置上与身体的纵轴相一致的运动方向。当同一运动在任何其他体位进行，而不是解剖学姿势时，关节的运动仍然称为纵向运动，尽管它现在不与身体的纵轴相一致

经允许摘自 Spinal data reproduced by kind permission from Maitland, G. D., Hengeveld, E., Banks, K. & English, K. 2001. Maitland's Vertebral Manipulation, 6th edn. Oxford: Butterworth-Heinemann

主动运动

在记录运动的范围和质量及对运动引发的症状的反应时，应发展一种记录模式并坚持下去。

通过这样做，可以记住更多的信息，同时给治疗师留出更多的时间去了解其他细节。主动运动结果可记录如下：

Sup √，√$_{IV++}$

这个例子意味着旋后（Sup）有一个正常的运动范围和质量（第一个√），当加压时没有异常的疼痛反应（第二个√）。

建议第一个√与运动反应（如运动的范围和质量）关联，第二个√与在测试运动时发生的症状反应关联。可以用等级 IV－、IV++ 或 IV+ 表示加压有多大。这在物理治疗师想要用一定量的加压测试运动的情况下尤为重要，然而，"疾病的性质"可能会限制物理治疗师施加最大压力。

除非在主动和被动活动范围内是无痛的，否则一个动作不能被归类（或记录）为正常。在可获得的范围内进一步加压不应引起正常反应以外的疼痛。

异常结果可记录如下：

*Ab 170°，Dev. Ventr. 120°~170°，①$_{act.EOR}$ Corr. Dev.130°，① 11

这表明外展（Ab）的范围是 170°，外展运动在 120°~170° 之间有运动轨迹异常；主动运动活动范围末端不加压再现症状。随着运动轨迹异常的矫正，活动异常范围改善至外展 130°，疼痛明显加剧。

*Hip F 130°，loc P groinI$_{V-}$，①$_{IV+}$

本例表明髋关节（Hip）屈曲范围为 130°，运动质量无任何异常；轻度加压（IV－）产生局部症状，较强的加压（IV+）再现症状。

被动运动

监测和被动运动相关的疼痛行为、阻力和运动反应（痉挛）。物理治疗师特别感兴趣的是这些成分如何相互作用和相互联系。这是一个非常详细的检查程序，可被视为"手法物理治疗艺术"的一部分。最简单但不是强制性的方法是绘制一个运动图示。否则，关于 P_1 和 P′、R_1 和 R_2 的行为（包括其关系）的异常结果可能被口头记录。

如果某些被动运动被归类为正常运动，则与主动运动采用相同的方法记录（√，√）。然而，如果有相关的异常发现，这种方法是不够全面的。

举例：

SLR®: R_1:50°，L5 R_2 70°；P_1 pulling hamstr. c.55°，P'only little（3/10）.

这个例子表明物理治疗师首先在直腿抬高（SLR）50° 时感觉到了阻力增加。在 70° 时阻力限制了运动，仅在腘绳肌（hamstr.）区域引起轻微的拉扯感（pulling）。图 A2.4 显示了相关的运动图示。

治疗干预的记录

在实施治疗技术之前，计划制订和技术选择的理由应被记录。接着，应将治疗及其效果记录下来。这需要包括足够多的细节，以便在后期进行回顾评估时能够参考。

被动关节松动术的治疗记录应该包含如下内容。

- 患者的体位。
- 关节的位置。
- 选择的治疗技术，包括松动的方向。
- 技术等级。
- 进行这项技术的节奏。
- 持续时间（重复次数或时间单位）。
- 进行治疗时的症状反应和患者的反应（见第 1 章中"治疗期间的评估"）。
- 在治疗完成后立即进行再评估（对比或记录哪些症状已经改善，哪些症状保持不变，这通常是有帮助的）。

不仅要详细记录被动运动的治疗，而且还要记录主动运动的过程、运动训练或物理应用（如应用超声波治疗时需要记录深度）。

治疗后要进行重新评估，要求患者对该技术导致的任何症状变化或健康感进行比较。然后再对受影响的体格检查进行重新评估。理想情况是，体格检查结果的记录包括与应用治疗技术前的评估结果相比较的简要评价。

最后，在一个治疗结束时，治疗师应将关于下次治疗需要如何修改的想法写在纸上。这样的分析不仅迫使治疗师反思临床推理过程，而且还能刺激对上一次治疗过程的记忆。

举例

被动运动	主诉：相同
治疗处方盂肱关节，仰卧位	体格检查：F160°，在末端施加
起始位置：150° 下（在 P_1 至出现之前）	很强的压力时再现症状① ☺（"感觉好多了，我能抬得更高"）
执行：↗, ↷	HBB：活动范围和疼痛出现是否一致
Ⅳ－至Ⅳ级	
平稳的节律，相对快速	计划：重复同一处方；如 HBB
总共约 6 分钟	没有变化，症状是否一致，在
"舒适的"：4 分钟后从感觉到运动阻力开始的点进阶到活动范围病理受限点，尤其使用↗时	HBB 活动范围的末端执行附属运动的关节松动术
约 6 分钟后活动范围或疼痛没有进一步的改变	

其他形式的治疗

运动训练	主诉："站立时比以前轻"
坐位：执行左侧和右侧髋关节 F/Ad	体格检查：腰椎 F 2cm，√，主动活动范围末端无加压再现症状
5 次，大约 10 秒，直到轻微拉扯臀部，"舒适的"	髋关节 F：130°，在主动活动范围末端较强加压再现症状① ☺
	计划：在工作时执行运动训练；至少每天 3 次，A P 前后向，臀部开始，1~2 组；每侧腿 5 次/30 秒
超声波	主诉："现在没有压痛"
坐位，膝关节伸展	体格检查：下蹲，全范围没有疼痛 ☺
处方：3MHz，大声头；1∶2 间歇	伸展/外展：加压没有再现症状① ☺
1W/cm²；3 分钟；在膝关节内侧的压痛点，没有疼痛	（在干预后比较结果和标记哪些部位得到了改善是很有用的）

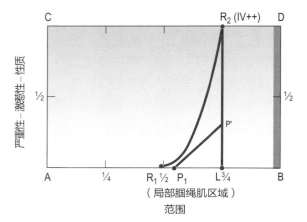

图 A2.4 运动图示

信息、指导、练习、在治疗结束时的警示

在治疗过程中所提供的任何信息或指导，任何患者应该执行并作为自我管理策略的练习都需要记录下来。在一系列治疗的开始，通常重要的是婉转地警告患者可能出现的病情恶化。这也需要记录。

举例

- 警告有可能增加，然而，如果区域范围变小，可能是一个好迹象。
- 观察和比较
  - 早晨起床——僵硬的变化
  - 在花园工作——和以前有什么不同
  - 晚上——睡眠模式有什么变化
  - 运动训练的效果，是否发生疼痛
- 指导（例如，在柔道比赛中，对摔跤有什么特别的记忆？）

跟进的记录

在记录跟进时，第一句话必须包括患者对先前治疗效果的评价。这句话的措辞必须是"比较"，而不仅仅是"事实陈述"。然后完成主观重新评估，物理治疗师阐明了那些作为参数的活动，并在之前的记录中用星号突出显示这些活动。

在重新进行主观检查之后，记录包括正在重新评估的体格检查结果。这些也被记录，并与先前的信息进行比较。体格检查结果的变化有望与主观检查的结果相一致，从而相互对应证明。这样，整个评估就会更加可靠。

此外，在重新体格检查时，可能需要记录关键词和短语。例如，在肩部问题的康复过程中，如果患者主动说"手臂又是我的了"，这可能是一个好迹象。

下列模式可用于记录跟进。

- 日期，时间，R×3，D8（表示从首次会诊后 8 天进行 3 次治疗）。
- 主诉信息："更好""感觉比以前更轻松"。
- 主诉主观参数的跟进：对比昨天，今天穿袜子没有疼痛（平常是 5 分，3 周来第一次）。
- 现在的疼痛。
- 体格检查：重新评估体格检查结果（包括治疗前后比较的说明）。
- 体格检查：按计划进行的额外测试。
- 计划：如 2 次治疗后坚持计划。
- R×3a（同上）。
- R×3b（同上）。
- 计划。

回顾性评估

回顾性评估的记录必须从治疗的其他记录部分中突显出来，以便在后续治疗中能够很容易追踪到进展情况。当患者问题较多，同时需要大量治疗时，这一点尤为重要。

为了实际起见，必须考虑时间因素，但不能以牺牲细节和准确性为代价。

特别是在回顾性评估中，在书面记录中应遵守以下 3 项要求。

- 从其他数据中突显出来（突出显示，以便在查阅记录时容易看到）。
- 说明比较的时间范围（如 R×5 cf. R×1）。
- 强调患者主诉信息。

回顾性评估应包括下列资料和比较。

- 一般健康比较，如与 4 次治疗前对比。
- 症状比较，如与 4 次治疗前对比（了解变化指标，见第 5 章）。
- 活动水平比较。
- 迄今为止干预措施的效果（体格检查和被动运动）。
- 迄今为止指导、建议和练习的效果。
- 到目前为止，患者学到了什么——什么与患

者特别相关?

- 所有体格检查结果比较,如与 4 次治疗前对比。
- 哪些干预措施带来了哪些结果(一些干预措施比其他干预措施可能会让某些体格检查结果改善得更多)。
- 后续治疗阶段的目标(确定协作目标的过程:重新定义或确认商定的治疗目标、干预措施和衡量目标是否实现的参数)。

由患者书写的记录

有时患者对症状行为做连续记录是有必要的。例如,一名患者可能是一位情况糟糕的历史学家,在这种情况下,他可能被要求写下他在治疗后的即刻感受、当天晚上的感觉、第二天早上起床时的感觉。有些人可能觉得这是在鼓励患者过度关注他的症状。然而,如果患者不仅被要求记录他的感受,而且被要求记录他的活动水平、药物摄入量和可能的自我管理干预,这样的记录可能会成为一种极具价值的教学工具,它可以帮助患者和物理治疗师。

有许多不同类型的预印表格可以使用,然而,表格必须留有空间,以提供下列资料。

- 症状。
- 症状加重之前和期间的活动。
- 全天 /1 周的活动。
- 自我管理措施对健康的影响,包括干预措施的效果。

当使用患者书写的记录时,手法物理治疗师应按特定顺序处理。

- 从患者那拿到记录后,应先将其放下而不是开始查看。
- 要求患者对最后一次治疗的效果有一个大体感受描述。

- 对最后一次治疗效果进行主观评价并得出结论。
- 然后再开始对患者书面记录进行查看并澄清任何与实际检查结果不一致之处。

总结

虽然记录检查结果、治疗干预措施及计划等可能不是学习中最有趣的部分,但它是整个治疗过程中质量管理的一个重要因素。它在整个治疗过程中对物理治疗师起到监管作用,并可在需要时快速调整干预措施。当记录准确、简洁,并可以被阅读的人正确理解时,它将成为一位无价的老师,支持物理治疗师在专业的道路上保持前行。

(杨钦杰 译)

参考文献

Cohen L: Documentation. In Wittink H, Michel TH, editors: *Chronic Pain Management for Physical Therapists*, Boston, 1997, Butterworth-Heinemann.

French S: Setting a record straight, *Therapy Weekly* 1:11, 1991.

Grieve GP: Critical examination and the SOAP mnemonic, *Physiotherapy* 74:97, 1988.

Heerkens YF, Lakerveld-Hey K, Verhoeven ALJ, et al: *KNGF – Richtlijn Fysiotherapeutische Verslaglegging*, Amersfoort, 2003, KNGF.

Higgs J, Titchen A: The nature, generation and verification of knowledge. *Physiotherapy*, 81:521–530, 1995.

Kirk D: *Problem Orientated Medical Records: Guidelines for Therapists*, London, 1988, Kings Fund Centre.

Nonaka I, Takeuchi H: *The Knowledge-Creating Company*, New York, 1995, Oxford University Press.

ÖPV: Broschüre *Berufsbild Physiotherapeut*, Vienna, 1998, Österreichischer PhysiotherapieVerband.

WCPT: *Description of Physical Therapy*, London, 1999, World Confederation of Physical Therapy.

Weed L: Medical records, medical education and patient care, *Ir J Med Sci* 6:271–282, 1964.

索引

B

把运动融入日常生活情境中 481
被动运动 49
髌股关节 414
病史（现病史和发病后的病情进展、既往史和它们的
　　自然病程）223
步态分析 335
步态观察 451

C

产生症状的行为 445
尺神经 241
触诊 TMJ 103
从单纯医学模式到生物 – 心理 – 社会模式 46
从生物医学模式到生物 – 心理 – 社会医学模式 66

D

单关节的运动 439
蝶骨 113
动态关节松动术（MWM）239，254

E

ESP 角色实践与诊断作业 146

F

分析患者的体验 4
分析性评估 30
负重观察 456
附属运动 355
复位试验 137

G

改良奥伯试验 348
改良托马斯试验 348
肱骨外上髁疼痛 260，265
关节僵硬 266
关节松动术及手法治疗的分级 50
关节松动术及手法治疗的剂量参数 52
关节松动术及手法治疗的效果概述 26
规划并执行体格检查 425
国际功能、残疾和健康分类（ICF）60
国际疾病分类（ICD）与国际功能、残疾和健康分类
　　（ICF），砖墙概念 47
腘绳肌 346

H

红旗征筛查的重要性 147
回顾性评估 37

J

肩部疾病物理治疗管理的其他发展与思考 183
肩袖肌腱病 145，163
检查过程中的临床推理策略 24
检查过程中的重新评估 17
将 Maitland 概念融入当代肩部疾病物理治疗实践中 185
节段稳定肌群 371
结构性和功能性疾病的整合 320
解剖和生物力学考虑 220
颈椎主动运动检查 102
胫腓关节 416，429
胫股关节 406，414，416，420

K

恐惧试验 137
口腔内的附属运动 106
口腔内视诊和触诊 104
口腔内外触诊口腔肌肉 103
口腔外的附属运动 105
髋关节疾病的构成 319
扩展执业范围的从业人员 128
阔筋膜张肌 373

L

了解技术选择、进展和相关自我管理策略 27
了解身体给出提示及适应的能力 7
梨状肌 349
理想的腕关节活动范围 275
临床实践的五大支柱 1
临床推理、临床路径与最佳临床实践 13
临床推理与 Maitland 概念为框架的临床实践 15
临床推理与砖墙概念 9
颅骨 110
颅下颌 83

M

Maitland 概念是一种矛盾解决方式 56
慢性微小关节疼痛 266
面神经 103

N

内收肌 346，349
颞骨 111
颞下颌关节 81

O

OMT（骨科物理治疗）与 IFOMPT（国际骨科手法物理治疗协会）34

P

评估 28
评估的形式 31
评估及临床结果测量指标 28

Q

髂肌 344
前足的被动生理运动 456
前足附属运动 464
浅层臀大肌 347
曲柄试验 136
全膝关节置换 391
确定肩部障碍的医学诊断 154
确认肘关节未受影响 267

R

桡神经 241
认知 – 行为方法 478
认知行为学模式 74

S

SOAP 记录 486
筛查需要早期医疗关注的疾病 148
伤害性疼痛 72
上颌 113
上肢动态控制 232
上肢神经动力学测试、神经触诊和神经病学检查 233
舌骨和喉 109
身体图示 8

深层臀大肌 344
神经动力学测试 100，262
神经肌肉骨骼专业的诊断与 ESP 129
神经生理学模式 70
生物－心理－社会医学模式 2，47
生物力学模式 75
生物医学观点 130
生物医学模式之于手法物理治疗 47

T

徒手检查 19
臀中肌 345

W

外源性筛查——分析评估和鉴别 149
维度 42
稳定肌群 372
物理治疗的运动连续理论 45
物理治疗师的独立执业 42
物理治疗诊断 65
物理治疗诊断与 ICF 60
物理治疗诊断与肩部疾病 181

X

膝关节炎 387
膝前痛 391
习惯 429
下颌骨 113
下颌神经 102
显性疼痛机制的定义 275
限制依从性的障碍 478
协作临床推理的重要作用 8

星号 486
循证医学 61

Y

咬合－颈部－骨盆关系 109
依从性 478
以患者为中心的临床推理 10
以患者为中心的医患沟通交流 6
以循证医学为基础的临床实践的困难与挑战 61
以循证医学为基础的临床实践与临床推理 64
易激惹性 50
预后 37
运动控制：站立位练习 473
运动控制：坐位下练习 470
运动连续理论与 ICF 45
运动模式 65
运动图示 52

Z

再评估 54
障碍的类型 450
正中关系 82
肘关节 219
肘关节复合体 228
主观检查过程中的交流沟通 19
主要问题（问题1）334，401
自主执业者需要职业素养与临床能力的支撑 2
足弓与足部的骨骼结构 438
足和踝关节的运动 438
足踝的治疗性运动 468
足踝区域解剖 437
作为临床实践框架的 Maitland 概念 3